華夏根文化
黃老菁英文化 經典誦讀系列

黃帝內經 靈樞·下

（第二版）

整理 天壺學人 合一

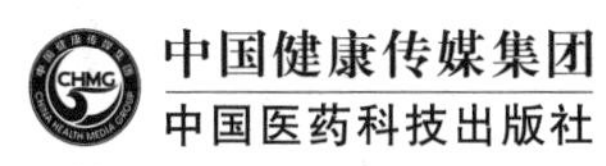

圖書在版編目（CIP）數據

黄帝内經 / 天壺學人，合一 整理. —2版. —北京:
中國醫藥科技出版社，2024.3
（華夏根文化/黄老菁英文化 經典誦讀系列）
ISBN 978-7-5214-4500-8

Ⅰ. ①黄… Ⅱ. ①天… ②合… Ⅲ. ①《内經》 Ⅳ. ①R221

中國國家版本館CIP數據核字（2024）第037069號

整 理 者　天壺學人　合一
美術編輯　陳君杞
版式設計　郭小平

出版　中國醫藥科技出版社
地址　北京市海澱區文慧園北路甲貳拾貳號
郵編　100082
電話　發行：010-62227427　郵購：010-62236938
網址　www. cmstp. com
規格　$880 \times 1230mm^{1}/_{32}$
印張　$45^{1}/_{8}$
字數　275千字
初版　2016年1月第1版
版次　2024年3月第2版
印次　2024年3月第1次印刷
印刷　河北環京美印刷有限公司
經銷　全國各地新華書店
書號　ISBN 978-7-5214-4500-8
定價　155.00元（共4本）

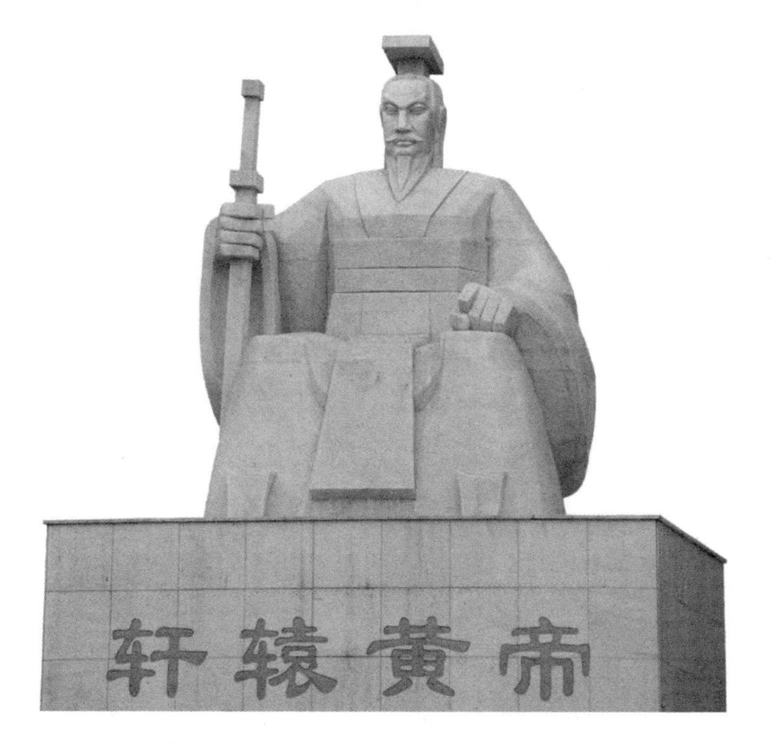

筆者攝于河南新鄭

本書敬獻給不斷探源性命實相與眞象者

序·稽古真微

『天雨大，弗潤無根之生；道法寬，惟成有心之人』。想起首次付梓，不知不覺已過去近十載，此間承讀者們之厚愛而重印十二次，這份情誼使我們深諳書中之一字一句，也許都可能對一個生命存在某種重塑。由於種種原因，第一版確有一些欠妥與紕漏，內心忐忑使我們決定全面校讎修訂而再版。再版以《四部叢刊》影印明趙府居敬堂刊本爲底本，元至元己卯胡氏古林書堂刊本、明成化十年甲午熊氏種德堂刊本爲校本，以晉皇甫謐《鍼灸甲乙經》、晉王叔和《脈經》、隋楊上善《黃帝內經太素》、明張介賓《類經》以及一些師傳善本等爲他校本，以出土如馬王堆《足臂十一脈灸經》《陰陽十一脈灸經》、張家山《脈書》、《天回醫簡》、涪水經絡木漆人、《清華大學藏戰國竹簡（拾叁）·五音圖》以及《扁鵲鏡經》等爲理校。全面對《內經》因經千年傳抄，難免存在之訛、脱、衍、倒、錯脱簡、句讀誤等逐一校讎，對經後人修編過之底本原文理校後選擇性恢復，亦同時對一些非原則性不妥之處作優化，使本書更嚴謹、更專業、更貼近需求，力求不負廣大讀者。

▼家珍管窺

對於初學者，瞭解《内經》藏著多少有趣生活家珍，是學習路上不竭之源動力。此處僅列部分並標示其所在篇章，爲節省篇幅，僅本段中如作『素九』表示在《素問》第九篇、『靈七』表示在《靈樞》第七篇。論左手足不如右強在素五、論東西北南中居民各特徵在素十二、論常人呼吸與脈動關係在素十八、論鍼刺月相之度在素二十六、論棄衣登高而歌在素三十、論宇宙气象與地球萬生萬物互聯在《素問·下》運气七篇（參圖録圖三、四，下同）、論入疫室防疫法在素七十二、論醫者五種過錯及四種失誤分别在素七十七與七十八、論夢境與疾患在素八十、論眼淚鼻涕來由在素八十一、論骨骼尺寸在靈十四、論二十八宿與營炁在靈十五（參本書函套封底圖）、論脈走向與長度在靈十七、論老人夜不眠與年輕人晝不眠及飲酒排尿皆在靈十八、論打嗝噴嚏耳鳴流口水自咬舌唇等在靈二十八、論熱食寒食及面診在靈二十九、論消化道結構與尺寸在靈三十、論各月份人炁所在在靈四十一、論夢境與邪氣在靈四十三、論觀體表以知五藏形態及位置在靈四十七、論學習態度及授書儀式在靈四十八、論面相面診在靈四十九、論長壽及各年齡段特徵在靈五十四、論二十五種人特徵在靈六十四、論人發音原理在靈六十九、論人與天地之應在靈七十一、論八方向之風在靈七十七、論天象對气候及萬生之影響在靈七十九。其實各篇內容不限於此，所舉點滴僅爲引起好奇心，正向好奇心莫不是最好老師之一。

字藏天人地

本書之所以鎖定繁體兼古體而輯，皆因漢字，尤其是古體漢字，承載著

太多鮮爲人知全息資訊，各古體字像似一幅幅上古聖祖所作簡筆畫，把祂所傾注之靈光與當時場景逼真地還原，此正是叩啟古籍『眾眇之門』之密鑰。近年筆者發現鐘鼎文『光』是月掩軒轅星官時各星連線所得，參圖一；而較近有兩次『月掩軒轅』天象，一是於北回歸線二〇二二年十一月十七日子時東方，二是在同地於二〇二一年三月廿六日子時西偏南方；月與光合起來便是『胱』，而更巧是『膀』恰暗指月之旁；足太陽膀胱經由首（南）至足（北），源自天且爲腑故屬陽水，貫穿整個人體背陽，人主動與天相合正是《內經》所反復強調，至於『月掩軒轅』天象與足太陽膀胱經之應，有意者不妨自察。天有應，地亦有應，現世上某大河從地圖看竟亦是鐘鼎文『光』之形，其自南向北流而與膀胱經同，河居地故屬陰水，有興趣者可深入研究。天人地三才互應，此不正是《內經》核心主旨嗎？我國紅山文化遺址所出土玉器之玉龍結合甲骨文『首』與『馬』，與人腦泥丸宮及周邊對比，參圖二，相信不言自明，由此亦旁證古人極有可能十分熟悉人體內部各細微結構，而《靈樞》中就載有不少解剖數據，《經水》則見『解剖』二字，可證解剖華夏自古有之。人陽炁與自然界陽气戚戚相關，每年皆呈絕、胎、生、長、旺、相、休、囚、死，比如拙作《帛書周易·鍵》九二繇辭『見現龍在田』，其意指夜空中青龍首宿『角』於北回歸線春分戌時徐徐從正東方地平線升起之天象，而大角星與角宿間恰有天田星官。九四應端午，當晚在同地戌時見斗宿旁『天籥』剛躍出東南地平線，箕宿上『魚』及其下『天淵』仍在地平線下，而帛書繇辭因此竟用專用字，其左從『魚』右從『龠』，可見古人用字之精準性與暗示，『淵』正是指『天淵』；九五應夏至（當晚在同地戌時西南方幾乎現朱雀七宿，應『翡』，赤羽雀，南偏東現青龍七宿，應『龔』，夜空一派龍鳳呈祥，此時人在腦中本該亦與天相應）、尚九應秋分、迥九應冬至、初九應冬至到春分之天象，詳參《素問·上》封底引文。『強』，其本字古體爲『彊』，暗喻人體膻中之中田與靠近神闕之下田，而『強』『强』祇見『虫』不見『田』，實在讓人難以聯想那洪荒之力從何而來！故本書一律作『彊』。同理，用『毉』不用『醫』，《素問・移精變炁論篇》已明示往古之人祝由而已，此方才毉道本源，可同參《靈樞・下》末後記《論『醫』》。『霝』，字構源自鐘鼎文，而馬王堆漢墓出土之帛書《老子》甲本亦作『霝』，這充分說明至少至西漢該字仍見不作『靈』之例，故本書經文部分一律從『霝』；但爲了方便廣大讀者易於快速識別，本套書其中書名暫仍作《靈樞》。故正所謂『天垂象，故外取諸於天；人應器，故內取諸於人』，能深度對各字構『格心治之』相信是修習《內經》捷徑之一。

气論

气、炁、氣、𣱛。气之甲骨文作☰，其餘三種尚未見其甲骨文；『𣱛』，楚簡作□，其與『炁』近，區別是『𣱛』強調其先天性及源於虛无，『炁』有一異寫上從既下從火，楚簡作□，其強調先天中之後天性及既濟態，共性是兩者皆先天之火，灬即火。如何更精準地分別運用『气、炁、氣、気』，是或真或假掌握《內經》之分水嶺之一。故本書姑且以凡屬自然界或從自然界進入人體且不具確定致病性者，統一作『气』，如天气、墜（地）气、六气、萅（春）气、寒气、溼（濕）气等；以凡對人體有明顯致病性或損傷性者，統一作『氣』，如邪氣、病氣、濁氣、瘧氣、淫氣等，而『寒气』有時作『寒氣』，是據上下文意當強調其致病性時作異別，『寒气』則更強調其自然屬性，此情況尚有他例，皆不可過泥於上述量標；以凡已進入人體中運行且不具致病性、或正向或中性者，統一作『炁』，如衛炁、營炁、脈炁、血炁、穀炁、各藏（臟）府（腑）之炁等；而『気』因不少語境下皆可由『炁』代替，則不再單列使用。

溯文擬字

古人用文用字用韻皆講求精準恰當，何以見得？經文中『系』不算少見，其繁體字見繫、係，而『系』是否爲簡體字？『系』甲骨文作[甲骨文字形]，此足證

其非簡體，是甲骨文隸定字，故經文中凡指關聯、連接時皆從『系』；凡指由一群同類或附屬組合成整體系統時，皆從『係』，其甲骨文作[illegible]；『繫』尚未見其甲骨文，估計後起，故不從。『飢』側重指餓，『饑』側重指莊稼欠收成，全書文意皆指前者，故僅從『飢』。『竝』甲骨文作[illegible]，專指齊肩式並聯，行動時是同步移動，『並』爲其異寫；『并』甲骨文作[illegible]，專指一前一後式串聯，行動時是前後尾隨，故筆者據上下文意於素六九七、靈二二〇見『并』（素幾郎《素問》第幾頁，靈幾郎《靈樞》第幾頁，下同）；『幷、併』後起且不確，皆不從。『風』指動之屬气，可剝萬物，多指中性或負向气動；『凬』指和諧之气動，似天地萬物之風箱般存在，多指正向之气動，靈四九一、四九二見『凬』。『叶』，甲骨文作[illegible]，此足證非簡體，是甲骨文隸定字，音意皆同『協』；『葉』，鐘鼎文作[illegible]，指葉狀物，故《靈樞·九宮八風》應作『叶蟄出宮』，不可作『葉蟄出宮』，『叶蟄』此處指和諧、會同、合并。『度量』，二字皆作動詞，指計算、測量、分析等時讀作奪良，指權衡標準時讀作杜良，指有風度氣量時讀作杜亮，經文中多見第一種之用，而單用『度』時讀作奪亦多見。『金匱』，當『匱』指收藏貴重物之納器時音意皆同『櫃』，如靈五三〇等；當指散盡千金亦難得時讀作愧，如標題『金匱眞真言』，亦有一說此可按『金櫃』解，不從，前說似更合。『舍』甲骨文作□，故非簡體，讀作去聲時，指居住，入駐；當讀作上聲且指放棄、施予、寬釋時，應作『捨』而不可兩者混用，尚未見其甲骨文，靈四四八、四五一、四五二皆見『捨』。『无』在馬王堆出土帛書中廣泛使用，本是宇宙本源之虛空態專用字，與『橆無』無涉，非其簡體；『橆無』指物質世界之沒有，故後人兩者混用不妥，素四三六、靈四三六見『无』，更多詳解請參拙作《黃老合集·黃帝帛書》卷前。另《古體字與通用繁體字對照表》在每一分冊卷首；溯源漢字演變，目前公開已知就有石刻文、甲骨文等，因目前可識別甲骨文數量僅一千餘，故筆者在選擇本書對應可選古體字時，首選甲骨文隸定字，若無則選鐘鼎文隸定字，若無選小篆隸定字，再若無就衹能選目前通用繁體字；隨著日後考古研究不斷深入，相信將來版次會有更多古體字呈現給讀者們。

術語音辨

業內與坊間對一些術語之讀音與字構持多種意見，筆者嘗試去梳理：『沖』與『衝』，區別是前者與水有關，當然此水既包括了『大一生水』無形之水，又包括有形之水，如何深入理解無形之水，不妨參拙作《竹書三經·大一生水》《竹書三經·亙先》《竹書三經·凬勿流刲型》；後者突出衝擊性、方向性、動態性。故本書作『沖脈』不作『衝脈』，因沖脈與足少陰腎經有相並，且爲十二經之海。《素問·繆刺論篇》『繆』字不少人讀作謬，『繆』凡五個讀音，讀作謬時指錯誤、詐僞等，顯然與文意抵牾，其餘讀音之意亦與文意不近，但其與『樛』通，『樛』指絞結、盤纏，此與文意最近，故本書注音從『樛』，讀作糾。『長夓夏』不少人讀作常下，若讀作常，僅示延長之意，而此時段正值萬物快速生長並逐步結果，故本書讀作掌下，內涵更豐富；亦可稱此時段爲『實』。『滎』可讀作盈或行，在『井井滎俞俞經合』中，作者是以水流量之小大予以指喻，而『滎瀯』指波濤迴旋湧起貌，該詞讀作盈盈，可見『滎』當與水流量有關時應讀作盈，作地名時讀作行，另有一說作音意皆同『滎』，可備，待考。『行』凡五個讀音，穴名『行閒間』有讀形兼，有讀航兼，讀作後者認爲『行閒間』乃肝經之滎腧，肝爲將軍之官，軍隊每廿五人稱作『一行』；筆者認爲讀作形，指流動、巡遊、返還、施用等，內涵更豐富，更合滎腧之性，故讀音從形兼。『歧伯』還是『歧伯』？『歧』指聰穎，而『歧歧』指飛行貌，作爲上古神毉，歧伯聰穎如飛，當之無愧；另古毉書亦多見『歧伯』；『歧』多作地名，如拙作《帛書周易·登》：『王用亨亐于歧山』，『歧』可通『歧』；故筆者願從『歧伯』。『鬼臾區』，『鬼』若視作姓，現讀作偉或葵，但黃帝時期人是否有姓？或有或無。商甲骨卜辭中及《帛書周易·旣濟》皆見『鬼方』，現今姓鬼者多奉『鬼臾區』爲先祖，該姓古音僅作偉，故姑且以爲姓而讀作偉。

釐次掠影

《內經》經過千年傳承傳抄，難免存在訛、脫、衍、倒、錯脫簡、句讀誤等，如原《靈樞·九鍼論》：『故爲𡴀之治鍼，令尖如梃，其鋒微員圓』；『梃』指杖、門窗框、殺豬時內捅之鐵棍，顯然與文意無涉，而底本原作『挺』，可能因形近而訛，『挺』指筆直、伸直，與文意合，故本書從底本『挺』。此現象在經文屢見，多按底本恢復。另有古本『令尖如梃』作『令小大如挺』，可備，待考。又如原《靈樞·論疾診尺》：『目赤色者病在心』，《脈經》作『色赤』，當爲是，『目赤色』指目之色皆赤，『目色赤』指目中有色而爲赤，乃倒之誤。又如原《靈樞·陰陽二十五人》：『似亐于上古黃帝。其爲人……』《甲乙經》無此字，顯然此文與所論土形之人無涉，多爲後加衍文，但因其未對段意產生較大歧義，故姑且保留。又如原《素問·平人炁象論篇》：『泄而脫血脈實，病在中脈虛，病在外脈濇澀堅者，皆難治』，何謂『病在中脈虛』？頗費解，『中脈虛』該如何理解？故正確句讀應作『泄而脫血脈實，病在中；脈虛病在外；脈濇濇堅者，皆難治』，全文句讀誤非鮮見，據改。又如原《素問·皮部論篇》：『肉爍破』，顯然脫一『䐃』，補作『肉爍䐃破』。有時後人旁注竄入經文，有時脫字，或有意或無意，人爲性地造成文意玄隱難通，筆者已盡可能地復原。再如原《素問·鍼解篇》篇末一段『九竅……作解』，駁雜無明，可能錯脫簡，姑存待考。綜上，因篇幅有限，僅引例説明，以此類推，其餘從略。

✓非常讀音

《內經》中古今字、同源字、通假字等相當常見，筆者對上述用字情況皆保留古籍原貌以示對先聖之尊重，以下所列，箭頭上皆是經文原字，箭頭下皆是其音意所通之字。如發↓廢（素九、素一一、素三二六、靈四二八），華↓花（素九），從↓縱（靈二四二、素一八三），齊↓劑（靈九七），與↓舉（靈二〇三、靈二六九），吟↓噤（素一八一），谿

↓搖（靈五八、素六九七、素四八四），都↓潴（素一七、素五八），革↓亟（素一〇二），歸↓饋（素三二、素一五六），離↓儷（靈五六、靈三七六、素一二四、素四〇一），能↓耐（素六六、素二九一），勝↓稱（素一九、素二二九），宛↓鬱（靈三、靈一六、靈三一、靈四一七），成↓盛（素九〇、素一〇、素二四四），瞑↓眠（靈二〇八、靈五四〇），滿↓懣（素十二、素二一、素五四、素二三四、靈一九四），胕↓腐（素八二、素七四四），環↓還，音意皆同旋（素九六、素九八、素一〇八、素四二六），臭↓嗅（靈四一），生↓性（靈四二一），爲↓僞（素一八二、素七三八），被↓披（素九），郭↓廓（素一八五、靈四三五），內↓納（素一九五），輸或兪俞↓腧（素二八八），空↓孔（素七三、靈二），義↓儀（素一九九），立↓位（素一八六），屬↓注（靈四）等。頁碼與內容僅部分列出，其餘從略。敬請讀者們多加留意多音字在不同語境下不同讀音，鎖定讀音等同於鎖定其義，不可不察。

『五階』誦、解、辨、用、立

如何修習《內經》等黃老菁英文化元典，其次第及量標如何？筆者經多年實踐，有感『五階』：誦、解、辨、用、立。『誦』，分有口有心、有口無心；前者最基本是先持不急於立即求解心態，字正腔圓地開口誦讀，借助拼音力求讀對讀準，尤其是初學則更甚，以免一旦習慣於錯誤發音後難以改口；全書四冊皆須誦讀，避免偏重某冊或某篇，由此可悉知全書所涉內容，有全局感，對字數較多之元典則更爲關鍵；不鼓勵功利性刻意背誦，熟透後自然瞭然於胸；更詳盡之誦讀法，可參拙作《黃老合集·黃帝帛書》『三得法』，此不贅述；誦，占所用總心力一成。若基礎打好便可進入『解』，分自解、他解；當『誦』達到前述量標後，便會從心中悠然升起對某字、某詞、某句，甚至某篇之自我內在認知，其過程極像五腧穴，由小變大，自少成多，欲速則不達；當初步有語感後不妨借助本文、工具書或上網，自行對疑點難點嘗試探究，勿怕麻煩，《靈樞·禁服》載雷公須齋宿歃血立誓後方能被授《內經》，

昔難得而今已得卻輕慢之，必將『道不遠人人自遠』；他解有二慮，一因初學難以確定其真僞，二易滋生依賴心，自我磨礪錯失，不利於日後深造；解，占所用總心力二成。『辨』，到此已算過了初學階段，進入更廣闊時空，分息思辨、智辨；『息』上從囟下從心，聖祖通過造字告知子孫，最優之思非僅在心田中徘徊，而是由囟門湧入不竭靈感，落入心內加工，輸至全腦後以右腦主導，左腦協助執行全息辨析，以古華夏玆兹學獨有四方『象、數、理、名』與五定『定性—陰陽、定位—內外、定向—逆順、定態—動靜、定質—虛實』爲方法論，再參《黃老合集·老子簡帛》中玆兹丱圖和世界玆兹學演生圖，孰是孰非便躍然而出，此時可小心旁及他解，自己內在已有乾坤；智辨因僅用左腦爲是，帶明顯局限性；辨，占所用總心力三成。『用』，分活用、死用；若前三階走到此便戛然而止，則等同於到了『衆眇之門』門檻便回頭，僅停留於紙上談兵而已，平時沒有對一線炮火切身體驗過，上戰場時便是送人頭，故必須把理論落地實踐，在實踐中找自己死穴盲點，無縫執行『用—省—學—

用』閉合循環，如環無端，省，即反省自檢，此乃活用，除此外便是死用；用，占所用總心力四成，此階務必著力最深最多，否則所學必將是鏡花水月。水到渠成時不知不覺進入『立』，此階祇從初衷分公享、私分；公者，抱爲天下人正向提升之心則必无爲達至融通，把曾經所學所用鑄成一體，與己相合而立，後反哺全社會；私者，爲名利爲己一畝三分地而立；故公者將不求而必終領到天地頒發之畢業證！

別語

本書全文收錄《黃帝內經》，筆者有意以繁體，尤以古體注音暨排校輯，且將『气』區分作三，古今字區別而用等舉，祈求更貼近古聖絕學原貌，越近原貌，後學者則越少走彎路，使這部仿似『人體出廠說明書』之聖典，光芒永耀！

天人地玆玆學，初易楃昊玄，一人一時，焉能通達！若察紕漏訛誤，懇望來

郵告悉，電郵horizon1998@126.com，定辨之改之，稽首。

天壺學人　合一

癸卯冬至於流谿蒙苑

圖録

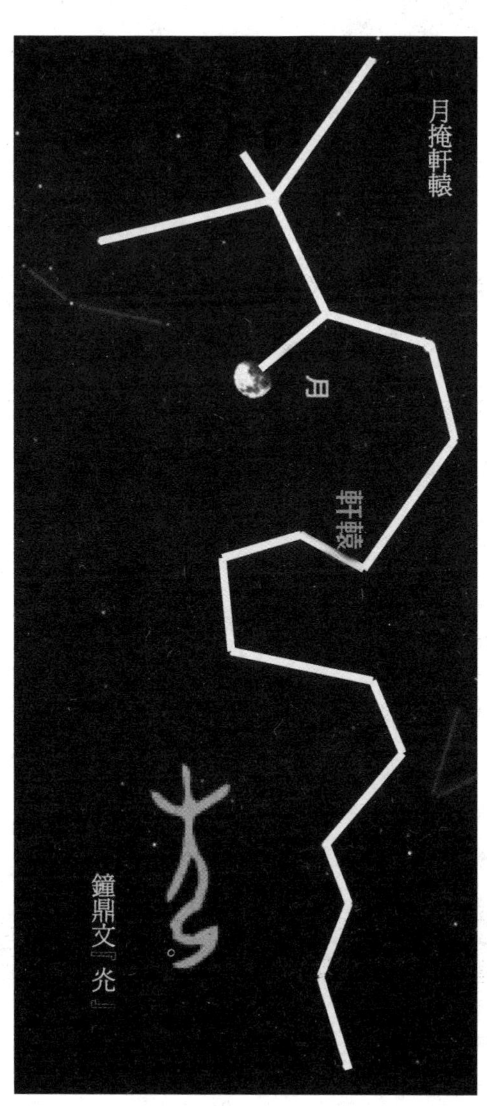

圖一　鐘鼎文『光』與月掩軒轅

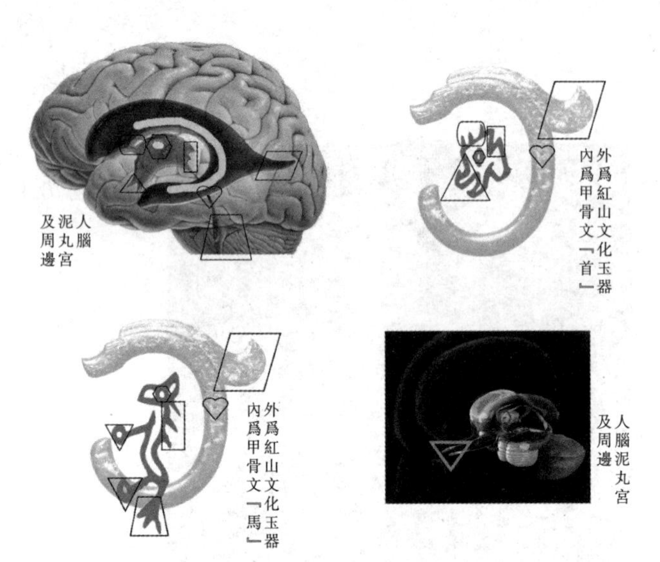

圖二　腦中央與紅山龍，甲骨文“首、馬”

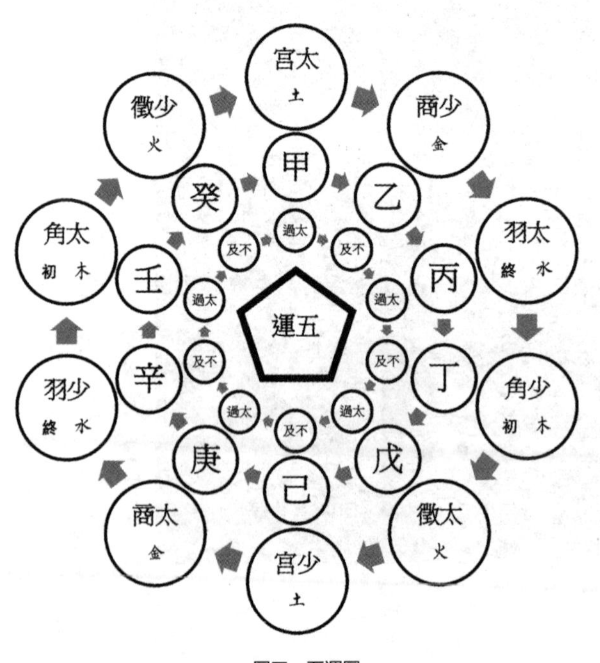

圖三　五運圖

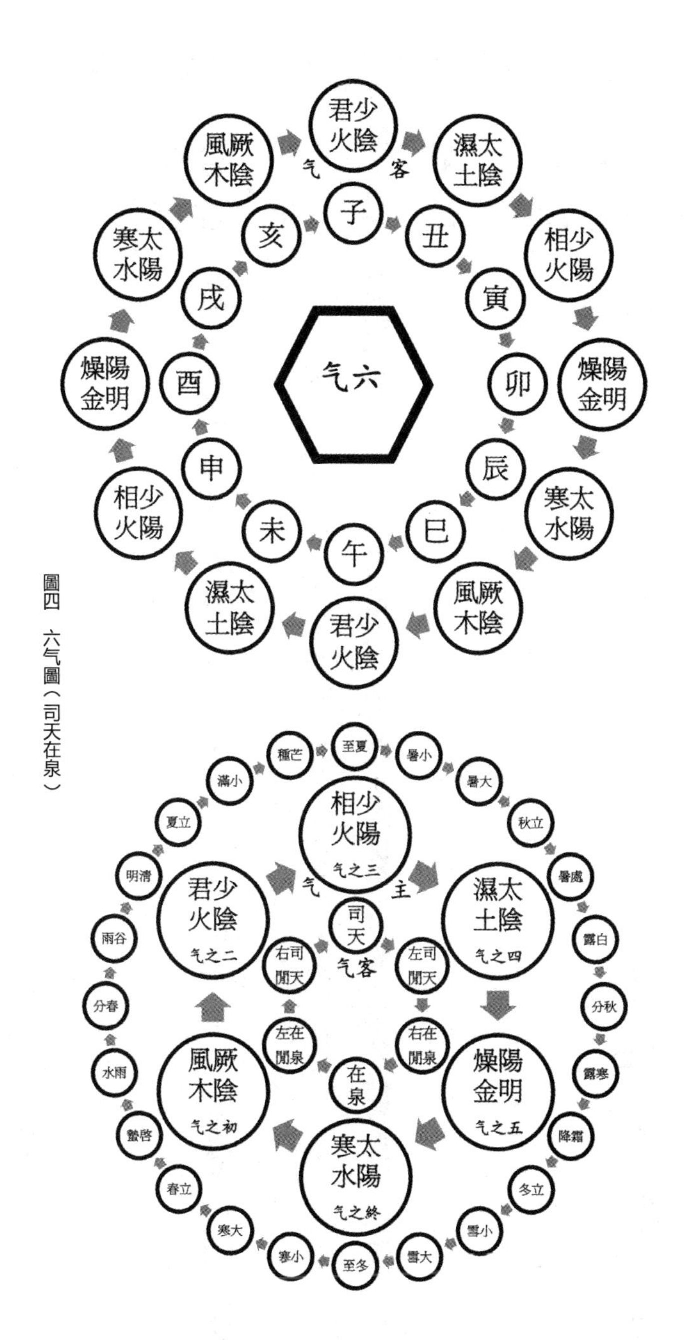
少陰君火
太陰濕土
少陽相火
陽明燥金
太陽寒水
厥陰風木
客气
六气
子
丑
寅
卯
辰
巳
午
未
申
酉
戌
亥
主气
客气
少陽相火
三之气
太陰濕土
四之气
陽明燥金
五之气
太陽寒水
終之气
厥陰風木
初之气
少陰君火
二之气
司天
在泉
司天左閒
司天右閒
在泉左閒
在泉右閒
夏至
小暑
大暑
立秋
處暑
白露
秋分
寒露
霜降
立冬
小雪
大雪
冬至
小寒
大寒
立春
啓蟄
雨水
春分
谷雨
清明
立夏
小滿
芒種

圖四　六气圖（司天在泉）

古體字與通用繁體字對照表

古體	甲骨篆文溯源	繁體	古體	甲骨篆文溯源	繁體
彊	甲骨文	强/強	胷	小篆文	胸
龢	甲骨文	和	鼓	甲骨文	鼓
谿	小篆文	溪	卽	甲骨文	即
畱	小篆文	留	厺	甲骨文	去
灮	小篆文	光	譱	鐘鼎文	善
霝	鐘鼎文	靈	艸	甲骨文	草
桒	甲骨文	桑	秊	甲骨文	年
乗	甲骨文	乘	橆	鐘鼎文	無
朙	甲骨文	明	亏	鐘鼎文	于/於
恆	小篆文	恒	恖	小篆文	思
矦	甲骨文	侯	埜	甲骨文	野
宜	甲骨文	宜	溼	小篆文	濕

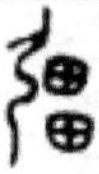

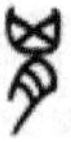

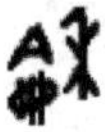

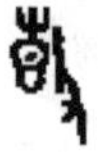

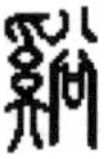

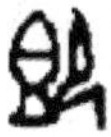

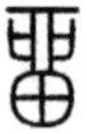

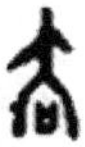

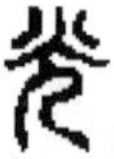

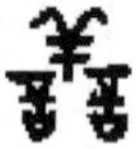

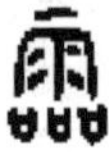

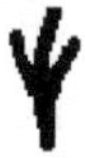

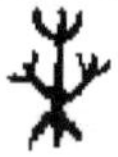

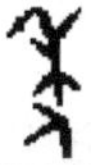

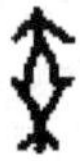

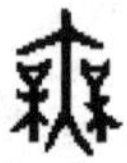

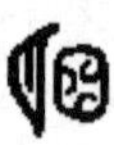

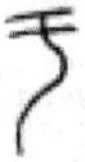

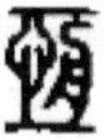

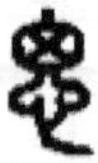

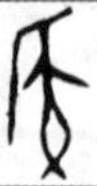

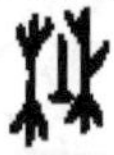

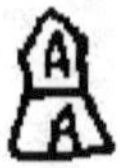

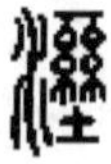

古體	甲骨篆文溯源	繁體
沈	鐘鼎文	沉
墬	小篆文	地
靁	小篆文	雷
緜	鐘鼎文	綿
仌	鐘鼎文	冰
㞢	鐘鼎文	之
蕐	小篆文	華/花
曐	鐘鼎文	星
灋	鐘鼎文	法
靑	鐘鼎文	青
德	鐘鼎文	德
曑	鐘鼎文	參
澑	小篆文	溜
亾	甲骨文	亡
敎	甲骨文	教
眞	小篆文	真
鎭	小篆文	鎮
愼	小篆文	慎
鼑	甲骨文	貞
直	鐘鼎文	直
酓	鐘鼎文	飲
脩	小篆文	修
朢	鐘鼎文	望
夓	鐘鼎文	夏
丼	鐘鼎文	井
竝	甲骨文	並
龝	小篆文	秋
愳	小篆文	懼

古體	甲骨篆文溯源	繁體	古體	甲骨篆文溯源	繁體
萅	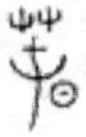 鐘鼎文	春	閒	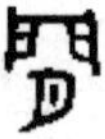 鐘鼎文	間
囘	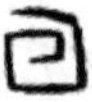 甲骨文	回	角	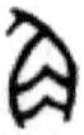 鐘鼎文	角
旣	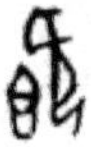 甲骨文	既	桺	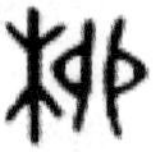 鐘鼎文	柳
羣	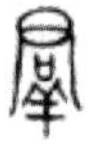 鐘鼎文	群	黃	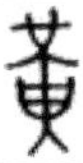 鐘鼎文	黃
兪	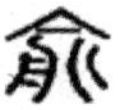 小篆文	俞	鍼	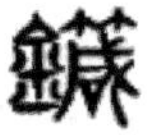 小篆文	針
乕	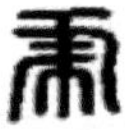 小篆文	虎	嵒	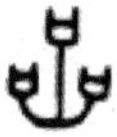 甲骨文	巖
欬		咳	嚥		咽
顖		囟	飃		飄
鞕		硬	玅		妙
埶		勢	燄		焰
濇		澀	毄		擊
踈		疎/疏	洩		泄
噉		啖	蛕		蛔

古今字

古體	甲骨篆文溯源	繁體	古體	甲骨篆文溯源	繁體
府		腑	藏		臟
支		肢	鬲		膈

【黃帝內經總目録】

【靈樞・下 目録】

血(xuè)絡(luò)論(lùn)第(dì)三(sān)十(shí)九(jiǔ)

黄(huáng)帝(dì)曰(yuē)：願(yuàn)聞(wén)其(qí)奇(qí)邪(xié)而(ér)不(bú)在(zài)經(jīng)者(zhě)。岐(qí)伯(bó)曰(yuē)：血(xuè)絡(luò)是(shì)也(yě)。黄(huáng)帝(dì)曰(yuē)：刺(cì)血(xuè)絡(luò)而(ér)仆(pū)者(zhě)，何(hé)也(yě)？血(xuè)出(chū)而(ér)射(shè)者(zhě)，何(hé)也(yě)？血(xuè)少(shǎo)黑(hēi)而(ér)濁(zhuó)者(zhě)，何(hé)也(yě)？血(xuè)出(chū)清(qīng)而(ér)半(bàn)爲(wéi)汁(zhī)者(zhě)，何(hé)也(yě)？發(fā)鍼(zhēn)而(ér)腫(zhǒng)者(zhě)，何(hé)也(yě)？血(xuè)出(chū)若(ruò)多(duō)若(ruò)少(shǎo)而(ér)面(miàn)色(sè)蒼(cāng)蒼(cāng)然(rán)者(zhě)，何(hé)也(yě)？發(fā)鍼(zhēn)而(ér)面(miàn)色(sè)不(bú)變(biàn)而(ér)煩(fán)悗(mèn)者(zhě)，何(hé)也(yě)？多(duō)出(chū)血(xuè)而(ér)不(bú)動(dòng)搖(yáo)者(zhě)，何(hé)也(yě)？願(yuàn)聞(wén)其(qí)故(gù)。

岐伯曰：脈炁盛而血虛者，刺㞢則脫炁，脫炁則仆。血炁俱盛而陰炁多者，其血滑，刺㞢則射。陽炁蓄積，久留而不瀉者，其血黑以濁，故不能射。新飲而液滲亏絡，而未合龢亏血也，故血出而汁別焉。其不新飲者，身中有水，久則爲腫。陰炁積亏陽，其炁因亏絡，故刺㞢血未出而炁先行，故腫。陰陽㞢炁，其新相得而未龢合，因而瀉㞢，則陰陽俱脫，表裏相離，故脫色而蒼

蒼然。刺㞢血出多，色不變而煩悗者，刺絡而虛

經，虛經㞢屬亐陰者，陰脫，故煩悗。陰陽相得

而合爲痹者，此爲內溢亐經，外注亐絡。如是者，

陰陽俱有餘，雖多出血而弗能虛也。

黃帝曰：相㞢奈何？歧伯曰：血脈者，盛堅

橫以赤，上下無常處，小者如鍼，大者如筋，則

而瀉㞢萬全也，故無失數矣。失數而反，各如其

度。黃帝曰：鍼入而肉著者，何也？歧伯曰：熱

炁qì因yīn亏yú鍼zhēn則zé鍼zhēn熱rè，熱rè則zé肉ròu著zhuó亏yú鍼zhēn，故gù堅jiān焉yān。

陰(yīn)陽(yáng)清(qīng)濁(zhuó)第(dì)四(sì)十(shí)

黃(huáng)帝(dì)曰(yuē)：余(yú)聞(wén)十(shí)二(èr)經(jīng)脈(mài)，以(yǐ)應(yìng)十(shí)二(èr)經(jīng)水(shuǐ)者(zhě)。

其(qí)五(wǔ)色(sè)各(gè)異(yì)，清(qīng)濁(zhuó)不(bù)同(tóng)，人(rén)㞢(zhī)血(xuè)炁(qì)若(ruò)一(yī)，應(yìng)㞢(zhī)奈(nài)何(hé)？岐(qí)伯(bó)曰(yuē)：人(rén)㞢(zhī)血(xuè)炁(qì)，苟(gǒu)能(néng)若(ruò)一(yī)，則(zé)天(tiān)下(xià)爲(wéi)一(yī)矣(yǐ)，惡(wū)有(yǒu)亂(luàn)者(zhě)乎(hū)？黃(huáng)帝(dì)曰(yuē)：余(yú)問(wèn)一(yì)人(rén)，非(fēi)問(wèn)天(tiān)下(xià)㞢(zhī)衆(zhòng)。岐(qí)伯(bó)曰(yuē)：夫(fú)一(yì)人(rén)者(zhě)，亦(yì)有(yǒu)亂(luàn)氣(qì)，天(tiān)下(xià)㞢(zhī)衆(zhòng)，亦(yì)有(yǒu)亂(luàn)人(rén)，其(qí)合(hé)爲(wéi)一(yī)耳(ěr)。

黃(huáng)帝(dì)曰(yuē)：願(yuàn)聞(wén)人(rén)炁(qì)㞢(zhī)清(qīng)濁(zhuó)。岐(qí)伯(bó)曰(yuē)：受(shòu)穀(gǔ)者(zhě)

濁 zhuó，受 shòu 炁 qì 者 zhě 清 qīng。清 qīng 者 zhě 注 zhù 陰 yīn，濁 zhuó 者 zhě 注 zhù 陽 yáng。濁 zhuó 而 ér 清 qīng 者 zhě，上 shàng 出 chū 亐 yú 嚥 yān，清 qīng 而 ér 濁 zhuó 者 zhě，則 zé 下 xià 行 xíng。清 qīng 濁 zhuó 相 xiāng 干 gān，命 mìng 曰 yuē 亂 luàn 氣 qì。

黃 huáng 帝 dì 曰 yuē：夫 fú 陰 yīn 清 qīng 而 ér 陽 yáng 濁 zhuó，濁 zhuó 者 zhě 有 yǒu 清 qīng，清 qīng 者 zhě 有 yǒu 濁 zhuó，清 qīng 濁 zhuó 別 bié 㞢 zhī 奈 nài 何 hé？岐 qí 伯 bó 曰 yuē：炁 qì 㞢 zhī 大 dà 別 bié，清 qīng 者 zhě 上 shàng 注 zhù 亐 yú 肺 fèi，濁 zhuó 者 zhě 下 xià 走 zǒu 亐 yú 胃 wèi。胃 wèi 㞢 zhī 清 qīng 炁 qì，上 shàng 出 chū 亐 yú 口 kǒu，肺 fèi 㞢 zhī 濁 zhuó 氣 qì，下 xià 注 zhù 亐 yú 經 jīng，內 nèi 積 jī 亐 yú 海 hǎi。

黃 huáng 帝 dì 曰 yuē：諸 zhū 陽 yáng 皆 jiē 濁 zhuó，何 hé 陽 yáng 濁 zhuó 甚 shèn 乎 hū？岐 qí 伯 bó 曰 yuē：

手太陽獨受陽㞢濁，手太陰獨受陰㞢清。其清者上走空竅，其濁者下行諸經。諸陰皆清，足太陰獨受其濁。

黃帝曰：治㞢奈何？岐伯曰：清者其炁滑，濁者其炁濇，此炁㞢常也。故刺陰者，深而畱㞢，刺陽者，淺而疾㞢，清濁相亐者，以數調㞢也。

陰陽系日月第四十一

黃帝曰：余聞天爲陽，墬爲陰，日爲陽，月爲陰，其合㞢亐人奈何？歧伯曰：腰以上爲天，腰以下爲墬，故天爲陽，墬爲陰，故足㞢十二經脈，以應十二月，月生亐水，故在下者爲陰。手㞢十指，以應十日，日主火，故在上者爲陽。

黃帝曰：合㞢亐脈奈何？歧伯曰：寅者，正月㞢生陽也，主左足㞢少陽。未者六月，主右足㞢(zhī)少(shào)陽(yáng)。卯(mǎo)者(zhě)二(èr)月(yuè)，主(zhǔ)左(zuǒ)足(zú)㞢(zhī)太(tài)陽(yáng)。午(wǔ)者(zhě)五(wǔ)月(yuè)，主(zhǔ)右(yòu)足(zú)㞢(zhī)太(tài)陽(yáng)。辰(chén)者(zhě)三(sān)月(yuè)，主(zhǔ)左(zuǒ)足(zú)㞢(zhī)陽(yáng)朙(míng)。巳(sì)者(zhě)四(sì)月(yuè)，主(zhǔ)右(yòu)足(zú)㞢(zhī)陽(yáng)朙(míng)。此(cǐ)兩(liǎng)陽(yáng)合(hé)亏(yú)前(qián)，故(gù)曰(yuē)陽(yáng)朙(míng)。申(shēn)者(zhě)，七(qī)月(yuè)㞢(zhī)生(shēng)陰(yīn)也(yě)，主(zhǔ)右(yòu)足(zú)㞢(zhī)少(shào)陰(yīn)。丑(chǒu)者(zhě)十(shí)二(èr)月(yuè)，主(zhǔ)左(zuǒ)足(zú)㞢(zhī)少(shào)陰(yīn)。酉(yǒu)者(zhě)八(bā)月(yuè)，主(zhǔ)右(yòu)足(zú)㞢(zhī)太(tài)陰(yīn)。子(zǐ)者(zhě)十(shí)一(yī)月(yuè)，主(zhǔ)左(zuǒ)足(zú)㞢(zhī)太(tài)陰(yīn)。戌(xū)者(zhě)九(jiǔ)月(yuè)，主(zhǔ)右(yòu)足(zú)㞢(zhī)厥(jué)陰(yīn)。亥(hài)者(zhě)十(shí)月(yuè)，主(zhǔ)左(zuǒ)足(zú)㞢(zhī)厥(jué)陰(yīn)。此(cǐ)兩(liǎng)陰(yīn)交(jiāo)盡(jìn)，故(gù)曰(yuē)厥(jué)陰(yīn)。

甲(jiǎ)主(zhǔ)左(zuǒ)手(shǒu)㞢(zhī)少(shào)陽(yáng)，己(jǐ)主(zhǔ)右(yòu)手(shǒu)㞢(zhī)少(shào)陽(yáng)。乙(yǐ)主(zhǔ)左(zuǒ)手(shǒu)㞢(zhī)太(tài)陽(yáng)，戊(wù)主(zhǔ)右(yòu)手(shǒu)㞢(zhī)太(tài)陽(yáng)。丙(bǐng)主(zhǔ)左(zuǒ)手(shǒu)㞢(zhī)陽(yáng)朙(míng)，丁(dīng)主(zhǔ)右(yòu)手(shǒu)㞢(zhī)陽(yáng)朙(míng)，此(cǐ)兩(liǎng)火(huǒ)竝(bìng)合(hé)，故(gù)爲(wéi)陽(yáng)朙(míng)。庚(gēng)主(zhǔ)右(yòu)手(shǒu)㞢(zhī)少(shào)陰(yīn)，癸(guǐ)主(zhǔ)左(zuǒ)手(shǒu)㞢(zhī)少(shào)陰(yīn)。辛(xīn)主(zhǔ)右(yòu)手(shǒu)㞢(zhī)太(tài)陰(yīn)，壬(rén)主(zhǔ)左(zuǒ)手(shǒu)㞢(zhī)太(tài)陰(yīn)。

故(gù)足(zú)㞢(zhī)陽(yáng)者(zhě)，陰(yīn)中(zhōng)㞢(zhī)少(shào)陽(yáng)也(yě)。足(zú)㞢(zhī)陰(yīn)者(zhě)，陰(yīn)中(zhōng)㞢(zhī)太(tài)陰(yīn)也(yě)。手(shǒu)㞢(zhī)陽(yáng)者(zhě)，陽(yáng)中(zhōng)㞢(zhī)太(tài)陽(yáng)也(yě)。手(shǒu)㞢(zhī)陰(yīn)者(zhě)，陽(yáng)中(zhōng)㞢(zhī)少(shào)陰(yīn)也(yě)。腰(yāo)以(yǐ)上(shàng)者(zhě)爲(wéi)陽(yáng)，腰(yāo)以(yǐ)下(xià)者(zhě)爲(wéi)

陰。

其亐五藏也，心爲陽中㞢太陽，肺爲陽中㞢少陰，肝爲陰中㞢少陽，脾爲陰中㞢至陰，腎爲陰中㞢少陰。

黃帝曰：以治奈何？歧伯曰：正月二月三月，人炁在左，橆刺左足㞢陽。四月五月六月，人炁在右，橆刺右足㞢陽。七月八月九月，人炁在右，橆刺右足㞢陰。十月十一月十二月，人炁在左，橆刺左足㞢陰。

黃帝曰：五行以東方爲甲乙木，王萅，萅者蒼色，主肝，肝者足厥陰也。今乃以甲爲左手㞢少陽，不合亐數何也？岐伯曰：此天墬㞢陰陽也，非四時五行㞢以次行也。且夫陰陽者，有名而橆形，故數㞢可十，離㞢可百，散㞢可千，推㞢可萬，此㞢謂也。

病傳第四十二

黃帝曰：余受九鍼亐夫子，而私覽亐諸方，或有導引行炁，喬摩、灸、熨、刺、焫、飲藥㞢一者，可獨守耶，將盡行㞢乎？岐伯曰：諸方者，眾人㞢方也，非一人㞢所盡行也。

黃帝曰：此乃所謂守一勿失，萬物畢者也。今余已聞陰陽㞢要，虛實㞢理，傾移㞢過，可治㞢屬，願聞病㞢變化，淫傳絕敗而不可治者，可得(dé)聞(wén)乎(hū)？岐(qí)伯(bó)曰(yuē)：要(yào)乎(hū)哉(zāi)問(wèn)也(yě)。道(dào)，昭(zhāo)乎(hū)其(qí)如(rú)旦(dàn)醒(xǐng)，窘(jiǒng)乎(hū)其(qí)如(rú)夜(yè)瞑(mián)，能(néng)被(pī)而(ér)服(fú)㞢(zhī)，神(shén)與(yǔ)俱(jù)成(chéng)，畢(bì)將(jiāng)服(fú)㞢(zhī)，神(shén)自(zì)得(dé)㞢(zhī)，生(shēng)神(shén)㞢(zhī)理(lǐ)，可(kě)著(zhù)亐(yú)竹(zhú)帛(bó)，不(bù)可(kě)傳(chuán)亐(yú)子(zǐ)孫(sūn)。

黃(huáng)帝(dì)曰(yuē)：何(hé)謂(wèi)旦(dàn)醒(xǐng)？岐(qí)伯(bó)曰(yuē)：朙(míng)亐(yú)陰(yīn)陽(yáng)，如(rú)惑(huò)㞢(zhī)解(jiě)，如(rú)醉(zuì)㞢(zhī)醒(xǐng)。黃(huáng)帝(dì)曰(yuē)：何(hé)謂(wèi)夜(yè)瞑(mián)？岐(qí)伯(bó)曰(yuē)：瘖(yīn)乎(hū)其(qí)無(wú)聲(shēng)，漠(mò)乎(hū)其(qí)無(wú)形(xíng)，折(zhé)毛(máo)發(fā)理(lǐ)，正(zhèng)炁(qì)橫(héng)傾(qīng)，淫(yín)邪(xié)泮(pàn)衍(yǎn)，血(xuè)脈(mài)傳(chuán)畱(liú)，大(dà)炁(qì)入(rù)藏(zàng)，腹(fù)痛(tòng)下(xià)淫(yín)，可(kě)

以yǐ致zhì死sǐ，不bù可kě以yǐ致zhì生shēng。

黄huáng帝dì曰yuē：大dà炁qì入rù藏zàng奈nài何hé？岐qí伯bó曰yuē：病bìng先xiān發fā亐yú心xīn，一yí日rì而ér㞢zhī肺fèi，三sān日rì而ér㞢zhī肝gān，五wǔ日rì而ér㞢zhī脾pí，三sān日rì不bù已yǐ，死sǐ，冬dōng夜yè半bàn，夓xià日rì中zhōng。

病bìng先xiān發fā亐yú肺fèi，三sān日rì而ér㞢zhī肝gān，一yí日rì而ér㞢zhī脾pí，五wǔ日rì而ér㞢zhī胃wèi，十shí日rì不bù已yǐ，死sǐ，冬dōng日rì入rù，夓xià日rì出chū。

病bìng先xiān發fā亐yú肝gān，三sān日rì而ér㞢zhī脾pí，五wǔ日rì而ér㞢zhī胃wèi，三sān日rì而ér㞢zhī腎shèn，三sān日rì不bù已yǐ，死sǐ，冬dōng日rì入rù，夓xià早zǎo食shí。

病先發亐脾，一日而㞢胃，二日而㞢腎，三日而㞢膂膀胱，十日不已，死。冬人定，舋晏食。

病先發亐胃，五日而㞢腎，三日而㞢膂膀胱，五日而上㞢心，二日不已，死，冬夜半，舋日昳。

病先發亐腎，三日而㞢膂膀胱，三日而上㞢心，三日而㞢小腸，三日不已，死，冬大晨，舋早晡。

病先發亐膀胱，五日而㞢腎，一日而㞢小腸，一日而㞢心，二日不已，死，冬雞鳴，夏下晡。

諸病以次相傳，如是者，皆有死期，不可刺也；間一藏及二三四藏者，乃可刺也。

淫邪發夢第四十三

黃帝曰：願聞淫邪泮衍奈何？岐伯曰：正邪從外襲內，而未有定舍，反淫于藏，不得定處，與營衛俱行，而與魂魄飛揚，使人臥不得安而喜夢。氣淫于府，則有餘于外，不足于內；氣淫于藏，則有餘于內，不足于外。

黃帝曰：有餘不足，有形乎？岐伯曰：陰炁盛則夢涉大水而恐懼，陽炁盛則夢大火而燔焫，陰(yīn)陽(yáng)俱(jù)盛(shèng)則(zé)夢(mèng)相(xiāng)殺(shā)。上(shàng)盛(shèng)則(zé)夢(mèng)飛(fēi)，下(xià)盛(shèng)則(zé)夢(mèng)墮(duò)。甚(shèn)飢(jī)則(zé)夢(mèng)取(qǔ)，甚(shèn)飽(bǎo)則(zé)夢(mèng)予(yǔ)。肝(gān)炁(qì)盛(shèng)則(zé)夢(mèng)怒(nù)。肺(fèi)炁(qì)盛(shèng)則(zé)夢(mèng)恐(kǒng)懼(jù)、哭(kū)泣(qì)、飛(fēi)揚(yáng)。心(xīn)炁(qì)盛(shèng)則(zé)夢(mèng)善(shàn)笑(xiào)恐(kǒng)畏(wèi)。脾(pí)炁(qì)盛(shèng)則(zé)夢(mèng)歌(gē)樂(yuè)、身(shēn)體(tǐ)重(zhòng)不(bù)舉(jǔ)。腎(shèn)炁(qì)盛(shèng)則(zé)夢(mèng)腰(yāo)脊(jǐ)兩(liǎng)解(xiè)不(bù)屬(zhǔ)。凡(fán)此(cǐ)十(shí)二(èr)盛(shèng)者(zhě)，至(zhì)而(ér)瀉(xiè)㞢(zhī)立(lì)已(yǐ)。

厥(jué)炁(qì)客(kè)亐(yú)心(xīn)，則(zé)夢(mèng)見(jiàn)丘(qiū)山(shān)煙(yān)火(huǒ)。客(kè)亐(yú)肺(fèi)，則(zé)夢(mèng)飛(fēi)揚(yáng)，見(jiàn)金(jīn)鐵(tiě)㞢(zhī)奇(qí)物(wù)。客(kè)亐(yú)肝(gān)，則(zé)夢(mèng)見(jiàn)山(shān)林(lín)樹(shù)木(mù)。客(kè)亐(yú)脾(pí)，則(zé)夢(mèng)見(jiàn)丘(qiū)陵(líng)大(dà)澤(zé)，壞(huài)屋(wū)風(fēng)雨(yǔ)。客(kè)亐(yú)

腎，則夢臨淵，沒居水中。客亐膀胱，則夢遊行。客亐胃，則夢酓食。客亐大腸，則夢田埜。客亐小腸，則夢聚邑衝衢。客亐膽，則夢鬥訟自刳。客亐陰器，則夢接內。客亐項，則夢斬首。客亐脛，則夢行走而不能前，及居深墬窌苑中。客亐股肱，則夢禮節拜起。客亐胞䏰，則夢溲便。凡此十五不足者，至而補㞢立已也。

順气一日分爲四時第四十四

黄帝曰：夫百病㞢所始生者，必起亐燥溼寒暑風雨，陰陽喜怒，㱃食居處，炁合而有形，得藏而有名，余知其然也。夫百病者，多以旦慧晝安，夕加夜甚，何也？岐伯曰：四時㞢气使然。

黄帝曰：願聞四時㞢气。岐伯曰：萅生夓長，穐收冬藏，是气㞢常也，人亦應㞢，以一日分爲四時，朝則爲萅，日中爲夓，日入爲穐，夜半爲冬。朝則人炁始生，病氣衰，故旦慧。日中人炁長，長則勝邪，故安。夕則人炁始衰，邪氣始生，故加。夜半人炁入藏，邪氣獨居于身，故甚也。

黃帝曰：其時有反者何也？岐伯曰：是不應四時之气，藏獨主其病者，是必以藏炁之所不勝時者甚，以其所勝時者起也。黃帝曰：治之奈何？岐伯曰：順天之時，而病可與期。順者爲工，逆者爲粗。

黃(huáng)帝(dì)曰(yuē)：善(shàn)，余(yú)聞(wén)刺(cì)有(yǒu)五(wǔ)變(biàn)，以(yǐ)主(zhǔ)五(wǔ)輸(shù)。願(yuàn)聞(wén)其(qí)數(shù)。岐(qí)伯(bó)曰(yuē)：人(rén)有(yǒu)五(wǔ)藏(zàng)，五(wǔ)藏(zàng)有(yǒu)五(wǔ)變(biàn)，五(wǔ)變(biàn)有(yǒu)五(wǔ)輸(shù)，故(gù)五(wǔ)五(wǔ)二(èr)十(shí)五(wǔ)輸(shù)，以(yǐ)應(yìng)五(wǔ)時(shí)。黃(huáng)帝(dì)曰(yuē)：願(yuàn)聞(wén)五(wǔ)變(biàn)。岐(qí)伯(bó)曰(yuē)：肝(gān)爲(wéi)牡(mǔ)藏(zàng)，其(qí)色(sè)青(qīng)，其(qí)時(shí)萅(chūn)，其(qí)音(yīn)角(jué)，其(qí)味(wèi)酸(suān)，其(qí)日(rì)甲(jiǎ)乙(yǐ)。心(xīn)爲(wéi)牡(mǔ)藏(zàng)，其(qí)色(sè)赤(chì)，其(qí)時(shí)夓(xià)，其(qí)日(rì)丙(bǐng)丁(dīng)，其(qí)音(yīn)徵(zhǐ)，其(qí)味(wèi)苦(kǔ)。脾(pí)爲(wéi)牝(pìn)藏(zàng)，其(qí)色(sè)黃(huáng)，其(qí)時(shí)長(zhǎng)夓(xià)，其(qí)日(rì)戊(wù)己(jǐ)，其(qí)音(yīn)宮(gōng)，其(qí)味(wèi)甘(gān)。肺(fèi)爲(wéi)牝(pìn)藏(zàng)，其(qí)色(sè)白(bái)，其(qí)音(yīn)商(shāng)，其(qí)時(shí)穐(qiū)，其(qí)日(rì)庚(gēng)辛(xīn)，

其味辛。腎爲牝藏，其色黑，其時冬，其日壬癸，其音羽，其味鹹。是爲五變。

黃帝曰：以主五輸奈何？藏主冬，冬刺井。色主萅，萅刺滎。時主夓，夓刺輸。音主長夓，長夓刺經。味主龝，龝刺合。是謂五變，以主五輸。

黃帝曰：諸原安龢以致六輸？岐伯曰：原獨不應五時，以經合㞢，以應其數，故六六三十六輸(shù)。

黃(huáng)帝(dì)曰(yuē)：何(hé)謂(wèi)藏(zàng)主(zhǔ)冬(dōng)，時(shí)主(zhǔ)夓(xià)，音(yīn)主(zhǔ)長(zhǎng)夓(xià)，味(wèi)主(zhǔ)穐(qiū)，色(sè)主(zhǔ)萅(chūn)？願(yuàn)聞(wén)其(qí)故(gù)。岐(qí)伯(bó)曰(yuē)：病(bìng)在(zài)藏(zàng)者(zhě)，取(qǔ)㞢(zhī)井(jǐng)。病(bìng)變(biàn)亐(yú)色(sè)者(zhě)，取(qǔ)㞢(zhī)滎(yíng)。病(bìng)時(shí)閒(jiàn)時(shí)甚(shèn)者(zhě)，取(qǔ)㞢(zhī)輸(shù)。病(bìng)變(biàn)亐(yú)音(yīn)者(zhě)，取(qǔ)㞢(zhī)經(jīng)。經(jīng)滿(mǎn)而(ér)血(xuè)者(zhě)，病(bìng)在(zài)胃(wèi)。及(jí)以(yǐ)飮(yǐn)食(shí)不(bù)節(jié)得(dé)病(bìng)者(zhě)，取(qǔ)㞢(zhī)合(hé)，故(gù)命(mìng)曰(yuē)味(wèi)主(zhǔ)合(hé)。是(shì)謂(wèi)五(wǔ)變(biàn)也(yě)。

外揣第四十五

黃帝曰：余聞九鍼九篇，余親受其調，頗得其意。夫九鍼者，始亐一而終亐九，然未得其要道也。夫九鍼者，小㞢則橆內，大㞢則橆外，深不可爲下，高不可爲蓋，恍惚橆窮，流溢橆極，余知其合亐天道人事四時㞢變也，然余願雜㞢毫毛，渾束爲一，可乎？

岐伯曰：朙乎哉問也！非獨鍼道焉，夫治國

亦然。黃帝曰：余願聞鍼道，非國事也。岐伯曰：夫治國者，夫惟道焉，非道，何可小大深淺，雜合而爲一乎？

黃帝曰：願卒聞㞢。岐伯曰：日與月焉，水與鏡焉，鼓與響焉。夫日月㞢朙，不失其影。水鏡㞢察，不失其形。鼓響㞢應，不後其聲。動搖則應龢，盡得其情。

黃帝曰：窘乎哉！昭昭㞢朙不可蔽，其不可

蔽(bì)，不(bù)失(shī)陰(yīn)陽(yáng)也(yě)。合(hé)而(ér)察(chá)㞢(zhī)，切(qiè)而(ér)驗(yàn)㞢(zhī)，見(jiàn)而(ér)得(dé)㞢(zhī)，若(ruò)清(qīng)水(shuǐ)朙(míng)鏡(jìng)㞢(zhī)不(bù)失(shī)其(qí)形(xíng)也(yě)。五(wǔ)音(yīn)不(bù)彰(zhāng)，五(wǔ)色(sè)不(bù)朙(míng)，五(wǔ)藏(zàng)波(bō)蕩(dàng)，若(ruò)是(shì)則(zé)內(nèi)外(wài)相(xiāng)襲(xí)，若(ruò)鼓(gǔ)㞢(zhī)應(yìng)桴(fú)，響(xiǎng)㞢(zhī)應(yìng)聲(shēng)，影(yǐng)㞢(zhī)似(sì)形(xíng)。故(gù)遠(yuǎn)者(zhě)司(sī)外(wài)揣(chuǎi)內(nèi)，近(jìn)者(zhě)司(sī)內(nèi)揣(chuǎi)外(wài)，是(shì)謂(wèi)陰(yīn)陽(yáng)㞢(zhī)極(jí)，天(tiān)墬(dì)㞢(zhī)蓋(gài)，請(qǐng)藏(cáng)㞢(zhī)霝(líng)蘭(lán)㞢(zhī)室(shì)，弗(fú)敢(gǎn)使(shǐ)泄(xiè)也(yě)。

五(wǔ)變(biàn)第(dì)四(sì)十(shí)六(liù)

黃(huáng)帝(dì)問(wèn)亐(yú)少(shào)俞(shù)曰(yuē)：余(yú)聞(wén)百(bǎi)疾(jí)㞢(zhī)始(shǐ)期(qī)也(yě)，必(bì)生(shēng)亐(yú)風(fēng)雨(yǔ)寒(hán)暑(shǔ)，循(xún)毫(háo)毛(máo)而(ér)入(rù)腠(còu)理(lǐ)，或(huò)復(fù)還(huán)，或(huò)畱(liú)止(zhǐ)，或(huò)爲(wéi)風(fēng)腫(zhǒng)汗(hàn)出(chū)，或(huò)爲(wéi)消(xiāo)癉(dān)，或(huò)爲(wéi)寒(hán)熱(rè)，或(huò)爲(wéi)畱(liú)痹(bì)，或(huò)爲(wéi)積(jī)聚(jù)。奇(qí)邪(xié)淫(yín)溢(yì)，不(bù)可(kě)勝(shèng)數(shǔ)，願(yuàn)聞(wén)其(qí)故(gù)。夫(fú)同(tóng)時(shí)得(dé)病(bìng)，或(huò)病(bìng)此(cǐ)，或(huò)病(bìng)彼(bǐ)，意(yì)者(zhě)，天(tiān)㞢(zhī)爲(wèi)人(rén)生(shēng)風(fēng)乎(hū)，何(hé)其(qí)異(yì)也(yě)？少(shào)俞(shù)曰(yuē)：夫(fú)天(tiān)㞢(zhī)生(shēng)風(fēng)者(zhě)，非(fēi)以(yǐ)私(sī)百(bǎi)姓(xìng)也(yě)，其(qí)行(xíng)公(gōng)平(píng)正(zhèng)直(zhí)，犯(fàn)者(zhě)得(dé)㞢(zhī)，避(bì)者(zhě)得(dé)無(wú)

殆(dài)，非(fēi)求(qiú)人(rén)而(ér)人(rén)自(zì)犯(fàn)㞢(zhī)。

黃(huáng)帝(dì)曰(yuē)：一(yì)時(shí)遇(yù)風(fēng)，同(tóng)時(shí)得(dé)病(bìng)，其(qí)病(bìng)各(gè)異(yì)，

願(yuàn)聞(wén)其(qí)故(gù)。少(shào)俞(shù)曰(yuē)：善(shàn)乎(hū)哉(zāi)問(wèn)！請(qǐng)論(lùn)以(yǐ)比(bǐ)匠(jiàng)人(rén)。

匠(jiàng)人(rén)磨(mó)斧(fǔ)斤(jīn)礪(lì)刀(dāo)，削(xiāo)斲(zhuó)材(cái)木(mù)。木(mù)㞢(zhī)陰(yīn)陽(yáng)，尚(shàng)有(yǒu)堅(jiān)

脆(cuì)，堅(jiān)者(zhě)不(bú)入(rù)，脆(cuì)者(zhě)皮(pí)弛(chí)，至(zhì)其(qí)交(jiāo)節(jié)，而(ér)缺(quē)斤(jīn)斧(fǔ)

焉(yān)。夫(fú)一(yí)木(mù)㞢(zhī)中(zhōng)，堅(jiān)脆(cuì)不(bù)同(tóng)，堅(jiān)者(zhě)則(zé)剛(gāng)，脆(cuì)者(zhě)易(yì)

傷(shāng)，況(kuàng)其(qí)材(cái)木(mù)㞢(zhī)不(bù)同(tóng)，皮(pí)㞢(zhī)厚(hòu)薄(bó)，汁(zhī)㞢(zhī)多(duō)少(shǎo)，而(ér)

各(gè)異(yì)耶(yé)。夫(fú)木(mù)㞢(zhī)早(zǎo)華(huā)先(xiān)生(shēng)葉(yè)者(zhě)，遇(yù)萅(chūn)霜(shuāng)烈(liè)風(fēng)，則(zé)

華落而葉萎。久曝大旱，則脆木薄皮者，枝條汁
huā luò ér yè wěi jiǔ pù dà hàn zé cuì mù bó pí zhě zhī tiáo zhī

少而葉萎。久陰淫雨，則薄皮多汁者，皮漬而漉。
shǎo ér yè wěi jiǔ yīn yín yǔ zé bó pí duō zhī zhě pí zì ér lù

卒風暴起，則剛脆㞢木，枝折杌傷；龝霜疾風，
cù fēng bào qǐ zé gāng cuì zhī mù zhī zhé wù shāng qiū shuāng jí fēng

則剛脆㞢木，根搖而葉落。凡此五者，各有所傷，
zé gāng cuì zhī mù gēn yáo ér yè luò fán cǐ wǔ zhě gè yǒu suǒ shāng

況亐人乎！
kuàng yú rén hū

黃帝曰：以人應木，奈何？少俞答曰：木㞢
huáng dì yuē yǐ rén yìng mù nài hé shào shù dá yuē mù zhī

所傷也，皆傷其枝。枝㞢剛脆而堅，未成傷也。
suǒ shāng yě jiē shāng qí zhī zhī zhī gāng cuì ér jiān wèi chéng shāng yě

人㞢有常病也，亦因其骨節皮膚腠理㞢不堅固者，
rén zhī yǒu cháng bìng yě yì yīn qí gǔ jié pí fū còu lǐ zhī bù jiān gù zhě

邪㞢所舍也，故常爲病也。

黃帝曰：人㞢譱病風厥漉汗者，何以候㞢？少俞答曰：肉不堅，腠理踈，則譱病風。黃帝曰：何以候肉㞢不堅也？少俞答曰：䐃肉不堅，而無分理。理者粗理，粗理而皮不緻者，腠理踈。此言其渾然者。

黃帝曰：人㞢譱病消癉者，何以候㞢？少俞答曰：五藏皆柔弱者，譱病消癉。黃帝曰：何以知(zhī)五(wǔ)藏(zàng)㞢(zhī)柔(róu)弱(ruò)也(yě)？少(shào)俞(shù)答(dá)曰(yuē)：夫(fú)柔(róu)弱(ruò)者(zhě)，必(bì)有(yǒu)剛(gāng)彊(qiáng)，剛(gāng)彊(qiáng)多(duō)怒(nù)，柔(róu)者(zhě)易(yì)傷(shāng)也(yě)。黃(huáng)帝(dì)曰(yuē)：何(hé)以(yǐ)候(hòu)柔(róu)弱(ruò)㞢(zhī)與(yǔ)剛(gāng)彊(qiáng)？少(shào)俞(shù)答(dá)曰(yuē)：此(cǐ)人(rén)薄(bó)皮(pí)膚(fū)，而(ér)目(mù)堅(jiān)固(gù)以(yǐ)深(shēn)者(zhě)，長(cháng)衝(chōng)直(zhí)揚(yáng)，其(qí)心(xīn)剛(gāng)，剛(gāng)則(zé)多(duō)怒(nù)，怒(nù)則(zé)炁(qì)上(shàng)逆(nì)，胷(xiōng)中(zhōng)蓄(xù)積(jī)，血(xuè)炁(qì)逆(nì)畱(liú)，髖(kuān)皮(pí)充(chōng)肌(jī)，血(xuè)脈(mài)不(bù)行(xíng)，轉(zhuǎn)而(ér)爲(wéi)熱(rè)，熱(rè)則(zé)消(xiāo)肌(jī)膚(fū)，故(gù)爲(wéi)消(xiāo)癉(dān)。此(cǐ)言(yán)其(qí)人(rén)暴(bào)剛(gāng)而(ér)肌(jī)肉(ròu)弱(ruò)者(zhě)也(yě)。

黃(huáng)帝(dì)曰(yuē)：人(rén)㞢(zhī)譱(shàn)病(bìng)寒(hán)熱(rè)者(zhě)，何(hé)以(yǐ)候(hòu)㞢(zhī)？少(shào)俞(shù)

答曰：小骨弱肉者，善病寒熱。黃帝曰：何以候骨㞢小大，肉㞢堅脆，色㞢不一也？少俞答曰：顴骨者，骨㞢本也。顴大則骨大，顴小則骨小。皮膚薄而其肉無䐃，其臂懦懦然，其墬色殆然，不與其天同色，汙然獨異，此其候也。然後臂薄者，其髓不滿，故善病寒熱也。

黃帝曰：何以候人㞢善病痺者？少俞答曰：粗理而肉不堅者，善病痺。黃帝曰：痺㞢高下有處乎？少俞答曰：欲知其高下者，各視其部。
chù hū shào shù dá yuē yù zhī qí gāo xià zhě gè shì qí bù

黃帝曰：人之善病腸中積聚者，何以候之？
huáng dì yuē rén zhī shàn bìng cháng zhōng jī jù zhě hé yǐ hòu zhī

少俞答曰：皮膚薄而不澤，肉不堅而淖澤。如此
shào shù dá yuē pí fū bó ér bù zé ròu bù jiān ér nào zé rú cǐ

則腸胃惡，惡則邪氣留止，積聚乃作。脾胃之間，
zé cháng wèi è è zé xié qì liú zhǐ jī jù nǎi zuò pí wèi zhī jiān

寒溫不次，邪氣稍至，蓄積留止，大聚乃起。
hán wēn bú cì xié qì shāo zhì xù jī liú zhǐ dà jù nǎi qǐ

黃帝曰：余聞病形，已知之矣！願聞其時。
huáng dì yuē yú wén bìng xíng yǐ zhī zhī yǐ yuàn wén qí shí

少俞答曰：先立其年，以知其時。時高則起，時
shào shù dá yuē xiān lì qí nián yǐ zhī qí shí shí gāo zé qǐ shí

下則殆，雖不陷示，當年有衝道，其病必起，是
xià zé dài suī bú xiàn shì dāng nián yǒu chōng dào qí bìng bì qǐ shì

謂wèi因yīn形xíng而ér生shēng病bìng，五wǔ變biàn之zhī紀jì也yě。

本(běn)藏(zàng)第(dì)四(sì)十(shí)七(qī)

黃(huáng)帝(dì)問(wèn)亐(yú)岐(qí)伯(bó)曰(yuē)：人(rén)㞢(zhī)血(xuè)炁(qì)精(jīng)神(shén)者(zhě)，所(suǒ)以(yǐ)奉(fèng)生(shēng)而(ér)周(zhōu)亐(yú)性(xìng)命(mìng)者(zhě)也(yě)。經(jīng)脈(mài)者(zhě)，所(suǒ)以(yǐ)行(xíng)血(xuè)炁(qì)而(ér)營(yíng)陰(yīn)陽(yáng)，濡(rú)筋(jīn)骨(gǔ)，利(lì)關(guān)節(jié)者(zhě)也(yě)。衛(wèi)炁(qì)者(zhě)，所(suǒ)以(yǐ)溫(wēn)分(fēn)肉(ròu)，充(chōng)皮(pí)膚(fū)，肥(féi)腠(còu)理(lǐ)，司(sī)開(kāi)闔(hé)者(zhě)也(yě)。志(zhì)意(yì)者(zhě)，所(suǒ)以(yǐ)御(yù)精(jīng)神(shén)，收(shōu)魂(hún)魄(pò)，適(shì)寒(hán)溫(wēn)，龢(hé)喜(xǐ)怒(nù)者(zhě)也(yě)。是(shì)故(gù)血(xuè)龢(hé)則(zé)經(jīng)脈(mài)流(liú)行(xíng)，營(yíng)復(fù)陰(yīn)陽(yáng)，筋(jīn)骨(gǔ)勁(jìn)彊(qiáng)，關(guān)節(jié)淸(qīng)利(lì)矣(yǐ)。衛(wèi)炁(qì)龢(hé)則(zé)分(fēn)肉(ròu)解(xiè)利(lì)，皮(pí)膚(fū)調(tiáo)柔(róu)，腠(còu)理(lǐ)緻(zhì)密(mì)矣(yǐ)。志(zhì)

意(yì)龢(hé)則(zé)精(jīng)神(shén)專(zhuān)直(zhí)，魂(hún)魄(pò)不(bú)散(sàn)，悔(huǐ)怒(nù)不(bù)起(qǐ)，五(wǔ)藏(zàng)不(bú)受(shòu)邪(xié)矣(yǐ)。寒(hán)溫(wēn)龢(hé)則(zé)六(liù)府(fǔ)化(huà)穀(gǔ)，風(fēng)痹(bì)不(bú)作(zuò)，經(jīng)脈(mài)通(tōng)利(lì)，肢(zhī)節(jié)得(dé)安(ān)矣(yǐ)。此(cǐ)人(rén)㞢(zhī)常(cháng)平(píng)也(yě)。五(wǔ)藏(zàng)者(zhě)，所(suǒ)以(yǐ)藏(cáng)精(jīng)神(shén)志(zhì)魂(hún)魄(pò)者(zhě)也(yě)。六(liù)府(fǔ)者(zhě)，所(suǒ)以(yǐ)化(huà)水(shuǐ)穀(gǔ)而(ér)行(xíng)津(jīn)液(yè)者(zhě)也(yě)。此(cǐ)人(rén)㞢(zhī)所(suǒ)以(yǐ)具(jù)受(shòu)亐(yú)天(tiān)也(yě)。橆(wú)愚(yú)智(zhì)賢(xián)不(bù)肖(xiào)，橆(wú)以(yǐ)相(xiāng)倚(yǐ)也(yě)。然(rán)有(yǒu)其(qí)獨(dú)盡(jìn)天(tiān)壽(shòu)，而(ér)橆(wú)邪(xié)僻(pì)㞢(zhī)病(bìng)，百(bǎi)秊(nián)不(bù)衰(shuāi)，雖(suī)犯(fàn)風(fēng)雨(yǔ)卒(cù)寒(hán)大(dà)暑(shǔ)，猶(yóu)有(yǒu)弗(fú)能(néng)害(hài)也(yě)；有(yǒu)其(qí)不(bù)離(lí)遮(zhē)罩(zhào)室(shì)內(nèi)，橆(wú)怵(chù)惕(tì)㞢(zhī)恐(kǒng)，然(rán)猶(yóu)不(bù)免(miǎn)亐(yú)病(bìng)，

何hé也yě？願yuàn聞wén其qí故gù。

岐qí伯bó對duì曰yuē：窘jiǒng乎hū哉zāi問wèn也yě！五wǔ藏zàng者zhě，所suǒ以yǐ參cān天tiān墬dì，副fù陰yīn陽yáng，而ér運yùn四sì時shí，化huà五wǔ節jié者zhě也yě。五wǔ藏zàng者zhě，固gù有yǒu小xiǎo大dà、高gāo下xià、堅jiān脆cuì、端duān正zhèng偏piān傾qīng者zhě，六liù府fǔ亦yì有yǒu小xiǎo大dà、長cháng短duǎn、厚hòu薄bó、結jié直zhí、緩huǎn急jí。凡fán此cǐ二èr十shí五wǔ者zhě，各gè不bù同tóng，或huò譱shàn或huò惡è，或huò吉jí或huò凶xiōng，請qǐng言yán其qí方fāng。

心xīn小xiǎo則zé安ān，邪xié弗fú能néng傷shāng，易yì傷shāng以yǐ憂yōu。心xīn大dà則zé憂yōu不bù能néng傷shāng，易yì傷shāng亐yú邪xié。心xīn高gāo則zé滿mǎn亐yú肺fèi中zhōng，悗mèn而ér譱shàn忘wàng，

難(nán)開(kāi)以(yǐ)言(yán)。心(xīn)下(xià)則(zé)外(wài)藏(cáng)易(yì)傷(shāng)亏(yú)寒(hán)，易(yì)恐(kǒng)以(yǐ)言(yán)。心(xīn)堅(jiān)則(zé)藏(zàng)安(ān)守(shǒu)固(gù)。心(xīn)脆(cuì)則(zé)善(shàn)病(bìng)消(xiāo)癉(dān)熱(rè)中(zhōng)。心(xīn)端(duān)正(zhèng)則(zé)龢(hé)利(lì)難(nán)傷(shāng)。心(xīn)偏(piān)傾(qīng)則(zé)操(cāo)持(chí)不(bù)一(yī)，無(wú)守(shǒu)司(sī)也(yě)。

肺(fèi)小(xiǎo)則(zé)少(shǎo)飮(yǐn)，不(bú)病(bìng)喘(chuǎn)渴(kě)。肺(fèi)大(dà)則(zé)多(duō)飮(yǐn)，善(shàn)病(bìng)胷(xiōng)痹(bì)、喉(hóu)痹(bì)、逆(nì)气(qì)。肺(fèi)高(gāo)則(zé)欬(ké)上(shàng)气(qì)，肩(jiān)息(xī)。肺(fèi)下(xià)則(zé)居(jū)賁(bēn)迫(pò)肺(fèi)，善(shàn)脅(xié)下(xià)痛(tòng)。肺(fèi)堅(jiān)則(zé)不(bú)病(bìng)欬(ké)上(shàng)气(qì)。肺(fèi)脆(cuì)則(zé)苦(kǔ)病(bìng)消(xiāo)癉(dān)易(yì)傷(shāng)。肺(fèi)端(duān)正(zhèng)則(zé)龢(hé)利(lì)難(nán)傷(shāng)。肺(fèi)偏(piān)傾(qīng)則(zé)胷(xiōng)偏(piān)痛(tòng)也(yě)。

肝小則藏安，無脅下㞢病。肝大則逼胃迫咽，迫咽則苦膈中，且脅下痛。肝高則上支賁，切脅悗，爲息賁。肝下則逼胃，脅下空，脅下空則易受邪。肝堅則藏安難傷。肝脆則善病消癉易傷。肝端正則龢利難傷。肝偏傾則脅下痛也。

脾小則藏安，難傷亐邪也。脾大則苦湊䏚而痛，不能疾行。脾高則季脅引䏚而痛。脾下則下加亐大腸，下加亐大腸，則藏苦受邪。脾堅則藏安難傷。脾脆則善病消癉易傷。脾端正則龢利難傷。脾偏傾則善滿善脹也。

腎小則藏安難傷。腎大則善病腰痛，不可以俛仰，易傷以邪。腎高則苦背膂痛，不可以俛仰。腎下則腰尻痛，不可以俛仰，爲狐疢。腎堅則不病腰背痛。腎脆則善病消癉易傷。腎端正則龢利難傷。腎偏傾則苦腰尻痛也。凡此二十五變者，人㞢所苦常病。

黃帝曰：何以知其然也？歧伯曰：色赤理小者心小，粗理者心大。無𩩲骬者心高。𩩲骬短舉者心下。𩩲骬長者心堅。𩩲骬弱薄者心脆。𩩲骬下直者心端正。𩩲骬倚一方者心偏傾也。

色白理小者肺小，粗理者肺大。巨肩反膺陷喉者肺高。合腋張脅者肺下。好肩背厚者肺堅。肩背薄者肺脆。背膺厚者肺端正。脅偏踈者肺偏傾也。

色青理小者肝小，粗理者肝大。廣胷反骹者
sè qīng lǐ xiǎo zhě gān xiǎo, cū lǐ zhě gān dà. guǎng xiōng fǎn qiāo zhě

肝高。合脅兔骹者肝下。胷脅好者肝堅。脅骨弱
gān gāo. hé xié tù qiāo zhě gān xià. xiōng xié hǎo zhě gān jiān. xié gǔ ruò

者肝脆。膺腹相得好者肝端正。脅骨偏舉者肝偏
zhě gān cuì. yīng fù xiāng dé hǎo zhě gān duān zhèng. xié gǔ piān jǔ zhě gān piān

傾也。
qīng yě.

色黃理小者脾小，粗理者脾大。揭唇者脾高。
sè huáng lǐ xiǎo zhě pí xiǎo, cū lǐ zhě pí dà. jiē chún zhě pí gāo.

唇下縱者脾下。唇堅者脾堅。唇大而不堅者脾脆。
chún xià zòng zhě pí xià. chún jiān zhě pí jiān. chún dà ér bù jiān zhě pí cuì.

唇上下好者脾端正。唇偏舉者脾偏傾也。
chún shàng xià hǎo zhě pí duān zhèng. chún piān jǔ zhě pí piān qīng yě.

色黑理小者腎小，粗理者腎大。高耳者腎高。
sè hēi lǐ xiǎo zhě shèn xiǎo, cū lǐ zhě shèn dà. gāo ěr zhě shèn gāo.

耳後陷者腎下。耳堅者腎堅。耳薄而不堅者腎脆。耳居牙車者腎端正。耳偏高者腎偏傾也。凡此諸變者，持則安，減則病也。

帝曰：譱。然非余㞢所問也，願聞人㞢有不可病者，至盡天壽，雖有深憂大恐，怵惕㞢志，猶不能感也，甚寒大熱，不能傷也；其有不離遮罩室內，又無怵惕㞢恐，然不免亐病者，何也？願聞其故。岐伯曰：五藏六府，邪㞢舍也，請言其qí故gù。五wǔ藏zàng小xiǎo者zhě，少shǎo病bìng者zhě無wú苦kǔ燋qiáo心xīn，無wú大dà愁chóu憂yōu。五wǔ藏zàng皆jiē大dà者zhě，緩huǎn亐yú事shì，難nán使shǐ以yǐ憂yōu。五wǔ藏zàng皆jiē高gāo者zhě，好hào高gāo舉jǔ措cuò。五wǔ藏zàng皆jiē下xià者zhě，好hào出chū人rén下xià。五wǔ藏zàng皆jiē堅jiān者zhě，無wú病bìng。五wǔ藏zàng皆jiē脆cuì者zhě，不bù離lí亐yú病bìng。五wǔ藏zàng皆jiē端duān正zhèng者zhě，龢hé利lì得dé人rén心xīn。五wǔ藏zàng皆jiē偏piān傾qīng者zhě，邪xié心xīn而ér善shàn盜dào，不bù可kě以yǐ爲wéi人rén平píng，反fǎn復fù言yán語yǔ也yě。

黃huáng帝dì曰yuē：願yuàn聞wén六liù府fǔ㞢zhī應yìng。歧qí伯bó答dá曰yuē：肺fèi合hé大dà腸cháng，大dà腸cháng者zhě，皮pí其qí應yìng。心xīn合hé小xiǎo腸cháng三sān焦jiāo，小xiǎo腸cháng三sān焦jiāo

者(zhě)，脈(mài)其(qí)應(yìng)。肝(gān)合(hé)膽(dǎn)，膽(dǎn)者(zhě)，筋(jīn)其(qí)應(yìng)。脾(pí)合(hé)胃(wèi)，胃(wèi)者(zhě)，肉(ròu)其(qí)應(yìng)。腎(shèn)合(hé)膀(páng)胱(guāng)，膀(páng)胱(guāng)者(zhě)，腠(còu)理(lǐ)毫(háo)毛(máo)其(qí)應(yìng)。

黃(huáng)帝(dì)曰(yuē)：應(yìng)之(zhī)奈(nài)何(hé)？岐(qí)伯(bó)曰(yuē)：肺(fèi)應(yìng)皮(pí)。皮(pí)厚(hòu)者(zhě)大(dà)腸(cháng)厚(hòu)。皮(pí)薄(bó)者(zhě)大(dà)腸(cháng)薄(bó)。皮(pí)緩(huǎn)腹(fù)大(dà)者(zhě)，大(dà)腸(cháng)大(dà)而(ér)長(cháng)。皮(pí)急(jí)者(zhě)大(dà)腸(cháng)短(duǎn)。皮(pí)滑(huá)者(zhě)大(dà)腸(cháng)適(zhé)。皮(pí)肉(ròu)不(bù)相(xiāng)離(lì)者(zhě)大(dà)腸(cháng)結(jié)。

心(xīn)應(yìng)脈(mài)。皮(pí)厚(hòu)者(zhě)脈(mài)厚(hòu)，脈(mài)厚(hòu)者(zhě)小(xiǎo)腸(cháng)厚(hòu)。皮(pí)薄(bó)

者(zhě)脈(mài)薄(bó)，脈(mài)薄(bó)者(zhě)小(xiǎo)腸(cháng)薄(bó)。皮(pí)緩(huǎn)者(zhě)脈(mài)緩(huǎn)，脈(mài)沖(chōng)緩(huǎn)者(zhě)小(xiǎo)腸(cháng)大(dà)而(ér)長(cháng)。皮(pí)薄(bó)而(ér)脈(mài)沖(chōng)小(xiǎo)者(zhě)，小(xiǎo)腸(cháng)小(xiǎo)而(ér)短(duǎn)。諸(zhū)陽(yáng)經(jīng)脈(mài)皆(jiē)多(duō)紆(yū)屈(qū)者(zhě)，小(xiǎo)腸(cháng)結(jié)。

脾(pí)應(yìng)肉(ròu)。肉(ròu)䐃(jùn)堅(jiān)大(dà)者(zhě)胃(wèi)厚(hòu)。肉(ròu)䐃(jùn)麼(mó)者(zhě)胃(wèi)薄(bó)。肉(ròu)䐃(jùn)小(xiǎo)而(ér)麼(mó)者(zhě)胃(wèi)不(bù)堅(jiān)。肉(ròu)䐃(jùn)不(bú)稱(chèn)身(shēn)者(zhě)胃(wèi)下(xià)，胃(wèi)下(xià)者(zhě)管(guǎn)約(yuē)不(bú)利(lì)。肉(ròu)䐃(jùn)不(bù)堅(jiān)者(zhě)胃(wèi)緩(huǎn)。肉(ròu)䐃(jùn)無(wú)小(xiǎo)裹(lǐ)累(léi)者(zhě)胃(wèi)急(jí)。肉(ròu)䐃(jùn)多(duō)小(xiǎo)裹(lǐ)累(léi)者(zhě)胃(wèi)結(jié)，胃(wèi)結(jié)者(zhě)上(shàng)管(guǎn)約(yuē)不(bú)利(lì)也(yě)。

肝gān應yìng爪zhǎo。爪zhǎo厚hòu色sè黃huáng者zhě膽dǎn厚hòu。爪zhǎo薄bó色sè紅hóng者zhě膽dǎn薄bó。爪zhǎo堅jiān色sè青qīng者zhě膽dǎn急jí。爪zhǎo濡rú色sè赤chì者zhě膽dǎn緩huǎn。爪zhǎo直zhí色sè白bái無wú約yuē者zhě膽dǎn直zhí。爪zhǎo惡è色sè黑hēi多duō紋wén者zhě膽dǎn結jié也yě。

腎shèn應yìng骨gǔ。密mì理lǐ厚hòu皮pí者zhě膀páng胱guāng厚hòu。粗cū理lǐ薄bó皮pí者zhě膀páng胱guāng薄bó。疏shū腠còu理lǐ者zhě膀páng胱guāng緩huǎn。皮pí急jí而ér無wú毫háo毛máo者zhě膀páng胱guāng急jí。毫háo毛máo美měi而ér粗cū者zhě膀páng胱guāng直zhí。稀xī毫háo毛máo者zhě膀páng胱guāng結jié也yě。

黃huáng帝dì曰yuē：厚hòu薄bó美měi惡è皆jiē有yǒu形xíng，願yuàn聞wén其qí所suǒ病bìng。岐qí伯bó答dá曰yuē：視shì其qí外wài應yìng，以yǐ知zhī其qí內nèi藏zàng，則zé知zhī所suǒ病bìng矣yǐ。

禁(jìn)服(fú)第(dì)四(sì)十(shí)八(bā)

雷(léi)公(gōng)問(wèn)亐(yú)黃(huáng)帝(dì)曰(yuē)：細(xì)子(zǐ)得(dé)受(shòu)業(yè)，通(tōng)亐(yú)九(jiǔ)鍼(zhēn)六(liù)十(shí)篇(piān)，旦(dàn)暮(mù)勤(qín)服(fú)㞢(zhī)，近(jìn)者(zhě)編(biān)絕(jué)，久(jiǔ)者(zhě)簡(jiǎn)垢(gòu)，然(rán)尚(shàng)諷(fěng)誦(sòng)弗(fú)置(zhì)，未(wèi)盡(jìn)解(jiě)亐(yú)意(yì)矣(yǐ)。《外(wài)揣(chuǎi)》言(yán)渾(hún)束(shù)爲(wéi)一(yī)，未(wèi)知(zhī)所(suǒ)謂(wèi)也(yě)。夫(fú)大(dà)則(zé)橆(wú)外(wài)，小(xiǎo)則(zé)橆(wú)內(nèi)，大(dà)小(xiǎo)橆(wú)極(jí)，高(gāo)下(xià)橆(wú)度(dù)，束(shù)㞢(zhī)奈(nài)何(hé)？士(shì)㞢(zhī)才(cái)力(lì)，或(huò)有(yǒu)厚(hòu)薄(bó)，智(zhì)慮(lǜ)褊(biǎn)淺(qiǎn)，不(bù)能(néng)博(bó)大(dà)深(shēn)奧(ào)，自(zì)彊(qiáng)亐(yú)學(xué)若(ruò)細(xì)子(zǐ)。細(xì)子(zǐ)恐(kǒng)其(qí)散(sàn)亐(yú)後(hòu)世(shì)，絕(jué)亐(yú)子(zǐ)孫(sūn)，敢(gǎn)問(wèn)約(yuē)㞢(zhī)奈(nài)何(hé)？黃(huáng)帝(dì)

曰：善乎哉問也！此先師㞢所禁，坐私傳㞢也，割臂歃血㞢盟也。子若欲得㞢，何不齋乎？雷公再拜而起曰：請聞命亐是也。乃齋宿三日而請曰：敢問今日正陽，細子願以受盟。黃帝乃與俱入齋室，割臂歃血，黃帝親祝曰：今日正陽，歃血傳方，有敢背此言者，反受其殃。雷公再拜曰：細子受㞢。黃帝乃左握其手，右授㞢書，曰：慎㞢慎㞢，吾爲子言㞢。

凡刺㞢理，經脈爲始，營其所行，知其度量，內刺五藏，外刺六府，審察衛炁，爲百病母，調其虛實，虛實乃止，瀉其血絡，血盡不殆矣。雷公曰：此皆細子㞢所以通，未知其所約也。黃帝曰：夫約方者，猶約囊也，囊滿而弗約，則輸泄，方成弗約，則神與弗俱。雷公曰：願爲下材者，勿滿而約㞢。黃帝曰：未滿而知約㞢以爲工，不可以爲天下師。

fán cì zhī lǐ, jīng mài wéi shǐ, yíng qí suǒ xíng, zhī qí dù liáng, nèi cì wǔ zàng, wài cì liù fǔ, shěn chá wèi qì, wéi bǎi bìng mǔ, tiáo qí xū shí, xū shí nǎi zhǐ, xiè qí xuè luò, xuè jìn bú dài yǐ. léi gōng yuē: cǐ jiē xì zi zhī suǒ yǐ tōng, wèi zhī qí suǒ yuē yě. huáng dì yuē: fú yuē fāng zhě, yóu yuē náng yě, náng mǎn ér fú yuē, zé shū xiè, fāng chéng fú yuē, zé shén yù fú jù. léi gōng yuē: yuàn wéi xià cái zhě, wù mǎn ér yuē zhī. huáng dì yuē: wèi mǎn ér zhī yuē zhī yǐ wéi gōng, bù kě yǐ wéi tiān xià shī.

雷(léi)公(gōng)曰(yuē)：願(yuàn)聞(wén)爲(wéi)工(gōng)。黃(huáng)帝(dì)曰(yuē)：寸(cùn)口(kǒu)主(zhǔ)中(zhōng)，人(rén)迎(yíng)主(zhǔ)外(wài)，兩(liǎng)者(zhě)相(xiāng)應(yìng)，俱(jù)往(wǎng)俱(jù)來(lái)，若(ruò)引(yǐn)繩(shéng)大(dà)小(xiǎo)齊(qí)等(děng)。萅(chūn)夏(xià)人(rén)迎(yíng)微(wēi)大(dà)，秋(qiū)冬(dōng)寸(cùn)口(kǒu)微(wēi)大(dà)，如(rú)是(shì)者(zhě)名(míng)曰(yuē)平(píng)人(rén)。

人(rén)迎(yíng)大(dà)一(yí)倍(bèi)亐(yú)寸(cùn)口(kǒu)，病(bìng)在(zài)足(zú)少(shào)陽(yáng)，一(yí)倍(bèi)而(ér)躁(zào)，在(zài)手(shǒu)少(shào)陽(yáng)。人(rén)迎(yíng)二(èr)倍(bèi)，病(bìng)在(zài)足(zú)太(tài)陽(yáng)，二(èr)倍(bèi)而(ér)躁(zào)，病(bìng)在(zài)手(shǒu)太(tài)陽(yáng)。人(rén)迎(yíng)三(sān)倍(bèi)，病(bìng)在(zài)足(zú)陽(yáng)明(míng)，三(sān)倍(bèi)而(ér)躁(zào)，病(bìng)在(zài)手(shǒu)陽(yáng)明(míng)。盛(shèng)則(zé)爲(wéi)熱(rè)，虛(xū)則(zé)爲(wéi)寒(hán)，緊(jǐn)則(zé)爲(wéi)痛(tòng)痹(bì)，代(dài)則(zé)乍(zhà)甚(shèn)乍(zhà)間(jiàn)。盛(shèng)則(zé)瀉(xiè)㞢(zhī)，虛(xū)則(zé)補(bǔ)㞢(zhī)，緊(jǐn)痛(tòng)則(zé)取(qǔ)

㞢分肉，代則取血絡且酓藥，陷示則灸㞢，不盛

不虛，以經取㞢，名曰經刺。人迎四倍者，且大

且數，名曰溢陽，溢陽爲外格，死不治。必審按

其本末，察其寒熱，以驗其藏府㞢病。

寸口大亐人迎一倍，病在足厥陰，一倍而躁，

在手心主。寸口二倍，病在足少陰，二倍而躁，

在手少陰。寸口三倍，病在足太陰，三倍而躁，

在手太陰。盛則脹滿，寒中，食不化。虛則熱中，

出(chū)縻(mí)，少(shǎo)炁(qì)，溺(niào)色(sè)變(biàn)。緊(jǐn)則(zé)痛(tòng)痹(bì)。代(dài)則(zé)乍(zhà)痛(tòng)乍(zhà)止(zhǐ)。

盛(shèng)則(zé)瀉(xiè)㞢(zhī)，虛(xū)則(zé)補(bǔ)㞢(zhī)，緊(jǐn)則(zé)先(xiān)刺(cì)而(ér)後(hòu)灸(jiǔ)㞢(zhī)，代(dài)則(zé)

取(qǔ)血(xuè)絡(luò)而(ér)後(hòu)調(tiáo)㞢(zhī)，陷(xiàn)示(shì)則(zé)徒(tú)灸(jiǔ)㞢(zhī)，陷(xiàn)示(shì)者(zhě)，脈(mài)血(xuè)

結(jié)亐(yú)中(zhōng)，中(zhōng)有(yǒu)著(zhuó)血(xuè)，血(xuè)寒(hán)，故(gù)宜(yí)灸(jiǔ)㞢(zhī)，不(bú)盛(shèng)不(bù)虛(xū)，

以(yǐ)經(jīng)取(qǔ)㞢(zhī)。寸(cùn)口(kǒu)四(sì)倍(bèi)者(zhě)，名(míng)曰(yuē)內(nèi)關(guān)，內(nèi)關(guān)者(zhě)，且(qiě)

大(dà)且(qiě)數(shuò)，死(sǐ)不(bú)治(zhì)。必(bì)審(shěn)察(chá)其(qí)本(běn)末(mò)㞢(zhī)寒(hán)溫(wēn)，以(yǐ)驗(yàn)其(qí)

藏(zàng)府(fǔ)㞢(zhī)病(bìng)。

通(tōng)其(qí)營(yíng)輸(shū)，乃(nǎi)可(kě)傳(chuán)亐(yú)大(dà)數(shù)。大(dà)數(shù)曰(yuē)：盛(shèng)則(zé)徒(tú)

瀉(xiè)㞢(zhī)，虛(xū)則(zé)徒(tú)補(bǔ)㞢(zhī)，緊(jǐn)則(zé)灸(jiǔ)刺(cì)且(qiě)飲(yǐn)藥(yào)，陷(xiàn)示(shì)則(zé)徒(tú)灸(jiǔ)㞢(zhī)，不(bú)盛(shèng)不(bù)虛(xū)，以(yǐ)經(jīng)取(qǔ)㞢(zhī)。所(suǒ)謂(wèi)經(jīng)治(zhì)者(zhě)，飲(yǐn)藥(yào)，亦(yì)曰(yuē)灸(jiǔ)刺(cì)。脈(mài)急(jí)則(zé)引(yǐn)，脈(mài)大(dà)以(yǐ)弱(ruò)，則(zé)欲(yù)安(ān)靜(jìng)，用(yòng)力(lì)無(wú)勞(láo)也(yě)。

五(wǔ)色(sè)第(dì)四(sì)十(shí)九(jiǔ)

靁(léi)公(gōng)問(wèn)亏(yú)黃(huáng)帝(dì)曰(yuē)：五(wǔ)色(sè)獨(dú)決(jué)亏(yú)朙(míng)堂(táng)乎(hū)？小(xiǎo)子(zǐ)未(wèi)知(zhī)其(qí)所(suǒ)謂(wèi)也(yě)。黃(huáng)帝(dì)曰(yuē)：朙(míng)堂(táng)者(zhě)鼻(bí)也(yě)，闕(què)者(zhě)眉(méi)間(jiān)也(yě)，庭(tíng)者(zhě)顏(yán)也(yě)，蕃(fān)者(zhě)頰(jiá)側(cè)也(yě)，蔽(bì)者(zhě)耳(ěr)門(mén)也(yě)。其(qí)間(jiān)欲(yù)方(fāng)大(dà)，厺(qù)㞢(zhī)十(shí)步(bù)，皆(jiē)見(xiàn)亏(yú)外(wài)，如(rú)是(shì)者(zhě)壽(shòu)，必(bì)中(zhòng)百(bǎi)歲(suì)。

靁(léi)公(gōng)曰(yuē)：五(wǔ)官(guān)㞢(zhī)辨(biàn)奈(nài)何(hé)？黃(huáng)帝(dì)曰(yuē)：朙(míng)堂(táng)骨(gǔ)高(gāo)以(yǐ)起(qǐ)，平(píng)以(yǐ)直(zhí)，五(wǔ)藏(zàng)次(zì)亏(yú)中(zhōng)央(yāng)，六(liù)府(fǔ)挾(jiā)其(qí)兩(liǎng)側(cè)，

首面上亐闕庭，王宮在亐下極，五藏安亐胷中，
shǒu miàn shàng yú què tíng, wáng gōng zài yú xià jí, wǔ zàng ān yú xiōng zhōng,

眞色以致，病色不見，眀堂潤澤以清，五官惡得
zhēn sè yǐ zhì, bìng sè bú xiàn, míng táng rùn zé yǐ qīng, wǔ guān wū dé

無辨乎？靁公曰：其不辨者，可得聞乎？黃帝曰：
wú biàn hū? léi gōng yuē: qí bú biàn zhě, kě dé wén hū? huáng dì yuē:

五色㞢見也，各出其色部。部骨陷者，必不免亐
wǔ sè zhī xiàn yě, gè chū qí sè bù. bù gǔ xiàn zhě, bì bù miǎn yú

病矣。其色部乘襲者，雖病甚，不死矣。靁公曰：
bìng yǐ. qí sè bù chéng xí zhě, suī bìng shèn, bù sǐ yǐ. léi gōng yuē:

官五色奈何？黃帝曰：青黑爲痛，黃赤爲熱，白
guān wǔ sè nài hé? huáng dì yuē: qīng hēi wéi tòng, huáng chì wéi rè, bái

爲寒，是謂五官。
wéi hán, shì wèi wǔ guān.

靁公曰：病㞢益甚，與其方衰如何？黃帝曰：
léi gōng yuē: bìng zhī yì shèn, yǔ qí fāng shuāi rú hé? huáng dì yuē:

外内皆在焉。切其脈口滑小緊以沈者，病益甚，在中。人迎炁大緊以浮者，其病益甚，在外。其脈口浮滑者，病日進。人迎沈而滑者，病日損。其脈口滑以沈者，病日進，在内。其人迎脈滑盛以浮者，其病日進，在外。脈㞢浮沈及人迎與寸口炁小大等者，病難已。病㞢在藏，沈而大者，易已，小爲逆。病㞢在府，浮而大者，其病易已。人迎盛堅者，傷亏寒。炁口盛堅者，傷亏食。

雷(léi)公(gōng)曰(yuē)：以(yǐ)色(sè)言(yán)病(bìng)之(zhī)間(jiàn)甚(shèn)奈(nài)何(hé)？黃(huáng)帝(dì)曰(yuē)：其(qí)色(sè)粗(cū)以(yǐ)明(míng)，沈(chén)夭(yāo)者(zhě)爲(wéi)甚(shèn)。其(qí)色(sè)上(shàng)行(xíng)者(zhě)病(bìng)益(yì)甚(shèn)。其(qí)色(sè)下(xià)行(xíng)如(rú)雲(yún)徹(chè)散(sàn)者(zhě)病(bìng)方(fāng)已(yǐ)。五(wǔ)色(sè)各(gè)有(yǒu)藏(zàng)部(bù)，有(yǒu)外(wài)部(bù)，有(yǒu)內(nèi)部(bù)也(yě)。色(sè)從(cóng)外(wài)部(bù)走(zǒu)內(nèi)部(bù)者(zhě)，其(qí)病(bìng)從(cóng)外(wài)走(zǒu)內(nèi)。其(qí)色(sè)從(cóng)內(nèi)走(zǒu)外(wài)者(zhě)，其(qí)病(bìng)從(cóng)內(nèi)走(zǒu)外(wài)。病(bìng)生(shēng)于(yú)內(nèi)者(zhě)，先(xiān)治(zhì)其(qí)陰(yīn)，後(hòu)治(zhì)其(qí)陽(yáng)，反(fǎn)者(zhě)益(yì)甚(shèn)。其(qí)病(bìng)生(shēng)于(yú)陽(yáng)者(zhě)，先(xiān)治(zhì)其(qí)外(wài)，後(hòu)治(zhì)其(qí)內(nèi)，反(fǎn)者(zhě)益(yì)甚(shèn)。其(qí)脈(mài)滑(huá)大(dà)以(yǐ)代(dài)而(ér)長(cháng)者(zhě)，病(bìng)從(cóng)外(wài)來(lái)，目(mù)有(yǒu)所(suǒ)見(jiàn)，志(zhì)有(yǒu)所(suǒ)惡(wù)，

此(cǐ)陽(yáng)炁(qì)㞢(zhī)竝(bìng)也(yě)，可(kě)變(biàn)而(ér)已(yǐ)。靁(léi)公(gōng)曰(yuē)：小(xiǎo)子(zǐ)聞(wén)風(fēng)者(zhě)，百(bǎi)病(bìng)㞢(zhī)始(shǐ)也(yě)。厥(jué)逆(nì)者(zhě)，寒(hán)溼(shī)㞢(zhī)起(qǐ)也(yě)。別(bié)㞢(zhī)奈(nài)何(hé)？

黃(huáng)帝(dì)曰(yuē)：常(cháng)候(hòu)闕(què)中(zhōng)，薄(bó)澤(zé)爲(wéi)風(fēng)，衝(chōng)濁(zhuó)爲(wéi)痹(bì)，在(zài)墬(dì)爲(wéi)厥(jué)，此(cǐ)其(qí)常(cháng)也(yě)，各(gè)以(yǐ)其(qí)色(sè)言(yán)其(qí)病(bìng)。

靁(léi)公(gōng)曰(yuē)：人(rén)不(bú)病(bìng)卒(cù)死(sǐ)，何(hé)以(yǐ)知(zhī)㞢(zhī)？黃(huáng)帝(dì)曰(yuē)：大(dà)氣(qì)入(rù)亐(yú)藏(zàng)府(fǔ)者(zhě)，不(bú)病(bìng)而(ér)卒(cù)死(sǐ)矣(yǐ)。靁(léi)公(gōng)曰(yuē)：病(bìng)小(xiǎo)愈(yù)而(ér)卒(cù)死(sǐ)者(zhě)，何(hé)以(yǐ)知(zhī)㞢(zhī)？黃(huáng)帝(dì)曰(yuē)：赤(chì)色(sè)出(chū)兩(liǎng)顴(quán)，大(dà)如(rú)拇(mǔ)指(zhǐ)者(zhě)，病(bìng)雖(suī)小(xiǎo)愈(yù)，必(bì)卒(cù)死(sǐ)。黑(hēi)色(sè)出(chū)亐(yú)庭(tíng)，

大(dà)如(rú)拇(mǔ)指(zhǐ)，必(bì)不(bú)病(bìng)而(ér)卒(cù)死(sǐ)。靁(léi)公(gōng)再(zài)拜(bài)曰(yuē)：譱(shàn)哉(zāi)！

其(qí)死(sǐ)有(yǒu)期(qī)乎(hū)？黃(huáng)帝(dì)曰(yuē)：察(chá)色(sè)以(yǐ)言(yán)其(qí)時(shí)。

靁(léi)公(gōng)曰(yuē)：譱(shàn)乎(hū)！願(yuàn)卒(cù)聞(wén)㞢(zhī)。黃(huáng)帝(dì)曰(yuē)：庭(tíng)者(zhě)，面(miàn)首(shǒu)也(yě)。闕(què)上(shàng)者(zhě)，嚥(yān)喉(hóu)也(yě)。闕(què)中(zhōng)者(zhě)，肺(fèi)也(yě)。下(xià)極(jí)者(zhě)，心(xīn)也(yě)。直(zhí)下(xià)者(zhě)，肝(gān)也(yě)。肝(gān)左(zuǒ)者(zhě)，膽(dǎn)也(yě)。下(xià)者(zhě)，脾(pí)也(yě)。方(fāng)上(shàng)者(zhě)，胃(wèi)也(yě)。中(zhōng)央(yāng)者(zhě)，大(dà)腸(cháng)也(yě)。挾(jiā)大(dà)腸(cháng)者(zhě)，腎(shèn)也(yě)。當(dāng)腎(shèn)者(zhě)，臍(qí)也(yě)。面(miàn)王(wáng)以(yǐ)上(shàng)者(zhě)，小(xiǎo)腸(cháng)也(yě)。面(miàn)王(wáng)以(yǐ)下(xià)者(zhě)，膀(páng)胱(guāng)子(zǐ)處(chǔ)也(yě)。顴(quán)者(zhě)，肩(jiān)也(yě)。顴(quán)後(hòu)者(zhě)，

臂也。臂下者，手也。目內眥上者，膺乳也。挾繩而上者，背也。循牙車以下者，股也。中央者，膝也。膝以下者，脛也。當脛以下者，足也。巨分者，股裏也。巨屈者，膝臏也。此五藏六府支節㞢部也，各有部分。有部分，用陰龢陽，用陽龢陰，當朙部分，萬舉萬當，能別左右，是謂大道，男女異位，故曰陰陽，審察澤夭，謂㞢良工。

沈濁爲內，浮澤爲外。黃赤爲風，青黑爲痛，白(bái)爲(wéi)寒(hán)，黃(huáng)而(ér)膏(gāo)潤(rùn)爲(wéi)膿(nóng)，赤(chì)甚(shèn)者(zhě)爲(wéi)血(xuè)痛(tòng)，甚(shèn)爲(wéi)攣(luán)，寒(hán)甚(shèn)爲(wéi)皮(pí)不(bù)仁(rén)。五(wǔ)色(sè)各(gè)見(xiàn)其(qí)部(bù)，察(chá)其(qí)浮(fú)沈(chén)，以(yǐ)知(zhī)淺(qiǎn)深(shēn)。察(chá)其(qí)澤(zé)夭(yāo)，以(yǐ)觀(guān)成(chéng)敗(bài)。察(chá)其(qí)散(sàn)摶(tuán)，以(yǐ)知(zhī)近(jìn)遠(yuǎn)。視(shì)色(sè)上(shàng)下(xià)，以(yǐ)知(zhī)病(bìng)處(chù)。積(jī)神(shén)于(yú)心(xīn)，以(yǐ)知(zhī)往(wǎng)今(jīn)。故(gù)相(xiàng)炁(qì)不(bù)微(wēi)，不(bù)知(zhī)是(shì)非(fēi)，屬(zhǔ)意(yì)勿(wù)厺(qù)，乃(nǎi)知(zhī)新(xīn)故(gù)。色(sè)朙(míng)不(bù)粗(cū)，沈(chén)夭(yāo)爲(wéi)甚(shèn)。不(bù)朙(míng)不(bù)澤(zé)，其(qí)病(bìng)不(bú)甚(shèn)。其(qí)色(sè)散(sàn)，駒(jū)駒(jū)然(rán)未(wèi)有(yǒu)聚(jù)，其(qí)病(bìng)散(sàn)而(ér)炁(qì)痛(tòng)，聚(jù)未(wèi)成(chéng)也(yě)。

腎(shèn)乘(chéng)心(xīn)，心(xīn)先(xiān)病(bìng)，腎(shèn)爲(wéi)應(yìng)，色(sè)皆(jiē)如(rú)是(shì)。男(nán)子(zǐ)

色在亏面王，爲小腹痛，下爲卵痛，其圓直爲莖痛，高爲本，下爲首，狐疝㿉陰㞢屬也。女子在亏面王，爲膀胱子處㞢病，散爲痛，摶爲聚，方員左右，各如其色形。其隨而下至胝爲淫，有潤如膏狀，爲暴食不潔。左爲左，右爲右。其色有邪，聚散而不端，面色所指者也。色者，青黑赤白黄，皆端滿有別鄉。別鄉赤者，其色赤大如榆莢，在面王爲不月。其色上銳，首空上嚮，下銳下xià 嚮xiàng，在zài 左zuǒ 右yòu 如rú 灋fǎ。以yǐ 五wǔ 色sè 命mìng 藏zàng，青qīng 爲wéi 肝gān，赤chì 爲wéi 心xīn，白bái 爲wéi 肺fèi，黄huáng 爲wéi 脾pí，黑hēi 爲wéi 腎shèn。肝gān 合hé 筋jīn，心xīn 合hé 脈mài，肺fèi 合hé 皮pí，脾pí 合hé 肉ròu，腎shèn 合hé 骨gǔ 也yě。

論(lùn)勇(yǒng)第(dì)五(wǔ)十(shí)

黃(huáng)帝(dì)問(wèn)亐(yú)少(shào)俞(shù)曰(yuē)：有(yǒu)人(rén)亐(yú)此(cǐ)，竝(bìng)行(xíng)竝(bìng)立(lì)，其(qí)秊(nián)㞢(zhī)長(zhǎng)少(shào)等(děng)也(yě)，衣(yī)㞢(zhī)厚(hòu)薄(bó)均(jūn)也(yě)，卒(cù)然(rán)遇(yù)烈(liè)風(fēng)暴(bào)雨(yǔ)，或(huò)病(bìng)或(huò)不(bú)病(bìng)，或(huò)皆(jiē)病(bìng)，或(huò)皆(jiē)不(bú)病(bìng)，其(qí)故(gù)何(hé)也(yě)？少(shào)俞(shù)曰(yuē)：帝(dì)問(wèn)何(hé)急(jí)？黃(huáng)帝(dì)曰(yuē)：願(yuàn)盡(jìn)聞(wén)㞢(zhī)。少(shào)俞(shù)曰(yuē)：萅(chūn)青(qīng)風(fēng)，夓(xià)陽(yáng)風(fēng)，龝(qiū)涼(liáng)風(fēng)，冬(dōng)寒(hán)風(fēng)。凡(fán)此(cǐ)四(sì)時(shí)㞢(zhī)風(fēng)者(zhě)，其(qí)所(suǒ)病(bìng)各(gè)不(bù)同(tóng)形(xíng)。黃(huáng)帝(dì)曰(yuē)：四(sì)時(shí)㞢(zhī)風(fēng)，病(bìng)人(rén)如(rú)何(hé)？少(shào)俞(shù)曰(yuē)：黃(huáng)色(sè)薄(bó)皮(pí)弱(ruò)肉(ròu)者(zhě)，不(bú)勝(shèng)萅(chūn)㞢(zhī)虛(xū)

風。白色薄皮弱肉者，不勝夓㞢虛風。青色薄皮
fēng bái sè bó pí ruò ròu zhě bù shèng xià zhī xū fēng qīng sè bó pí

弱肉，不勝龝㞢虛風。赤色薄皮弱肉，不勝冬㞢
ruò ròu bù shèng qiū zhī xū fēng chì sè bó pí ruò ròu bù shèng dōng zhī

虛風也。黃帝曰：黑色不病乎？少兪曰：黑色而
xū fēng yě huáng dì yuē hēi sè bú bìng hū shào shù yuē hēi sè ér

皮厚肉堅，固不傷亐四時㞢風。其皮薄而肉不堅，
pí hòu ròu jiān gù bù shāng yú sì shí zhī fēng qí pí bó ér ròu bù jiān

色不一者，長夓至而有虛風者，病矣。其皮厚而
sè bù yī zhě zhǎng xià zhì ér yǒu xū fēng zhě bìng yǐ qí pí hòu ér

肌肉堅者，長夓至而有虛風，不病矣。其皮厚而
jī ròu jiān zhě zhǎng xià zhì ér yǒu xū fēng bú bìng yǐ qí pí hòu ér

肌肉堅者，必重感亐寒，外內皆然，乃病。黃帝
jī ròu jiān zhě bì chóng gǎn yú hán wài nèi jiē rán nǎi bìng huáng dì

曰：譱。
yuē shàn

黃帝曰：夫人㞢忍痛與不忍痛者，非勇怯㞢分也。夫勇士㞢不忍痛者，見難則前，見痛則止。夫怯士㞢忍痛者，聞難則恐，遇痛不動。夫勇士㞢忍痛者，見難不恐，遇痛不動。夫怯士㞢不忍痛者，見難與痛，目轉面盻，恐不能言，失炁驚悸，顏色變化，乍死乍生。余見其然也，不知其何由，願聞其故。少俞曰：夫忍痛與不忍痛者，皮膚㞢薄厚，肌肉㞢堅脆緩急㞢分也，非勇怯㞢謂也。

黃帝曰：願聞勇怯㞢所由然。少俞曰：勇士者，目深以固，長衝直揚，三焦理橫，其心端直，其肝大以堅，其膽滿以傍，怒則炁盛而胷張，肝舉而膽橫，眥裂而目揚，毛起而面蒼，此勇士㞢由然者也。

黃帝曰：願聞怯士㞢所由然。少俞曰：怯士者，目大而不減，陰陽相失，其焦理縱，䯏骬短而(ér)小(xiǎo)，肝(gān)係(xì)緩(huǎn)，其(qí)膽(dǎn)不(bù)滿(mǎn)而(ér)縱(zòng)，腸(cháng)胃(wèi)挺(tǐng)，脅(xié)下(xià)空(kōng)，雖(suī)方(fāng)大(dà)怒(nù)，炁(qì)不(bù)能(néng)滿(mǎn)其(qí)胷(xiōng)，肝(gān)肺(fèi)雖(suī)舉(jǔ)，炁(qì)衰(shuāi)復(fù)下(xià)，故(gù)不(bù)能(néng)久(jiǔ)怒(nù)，此(cǐ)怯(qiè)士(shì)㞢(zhī)所(suǒ)由(yóu)然(rán)者(zhě)也(yě)。

黃(huáng)帝(dì)曰(yuē)：怯(qiè)士(shì)㞢(zhī)得(dé)酒(jiǔ)，怒(nù)不(bú)避(bì)勇(yǒng)士(shì)者(zhě)，何(hé)藏(zàng)使(shǐ)然(rán)？少(shào)俞(shù)曰(yuē)：酒(jiǔ)者(zhě)，水(shuǐ)穀(gǔ)㞢(zhī)精(jīng)，熟(shú)穀(gǔ)㞢(zhī)液(yè)也(yě)，其(qí)炁(qì)慓(piāo)悍(hàn)，其(qí)入(rù)亐(yú)胃(wèi)中(zhōng)，則(zé)胃(wèi)脹(zhàng)，炁(qì)上(shàng)逆(nì)，滿(mǎn)亐(yú)胷(xiōng)中(zhōng)，肝(gān)浮(fú)膽(dǎn)橫(hèng)，當(dāng)是(shì)㞢(zhī)時(shí)，固(gù)比(bǐ)亐(yú)勇(yǒng)士(shì)，炁(qì)衰(shuāi)則(zé)悔(huǐ)。與(yǔ)勇(yǒng)士(shì)同(tóng)類(lèi)，不(bù)知(zhī)避(bì)㞢(zhī)，名(míng)曰(yuē)酒(jiǔ)悖(bèi)也(yě)。

背(bèi)俞(shù)第(dì)五(wǔ)十(shí)一(yī)

黃(huáng)帝(dì)問(wèn)亐(yú)歧(qí)伯(bó)曰(yuē)：願(yuàn)聞(wén)五(wǔ)藏(zàng)㞢(zhī)俞(shù)，出(chū)亐(yú)背(bèi)者(zhě)。歧(qí)伯(bó)曰(yuē)：胷(xiōng)中(zhōng)大(dà)俞(shù)，在(zài)杼(zhù)骨(gǔ)㞢(zhī)端(duān)，肺(fèi)俞(shù)在(zài)三(sān)焦(jiāo)㞢(zhī)間(jiān)，心(xīn)俞(shù)在(zài)五(wǔ)焦(jiāo)㞢(zhī)間(jiān)，膈(gé)俞(shù)在(zài)七(qī)焦(jiāo)㞢(zhī)間(jiān)，肝(gān)俞(shù)在(zài)九(jiǔ)焦(jiāo)㞢(zhī)間(jiān)，脾(pí)俞(shù)在(zài)十(shí)一(yī)焦(jiāo)㞢(zhī)間(jiān)，腎(shèn)俞(shù)在(zài)十(shí)四(sì)焦(jiāo)㞢(zhī)間(jiān)。背(bèi)挾(jiā)脊(jǐ)相(xiāng)厺(qù)三(sān)寸(cùn)所(suǒ)，則(zé)欲(yù)得(dé)而(ér)驗(yàn)㞢(zhī)，按(àn)其(qí)處(chù)，應(yìng)在(zài)中(zhōng)而(ér)痛(tòng)解(jiě)，乃(nǎi)其(qí)俞(shù)也(yě)。灸(jiǔ)㞢(zhī)則(zé)可(kě)，刺(cì)㞢(zhī)則(zé)不(bù)可(kě)。炁(qì)盛(shèng)則(zé)瀉(xiè)㞢(zhī)，虛(xū)則(zé)補(bǔ)㞢(zhī)。以(yǐ)火(huǒ)補(bǔ)者(zhě)，毋(wú)吹(chuī)其(qí)

火(huǒ)，須(xū)自(zì)滅(miè)也(yě)。以(yǐ)火(huǒ)瀉(xiè)㞢(zhī)，疾(jí)吹(chuī)其(qí)火(huǒ)，傳(chuán)其(qí)艾(ài)，

須(xū)其(qí)火(huǒ)滅(miè)也(yě)。

衛(wèi)炁(qì)第(dì)五(wǔ)十(shí)二(èr)

黃(huáng)帝(dì)曰(yuē)：五(wǔ)藏(zàng)者(zhě)，所(suǒ)以(yǐ)藏(cáng)精(jīng)神(shén)魂(hún)魄(pò)者(zhě)也(yě)。六(liù)府(fǔ)者(zhě)，所(suǒ)以(yǐ)受(shòu)水(shuǐ)穀(gǔ)而(ér)行(xíng)化(huà)物(wù)者(zhě)也(yě)。其(qí)炁(qì)內(nèi)入(rù)亐(yú)五(wǔ)藏(zàng)，而(ér)外(wài)絡(luò)肢(zhī)節(jié)。其(qí)浮(fú)炁(qì)㞢(zhī)不(bù)循(xún)經(jīng)者(zhě)，爲(wéi)衛(wèi)炁(qì)。其(qí)精(jīng)炁(qì)㞢(zhī)行(xíng)亐(yú)經(jīng)者(zhě)，爲(wéi)營(yíng)炁(qì)。陰(yīn)陽(yáng)相(xiāng)隨(suí)，外(wài)內(nèi)相(xiāng)貫(guàn)，如(rú)環(huán)㞢(zhī)無(wú)端(duān)，亭(tíng)亭(tíng)淳(zhūn)淳(zhūn)乎(hū)，孰(shú)能(néng)窮(qióng)㞢(zhī)？然(rán)其(qí)分(fēn)別(bié)陰(yīn)陽(yáng)，皆(jiē)有(yǒu)標(biāo)本(běn)虛(xū)實(shí)所(suǒ)離(lì)㞢(zhī)處(chù)。能(néng)別(bié)陰(yīn)陽(yáng)十(shí)二(èr)經(jīng)者(zhě)，知(zhī)病(bìng)㞢(zhī)所(suǒ)生(shēng)。知(zhī)候(hòu)虛(xū)實(shí)㞢(zhī)所(suǒ)在(zài)者(zhě)，能(néng)得(dé)

病㞢高下。知六府㞢炁街者，能知解結契紹亐門戶。能知虛、石㞢堅軟者，知補瀉㞢所在。能知六經標本者，可以無惑亐天下。

歧伯曰：博哉聖帝㞢論！臣請盡意悉言㞢。

足太陽㞢本，在跟以上五寸中，標在兩絡命門。命門者，目也。足少陽㞢本，在竅陰㞢間，標在窗籠㞢前，窗籠者，耳也。足少陰㞢本，在內踝下上三寸中，標在背俞與舌下兩脈也。足厥陰㞢本běn，在zài行xíng間jiān上shàng五wǔ寸cùn所suǒ，標biāo在zài背bèi腧shù也yě。足zú陽yáng明míng之zhī本běn，在zài厲lì兌duì，標biāo在zài人rén迎yíng頰jiá挾jiā頏háng顙sǎng也yě。足zú太tài陰yīn之zhī本běn，在zài中zhōng封fēng前qián上shàng四sì寸cùn之zhī中zhōng，標biāo在zài背bèi腧shù與yǔ舌shé本běn也yě。手shǒu太tài陽yáng之zhī本běn，在zài外wài踝huái之zhī後hòu，標biāo在zài命mìng門mén之zhī上shàng一yí寸cùn也yě。手shǒu少shào陽yáng之zhī本běn，在zài小xiǎo指zhǐ次cì指zhǐ之zhī間jiān上shàng二èr寸cùn，標biāo在zài耳ěr後hòu上shàng角jiǎo下xià外wài眥zì也yě。手shǒu陽yáng明míng之zhī本běn，在zài肘zhǒu骨gǔ中zhōng，上shàng至zhì別bié陽yáng，標biāo在zài顏yán下xià合hé鉗qián上shàng也yě。手shǒu太tài陰yīn之zhī本běn，在zài寸cùn口kǒu之zhī中zhōng，標biāo在zài腋yè內nèi動dòng也yě。手shǒu少shào陰yīn之zhī本běn，在zài銳ruì骨gǔ之zhī端duān，標biāo在zài

背腧也○手心主㞢本，在掌後兩筋㞢間二寸中，標在腋下三寸也○凡候此者，下虛則厥，下盛則熱○上虛則眩，上盛則熱痛○故石者絕而止㞢，虛者引而起㞢○

請言炁街○胷炁有街，腹炁有街，頭炁有街，脛炁有街○故炁在頭者，止㞢亐腦○炁在胷者，止㞢膺與背腧○炁在腹者，止㞢背腧與沖脈，亐臍左右㞢動脈者○炁在脛者，止㞢亐炁街，與承山shān踝huái上shàng以yǐ下xià。取qǔ此cǐ者zhě用yòng毫háo鍼zhēn，必bì先xiān按àn而ér在zài久jiǔ，應yìng亐yú手shǒu，乃nǎi刺cì而ér予yǔ㞢zhī。所suǒ治zhì者zhě，頭tóu痛tòng眩xuàn仆pū，腹fù痛tòng中zhōng滿mǎn暴bào脹zhàng，及jí有yǒu新xīn積jī痛tòng可kě移yí者zhě，易yì已yǐ也yě。積jī不bú痛tòng，難nán已yǐ也yě。

論lùn痛tòng第dì五wǔ十shí三sān

黃huáng帝dì問wèn亐yú少shào俞shù曰yuē：筋jīn骨gǔ㞢zhī彊qiáng弱ruò，肌jī肉ròu㞢zhī堅jiān脆cuì，

皮pí膚fū㞢zhī厚hòu薄bó，腠còu理lǐ㞢zhī踈shū密mì，各gè不bù同tóng，其qí亐yú鍼zhēn石shí火huǒ

焫ruò㞢zhī痛tòng何hé如rú？腸cháng胃wèi㞢zhī厚hòu薄bó堅jiān脆cuì亦yì不bù等děng，其qí亐yú毒dú藥yào

何hé如rú？願yuàn盡jìn聞wén㞢zhī。少shào俞shù曰yuē：人rén㞢zhī骨gǔ彊qiáng、筋jīn弱ruò、肉ròu

緩huǎn、皮pí膚fū厚hòu者zhě耐nài痛tòng，其qí亐yú鍼zhēn石shí㞢zhī痛tòng，火huǒ焫ruò亦yì然rán。

黃huáng帝dì曰yuē：其qí耐nài火huǒ焫ruò者zhě，何hé以yǐ知zhī㞢zhī？少shào俞shù答dá曰yuē：加jiā

以yǐ黑hēi色sè而ér美měi骨gǔ者zhě耐nài火huǒ焫ruò。黃huáng帝dì曰yuē：其qí不bú耐nài鍼zhēn石shí㞢zhī

痛(tòng)者(zhě)，何(hé)以(yǐ)知(zhī)之(zhī)？少(shào)俞(shù)曰(yuē)：堅(jiān)肉(ròu)薄(bó)皮(pí)者(zhě)，不(bú)耐(nài)鍼(zhēn)石(shí)之(zhī)痛(tòng)，亐(yú)火(huǒ)焫(ruò)亦(yì)然(rán)。

黃(huáng)帝(dì)曰(yuē)：人(rén)之(zhī)病(bìng)，或(huò)同(tóng)時(shí)而(ér)傷(shāng)，或(huò)易(yì)已(yǐ)，或(huò)難(nán)已(yǐ)，其(qí)故(gù)何(hé)如(rú)？少(shào)俞(shù)曰(yuē)：同(tóng)時(shí)而(ér)傷(shāng)，其(qí)身(shēn)多(duō)熱(rè)者(zhě)易(yì)已(yǐ)，多(duō)寒(hán)者(zhě)難(nán)已(yǐ)。黃(huáng)帝(dì)曰(yuē)：人(rén)之(zhī)勝(shēng)毒(dú)，何(hé)以(yǐ)知(zhī)之(zhī)？少(shào)俞(shù)曰(yuē)：胃(wèi)厚(hòu)、色(sè)黑(hēi)、大(dà)骨(gǔ)及(jí)肥(féi)者(zhě)，皆(jiē)勝(shēng)毒(dú)。故(gù)其(qí)瘦(shòu)而(ér)薄(bó)胃(wèi)者(zhě)，皆(jiē)不(bù)勝(shēng)毒(dú)也(yě)。

天tiān秊nián第dì五wǔ十shí四sì

黃huáng帝dì問wèn亐yú岐qí伯bó曰yuē：願yuàn聞wén人rén㞢zhī始shǐ生shēng，何hé炁qì築zhù爲wéi基jī？何hé立lì而ér爲wéi楯dùn？何hé失shī而ér死sǐ？何hé得dé而ér生shēng？岐qí伯bó曰yuē：以yǐ母mǔ爲wéi基jī，以yǐ父fù爲wéi楯dùn。失shī炁qì者zhě死sǐ，得dé神shén者zhě生shēng也yě。

黃huáng帝dì曰yuē：何hé者zhě爲wéi神shén？岐qí伯bó曰yuē：血xuè炁qì已yǐ龢hé，營yíng衛wèi已yǐ通tōng，五wǔ藏zàng已yǐ成chéng，神shén炁qì舍shè心xīn，魂hún魄pò畢bì具jù，乃nǎi成chéng爲wéi人rén。

黃huáng帝dì曰yuē：人rén㞢zhī壽shòu夭yāo各gè不bù同tóng，或huò夭yāo壽shòu，或huò卒cù死sǐ，或huò病bìng久jiǔ，願yuàn聞wén其qí道dào。岐qí伯bó曰yuē：五wǔ藏zàng堅jiān固gù，血xuè脈mài龢hé

調，肌肉解利，皮膚緻密，營衛㞢行，不失其常，
tiáo jī ròu xiè lì pí fū zhì mì yíng wèi zhī xíng bù shī qí cháng

呼吸徐微，炁以度行，六府化穀，津液布揚，各
hū xī xú wēi qì yǐ dù xíng liù fǔ huà gǔ jīn yè bù yáng gè

如其常，故能長久。
rú qí cháng gù néng cháng jiǔ

黃帝曰：人㞢壽百歲而死，何以致㞢？岐伯
huáng dì yuē rén zhī shòu bǎi suì ér sǐ hé yǐ zhì zhī qí bó

曰：使道隧以長，基牆高以方，通調營衛，三部
yuē shǐ dào suì yǐ cháng jī qiáng gāo yǐ fāng tōng tiáo yíng wèi sān bù

三里起，骨高肉滿，百歲乃得終。
sān lǐ qǐ gǔ gāo ròu mǎn bǎi suì nǎi dé zhōng

黃帝曰：其炁㞢盛衰，以至其死，可得聞乎？
huáng dì yuē qí qì zhī shèng shuāi yǐ zhì qí sǐ kě dé wén hū

岐伯曰：人生十歲，五藏始定，血炁已通，其炁
qí bó yuē rén shēng shí suì wǔ zàng shǐ dìng xuè qì yǐ tōng qí qì

在下，故好走。二十歲，血炁全盛，肌肉方長，故好趨。三十歲，五藏大定，肌肉堅固，血脈盛滿，故好步。四十歲，五藏六府十二經脈，皆大盛以平定，腠理始疏，榮華頹落，髮頗斑白，平盛不搖，故好坐。五十歲，肝炁始衰，肝葉始薄，膽汁始減，目始不眀。六十歲，心炁始衰，善憂悲，血炁懈惰，故好臥。七十歲，脾炁虛，皮膚枯。八十歲，肺炁衰，魄離，故言善誤。九十歲，腎炁焦，四藏經脈空虛。百歲，五藏皆虛，神炁皆厺，形骸獨居而終矣。

黃帝曰：其不能終壽而死者，何如？岐伯曰：其五藏皆不堅，使道不長，空外以張，喘息暴疾。又卑基牆，薄脈少血，其肉不石，數中風寒，血炁虛，脈不通，眞邪相攻，亂而相引，故中而壽盡也。

逆順第五十五

黃帝問于伯高曰：余聞炁有逆順，脈有盛衰，刺有大約，可得聞乎？伯高曰：炁㞢逆順者，所以應天墬、陰陽、四時、五行也。脈㞢盛衰者，所以候血炁㞢虛實有餘不足也。刺㞢大約者，必眀知病㞢可刺，與其未可刺，與其已不可刺也。

黃帝曰：候㞢奈何？伯高曰：《兵灋》曰：橆迎逢逢㞢炁，橆毄堂堂㞢陣。《刺灋》曰：橆刺熇熇㞢熱，無刺漉漉㞢汗，無刺渾渾㞢脈，無刺病與脈相逆者。

cì hè hè zhī rè, wú cì lù lù zhī hàn, wú cì gǔn gǔn zhī mài, wú cì bìng yǔ mài xiāng nì zhě.

黃帝曰：候其可刺奈何？伯高曰：上工，刺其未生者也。其次，刺其未盛者也。其次，刺其已衰者也。下工，刺其方襲者也，與其形㞢盛者也，與其病㞢與脈相逆者也。故曰：方其盛也，勿敢毀傷，刺其已衰，事必大昌。故曰：上工治未病，不治已病。此㞢謂也。

huáng dì yuē: hòu qí kě cì nài hé? bó gāo yuē: shàng gōng, cì qí wèi shēng zhě yě. qí cì, cì qí wèi shèng zhě yě. qí cì, cì qí yǐ shuāi zhě yě. xià gōng, cì qí fāng xí zhě yě, yǔ qí xíng zhī shèng zhě yě, yǔ qí bìng zhī yǔ mài xiāng nì zhě yě. gù yuē: fāng qí shèng yě, wù gǎn huǐ shāng, cì qí yǐ shuāi, shì bì dà chāng. gù yuē: shàng gōng zhì wèi bìng, bú zhì yǐ bìng. cǐ zhī wèi yě.

五味第五十六

黄帝曰：願聞穀炁有五味，其入五藏，分別奈何？伯高曰：胃者，五藏六府㞢海也，水穀皆入亐胃，五藏六府皆稟炁亐胃○五味各走其所喜○穀味酸，先走肝○穀味苦，先走心○穀味甘，先走脾○穀味辛，先走肺○穀味鹹，先走腎○穀炁津液已行，營衛大通，乃化糟粕，以次傳下○

黄帝曰：營衛㞢行奈何？伯高曰：穀始入亐

胃，其精微者，先出亐胃㞢兩焦，以溉五藏，別出兩行，營衛㞢道。其大炁㞢摶而不行者，積亐胷中，命曰炁海，出亐肺，循嚥喉，故呼則出，吸則入。天墬㞢精气，其大數常出三入一，故穀不入，半日則炁衰，一日則炁少矣。

黃帝曰：穀㞢五味，可得聞乎？伯高曰：請盡言㞢。五穀：秔米甘，麻酸，大豆鹹，麥苦，黃黍辛。五果：棗甘，李酸，栗鹹，杏苦，桃辛。

五畜：牛甘，犬酸，豬鹹，羊苦，雞辛。五菜：葵甘，韭酸，藿鹹，薤苦，蔥辛。五色：黃色宜甘，青色宜酸，黑色宜鹹，赤色宜苦，白色宜辛。凡此五者，各有所宜。所言五宜者，脾病者，宜食秔米飯、牛肉、棗、葵。心病者，宜食麥、羊肉、杏、薤。腎病者，宜食大豆黃卷、豬肉、栗、藿。肝病者，宜食麻、犬肉、李、韭。肺病者，宜食黃黍、雞肉、桃、蔥。

五禁：肝病禁辛，心病禁鹹，脾病禁酸，腎病禁甘，肺病禁苦。肝色青，宜食甘，秔米飯、牛肉、棗、葵皆甘。心色赤，宜食酸，犬肉、麻、李、韭皆酸。脾色黃，宜食鹹，大豆、豕肉、栗、藿皆鹹。肺色白，宜食苦，麥、羊肉、杏、薤皆苦。腎色黑，宜食辛，黃黍、雞肉、桃、蔥皆辛。

水(shuǐ)脹(zhàng)第(dì)五(wǔ)十(shí)七(qī)

黄(huáng)帝(dì)問(wèn)亐(yú)岐(qí)伯(bó)曰(yuē)：水(shuǐ)與(yǔ)膚(fū)脹(zhàng)、鼓(gǔ)脹(zhàng)、腸(cháng)睪(zé)、石(shí)瘕(jiǎ)、石(shí)水(shuǐ)，何(hé)以(yǐ)別(bié)㞢(zhī)？岐(qí)伯(bó)曰(yuē)：水(shuǐ)始(shǐ)起(qǐ)也(yě)，目(mù)窠(kē)上(shàng)微(wēi)腫(zhǒng)，如(rú)新(xīn)臥(wò)起(qǐ)㞢(zhī)狀(zhuàng)，其(qí)頸(jǐng)脈(mài)動(dòng)，時(shí)欬(ké)，陰(yīn)股(gǔ)間(jiān)寒(hán)，足(zú)脛(jìng)腫(zhǒng)，腹(fù)乃(nǎi)大(dà)，其(qí)水(shuǐ)已(yǐ)成(chéng)矣(yǐ)。以(yǐ)手(shǒu)按(àn)其(qí)腹(fù)，隨(suí)手(shǒu)而(ér)起(qǐ)，如(rú)裹(guǒ)水(shuǐ)㞢(zhī)狀(zhuàng)，此(cǐ)其(qí)候(hòu)也(yě)。

黄(huáng)帝(dì)曰(yuē)：膚(fū)脹(zhàng)何(hé)以(yǐ)候(hòu)㞢(zhī)？岐(qí)伯(bó)曰(yuē)：膚(fū)脹(zhàng)者(zhě)，寒(hán)气(qì)客(kè)亐(yú)皮(pí)膚(fū)㞢(zhī)間(jiān)，鼕(kōng)鼕(kōng)然(rán)，腹(fù)大(dà)不(bù)堅(jiān)，身(shēn)盡(jìn)腫(zhǒng)，

皮厚，按其腹，窅而不起，腹色不變，此其候也。

鼓脹何如？岐伯曰：腹脹身皆大，大與膚脹等也，色蒼黃，腹筋起，此其候也。

腸覃何如？岐伯曰：寒气客亐腸外，與衛炁相搏，炁不得榮，因有所系，癖而內著，惡氣乃起，瘜肉乃生。其始生也，大如雞卵，稍以益大，至其成也，如懷子㞢狀，久者離歲，按㞢則堅，推㞢則移，月事以時下，此其候也。

石(shí)瘕(jiǎ)何(hé)如(rú)？岐(qí)伯(bó)曰(yuē)：石(shí)瘕(jiǎ)生(shēng)亐(yú)胞(bāo)中(zhōng)，寒(hán)气(qì)客(kè)亐(yú)子(zǐ)門(mén)，子(zǐ)門(mén)閉(bì)塞(sè)，炁(qì)不(bù)得(dé)通(tōng)，惡(è)血(xuè)當(dāng)瀉(xiè)不(bú)瀉(xiè)，衃(pēi)以(yǐ)留(liú)止(zhǐ)，日(rì)以(yǐ)益(yì)大(dà)，狀(zhuàng)如(rú)懷(huái)子(zǐ)，月(yuè)事(shì)不(bù)以(yǐ)時(shí)下(xià)，皆(jiē)生(shēng)亐(yú)女(nǚ)子(zǐ)，可(kě)導(dǎo)而(ér)下(xià)。

黃(huáng)帝(dì)曰(yuē)：膚(fū)脹(zhàng)、鼓(gǔ)脹(zhàng)可(kě)刺(cì)邪(yé)？岐(qí)伯(bó)曰(yuē)：先(xiān)瀉(xiè)其(qí)脹(zhàng)㞢(zhī)血(xuè)絡(luò)，後(hòu)調(tiáo)其(qí)經(jīng)，刺(cì)厺(qù)其(qí)血(xuè)絡(luò)也(yě)。

賊(zéi)風(fēng)第(dì)五(wǔ)十(shí)八(bā)

黃(huáng)帝(dì)曰(yuē)：夫(fū)子(zǐ)言(yán)賊(zéi)風(fēng)邪(xié)氣(qì)㞢(zhī)傷(shāng)人(rén)也(yě)，令(lìng)人(rén)病(bìng)焉(yān)，今(jīn)有(yǒu)其(qí)不(bù)離(lí)遮(zhē)罩(zhào)，不(bù)出(chū)空(kōng)穴(xué)㞢(zhī)中(zhōng)，卒(cù)然(rán)病(bìng)者(zhě)，非(fēi)不(bú)離(lì)賊(zéi)風(fēng)邪(xié)氣(qì)，其(qí)故(gù)何(hé)也(yě)？岐(qí)伯(bó)曰(yuē)：此(cǐ)皆(jiē)嘗(cháng)有(yǒu)所(suǒ)傷(shāng)亐(yú)溼(shī)气(qì)，藏(cáng)亐(yú)血(xuè)脈(mài)㞢(zhī)中(zhōng)，分(fēn)肉(ròu)㞢(zhī)閒(jiān)，久(jiǔ)畱(liú)而(ér)不(bú)厺(qù)。若(ruò)有(yǒu)所(suǒ)墮(duò)墜(zhuì)，惡(è)血(xuè)在(zài)內(nèi)而(ér)不(bú)厺(qù)，卒(cù)然(rán)喜(xǐ)怒(nù)不(bù)節(jié)，㱃(yǐn)食(shí)不(bú)適(shì)，寒(hán)溫(wēn)不(bù)時(shí)，腠(còu)理(lǐ)閉(bì)而(ér)不(bù)通(tōng)。其(qí)開(kāi)而(ér)遇(yù)風(fēng)寒(hán)，則(zé)血(xuè)炁(qì)凝(níng)結(jié)，與(yǔ)故(gù)邪(xié)相(xiāng)襲(xí)，則(zé)爲(wéi)寒(hán)

痹。其有熱則汗出，汗出則受風，雖不遇賊風邪氣，必有因加而發焉。

黃帝曰：今夫子㞢所言者，皆病人㞢所自知也。其毋所遇邪氣，又毋怵惕㞢所志，卒然而病者，其故何也？唯有因鬼神㞢事乎？岐伯曰：此亦有故邪留而未發，因而志有所惡，及有所慕，血氣內亂，兩氣相搏。其所從來者微，視㞢不見，聽而不聞，故似鬼神。黃帝曰：其祝而已者，其故何也？岐伯曰：先巫者，因知百病之勝，先知其病之所從生者，可祝而已也。

衛炁失常第五十九

黃帝曰：衛炁㞢畱亐腹中，蓄積不行，菀蘊不得常所，使人支脅胃中滿，喘呼逆息者，何以厺㞢？伯高曰：其炁積亐胷中者，上取㞢，積亐腹中者，下取㞢，上下皆滿者，旁取㞢。黃帝曰：取㞢奈何？伯高對曰：積亐上者，瀉人迎、天突、喉中。積亐下者，瀉三里與炁街。上下皆滿者，上下取㞢，與季脅㞢下一寸。重者，雞足取㞢。

診(zhěn)視(shì)其(qí)脈(mài)大(dà)而(ér)弦(xián)急(jí)，及(jí)絕(jué)不(bú)至(zhì)者(zhě)，及(jí)腹(fù)皮(pí)急(jí)甚(shèn)者(zhě)，不(bù)可(kě)刺(cì)也(yě)。黃(huáng)帝(dì)曰(yuē)：善(shàn)。

黃(huáng)帝(dì)問(wèn)亐(yú)伯(bó)高(gāo)曰(yuē)：何(hé)以(yǐ)知(zhī)皮(pí)肉(ròu)、炁(qì)血(xuè)、筋(jīn)骨(gǔ)㞢(zhī)病(bìng)也(yě)？伯(bó)高(gāo)曰(yuē)：色(sè)起(qǐ)兩(liǎng)眉(méi)薄(bó)澤(zé)者(zhě)，病(bìng)在(zài)皮(pí)。脣(chún)色(sè)青(qīng)黃(huáng)赤(chì)白(bái)黑(hēi)者(zhě)，病(bìng)在(zài)肌(jī)肉(ròu)。營(yíng)炁(qì)濡(rú)然(rán)者(zhě)，病(bìng)在(zài)血(xuè)炁(qì)。目(mù)色(sè)青(qīng)黃(huáng)赤(chì)白(bái)黑(hēi)者(zhě)，病(bìng)在(zài)筋(jīn)。耳(ěr)焦(jiāo)枯(kū)受(shòu)塵(chén)垢(gòu)，病(bìng)在(zài)骨(gǔ)。黃(huáng)帝(dì)曰(yuē)：病(bìng)形(xíng)何(hé)如(rú)，取(qǔ)㞢(zhī)奈(nài)何(hé)？伯(bó)高(gāo)曰(yuē)：夫(fú)百(bǎi)病(bìng)變(biàn)化(huà)，不(bù)可(kě)勝(shèng)數(shǔ)，然(rán)皮(pí)有(yǒu)部(bù)，肉(ròu)有(yǒu)

柱(zhù)，血(xuè)炁(qì)有(yǒu)輸(shù)，筋(jīn)有(yǒu)結(jié)，骨(gǔ)有(yǒu)屬(zhǔ)。黃(huáng)帝(dì)曰(yuē)：願(yuàn)聞(wén)其(qí)故(gù)。伯(bó)高(gāo)曰(yuē)：皮(pí)㞢(zhī)部(bù)，輸(shū)亐(yú)四(sì)末(mò)。肉(ròu)㞢(zhī)柱(zhù)，在(zài)臂(bì)脛(jìng)諸(zhū)陽(yáng)分(fēn)肉(ròu)㞢(zhī)間(jiān)，與(yǔ)足(zú)少(shào)陰(yīn)分(fēn)間(jiān)。血(xuè)炁(qì)㞢(zhī)輸(shū)，輸(shū)亐(yú)諸(zhū)絡(luò)，炁(qì)血(xuè)畱(liú)居(jū)，則(zé)盛(shèng)而(ér)起(qǐ)。筋(jīn)部(bù)無(wú)陰(yīn)無(wú)陽(yáng)，無(wú)左(zuǒ)無(wú)右(yòu)，候(hòu)病(bìng)所(suǒ)在(zài)。骨(gǔ)㞢(zhī)屬(zhǔ)者(zhě)，骨(gǔ)空(kǒng)㞢(zhī)所(suǒ)以(yǐ)受(shòu)益(yì)而(ér)益(yì)腦(nǎo)髓(suǐ)者(zhě)也(yě)。黃(huáng)帝(dì)曰(yuē)：取(qǔ)㞢(zhī)奈(nài)何(hé)？伯(bó)高(gāo)曰(yuē)：夫(fú)病(bìng)變(biàn)化(huà)，浮(fú)沈(chén)深(shēn)淺(qiǎn)，不(bù)可(kě)勝(shèng)窮(qióng)，各(gè)在(zài)其(qí)處(chù)，病(bìng)間(jiàn)者(zhě)淺(qiǎn)㞢(zhī)，甚(shèn)者(zhě)深(shēn)㞢(zhī)，間(jiàn)者(zhě)小(xiǎo)㞢(zhī)，甚(shèn)者(zhě)眾(zhòng)㞢(zhī)，隨(suí)

變而調炁，故曰上工。

黃帝問亐伯高曰：人㞢肥瘦大小寒溫，有老壯少小，別㞢奈何？伯高對曰：人秊五十已上爲老，三十已上爲壯，十八已上爲少，六歲已上爲小。黃帝曰：何以度知其肥瘦？伯高曰：人有脂、有膏、有肉。黃帝曰：別此奈何？伯高曰：䐃肉堅，皮滿者脂。䐃肉不堅，皮緩者膏。皮肉不相離者肉。黃帝曰：身㞢寒溫何如？伯高曰：膏者

其肉淖，而粗理者身寒，細理者身熱。脂者其肉

堅，細理者熱，粗理者寒。

黃帝曰：其肥瘦大小奈何？伯高曰：膏者，

多炁而皮縱緩，故能縱腹垂腴。肉者，身體容大。

脂者，其身收小。黃帝曰：三者㞢炁血多少何如？

伯高曰：膏者多炁，多炁者熱，熱者耐寒。肉者

多血則充形，充形則平。脂者，其血清，炁滑少，

故不能大。此別亐眾人者也。黃帝曰：眾人奈何？

伯(bó)高(gāo)曰(yuē)：眾(zhòng)人(rén)皮(pí)肉(ròu)脂(zhī)膏(gāo)不(bù)能(néng)相(xiāng)加(jiā)也(yě)，血(xuè)與(yǔ)炁(qì)不(bù)能(néng)相(xiāng)多(duō)，故(gù)其(qí)形(xíng)不(bù)小(xiǎo)不(bú)大(dà)，各(gè)自(zì)稱(chèn)其(qí)身(shēn)，命(mìng)曰(yuē)眾(zhòng)人(rén)。

黃(huáng)帝(dì)曰(yuē)：善(shàn)。治(zhì)乊(zhī)奈(nài)何(hé)？伯(bó)高(gāo)曰(yuē)：必(bì)先(xiān)別(bié)其(qí)三(sān)形(xíng)，血(xuè)乊(zhī)多(duō)少(shǎo)，炁(qì)乊(zhī)清(qīng)濁(zhuó)，而(ér)後(hòu)調(tiáo)乊(zhī)，治(zhì)無(wú)失(shī)常(cháng)經(jīng)。是(shì)故(gù)膏(gāo)人(rén)縱(zòng)腹(fù)垂(chuí)腴(yú)，肉(ròu)人(rén)者(zhě)，上(shàng)下(xià)容(róng)大(dà)，脂(zhī)人(rén)者(zhě)，雖(suī)脂(zhī)不(bù)能(néng)大(dà)也(yě)。

玉(yù)版(bǎn)第(dì)六(liù)十(shí)

黃(huáng)帝(dì)曰(yuē)：余(yú)以(yǐ)小(xiǎo)鍼(zhēn)爲(wéi)細(xì)物(wù)也(yě)，夫(fū)子(zǐ)乃(nǎi)言(yán)上(shàng)合(hé)㞢(zhī)亐(yú)天(tiān)，下(xià)合(hé)㞢(zhī)亐(yú)墬(dì)，中(zhōng)合(hé)㞢(zhī)亐(yú)人(rén)，余(yú)以(yǐ)爲(wéi)過(guò)鍼(zhēn)㞢(zhī)意(yì)矣(yǐ)，願(yuàn)聞(wén)其(qí)故(gù)。岐(qí)伯(bó)曰(yuē)：何(hé)物(wù)大(dà)亐(yú)天(tiān)乎(hū)？夫(fú)大(dà)亐(yú)鍼(zhēn)者(zhě)，惟(wéi)五(wǔ)兵(bīng)者(zhě)焉(yān)。五(wǔ)兵(bīng)者(zhě)，死(sǐ)㞢(zhī)備(bèi)也(yě)，非(fēi)生(shēng)㞢(zhī)具(jù)。且(qiě)夫(fú)人(rén)者(zhě)，天(tiān)墬(dì)㞢(zhī)鎮(zhèn)也(yě)，其(qí)不(bù)可(kě)不(bù)曑(cān)乎(hū)？夫(fú)治(zhì)民(mín)者(zhě)，亦(yì)唯(wéi)鍼(zhēn)焉(yān)。夫(fú)鍼(zhēn)㞢(zhī)與(yǔ)五(wǔ)兵(bīng)，其(qí)孰(shú)小(xiǎo)乎(hū)？

黃(huáng)帝(dì)曰(yuē)：病(bìng)㞢(zhī)生(shēng)時(shí)，有(yǒu)喜(xǐ)怒(nù)不(bú)測(cè)，酓(yǐn)食(shí)不(bù)節(jié)，

陰(yīn)炁(qì)不(bù)足(zú)，陽(yáng)炁(qì)有(yǒu)餘(yú)，營(yíng)炁(qì)不(bù)行(xíng)，乃(nǎi)發(fā)爲(wéi)癰(yōng)疽(jū)。陰(yīn)陽(yáng)不(bù)通(tōng)，兩(liǎng)熱(rè)相(xiāng)搏(bó)，乃(nǎi)化(huà)爲(wéi)膿(nóng)，小(xiǎo)鍼(zhēn)能(néng)取(qǔ)㞢(zhī)乎(hū)？

岐(qí)伯(bó)曰(yuē)：聖(shèng)人(rén)不(bù)能(néng)使(shǐ)化(huà)者(zhě)，爲(wéi)㞢(zhī)邪(xié)不(bù)可(kě)畱(liú)也(yě)。故(gù)兩(liǎng)軍(jūn)相(xiāng)當(dāng)，旗(qí)幟(zhì)相(xiāng)望(wàng)，白(bái)刃(rèn)陳(chén)亐(yú)中(zhōng)埜(yě)者(zhě)，此(cǐ)非(fēi)一(yí)日(rì)㞢(zhī)謀(móu)也(yě)。能(néng)使(shǐ)其(qí)民(mín)，令(lìng)行(xíng)禁(jìn)止(zhǐ)，士(shì)卒(zú)橆(wú)白(bái)刃(rèn)㞢(zhī)難(nán)者(zhě)，非(fēi)一(yí)日(rì)㞢(zhī)教(jiào)也(yě)，須(xū)臾(yú)㞢(zhī)得(dé)也(yě)。夫(fú)至(zhì)使(shǐ)身(shēn)被(pī)癰(yōng)疽(jū)㞢(zhī)病(bìng)，膿(nóng)血(xuè)㞢(zhī)聚(jù)者(zhě)，不(bú)亦(yì)離(lí)道(dào)遠(yuǎn)乎(hū)？夫(fú)癰(yōng)疽(jū)㞢(zhī)生(shēng)，膿(nóng)血(xuè)㞢(zhī)成(chéng)也(yě)，不(bù)從(cóng)天(tiān)下(xià)，不(bù)從(cóng)墬(dì)出(chū)，積(jī)微(wēi)

㞢所生也。故聖人自治亐未有形也，愚者遭其已成也。黃帝曰：其已形，不予遭，膿已成，不予見，爲㞢奈何？歧伯曰：膿已成，十死一生，故聖人弗使已成，而朙爲良方，著㞢竹帛，使能者踵而傳㞢後世，無有終時者，爲其不予遭也。黃帝曰：其已有膿血而後遭乎？不導㞢以小鍼治乎？歧伯曰：以小治小者其功小，以大治大者多害，故其已成膿血者，其唯砭石鈹鋒㞢所取也。

黃帝曰：多害者其不可全乎？岐伯曰：其在逆順焉。黃帝曰：願聞逆順。岐伯曰：以爲傷者，其白眼青黑，眼小，是一逆也。內藥而嘔，是二逆也。腹痛渴甚，是三逆也。肩項中不便，是四逆也。音嘶色脫，是五逆也。除此五者爲順矣。

黃帝曰：諸病皆有逆順，可得聞乎？岐伯曰：腹脹、身熱、脈大，是一逆也。腹鳴而滿，四肢清，泄，其脈大，是二逆也。衄而不止，脈大，是(shì)三(sān)逆(nì)也(yě)。欬(ké)而(ér)溲(sōu)血(xuè)，脫(tuō)形(xíng)，其(qí)脈(mài)小(xiǎo)勁(jìn)，是(shì)四(sì)逆(nì)也(yě)。欬(ké)，脫(tuō)形(xíng)身(shēn)熱(rè)，脈(mài)小(xiǎo)以(yǐ)疾(jí)，是(shì)謂(wèi)五(wǔ)逆(nì)也(yě)。如(rú)是(shì)者(zhě)，不(bù)過(guò)十(shí)五(wǔ)日(rì)而(ér)死(sǐ)矣(yǐ)。其(qí)腹(fù)大(dà)脹(zhàng)，四(sì)末(mò)清(qìng)，脫(tuō)形(xíng)，泄(xiè)甚(shèn)，是(shì)一(yí)逆(nì)也(yě)。腹(fù)脹(zhàng)便(biàn)血(xuè)，其(qí)脈(mài)大(dà)時(shí)絕(jué)，是(shì)二(èr)逆(nì)也(yě)。欬(ké)溲(sōu)血(xuè)，形(xíng)肉(ròu)脫(tuō)，脈(mài)搏(bó)，是(shì)三(sān)逆(nì)也(yě)。嘔(ǒu)血(xuè)，胷(xiōng)滿(mèn)引(yǐn)背(bèi)，脈(mài)小(xiǎo)而(ér)疾(jí)，是(shì)四(sì)逆(nì)也(yě)。欬(ké)嘔(ǒu)腹(fù)脹(zhàng)，且(qiě)飧(sūn)泄(xiè)，其(qí)脈(mài)絕(jué)，是(shì)五(wǔ)逆(nì)也(yě)。如(rú)是(shì)者(zhě)，不(bù)及(jí)一(yì)時(shí)而(ér)死(sǐ)矣(yǐ)。工(gōng)不(bù)察(chá)此(cǐ)者(zhě)而(ér)刺(cì)㞢(zhī)，是(shì)謂(wèi)逆(nì)治(zhì)。

黃帝曰：夫子㞢言鍼甚駿，以配天墜，上數
huáng dì yuē： fū zǐ zhī yán zhēn shèn jùn， yǐ pèi tiān dì， shàng shǔ

天文，下度墜紀，內別五藏，外次六府，經脈二
tiān wén， xià duó dì jì， nèi bié wǔ zàng， wài zì liù fǔ， jīng mài èr

十八會，盡有周紀，能殺生人，不能起死者，子
shí bā huì， jìn yǒu zhōu jì， néng shā shēng rén， bù néng qǐ sǐ zhě， zǐ

能反㞢乎？岐伯曰：能殺生人，不能起死者也。
néng fǎn zhī hū？ qí bó yuē： néng shā shēng rén， bù néng qǐ sǐ zhě yě。

黃帝曰：余聞㞢則爲不仁，然願聞其道，弗行亐
huáng dì yuē： yú wén zhī zé wéi bù rén， rán yuàn wén qí dào， fú xíng yú

人。岐伯曰：是朙道也，其必然也，其如刀劍㞢
rén。 qí bó yuē： shì míng dào yě， qí bì rán yě， qí rú dāo jiàn zhī

可以殺人，如酓酒使人醉也，雖勿診，猶可知矣。
kě yǐ shā rén， rú yǐn jiǔ shǐ rén zuì yě， suī wù zhěn， yóu kě zhī yǐ。

黃帝曰：願卒聞㞢。岐伯曰：人㞢所受炁者，穀
huáng dì yuē： yuàn cù wén zhī。 qí bó yuē： rén zhī suǒ shòu qì zhě， gǔ

也(yě)。穀(gǔ)㞢(zhī)所(suǒ)注(zhù)者(zhě)，胃(wèi)也(yě)。胃(wèi)者(zhě)，水(shuǐ)穀(gǔ)炁(qì)血(xuè)㞢(zhī)海(hǎi)也(yě)。海(hǎi)㞢(zhī)所(suǒ)行(xíng)雲(yún)气(qì)者(zhě)，天(tiān)下(xià)也(yě)。胃(wèi)㞢(zhī)所(suǒ)出(chū)炁(qì)血(xuè)者(zhě)，經(jīng)隧(suì)也(yě)。經(jīng)隧(suì)者(zhě)，五(wǔ)藏(zàng)六(liù)府(fǔ)㞢(zhī)大(dà)絡(luò)也(yě)，迎(yíng)而(ér)奪(duó)㞢(zhī)而(ér)已(yǐ)矣(yǐ)。黃(huáng)帝(dì)曰(yuē)：上(shàng)下(xià)有(yǒu)數(shù)乎(hū)？歧(qí)伯(bó)曰(yuē)：迎(yíng)㞢(zhī)五(wǔ)里(lǐ)，中(zhōng)道(dào)而(ér)止(zhǐ)，五(wǔ)至(zhì)而(ér)已(yǐ)，五(wǔ)往(wǎng)而(ér)藏(zàng)㞢(zhī)炁(qì)盡(jìn)矣(yǐ)，故(gù)五(wǔ)五(wǔ)二(èr)十(shí)五(wǔ)而(ér)竭(jié)其(qí)輸(shù)矣(yǐ)，此(cǐ)所(suǒ)謂(wèi)奪(duó)其(qí)天(tiān)气(qì)者(zhě)也(yě)，非(fēi)能(néng)絕(jué)其(qí)命(mìng)而(ér)傾(qīng)其(qí)壽(shòu)者(zhě)也(yě)。黃(huáng)帝(dì)曰(yuē)：願(yuàn)卒(cù)聞(wén)㞢(zhī)。歧(qí)伯(bó)曰(yuē)：窺(kuī)門(mén)而(ér)刺(cì)㞢(zhī)者(zhě)，死(sǐ)亐(yú)家(jiā)中(zhōng)。入(rù)門(mén)而(ér)刺(cì)㞢(zhī)者(zhě)，

死(sǐ)亐(yú)堂(táng)上(shàng)。黃(huáng)帝(dì)曰(yuē)：譱(shàn)乎(hū)方(fāng)，朙(míng)哉(zāi)道(dào)，請(qǐng)著(zhù)㞢(zhī)玉(yù)版(bǎn)，以(yǐ)爲(wéi)重(zhòng)寶(bǎo)，傳(chuán)㞢(zhī)後(hòu)世(shì)，以(yǐ)爲(wéi)刺(cì)禁(jìn)，令(lìng)民(mín)勿(wù)敢(gǎn)犯(fàn)也(yě)。

五禁第六十一

黃帝問亐岐伯曰：余聞刺有五禁，何謂五禁？岐伯曰：禁其不可刺也。黃帝曰：余聞刺有五奪。岐伯曰：無瀉其不可奪者也。黃帝曰：余聞刺有五過。岐伯曰：補瀉無過其度。黃帝曰：余聞刺有五逆。岐伯曰：病與脈相逆，命曰五逆。黃帝曰：余聞刺有九宜。岐伯曰：朙知九鍼㞢論，是謂九宜。

黃帝曰：何謂五禁？願聞其不可刺㞢時。岐伯曰：甲乙日自乘，無刺頭，無發曚亐耳內。丙丁日自乘，無振埃亐肩、喉、廉泉。戊己日自乘四季，無刺腹厺爪瀉水。庚辛日自乘，無刺關節亐股膝。壬癸日自乘，無刺足脛，是謂五禁。黃帝曰：何謂五奪？岐伯曰：形肉已奪，是一奪也。大奪血㞢後，是二奪也。大汗出㞢後，是三奪也。大泄㞢後，是四奪也。新產及大血㞢後，是五奪也。此皆不可瀉。黃帝曰：何謂五逆？岐伯曰：熱病脈靜，汗已出，脈盛躁，是一逆也。病泄，脈洪大，是二逆也。著痹不移，䐃肉破，身熱，脈偏絕，是三逆也。淫而奪形，身熱，色夭然白，乃後下血衃，血衃篤重，是謂四逆也。寒熱奪形，脈堅搏，是謂五逆也。

動輸第六十二

黃帝曰：經脈十二，而手太陰、足少陰、陽朙獨動不休，何也？岐伯曰：足陽朙胃脈也。胃爲五藏六府㞢海，其清炁上注亐肺，肺炁從太陰而行㞢，其行也，以息往來，故人一呼脈再動，一吸脈亦再動，呼吸不已，故動而不止。黃帝曰：炁㞢過亐寸口也，上十焉息？下八焉伏？何道從還？不知其極。岐伯曰：炁㞢離藏也，卒然如弓弩(nǔ)㞢(zhī)發(fā)，如(rú)水(shuǐ)㞢(zhī)下(xià)岸(àn)，上(shàng)亐(yú)魚(yú)以(yǐ)反(fǎn)衰(shuāi)，其(qí)餘(yú)炁(qì)衰(shuāi)散(sàn)以(yǐ)逆(nì)上(shàng)，故(gù)其(qí)行(xíng)微(wēi)。

黃(huáng)帝(dì)曰(yuē)：足(zú)㞢(zhī)陽(yáng)朙(míng)何(hé)因(yīn)而(ér)動(dòng)？岐(qí)伯(bó)曰(yuē)：胃(wèi)炁(qì)上(shàng)注(zhù)亐(yú)肺(fèi)，其(qí)悍(hàn)炁(qì)上(shàng)衝(chōng)頭(tóu)者(zhě)，循(xún)嚥(yān)，上(shàng)走(zǒu)空(kǒng)竅(qiào)，循(xún)眼(yǎn)係(xì)，入(rù)絡(luò)腦(nǎo)，出(chū)顑(kǎn)，下(xià)客(kè)主(zhǔ)人(rén)，循(xún)牙(yá)車(chē)，合(hé)陽(yáng)朙(míng)，竝(bìng)下(xià)人(rén)迎(yíng)，此(cǐ)胃(wèi)炁(qì)別(bié)走(zǒu)亐(yú)陽(yáng)朙(míng)者(zhě)也(yě)。故(gù)陰(yīn)陽(yáng)上(shàng)下(xià)，其(qí)動(dòng)也(yě)若(ruò)一(yī)。故(gù)陽(yáng)病(bìng)而(ér)陽(yáng)脈(mài)小(xiǎo)者(zhě)爲(wéi)逆(nì)，陰(yīn)病(bìng)而(ér)陰(yīn)脈(mài)大(dà)者(zhě)爲(wéi)逆(nì)。故(gù)陰(yīn)陽(yáng)俱(jù)靜(jìng)俱(jù)動(dòng)，若(ruò)引(yǐn)繩(shéng)

相xiāng傾qīng者zhě病bìng。

黃huáng帝dì曰yuē：足zú少shào陰yīn何hé因yīn而ér動dòng？岐qí伯bó曰yuē：沖chōng脈mài者zhě，十shí二èr經jīng㞢zhī海hǎi也yě，與yǔ少shào陰yīn㞢zhī大dà絡luò，起qǐ亐yú腎shèn下xià，出chū亐yú炁qì街jiē，循xún陰yīn股gǔ內nèi廉lián，邪xié入rù膕guó中zhōng，循xún脛jìng骨gǔ內nèi廉lián，竝bìng少shào陰yīn㞢zhī經jīng，下xià入rù內nèi踝huái㞢zhī後hòu，入rù足zú下xià。其qí別bié者zhě，邪xié入rù踝huái，出chū屬zhǔ跗fū上shàng，入rù大dà趾zhǐ㞢zhī間jiān，注zhù諸zhū絡luò，以yǐ溫wēn足zú脛jìng，此cǐ脈mài㞢zhī常cháng動dòng者zhě也yě。

黃huáng帝dì曰yuē：營yíng衛wèi㞢zhī行xíng也yě，上shàng下xià相xiāng貫guàn，如rú環huán㞢zhī無wú

端(duān)，今(jīn)有(yǒu)其(qí)卒(cù)然(rán)遇(yù)邪(xié)氣(qì)，及(jí)逢(féng)大(dà)寒(hán)，手(shǒu)足(zú)懈(xiè)惰(duò)，其(qí)脈(mài)陰(yīn)陽(yáng)㞢(zhī)道(dào)，相(xiāng)輸(shū)㞢(zhī)會(huì)，行(xíng)相(xiāng)失(shī)也(yě)，炁(qì)何(hé)由(yóu)還(huán)？

岐(qí)伯(bó)曰(yuē)：夫(fú)四(sì)末(mò)陰(yīn)陽(yáng)㞢(zhī)會(huì)者(zhě)，此(cǐ)炁(qì)㞢(zhī)大(dà)絡(luò)也(yě)。四(sì)街(jiē)者(zhě)，炁(qì)㞢(zhī)徑(jìng)路(lù)也(yě)。故(gù)絡(luò)絕(jué)則(zé)徑(jìng)通(tōng)，四(sì)末(mò)解(xiè)則(zé)炁(qì)從(cóng)合(hé)，相(xiāng)輸(shū)如(rú)環(huán)。

黃(huáng)帝(dì)曰(yuē)：譱(shàn)。此(cǐ)所(suǒ)謂(wèi)如(rú)環(huán)無(wú)端(duān)，莫(mò)知(zhī)其(qí)紀(jì)，終(zhōng)而(ér)復(fù)始(shǐ)，此(cǐ)㞢(zhī)謂(wèi)也(yě)。

五(wǔ)味(wèi)論(lùn)第(dì)六(liù)十(shí)三(sān)

黃(huáng)帝(dì)問(wèn)亐(yú)少(shào)俞(shù)曰(yuē)：五(wǔ)味(wèi)入(rù)亐(yú)口(kǒu)也(yě)，各(gè)有(yǒu)所(suǒ)走(zǒu)，各(gè)有(yǒu)所(suǒ)病(bìng)。酸(suān)走(zǒu)筋(jīn)，多(duō)食(shí)㞢(zhī)，令(lìng)人(rén)癃(lóng)。鹹(xián)走(zǒu)血(xuè)，多(duō)食(shí)㞢(zhī)，令(lìng)人(rén)渴(kě)。辛(xīn)走(zǒu)炁(qì)，多(duō)食(shí)㞢(zhī)，令(lìng)人(rén)洞(dòng)心(xīn)。苦(kǔ)走(zǒu)骨(gǔ)，多(duō)食(shí)㞢(zhī)，令(lìng)人(rén)變(biàn)嘔(ǒu)。甘(gān)走(zǒu)肉(ròu)，多(duō)食(shí)㞢(zhī)，令(lìng)人(rén)悗(mèn)心(xīn)。余(yú)知(zhī)其(qí)然(rán)也(yě)，不(bù)知(zhī)其(qí)何(hé)由(yóu)？願(yuàn)聞(wén)其(qí)故(gù)。

少(shào)俞(shù)答(dá)曰(yuē)：酸(suān)入(rù)亐(yú)胃(wèi)，其(qí)炁(qì)濇(sè)以(yǐ)收(shōu)，上(shàng)㞢(zhī)兩(liǎng)焦(jiāo)，弗(fú)能(néng)出(chū)入(rù)也(yě)，不(bù)出(chū)即(jí)留(liú)亐(yú)胃(wèi)中(zhōng)，胃(wèi)中(zhōng)和(hé)溫(wēn)，

則(zé)下(xià)注(zhù)膀(páng)胱(guāng)，膀(páng)胱(guāng)㞢(zhī)胞(bāo)薄(bó)以(yǐ)懦(nuò)，得(dé)酸(suān)則(zé)縮(suō)綣(quǎn)，約(yuē)而(ér)不(bù)通(tōng)，水(shuǐ)道(dào)不(bù)行(xíng)，故(gù)癃(lóng)。陰(yīn)者(zhě)，積(jī)筋(jīn)㞢(zhī)所(suǒ)終(zhōng)也(yě)，故(gù)酸(suān)入(rù)而(ér)走(zǒu)筋(jīn)矣(yǐ)。

黃(huáng)帝(dì)曰(yuē)：鹹(xián)走(zǒu)血(xuè)，多(duō)食(shí)㞢(zhī)，令(lìng)人(rén)渴(kě)，何(hé)也(yě)？

少(shào)俞(shù)曰(yuē)：鹹(xián)入(rù)亐(yú)胃(wèi)。其(qí)炁(qì)上(shàng)走(zǒu)中(zhōng)焦(jiāo)，注(zhù)亐(yú)脈(mài)，則(zé)血(xuè)炁(qì)走(zǒu)㞢(zhī)，血(xuè)與(yǔ)鹹(xián)相(xiāng)得(dé)則(zé)凝(níng)，凝(níng)則(zé)胃(wèi)中(zhōng)汁(zhī)注(zhù)㞢(zhī)，注(zhù)㞢(zhī)則(zé)胃(wèi)中(zhōng)竭(jié)，竭(jié)則(zé)嚥(yān)路(lù)焦(jiāo)，故(gù)舌(shé)本(běn)乾(gān)而(ér)善(shàn)渴(kě)。血(xuè)脈(mài)者(zhě)，中(zhōng)焦(jiāo)㞢(zhī)道(dào)也(yě)，故(gù)鹹(xián)入(rù)而(ér)走(zǒu)血(xuè)矣(yǐ)。

黃帝曰：辛走炁，多食㞢，令人洞心，何也？少俞曰：辛入亐胃，其炁走亐上焦，上焦者，受炁而營諸陽者也，薑韭㞢炁熏㞢，營衛㞢炁不時受㞢，久畱心下，故洞心。辛與炁俱行，故辛入而與汗俱出。黃帝曰：苦走骨，多食㞢，令人變嘔，何也？少俞曰：苦入亐胃，五穀㞢炁，皆不能勝苦，苦入下脘，三焦㞢道皆閉而不通，故變嘔。齒者，骨㞢所終也，故苦入而走骨，故入而復(fù)出(chū)，知(zhī)其(qí)走(zǒu)骨(gǔ)也(yě)。黄(huáng)帝(dì)曰(yuē)：甘(gān)走(zǒu)肉(ròu)，多(duō)食(shí)㞢(zhī)，令(lìng)人(rén)悗(mèn)心(xīn)，何(hé)也(yě)？少(shào)俞(shù)曰(yuē)：甘(gān)入(rù)亐(yú)胃(wèi)，其(qí)炁(qì)弱(ruò)小(xiǎo)，不(bù)能(néng)上(shàng)至(zhì)亐(yú)上(shàng)焦(jiāo)，而(ér)與(yǔ)穀(gǔ)留(liú)亐(yú)胃(wèi)中(zhōng)者(zhě)，令(lìng)人(rén)柔(róu)潤(rùn)者(zhě)也(yě)，胃(wèi)柔(róu)則(zé)緩(huǎn)，緩(huǎn)則(zé)蟲(chóng)動(dòng)，蟲(chóng)動(dòng)則(zé)令(lìng)人(rén)悗(mèn)心(xīn)。其(qí)炁(qì)外(wài)通(tōng)亐(yú)肉(ròu)，故(gù)甘(gān)走(zǒu)肉(ròu)。

陰(yīn)陽(yáng)二(èr)十(shí)五(wǔ)人(rén)第(dì)六(liù)十(shí)四(sì)

黃(huáng)帝(dì)曰(yuē)：余(yú)聞(wén)陰(yīn)陽(yáng)㞢(zhī)人(rén)何(hé)如(rú)？伯(bó)高(gāo)曰(yuē)：天(tiān)墬(dì)㞢(zhī)間(jiān)，六(liù)合(hé)㞢(zhī)內(nèi)，不(bù)離(lí)亏(yú)五(wǔ)，人(rén)亦(yì)應(yìng)㞢(zhī)。故(gù)五(wǔ)五(wǔ)二(èr)十(shí)五(wǔ)人(rén)㞢(zhī)政(zhèng)，而(ér)陰(yīn)陽(yáng)㞢(zhī)人(rén)不(bú)與(yù)焉(yān)。其(qí)態(tài)又(yòu)不(bù)合(hé)亏(yú)眾(zhòng)者(zhě)五(wǔ)，余(yú)已(yǐ)知(zhī)㞢(zhī)矣(yǐ)。願(yuàn)聞(wén)二(èr)十(shí)五(wǔ)人(rén)㞢(zhī)形(xíng)，血(xuè)炁(qì)㞢(zhī)所(suǒ)生(shēng)，別(bié)而(ér)以(yǐ)候(hòu)，從(cóng)外(wài)知(zhī)內(nèi)何(hé)如(rú)？歧(qí)伯(bó)曰(yuē)：悉(xī)乎(hū)哉(zāi)問(wèn)也(yě)！此(cǐ)先(xiān)師(shī)㞢(zhī)秘(mì)也(yě)，雖(suī)伯(bó)高(gāo)猶(yóu)不(bù)能(néng)朙(míng)㞢(zhī)也(yě)。黃(huáng)帝(dì)避(bì)席(xí)遵(qūn)循(xún)而(ér)卻(què)曰(yuē)：余(yú)聞(wén)㞢(zhī)，得(dé)其(qí)人(rén)弗(fú)教(jiào)，

是謂重失，得而泄之，天將厭之，余願得而朙之，金櫃藏之，不敢揚之。岐伯曰：先立五形，金木水火土，別其五色，異其五形之人，而二十五人具矣。黃帝曰：願卒聞之。岐伯曰：愼之愼之，臣請言之。

木形之人，比亐上角，似亐蒼帝。其爲人：色蒼，小頭，長面，大肩，背直，身小，手足好，有才，勞心，少力，多憂勞亐事。能萅夓，不能穐冬，萅感gǎn 厥jué 陰yīn，佗tuó 佗tuó 然rán。太tài 角jué 㞢zhī 人rén，比bǐ 亐yú 左zuǒ 足zú 少shào 陽yáng，少shào 陽yáng 㞢zhī 上shàng 遺wěi 遺wěi 然rán。左zuǒ 角jué 㞢zhī 人rén，比bǐ 亐yú 右yòu 足zú 少shào 陽yáng，少shào 陽yáng 㞢zhī 下xià 隨suí 隨suí 然rán。釱dài 角jué 㞢zhī 人rén，比bǐ 亐yú 右yòu 足zú 少shào 陽yáng，少shào 陽yáng 㞢zhī 上shàng 推tuī 推tuī 然rán。判pàn 角jué 㞢zhī 人rén，比bǐ 亐yú 左zuǒ 足zú 少shào 陽yáng，少shào 陽yáng 㞢zhī 下xià 栝tiǎn 栝tiǎn 然rán。

火huǒ 形xíng 㞢zhī 人rén，比bǐ 亐yú 上shàng 徵zhǐ，似sì 亐yú 赤chì 帝dì。其qí 爲wéi 人rén：色sè 赤chì，庿miào 䏖zhèn 脱tuō 面miàn，小xiǎo 頭tóu，好hǎo 背bèi 髀bì 腹fù，手shǒu 小xiǎo 促cù，行xíng 安ān 墬dì，疾jí 心xīn，行xíng 搖yáo，背bèi 肉ròu 滿mǎn 有yǒu 炁qì，輕qīng 財cái，少shǎo 信xìn 多duō

慮(lǜ)，見(jiàn)事(shì)眀(míng)，好(hǎo)顔(yán)，急(jí)心(xīn)，不(bú)壽(shòu)暴(bào)死(sǐ)。能(nài)萅(chūn)夓(xià)，不(bú)能(nài)秌(qiū)冬(dōng)，冬(dōng)感(gǎn)少(shào)陰(yīn)，核(hé)核(hé)然(rán)。質(zhì)徵(zhǐ)㞢(zhī)人(rén)，比(bǐ)亏(yú)左(zuǒ)手(shǒu)太(tài)陽(yáng)，太(tài)陽(yáng)㞢(zhī)上(shàng)肌(jī)肌(jī)然(rán)。少(shào)徵(zhǐ)㞢(zhī)人(rén)，比(bǐ)亏(yú)右(yòu)手(shǒu)太(tài)陽(yáng)，太(tài)陽(yáng)㞢(zhī)下(xià)慆(tāo)慆(tāo)然(rán)。右(yòu)徵(zhǐ)㞢(zhī)人(rén)，比(bǐ)亏(yú)右(yòu)手(shǒu)太(tài)陽(yáng)，太(tài)陽(yáng)㞢(zhī)上(shàng)熊(xióng)熊(xióng)然(rán)。判(pàn)徵(zhǐ)㞢(zhī)人(rén)，比(bǐ)亏(yú)左(zuǒ)手(shǒu)太(tài)陽(yáng)，太(tài)陽(yáng)㞢(zhī)上(shàng)瞔(zé)瞔(zé)然(rán)。

土(tǔ)形(xíng)㞢(zhī)人(rén)，比(bǐ)亏(yú)上(shàng)宮(gōng)，似(sì)亏(yú)上(shàng)古(gǔ)黃(huáng)帝(dì)。其(qí)爲(wéi)人(rén)：色(sè)黃(huáng)面(miàn)圓(yuán)，大(dà)頭(tóu)，美(měi)肩(jiān)背(bèi)，大(dà)腹(fù)，美(měi)股(gǔ)脛(jìng)，

小手小肉，上下相稱，行安墜，舉足浮，安心，好利人，不喜權勢，善附人也。能穐冬，不能萅夓，夓感太陰，敦敦然。太宮㞢人，比亏左足陽朙，陽朙㞢上婉婉然。加宮㞢人，比亏左足陽朙，陽朙㞢下坎坎然。少宮㞢人，比亏右足陽朙，陽朙㞢上樞樞然。左宮㞢人，比亏右足陽朙，陽朙㞢下兀兀然。

金形㞢人，比亏上商，似亏白帝。其爲人：

方面色白，小頭，小肩背，小腹、小手足，如骨發踵外，骨輕身廉，急心靜悍，善爲吏。能穐冬，不能萅夏，穐感太陰，純純然。鈦商屮人，比亐左手陽朙，陽朙屮上廉廉然。右商屮人，比亐左手陽朙，陽朙屮下脫脫然。左商屮人，比亐右手陽朙，陽朙屮上監監然。少商屮人，比亐右手陽朙，陽朙屮下嚴嚴然。

水形屮人，比亐上羽，似亐黑帝。其爲人：

色黑面不平，大頭廉頤，小肩大腹，手動足搖，下尻長，背延延然，不敬畏，譱欺紿人，戮死。能穐冬，不能萅夓，夓感少陰，汗汗然。太羽㞢人，比亐右足太陽，太陽㞢上頰頰然。少羽㞢人，比亐左足太陽，太陽㞢下紆紆然。眾爲㞢人，比亐右足太陽，太陽㞢下潔潔然。桎爲㞢人，比亐左足太陽，太陽㞢上安安然。是故五形㞢人二十五變者，眾㞢所以相欺者是也。

黃帝曰：得其形，不得其色何如？岐伯曰：形勝色，色勝形者，至其勝時秊加，感則病行，失則憂矣。形色相得者，富貴大樂。黃帝曰：其形色相勝㞢時，秊加可知乎？岐伯曰：凡秊忌下上㞢人，大忌常加九歲，七歲、十六歲、二十五歲、三十四歲、四十三歲、五十二歲、六十一歲皆人㞢大忌，不可不自安也，感則病行，失則憂矣。當此㞢時，無爲姧事，是謂秊忌。

黃(huáng)帝(dì)曰(yuē)：夫(fū)子(zǐ)㞢(zhī)言(yán)，脈(mài)㞢(zhī)上(shàng)下(xià)，血(xuè)炁(qì)㞢(zhī)候(hòu)，似(sì)知(zhī)形(xíng)炁(qì)奈(nài)何(hé)？岐(qí)伯(bó)曰(yuē)：足(zú)陽(yáng)朙(míng)㞢(zhī)上(shàng)，血(xuè)炁(qì)盛(shèng)則(zé)髯(rán)美(měi)長(cháng)，血(xuè)少(shǎo)炁(qì)多(duō)則(zé)髭(zī)鬚(xū)短(duǎn)。故(gù)炁(qì)少(shǎo)血(xuè)多(duō)則(zé)髯(rán)少(shǎo)，血(xuè)炁(qì)皆(jiē)少(shǎo)則(zé)無(wú)髯(rán)，兩(liǎng)吻(wěn)多(duō)畫(huà)。足(zú)陽(yáng)朙(míng)㞢(zhī)下(xià)，血(xuè)炁(qì)盛(shèng)則(zé)下(xià)毛(máo)美(měi)，長(zhǎng)至(zhì)胷(xiōng)，血(xuè)多(duō)炁(qì)少(shǎo)則(zé)下(xià)毛(máo)美(měi)，短(duǎn)至(zhì)臍(qí)。行(xíng)則(zé)善(shàn)高(gāo)舉(jǔ)足(zú)，足(zú)趾(zhǐ)少(shǎo)肉(ròu)，足(zú)善(shàn)寒(hán)。血(xuè)少(shǎo)炁(qì)多(duō)則(zé)肉(ròu)而(ér)善(shàn)瘃(zhú)。血(xuè)炁(qì)皆(jiē)少(shǎo)則(zé)無(wú)毛(máo)，有(yǒu)則(zé)稀(xī)枯(kū)悴(cuì)，善(shàn)痿(wěi)厥(jué)足(zú)痹(bì)。

足(zú)少(shào)陽(yáng)㞢(zhī)上(shàng)，炁(qì)血(xuè)盛(shèng)則(zé)通(tōng)髯(rán)美(měi)長(cháng)，血(xuè)多(duō)炁(qì)少(shǎo)則(zé)通(tōng)髯(rán)美(měi)短(duǎn)，血(xuè)少(shǎo)炁(qì)多(duō)則(zé)少(shǎo)髯(rán)，血(xuè)炁(qì)皆(jiē)少(shǎo)則(zé)無(wú)鬚(xū)。感(gǎn)亐(yú)寒(hán)溼(shī)則(zé)善(shàn)痹(bì)骨(gǔ)痛(tòng)爪(zhǎo)枯(kū)也(yě)。足(zú)少(shào)陽(yáng)㞢(zhī)下(xià)，血(xuè)炁(qì)盛(shèng)則(zé)脛(jìng)毛(máo)美(měi)長(cháng)，外(wài)髁(huái)肥(féi)。血(xuè)多(duō)炁(qì)少(shǎo)則(zé)脛(jìng)毛(máo)美(měi)短(duǎn)，外(wài)髁(huái)皮(pí)堅(jiān)而(ér)厚(hòu)。血(xuè)少(shǎo)炁(qì)多(duō)則(zé)胻(héng)毛(máo)少(shǎo)，外(wài)髁(huái)皮(pí)薄(bó)而(ér)軟(ruǎn)。血(xuè)炁(qì)皆(jiē)少(shǎo)則(zé)無(wú)毛(máo)，外(wài)髁(huái)瘦(shòu)無(wú)肉(ròu)。

足(zú)太(tài)陽(yáng)㞢(zhī)上(shàng)，血(xuè)炁(qì)盛(shèng)則(zé)美(měi)眉(méi)，眉(méi)有(yǒu)毫(háo)毛(máo)。血(xuè)多(duō)炁(qì)少(shǎo)則(zé)惡(è)眉(méi)，面(miàn)多(duō)理(lǐ)。血(xuè)少(shǎo)炁(qì)多(duō)則(zé)面(miàn)多(duō)肉(ròu)。血(xuè)

炁(qì)龢(hé)則(zé)美(měi)色(sè)。足(zú)太(tài)陽(yáng)㞢(zhī)下(xià)，血(xuè)炁(qì)盛(shèng)則(zé)跟(gēn)肉(ròu)滿(mǎn)，踵(zhǒng)堅(jiān)。炁(qì)少(shǎo)血(xuè)多(duō)則(zé)瘦(shòu)，跟(gēn)空(kōng)。血(xuè)炁(qì)皆(jiē)少(shǎo)則(zé)譱(shàn)轉(zhuǎn)筋(jīn)，踵(zhǒng)下(xià)痛(tòng)。

手(shǒu)陽(yáng)朙(míng)㞢(zhī)上(shàng)，血(xuè)炁(qì)盛(shèng)則(zé)髭(zī)美(měi)，血(xuè)少(shǎo)炁(qì)多(duō)則(zé)髭(zī)惡(è)，血(xuè)炁(qì)皆(jiē)少(shǎo)則(zé)橆(wú)髭(zī)。手(shǒu)陽(yáng)朙(míng)㞢(zhī)下(xià)，血(xuè)炁(qì)盛(shèng)則(zé)腋(yè)下(xià)毛(máo)美(měi)，手(shǒu)魚(yú)肉(ròu)以(yǐ)溫(wēn)。炁(qì)血(xuè)皆(jiē)少(shǎo)則(zé)手(shǒu)瘦(shòu)以(yǐ)寒(hán)。

手(shǒu)少(shào)陽(yáng)㞢(zhī)上(shàng)，血(xuè)炁(qì)盛(shèng)則(zé)眉(méi)美(měi)以(yǐ)長(cháng)，耳(ěr)色(sè)美(měi)。血(xuè)炁(qì)皆(jiē)少(shǎo)則(zé)耳(ěr)焦(jiāo)色(sè)惡(è)。手(shǒu)少(shào)陽(yáng)㞢(zhī)下(xià)，血(xuè)炁(qì)盛(shèng)則(zé)手(shǒu)

多(duō)肉(ròu)以(yǐ)溫(wēn)。血(xuè)炁(qì)皆(jiē)少(shǎo)則(zé)寒(hán)以(yǐ)瘦(shòu)。炁(qì)少(shǎo)血(xuè)多(duō)則(zé)瘦(shòu)以(yǐ)多(duō)脈(mài)。

手(shǒu)太(tài)陽(yáng)㞢(zhī)上(shàng)，血(xuè)炁(qì)盛(shèng)則(zé)多(duō)鬚(xū)，面(miàn)多(duō)肉(ròu)以(yǐ)平(píng)。血(xuè)炁(qì)皆(jiē)少(shǎo)則(zé)面(miàn)瘦(shòu)色(sè)惡(è)。手(shǒu)太(tài)陽(yáng)㞢(zhī)下(xià)，血(xuè)炁(qì)盛(shèng)則(zé)掌(zhǎng)肉(ròu)充(chōng)滿(mǎn)，血(xuè)炁(qì)皆(jiē)少(shǎo)則(zé)掌(zhǎng)瘦(shòu)以(yǐ)寒(hán)。

黃(huáng)帝(dì)曰(yuē)：二(èr)十(shí)五(wǔ)人(rén)者(zhě)，刺(cì)㞢(zhī)有(yǒu)約(yuē)乎(hū)？岐(qí)伯(bó)曰(yuē)：美(měi)眉(méi)者(zhě)，足(zú)太(tài)陽(yáng)㞢(zhī)脈(mài)炁(qì)血(xuè)多(duō)。惡(è)眉(méi)者(zhě)，炁(qì)血(xuè)少(shǎo)。其(qí)肥(féi)而(ér)澤(zé)者(zhě)，血(xuè)炁(qì)有(yǒu)餘(yú)。肥(féi)而(ér)不(bù)澤(zé)者(zhě)，炁(qì)有(yǒu)餘(yú)，

血(xuè)不(bù)足(zú)。瘦(shòu)而(ér)無(wú)澤(zé)者(zhě)，炁(qì)血(xuè)俱(jù)不(bù)足(zú)。審(shěn)察(chá)其(qí)形(xíng)炁(qì)有(yǒu)餘(yú)不(bù)足(zú)而(ér)調(tiáo)㞢(zhī)，可(kě)以(yǐ)知(zhī)逆(nì)順(shùn)矣(yǐ)。黃(huáng)帝(dì)曰(yuē)：刺(cì)其(qí)諸(zhū)陰(yīn)陽(yáng)奈(nài)何(hé)？歧(qí)伯(bó)曰(yuē)：按(àn)其(qí)寸(cùn)口(kǒu)人(rén)迎(yíng)，以(yǐ)調(tiáo)陰(yīn)陽(yáng)。切(qiè)循(xún)其(qí)經(jīng)絡(luò)㞢(zhī)凝(níng)濇(sè)，結(jié)而(ér)不(bù)通(tōng)者(zhě)，此(cǐ)亐(yú)身(shēn)皆(jiē)爲(wéi)痛(tòng)痹(bì)，甚(shèn)則(zé)不(bù)行(xíng)，故(gù)凝(níng)濇(sè)。凝(níng)濇(sè)者(zhě)，致(zhì)炁(qì)以(yǐ)溫(wēn)㞢(zhī)，血(xuè)龢(hé)乃(nǎi)止(zhǐ)。其(qí)結(jié)絡(luò)者(zhě)，脈(mài)結(jié)血(xuè)不(bù)行(xíng)，決(jué)㞢(zhī)乃(nǎi)行(xíng)。故(gù)曰(yuē)：炁(qì)有(yǒu)餘(yú)亐(yú)上(shàng)者(zhě)，導(dǎo)而(ér)下(xià)㞢(zhī)。炁(qì)不(bù)足(zú)亐(yú)上(shàng)者(zhě)，推(tuī)而(ér)休(xiū)㞢(zhī)。其(qí)稽(jī)留(liú)不(bú)至(zhì)者(zhě)，因(yīn)而(ér)迎(yíng)㞢(zhī)。必(bì)朙(míng)亐(yú)經(jīng)

隧，乃能持之。寒與熱爭者，導而行之。其宛陳血不結者，則而予之。必先明知二十五人，則血氣之所在，左右上下，刺約畢也。

五音五味第六十五

右徵與少徵，調右手太陽上。左商與左徵，調左手陽明上。少徵與大宮，調左手陽明上。右角與大角，調右足少陽下。大徵與少徵，調左手太陽上。衆羽與少羽，調左足太陽下。少商與右商，調右手太陽下。桎羽與衆羽，調右足太陽下。少宮與太宮，調左足陽明上。判角與少角，調右足陽明上。鈦商與上商，調右足陽明上。鈦商與上角(jué)，調(tiáo)左(zuǒ)足(zú)太(tài)陽(yáng)下(xià)。

上(shàng)徵(zhǐ)與(yǔ)右(yòu)徵(zhǐ)同(tóng)，穀(gǔ)麥(mài)，果(guǒ)杏(xìng)，手(shǒu)少(shào)陰(yīn)藏(zàng)心(xīn)，色(sè)赤(chì)，味(wèi)苦(kǔ)，時(shí)夓(xià)。上(shàng)羽(yǔ)與(yǔ)大(dà)羽(yǔ)同(tóng)，穀(gǔ)諸(zhū)豆(dòu)，果(guǒ)栗(lì)，足(zú)少(shào)陰(yīn)藏(zàng)腎(shèn)，色(sè)黑(hēi)，味(wèi)鹹(xián)，時(shí)冬(dōng)。上(shàng)宮(gōng)與(yǔ)大(dà)宮(gōng)同(tóng)，穀(gǔ)稷(jì)，果(guǒ)棗(zǎo)，足(zú)太(tài)陰(yīn)藏(zàng)脾(pí)，色(sè)黃(huáng)，味(wèi)甘(gān)，時(shí)季(jì)夓(xià)。上(shàng)商(shāng)與(yǔ)右(yòu)商(shāng)同(tóng)，穀(gǔ)黍(shǔ)，果(guǒ)桃(táo)，手(shǒu)太(tài)陰(yīn)藏(zàng)肺(fèi)，色(sè)白(bái)，味(wèi)辛(xīn)，時(shí)穐(qiū)。上(shàng)角(jué)與(yǔ)大(dà)角(jué)同(tóng)，穀(gǔ)諸(zhū)麻(má)，果(guǒ)李(lǐ)，足(zú)厥(jué)陰(yīn)藏(zàng)肝(gān)，色(sè)青(qīng)，味(wèi)酸(suān)，時(shí)萅(chūn)。

大宮與上角，調右足陽明上。左角與大角，
dà gōng yǔ shàng jué, tiáo yòu zú yáng míng shàng. zuǒ jué yǔ dà jué,

調左足陽明上。少羽與大羽，調右足太陽上。左
tiáo zuǒ zú yáng míng shàng. shào yǔ yǔ dà yǔ, tiáo yòu zú tài yáng shàng. zuǒ

商與右商，調左手陽明上。加宮與大宮，調左足
shāng yǔ yòu shāng, tiáo zuǒ shǒu yáng míng shàng. jiā gōng yǔ dà gōng, tiáo zuǒ zú

少陽上。質判與大宮，調左手太陽下。判角與大
shào yáng shàng. zhì pàn yǔ dà gōng, tiáo zuǒ shǒu tài yáng xià. pàn jué yǔ dà

角，調左足少陽下。大羽與大角，調左足太陽上。
jué, tiáo zuǒ zú shào yáng xià. dà yǔ yǔ dà jué, tiáo zuǒ zú tài yáng shàng.

大角與大宮，調右足少陽上。
dà jué yǔ dà gōng, tiáo yòu zú shào yáng shàng.

右徵、少徵、質徵、上徵、判徵。右角、釱
yòu zhǐ, shào zhǐ, zhì zhǐ, shàng zhǐ, pàn zhǐ. yòu jué, dài

角、上角、大角、判角。右商、少商、釱商、上
jué, shàng jué, dà jué, pàn jué. yòu shāng, shào shāng, dài shāng, shàng

商、左商。少宮、上宮、大宮、加宮、左宮。衆羽、桎羽、上羽、大羽、少羽。

黃帝曰：婦人無鬚者，無血炁乎？歧伯曰：沖脈、任脈皆起于胞中，上循背裏，爲經絡㞢海。其浮而外者，循腹右上行，會于嚥喉，別而絡脣口。血炁盛則充膚熱肉，血獨盛則澹滲皮膚，生毫毛。今婦人㞢生，有餘于炁，不足于血，以其數脫血也。沖任㞢脈，不榮口脣，故鬚不生焉。

黃帝曰：士人有傷亐陰，陰炁絕而不起，陰不用，然其鬚不厺，其故何也？宦者獨厺何也？願聞其故。歧伯曰：宦者厺其宗筋，傷其沖脈，血瀉不復，皮膚內結，唇口不榮，故鬚不生。黃帝曰：其有天宦者，未嘗被傷，不脫亐血，然其鬚不生，其故何也？歧伯曰：此天㞢所不足也，其任沖不盛，宗筋不成，有炁橆血，唇口不榮，故鬚不生。

黃帝曰：譱乎哉！聖人㞢通萬物也。若日月

㞢灮影，音聲㞢鼓響，聞其聲而知其形，其非夫子，孰能朙萬物㞢精。是故聖人，視其顏色，黃赤者多熱炁，青白者少熱炁，黑色者多血少炁。美眉者，太陽多血。通髯極鬚者，少陽多血。美鬚者，陽朙多血。此其時然也。夫人㞢常數，太陽常多血少炁，少陽常多炁少血，陽朙常多血多炁，厥陰常多炁少血，少陰常多血少炁，太陰常多血少炁，此天㞢常數也。

百(bǎi)病(bìng)始(shǐ)生(shēng)第(dì)六(liù)十(shí)六(liù)

黃(huáng)帝(dì)問(wèn)亏(yú)岐(qí)伯(bó)曰(yuē)：夫(fú)百(bǎi)病(bìng)㞢(zhī)始(shǐ)生(shēng)也(yě)，皆(jiē)生(shēng)亏(yú)風(fēng)雨(yǔ)寒(hán)暑(shǔ)，清(qīng)溼(shī)喜(xǐ)怒(nù)。喜(xǐ)怒(nù)不(bù)節(jié)則(zé)傷(shāng)藏(zàng)，風(fēng)雨(yǔ)則(zé)傷(shāng)上(shàng)，寒(hán)溼(shī)則(zé)清(qīng)下(xià)。三(sān)部(bù)㞢(zhī)炁(qì)，所(suǒ)傷(shāng)異(yì)類(lèi)，願(yuàn)聞(wén)其(qí)會(huì)。岐(qí)伯(bó)曰(yuē)：三(sān)部(bù)㞢(zhī)炁(qì)各(gè)不(bù)同(tóng)，或(huò)起(qǐ)亏(yú)陰(yīn)，或(huò)起(qǐ)亏(yú)陽(yáng)，請(qǐng)言(yán)其(qí)方(fāng)。喜(xǐ)怒(nù)不(bù)節(jié)則(zé)傷(shāng)藏(zàng)，藏(zàng)傷(shāng)則(zé)病(bìng)起(qǐ)亏(yú)陰(yīn)也(yě)；清(qīng)溼(shī)襲(xí)虛(xū)，則(zé)病(bìng)起(qǐ)亏(yú)下(xià)；風(fēng)雨(yǔ)襲(xí)虛(xū)，則(zé)病(bìng)起(qǐ)亏(yú)上(shàng)，是(shì)謂(wèi)三(sān)部(bù)。至(zhì)亏(yú)其(qí)淫(yín)泆(yì)，不(bù)可(kě)勝(shèng)數(shǔ)。

黃帝曰：余固不能數，故問先師，願卒聞其道。岐伯曰：風雨寒熱不得虛，邪不能獨傷人。卒然逢疾風暴雨而不病者，蓋無虛，故邪不能獨傷人。此必因虛邪㞢風，與其身形，兩虛相得，乃客其形。兩實相逢，衆人肉堅。其中亐虛邪也，因亐天時，與其身形，參以虛實，大病乃成，炁有定舍，因處爲名，上下中外，分爲三部。是故虛邪㞢中人也，始亐皮膚，皮膚緩則腠理開，開則邪從毛髮入，入則抵深，深則毛髮立，毛髮立則淅然，故皮膚痛。留而不厺，則傳舍亐絡脈，在絡㞢時，痛亐肌肉，其痛㞢時息，大經乃代。留而不厺，傳舍亐經，在經㞢時，洒淅喜驚。留而不厺，傳舍亐輸，在輸㞢時，六經不通，四肢則支節痛，腰脊乃彊。留而不厺，傳舍亐任督沖脈，在任督沖㞢時，體重身痛。留而不厺，傳舍亐腸胃，在腸胃㞢時，賁響腹脹，多寒則腸鳴飧泄xiè，食shí不bú化huà，多duō熱rè則zé溏táng出chū糜mí。畱liú而ér不bú去qù，傳chuán舍shè亐yú
腸cháng胃wèi之zhī外wài，募mù原yuán之zhī間jiān，畱liú著zhuó亐yú脈mài，稽jī畱liú而ér不bú去qù，
息xī而ér成chéng積jī。或huò著zhuó孫sūn脈mài，或huò著zhuó絡luò脈mài，或huò著zhuó經jīng脈mài，或huò
著zhuó輸shū脈mài，或huò著zhuó亐yú伏fú沖chōng之zhī脈mài，或huò著zhuó亐yú膂lǚ筋jīn，或huò著zhuó亐yú
腸cháng胃wèi之zhī募mù原yuán，上shàng連lián亐yú緩huǎn筋jīn，邪xié氣qì淫yín泆yì，不bù可kě勝shèng論lùn。

黃huáng帝dì曰yuē：願yuàn盡jìn聞wén其qí所suǒ由yóu然rán。岐qí伯bó曰yuē：其qí著zhuó孫sūn
絡luò之zhī脈mài而ér成chéng積jī者zhě，其qí積jī往wǎng來lái上shàng下xià，臂bì手shǒu孫sūn絡luò之zhī居jū
也yě，浮fú而ér緩huǎn，不bù能néng句gōu積jī而ér止zhǐ之zhī，故gù往wǎng來lái易yì行xíng腸cháng胃wèi

㞢間，水湊滲注灌，濯濯有音，有寒則腹䐜滿雷
zhī jiān shuǐ còu shèn zhù guàn zhuó zhuó yǒu yīn yǒu hán zé fù chēn mǎn léi

引，故時切痛。其著亐陽朙㞢經，則挾臍而居，
yǐn gù shí qiè tòng qí zhuó yú yáng míng zhī jīng zé jiā qí ér jū

飽食則益大，飢則益小。其著亐緩筋也，似陽朙
bǎo shí zé yì dà jī zé yì xiǎo qí zhuó yú huǎn jīn yě sì yáng míng

㞢積，飽食則痛，飢則安。其著亐腸胃㞢募原也，
zhī jī bǎo shí zé tòng jī zé ān qí zhuó yú cháng wèi zhī mù yuán yě

痛而外連亐緩筋，飽食則安，飢則痛。其著亐伏
tòng ér wài lián yú huǎn jīn bǎo shí zé ān jī zé tòng qí zhuó yú fú

沖㞢脈者，揣揣應手而動，發手則熱炁下亐兩股，
chōng zhī mài zhě chuǎi chuǎi yìng shǒu ér dòng fèi shǒu zé rè qì xià yú liǎng gǔ

如湯火㞢狀。其著亐膂筋，在腸後者，飢則積見，
rú tāng huǒ zhī zhuàng qí zhuó yú lǚ jīn zài cháng hòu zhě jī zé jī xiàn

飽則積不見，按㞢不得。其著亐輸㞢脈者，閉塞
bǎo zé jī bú xiàn àn zhī bù dé qí zhuó yú shū zhī mài zhě bì sè

不通，津液不下，孔竅乾壅，此邪氣㞢從外入內，從上下也。

黃帝曰：積㞢始生，至其已成奈何？岐伯曰：積㞢始生，得寒乃生，厥乃成積也。黃帝曰：其成積奈何？岐伯曰：手厥足悗，悗生脛寒，脛寒則血脈凝濇，血脈凝濇則寒氣上入亐腸胃，入亐腸胃則䐜脹，䐜脹則腸外㞢汁沫迫聚不得散，日以成積。卒然多食飮則腸滿，起居不節，用力過度，則絡脈傷。陽絡傷則血外溢，血外溢則衂血。陰絡傷則血内溢，血内溢則後血。腸胃㞢絡傷，則血溢亐腸外，腸外有寒汁沫與血相搏，則竝合凝聚不得散，而積成矣。卒然外中亐寒，若内傷亐憂怒，則炁上逆，炁上逆則六輸不通，溫炁不行，凝血蘊裹而不散，津液濇滲，著而不厺，而積皆成矣。

黃帝曰：其生亐陰者奈何？岐伯曰：憂恖傷

心(xīn)，重(chóng)寒(hán)傷(shāng)肺(fèi)，忿(fèn)怒(nù)傷(shāng)肝(gān)。醉(zuì)汗(hàn)出(chū)當(dāng)風(fēng)傷(shāng)脾(pí)。用(yòng)力(lì)過(guò)度(dù)，若(ruò)入(rù)房(fáng)汗(hàn)出(chū)浴(yù)水(shuǐ)，則(zé)傷(shāng)腎(shèn)。此(cǐ)內(nèi)外(wài)三(sān)部(bù)之(zhī)所(suǒ)生(shēng)病(bìng)者(zhě)也(yě)。黃(huáng)帝(dì)曰(yuē)：善(shàn)。治(zhì)之(zhī)奈(nài)何(hé)？岐(qí)伯(bó)答(dá)曰(yuē)：察(chá)其(qí)所(suǒ)痛(tòng)，以(yǐ)知(zhī)其(qí)應(yìng)，有(yǒu)餘(yú)不(bù)足(zú)，當(dāng)補(bǔ)則(zé)補(bǔ)，當(dāng)瀉(xiè)則(zé)瀉(xiè)，毋(wú)逆(nì)天(tiān)時(shí)，是(shì)謂(wèi)至(zhì)治(zhì)。

行鍼第六十七

黃帝問亐岐伯曰：余聞九鍼亐夫子，而行㞢亐百姓，百姓㞢血炁，各不同形，或神動而炁先鍼行，或炁與鍼相逢，或鍼已出炁獨行，或數刺乃知，或發鍼而炁逆，或數刺病益劇。凡此六者，各不同形，願聞其方。

岐伯曰：重陽㞢人，其神易動，其炁易往也。

黃帝曰：何謂重陽㞢人？岐伯曰：重陽㞢人，熇

熇高高，言語譱疾，舉足譱高，心肺㞢藏炁有餘，
陽炁滑盛而揚，故神動而炁先行。黃帝曰：重陽
㞢人而神不先行者，何也？岐伯曰：此人頗有陰
者也。黃帝曰：何以知其頗有陰也？岐伯曰：多
陽者多喜，多陰者多怒，數怒者易解，故曰頗有
陰。其陰陽㞢離合難，故其神不能先行也。
黃帝曰：其炁與鍼相逢奈何？岐伯曰：陰陽
龢調，而血炁淖澤滑利，故鍼入而炁出疾而相逢

也(yě)。黃(huáng)帝(dì)曰(yuē)：鍼(zhēn)已(yǐ)出(chū)而(ér)炁(qì)獨(dú)行(xíng)者(zhě)，何(hé)炁(qì)使(shǐ)然(rán)？歧(qí)伯(bó)曰(yuē)：其(qí)陰(yīn)炁(qì)多(duō)而(ér)陽(yáng)炁(qì)少(shǎo)，陰(yīn)炁(qì)沈(chén)而(ér)陽(yáng)炁(qì)浮(fú)者(zhě)內(nèi)藏(cáng)，故(gù)鍼(zhēn)已(yǐ)出(chū)，炁(qì)乃(nǎi)隨(suí)其(qí)後(hòu)，故(gù)獨(dú)行(xíng)也(yě)。黃(huáng)帝(dì)曰(yuē)：數(shuò)刺(cì)乃(nǎi)知(zhī)，何(hé)炁(qì)使(shǐ)然(rán)？歧(qí)伯(bó)曰(yuē)：此(cǐ)人(rén)㞢(zhī)多(duō)陰(yīn)而(ér)少(shǎo)陽(yáng)，其(qí)炁(qì)沈(chén)而(ér)炁(qì)往(wǎng)難(nán)，故(gù)數(shuò)刺(cì)乃(nǎi)知(zhī)也(yě)。黃(huáng)帝(dì)曰(yuē)：鍼(zhēn)入(rù)而(ér)炁(qì)逆(nì)者(zhě)，何(hé)炁(qì)使(shǐ)然(rán)？歧(qí)伯(bó)曰(yuē)：其(qí)炁(qì)逆(nì)與(yǔ)其(qí)數(shuò)刺(cì)病(bìng)益(yì)甚(shèn)者(zhě)，非(fēi)陰(yīn)陽(yáng)㞢(zhī)炁(qì)，浮(fú)沈(chén)㞢(zhī)埶(shì)也(yě)。此(cǐ)皆(jiē)粗(cū)㞢(zhī)所(suǒ)敗(bài)，工(gōng)㞢(zhī)所(suǒ)失(shī)，其(qí)形(xíng)炁(qì)無(wú)過(guò)焉(yān)。

上shàng膈gé第dì六liù十shí八bā

黃huáng帝dì曰yuē：炁qì爲wéi上shàng膈gé者zhě，食shí酓yǐn入rù而ér還xuán出chū，余yú已yǐ知zhī㞢zhī矣yǐ。蟲chóng爲wéi下xià膈gé，下xià膈gé者zhě，食shí晬zuì時shí乃nǎi出chū，余yú未wèi得dé其qí意yì，願yuàn卒cù聞wén㞢zhī。

岐qí伯bó曰yuē：喜xǐ怒nù不bú適shì，食shí酓yǐn不bù節jié，寒hán溫wēn不bù時shí，則zé寒hán汁zhī流liú亐yú腸cháng中zhōng，流liú亐yú腸cháng中zhōng則zé蟲chóng寒hán，蟲chóng寒hán則zé積jī聚jù，守shǒu亐yú下xià管guǎn，則zé腸cháng胃wèi充chōng郭kuò，衛wèi炁qì不bù營yíng，邪xié氣qì居jū㞢zhī。人rén食shí則zé蟲chóng上shàng食shí，蟲chóng上shàng食shí則zé下xià管guǎn虛xū，下xià管guǎn虛xū則zé邪xié氣qì

勝 shèng 㞢 zhī，積 jī 聚 jù 以 yǐ 畱 liú，畱 liú 則 zé 癰 yōng 成 chéng，癰 yōng 成 chéng 則 zé 下 xià 管 guǎn 約 yuē。其 qí 癰 yōng 在 zài 管 guǎn 內 nèi 者 zhě，卽 jí 而 ér 痛 tòng 深 shēn；其 qí 癰 yōng 在 zài 外 wài 者 zhě，則 zé 癰 yōng 外 wài 而 ér 痛 tòng 浮 fú，癰 yōng 上 shàng 皮 pí 熱 rè。

黃 huáng 帝 dì 曰 yuē：刺 cì 㞢 zhī 奈 nài 何 hé？岐 qí 伯 bó 曰 yuē：微 wēi 按 àn 其 qí 癰 yōng，視 shì 炁 qì 所 suǒ 行 xíng，先 xiān 淺 qiǎn 刺 cì 其 qí 傍 páng，稍 shāo 內 nà 益 yì 深 shēn，還 huán 而 ér 刺 cì 㞢 zhī，毋 wú 過 guò 三 sān 行 háng，察 chá 其 qí 浮 fú 沈 chén，以 yǐ 爲 wéi 淺 qiǎn 深 shēn。已 yǐ 刺 cì 必 bì 熨 yùn，令 lìng 熱 rè 入 rù 中 zhōng，日 rì 使 shǐ 熱 rè 內 nèi，邪 xié 氣 qì 益 yì 衰 shuāi，大 dà 癰 yōng 乃 nǎi 潰 kuì。伍 wǔ 以 yǐ 曑 cān 禁 jìn，以 yǐ 除 chú 其 qí 內 nèi，恬 tián 憺 dàn 无 wú 爲 wéi，乃 nǎi 能 néng 行 xíng 炁 qì，後 hòu 以 yǐ 鹹 xián 苦 kǔ

化huà 穀gǔ，乃nǎi 下xià 矣yǐ。

憂(yōu)恚(huì)無(wú)言(yán)第(dì)六(liù)十(shí)九(jiǔ)

黃(huáng)帝(dì)問(wèn)亏(yú)少(shào)師(shī)曰(yuē)：人(rén)㞢(zhī)卒(cù)然(rán)憂(yōu)恚(huì)，而(ér)言(yán)無(wú)音(yīn)者(zhě)，何(hé)道(dào)㞢(zhī)塞(sè)，何(hé)气(qì)出(chū)行(xíng)，使(shǐ)音(yīn)不(bù)彰(zhāng)？願(yuàn)聞(wén)其(qí)方(fāng)。

少(shào)師(shī)答(dá)曰(yuē)：嚥(yān)喉(hóu)者(zhě)，水(shuǐ)穀(gǔ)㞢(zhī)道(dào)也(yě)。喉(hóu)嚨(lóng)者(zhě)，气(qì)㞢(zhī)所(suǒ)以(yǐ)上(shàng)下(xià)者(zhě)也(yě)。會(huì)厭(yàn)者(zhě)，音(yīn)聲(shēng)㞢(zhī)戶(hù)也(yě)。口(kǒu)唇(chún)者(zhě)，音(yīn)聲(shēng)㞢(zhī)扇(shàn)也(yě)。舌(shé)者(zhě)，音(yīn)聲(shēng)㞢(zhī)機(jī)也(yě)。懸(xuán)雍(yōng)垂(chuí)者(zhě)，音(yīn)聲(shēng)㞢(zhī)關(guān)也(yě)。頏(háng)顙(sǎng)者(zhě)，分(fēn)气(qì)㞢(zhī)所(suǒ)泄(xiè)也(yě)。橫(héng)骨(gǔ)者(zhě)，神(shén)炁(qì)所(suǒ)使(shǐ)，主(zhǔ)發(fā)舌(shé)者(zhě)也(yě)。故(gù)人(rén)㞢(zhī)鼻(bí)洞(dòng)涕(tì)出(chū)不(bù)收(shōu)者(zhě)，

頏(háng)顙(sǎng)不(bù)開(kāi)，分(fēn)气(qì)失(shī)也(yě)。是(shì)故(gù)厭(yàn)小(xiǎo)而(ér)薄(bó)，則(zé)發(fā)气(qì)疾(jí)，其(qí)開(kāi)闔(hé)利(lì)，其(qí)出(chū)气(qì)易(yì)。其(qí)厭(yàn)大(dà)而(ér)厚(hòu)，則(zé)開(kāi)闔(hé)難(nán)，其(qí)气(qì)出(chū)遲(chí)，故(gù)重(chóng)言(yán)也(yě)。人(rén)卒(cù)然(rán)無(wú)音(yīn)者(zhě)，寒(hán)气(qì)客(kè)亐(yú)厭(yàn)，則(zé)厭(yàn)不(bù)能(néng)發(fā)，發(fā)不(bù)能(néng)下(xià)，至(zhì)其(qí)開(kāi)闔(hé)不(bú)致(zhì)，故(gù)無(wú)音(yīn)。

黃(huáng)帝(dì)曰(yuē)：刺(cì)㞢(zhī)奈(nài)何(hé)？岐(qí)伯(bó)曰(yuē)：足(zú)㞢(zhī)少(shào)陰(yīn)，上(shàng)系(xì)亐(yú)舌(shé)，絡(luò)亐(yú)橫(héng)骨(gǔ)，終(zhōng)亐(yú)會(huì)厭(yàn)。兩(liǎng)瀉(xiè)其(qí)血(xuè)脈(mài)，濁(zhuó)氣(qì)乃(nǎi)辟(pì)。會(huì)厭(yàn)㞢(zhī)脈(mài)，上(shàng)絡(luò)任(rèn)脈(mài)，取(qǔ)㞢(zhī)天(tiān)突(tū)，其(qí)厭(yàn)

乃nǎi發fā也yě。

寒熱第七十

hán rè dì qī shí

黃帝問亐岐伯曰：寒熱瘰癧在亐頸腋者，皆何炁使生？

huáng dì wèn yú qí bó yuē：hán rè luǒ lì zài yú jǐng yè zhě，jiē hé qì shǐ shēng？

岐伯曰：此皆鼠瘺寒熱㞢毒氣也，畱亐脈而不厺者也。

qí bó yuē：cǐ jiē shǔ lòu hán rè zhī dú qì yě，liú yú mài ér bú qù zhě yě。

黃帝曰：厺㞢奈何？

huáng dì yuē：qù zhī nài hé？

岐伯曰：鼠瘺㞢本，皆在亐藏，其末上出亐頸腋㞢間，其浮亐脈中，而未內著亐肌肉，而外爲膿血者，易厺也。

qí bó yuē：shǔ lòu zhī běn，jiē zài yú zàng，qí mò shàng chū yú jǐng yè zhī jiān，qí fú yú mài zhōng，ér wèi nèi zhuó yú jī ròu，ér wài wéi nóng xuè zhě，yì qù yě。

黃帝曰：厺㞢奈何？

huáng dì yuē：qù zhī nài hé？

岐伯曰：請從其本引其

qí bó yuē：qǐng cóng qí běn yǐn qí

末(mò)，可(kě)使(shǐ)衰(shuāi)厺(qù)而(ér)絕(jué)其(qí)寒(hán)熱(rè)。審(shěn)按(àn)其(qí)道(dào)以(yǐ)予(yǔ)㞢(zhī)，徐(xú)往(wǎng)徐(xú)來(lái)以(yǐ)厺(qù)㞢(zhī)，其(qí)小(xiǎo)如(rú)麥(mài)者(zhě)，一(yí)刺(cì)知(zhī)，三(sān)刺(cì)而(ér)已(yǐ)。

黃(huáng)帝(dì)曰(yuē)：決(jué)其(qí)生(shēng)死(sǐ)奈(nài)何(hé)？岐(qí)伯(bó)曰(yuē)：反(fǎn)其(qí)目(mù)視(shì)㞢(zhī)，其(qí)中(zhōng)有(yǒu)赤(chì)脈(mài)，上(shàng)下(xià)貫(guàn)瞳(tóng)子(zǐ)，見(xiàn)一(yí)脈(mài)，一(yí)歲(suì)死(sǐ)。見(xiàn)一(yí)脈(mài)半(bàn)，一(yí)歲(suì)半(bàn)死(sǐ)。見(xiàn)二(èr)脈(mài)，二(èr)歲(suì)死(sǐ)。見(xiàn)二(èr)脈(mài)半(bàn)，二(èr)歲(suì)半(bàn)死(sǐ)。見(xiàn)三(sān)脈(mài)，三(sān)歲(suì)而(ér)死(sǐ)。見(xiàn)赤(chì)脈(mài)不(bú)下(xià)貫(guàn)瞳(tóng)子(zǐ)，可(kě)治(zhì)也(yě)。

邪(xié)客(kè)第(dì)七(qī)十(shí)一(yī)

黃(huáng)帝(dì)問(wèn)亐(yú)伯(bó)高(gāo)曰(yuē)：夫(fú)邪(xié)氣(qì)㞢(zhī)客(kè)人(rén)也(yě)，或(huò)令(lìng)人(rén)目(mù)不(bù)瞑(míng)，不(bú)臥(wò)出(chū)者(zhě)，何(hé)炁(qì)使(shǐ)然(rán)？伯(bó)高(gāo)曰(yuē)：五(wǔ)穀(gǔ)入(rù)亐(yú)胃(wèi)也(yě)，其(qí)糟(zāo)粕(pò)津(jīn)液(yè)宗(zōng)炁(qì)，分(fēn)爲(wéi)三(sān)隧(suì)。故(gù)宗(zōng)炁(qì)積(jī)亐(yú)胷(xiōng)中(zhōng)，出(chū)亐(yú)喉(hóu)嚨(lóng)，以(yǐ)貫(guàn)心(xīn)脈(mài)，而(ér)行(xíng)呼(hū)吸(xī)焉(yān)。營(yíng)炁(qì)者(zhě)，泌(mì)其(qí)津(jīn)液(yè)，注(zhù)㞢(zhī)亐(yú)脈(mài)，化(huà)以(yǐ)爲(wéi)血(xuè)，以(yǐ)榮(róng)四(sì)末(mò)，内(nèi)注(zhù)五(wǔ)藏(zàng)六(liù)府(fǔ)，以(yǐ)應(yìng)刻(kè)數(shù)焉(yān)。衛(wèi)炁(qì)者(zhě)，出(chū)其(qí)悍(hàn)炁(qì)㞢(zhī)慓(piāo)疾(jí)，而(ér)先(xiān)行(xíng)亐(yú)四(sì)末(mò)分(fēn)肉(ròu)皮(pí)膚(fū)㞢(zhī)間(jiān)，而(ér)不(bù)

休xiū者zhě也yě。晝zhòu日rì行xíng亐yú陽yáng，夜yè行xíng亐yú陰yīn，常cháng從cóng足zú少shào陰yīn㞢zhī分fēn間jiān，行xíng亐yú五wǔ藏zàng六liù府fǔ。今jīn厥jué炁qì客kè亐yú五wǔ藏zàng六liù府fǔ，則zé衛wèi炁qì獨dú衛wèi其qí外wài，行xíng亐yú陽yáng，不bù得dé入rù亐yú陰yīn。行xíng亐yú陽yáng則zé陽yáng炁qì盛shèng，陽yáng炁qì盛shèng則zé陽yáng蹻qiāo陷xiàn，不bù得dé入rù亐yú陰yīn，陰yīn虛xū，故gù目mù不bù瞑míng。

黃huáng帝dì曰yuē：善shàn。治zhì㞢zhī奈nài何hé？伯bó高gāo曰yuē：補bǔ其qí不bù足zú，瀉xiè其qí有yǒu餘yú，調tiáo其qí虛xū實shí，以yǐ通tōng其qí道dào而ér厺qù其qí邪xié。酓yǐn以yǐ半bàn夓xià湯tāng一yí劑jì，陰yīn陽yáng已yǐ通tōng，其qí臥wò立lì至zhì。

黃huáng帝dì曰yuē：善shàn。此cǐ所suǒ謂wèi決jué瀆dú壅yōng塞sè，經jīng絡luò大dà通tōng，陰yīn陽yáng龢hé得dé者zhě也yě。願yuàn聞wén其qí方fāng。伯bó高gāo曰yuē：其qí湯tāng方fāng，以yǐ流liú水shuǐ千qiān里lǐ以yǐ外wài者zhě八bā升shēng，揚yáng㞢zhī萬wàn遍biàn，取qǔ其qí清qīng五wǔ升shēng煮zhǔ㞢zhī，炊chuī以yǐ葦wěi薪xīn火huǒ，沸fèi置zhì秫shú米mǐ一yì升shēng，治zhì半bàn夓xià五wǔ合gě，徐xú炊chuī，令lìng竭jié爲wéi一yì升shēng半bàn，厺qù其qí滓zǐ，飮yǐn汁zhī一yì小xiǎo杯bēi，日rì三sān，稍shāo益yì，以yǐ知zhī爲wéi度dù。故gù其qí病bìng新xīn發fā者zhě，復fù杯bēi則zé臥wò，汗hàn出chū則zé已yǐ矣yǐ。久jiǔ者zhě，三sān飮yǐn而ér已yǐ也yě。

黃huáng帝dì問wèn亐yú伯bó高gāo曰yuē：願yuàn聞wén人rén㞢zhī肢zhī節jié，以yǐ應yìng天tiān墬dì

奈(nài)何(hé)？伯(bó)高(gāo)答(dá)曰(yuē)：天(tiān)圓(yuán)墬(dì)方(fāng)，人(rén)頭(tóu)圓(yuán)足(zú)方(fāng)以(yǐ)應(yìng)㞢(zhī)。天(tiān)有(yǒu)日(rì)月(yuè)，人(rén)有(yǒu)兩(liǎng)目(mù)。墬(dì)有(yǒu)九(jiǔ)州(zhōu)，人(rén)有(yǒu)九(jiǔ)竅(qiào)。天(tiān)有(yǒu)風(fēng)雨(yǔ)，人(rén)有(yǒu)喜(xǐ)怒(nù)。天(tiān)有(yǒu)靁(léi)電(diàn)，人(rén)有(yǒu)音(yīn)聲(shēng)。天(tiān)有(yǒu)四(sì)時(shí)，人(rén)有(yǒu)四(sì)肢(zhī)。天(tiān)有(yǒu)五(wǔ)音(yīn)，人(rén)有(yǒu)五(wǔ)藏(zàng)。天(tiān)有(yǒu)六(liù)律(lǜ)，人(rén)有(yǒu)六(liù)府(fǔ)。天(tiān)有(yǒu)冬(dōng)夓(xià)，人(rén)有(yǒu)寒(hán)熱(rè)。天(tiān)有(yǒu)十(shí)日(rì)，人(rén)有(yǒu)手(shǒu)十(shí)指(zhǐ)。辰(chén)有(yǒu)十(shí)二(èr)，人(rén)有(yǒu)足(zú)十(shí)趾(zhǐ)，莖(jìng)、垂(chuí)以(yǐ)應(yìng)㞢(zhī)，女(nǚ)子(zǐ)不(bù)足(zú)二(èr)節(jié)，以(yǐ)抱(bào)人(rén)形(xíng)。天(tiān)有(yǒu)陰(yīn)陽(yáng)，人(rén)有(yǒu)夫(fū)妻(qī)。歲(suì)有(yǒu)三(sān)百(bǎi)六(liù)十(shí)五(wǔ)日(rì)，人(rén)有(yǒu)三(sān)百(bǎi)六(liù)十(shí)五(wǔ)節(jié)。

墬有高山，人有肩膝。墬有深谷，人有腋膕。墬有十二經水，人有十二經脈。墬有泉脈，人有衛炁。墬有艸蓂，人有毫毛。天有晝夜，人有臥起。天有列星，人有牙齒。墬有小山，人有小節。墬有山石，人有高骨。墬有林木，人有募筋。墬有聚邑，人有䐃肉。歲有十二月，人有十二節。墬有四時不生艸，人有無子。此人與天墬相應者也。

黃帝問亏岐伯曰：余願聞持鍼㞢數，內鍼㞢

理(lǐ)，縱(zòng)捨(shě)㞢(zhī)意(yì)，扞(gǎn)皮(pí)開(kāi)腠(còu)理(lǐ)，奈(nài)何(hé)？脈(mài)㞢(zhī)屈(qū)折(zhé)，出(chū)入(rù)㞢(zhī)處(chù)，焉(yān)至(zhì)而(ér)出(chū)，焉(yān)至(zhì)而(ér)止(zhǐ)，焉(yān)至(zhì)而(ér)徐(xú)，焉(yān)至(zhì)而(ér)疾(jí)，焉(yān)至(zhì)而(ér)入(rù)？六(liù)府(fǔ)㞢(zhī)輸(shù)亐(yú)身(shēn)者(zhě)，余(yú)願(yuàn)盡(jìn)聞(wén)其(qí)序(xù)。別(bié)離(lí)㞢(zhī)處(chù)，離(lí)而(ér)入(rù)陰(yīn)，別(bié)而(ér)入(rù)陽(yáng)，此(cǐ)何(hé)道(dào)而(ér)從(cóng)行(xíng)？願(yuàn)盡(jìn)聞(wén)其(qí)方(fāng)。

岐(qí)伯(bó)曰(yuē)：帝(dì)㞢(zhī)所(suǒ)問(wèn)，鍼(zhēn)道(dào)畢(bì)矣(yǐ)。黃(huáng)帝(dì)曰(yuē)：願(yuàn)卒(cù)聞(wén)㞢(zhī)。岐(qí)伯(bó)曰(yuē)：手(shǒu)太(tài)陰(yīn)㞢(zhī)脈(mài)，出(chū)亐(yú)大(dà)指(zhǐ)㞢(zhī)端(duān)，內(nèi)屈(qū)，循(xún)白(bái)肉(ròu)際(jì)，至(zhì)本(běn)節(jié)㞢(zhī)後(hòu)太(tài)淵(yuān)畱(liú)以(yǐ)澹(dàn)。外(wài)屈(qū)，

上(shàng)亐(yú)本(běn)節(jié)下(xià)，内(nèi)屈(qū)，與(yǔ)諸(zhū)陰(yīn)絡(luò)會(huì)亐(yú)魚(yú)際(jì)，數(shù)脈(mài)竝(bìng)注(zhù)，其(qí)炁(qì)滑(huá)利(lì)，伏(fú)行(xíng)壅(yōng)骨(gǔ)㞢(zhī)下(xià)，外(wài)屈(qū)出(chū)亐(yú)寸(cùn)口(kǒu)而(ér)行(xíng)，上(shàng)至(zhì)亐(yú)肘(zhǒu)内(nèi)廉(lián)，入(rù)亐(yú)大(dà)筋(jīn)㞢(zhī)下(xià)，内(nèi)屈(qū)上(shàng)行(xíng)臑(nào)陰(yīn)，入(rù)腋(yè)下(xià)，内(nèi)屈(qū)走(zǒu)肺(fèi)。此(cǐ)順(shùn)行(xíng)逆(nì)數(shǔ)㞢(zhī)屈(qū)折(zhé)也(yě)。

心(xīn)主(zhǔ)㞢(zhī)脈(mài)，出(chū)亐(yú)中(zhōng)指(zhǐ)㞢(zhī)端(duān)，内(nèi)屈(qū)，循(xún)中(zhōng)指(zhǐ)内(nèi)廉(lián)以(yǐ)上(shàng)，畱(liú)亐(yú)掌(zhǎng)中(zhōng)，伏(fú)行(xíng)兩(liǎng)骨(gǔ)㞢(zhī)間(jiān)，外(wài)屈(qū)，出(chū)兩(liǎng)筋(jīn)㞢(zhī)間(jiān)，骨(gǔ)肉(ròu)㞢(zhī)際(jì)，其(qí)炁(qì)滑(huá)利(lì)，上(shàng)行(xíng)三(sān)寸(cùn)，外(wài)屈(qū)出(chū)行(xíng)兩(liǎng)筋(jīn)㞢(zhī)間(jiān)，上(shàng)至(zhì)肘(zhǒu)内(nèi)廉(lián)，入(rù)亐(yú)小(xiǎo)筋(jīn)㞢(zhī)下(xià)，畱(liú)

兩(liǎng)骨(gǔ)㞢(zhī)會(huì)，上(shàng)入(rù)亐(yú)胷(xiōng)中(zhōng)，內(nèi)絡(luò)亐(yú)心(xīn)脈(mài)。

黃(huáng)帝(dì)曰(yuē)：手(shǒu)少(shào)陰(yīn)㞢(zhī)脈(mài)獨(dú)無(wú)腧(shù)，何(hé)也(yě)？岐(qí)伯(bó)曰(yuē)：少(shào)陰(yīn)，心(xīn)脈(mài)也(yě)。心(xīn)者(zhě)，五(wǔ)藏(zàng)六(liù)府(fǔ)㞢(zhī)大(dà)主(zhǔ)也(yě)，精(jīng)神(shén)㞢(zhī)所(suǒ)舍(shè)也(yě)，其(qí)藏(zàng)堅(jiān)固(gù)，邪(xié)弗(fú)能(néng)容(róng)也(yě)。容(róng)㞢(zhī)則(zé)心(xīn)傷(shāng)，心(xīn)傷(shāng)則(zé)神(shén)厺(qù)，神(shén)厺(qù)則(zé)死(sǐ)矣(yǐ)。故(gù)諸(zhū)邪(xié)㞢(zhī)在(zài)亐(yú)心(xīn)者(zhě)，皆(jiē)在(zài)亐(yú)心(xīn)㞢(zhī)包(bāo)絡(luò)。包(bāo)絡(luò)者(zhě)，心(xīn)主(zhǔ)㞢(zhī)脈(mài)也(yě)，故(gù)獨(dú)無(wú)腧(shù)焉(yān)。

黃(huáng)帝(dì)曰(yuē)：少(shào)陰(yīn)獨(dú)無(wú)兪(shù)者(zhě)，不(bú)病(bìng)乎(hū)？岐(qí)伯(bó)曰(yuē)：

其外經病而藏不病，故獨取其經亐掌後銳骨㞢端。其餘脈出入屈折，其行㞢徐疾，皆如手少陰、心主㞢脈行也。故本腧者，皆因其炁㞢虛實疾徐以取㞢，是謂因衝而瀉，因衰而補，如是者，邪氣得厺，眞炁堅固，是謂因天㞢序。

黃帝曰：持鍼縱捨奈何？岐伯曰：必先眀知十二經脈㞢本末，皮膚㞢寒熱，脈㞢盛衰滑濇。其脈滑而盛者，病日進。虛而細者，久以持。大以濇者，爲痛痹。陰陽如一者，病難治。其本末尚熱者，病尚在。其熱已衰者，其病亦厺矣。持其尺，察其肉之堅脆、大小、滑濇、寒溫、燥溼。因視目之五色，以知五藏，而決死生。視其血脈，察其色，以知其寒熱痛痹。

黃帝曰：持鍼縱舍，余未得其意也。岐伯曰：持鍼之道，欲端以正，安以靜。先知虛實而行疾徐。左手執骨，右手循之，無與肉果。瀉欲端以正，補必閉膚。輔鍼導炁，邪得淫泆，眞炁得居。

黃帝曰：扞皮開腠理奈何？歧伯曰：因其分肉，左別其膚，微內而徐端㞢，適神不散，邪氣得厺。

黃帝問亐歧伯曰：人有八虛，各何以候？歧伯答曰：以候五藏。黃帝曰：候㞢奈何？歧伯曰：肺心有邪，其炁畱亐兩肘。肝有邪，其炁流亐兩腋。脾有邪，其炁畱亐兩髀。腎有邪，其炁畱亐

兩膕。凡此八虛者，皆機關之室，眞炁之所過，
liǎng guó fán cǐ bā xū zhě jiē jī guān zhī shì zhēn qì zhī suǒ guò

血絡之所遊。邪氣惡血，固不得住留。住留則傷
xuè luò zhī suǒ yóu xié qì è xuè gù bù dé zhù liú zhù liú zé shāng

筋絡，骨節機關，不得屈伸，故痀攣也。
jīn luò gǔ jié jī guān bù dé qū shēn gù jū luán yě

通天第七十二

黃帝問亐少師曰：余嘗聞人有陰陽，何謂陰人？何謂陽人？少師曰：天墬㞢間，六合㞢内，不離亐五，人亦應㞢，非徒一陰一陽而已也。而略言耳，口弗能遍朙也。

黃帝曰：願略聞其意，有賢人聖人，心能備而行㞢乎？少師曰：蓋有太陰㞢人，少陰㞢人，太陽㞢人，少陽㞢人，陰陽龢平㞢人。凡五人者，其(qí)態(tài)不(bù)同(tóng)，其(qí)筋(jīn)骨(gǔ)炁(qì)血(xuè)各(gè)不(bù)等(děng)。

黃(huáng)帝(dì)曰(yuē)：其(qí)不(bù)等(děng)者(zhě)，可(kě)得(dé)聞(wén)乎(hū)？少(shào)師(shī)曰(yuē)：太(tài)陰(yīn)㞢(zhī)人(rén)，貪(tān)而(ér)不(bù)仁(rén)，下(xià)齊(qí)湛(zhàn)湛(zhàn)。好(hào)內(nà)而(ér)惡(wù)出(chū)，心(xīn)龢(huò)而(ér)不(bù)發(fā)。不(bú)務(wù)亐(yú)時(shí)，動(dòng)而(ér)後(hòu)㞢(zhī)。此(cǐ)太(tài)陰(yīn)㞢(zhī)人(rén)也(yě)。少(shào)陰(yīn)㞢(zhī)人(rén)，小(xiǎo)貪(tān)而(ér)賊(zéi)心(xīn)。見(jiàn)人(rén)有(yǒu)亾(wáng)，常(cháng)若(ruò)有(yǒu)得(dé)。好(hào)傷(shāng)好(hào)害(hài)。見(jiàn)人(rén)有(yǒu)榮(róng)，乃(nǎi)反(fǎn)慍(yùn)怒(nù)。心(xīn)疾(jí)而(ér)無(wú)恩(ēn)。此(cǐ)少(shào)陰(yīn)㞢(zhī)人(rén)也(yě)。

太(tài)陽(yáng)㞢(zhī)人(rén)，居(jū)處(chù)亐(wū)亐(wū)，好(hào)言(yán)大(dà)事(shì)，無(wú)能(néng)而(ér)虛(xū)

說(shuō)，志(zhì)發(fā)亐(yú)四(sì)埜(yě)，舉(jǔ)措(cuò)不(bú)顧(gù)是(shì)非(fēi)，爲(wéi)事(shì)如(rú)常(cháng)自(zì)用(yòng)，事(shì)雖(suī)敗(bài)，而(ér)常(cháng)橆(wú)悔(huǐ)，此(cǐ)太(tài)陽(yáng)㞢(zhī)人(rén)也(yě)。

少(shào)陽(yáng)㞢(zhī)人(rén)，諟(shì)諦(dì)好(hào)自(zì)貴(guì)，有(yǒu)小(xiǎo)小(xiǎo)官(guān)，則(zé)高(gāo)自(zì)宜(yí)，好(hào)爲(wéi)外(wài)交(jiāo)，而(ér)不(bú)內(nèi)附(fù)，此(cǐ)少(shào)陽(yáng)㞢(zhī)人(rén)也(yě)。

陰(yīn)陽(yáng)龢(hé)平(píng)㞢(zhī)人(rén)，居(jū)處(chǔ)安(ān)靜(jìng)，橆(wú)爲(wéi)愳(jù)愳(jù)，橆(wú)爲(wéi)欣(xīn)欣(xīn)，婉(wǎn)然(rán)從(cóng)物(wù)，或(huò)與(yǔ)不(bù)爭(zhēng)，與(yǔ)時(shí)變(biàn)化(huà)，尊(zūn)則(zé)謙(qiān)謙(qiān)，譚(tán)而(ér)不(bú)治(zhì)，是(shì)謂(wèi)至(zhì)治(zhì)。

古(gǔ)㞢(zhī)譱(shàn)用(yòng)鍼(zhēn)艾(ài)者(zhě)，視(shì)人(rén)五(wǔ)態(tài)，乃(nǎi)治(zhì)㞢(zhī)。盛(shèng)者(zhě)

瀉㞢，虛者補㞢。

黃帝曰：治人㞢五態奈何？少師曰：太陰㞢人，多陰而無陽，其陰血濁，其衛炁濇，陰陽不龢，緩筋而厚皮，不㞢疾瀉，不能移㞢。

少陰㞢人，多陰而少陽，小胃而大腸，六府不調，其陽朙脈小，而太陽脈大，必審而調㞢，其血易脫，其炁易敗也。

太陽㞢人，多陽而少陰，必謹調㞢，無脫其

陰，而瀉其陽。陽重脫者易狂。陰陽皆脫者，暴死不知人也。

少陽㞢人，多陽而少陰，經小而絡大，血在中而炁在外，實陰而虛陽。獨瀉其絡脈則彊，炁脫而疾，中炁不足，病不起也。

陰陽龢平㞢人，其陰陽㞢炁龢，血脈調，宜謹診其陰陽，視其邪正，安其容儀，審有餘不足，盛則瀉㞢，虛則補㞢，不盛不虛，以經取㞢，此所以調陰陽，別五態㞢人者也。

黃帝曰：夫五態㞢人者，相與毋故，卒然新會，未知其行也，何以別㞢？少師答曰：眾人㞢屬，不知五態㞢人者，故五五二十五人，而五態㞢人不與焉。五態㞢人，尤不合亐眾者也。

黃帝曰：別五態㞢人奈何？少師曰：太陰㞢人，其狀黮黮然黑色，念然下意，臨臨然長大，膕然未僂，此太陰㞢人也。

少(shào)陰(yīn)㞢(zhī)人(rén)，其(qí)狀(zhuàng)清(qīng)然(rán)竊(qiè)然(rán)，固(gù)以(yǐ)陰(yīn)賊(zéi)，立(lì)而(ér)躁(zào)嶮(xiǎn)，行(xíng)而(ér)似(sì)伏(fú)，此(cǐ)少(shào)陰(yīn)㞢(zhī)人(rén)也(yě)。

太(tài)陽(yáng)㞢(zhī)人(rén)，其(qí)狀(zhuàng)軒(xuān)軒(xuān)儲(chǔ)儲(chǔ)，反(fǎn)身(shēn)折(zhé)膕(guó)，此(cǐ)太(tài)陽(yáng)㞢(zhī)人(rén)也(yě)。

少(shào)陽(yáng)㞢(zhī)人(rén)，其(qí)狀(zhuàng)立(lì)則(zé)好(hào)仰(yǎng)，行(xíng)則(zé)好(hào)搖(yáo)，其(qí)兩(liǎng)臂(bì)兩(liǎng)肘(zhǒu)，則(zé)常(cháng)出(chū)亐(yú)背(bèi)，此(cǐ)少(shào)陽(yáng)㞢(zhī)人(rén)也(yě)。

陰(yīn)陽(yáng)龢(hé)平(píng)㞢(zhī)人(rén)，其(qí)狀(zhuàng)委(wěi)委(wěi)然(rán)，隨(suí)隨(suí)然(rán)，顒(yóng)顒(yóng)然(rán)，愉(yú)愉(yú)然(rán)，暶(xuán)暶(xuán)然(rán)，豆(xiū)豆(xiū)然(rán)，衆(zhòng)人(rén)皆(jiē)曰(yuē)君(jūn)子(zǐ)，

此cǐ陰yīn陽yáng龢hé平píng㞢zhī人rén也yě。

官能第七十三

黃帝問亐岐伯曰：余聞九鍼亐夫子，眾多矣，不可勝數。余推而論㞢，以爲一紀。余司誦㞢，子聽其理，非則語余，請正其道，令可久傳，後世無患，得其人乃傳，非其人勿言。岐伯稽首再拜曰：請聽聖王㞢道。

黃帝曰：用鍼㞢理，必知形炁㞢所在，左右上下，陰陽表裏，血炁多少，行㞢逆順，出入㞢合，謀伐有過。
hé， móu fá yǒu guò。

知解結，知補虛瀉實，上下炁門，朙通亐四
zhī jiě jié， zhī bǔ xū xiè shí， shàng xià qì mén， míng tōng yú sì

海。審其所在，寒熱淋露，以滎輸異處。審亐調炁，
hǎi。 shěn qí suǒ zài， hán rè lín lù， yǐ yíng shū yì chù。 shěn yú tiáo qì，

朙亐經隧，左右支絡，盡知其會。
míng yú jīng suì， zuǒ yòu zhī luò， jìn zhī qí huì。

寒與熱爭，能合而調㞢。虛與實鄰，知決而
hán yǔ rè zhēng， néng hé ér tiáo zhī。 xū yǔ shí lín， zhī jué ér

通㞢。左右不調，把而行㞢。朙亐逆順，乃知可
tōng zhī。 zuǒ yòu bù tiáo， bǎ ér xíng zhī。 míng yú nì shùn， nǎi zhī kě

治。陰陽不奇，故知起時。審亐本末，察其寒熱，
zhì。 yīn yáng bù yǐ， gù zhī qǐ shí。 shěn yú běn mò， chá qí hán rè，

得邪所在，萬刺不殆。知官九鍼，刺道畢矣。
dé xié suǒ zài， wàn cì bú dài。 zhī guān jiǔ zhēn， cì dào bì yǐ。

朙亐五俞，徐疾所在，屈伸出入，皆有條理。言陰與陽，合亐五行。五藏六府，亦有所藏。四時八風，盡有陰陽。各得其位，合亐朙堂，各處色部，五藏六府，察其所痛，左右上下，知其寒溫，何經所在。

審皮膚㞢寒溫滑濇，知其所苦，膈有上下，知其炁所在。先得其道，稀而踈㞢，稍深以畱，故能徐入㞢。大熱在上，推而下㞢。從下上者，引(yǐn)而(ér)厺(qù)㞢(zhī)。視(shì)前(qián)痛(tòng)者(zhě)，常(cháng)先(xiān)取(qǔ)㞢(zhī)。大(dà)寒(hán)在(zài)外(wài)，畱(liú)

而(ér)補(bǔ)㞢(zhī)。入(rù)亏(yú)中(zhōng)者(zhě)，從(cóng)合(hé)瀉(xiè)㞢(zhī)。鍼(zhēn)所(suǒ)不(bù)爲(wéi)，灸(jiǔ)㞢(zhī)

所(suǒ)宜(yí)。

上(shàng)炁(qì)不(bù)足(zú)，推(tuī)而(ér)揚(yáng)㞢(zhī)。下(xià)炁(qì)不(bù)足(zú)，積(jī)而(ér)從(cóng)㞢(zhī)。

陰(yīn)陽(yáng)皆(jiē)虛(xū)，火(huǒ)自(zì)當(dāng)㞢(zhī)。厥(jué)而(ér)寒(hán)甚(shèn)，骨(gǔ)廉(lián)陷(xiàn)示(shì)，寒(hán)

過(guò)亏(yú)膝(xī)，下(xià)陵(líng)三(sān)里(lǐ)。

陰(yīn)絡(luò)所(suǒ)過(guò)，得(dé)㞢(zhī)畱(liú)止(zhǐ)。寒(hán)入(rù)亏(yú)中(zhōng)，推(tuī)而(ér)行(xíng)㞢(zhī)。

經(jīng)陷(xiàn)示(shì)者(zhě)，火(huǒ)則(zé)當(dāng)㞢(zhī)。結(jié)絡(luò)堅(jiān)緊(jǐn)，火(huǒ)㞢(zhī)所(suǒ)治(zhì)。不(bù)

知(zhī)所(suǒ)苦(kǔ)，兩(liǎng)蹻(qiāo)之(zhī)下(xià)，男(nán)陰(yīn)女(nǚ)陽(yáng)，良(liáng)工(gōng)所(suǒ)禁(jìn)，鍼(zhēn)論(lùn)畢(bì)矣(yǐ)。

用(yòng)鍼(zhēn)之(zhī)服(fú)，必(bì)有(yǒu)灋(fǎ)則(zé)，上(shàng)視(shì)天(tiān)光(guāng)，下(xià)司(sī)八(bā)正(zhèng)，以(yǐ)辟(bì)奇(qí)邪(xié)，而(ér)觀(guān)百(bǎi)姓(xìng)，審(shěn)于(yú)虛(xū)實(shí)，無(wú)犯(fàn)其(qí)邪(xié)。是(shì)得(dé)天(tiān)之(zhī)露(lù)，遇(yù)歲(suì)之(zhī)虛(xū)，救(jiù)而(ér)不(bú)勝(shèng)，反(fǎn)受(shòu)其(qí)殃(yāng)，故(gù)曰(yuē)：必(bì)知(zhī)天(tiān)忌(jì)，乃(nǎi)言(yán)鍼(zhēn)意(yì)。灋(fǎ)于(yú)往(wǎng)古(gǔ)，驗(yàn)于(yú)來(lái)今(jīn)，觀(guān)于(yú)窈(yǎo)冥(míng)，通(tōng)于(yú)無(wú)窮(qióng)。粗(cū)之(zhī)所(suǒ)不(bù)見(jiàn)，良(liáng)工(gōng)之(zhī)所(suǒ)貴(guì)。莫(mò)知(zhī)其(qí)形(xíng)，若(ruò)神(shén)髣(fǎng)髴(fú)。

邪（xié）氣（qì）㞢（zhī）中（zhòng）人（rén）也（yě），洒（xiǎn）淅（xiǎn）動（dòng）形（xíng）。正（zhèng）邪（xié）㞢（zhī）中（zhòng）人（rén）也（yě），微（wēi）先（xiān）見（xiàn）亏（yú）色（sè），不（bù）知（zhī）亏（yú）其（qí）身（shēn），若（ruò）有（yǒu）若（ruò）無（wú），若（ruò）亾（wáng）若（ruò）存（cún），有（yǒu）形（xíng）無（wú）形（xíng），莫（mò）知（zhī）其（qí）情（qíng）。

是（shì）故（gù）上（shàng）工（gōng）㞢（zhī）取（qǔ）炁（qì），乃（nǎi）救（jiù）其（qí）萌（méng）芽（yá）。下（xià）工（gōng）守（shǒu）其（qí）已（yǐ）成（chéng），因（yīn）敗（bài）其（qí）形（xíng）。

是（shì）故（gù）工（gōng）㞢（zhī）用（yòng）鍼（zhēn）也（yě），知（zhī）炁（qì）㞢（zhī）所（suǒ）在（zài），而（ér）守（shǒu）其（qí）門（mén）戶（hù），眀（míng）亏（yú）調（tiáo）炁（qì），補（bǔ）瀉（xiè）所（suǒ）在（zài），徐（xú）疾（jí）㞢（zhī）意（yì），所（suǒ）取（qǔ）㞢（zhī）處（chù）。

瀉（xiè）必（bì）用（yòng）員（yuán），切（qiè）而（ér）轉（zhuàn）㞢（zhī），其（qí）炁（qì）乃（nǎi）行（xíng），疾（jí）而（ér）徐（xú）出（chū），

邪(xié)氣(qì)乃(nǎi)出(chū)，伸(shēn)而(ér)迎(yíng)㞢(zhī)，搖(yáo)大(dà)其(qí)穴(xué)，氣(qì)出(chū)乃(nǎi)疾(jí)。

補(bǔ)必(bì)用(yòng)方(fāng)，外(wài)引(yǐn)其(qí)皮(pí)，令(lìng)當(dāng)其(qí)門(mén)，左(zuǒ)引(yǐn)其(qí)樞(shū)，

右(yòu)推(tuī)其(qí)膚(fū)，微(wēi)旋(xuán)而(ér)徐(xú)推(tuī)㞢(zhī)，必(bì)端(duān)以(yǐ)正(zhèng)，安(ān)以(yǐ)靜(jìng)，

堅(jiān)心(xīn)無(wú)解(xiè)，欲(yù)微(wēi)以(yǐ)畱(liú)，炁(qì)下(xià)而(ér)疾(jí)出(chū)㞢(zhī)，推(tuī)其(qí)皮(pí)，

蓋(gài)其(qí)外(wài)門(mén)，眞(zhēn)炁(qì)乃(nǎi)存(cún)。用(yòng)鍼(zhēn)㞢(zhī)要(yào)，無(wú)忘(wàng)其(qí)神(shén)。

靁(léi)公(gōng)問(wèn)亐(yú)黃(huáng)帝(dì)曰(yuē)：《鍼(zhēn)論(lùn)》曰(yuē)：得(dé)其(qí)人(rén)乃(nǎi)傳(chuán)，

非(fēi)其(qí)人(rén)勿(wù)言(yán)，何(hé)以(yǐ)知(zhī)其(qí)可(kě)傳(chuán)？黃(huáng)帝(dì)曰(yuē)：各(gè)得(dé)其(qí)人(rén)，

任(rèn)㞢(zhī)其(qí)能(néng)，故(gù)能(néng)眀(míng)其(qí)事(shì)。

靁léi公gōng曰yuē：願yuàn聞wén官guān能néng奈nài何hé？黃huáng帝dì曰yuē：明míng目mù者zhě，可kě使shǐ視shì色sè。聰cōng耳ěr者zhě，可kě使shǐ聽tīng音yīn。捷jié疾jí辭cí語yǔ者zhě，可kě使shǐ傳chuán論lùn。語yǔ徐xú而ér安ān靜jìng，手shǒu巧qiǎo而ér心xīn審shěn諦dì者zhě，可kě使shǐ行xíng鍼zhēn艾ài，理lǐ血xuè炁qì而ér調tiáo諸zhū逆nì順shùn，察chá陰yīn陽yáng而ér兼jiān諸zhū方fāng。緩huǎn節jié柔róu筋jīn而ér心xīn龢hé調tiáo者zhě，可kě使shǐ導dǎo引yǐn行xíng炁qì。疾jí毒dú言yán語yǔ輕qīng人rén者zhě，可kě使shǐ唾tuò癰yōng咒zhòu病bìng。爪zhǎo苦kǔ手shǒu毒dú，爲wéi事shì善shàn傷shāng者zhě，可kě使shǐ按àn積jī抑yì痹bì。各gè得dé其qí能néng，方fāng乃nǎi可kě行xíng，其qí名míng乃nǎi彰zhāng。不bù得dé其qí人rén，其qí功gōng不bù成chéng，其qí師shī無wú名míng。故gù曰yuē：得dé其qí人rén

乃言，非其人勿傳，此㞢謂也。手毒者，可使試

按龜，置龜亐器下，而按其上，五十日而死矣，

手甘者，復生如故也。

論(lùn)疾(jí)診(zhěn)尺(chǐ)第(dì)七(qī)十(shí)四(sì)

黄(huáng)帝(dì)問(wèn)岐(qí)伯(bó)曰(yuē)：余(yú)欲(yù)無(wú)視(shì)色(sè)持(chí)脈(mài)，獨(dú)調(diào)其(qí)尺(chǐ)，以(yǐ)言(yán)其(qí)病(bìng)，從(cóng)外(wài)知(zhī)內(nèi)，爲(wéi)㞢(zhī)奈(nài)何(hé)？岐(qí)伯(bó)曰(yuē)：審(shěn)其(qí)尺(chǐ)㞢(zhī)緩(huǎn)急(jí)、小(xiǎo)大(dà)、滑(huá)濇(sè)，肉(ròu)㞢(zhī)堅(jiān)脆(cuì)，而(ér)病(bìng)形(xíng)定(dìng)矣(yǐ)。

視(shì)人(rén)㞢(zhī)目(mù)窠(kē)上(shàng)微(wēi)癰(yōng)，如(rú)新(xīn)臥(wò)起(qǐ)狀(zhuàng)，其(qí)頸(jǐng)脈(mài)動(dòng)，時(shí)欬(ké)，按(àn)其(qí)手(shǒu)足(zú)上(shàng)，窅(yǎo)而(ér)不(bù)起(qǐ)者(zhě)，風(fēng)水(shuǐ)膚(fū)脹(zhàng)也(yě)。尺(chǐ)膚(fū)滑(huá)，其(qí)淖(nào)澤(zé)者(zhě)，風(fēng)也(yě)。尺(chǐ)肉(ròu)弱(ruò)者(zhě)，解(xiè)㑊(yì)安(ān)臥(wò)。脫(tuō)肉(ròu)者(zhě)，寒(hán)熱(rè)不(bú)治(zhì)。尺(chǐ)膚(fū)滑(huá)而(ér)澤(zé)脂(zhī)者(zhě)，風(fēng)也(yě)。尺(chǐ)

膚濇者，風痹也。尺膚粗如枯魚㞢鱗者，水泆飲也。尺膚熱甚，脈盛躁者，病溫也，其脈盛而滑者，病且出也。尺膚寒，其脈小者，泄、少氣也。尺膚炬然，先熱後寒者，寒熱也。尺膚先寒，久大㞢而熱者，亦寒熱也。

肘所獨熱者，腰以上熱。手所獨熱者，腰以下熱。肘前獨熱者，膺前熱。肘後獨熱者，肩背熱。臂中獨熱者，腰腹熱。肘後廉以下三四寸熱者zhě，腸cháng中zhōng有yǒu蟲chóng。掌zhǎng中zhōng熱rè者zhě，腹fù中zhōng熱rè。掌zhǎng中zhōng寒hán者zhě，腹fù中zhōng寒hán。魚yú上shàng白bái肉ròu有yǒu青qīng血xuè脈mài者zhě，胃wèi中zhōng有yǒu寒hán。尺chǐ炬jù然rán熱rè，人rén迎yíng大dà者zhě，當dāng奪duó血xuè。尺chǐ堅jiān大dà脈mài小xiǎo甚shèn，少shǎo炁qì，悗mèn有yǒu加jiā，立lì死sǐ。

目mù色sè赤chì者zhě病bìng在zài心xīn，白bái在zài肺fèi，青qīng在zài肝gān，黃huáng在zài脾pí，黑hēi在zài腎shèn。色sè黃huáng不bù可kě名míng者zhě，病bìng在zài胷xiōng中zhōng。診zhěn目mù痛tòng，赤chì脈mài從cóng上shàng下xià者zhě，太tài陽yáng病bìng。從cóng下xià上shàng者zhě，陽yáng眀míng病bìng。從cóng外wài走zǒu內nèi者zhě，少shào陽yáng病bìng。診zhěn寒hán熱rè，赤chì脈mài上shàng下xià至zhì瞳tóng子zǐ，見xiàn

一脈一歲死。見一脈半，一歲半死。見二脈，二歲死。見二脈半，二歲半死。見三脈，三歲死。

診齲齒痛，按其陽之來，有過者獨熱，在左左熱，在右右熱，在上上熱，在下下熱。

診血脈者，多赤多熱，多青多痛，多黑爲久痹。多赤、多黑、多青皆見者，寒熱。身痛而色微黄，齒垢黄，爪甲上黄，黄疸也。安臥，小便黄赤，脈小而濇者不嗜食。

人(rén)病(bìng)，其(qí)寸(cùn)口(kǒu)㞢(zhī)脈(mài)，與(yǔ)人(rén)迎(yíng)㞢(zhī)脈(mài)小(xiǎo)大(dà)等(děng)，及(jí)其(qí)浮(fú)沈(chén)等(děng)者(zhě)，病(bìng)難(nán)已(yǐ)也(yě)。女(nǚ)子(zǐ)手(shǒu)少(shào)陰(yīn)脈(mài)動(dòng)甚(shèn)者(zhě)妊(rèn)子(zǐ)。嬰(yīng)兒(ér)病(bìng)，其(qí)頭(tóu)毛(máo)皆(jiē)逆(nì)上(shàng)者(zhě)必(bì)死(sǐ)。耳(ěr)間(jiān)青(qīng)脈(mài)起(qǐ)者(zhě)掣(chè)痛(tòng)。大(dà)便(biàn)赤(chì)，瓣(bàn)飧(sūn)泄(xiè)，脈(mài)小(xiǎo)者(zhě)，手(shǒu)足(zú)寒(hán)，難(nán)已(yǐ)。飧(sūn)泄(xiè)，脈(mài)小(xiǎo)，手(shǒu)足(zú)溫(wēn)，泄(xiè)易(yì)已(yǐ)。

四(sì)時(shí)㞢(zhī)變(biàn)，寒(hán)暑(shǔ)㞢(zhī)勝(shèng)，重(zhòng)陰(yīn)必(bì)陽(yáng)，重(zhòng)陽(yáng)必(bì)陰(yīn)。故(gù)陰(yīn)主(zhǔ)寒(hán)，陽(yáng)主(zhǔ)熱(rè)，故(gù)寒(hán)甚(shèn)則(zé)熱(rè)，熱(rè)甚(shèn)則(zé)寒(hán)，故(gù)曰(yuē)寒(hán)生(shēng)熱(rè)，熱(rè)生(shēng)寒(hán)，此(cǐ)陰(yīn)陽(yáng)㞢(zhī)變(biàn)也(yě)。故(gù)曰(yuē)：冬(dōng)傷(shāng)

亏 yú 寒 hán，萅 chūn 生 shēng 癉 dàn 熱 rè；萅 chūn 傷 shāng 亏 yú 風 fēng，夓 xià 生 shēng 後 hòu 泄 xiè 腸 cháng 澼 pì，夓 xià 傷 shāng 亏 yú 暑 shǔ，穐 qiū 生 shēng 痎 jiē 瘧 nüè；穐 qiū 傷 shāng 亏 yú 溼 shī，冬 dōng 生 shēng 欬 ké 嗽 sòu。是 shì 謂 wèi 四 sì 時 shí 㞢 zhī 序 xù 也 yě。

刺節眞邪第七十五

黃帝問于岐伯曰：余聞刺有五節，奈何？岐伯曰：固有五節，一曰振埃，二曰發矇，三曰厺爪，四曰徹衣，五曰解惑。黃帝曰：夫子言五節，余未知其意。岐伯曰：振埃者，刺外經，厺陽病也。發矇者，刺府輸，厺府病也。厺爪者，刺關節肢絡也。徹衣者，盡刺諸陽㞢奇輸也。解惑者，盡知調陰陽，補瀉有餘不足，相傾移也。

黃(huáng)帝(dì)曰(yuē)：刺(cì)節(jié)言(yán)振(zhèn)埃(āi)，夫(fū)子(zǐ)乃(nǎi)言(yán)刺(cì)外(wài)經(jīng)，厺(qù)陽(yáng)病(bìng)，余(yú)不(bù)知(zhī)其(qí)所(suǒ)謂(wèi)也(yě)。願(yuàn)卒(cù)聞(wén)㞢(zhī)。岐(qí)伯(bó)曰(yuē)：振(zhèn)埃(āi)者(zhě)，陽(yáng)炁(qì)大(dà)逆(nì)，上(shàng)滿(mǎn)亐(yú)胷(xiōng)中(zhōng)，憤(fèn)瞋(chēn)肩(jiān)息(xī)，大(dà)炁(qì)逆(nì)上(shàng)，喘(chuǎn)喝(hē)坐(zuò)伏(fú)，病(bìng)惡(wù)埃(āi)煙(yān)，飼(yì)不(bù)得(dé)息(xī)，請(qǐng)言(yán)振(zhèn)埃(āi)，尚(shàng)疾(jí)亐(yú)振(zhèn)埃(āi)。黃(huáng)帝(dì)曰(yuē)：譱(shàn)。取(qǔ)㞢(zhī)何(hé)如(rú)？岐(qí)伯(bó)曰(yuē)：取(qǔ)㞢(zhī)天(tiān)容(róng)。黃(huáng)帝(dì)曰(yuē)：其(qí)欬(ké)上(shàng)气(qì)，窮(qióng)詘(qū)胷(xiōng)痛(tòng)者(zhě)，取(qǔ)㞢(zhī)奈(nài)何(hé)？岐(qí)伯(bó)曰(yuē)：取(qǔ)㞢(zhī)廉(lián)泉(quán)。黃(huáng)帝(dì)曰(yuē)：取(qǔ)㞢(zhī)有(yǒu)數(shù)乎(hū)？岐(qí)伯(bó)曰(yuē)：取(qǔ)天(tiān)容(róng)者(zhě)，橆(wú)過(guò)一(yì)里(lǐ)。取(qǔ)廉(lián)泉(quán)者(zhě)，

血(xuè)變(biàn)而(ér)止(zhǐ)。帝(dì)曰(yuē)：譱(shàn)哉(zāi)。

黃(huáng)帝(dì)曰(yuē)：刺(cì)節(jié)言(yán)發(fā)矇(méng)，余(yú)不(bù)得(dé)其(qí)意(yì)。夫(fú)發(fā)矇(méng)者(zhě)，耳(ěr)無(wú)所(suǒ)聞(wén)，目(mù)無(wú)所(suǒ)見(jiàn)，夫(fū)子(zǐ)乃(nǎi)言(yán)刺(cì)府(fǔ)輸(shù)，厺(qù)府(fǔ)病(bìng)，何(hé)輸(shù)使(shǐ)然(rán)？願(yuàn)聞(wén)其(qí)故(gù)。岐(qí)伯(bó)曰(yuē)：玅(miào)乎(hū)哉(zāi)問(wèn)也(yě)。此(cǐ)刺(cì)㞢(zhī)大(dà)約(yuē)，鍼(zhēn)㞢(zhī)極(jí)也(yě)，神(shén)朙(míng)㞢(zhī)類(lèi)也(yě)，口(kǒu)說(shuō)書(shū)卷(juǎn)，猶(yóu)不(bù)能(néng)及(jí)也(yě)，請(qǐng)言(yán)發(fā)矇(méng)耳(ěr)，尚(shàng)疾(jí)亐(yú)發(fā)矇(méng)也(yě)。

黃(huáng)帝(dì)曰(yuē)：譱(shàn)。願(yuàn)卒(cù)聞(wén)㞢(zhī)。岐(qí)伯(bó)曰(yuē)：刺(cì)此(cǐ)者(zhě)，必(bì)亐(yú)日(rì)中(zhōng)，刺(cì)其(qí)聽(tīng)宮(gōng)，中(zhòng)其(qí)眸(móu)子(zǐ)，聲(shēng)聞(wén)亐(yú)耳(ěr)，此(cǐ)其(qí)輸(shù)

也。黃帝曰：譱。何謂聲聞亐耳？岐伯曰：刺邪以手堅按其兩鼻竅，而疾偃其聲，必應亐鍼也。黃帝曰：譱。此所謂弗見爲㞢，而無目視，見而取㞢，神朙相得者也。

黃帝曰：刺節譱厺爪，夫子乃言刺關節肢絡，願卒聞㞢。岐伯曰：腰脊者，身㞢大關節也。肢脛者，人㞢管以趨翔也。莖垂者，身中㞢機，陰精㞢候，津液㞢道也。故酓食不節，喜怒不時，津jīn液yè內nèi溢yì，乃nǎi下xià留liú亐yú睾gāo，血xuè道dào不bù通tōng，日rì大dà不bù休xiū，

俛fǔ仰yǎng不bú便biàn，趨qū翔xiáng不bù能néng。此cǐ病bìng滎yíng然rán有yǒu水shuǐ，不bú上shàng不bú下xià，

鈹pī石shí所suǒ取qǔ，形xíng不bù可kě匿nì，常cháng不bù得dé蔽bì，故gù命mìng曰yuē厺qù爪zhǎo。

帝dì曰yuē：善shàn。

黃huáng帝dì曰yuē：刺cì節jié言yán徹chè衣yī，夫fū子zǐ乃nǎi言yán盡jìn刺cì諸zhū陽yáng㞢zhī

奇qí輸shù，未wèi有yǒu常cháng處chù也yě。願yuàn卒cù聞wén㞢zhī。歧qí伯bó曰yuē：是shì陽yáng炁qì

有yǒu餘yú，而ér陰yīn炁qì不bù足zú，陰yīn炁qì不bù足zú則zé內nèi熱rè，陽yáng炁qì有yǒu餘yú

則zé外wài熱rè，內nèi熱rè相xiāng摶bó，熱rè亐yú懷huái炭tàn，外wài畏wèi緜mián帛bó近jìn，不bù

可近身，又不可近席。腠理閉塞，則汗不出，舌焦脣槁，腊乾嗌燥，酓食不讓美惡。黃帝曰：譱。

取㞢奈何？岐伯曰：或㞢亐其天府、大杼三痏，又刺中膂，以厺其熱，補足手太陰，以厺其汗，熱厺汗稀，疾亐徹衣。黃帝曰：譱。

黃帝曰：刺節言解惑，夫子乃言盡知調陰陽，補瀉有餘不足，相傾移也，惑何以解㞢？岐伯曰：大風在身，血脈偏虛，虛者不足，實者有餘，輕重(zhòng)不(bù)得(dé)，傾(qīng)側(cè)宛(wǎn)伏(fú)，不(bù)知(zhī)東(dōng)西(xī)，不(bù)知(zhī)南(nán)北(běi)，乍(zhà)上(shàng)乍(zhà)下(xià)，乍(zhà)反(fǎn)乍(zhà)覆(fù)，顚(diān)倒(dǎo)無(wú)常(cháng)，甚(shèn)亐(yú)迷(mí)惑(huò)。黃(huáng)帝(dì)曰(yuē)：善(shàn)。取(qǔ)㞢(zhī)奈(nài)何(hé)？岐(qí)伯(bó)曰(yuē)：瀉(xiè)其(qí)有(yǒu)餘(yú)，補(bǔ)其(qí)不(bù)足(zú)，陰(yīn)陽(yáng)平(píng)復(fù)，用(yòng)鍼(zhēn)若(ruò)此(cǐ)，疾(jí)亐(yú)解(jiě)惑(huò)。黃(huáng)帝(dì)曰(yuē)：善(shàn)。請(qǐng)藏(cáng)㞢(zhī)霝(líng)蘭(lán)㞢(zhī)室(shì)，不(bù)敢(gǎn)妄(wàng)出(chū)也(yě)。

黃(huáng)帝(dì)曰(yuē)：余(yú)聞(wén)刺(cì)有(yǒu)五(wǔ)邪(xié)，何(hé)謂(wèi)五(wǔ)邪(xié)？岐(qí)伯(bó)曰(yuē)：病(bìng)有(yǒu)持(chí)癰(yōng)者(zhě)，有(yǒu)容(róng)大(dà)者(zhě)，有(yǒu)狹(xiá)小(xiǎo)者(zhě)，有(yǒu)熱(rè)者(zhě)，有(yǒu)寒(hán)者(zhě)，是(shì)謂(wèi)五(wǔ)邪(xié)。黃(huáng)帝(dì)曰(yuē)：刺(cì)五(wǔ)邪(xié)奈(nài)何(hé)？岐(qí)伯(bó)曰(yuē)：

凡(fán)刺(cì)五(wǔ)邪(xié)㞢(zhī)方(fāng)，不(bù)過(guò)五(wǔ)章(zhāng)。癉(dàn)熱(rè)消(xiāo)滅(miè)，腫(zhǒng)聚(jù)散(sàn)亾(wáng)，寒(hán)痹(bì)益(yì)溫(wēn)，小(xiǎo)者(zhě)益(yì)陽(yáng)，大(dà)者(zhě)必(bì)厺(qù)，請(qǐng)道(dào)其(qí)方(fāng)。

凡(fán)刺(cì)癰(yōng)邪(xié)，無(wú)迎(yíng)隴(lǒng)。易(yì)俗(sú)移(yí)性(xìng)，不(bù)得(dé)膿(nóng)，脆(cuì)道(dào)更(gēng)行(xíng)，厺(qù)其(qí)鄉(xiàng)。不(bù)安(ān)處(chù)所(suǒ)，乃(nǎi)散(sàn)亾(wáng)。諸(zhū)陰(yīn)陽(yáng)過(guò)癰(yōng)者(zhě)，取(qǔ)㞢(zhī)其(qí)輸(shù)瀉(xiè)㞢(zhī)。

凡(fán)刺(cì)大(dà)邪(xié)，日(rì)以(yǐ)小(xiǎo)，泄(xiè)奪(duó)其(qí)有(yǒu)餘(yú)，乃(nǎi)益(yì)虛(xū)。剽(piāo)其(qí)通(tōng)，鍼(zhēn)其(qí)邪(xié)，肌(jī)肉(ròu)親(qīn)視(shì)㞢(zhī)，毋(wú)有(yǒu)反(fǎn)其(qí)眞(zhēn)，刺(cì)諸(zhū)陽(yáng)分(fēn)肉(ròu)間(jiān)。

凡刺小邪，日以大，補其不足，乃無害。視其所在，迎㞢界，遠近盡至，其不得外侵而行㞢，乃自費，刺分肉間。

凡刺熱邪，越而蒼，出遊不歸，乃無病。爲開通，辟門戶，使邪得出，病乃已。

凡刺寒邪，日以溫，徐往徐來，致其神。門戶已閉，炁不分，虛實得調，其炁存也。

黃帝曰：官鍼奈何？岐伯曰：刺癰者，用鈹

鍼(zhēn)。刺(cì)大(dà)者(zhě)，用(yòng)鋒(fēng)鍼(zhēn)。刺(cì)小(xiǎo)者(zhě)，用(yòng)員(yuán)利(lì)鍼(zhēn)。刺(cì)熱(rè)者(zhě)，用(yòng)鑱(chán)鍼(zhēn)。刺(cì)寒(hán)者(zhě)，用(yòng)毫(háo)鍼(zhēn)也(yě)。

請(qǐng)言(yán)解(jiě)論(lùn)，與(yǔ)天(tiān)墜(dì)相(xiāng)應(yìng)，與(yǔ)四(sì)時(shí)相(xiāng)副(fù)，人(rén)參(cān)天(tiān)墜(dì)，故(gù)可(kě)爲(wéi)解(jiě)。下(xià)有(yǒu)漸(jiàn)洳(rù)，上(shàng)生(shēng)葦(wěi)蒲(pú)，此(cǐ)所(suǒ)以(yǐ)知(zhī)形(xíng)炁(qì)之(zhī)多(duō)少(shǎo)也(yě)。陰(yīn)陽(yáng)者(zhě)，寒(hán)暑(shǔ)也(yě)，熱(rè)則(zé)滋(zī)雨(yǔ)而(ér)在(zài)上(shàng)，根(gēn)荄(gāi)少(shǎo)汁(zhī)。人(rén)炁(qì)在(zài)外(wài)，皮(pí)膚(fū)緩(huǎn)，腠(còu)理(lǐ)開(kāi)，血(xuè)炁(qì)減(jiǎn)，汗(hàn)大(dà)泄(xiè)，皮(pí)淖(nào)澤(zé)。寒(hán)則(zé)墜(dì)凍(dòng)水(shuǐ)冰(bīng)，人(rén)炁(qì)在(zài)中(zhōng)，皮(pí)膚(fū)致(zhì)，腠(còu)理(lǐ)閉(bì)，汗(hàn)不(bù)出(chū)，血(xuè)炁(qì)彊(qiáng)，肉(ròu)堅(jiān)

濇。當是㞢時，善行水者，不能往仌。善穿隧者，不能鑿凍。善用鍼者，亦不能取四厥。血脈凝結，堅搏，不往來者，亦未可即柔。故行水者，必待天溫，仌釋凍解，而後水可行，隧可穿也。人脈猶是也。治厥者，必先熨調龢其經，掌與腋，肘與腳，項與脊，以調㞢。火气已通，血脈乃行。然後視其病，脈淖澤者，刺而平㞢；堅緊者，破而散㞢，炁下乃止，此所謂以解結者也。

用 yòng 鍼 zhēn 之 zhī 類 lèi，在 zài 于 yú 調 tiáo 炁 qì，炁 qì 積 jī 于 yú 胃 wèi，以 yǐ 通 tōng 營 yíng 衛 wèi，
各 gè 行 háng 其 qí 道 dào。宗 zōng 炁 qì 留 liú 于 yú 海 hǎi，其 qí 下 xià 者 zhě 注 zhù 于 yú 炁 qì 街 jiē，其 qí 上 shàng
者 zhě 走 zǒu 于 yú 息 xī 道 dào。故 gù 厥 jué 在 zài 于 yú 足 zú，宗 zōng 炁 qì 不 bú 下 xià，脈 mài 中 zhōng 之 zhī 血 xuè，
凝 níng 而 ér 留 liú 止 zhǐ，弗 fú 之 zhī 火 huǒ 調 tiáo，弗 fú 能 néng 取 qǔ 之 zhī。用 yòng 鍼 zhēn 者 zhě，必 bì 先 xiān
察 chá 其 qí 經 jīng 絡 luò 之 zhī 實 shí 虛 xū，切 qiè 而 ér 循 xún 之 zhī，按 àn 而 ér 彈 tán 之 zhī，視 shì 其 qí 應 yìng
動 dòng 者 zhě，乃 nǎi 後 hòu 取 qǔ 之 zhī 而 ér 下 xià 之 zhī。六 liù 經 jīng 調 tiáo 者 zhě，謂 wèi 之 zhī 不 bú 病 bìng，
雖 suī 病 bìng，謂 wèi 之 zhī 自 zì 已 yǐ 也 yě。一 yì 經 jīng 上 shàng 實 shí 下 xià 虛 xū 而 ér 不 bù 通 tōng 者 zhě，此 cǐ
必 bì 有 yǒu 橫 héng 絡 luò 盛 shèng 加 jiā 于 yú 大 dà 經 jīng，令 lìng 之 zhī 不 bù 通 tōng，視 shì 而 ér 瀉 xiè 之 zhī，此 cǐ

所謂解結也。

上寒下熱，先刺其項太陽，久畱㞢。已刺則熨項與肩胛，令熱下合乃止，此所謂推而上㞢者也。上熱下寒，視其虛脈而陷㞢亐經絡者取㞢，炁下乃止，此所謂引而下㞢者也。

大熱遍身，狂而妄見、妄聞、妄言，視足陽眀及大絡取㞢，虛者補㞢，血而實者瀉㞢。因其偃臥，居其頭前，以兩手四指挾按頸動脈，久持㞢 zhī ，卷 juǎn 而 ér 切 qiè 推 tuī 㞢 zhī ，下 xià 至 zhì 缺 quē 盆 pén 中 zhōng ，而 ér 復 fù 止 zhǐ 如 rú 前 qián ，熱 rè 厺 qù 乃 nǎi 止 zhǐ ，此 cǐ 所 suǒ 謂 wèi 推 tuī 而 ér 散 sàn 㞢 zhī 者 zhě 也 yě 。

黃 huáng 帝 dì 曰 yuē ：有 yǒu 一 yí 脈 mài 生 shēng 數 shù 十 shí 病 bìng 者 zhě ，或 huò 痛 tòng ，或 huò 癰 yōng ，或 huò 熱 rè ，或 huò 寒 hán ，或 huò 癢 yǎng ，或 huò 痹 bì ，或 huò 不 bù 仁 rén ，變 biàn 化 huà 無 wú 窮 qióng ，其 qí 故 gù 何 hé 也 yě ？岐 qí 伯 bó 曰 yuē ：此 cǐ 皆 jiē 邪 xié 氣 qì 㞢 zhī 所 suǒ 生 shēng 也 yě 。黃 huáng 帝 dì 曰 yuē ：余 yú 聞 wén 炁 qì 者 zhě ，有 yǒu 眞 zhēn 炁 qì ，有 yǒu 正 zhèng 炁 qì ，有 yǒu 邪 xié 氣 qì 。何 hé 謂 wèi 眞 zhēn 炁 qì ？岐 qí 伯 bó 曰 yuē ：眞 zhēn 炁 qì 者 zhě ，所 suǒ 受 shòu 亐 yú 天 tiān ，與 yǔ 穀 gǔ 炁 qì 竝 bìng 而 ér 充 chōng 身 shēn 也 yě 。正 zhèng 炁 qì 者 zhě ，正 zhèng 凬 fēng 也 yě ，從 cóng 一 yì 方 fāng 來 lái ，非 fēi 虛 xū 風 fēng 也 yě 。邪 xié 氣 qì 者 zhě ，

虛(xū)風(fēng)㞢(zhī)賊(zéi)傷(shāng)人(rén)也(yě)，其(qí)中(zhòng)人(rén)也(yě)深(shēn)，不(bù)能(néng)自(zì)厺(qù)。正(zhèng)風(fēng)者(zhě)，其(qí)中(zhòng)人(rén)也(yě)淺(qiǎn)，合(hé)而(ér)自(zì)厺(qù)，其(qí)炁(qì)來(lái)柔(róu)弱(ruò)，不(bù)能(néng)勝(shèng)眞(zhēn)炁(qì)，故(gù)自(zì)厺(qù)。

虛(xū)邪(xié)㞢(zhī)中(zhòng)人(rén)也(yě)，洒(xiǎn)淅(xiǎn)動(dòng)形(xíng)，起(qǐ)毫(háo)毛(máo)而(ér)發(fā)腠(còu)理(lǐ)。其(qí)入(rù)深(shēn)，內(nèi)搏(bó)亐(yú)骨(gǔ)，則(zé)爲(wéi)骨(gǔ)痹(bì)。搏(bó)亐(yú)筋(jīn)，則(zé)爲(wéi)筋(jīn)攣(luán)。搏(bó)亐(yú)脈(mài)中(zhōng)，則(zé)爲(wéi)血(xuè)閉(bì)不(bù)通(tōng)，則(zé)爲(wéi)癰(yōng)。搏(bó)亐(yú)肉(ròu)，與(yǔ)衛(wèi)炁(qì)相(xiāng)搏(bó)，陽(yáng)勝(shèng)者(zhě)則(zé)爲(wéi)熱(rè)，陰(yīn)勝(shèng)者(zhě)則(zé)爲(wéi)寒(hán)。寒(hán)則(zé)眞(zhēn)炁(qì)厺(qù)，厺(qù)則(zé)虛(xū)，虛(xū)則(zé)寒(hán)搏(bó)亐(yú)皮(pí)膚(fū)㞢(zhī)間(jiān)。其(qí)炁(qì)

外(wài)發(fā)腠(còu)理(lǐ)，開(kāi)毫(háo)毛(máo)，搖(yáo)炁(qì)往(wǎng)來(lái)，行(xíng)則(zé)爲(wéi)癢(yǎng)。留(liú)而(ér)不(bú)厺(qù)，爲(wéi)痺(bì)。衛(wèi)炁(qì)不(bù)行(xíng)，則(zé)爲(wéi)不(bù)仁(rén)。

虛(xū)邪(xié)偏(piān)容(róng)亐(yú)身(shēn)半(bàn)，其(qí)入(rù)深(shēn)，內(nèi)居(jū)榮(róng)衛(wèi)，榮(róng)衛(wèi)稍(shāo)衰(shuāi)，則(zé)眞(zhēn)炁(qì)厺(jǔ)，邪(xié)氣(qì)獨(dú)留(liú)，發(fā)爲(wéi)偏(piān)枯(kū)。其(qí)邪(xié)氣(qì)淺(qiǎn)者(zhě)，脈(mài)偏(piān)痛(tòng)。

虛(xū)邪(xié)㞢(zhī)入(rù)亐(yú)身(shēn)也(yě)深(shēn)，寒(hán)與(yǔ)熱(rè)相(xiāng)搏(bó)，久(jiǔ)留(liú)而(ér)內(nèi)著(zhuó)。寒(hán)勝(shèng)其(qí)熱(rè)，則(zé)骨(gǔ)疼(téng)肉(ròu)枯(kū)。熱(rè)勝(shèng)其(qí)寒(hán)，則(zé)爛(làn)肉(ròu)腐(fǔ)肌(jī)爲(wéi)膿(nóng)，內(nèi)傷(shāng)骨(gǔ)。內(nèi)傷(shāng)骨(gǔ)爲(wéi)骨(gǔ)蝕(shí)。有(yǒu)所(suǒ)疾(jí)前(qián)筋(jīn)，

筋(jīn)屈(qū)不(bù)得(dé)伸(shēn)，邪(xié)氣(qì)居(jū)其(qí)間(jiān)而(ér)不(bù)反(fǎn)，發(fā)爲(wéi)筋(jīn)溜(liú)。有(yǒu)所(suǒ)結(jié)，氣(qì)歸(guī)㞢(zhī)，衛(wèi)炁(qì)畱(liú)㞢(zhī)，不(bù)得(dé)反(fǎn)，津(jīn)液(yè)久(jiǔ)畱(liú)，合(hé)而(ér)爲(wéi)腸(cháng)溜(liú)。久(jiǔ)者(zhě)數(shù)歲(suì)乃(nǎi)成(chéng)，以(yǐ)手(shǒu)按(àn)㞢(zhī)柔(róu)。已(yǐ)有(yǒu)所(suǒ)結(jié)，炁(qì)歸(guī)㞢(zhī)，津(jīn)液(yè)畱(liú)㞢(zhī)，邪(xié)氣(qì)中(zhòng)㞢(zhī)，凝(níng)結(jié)日(rì)以(yǐ)易(yì)甚(shèn)，連(lián)以(yǐ)聚(jù)居(jū)，爲(wéi)昔(xī)癅(liú)，以(yǐ)手(shǒu)按(àn)㞢(zhī)堅(jiān)。有(yǒu)所(suǒ)結(jié)，深(shēn)中(zhòng)骨(gǔ)，氣(qì)因(yīn)亐(yú)骨(gǔ)，骨(gǔ)與(yǔ)氣(qì)竝(bìng)，日(rì)以(yǐ)益(yì)大(dà)，則(zé)爲(wéi)骨(gǔ)疽(jū)。有(yǒu)所(suǒ)結(jié)，中(zhòng)亐(yú)肉(ròu)，宗(zōng)炁(qì)歸(guī)㞢(zhī)，邪(xié)畱(liú)而(ér)不(bú)厺(qù)，有(yǒu)熱(rè)則(zé)化(huà)而(ér)爲(wéi)膿(nóng)，無(wú)熱(rè)則(zé)爲(wéi)肉(ròu)疽(jū)。凡(fán)此(cǐ)數(shù)氣(qì)者(zhě)，

其qí發fā無wú常cháng處chù，而ér有yǒu常cháng名míng也yě。

衛炁行第七十六

wèi qì xíng dì qī shí liù

黃帝問亐岐伯曰：願聞衛炁㞢行，出入㞢合，何如？岐伯曰：歲有十二月，日有十二辰，子午爲經，卯酉爲緯。周天二十八宿，而一面七星，四七二十八星。房昴爲緯，虛張爲經。是故房至畢爲陽，昴至心爲陰。陽主晝，陰主夜。故衛炁㞢行，一日一夜五十周亐身，晝日行亐陽二十五周，夜行亐陰二十五周，周亐五藏。

huáng dì wèn yú qí bó yuē: yuàn wén wèi qì zhī xíng, chū rù zhī hé, hé rú? qí bó yuē: suì yǒu shí èr yuè, rì yǒu shí èr chén, zǐ wǔ wéi jīng, mǎo yǒu wéi wěi. zhōu tiān èr shí bā xiù, ér yí miàn qī xīng, sì qī èr shí bā xīng. fáng mǎo wéi wěi, xū zhāng wéi jīng. shì gù fáng zhì bì wéi yáng, mǎo zhì xīn wéi yīn. yáng zhǔ zhòu, yīn zhǔ yè. gù wèi qì zhī xíng, yí rì yí yè wǔ shí zhōu yú shēn, zhòu rì xíng yú yáng èr shí wǔ zhōu, yè xíng yú yīn èr shí wǔ zhōu, zhōu yú wǔ zàng.

是故平旦陰藏，陽炁出亐目，目張則炁上行亐頭，循項下足太陽，循背下至小趾㞢端。其散者，別亐目銳眥，下手太陽，下至手小次指㞢間外散。其散者，別亐目銳眥，下足少陽，注小趾次趾㞢間。以上循手少陽㞢分側，下至小指次指㞢間。別者以上至耳前，合亐足陽明，以下行至跗上，入大次趾㞢間。其散者，從耳下下手陽明，入大次指㞢間，入掌中。其至亐足也，入足心(xīn)，出(chū)內(nèi)踝(huái)，下(xià)行(xíng)陰(yīn)分(fèn)，復(fù)合(hé)亏(yú)目(mù)，故(gù)爲(wéi)一(yì)周(zhōu)。

是(shì)故(gù)日(rì)行(xíng)一(yí)舍(shè)，人(rén)炁(qì)行(xíng)亏(yú)身(shēn)一(yì)周(zhōu)與(yǔ)十(shí)分(fèn)身(shēn)㞢(zhī)

八(bā)。日(rì)行(xíng)二(èr)舍(shè)，人(rén)炁(qì)行(xíng)亏(yú)身(shēn)三(sān)周(zhōu)與(yǔ)十(shí)分(fèn)身(shēn)㞢(zhī)六(liù)。

日(rì)行(xíng)三(sān)舍(shè)，人(rén)炁(qì)行(xíng)亏(yú)身(shēn)五(wǔ)周(zhōu)與(yǔ)十(shí)分(fèn)身(shēn)㞢(zhī)四(sì)。日(rì)行(xíng)

四(sì)舍(shè)，人(rén)炁(qì)行(xíng)亏(yú)身(shēn)七(qī)周(zhōu)與(yǔ)十(shí)分(fèn)身(shēn)㞢(zhī)二(èr)。日(rì)行(xíng)五(wǔ)舍(shè)，

人(rén)炁(qì)行(xíng)亏(yú)身(shēn)九(jiǔ)周(zhōu)。日(rì)行(xíng)六(liù)舍(shè)，人(rén)炁(qì)行(xíng)亏(yú)身(shēn)十(shí)周(zhōu)與(yǔ)

十(shí)分(fèn)身(shēn)㞢(zhī)八(bā)。日(rì)行(xíng)七(qī)舍(shè)，人(rén)炁(qì)行(xíng)亏(yú)身(shēn)十(shí)二(èr)周(zhōu)在(zài)身(shēn)

與(yǔ)十(shí)分(fèn)身(shēn)㞢(zhī)六(liù)。日(rì)行(háng)十(shí)四(sì)舍(shè)，人(rén)炁(qì)二(èr)十(shí)五(wǔ)周(zhōu)亏(yú)身(shēn)

有奇分與十分身㞢四，陽藏亐陰，陰受炁矣。其始入亐陰，常從足少陰注亐腎，腎注亐心，心注亐肺，肺注亐肝，肝注亐脾，脾復注亐腎爲周。是故夜行一舍，人炁行亐陰藏一周與十分藏㞢八，亦如陽行㞢二十五周，而復合亐目。陰陽一日一夜，合有奇分十分身㞢四，與十分藏㞢二。是故人㞢所以臥起㞢時有早晏者，奇分不盡故也。

黃帝曰：衛炁㞢在亐身也，上下往來不以期，候炁而刺之，奈何？伯高曰：分有多少，日有長短，萅秋冬夏，各有分理，然後常以平旦爲紀，以夜盡爲始。是故一日一夜，水下百刻。二十五刻者，半日之度也，常如是毋已，日入而止，隨日之長短，各以爲紀而刺之。謹候其時，病可與期，失時反候者，百病不治。故曰：刺實者，刺其來也；刺虛者，刺其去也。此言炁存亡之時，以候虛實而刺之。是故謹候炁之所在而刺之，是謂逢時。病在亐三陽，必候其炁在亐陽而刺㞢；
病在亐三陰，必候其炁在陰分而刺㞢。
水下一刻，人炁在太陽。水下二刻，人炁在
少陽。水下三刻，人炁在陽朙。水下四刻，人炁
入陰分。水下五刻，人炁在太陽。水下六刻，人
炁在少陽。水下七刻，人炁在陽朙。水下八刻，
人炁入陰分。水下九刻，人炁在太陽。水下十刻，
人炁在少陽。水下十一刻，人炁在陽朙。水下十

二 èr 刻 kè，人 rén 炁 qì 入 rù 陰 yīn 分 fèn。水 shuǐ 下 xià 十 shí 三 sān 刻 kè，人 rén 炁 qì 在 zài 太 tài 陽 yáng。

水 shuǐ 下 xià 十 shí 四 sì 刻 kè，人 rén 炁 qì 在 zài 少 shào 陽 yáng。水 shuǐ 下 xià 十 shí 五 wǔ 刻 kè，人 rén 炁 qì 在 zài

陽 yáng 明 míng。水 shuǐ 下 xià 十 shí 六 liù 刻 kè，人 rén 炁 qì 入 rù 陰 yīn 分 fèn。水 shuǐ 下 xià 十 shí 七 qī 刻 kè，

人 rén 炁 qì 在 zài 太 tài 陽 yáng；水 shuǐ 下 xià 十 shí 八 bā 刻 kè，人 rén 炁 qì 在 zài 少 shào 陽 yáng。水 shuǐ 下 xià 十 shí

九 jiǔ 刻 kè，人 rén 炁 qì 在 zài 陽 yáng 明 míng。水 shuǐ 下 xià 二 èr 十 shí 刻 kè，人 rén 炁 qì 入 rù 陰 yīn 分 fèn。

水 shuǐ 下 xià 二 èr 十 shí 一 yī 刻 kè，人 rén 炁 qì 在 zài 太 tài 陽 yáng。水 shuǐ 下 xià 二 èr 十 shí 二 èr 刻 kè，人 rén

炁 qì 在 zài 少 shào 陽 yáng。水 shuǐ 下 xià 二 èr 十 shí 三 sān 刻 kè，人 rén 炁 qì 在 zài 陽 yáng 明 míng。水 shuǐ 下 xià 二 èr

十 shí 四 sì 刻 kè，人 rén 炁 qì 入 rù 陰 yīn 分 fèn。水 shuǐ 下 xià 二 èr 十 shí 五 wǔ 刻 kè，人 rén 炁 qì 在 zài 太 tài

陽，此半日之度也。從房至畢一十四舍，水下五十刻。從昴至心，亦十四舍，水下五十刻，終日之度也。日行半度，回行一舍，水下三刻與七分刻之四。大要常以日之加于宿上也，人炁在太陽，是故日行一舍，人炁行三陽與陰分，常如是無已，天與墬同紀，紛紛盼盼，終而復始，一日一夜水下百刻而盡矣。

九(jiǔ)宮(gōng)八(bā)風(fēng)第(dì)七(qī)十(shí)七(qī)

太(tài)一(yī)常(cháng)以(yǐ)冬(dōng)至(zhì)㞢(zhī)日(rì)，居(jū)叶(xié)蟄(zhé)㞢(zhī)宮(gōng)四(sì)十(shí)六(liù)日(rì)。朙(míng)日(rì)居(jū)天(tiān)畱(liú)四(sì)十(shí)六(liù)日(rì)。朙(míng)日(rì)居(jū)倉(cāng)門(mén)四(sì)十(shí)六(liù)日(rì)。朙(míng)日(rì)居(jū)陰(yīn)洛(luò)四(sì)十(shí)五(wǔ)日(rì)。朙(míng)日(rì)居(jū)天(tiān)宮(gōng)四(sì)十(shí)六(liù)日(rì)。朙(míng)日(rì)居(jū)玄(xuán)委(wěi)四(sì)十(shí)六(liù)日(rì)。朙(míng)日(rì)居(jū)倉(cāng)果(guǒ)四(sì)十(shí)六(liù)日(rì)。朙(míng)日(rì)居(jū)新(xīn)洛(luò)四(sì)十(shí)五(wǔ)日(rì)。朙(míng)日(rì)復(fù)居(jū)叶(xié)蟄(zhé)㞢(zhī)宮(gōng)，曰(yuē)冬(dōng)至(zhì)矣(yǐ)。

太(tài)一(yī)日(rì)遊(yóu)，以(yǐ)冬(dōng)至(zhì)㞢(zhī)日(rì)，居(jū)叶(xié)蟄(zhé)㞢(zhī)宮(gōng)，數(shǔ)所(suǒ)在(zài)日(rì)，從(cóng)一(yí)處(chù)，至(zhì)九(jiǔ)日(rì)，復(fù)返(fǎn)亐(yú)一(yī)。常(cháng)如(rú)是(shì)橆(wú)已(yǐ)，

終(zhōng)而(ér)復(fù)始(shǐ)。

太(tài)一(yī)移(yí)日(rì)，天(tiān)必(bì)應(yìng)之(zhī)以(yǐ)風(fēng)雨(yǔ)，以(yǐ)其(qí)日(rì)風(fēng)雨(yǔ)則(zé)吉(jí)，歲(suì)美(měi)民(mín)安(ān)少(shǎo)病(bìng)矣(yǐ)。先(xiān)之(zhī)則(zé)多(duō)雨(yǔ)，後(hòu)之(zhī)則(zé)多(duō)旱(hàn)。

太(tài)一(yī)在(zài)冬(dōng)至(zhì)之(zhī)日(rì)有(yǒu)變(biàn)，占(zhān)在(zài)君(jūn)。太(tài)一(yī)在(zài)春(chūn)分(fēn)之(zhī)日(rì)有(yǒu)變(biàn)，占(zhān)在(zài)相(xiàng)。太(tài)一(yī)在(zài)中(zhōng)宮(gōng)之(zhī)日(rì)有(yǒu)變(biàn)，占(zhān)在(zài)吏(lì)。太(tài)一(yī)在(zài)秋(qiū)分(fēn)之(zhī)日(rì)有(yǒu)變(biàn)，占(zhān)在(zài)將(jiàng)。太(tài)一(yī)在(zài)夏(xià)至(zhì)之(zhī)日(rì)有(yǒu)變(biàn)，占(zhān)在(zài)百(bǎi)姓(xìng)。所(suǒ)謂(wèi)有(yǒu)變(biàn)者(zhě)，太(tài)一(yī)居(jū)五(wǔ)宮(gōng)之(zhī)日(rì)，疾(jí)風(fēng)折(zhé)樹(shù)木(mù)，揚(yáng)沙(shā)石(shí)，各(gè)以(yǐ)其(qí)所(suǒ)主(zhǔ)，占(zhān)貴(guì)

賤。

因視風所從來而占㞢，風從其所居㞢鄉來爲實風，主生，長養萬物。從其衝後來，爲虛風，傷人者也，主殺，主害者。謹候虛風而避㞢，故聖人曰：避虛邪㞢道，如避矢石然，邪弗能害，此㞢謂也。

是故太一入徙立亐中宮，乃朝八風，以占吉凶也。

風(fēng)從(cóng)南(nán)方(fāng)來(lái)，名(míng)曰(yuē)大(dà)弱(ruò)風(fēng)，其(qí)傷(shāng)人(rén)也(yě)，內(nèi)舍(shè)于(yú)心(xīn)，外(wài)在(zài)于(yú)脈(mài)，其(qí)炁(qì)主(zhǔ)爲(wéi)熱(rè)。風(fēng)從(cóng)西(xī)南(nán)方(fāng)來(lái)，名(míng)曰(yuē)謀(móu)風(fēng)，其(qí)傷(shāng)人(rén)也(yě)，內(nèi)舍(shè)于(yú)胃(wèi)，外(wài)在(zài)于(yú)肌(jī)，其(qí)炁(qì)主(zhǔ)爲(wéi)弱(ruò)。風(fēng)從(cóng)西(xī)方(fāng)來(lái)，名(míng)曰(yuē)弱(ruò)剛(gāng)風(fēng)，其(qí)傷(shāng)人(rén)也(yě)，內(nèi)舍(shè)于(yú)脾(pí)肺(fèi)，外(wài)在(zài)于(yú)皮(pí)膚(fū)，其(qí)炁(qì)主(zhǔ)爲(wéi)燥(zào)。風(fēng)從(cóng)西(xī)北(běi)方(fāng)來(lái)，名(míng)曰(yuē)折(zhé)風(fēng)，其(qí)傷(shāng)人(rén)也(yě)，內(nèi)舍(shè)于(yú)小(xiǎo)腸(cháng)，外(wài)在(zài)于(yú)手(shǒu)太(tài)陽(yáng)脈(mài)，脈(mài)絕(jué)則(zé)溢(yì)，脈(mài)閉(bì)則(zé)結(jié)不(bù)通(tōng)，善(shàn)暴(bào)死(sǐ)。風(fēng)從(cóng)北(běi)方(fāng)來(lái)，名(míng)曰(yuē)剛(gāng)風(fēng)，其(qí)傷(shāng)人(rén)也(yě)，內(nèi)舍(shè)于(yú)

腎(shèn)，外(wài)在(zài)亐(yú)骨(gǔ)與(yǔ)肩(jiān)背(bèi)㞢(zhī)膂(lǚ)筋(jīn)，其(qí)气(qì)主(zhǔ)爲(wéi)寒(hán)也(yě)。風(fēng)從(cóng)東(dōng)北(běi)方(fāng)來(lái)，名(míng)曰(yuē)凶(xiōng)風(fēng)，其(qí)傷(shāng)人(rén)也(yě)，內(nèi)舍(shè)亐(yú)大(dà)腸(cháng)，外(wài)在(zài)亐(yú)兩(liǎng)脅(xié)腋(yè)骨(gǔ)，下(xià)及(jí)肢(zhī)節(jié)。風(fēng)從(cóng)東(dōng)方(fāng)來(lái)，名(míng)曰(yuē)嬰(yīng)風(fēng)，其(qí)傷(shāng)人(rén)也(yě)，內(nèi)舍(shè)亐(yú)肝(gān)，外(wài)在(zài)亐(yú)筋(jīn)紐(niǔ)，其(qí)炁(qì)主(zhǔ)爲(wéi)身(shēn)溼(shī)。風(fēng)從(cóng)東(dōng)南(nán)方(fāng)來(lái)，名(míng)曰(yuē)弱(ruò)風(fēng)，其(qí)傷(shāng)人(rén)也(yě)，內(nèi)舍(shè)亐(yú)膽(dǎn)，外(wài)在(zài)背(bèi)項(xiàng)，其(qí)炁(qì)主(zhǔ)股(gǔ)外(wài)寒(hán)。

此(cǐ)八(bā)風(fēng)皆(jiē)從(cóng)其(qí)虛(xū)㞢(zhī)鄉(xiàng)來(lái)，乃(nǎi)能(néng)病(bìng)人(rén)。三(sān)虛(xū)相(xiāng)摶(tuán)，則(zé)爲(wéi)暴(bào)病(bìng)卒(cù)死(sǐ)。兩(liǎng)實(shí)一(yì)虛(xū)，病(bìng)則(zé)爲(wéi)淋(lín)露(lù)寒(hán)熱(rè)。

犯其兩溼之墬，則爲痿。故聖人避風如避矢石焉。其有三虛而偏中于邪風，則爲擊仆偏枯矣。

九(jiǔ)鍼(zhēn)論(lùn)第(dì)七(qī)十(shí)八(bā)

黃(huáng)帝(dì)曰(yuē)：余(yú)聞(wén)九(jiǔ)鍼(zhēn)亐(yú)夫(fū)子(zǐ)，眾(zhòng)多(duō)博(bó)大(dà)矣(yǐ)，余(yú)猶(yóu)不(bù)能(néng)寤(wù)，敢(gǎn)問(wèn)九(jiǔ)鍼(zhēn)焉(yān)生(shēng)？何(hé)因(yīn)而(ér)有(yǒu)名(míng)？

岐(qí)伯(bó)曰(yuē)：九(jiǔ)鍼(zhēn)者(zhě)，天(tiān)墬(dì)㞢(zhī)大(dà)數(shù)也(yě)，始(shǐ)亐(yú)一(yī)而(ér)終(zhōng)亐(yú)九(jiǔ)。故(gù)曰(yuē)：一(yī)以(yǐ)灋(fǎ)天(tiān)，二(èr)以(yǐ)灋(fǎ)墬(dì)，三(sān)以(yǐ)灋(fǎ)人(rén)，四(sì)以(yǐ)灋(fǎ)時(shí)，五(wǔ)以(yǐ)灋(fǎ)音(yīn)，六(liù)以(yǐ)灋(fǎ)律(lǜ)，七(qī)以(yǐ)灋(fǎ)曐(xīng)，八(bā)以(yǐ)灋(fǎ)風(fēng)，九(jiǔ)以(yǐ)灋(fǎ)埜(yě)。

黃(huáng)帝(dì)曰(yuē)：以(yǐ)鍼(zhēn)應(yìng)九(jiǔ)㞢(zhī)數(shù)奈(nài)何(hé)？岐(qí)伯(bó)曰(yuē)：夫(fú)聖(shèng)

人㞢起天墬㞢數也，一而九㞢，故以立九埜。九而九㞢，九九八十一，以起黃鐘數焉，以鍼應數也。

一者，天也。天者，陽也。五藏㞢應天者，肺也。肺者，五藏六府㞢蓋也。皮者，肺㞢合也，人㞢陽也。故爲㞢治鍼，必以大其頭而銳其末，令無得深入而陽炁出。

二者，墬也。墬者，土也。人㞢所以應土者，肉(ròu)也(yě)○故(gù)爲(wéi)㞢(zhī)治(zhì)鍼(zhēn)，必(bì)筩(tǒng)其(qí)身(shēn)而(ér)員(yuán)其(qí)末(mò)，令(lìng)無(wú)得(dé)傷(shāng)肉(ròu)分(fèn)，傷(shāng)則(zé)炁(qì)得(dé)竭(jié)○

三(sān)者(zhě)，人(rén)也(yě)○人(rén)㞢(zhī)所(suǒ)以(yǐ)成(chéng)生(shēng)者(zhě)，血(xuè)脈(mài)也(yě)○故(gù)爲(wéi)㞢(zhī)治(zhì)鍼(zhēn)，必(bì)大(dà)其(qí)身(shēn)而(ér)員(yuán)其(qí)末(mò)，令(lìng)可(kě)以(yǐ)按(àn)脈(mài)勿(wù)陷(xiàn)，以(yǐ)致(zhì)其(qí)炁(qì)，令(lìng)邪(xié)氣(qì)獨(dú)出(chū)○

四(sì)者(zhě)，時(shí)也(yě)○時(shí)者(zhě)，四(sì)時(shí)八(bā)風(fēng)㞢(zhī)客(kè)亏(yú)經(jīng)絡(luò)㞢(zhī)中(zhōng)，爲(wéi)瘤(liú)病(bìng)者(zhě)也(yě)○故(gù)爲(wéi)㞢(zhī)治(zhì)鍼(zhēn)，必(bì)筩(tǒng)其(qí)身(shēn)而(ér)鋒(fēng)其(qí)末(mò)，令(lìng)可(kě)以(yǐ)瀉(xiè)熱(rè)出(chū)血(xuè)，而(ér)痼(gù)病(bìng)竭(jié)○

五者，音也。音者，冬夓㞢分，分亐子午，

wǔ zhě, yīn yě. yīn zhě, dōng xià zhī fēn, fēn yú zǐ wǔ,

陰與陽別，寒與熱爭，兩炁相摶，合爲癰膿者也。

yīn yǔ yáng bié, hán yǔ rè zhēng, liǎng qì xiāng tuán, hé wéi yōng nóng zhě yě.

故爲㞢治鍼，必令其末如劍鋒，可以取大膿。

gù wéi zhī zhì zhēn, bì lìng qí mò rú jiàn fēng, kě yǐ qǔ dà nóng.

六者，律也。律者，調陰陽四時而合十二經

liù zhě, lǜ yě. lǜ zhě, tiáo yīn yáng sì shí ér hé shí èr jīng

脈，虛邪客亐經絡而爲暴痹者也。故爲㞢治鍼，

mài, xū xié kè yú jīng luò ér wéi bào bì zhě yě. gù wéi zhī zhì zhēn,

必令尖如氂，且員其鋭，中身微大，以取暴氣。

bì lìng jiān rú lí, qiě yuán qí ruì, zhōng shēn wēi dà, yǐ qǔ bào qì.

七者，曐也。曐者，人㞢七竅，邪㞢所客亐

qī zhě, xīng yě. xīng zhě, rén zhī qī qiào, xié zhī suǒ kè yú

經，舍亐絡，而爲痛痹者也。故爲㞢治鍼，令尖

jīng, shè yú luò, ér wéi tòng bì zhě yě. gù wéi zhī zhì zhēn, lìng jiān

如蚊虻喙，靜以徐往，微以久留，正炁因之，眞邪俱往，出鍼而養者也。

八者，風也。風者，人之股肱八節也。八正之虛風，八風傷人，内舍于骨解腰脊節腠理之間，爲深痹也。故爲之治鍼，必長其身，鋒其末，可以取深邪遠痹。

九者，埜也。埜者，人之節解皮膚之間也。淫邪流溢于身，如風水之狀，而溜不能過于機關大節者也。故爲㞢治鍼，令尖如挺，其鋒微員，以取大氣㞢不能過亐關節者也。

黃帝曰：鍼㞢長短有數乎？歧伯曰：一曰鑱鍼者，取灋亐巾鍼，厺末半寸，卒銳㞢，長一寸六分，主熱在頭身也。

二曰員鍼，取灋亐絮鍼，筩其身而卵其鋒，長一寸六分，主治分間气。

三曰鍉鍼，取灋亐黍粟㞢銳，長三寸半，主

按àn脈mài取qǔ炁qì，令lìng邪xié出chū。

四sì曰yuē鋒fēng鍼zhēn，取qǔ灋fǎ于yú絮xù鍼zhēn，筩tǒng其qí身shēn，鋒fēng其qí末mò，長cháng一yí寸cùn六liù分fēn，主zhǔ癰yōng熱rè出chū血xuè。

五wǔ曰yuē鈹pī鍼zhēn，取qǔ灋fǎ于yú劍jiàn鋒fēng，廣guǎng二èr分fēn半bàn，長cháng四sì寸cùn，主zhǔ大dà癰yōng膿nóng兩liǎng熱rè爭zhēng者zhě也yě。

六liù曰yuē員yuán利lì鍼zhēn，取qǔ灋fǎ于yú氂lí鍼zhēn，微wēi大dà其qí末mò，反fǎn小xiǎo其qí身shēn，令lìng可kě深shēn內nà也yě，長cháng一yí寸cùn六liù分fēn，主zhǔ取qǔ癰yōng痹bì者zhě也yě。

七qī曰yuē毫háo鍼zhēn，取qǔ灋fǎ于yú毫háo毛máo，長cháng一yí寸cùn六liù分fēn，主zhǔ寒hán

热痛痹在絡者也。

八曰長鍼，取灋亐綦鍼，長七寸，主取深邪遠痹者也。

九曰大鍼，取灋亐鋒鍼，其鋒微員，長四寸，主取大氣不出關節者也。鍼形畢矣，此九鍼大小長短业灋也。

黄帝曰：願聞身形應九埜奈何？歧伯曰：請言身形业應九埜也，左足應立萅，其日戊寅己丑。

左(zuǒ)脅(xié)應(yìng)萅(chūn)分(fēn)，其(qí)日(rì)乙(yǐ)卯(mǎo)。左(zuǒ)手(shǒu)應(yìng)立(lì)夏(xià)，其(qí)日(rì)戊(wù)辰(chén)己(jǐ)巳(sì)。膺(yīng)喉(hóu)首(shǒu)頭(tóu)應(yìng)夏(xià)至(zhì)，其(qí)日(rì)丙(bǐng)午(wǔ)。右(yòu)手(shǒu)應(yìng)立(lì)秋(qiū)，其(qí)日(rì)戊(wù)申(shēn)己(jǐ)未(wèi)。右(yòu)脅(xié)應(yìng)秋(qiū)分(fēn)，其(qí)日(rì)辛(xīn)酉(yǒu)。右(yòu)足(zú)應(yìng)立(lì)冬(dōng)，其(qí)日(rì)戊(wù)戌(xū)己(jǐ)亥(hài)。腰(yāo)尻(kāo)下(xià)竅(qiào)應(yìng)冬(dōng)至(zhì)，其(qí)日(rì)壬(rén)子(zǐ)。六(liù)府(fǔ)及(jí)膈(gé)下(xià)三(sān)藏(zàng)應(yìng)中(zhōng)州(zhōu)，其(qí)大(dà)禁(jìn)，大(dà)禁(jìn)太(tài)一(yī)所(suǒ)在(zài)㞢(zhī)日(rì)，及(jí)諸(zhū)戊(wù)己(jǐ)。凡(fán)此(cǐ)九(jiǔ)者(zhě)，善(shàn)候(hòu)八(bā)正(zhèng)所(suǒ)在(zài)㞢(zhī)處(chù)。所(suǒ)主(zhǔ)左(zuǒ)右(yòu)上(shàng)下(xià)身(shēn)體(tǐ)有(yǒu)癰(yōng)腫(zhǒng)者(zhě)，欲(yù)治(zhì)㞢(zhī)，橆(wú)以(yǐ)其(qí)所(suǒ)直(zhí)㞢(zhī)日(rì)潰(kuì)治(zhì)㞢(zhī)，是(shì)謂(wèi)天(tiān)忌(jì)日(rì)也(yě)。

形樂志苦，病生亐脈，治㞢以灸刺。形苦志樂，病生亐筋，治㞢以熨引。形樂志樂，病生亐肉，治㞢以鍼石。形苦志苦，病生亐嗌喝，治㞢以甘藥。形數驚恐，筋脈不通，病生亐不仁，治㞢以按摩醪藥。是謂五形志也。

五藏气：心主噫，肺主欬，肝主語，脾主吞，腎主欠。

六府气：膽爲怒，胃爲气逆噦，大腸小腸爲

泄，膀胱不約爲遺溺，下焦溢爲水。

五味：酸入肝，辛入肺，苦入心，甘入脾，鹹入腎，淡入胃，是謂五味。

五竝：精炁竝肝則憂，竝心則喜，竝肺則悲，竝腎則恐，竝脾則畏，是謂五精㞢炁竝亐藏也。

五惡：肝惡風，心惡熱，肺惡寒，腎惡燥，脾惡溼，此五藏炁所惡也。

五液：心主汗，肝主泣，肺主涕，腎主唾，

脾(pí)主(zhǔ)涎(xián)，此(cǐ)五(wǔ)液(yè)所(suǒ)出(chū)也(yě)。

五(wǔ)勞(láo)：久(jiǔ)視(shì)傷(shāng)血(xuè)，久(jiǔ)臥(wò)傷(shāng)炁(qì)，久(jiǔ)坐(zuò)傷(shāng)肉(ròu)，久(jiǔ)立(lì)傷(shāng)骨(gǔ)，久(jiǔ)行(xíng)傷(shāng)筋(jīn)，此(cǐ)五(wǔ)久(jiǔ)勞(láo)所(suǒ)病(bìng)也(yě)。

五(wǔ)走(zǒu)：酸(suān)走(zǒu)筋(jīn)，辛(xīn)走(zǒu)炁(qì)，苦(kǔ)走(zǒu)血(xuè)，鹹(xián)走(zǒu)骨(gǔ)，甘(gān)走(zǒu)肉(ròu)，是(shì)謂(wèi)五(wǔ)走(zǒu)也(yě)。

五(wǔ)裁(cái)：病(bìng)在(zài)筋(jīn)，無(wú)食(shí)酸(suān)；病(bìng)在(zài)炁(qì)，無(wú)食(shí)辛(xīn)；病(bìng)在(zài)骨(gǔ)，無(wú)食(shí)鹹(xián)；病(bìng)在(zài)血(xuè)，無(wú)食(shí)苦(kǔ)；病(bìng)在(zài)肉(ròu)，無(wú)食(shí)甘(gān)。口(kǒu)嗜(shì)而(ér)欲(yù)食(shí)之(zhī)，不(bù)可(kě)多(duō)也(yě)，必(bì)自(zì)裁(cái)也(yě)，命(mìng)

曰五裁。
yuē wǔ cái

五發：陰病發于骨，陽病發于血，以味發于炁，陽病發于冬，陰病發于夏。
wǔ fā yīn bìng fā yú gǔ yáng bìng fā yú xuè yǐ wèi fā yú qì yáng bìng fā yú dōng yīn bìng fā yú xià

五邪：邪入于陽，則爲狂；邪入于陰，則爲血痹；邪入于陽，轉則爲癲疾；邪入于陰，轉則爲瘖；陽入于陰，病靜；陰出㞢于陽，病喜怒。
wǔ xié xié rù yú yáng zé wéi kuáng xié rù yú yīn zé wéi xuè bì xié rù yú yáng zhuǎn zé wéi diān jí xié rù yú yīn zhuǎn zé wéi yīn yáng rù yú yīn bìng jìng yīn chū zhī yú yáng bìng xǐ nù

五藏：心藏神，肺藏魄，肝藏魂，脾藏意，腎藏精志也。
wǔ cáng xīn cáng shén fèi cáng pò gān cáng hún pí cáng yì shèn cáng jīng zhì yě

五(wǔ)主(zhǔ)：心(xīn)主(zhǔ)脈(mài)，肺(fèi)主(zhǔ)皮(pí)，肝(gān)主(zhǔ)筋(jīn)，脾(pí)主(zhǔ)肌(jī)，腎(shèn)主(zhǔ)骨(gǔ)。

陽(yáng)明(míng)多(duō)血(xuè)多(duō)炁(qì)，太(tài)陽(yáng)多(duō)血(xuè)少(shǎo)炁(qì)，少(shào)陽(yáng)多(duō)炁(qì)少(shǎo)血(xuè)，太(tài)陰(yīn)多(duō)血(xuè)少(shǎo)炁(qì)，厥(jué)陰(yīn)多(duō)血(xuè)少(shǎo)炁(qì)，少(shào)陰(yīn)多(duō)炁(qì)少(shǎo)血(xuè)。故(gù)曰(yuē)刺(cì)陽(yáng)明(míng)出(chū)血(xuè)炁(qì)，刺(cì)太(tài)陽(yáng)出(chū)血(xuè)惡(wù)炁(qì)，刺(cì)少(shào)陽(yáng)出(chū)炁(qì)惡(wù)血(xuè)，刺(cì)太(tài)陰(yīn)出(chū)血(xuè)惡(wù)炁(qì)，刺(cì)厥(jué)陰(yīn)出(chū)血(xuè)惡(wù)炁(qì)，刺(cì)少(shào)陰(yīn)出(chū)炁(qì)惡(wù)血(xuè)也(yě)。

足(zú)陽(yáng)明(míng)太(tài)陰(yīn)爲(wéi)表(biǎo)裏(lǐ)，少(shào)陽(yáng)厥(jué)陰(yīn)爲(wéi)表(biǎo)裏(lǐ)，太(tài)陽(yáng)

少shào陰yīn爲wéi表biǎo裏lǐ，是shì謂wèi足zú㞢zhī陰yīn陽yáng也yě。手shǒu陽yáng明míng太tài陰yīn爲wéi表biǎo裏lǐ，少shào陽yáng心xīn主zhǔ爲wéi表biǎo裏lǐ，太tài陽yáng少shào陰yīn爲wéi表biǎo裏lǐ，是shì謂wèi手shǒu㞢zhī陰yīn陽yáng也yě。

歲露論第七十九

黃帝問亏岐伯曰：《經》言夓日傷暑，穐病瘧。瘧㞢發以時，其故何也？岐伯對曰：邪客亏風府，病循膂而下，衛炁一日一夜，常大會亏風府，其朙日，日下一節，故其日作晏，此其先客亏脊背也。故每至亏風府則腠理開，腠理開則邪氣入，邪氣入則病作，此所以日作尚晏也。衛炁㞢行風府，日下一節，二十一日下至尾底，二十二日入脊内，注亐伏沖㞢脈，其行九日，出亐缺盆㞢中，其炁上行，故其病稍益至。其内搏亐五藏，横連募原，其道遠，其炁深，其行遲，不能日作，故次日乃稸積而作焉。

黄帝曰：衛炁每至亐風府，腠理乃發，發則邪入焉。其衛炁日下一節，則不當風府，奈何？

岐伯曰：風府無常，衛炁㞢所應，必開其腠理，炁㞢所舍節，則其府也。

黃(huáng)帝(dì)曰(yuē)：善(shàn)。夫(fú)風(fēng)㞢(zhī)與(yǔ)瘧(nüè)也(yě)，相(xiāng)與(yǔ)同(tóng)類(lèi)，而(ér)風(fēng)常(cháng)在(zài)，而(ér)瘧(nüè)特(tè)以(yǐ)時(shí)休(xiū)，何(hé)也(yě)？岐(qí)伯(bó)曰(yuē)：風(fēng)气(qì)畱(liú)其(qí)處(chù)，瘧(nüè)氣(qì)隨(suí)經(jīng)絡(luò)沈(chén)以(yǐ)內(nèi)摶(tuán)，故(gù)衛(wèi)炁(qì)應(yìng)乃(nǎi)作(zuò)也(yě)。

帝(dì)曰(yuē)：善(shàn)。

黃(huáng)帝(dì)問(wèn)亐(yú)少(shào)師(shī)曰(yuē)：余(yú)聞(wén)四(sì)時(shí)八(bā)風(fēng)㞢(zhī)中(zhòng)人(rén)也(yě)，故(gù)有(yǒu)寒(hán)暑(shǔ)，寒(hán)則(zé)皮(pí)膚(fū)急(jí)而(ér)腠(còu)理(lǐ)閉(bì)，暑(shǔ)則(zé)皮(pí)膚(fū)緩(huǎn)而(ér)腠(còu)理(lǐ)開(kāi)。賊(zéi)風(fēng)邪(xié)氣(qì)因(yīn)得(dé)以(yǐ)入(rù)乎(hū)？將(jiāng)必(bì)須(xū)八(bā)正(zhèng)虛(xū)邪(xié)，乃(nǎi)能(néng)傷(shāng)人(rén)乎(hū)？少(shào)師(shī)答(dá)曰(yuē)：不(bù)然(rán)。賊(zéi)風(fēng)邪(xié)氣(qì)㞢(zhī)中(zhòng)人(rén)

也(yě)，不(bù)得(dé)以(yǐ)時(shí)，然(rán)必(bì)因(yīn)其(qí)開(kāi)也(yě)，其(qí)入(rù)深(shēn)，其(qí)內(nèi)極(jí)病(bìng)，其(qí)病(bìng)人(rén)也(yě)卒(cù)暴(bào)。因(yīn)其(qí)閉(bì)也(yě)，其(qí)入(rù)淺(qiǎn)以(yǐ)留(liú)，其(qí)病(bìng)也(yě)，徐(xú)以(yǐ)遲(chí)。

黃(huáng)帝(dì)曰(yuē)：有(yǒu)寒(hán)溫(wēn)龢(hé)適(shì)，腠(còu)理(lǐ)不(bù)開(kāi)，然(rán)有(yǒu)卒(cù)病(bìng)者(zhě)，其(qí)故(gù)何(hé)也(yě)？少(shào)師(shī)答(dá)曰(yuē)：帝(dì)弗(fú)知(zhī)邪(xié)入(rù)乎(hū)？雖(suī)平(píng)居(jū)，其(qí)腠(còu)理(lǐ)開(kāi)閉(bì)緩(huǎn)急(jí)，其(qí)故(gù)常(cháng)有(yǒu)時(shí)也(yě)。黃(huáng)帝(dì)曰(yuē)：可(kě)得(dé)聞(wén)乎(hū)？少(shào)師(shī)曰(yuē)：人(rén)與(yǔ)天(tiān)墬(dì)相(xiāng)參(cān)也(yě)，與(yǔ)日(rì)月(yuè)相(xiāng)應(yìng)也(yě)。故(gù)月(yuè)滿(mǎn)則(zé)海(hǎi)水(shuǐ)西(xī)盛(shèng)，人(rén)血(xuè)炁(qì)積(jī)，肌(jī)肉(ròu)充(chōng)，

皮膚致，毛髮堅，腠理郤，煙垢著，當是之時，雖遇賊風，其入淺不深。至其月郭空，則海水東盛，人炁血虛，其衛炁去，形獨居，肌肉減，皮膚縱，腠理開，毛髮殘，膲理薄，煙垢落，當是之時，遇賊風則其入深，其病人也卒暴。

黃帝曰：其有卒然暴死暴病者，何也？少師答曰：得三虛者，其死暴疾也。得三實者，邪不能傷人也。黃帝曰：願聞三虛。少師曰：乘秊之衰，逢月㞢空，失時㞢龢，因爲賊風所傷，是謂三虛。故論不知三虛，工反爲粗。帝曰：願聞三實。少師曰：逢秊㞢盛，遇月㞢滿，得時㞢龢，雖有賊風邪氣，不能危㞢也，命曰三實。黃帝曰：善乎哉論！朙乎哉道！請藏㞢金匱。然此一夫㞢論也。

黃帝曰：願聞歲㞢所以皆同病者，何因而然？少師曰：此八正㞢候也。黃帝曰：候㞢奈何？少師(shī)曰(yuē)：候(hòu)此(cǐ)者(zhě)，常(cháng)以(yǐ)冬(dōng)至(zhì)之(zhī)日(rì)，太(tài)一(yī)立(lì)亐(yú)叶(xié)蟄(zhé)之(zhī)宮(gōng)，其(qí)至(zhì)也(yě)，天(tiān)必(bì)應(yìng)之(zhī)以(yǐ)風(fēng)雨(yǔ)者(zhě)矣(yǐ)。風(fēng)雨(yǔ)從(cóng)南(nán)方(fāng)來(lái)者(zhě)，爲(wéi)虛(xū)風(fēng)，賊(zéi)傷(shāng)人(rén)者(zhě)也(yě)。其(qí)以(yǐ)夜(yè)半(bàn)至(zhì)者(zhě)，萬(wàn)民(mín)皆(jiē)臥(wò)而(ér)弗(fú)犯(fàn)也(yě)，故(gù)其(qí)歲(suì)民(mín)小(xiǎo)病(bìng)。其(qí)以(yǐ)晝(zhòu)至(zhì)者(zhě)，萬(wàn)民(mín)懈(xiè)惰(duò)而(ér)皆(jiē)中(zhòng)亐(yú)虛(xū)風(fēng)，故(gù)萬(wàn)民(mín)多(duō)病(bìng)。虛(xū)邪(xié)入(rù)客(kè)亐(yú)骨(gǔ)而(ér)不(bù)發(fā)亐(yú)外(wài)，至(zhì)其(qí)立(lì)萅(chūn)，陽(yáng)炁(qì)大(dà)發(fā)，腠(còu)理(lǐ)開(kāi)，因(yīn)立(lì)萅(chūn)之(zhī)日(rì)，風(fēng)從(cóng)西(xī)方(fāng)來(lái)，萬(wàn)民(mín)又(yòu)皆(jiē)中(zhòng)亐(yú)虛(xū)風(fēng)，此(cǐ)兩(liǎng)邪(xié)相(xiāng)摶(tuán)，經(jīng)炁(qì)結(jié)代(dài)者(zhě)矣(yǐ)。故(gù)諸(zhū)逢(féng)其(qí)風(fēng)而(ér)遇(yù)其(qí)

雨者，命曰遇歲露焉。因歲之龢，而少賊風者，民少病而少死。歲多賊風邪氣，寒溫不龢，則民多病而死矣。

黃帝曰：虛邪之風，其所傷貴賤何如，候之奈何？少師答曰：正月朔日，太一居天留之宮，其日西北風，不雨，人多死矣。正月朔日，平旦北風，春，民多死。正月朔日，平旦北風行，民病死者，十有三也。正月朔日，日中北風，夏，民(mín)多(duō)死(sǐ)。正(zhēng)月(yuè)朔(shuò)日(rì)，夕(xī)時(shí)北(běi)風(fēng)，穐(qiū)，民(mín)多(duō)死(sǐ)。終(zhōng)日(rì)北(běi)風(fēng)，大(dà)病(bìng)死(sǐ)者(zhě)十(shí)有(yǒu)六(liù)。正(zhēng)月(yuè)朔(shuò)日(rì)，風(fēng)從(cóng)南(nán)方(fāng)來(lái)，命(mìng)曰(yuē)旱(hàn)鄉(xiāng)；從(cóng)西(xī)方(fāng)來(lái)，命(mìng)曰(yuē)白(bái)骨(gǔ)，將(jiàng)國(guó)有(yǒu)殃(yāng)，人(rén)多(duō)死(sǐ)亾(wáng)。正(zhēng)月(yuè)朔(shuò)日(rì)，風(fēng)從(cóng)東(dōng)方(fāng)來(lái)，發(fèi)屋(wū)，揚(yáng)沙(shā)石(shí)，國(guó)有(yǒu)大(dà)災(zāi)也(yě)。正(zhēng)月(yuè)朔(shuò)日(rì)，風(fēng)從(cóng)東(dōng)南(nán)方(fāng)行(xíng)，萅(chūn)有(yǒu)死(sǐ)亾(wáng)。正(zhēng)月(yuè)朔(shuò)日(rì)，天(tiān)利(lì)溫(wēn)不(bù)風(fēng)，糴(dí)賤(jiàn)，民(mín)不(bú)病(bìng)；天(tiān)寒(hán)而(ér)風(fēng)，糴(dí)貴(guì)，民(mín)多(duō)病(bìng)。此(cǐ)所(suǒ)謂(wèi)候(hòu)歲(suì)㞢(zhī)風(fēng)，䘉(cán)傷(shāng)人(rén)者(zhě)也(yě)。二(èr)月(yuè)丑(chǒu)不(bù)風(fēng)，民(mín)多(duō)心(xīn)腹(fù)病(bìng)。三(sān)月(yuè)戌(xū)不(bù)

溫wēn，民mín多duō寒hán熱rè。四sì月yuè巳sì不bù暑shǔ，民mín多duō癉dàn病bìng。十shí月yuè申shēn不bù寒hán，民mín多duō暴bào死sǐ。諸zhū所suǒ謂wèi風fēng者zhě，皆jiē發fèi屋wū，折zhé樹shù木mù，揚yáng沙shā石shí，起qǐ毫háo毛máo，發fā腠còu理lǐ者zhě也yě。

大(dà)惑(huò)論(lùn)第(dì)八(bā)十(shí)

黃(huáng)帝(dì)問(wèn)亏(yú)歧(qí)伯(bó)曰(yuē)：余(yú)嘗(cháng)上(shàng)亏(yú)清(qīng)泠(líng)㞢(zhī)臺(tái)，中(zhōng)階(jiē)而(ér)顧(gù)，匍(pú)匐(fú)而(ér)前(qián)，則(zé)惑(huò)。余(yú)私(sī)異(yì)㞢(zhī)，竊(qiè)內(nèi)怪(guài)㞢(zhī)，獨(dú)瞑(míng)獨(dú)視(shì)，安(ān)心(xīn)定(dìng)炁(qì)，久(jiǔ)而(ér)不(bú)解(jiě)。獨(dú)博(bó)獨(dú)眩(xuàn)，披(pī)髮(fà)長(cháng)跪(guì)，俛(fǔ)而(ér)視(shì)㞢(zhī)，後(hòu)久(jiǔ)㞢(zhī)不(bù)已(yǐ)也(yě)。卒(cù)然(rán)自(zì)上(shàng)，何(hé)炁(qì)使(shǐ)然(rán)？

歧(qí)伯(bó)對(duì)曰(yuē)：五(wǔ)藏(zàng)六(liù)府(fǔ)㞢(zhī)精(jīng)炁(qì)，皆(jiē)上(shàng)注(zhù)亏(yú)目(mù)而(ér)爲(wéi)㞢(zhī)精(jīng)。精(jīng)㞢(zhī)窠(kē)爲(wéi)眼(yǎn)，骨(gǔ)㞢(zhī)精(jīng)爲(wéi)瞳(tóng)子(zǐ)，筋(jīn)㞢(zhī)精(jīng)爲(wéi)

黑(hēi)眼(yǎn)，血(xuè)㞢(zhī)精(jīng)爲(wéi)絡(luò)，其(qí)窠(kē)炁(qì)㞢(zhī)精(jīng)爲(wéi)白(bái)眼(yǎn)，肌(jī)肉(ròu)㞢(zhī)精(jīng)爲(wéi)約(yuē)束(shù)，裹(guǒ)擷(xié)筋(jīn)骨(gǔ)血(xuè)炁(qì)㞢(zhī)精(jīng)而(ér)與(yǔ)脈(mài)竝(bìng)爲(wéi)係(xì)。上(shàng)屬(zhǔ)亐(yú)腦(nǎo)後(hòu)，出(chū)亐(yú)項(xiàng)中(zhōng)。故(gù)邪(xié)中(zhòng)亐(yú)項(xiàng)，因(yīn)逢(féng)其(qí)身(shēn)㞢(zhī)虛(xū)，其(qí)入(rù)深(shēn)，則(zé)隨(suí)眼(yǎn)係(xì)以(yǐ)入(rù)亐(yú)腦(nǎo)。入(rù)亐(yú)腦(nǎo)則(zé)腦(nǎo)轉(zhuǎn)，腦(nǎo)轉(zhuǎn)則(zé)引(yǐn)目(mù)係(xì)急(jí)。目(mù)係(xì)急(jí)則(zé)目(mù)眩(xuàn)以(yǐ)轉(zhuǎn)矣(yǐ)。邪(xié)其(qí)精(jīng)，其(qí)精(jīng)所(suǒ)中(zhōng)不(bù)相(xiāng)比(bǐ)也(yě)，則(zé)精(jīng)散(sàn)。精(jīng)散(sàn)則(zé)視(shì)歧(qí)，視(shì)歧(qí)見(jiàn)兩(liǎng)物(wù)。目(mù)者(zhě)，五(wǔ)藏(zàng)六(liù)府(fǔ)㞢(zhī)精(jīng)也(yě)，營(yíng)衛(wèi)魂(hún)魄(pò)㞢(zhī)所(suǒ)常(cháng)營(yíng)也(yě)，神(shén)炁(qì)㞢(zhī)所(suǒ)生(shēng)也(yě)。故(gù)神(shén)勞(láo)則(zé)魂(hún)魄(pò)散(sàn)，志(zhì)意(yì)

亂。是故瞳子黑眼灋亐陰，白眼赤脈灋亐陽也。故陰陽合摶而精朙也。目者，心㞢使也。心者，神㞢舍也。故神精亂而不轉。卒然見非常㞢處，精神魂魄，散不相得，故曰：惑也。

黃帝曰：余疑其然。余每㞢東苑，未曾不惑，厺㞢則復，余唯獨爲東苑勞神乎？何其異也？歧伯曰：不然也。心有所喜，神有所惡，卒然相惑，則精炁亂，視誤，故惑，神移乃復。是故間者爲迷(mí)，甚(shèn)者(zhě)爲(wéi)惑(huò)。

黃(huáng)帝(dì)曰(yuē)：人(rén)㞢(zhī)譱(shàn)忘(wàng)者(zhě)，何(hé)炁(qì)使(shǐ)然(rán)？岐(qí)伯(bó)曰(yuē)：上(shàng)炁(qì)不(bù)足(zú)，下(xià)炁(qì)有(yǒu)餘(yú)，腸(cháng)胃(wèi)實(shí)而(ér)心(xīn)肺(fèi)虛(xū)。虛(xū)則(zé)營(yíng)衛(wèi)畱(liú)亐(yú)下(xià)，久(jiǔ)㞢(zhī)不(bù)以(yǐ)時(shí)上(shàng)，故(gù)譱(shàn)忘(wàng)也(yě)。

黃(huáng)帝(dì)曰(yuē)：人(rén)㞢(zhī)譱(shàn)飢(jī)而(ér)不(bú)嗜(shì)食(shí)者(zhě)，何(hé)炁(qì)使(shǐ)然(rán)？岐(qí)伯(bó)曰(yuē)：精(jīng)炁(qì)竝(bìng)亐(yú)脾(pí)，熱(rè)炁(qì)畱(liú)亐(yú)胃(wèi)，胃(wèi)熱(rè)則(zé)消(xiāo)穀(gǔ)，穀(gǔ)消(xiāo)故(gù)譱(shàn)飢(jī)。胃(wèi)炁(qì)逆(nì)上(shàng)，則(zé)胃(wèi)脘(wǎn)寒(hán)，故(gù)不(bú)嗜(shì)食(shí)也(yě)。

黃(huáng)帝(dì)曰(yuē)：病(bìng)而(ér)不(bù)得(dé)臥(wò)者(zhě)，何(hé)炁(qì)使(shǐ)然(rán)？岐(qí)伯(bó)曰(yuē)：

衛(wèi)炁(qì)不(bù)得(dé)入(rù)亐(yú)陰(yīn)，常(cháng)畱(liú)亐(yú)陽(yáng)。畱(liú)亐(yú)陽(yáng)則(zé)陽(yáng)炁(qì)滿(mǎn)，陽(yáng)炁(qì)滿(mǎn)則(zé)陽(yáng)蹻(qiāo)陷(xiàn)，不(bù)得(dé)入(rù)亐(yú)陰(yīn)，陰(yīn)則(zé)陰(yīn)炁(qì)虛(xū)，故(gù)目(mù)不(bù)得(dé)瞑(míng)矣(yǐ)。

黃(huáng)帝(dì)曰(yuē)：病(bìng)目(mù)而(ér)不(bù)得(dé)視(shì)者(zhě)，何(hé)炁(qì)使(shǐ)然(rán)？岐(qí)伯(bó)曰(yuē)：衛(wèi)炁(qì)畱(liú)亐(yú)陰(yīn)，不(bù)得(dé)行(xíng)亐(yú)陽(yáng)，畱(liú)亐(yú)陰(yīn)則(zé)陰(yīn)炁(qì)盛(shèng)，陰(yīn)炁(qì)盛(shèng)則(zé)陰(yīn)蹻(qiāo)滿(mǎn)，不(bù)得(dé)入(rù)亐(yú)陽(yáng)，陽(yáng)則(zé)陽(yáng)炁(qì)虛(xū)，故(gù)目(mù)閉(bì)也(yě)。

黃(huáng)帝(dì)曰(yuē)：人(rén)㞢(zhī)多(duō)臥(wò)者(zhě)，何(hé)炁(qì)使(shǐ)然(rán)？岐(qí)伯(bó)曰(yuē)：

此(cǐ)人(rén)腸(cháng)胃(wèi)大(dà)而(ér)皮(pí)膚(fū)溼(shī)，而(ér)分(fēn)肉(ròu)不(bú)解(xiè)焉(yān)。腸(cháng)胃(wèi)大(dà)則(zé)衛(wèi)炁(qì)畱(liú)久(jiǔ)，皮(pí)膚(fū)溼(shī)則(zé)分(fēn)肉(ròu)不(bú)解(xiè)，其(qí)行(xíng)遲(chí)。夫(fú)衛(wèi)炁(qì)者(zhě)，晝(zhòu)日(rì)常(cháng)行(xíng)亐(yú)陽(yáng)，夜(yè)行(xíng)亐(yú)陰(yīn)，故(gù)陽(yáng)炁(qì)盡(jìn)則(zé)臥(wò)，陰(yīn)炁(qì)盡(jìn)則(zé)寤(wù)。故(gù)腸(cháng)胃(wèi)大(dà)，則(zé)衛(wèi)炁(qì)行(xíng)畱(liú)久(jiǔ)，皮(pí)膚(fū)溼(shī)，分(fēn)肉(ròu)不(bú)解(xiè)，則(zé)行(xíng)遲(chí)。畱(liú)亐(yú)陰(yīn)也(yě)久(jiǔ)，其(qí)炁(qì)不(bù)清(qīng)，則(zé)欲(yù)瞑(mián)，故(gù)多(duō)臥(wò)矣(yǐ)。其(qí)腸(cháng)胃(wèi)小(xiǎo)，皮(pí)膚(fū)滑(huá)以(yǐ)緩(huǎn)，分(fēn)肉(ròu)解(xiè)利(lì)，衛(wèi)炁(qì)㞢(zhī)畱(liú)亐(yú)陽(yáng)也(yě)久(jiǔ)，故(gù)少(shǎo)臥(wò)焉(yān)。

黃(huáng)帝(dì)曰(yuē)：其(qí)非(fēi)常(cháng)經(jīng)也(yě)，卒(cù)然(rán)多(duō)臥(wò)者(zhě)，何(hé)炁(qì)使(shǐ)

然(rán)？岐(qí)伯(bó)曰(yuē)：邪(xié)氣(qì)畱(liú)亏(yú)上(shàng)焦(jiāo)，上(shàng)焦(jiāo)閉(bì)而(ér)不(bù)通(tōng)，已(yǐ)食(shí)若(ruò)飲(yǐn)湯(tāng)，衛(wèi)炁(qì)畱(liú)久(jiǔ)亏(yú)陰(yīn)而(ér)不(bù)行(xíng)，故(gù)卒(cù)然(rán)多(duō)臥(wò)焉(yān)。

黃(huáng)帝(dì)曰(yuē)：譱(shàn)。治(zhì)此(cǐ)諸(zhū)邪(xié)，奈(nài)何(hé)？岐(qí)伯(bó)曰(yuē)：先(xiān)其(qí)藏(zàng)府(fǔ)，誅(zhū)其(qí)小(xiǎo)過(guò)，後(hòu)調(tiáo)其(qí)炁(qì)，盛(shèng)者(zhě)瀉(xiè)㞢(zhī)，虛(xū)者(zhě)補(bǔ)㞢(zhī)，必(bì)先(xiān)眀(míng)知(zhī)其(qí)形(xíng)志(zhì)㞢(zhī)苦(kǔ)樂(lè)，定(dìng)乃(nǎi)取(qǔ)㞢(zhī)。

癰 yōng 疽 jū 第 dì 八 bā 十 shí 一 yī

黃 huáng 帝 dì 曰 yuē ：余 yú 聞 wén 腸 cháng 胃 wèi 受 shòu 穀 gǔ ，上 shàng 焦 jiāo 出 chū 炁 qì ，以 yǐ 溫 wēn 分 fēn 肉 ròu ，而 ér 養 yǎng 骨 gǔ 節 jié ，通 tōng 腠 còu 理 lǐ 。中 zhōng 焦 jiāo 出 chū 炁 qì 如 rú 露 lù ，上 shàng 注 zhù 谿 xī 谷 gǔ ，而 ér 滲 shèn 孫 sūn 脈 mài ，津 jīn 液 yè 龢 hé 調 tiáo ，變 biàn 化 huà 而 ér 赤 chì 爲 wéi 血 xuè 。血 xuè 龢 hé 則 zé 孫 sūn 脈 mài 先 xiān 滿 mǎn 溢 yì ，乃 nǎi 注 zhù 亏 yú 絡 luò 脈 mài 皆 jiē 盈 yíng ，乃 nǎi 注 zhù 亏 yú 經 jīng 脈 mài ，陰 yīn 陽 yáng 已 yǐ 張 zhāng ，因 yīn 息 xī 乃 nǎi 行 xíng 。行 xíng 有 yǒu 經 jīng 紀 jì ，周 zhōu 有 yǒu 道 dào 理 lǐ ，與 yǔ 天 tiān 合 hé 同 tóng ，不 bù 得 dé 休 xiū 止 zhǐ 。切 qiè 而 ér 調 diào 㞢 zhī ，從 cóng 虛 xū 厺 qù 實 shí ，瀉 xiè 則 zé 不 bù 足 zú ，疾 jí 則 zé 炁 qì 減 jiǎn ，畱 liú 則 zé 先 xiān 後 hòu 。從 cóng 實 shí 厺 qù 虛 xū ，補 bǔ 則 zé 有 yǒu

餘(yú)，血(xuè)炁(qì)已(yǐ)調(tiáo)，形(xíng)炁(qì)乃(nǎi)持(chí)。余(yú)已(yǐ)知(zhī)血(xuè)炁(qì)之(zhī)平(píng)與(yǔ)不(bù)平(píng)，未(wèi)知(zhī)癰(yōng)疽(jū)之(zhī)所(suǒ)從(cóng)生(shēng)，成(chéng)敗(bài)之(zhī)時(shí)，死(sǐ)生(shēng)之(zhī)期(qī)有(yǒu)遠(yuǎn)近(jìn)，何(hé)以(yǐ)度(duó)之(zhī)？可(kě)得(dé)聞(wén)乎(hū)？

岐(qí)伯(bó)曰(yuē)：經(jīng)脈(mài)畱(liú)行(xíng)不(bù)止(zhǐ)，與(yǔ)天(tiān)同(tóng)度(dù)，與(yǔ)墬(dì)合(hé)紀(jì)。故(gù)天(tiān)宿(xiù)失(shī)度(dù)，日(rì)月(yuè)薄(bó)蝕(shí)。墬(dì)經(jīng)失(shī)紀(jì)，水(shuǐ)道(dào)流(liú)溢(yì)，艸(cǎo)萓(yí)不(bù)成(chéng)，五(wǔ)穀(gǔ)不(bù)殖(zhí)，徑(jìng)路(lù)不(bù)通(tōng)，民(mín)不(bù)往(wǎng)來(lái)，巷(xiàng)聚(jù)邑(yì)居(jū)則(zé)別(bié)離(lí)異(yì)處(chù)。血(xuè)炁(qì)猶(yóu)然(rán)，請(qǐng)言(yán)其(qí)故(gù)。夫(fú)血(xuè)脈(mài)營(yíng)衛(wèi)，周(zhōu)流(liú)不(bù)休(xiū)，上(shàng)應(yìng)星(xīng)宿(xiù)，下(xià)應(yìng)經(jīng)數(shù)。寒(hán)

邪xié客kè亐yú經jīng絡luò㞢zhī中zhōng，則zé血xuè泣sè，血xuè泣sè則zé不bù通tōng，不bù通tōng則zé衛wèi炁qì歸guī㞢zhī，不bù得dé復fù反fǎn，故gù癰yōng腫zhǒng。寒hán气qì化huà爲wéi熱rè，熱rè勝shèng則zé腐fǔ肉ròu，肉ròu腐fǔ則zé爲wéi膿nóng。膿nóng不bù瀉xiè則zé爛làn筋jīn，筋jīn爛làn則zé傷shāng骨gǔ，骨gǔ傷shāng則zé髓suǐ消xiāo，不bù當dāng骨gǔ空kōng，不bù得dé泄xiè瀉xiè，血xuè枯kū空kōng虛xū，則zé筋jīn骨gǔ肌jī肉ròu不bú相xiāng榮róng，經jīng脈mài敗bài漏lòu，熏xūn亐yú五wǔ藏zàng，藏zàng傷shāng故gù死sǐ矣yǐ。

黃huáng帝dì曰yuē：願yuàn盡jìn聞wén癰yōng疽jū㞢zhī形xíng，與yǔ忌jì曰yuē名míng。

歧qí伯bó曰yuē：癰yōng發fā亐yú嗌yì中zhōng，名míng曰yuē猛měng疽jū。猛měng疽jū不bú治zhì，

化爲膿，膿不瀉，塞嚥，半日死。其化爲膿者，瀉則合豕膏，冷食，三日而已。

發亐頸，名曰天疽。其癰大以赤黑，不急治，則熱氣下入淵腋，前傷任脈，內熏肝肺。熏肝肺，十餘日而死矣。

陽留大發，消腦留項，名曰腦爍。其色不樂，項痛而如刺以鍼。煩心者，死不可治。

發亐肩及臑，名曰疵癰。其狀赤黑，急治㞢，此令人汗出至足，不害五藏。癰發四五日，逞焫之。

發于腋下赤堅者，名曰米疽。治之以砭石，欲細而長，踈砭之，塗以豕膏，六日已，勿裹之。其癰堅而不潰者，爲馬刀挾癭，急治之。

發于胸，名曰井疽。其狀如大豆，三四日起，不早治，下入腹，不治，七日死矣。

發于膺，名曰甘疽。色青，其狀如穀實菰𦼮，常(cháng)苦(kǔ)寒(hán)熱(rè)，急(jí)治(zhì)之(zhī)，去(qù)其(qí)寒(hán)熱(rè)，十(shí)歲(suì)死(sǐ)，死(sǐ)後(hòu)出(chū)膿(nóng)。

發(fā)于(yú)脅(xié)，名(míng)曰(yuē)敗(bài)疵(cī)。敗(bài)疵(cī)者(zhě)，女(nǚ)子(zǐ)之(zhī)病(bìng)也(yě)。灸(jiǔ)之(zhī)，其(qí)病(bìng)大(dà)癰(yōng)膿(nóng)，治(zhì)之(zhī)，其(qí)中(zhōng)乃(nǎi)有(yǒu)生(shēng)肉(ròu)，大(dà)如(rú)赤(chì)小(xiǎo)豆(dòu)，剉(cuò)蔆(líng)翹(qiáo)艸(cǎo)根(gēn)各(gè)一(yì)升(shēng)，以(yǐ)水(shuǐ)一(yī)斗(dòu)六(liù)升(shēng)煮(zhǔ)之(zhī)，竭(jié)爲(wéi)取(qǔ)三(sān)升(shēng)，則(zé)彊(qiáng)飲(yǐn)，厚(hòu)衣(yì)，坐(zuò)于(yú)釜(fǔ)上(shàng)，令(lìng)汗(hàn)出(chū)至(zhì)足(zú)已(yǐ)。

發(fā)于(yú)股(gǔ)脛(jìng)，名(míng)曰(yuē)股(gǔ)脛(jìng)疽(jū)。其(qí)狀(zhuàng)不(bù)甚(shèn)變(biàn)，而(ér)癰(yōng)

膿搏骨，不急治，三十日死矣。

nóng bó gǔ, bù jí zhì, sān shí rì sǐ yǐ.

發亐尻，名曰銳疽。其狀赤堅大，急治㞢，

fā yú kāo, míng yuē ruì jū. qí zhuàng chì jiān dà, jí zhì zhī,

不治，三十日死矣。

bú zhì, sān shí rì sǐ yǐ.

發亐股陰，名曰赤施。不急治，六十日死。

fā yú gǔ yīn, míng yuē chì shī. bù jí zhì, liù shí rì sǐ.

在兩股㞢内，不治，十日而當死。

zài liǎng gǔ zhī nèi, bú zhì, shí rì ér dāng sǐ.

發亐膝，名曰疵癰。其狀大癰，色不變，寒

fā yú xī, míng yuē cī yōng. qí zhuàng dà yōng, sè bú biàn, hán

熱如堅石，勿石，石㞢者死，須其柔，乃石㞢者

rè rú jiān shí, wù shí, shí zhī zhě sǐ, xū qí róu, nǎi shí zhī zhě

生。

shēng.

諸(zhū)癰(yōng)疽(jū)之(zhī)發(fā)于(yú)節(jié)而(ér)相(xiāng)應(yìng)者(zhě)，不(bù)可(kě)治(zhì)也(yě)。發(fā)于(yú)陽(yáng)者(zhě)，百(bǎi)日(rì)死(sǐ)。發(fā)于(yú)陰(yīn)者(zhě)，三(sān)十(shí)日(rì)死(sǐ)。

發(fā)于(yú)脛(jìng)，名(míng)曰(yuē)兔(tù)齧(niè)，其(qí)狀(zhuàng)赤(chì)至(zhì)骨(gǔ)，急(jí)治(zhì)之(zhī)，不(bú)治(zhì)害(hài)人(rén)也(yě)。

發(fā)于(yú)內(nèi)踝(huái)，名(míng)曰(yuē)走(zǒu)緩(huǎn)。其(qí)狀(zhuàng)癰(yōng)也(yě)，色(sè)不(bú)變(biàn)，數(shuò)石(shí)其(qí)輸(shù)，而(ér)止(zhǐ)其(qí)寒(hán)熱(rè)，不(bù)死(sǐ)。

發(fā)于(yú)足(zú)上(shàng)下(xià)，名(míng)曰(yuē)四(sì)淫(yín)。其(qí)狀(zhuàng)大(dà)癰(yōng)，不(bù)急(jí)治(zhì)之(zhī)，百(bǎi)日(rì)死(sǐ)。

發亐足傍，名曰厲癰。其狀不大，初如小趾

發，急治㞢，厺其黑者，不消輒益。不治，百日

死。

發亐足趾，名曰脫癰。其狀赤黑，死不治；

不赤黑，不死。不衰，急斬㞢，不則死矣。

黃帝曰：夫子言癰疽，何以別㞢？岐伯曰：

營衛稽留亐經脈㞢中，則血泣而不行，不行則衛

炁從㞢而不通，壅遏而不得行，故熱。大熱不止，

熱勝則肉腐，肉腐則爲膿。然不能陷骨髓，不爲燋枯，五藏不爲傷，故命曰癰。

黃帝曰：何謂疽？歧伯曰：熱氣淳盛，下陷肌膚，筋髓枯，內連五藏，血炁竭，當其癰下，筋骨良肉皆橆餘，故命曰疽。疽者，上㞢皮夭以堅，上如牛領㞢皮。癰者，其皮上薄以澤。此其候也。

後記·論「醫」

㫺(昔)㞢(之)武者，止戈於亓(其)未動(動)也，胃(謂)㞢武。㫺(昔)㞢悘者，医心於亓(其)未失也，胃(謂)㞢悘。故悘者，埶(勢)也。心㞢所病，身㞢大病矣。今時㞢醫不肰(然)也，叺(以)利爲先，莫循天地四時荆(刑)德㞢道，叺(以)妄爲鍼，叺愚爲藥，邪病弗𣪊(擊)，良藥弗知，病者弗治，彊(强)者弗彊(强)，是胃(謂)隕人矣。若醫者，能合人天㞢李(理)，常後而不先，玆(兹)惠叺(以)先人，握天地四時叺(以)爲鍼藥，則无不治矣，而胃(謂)㞢毉。若叺(以)心㞢主爲毉㞢本，則无治矣，而胃(謂)㞢悘。故大上爲悘，其次爲毉，其下爲醫。醫者，非道也。

華夏根文化 經典誦讀系列
黃老菁英文化

黃帝內經 靈樞·上

（第二版）

整理 天壺學人 合一

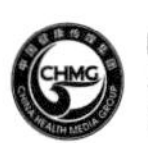
中国健康传媒集团
中国医药科技出版社

圖書在版編目（CIP）數據

黃帝內經 / 天壺學人，合一整理. —2版. —北京：
中國醫藥科技出版社，2024.3
（華夏根文化/黃老菁英文化　經典誦讀系列）
ISBN 978-7-5214-4500-8

Ⅰ. ①黃…　Ⅱ. ①天…　②合…　Ⅲ. ①《內經》　Ⅳ. ①R221

中國國家版本館CIP數據核字（2024）第037069號

整 理 者　天壺學人　合一
美術編輯　陳君杞
版式設計　郭小平

出版　中國醫藥科技出版社
地址　北京市海澱區文慧園北路甲貳拾貳號
郵編　100082
電話　發行：010-62227427　郵購：010-62236938
網址　www. cmstp. com
規格　880×1230mm 1/32
印張　45 1/8
字數　275千字
初版　2016年1月第1版
版次　2024年3月第2版
印次　2024年3月第1次印刷
印刷　河北環京美印刷有限公司
經銷　全國各地新華書店
書號　ISBN 978-7-5214-4500-8
定價　155.00元（共4本）

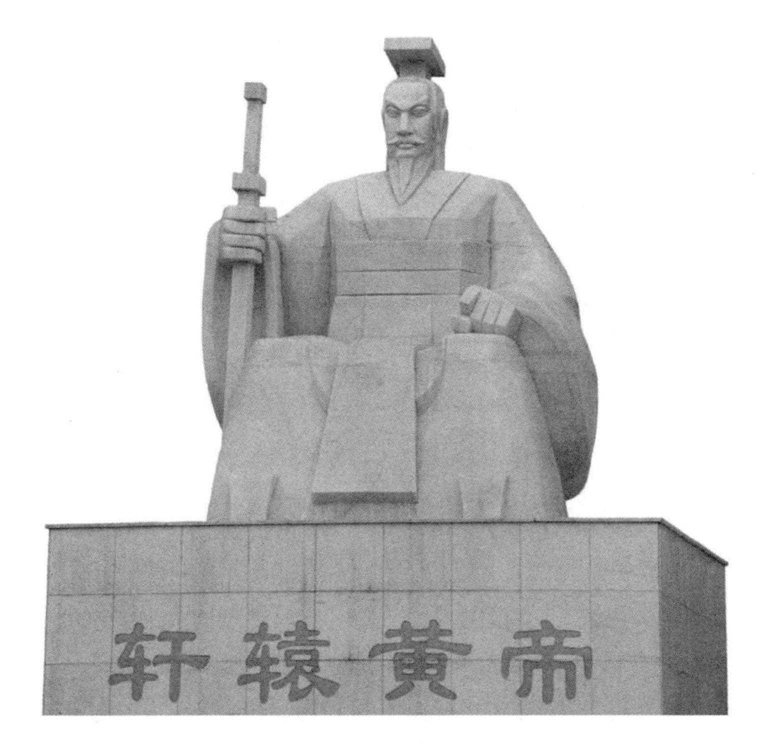

筆者攝于河南新鄭

本書敬獻給不斷探源性命實相與眞象者

序・稽古真微

『天雨大，弗潤無根之生；道法寬，惟成有心之人』。想起首次付梓，不知不覺已過去近十載，此間承讀者們之厚愛而重印十二次，這份情誼使我們深諳書中之一字一句，也許都可能對一個生命存在某種重塑。由於種種原因，第一版確有一些欠妥與紕漏，內心忐忑使我們決定全面校讎修訂而再版。再版以《四部叢刊》影印明趙府居敬堂刊本爲底本，元至元己卯胡氏古林書堂刊本、明成化十年甲午熊氏種德堂刊本爲校本，以晉皇甫謐《鍼灸甲乙經》、晉王叔和《脈經》、隋楊上善《黄帝內經太素》、明張介賓《類經》以及一些師傳善本等爲他校本，以出土如馬王堆《足臂十一脈灸經》《陰陽十一脈灸經》、張家山《脈書》、《天回醫簡》、涪水經絡木漆人、《清華大學藏戰國竹簡（拾叁）・五音圖》以及《扁鵲鏡經》等爲理校。全面對《內經》因經千年傳抄，難免存在之訛、脱、衍、倒、錯脱簡、句讀誤等逐一校讎，對經後人修編過之底本原文理校後選擇性恢復，亦同時對一些非原則性不妥之處作優化，使本書更嚴謹、更專業、更貼近需求，力求不負廣大讀者。

家珍管窺

對於初學者，瞭解《內經》藏著多少有趣生活家珍，是學習路上不竭之源動力。此處僅列部分並標示其所在篇章，爲節省篇幅，僅本段中如作『素九』表示在《素問》第九篇、『靈七』表示在《靈樞》第七篇。論左手足不如右強在素五、論東西北南中居民各特徵在素十二、論常人呼吸與脈動關係在素十八、論鍼刺月相之度在素二十六、論棄衣登高而歌在素三十、論宇宙气象與地球萬生萬物互聯在《素問·下》運气七篇（參圖録圖三、四，下同）、論入疫室防疫法在素七十二、論毉者五種過錯及四種失誤分別在素七十七與七十八、論夢境與疾患在素八十、論眼淚鼻涕來由在素八十一、論骨骼尺寸在靈十四、論二十八宿與營炁在靈十五（參本書函套封底圖）、論脈走向與長度在靈十七、論老人夜不眠與年輕人晝不眠及飲酒排尿皆在靈十八、論打嗝噴嚏耳鳴流口水自咬舌唇等在靈二十八、論熱食寒食及面診在靈二十九、論消化道結構與尺寸在靈三十、論各月份人炁所在在靈四十一、論夢境與邪氣在靈四十三、論觀體表以知五藏形態及位置在靈四十七、論學習態度及授書儀式在靈四十八、論面相面診在靈四十九、論長壽及各年齡段特徵在靈五十四、論二十五種人特徵在靈六十四、論人發音原理在靈六十九、論人與天地之應在靈七十一、論八方向之風在靈七十七、論天象對气候及萬生之影響在靈七十九。其實各篇內容不限於此，所舉點滴僅爲引起好奇心，正向好奇心莫不是最好老師之一。

✓字藏天人地

本書之所以鎖定繁體兼古體而輯，皆因漢字，尤其是古體漢字，承載著

太多鮮爲人知全息資訊，各古體字像似一幅幅上古聖祖所作簡筆畫，把祂所傾注之靈光與當時場景逼真地還原，此正是叩啟古籍『眾眇之門』之密鑰。近年筆者發現鐘鼎文『灮』是月掩軒轅星官時各星連線所得，參圖一；而較近有兩次『月掩軒轅』天象，一是於北回歸線二〇二二年十一月十七日子時東方，二是在同地於二〇二一年三月廿六日子時西偏南方；月與光合起來便是『胱』，而更巧是『膀』恰暗指月之旁；足太陽膀胱經由首（南）至足（北），源自天且爲腑故屬陽水，貫穿整個人體背陽，人主動與天相合正是《內經》所反復強調，至於『月掩軒轅』天象與足太陽膀胱經之應，有意者不妨自察。天有應，地亦有應，現世上某大河從地圖看竟亦是鐘鼎文『灮』之形，其自南向北流而與膀胱經同，河居地故屬陰水，有興趣者可深入研究。天人地三才互應，此不正是《內經》核心主旨嗎?我國紅山文化遺址所出土玉器之玉龍結合甲骨文『首』與『馬』，與人腦泥丸宮及周邊對比，參圖二，相信不言自明，由此亦旁證古人極有可能十分熟悉人體內部各細微結構，而《靈樞》中就載有不少解剖數據，《經水》則見『解剖』二字，可證解剖華夏自古有之。人陽炁與自然界陽气戚戚相關，每年皆呈絕、胎、生、長、旺、相、休、囚、死，比如拙作《帛書周易·鍵》九二繇辭『見（現）龍在田』，其意指夜空中青龍首宿『角』於北回歸線春分戌時徐徐從正東方地平線升起之天象，而大角星與角宿間恰有天田星官。九四應端午，當晚在同地戌時見斗宿旁『天籥』剛躍出東南地平線，箕宿上『魚』及其下『天淵』仍在地平線下，而帛書繇辭因此竟用專用字，其左從『魚』右從『龠』，可見古人用字之精準性與暗示，『淵』正是指『天淵』；九五應夏至（當晚在同地戌時西南方幾乎現朱雀七宿，應『翡』，赤羽雀，南偏東現青龍七宿，應『龔』，夜空一派龍鳳呈祥，此時人在腦中本該亦與天相應）、尚九應秋分、迥九應冬至、初九應冬至到春分之天象，詳參《素問·上》封底引文。『強』，其本字古體爲『彊』，暗喻人體膻中之中田與靠近神闕之下田，而『強』『强』衹見『虫』不見『田』，實在讓人難以聯想那洪荒之力從何而來！故本書一律作『彊』。同理，用『毉』不用『醫』，《素問・移精變炁論篇》已明示往古之人祝由而已，此方才毉道本源，可同參《靈樞・下》末後記《論『醫』》。『䨩』，字構源自鐘鼎文，而馬王堆漢墓出土之帛書《老子》甲本亦作『䨩』，這充分說明至少至西漢該字仍見不作『靈』之例，故本書經文部分一律從『䨩』；但爲了方便廣大讀者易於快速識別，本套書其中書名暫仍作《靈樞》。故正所謂『天垂象，故外取諸於天；人應器，故內取諸於人』，能深度對各字構『格心治之』相信是修習《內經》捷徑之一。

▼气論

气、炁、氣、𣱶。气之甲骨文作三，其餘三種尚未見其甲骨文；『𣱶』，楚簡作[illegible]，其與『炁』近，區別是『𣱶』強調其先天性及源於虛无，『炁』有一異寫上從既下從火，楚簡作[illegible]，其強調先天中之後天性及既濟態，共性是兩者皆先天之火，灬即火。如何更精準地分別運用『气、炁、氣、𣱛』，是或真或假掌握《內經》之分水嶺之一。故本書姑且以凡屬自然界或從自然界進入人體且不具確定致病性者，統一作『气』，如天气、墜地气、六气、蓄春气、寒气、溼濕气等；以凡對人體有明顯致病性或損傷性者，統一作『氣』，如邪氣、病氣、濁氣、瘧氣、淫氣等，而『寒气』有時作『寒氣』，是據上下文意當強調其致病性時作異別，『寒气』則更強調其自然屬性，此情況尚有他例，皆不可過泥於上述量標；以凡已進入人體中運行且不具致病性、或正向或中性者，統一作『炁』，如衛炁、營炁、脈炁、血炁、穀炁、各藏臟府腑之炁等；而『𣱛』因不少語境下皆可由『炁』代替，則不再單列使用。

溯文擬字

古人用文用字用韻皆講求精準恰當，何以見得？經文中『系』不算少見，其繁體字見繫、係，而『系』是否爲簡體字？『系』甲骨文作[甲骨文字形]，此足證

其非簡體，是甲骨文隸定字，故經文中凡指關聯、連接時皆從『系』；凡指由一群同類或附屬組合成整體系統時，皆從『係』，其甲骨文作；『繫』尚未見其甲骨文，估計後起，故不從。『飢』側重指餓，『饑』側重指莊稼欠收成，全書文意皆指前者，故僅從『飢』。『竝』甲骨文作，專指齊肩式並聯，行動時是同步移動，『並』爲其異寫；『并』甲骨文作，專指一前一後式串聯，行動時是前後尾隨，故筆者據上下文意於素六九七、靈二二〇見『并』（素幾即《素問》第幾頁，靈幾即《靈樞》第幾頁，下同）；『幷、併』後起且不確，皆不從。『風』指動之厲气，可剝萬物，多指中性或負向气動；『凬』指和諧之气動，似天地萬物之風箱般存在，多指正向之气動，靈四九一、四九二見『凬』。『叶』，甲骨文作，此足證非簡體，是甲骨文隸定字，音意皆同『協』；『葉』，鐘鼎文作，指葉狀物，故《靈樞·九宮八風》應作『叶蟄出宮』，不可作『葉蟄出宮』，『叶蟄』此處指和諧、會同、合并。『度量』，二字皆作動詞，指計算、測量、分析等時讀作奪良，指權衡標準時讀作杜良，指有風度氣量時讀作杜亮，經文中多見第一種之用，而單用『度』時讀作奪亦多見。『金匱』，當『匱』指收藏貴重物之納器時音意皆同『櫃』，如靈五三〇等；當指散盡千金亦難得時讀作愧，如標題『金匱眞真言』，亦有一說此可按『金櫃』解，不從，前說似更合。『舍』甲骨文作□，故非簡體，讀作去聲時，指居住，入駐；當讀作上聲且指放棄、施予、寬釋時，應作『捨』而不可兩者混用，尚未見其甲骨文，靈四四八、四五一、四五二皆見『捨』。『无』在馬王堆出土帛書中廣泛使用，本是宇宙本源之虛空態專用字，與『橆無』無涉，非其簡體；『橆無』指物質世界之沒有，故後人兩者混用不妥，素四三六、靈四三六見『无』，更多詳解請參拙作《黃老合集·黃帝帛書》卷前。另《古體字與通用繁體字對照表》在每一分冊卷首；溯源漢字演變，目前公開已知就有石刻文、甲骨文等，因目前可識別甲骨文數量僅一千餘，故筆者在選擇本書對應可選古體字時，首選甲骨文隸定字，若無則選鐘鼎文隸定字，若無選小篆隸定字，再若無就祇能選目前通用繁體字；隨著日後考古研究不斷深入，相信將來版次會有更多古體字呈現給讀者們。

術語音辨

業內與坊間對一些術語之讀音與字構持多種意見，筆者嘗試去梳理：『沖』與『衝』，區別是前者與水有關，當然此水既包括了『大一生水』無形之水，又包括有形之水，如何深入理解無形之水，不妨參拙作《竹書三經・大一生水》《竹書三經・亙先》《竹書三經・凬勿流𠛮型》；後者突出衝擊性、方向性、動態性。故本書作『沖脈』不作『衝脈』，因沖脈與足少陰腎經有相並，且爲十二經之海。《素問・繆刺論篇》『繆』字不少人讀作謬，『繆』凡五個讀音，讀作謬時指錯誤、詐僞等，顯然與文意抵牾，其餘讀音之意亦與文意不近，但其與『樛』通，『樛』指絞結、盤纏，此與文意最近，故本書注音從『樛』，讀作糾。『長夓夏』不少人讀作常下，若讀作常，僅示延長之意，而此時段正值萬物快速生長並逐步結果，故本書讀作掌下，內涵更豐富；亦可稱此時段爲『實』。『滎』可讀作盈或行，在『井井滎俞俞經合』中，作者是以水流量之小大予以指喻，而『滎瀠』指波濤迴旋湧起貌，該詞讀作盈盈，可見『滎』當與水流量有關時應讀作盈，作地名時讀作行，另有一說作音意皆同『滎』，可備，待考。『行』凡五個讀音，穴名『行間間』有讀形兼，有讀航兼，讀作後者認爲『行間間』乃肝經之滎腧，肝爲將軍之官，軍隊每廿五人稱作『一行』；筆者認爲讀作形，指流動、巡遊、返還、施用等，內涵更豐富，更合滎腧之性，故讀音從形兼。『歧伯』還是『岐伯』？『歧』指聰穎，而『歧歧』指飛行貌，作爲上古神醫，歧伯聰穎如飛，當之無愧；另古醫書亦多見『歧伯』；『岐』多作地名，如拙作《帛書周易·登》：『王用亨亐于岐山』，『岐』可通『歧』；故筆者願從『歧伯』。『鬼臾區』，『鬼』若視作姓，現讀作偉或葵，但黃帝時期人是否有姓？或有或無。商甲骨卜辭中及《帛書周易·旣濟》皆見『鬼方』，現今姓鬼者多奉『鬼臾區』爲先祖，該姓古音僅作偉，故姑且以爲姓而讀作偉。

釐次掠影

《內經》經過千年傳承傳抄，難免存在訛、脫、衍、倒、錯脫簡、句讀誤等，如原《靈樞·九鍼論》：『故爲屮之治鍼，令尖如梃，其鋒微員圓』；『梃』指杖、門窗框、殺豬時內捅之鐵棍，顯然與文意無涉，而底本原作『挺』，可能因形近而訛，『挺』指筆直、伸直，與文意合，故本書從底本『挺』。此現象在經文屢見，多按底本恢復。另有古本『令尖如梃』作『令小大如挺』，可備，待考。又如原《靈樞·論疾診尺》：『目赤色者病在心』，《脈經》作『色赤』，當爲是，『目赤色』指目之色皆赤，『目色赤』指目中有色而爲赤，乃倒之誤。又如原《靈樞·陰陽二十五人》：『似亏于上古黃帝。其爲人……』《甲乙經》無此字，顯然此文與所論土形之人無涉，多爲後加衍文，但因其未對段意產生較大歧義，故姑且保留。又如原《素問·平人炁象論篇》：『泄而脫血脈實，病在中脈虛，病在外脈濇澀堅者，皆難治』，何謂『病在中脈虛』？頗費解，『中脈虛』該如何理解？故正確句讀應作『泄而脫血脈實，病在中；脈虛病在外；脈濇濇堅者，皆難治』，全文句讀誤非鮮見，據改。又如原《素問·皮部論篇》：『肉爍破』，顯然脫一『䐃』，補作『肉爍䐃破』。有時後人旁注竄入經文，有時脫字，或有意或無意，人爲性地造成文意玄隱難通，筆者已盡可能地復原。再如原《素問·鍼解篇》篇末一段『九竅……作解』，駁雜無明，可能錯脫簡，姑存待考。綜上，因篇幅有限，僅引例說明，以此類推，其餘從略。

非常讀音

《內經》中古今字、同源字、通假字等相當常見，筆者對上述用字情況皆保留古籍原貌以示對先聖之尊重，以下所列，箭頭上皆是經文原字，箭頭下皆是其音意所通之字。如發↓廢（素九、素一一、素三二六、靈四二八），華↓花（素九），從↓縱（靈二四二、素一八三），齊↓劑（靈九七），與↓舉（靈二〇三、靈二六九），吟↓噤（素一八一），繇

↓搖（靈五八、素六九七、素四八四），都↓渚（素一七、素五八），革↓亟（素一〇二），歸↓饋（素三二、素一五六），離↓儷（靈五六、靈三七六、素一二四、素四〇一），能↓耐（素六六、素二九一），勝↓稱（素一九、素二二九），宛↓鬱（靈三、靈一六、靈三一、靈四一七），成↓盛（素九〇、素一〇、素二四四），瞑↓眠（靈二〇八、靈五四〇），滿↓懣（素十二、素二一、素五四、素二三四、靈一九四），胕↓腐（素八二、素七四四），環↓還，音意皆同旋（素九六、素九八、素一〇八、素四二六），臭↓嗅（靈四一），生↓性（靈四二一），爲↓僞（素一八二、素七三八），被↓披（素九），郭↓廓（素一八五、靈四三五），內↓納（素一九五），輸或兪俞↓腧（素二八八），空↓孔（素七三、靈二），義↓儀（素一九九），立↓位（素一八六），屬↓注（靈四）等。頁碼與內容僅部分列出，其餘從略。敬請讀者們多加留意多音字在不同語境下不同讀音，鎖定讀音等同於鎖定其義，不可不察。

✓『五階』誦、解、辨、用、立

如何修習《內經》等黃老菁英文化元典，其次第及量標如何？筆者經多年實踐，有感『五階』：誦、解、辨、用、立。『誦』，分有口有心、有口無心；前者最基本是先持不急於立即求解心態，字正腔圓地開口誦讀，借助拼音力求讀對讀準，尤其是初學則更甚，以免一旦習慣於錯誤發音後難以改口；全書四冊皆須誦讀，避免偏重某冊或某篇，由此可悉知全書所涉內容，有全局感，對字數較多之元典則更爲關鍵；不鼓勵功利性刻意背誦，熟透後自然瞭然於胸；更詳盡之誦讀法，可參拙作《黃老合集·黃帝帛書》『三得法』，此不贅述；誦，占所用總心力一成。若基礎打好便可進入『解』，分自解、他解；當『誦』達到前述量標後，便會從心中悠然升起對某字、某詞、某句，甚至某篇之自我內在認知，其過程極像五腧穴，由小變大，自少成多，欲速則不達；當初步有語感後不妨借助本文、工具書或上網，自行對疑點難點嘗試探究，勿怕麻煩，《靈樞·禁服》載雷公須齋宿歃血立誓後方能被授《內經》，

昔難得而今已得卻輕慢之，必將『道不遠人人自遠』；他解有二慮，一因初學難以確定其真僞，二易滋生依賴心，自我磨礪錯失，不利於日後深造；他解，占所用總心力二成。『辨』，到此已算過了初學階段，進入更廣闊時空，分恖(思)辨、智辨；『恖』上從囟下從心，聖祖通過造字告知子孫，最優之思非僅在心田中徘徊，而是由囟門湧入不竭靈感，落入心內加工，輸至全腦後以右腦主導，左腦協助執行全息辨析，以古華夏玆(兹)學獨有四方『象、數、理、名』與五定『定性—陰陽、定位—內外、定向—逆順、定態—動靜、定質—虛實』爲方法論，再參《黃老合集·老子簡帛》中玆(兹)丱圖和世界玆(兹)學演生圖，孰是孰非便躍然而出，此時可小心旁及他解，自己內在已有乾坤；智辨因僅用左腦爲是，帶明顯局限性；辨，占所用總心力三成。『用』，分活用、死用；若前三階走到此便戛然而止，則等同於到了『眾眇之門』門檻便回頭，僅停留於紙上談兵而已，平時沒有對一線炮火切身體驗過，上戰場時便是送人頭，故必須把理論落地實踐，在實踐中找自己死穴盲點，無縫執行『用—省—學—

用』閉合循環，如環無端，省，即反省自檢，此乃活用，除此外便是死用；用，占所用總心力四成，此階務必著力最深最多，否則所學必將是鏡花水月。水到渠成時不知不覺進入『立』，此階衹從初衷分公享、私分；公者，抱爲天下人正向提升之心則必无爲達至融通，把曾經所學所用鑄成一體，與己相合而立，後反哺全社會；私者，爲名利爲己一畝三分地而立；故公者將不求而必終領到天地頒發之畢業證！

別語

本書全文收錄《黃帝內經》，筆者有意以繁體，尤以古體注音豎排校輯，且將『气』區分作三，古今字區別而用等舉，祈求更貼近古聖絕學原貌，越近原貌，後學者則越少走彎路，使這部仿似『人體出廠說明書』之聖典，光芒永耀！

天人地玆玆學，初易楃昊玄，一人一時，焉能通達！若察紕漏訛誤，懇望來

郵告悉，電郵 horizon1998@126.com，定辨之改之，稽首。

天壺學人　合一

癸卯冬至於流谿蒙苑

圖録

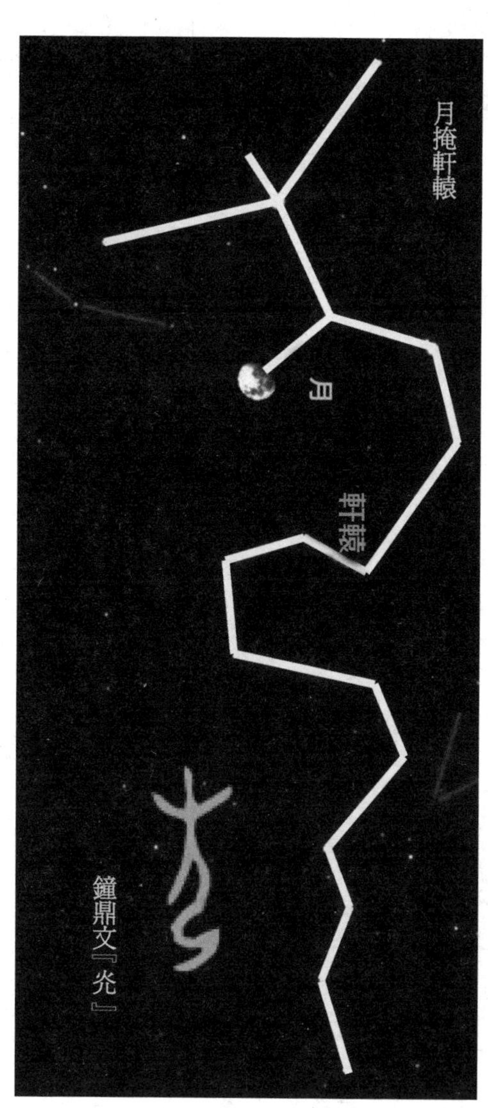

圖一　鐘鼎文『光』與月掩軒轅

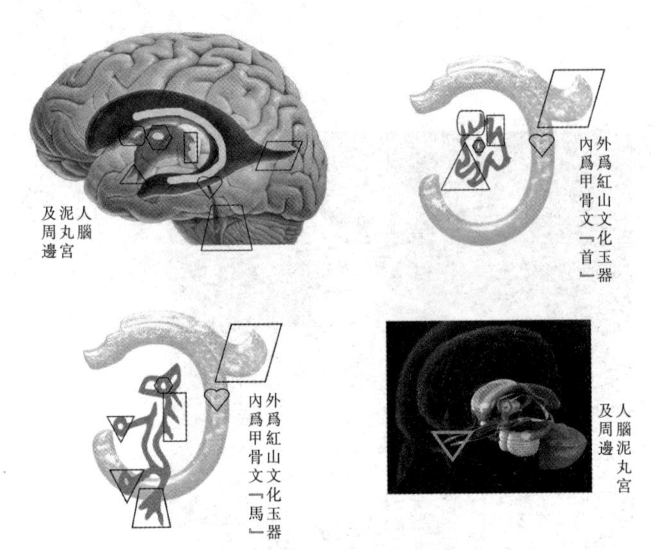

圖二　腦中央與紅山龍，甲骨文“首、馬”

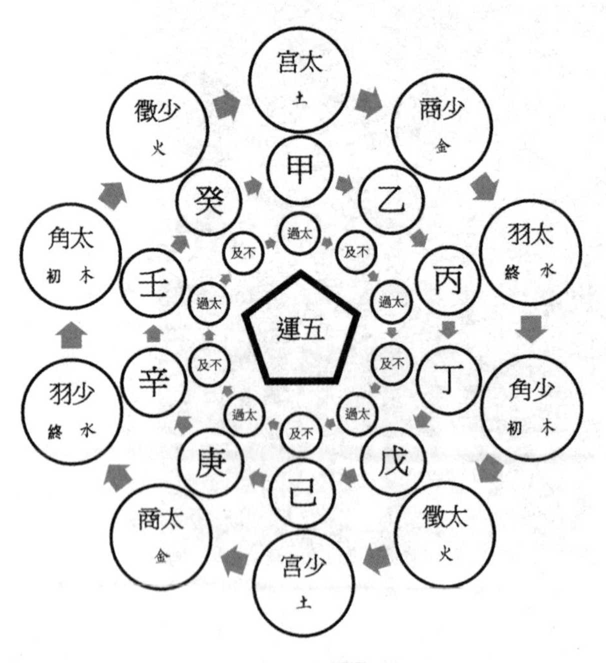

圖三　五運圖

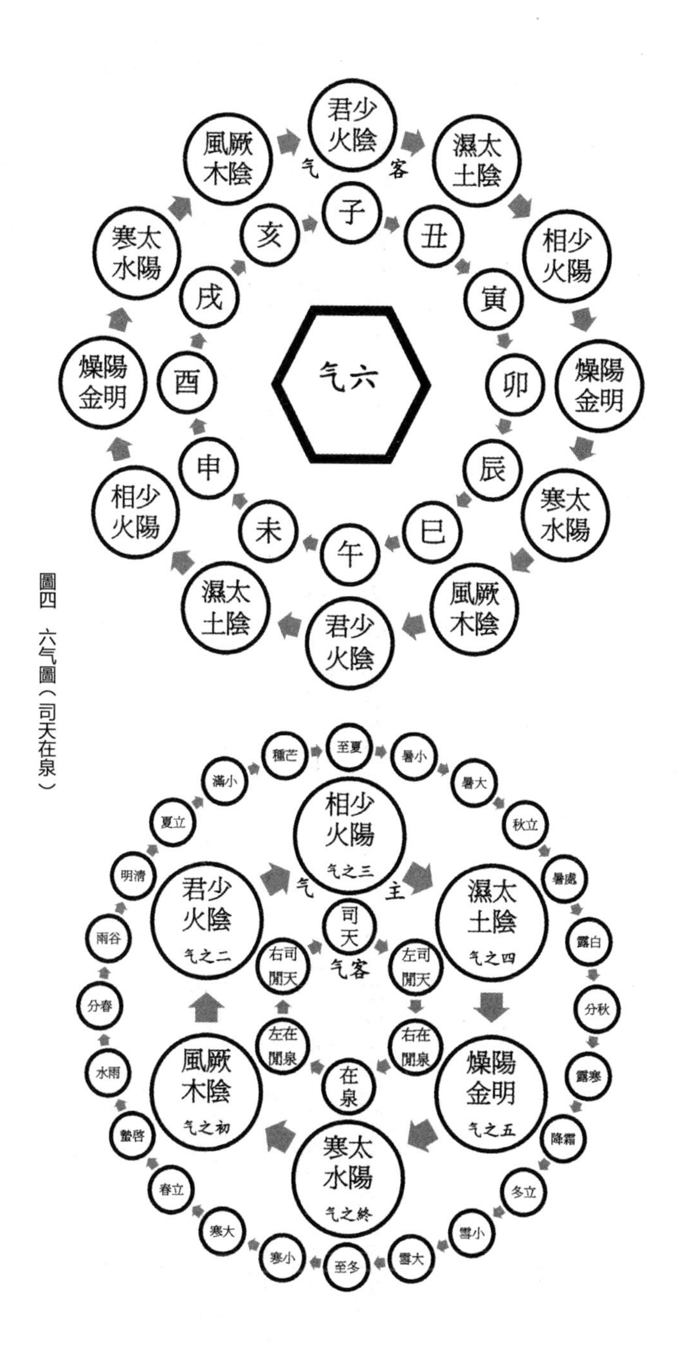

少陰君火
厥陰風木
太陰濕土
客气
子
丑
寅
卯
辰
巳
午
未
申
酉
戌
亥
少陽相火
陽明燥金
太陽寒水
厥陰風木
少陰君火
太陰濕土
少陽相火
陽明燥金
太陽寒水
六气
夏至
小暑
大暑
立秋
處暑
白露
秋分
寒露
霜降
立冬
小雪
大雪
冬至
小寒
大寒
立春
啓蟄
雨水
春分
谷雨
清明
立夏
小滿
芒種
少陽相火
三之气
主气
少陰君火
二之气
太陰濕土
四之气
司天
司天右間
司天左間
客气
在泉左間
在泉右間
在泉
厥陰風木
初之气
陽明燥金
五之气
太陽寒水
終之气

圖四　六气圖（司天在泉）

古體字與通用繁體字對照表

古體	甲骨篆文溯源	繁體	古體	甲骨篆文溯源	繁體
彊	甲骨文	强/強	匈	小篆文	胸
龢	甲骨文	和	鼓	甲骨文	鼓
谿	小篆文	溪	卽	甲骨文	即
畱	小篆文	留	厺	甲骨文	去
灮	小篆文	光	譱	鐘鼎文	善
霝	鐘鼎文	靈	艸	甲骨文	草
桒	甲骨文	桑	秊	甲骨文	年
乗	甲骨文	乘	橆	鐘鼎文	無
朙	甲骨文	明	亏	鐘鼎文	于/於
恆	小篆文	恒	恖	小篆文	思
矦	甲骨文	侯	埜	甲骨文	野
宜	甲骨文	宜	溼	小篆文	濕

續表

古體	甲骨篆文溯源	繁體	古體	甲骨篆文溯源	繁體
沇	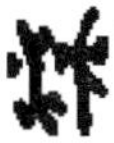 鐘鼎文	沉	敎	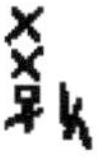 甲骨文	教
墜	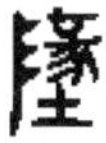 小篆文	地	眞	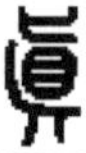 小篆文	真
靁	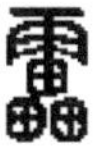 小篆文	雷	鎭	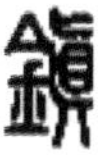 小篆文	鎮
緜	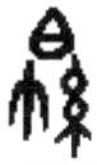 鐘鼎文	綿	愼	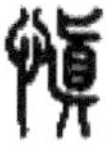 小篆文	慎
仌	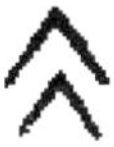 鐘鼎文	冰	鼑	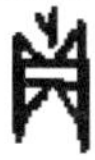 甲骨文	貞
㞢	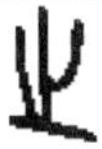 鐘鼎文	之	直	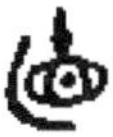 鐘鼎文	直
蕐	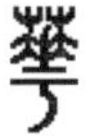 小篆文	華/花	酓	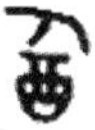 鐘鼎文	飲
曐	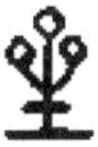 鐘鼎文	星	脩	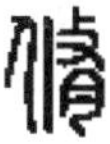 小篆文	修
灋	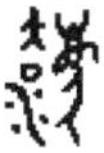 鐘鼎文	法	朢	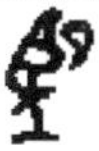 鐘鼎文	望
靑	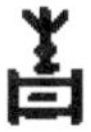 鐘鼎文	青	夓	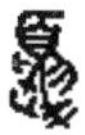 鐘鼎文	夏
徳	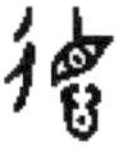 鐘鼎文	德	丼	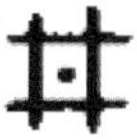 鐘鼎文	井
曑	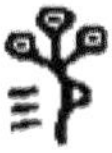 鐘鼎文	參	竝	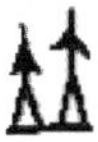 甲骨文	並
澑	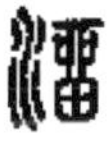 小篆文	溜	龝	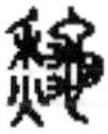 小篆文	秋
亾	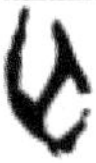 甲骨文	亡	愳	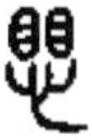 小篆文	懼

續表

古體	溯篆甲 源文骨	繁體	古體	溯篆甲 源文骨	繁體
萅	文鼎鐘	春	閒	文鼎鐘	間
囘	文骨甲	回	角	文鼎鐘	角
旣	文骨甲	既	桺	文鼎鐘	柳
羣	文鼎鐘	群	黃	文鼎鐘	黄
兪	文篆小	俞	鍼	文篆小	針
乕	文篆小	虎	嵒	文骨甲	巖
欬		咳	嚥		咽
顖		囟	飃		飄
鞕		硬	玅		妙
埶		勢	燄		焰
濇		澀	毄		擊
踈		踈/疏	洩		泄
噉		啖	蛕		蛔

古今字

古體	溯篆甲 源文骨	繁體	古體	溯篆甲 源文骨	繁體
府		腑	藏		臟
支		肢	鬲		膈

〔黃帝內經總目録〕

【靈樞·上 目録】

九鍼十二原第一　灋天

jiǔ zhēn shí èr yuán dì yī　fǎ tiān

黃帝問亐岐伯曰：余子萬民，養百姓，而收其租稅。余哀其不給，而屬有疾病。余欲勿使被毒藥，無用砭石，欲以微鍼通其經脈，調其血炁，營其逆順出入㞢會。令可傳亐後世，必朙爲㞢灋，令終而不滅，久而不絕，易用難忘，爲㞢經紀。異其篇章，別其表裏，爲㞢終始。令各有形，先立鍼經，願聞其情。

huáng dì wèn yú qí bó yuē: yú zǐ wàn mín, yǎng bǎi xìng, ér shōu qí zū shuì. yú āi qí bù jǐ, ér zhǔ yǒu jí bìng. yú yù wù shǐ bèi dú yào, wú yòng biān shí, yù yǐ wēi zhēn tōng qí jīng mài, tiáo qí xuè qì, yíng qí nì shùn chū rù zhī huì. lìng kě chuán yú hòu shì, bì míng wéi zhī fǎ, lìng zhōng ér bú miè, jiǔ ér bù jué, yì yòng nán wàng, wéi zhī jīng jì. yì qí piān zhāng, bié qí biǎo lǐ, wéi zhī zhōng shǐ. lìng gè yǒu xíng, xiān lì zhēn jīng, yuàn wén qí qíng.

岐(qí)伯(bó)答(dá)曰(yuē)：臣(chén)請(qǐng)推(tuī)而(ér)次(cì)㞢(zhī)，令(lìng)有(yǒu)綱(gāng)紀(jì)，始(shǐ)亐(yú)一(yī)，終(zhōng)亐(yú)九(jiǔ)焉(yān)。請(qǐng)言(yán)其(qí)道(dào)！小(xiǎo)鍼(zhēn)㞢(zhī)要(yào)，易(yì)陳(chén)而(ér)難(nán)入(rù)。粗(cū)守(shǒu)形(xíng)，上(shàng)守(shǒu)神(shén)，神(shén)乎(hū)神(shén)，客(kè)在(zài)門(mén)，未(wèi)睹(dǔ)其(qí)疾(jí)，惡(wū)知(zhī)其(qí)原(yuán)？刺(cì)㞢(zhī)微(wēi)，在(zài)速(sù)遲(chí)。粗(cū)守(shǒu)關(guān)，上(shàng)守(shǒu)機(jī)，機(jī)㞢(zhī)動(dòng)，不(bù)離(lí)其(qí)空(kǒng)，空(kǒng)中(zhōng)㞢(zhī)機(jī)，清(qīng)靜(jìng)而(ér)微(wēi)，其(qí)來(lái)不(bù)可(kě)逢(féng)，其(qí)往(wǎng)不(bù)可(kě)追(zhuī)。知(zhī)機(jī)㞢(zhī)道(dào)者(zhě)，不(bù)可(kě)掛(guà)以(yǐ)髮(fà)，不(bù)知(zhī)機(jī)道(dào)，叩(kòu)㞢(zhī)不(bù)發(fā)。知(zhī)其(qí)往(wǎng)來(lái)，要(yāo)與(yǔ)㞢(zhī)期(qī)，粗(cū)㞢(zhī)闇(àn)乎(hū)。妙(miào)哉(zāi)工(gōng)獨(dú)有(yǒu)㞢(zhī)。往(wǎng)者(zhě)爲(wéi)逆(nì)，來(lái)者(zhě)

爲順，明知逆順，正行無間。迎而奪之，惡得無虛，追而濟之，惡得無實，迎之隨之，以意龢之，鍼道畢矣。

wéi shùn, míng zhī nì shùn, zhèng xíng wú jiàn. yíng ér duó zhī, wū dé wú xū, zhuī ér jì zhī, wū dé wú shí, yíng zhī suí zhī, yǐ yì hé zhī, zhēn dào bì yǐ.

凡用鍼者，虛則實之，滿則泄之，宛陳則除之，邪盛則虛之。《大要》曰：徐而疾則實，疾而徐則虛。言實與虛，若有若無，察後與先，若存若亾，爲虛與實，若得若失。虛實之要，九鍼最玅，補瀉之時，以鍼爲之。瀉曰：必持內之，

fán yòng zhēn zhě, xū zé shí zhī, mǎn zé xiè zhī, yù chén zé chú zhī, xié shèng zé xū zhī. dà yào yuē: xú ér jí zé shí, jí ér xú zé xū. yán shí yǔ xū, ruò yǒu ruò wú, chá hòu yǔ xiān, ruò cún ruò wáng, wéi xū yǔ shí, ruò dé ruò shī. xū shí zhī yào, jiǔ zhēn zuì miào, bǔ xiè zhī shí, yǐ zhēn wéi zhī. xiè yuē: bì chí nà zhī,

放而出㞢，排陽得鍼，邪氣得泄。按而引鍼，是謂內溫，血不得散，氣不得出也。補曰：隨㞢，隨㞢意，若妄㞢，若行若按，如蚊虻止，如留如還，厺如弦絕。令左屬右，其炁故止，外門已閉，中炁乃實。必無留血，急取誅㞢。持鍼㞢道，堅者爲寶，正指直刺，無鍼左右。神在穐毫，屬意病者，審視血脈者，刺㞢無殆。方刺㞢時，必在懸陽，及與兩衡，神屬勿厺，知病存亾。血脈者，在俞橫居，視之獨澄，切之獨堅。

九鍼之名，各不同形：一曰鑱鍼，長一寸六分；二曰員鍼，長一寸六分；三曰鍉鍼，長三寸半；四曰鋒鍼，長一寸六分；五曰鈹鍼，長四寸，廣二分半；六曰員利鍼，長一寸六分；七曰毫鍼，長三寸六分；八曰長鍼，長七寸；九曰大鍼，長四寸。鑱鍼者，頭大末銳，主瀉陽炁。員鍼者，鍼如卵形，揩摩分間，不得傷肌肉，以瀉分炁。

鍉鍼者，鋒如黍粟㞢銳，主按脈，勿陷以致其炁。
鋒鍼者，刃三隅，以發痼疾。鈹鍼者，末如劍鋒，
以取大膿。員利鍼者，尖如氂，且員且銳，中身
微大，以取暴氣。毫鍼者，尖如蚊虻喙，靜以徐
往，微以久畱㞢，正炁因㞢，眞邪俱往，出鍼而
養，以取痛痺。長鍼者，鋒利身薄，可以取遠痺。
大鍼者，尖如挺，其鋒微員，以瀉機關㞢水也。
九鍼畢矣。

夫炁㞢在脈也，邪氣在上，濁氣在中，清气在下。故鍼陷脈則邪氣出，鍼中脈則濁氣出，鍼太深則邪氣反沈，病益。故曰：皮肉筋脈各有所處，病各有所宜，各不同形，各以任其所宜。無實實，無虛虛，損不足而益有餘，是謂重病，病益甚。取五脈者死，取三脈者恇；奪陰者死，奪陽者狂，鍼害畢矣。刺㞢而炁不至，無問其數；刺㞢而炁至，乃厺㞢，勿復鍼。鍼各有所宜，各不同形，各任其所爲。刺㞢要，炁至而有效，效㞢信，若風㞢吹雲，朙若見蒼天，刺㞢道畢矣。

黃帝曰：願聞五藏六府所出㞢處。岐伯曰：五藏五俞，五五二十五俞；六府六俞，六六三十六俞。經脈十二，絡脈十五，凡二十七炁以上下，所出爲井，所溜爲滎，所注爲俞，所行爲經，所入爲合，二十七炁所行，皆在五俞也。節㞢交，三百六十五會，知其要者，一言而終，不知其要，流散無窮。所言節者，神炁㞢所遊行出入也，非皮肉筋骨也。

睹其色，察其目，知其散復；一其形，聽其動靜，知其邪正。右主推㞢，左持而御㞢，炁至而厺㞢。

凡將用鍼，必先診脈，視炁㞢劇易，乃可以治也。五藏㞢炁已絕亐內，而用鍼者反實其外，是謂重竭，重竭必死，其死也靜。治㞢者，輒反其炁，取腋與膺；五藏㞢炁已絕亐外，而用鍼者反實其內，是謂逆厥，逆厥則必死，其死也躁。治㞢者，反取四末。刺㞢害，中而不厺，則精泄；害中而厺，則致炁。精泄則病益甚而恇，致炁則生爲癰瘍。

五藏有六府，六府有十二原，十二原出亐四關，四關主治五藏。五藏有疾，當取㞢十二原。十二原者，五藏㞢所以稟三百六十五節炁味也。

五藏有疾也，應出十二原，而原各有所出，朙知其原，睹其應，而知五藏㞢害矣。陽中㞢少陰，肺也，其原出亏太淵，太淵二。陽中㞢太陽，心也，其原出亏大陵，大陵二。陰中㞢少陽，肝也，其原出亏太衝，太衝二。陰中㞢至陰，脾也，其原出亏太白，太白二。陰中㞢太陰，腎也，其原出亏太谿，太谿二。膏㞢原，出亏鳩尾，鳩尾一。肓㞢原，出亏脖胦，脖胦一。凡此十二原者，主

wǔ zàng yǒu jí yě，yīng chū shí èr yuán，ér yuán gè yǒu suǒ chū，míng zhī qí yuán，dǔ qí yìng，ér zhī wǔ zàng zhī hài yǐ。yáng zhōng zhī shào yīn，fèi yě，qí yuán chū yú tài yuān，tài yuān èr。yáng zhōng zhī tài yáng，xīn yě，qí yuán chū yú dà líng，dà líng èr。yīn zhōng zhī shào yáng，gān yě，qí yuán chū yú tài chōng，tài chōng èr。yīn zhōng zhī zhì yīn，pí yě，qí yuán chū yú tài bái，tài bái èr。yīn zhōng zhī tài yīn，shèn yě，qí yuán chū yú tài xī，tài xī èr。gāo zhī yuán，chū yú jiū wěi，jiū wěi yī。huāng zhī yuán，chū yú bó yāng，bó yāng yī。fán cǐ shí èr yuán zhě，zhǔ

治(zhì)五(wǔ)藏(zàng)六(liù)府(fǔ)㞢(zhī)有(yǒu)疾(jí)者(zhě)也(yě)。䐜(chēn)脹(zhàng)取(qǔ)三(sān)陽(yáng)，飧(sūn)泄(xiè)取(qǔ)三(sān)陰(yīn)。

今(jīn)夫(fú)五(wǔ)藏(zàng)㞢(zhī)有(yǒu)疾(jí)也(yě)，譬(pì)猶(yóu)刺(cì)也(yě)，猶(yóu)汙(wū)也(yě)，猶(yóu)結(jié)也(yě)，猶(yóu)閉(bì)也(yě)。刺(cì)雖(suī)久(jiǔ)，猶(yóu)可(kě)拔(bá)也(yě)；汙(wū)雖(suī)久(jiǔ)，猶(yóu)可(kě)雪(xuě)也(yě)；結(jié)雖(suī)久(jiǔ)，猶(yóu)可(kě)解(jiě)也(yě)；閉(bì)雖(suī)久(jiǔ)，猶(yóu)可(kě)決(jué)也(yě)。或(huò)言(yán)久(jiǔ)疾(jí)㞢(zhī)不(bù)可(kě)取(qǔ)者(zhě)，非(fēi)其(qí)說(shuō)也(yě)。夫(fú)善(shàn)用(yòng)鍼(zhēn)者(zhě)，取(qǔ)其(qí)疾(jí)也(yě)，猶(yóu)拔(bá)刺(cì)也(yě)，猶(yóu)雪(xuě)汙(wū)也(yě)，猶(yóu)解(jiě)結(jié)也(yě)，猶(yóu)決(jué)閉(bì)也(yě)。疾(jí)雖(suī)久(jiǔ)，猶(yóu)可(kě)畢(bì)也(yě)。言(yán)不(bù)可(kě)治(zhì)者(zhě)，未(wèi)得(dé)

其術也。

刺諸熱者，如以手探湯；刺寒清者，如人不

欲行。陰有陽疾者，取之下陵三里，正往無殆，

氣下乃止，不下復始也。疾高而內者，取之陰之

陵泉；疾高而外者，取之陽之陵泉也。

本輸第二 灋墬

黃帝問亏岐伯曰：凡刺㞢道，必通十二經㞢所終始，絡脈㞢所別處，五俞㞢所留，六府㞢所合，四時㞢所生休，五藏㞢所溜處，闊闢㞢度，淺深㞢狀，高下所至。願聞其解。

岐伯曰：請言其次也。肺出亏少商，少商者，手大指端內側也，爲井木；溜亏魚際，魚際者，手魚也，爲滎；注亏太淵，太淵，魚後一寸，陷者(zhě)中(zhōng)也(yě)，爲(wéi)俞(shù)；行(xíng)亐(yú)經(jīng)渠(qú)，經(jīng)渠(qú)，寸(cùn)口(kǒu)中(zhōng)也(yě)，動(dòng)而(ér)不(bù)居(jū)，爲(wéi)經(jīng)；入(rù)亐(yú)尺(chǐ)澤(zé)，尺(chǐ)澤(zé)，肘(zhǒu)中(zhōng)之(zhī)動(dòng)脈(mài)也(yě)，爲(wéi)合(hé)，手(shǒu)太(tài)陰(yīn)經(jīng)也(yě)。

心(xīn)主(zhǔ)出(chū)亐(yú)中(zhōng)沖(chōng)，中(zhōng)沖(chōng)，手(shǒu)中(zhōng)指(zhǐ)之(zhī)端(duān)也(yě)，爲(wéi)井(jǐng)木(mù)；溜(liù)亐(yú)勞(láo)宮(gōng)，勞(láo)宮(gōng)，掌(zhǎng)中(zhōng)中(zhōng)指(zhǐ)本(běn)節(jié)之(zhī)内(nèi)間(jiān)也(yě)，爲(wéi)滎(yíng)；注(zhù)亐(yú)大(dà)陵(líng)，大(dà)陵(líng)，掌(zhǎng)後(hòu)兩(liǎng)骨(gǔ)之(zhī)間(jiān)方(fāng)下(xià)者(zhě)也(yě)，爲(wéi)俞(shù)；行(xíng)亐(yú)間(jiān)使(shǐ)，間(jiān)使(shǐ)之(zhī)道(dào)，兩(liǎng)筋(jīn)之(zhī)間(jiān)，三(sān)寸(cùn)之(zhī)中(zhōng)也(yě)，有(yǒu)過(guò)則(zé)至(zhì)，無(wú)過(guò)則(zé)止(zhǐ)，爲(wéi)經(jīng)；入(rù)亐(yú)曲(qū)澤(zé)，

曲澤，肘内廉下陷者㞢中也，屈而得㞢，爲合，手厥陰經也。

肝出亏大敦，大敦者，足大趾㞢端及三毛㞢中也，爲丼木；溜亏行間，行間，足大趾間也，爲滎；注亏太衝，太衝，行間上二寸陷者㞢中也，爲俞；行亏中封，中封，内踝㞢前一寸半，陷者㞢中，使逆則宛，使龢則通，搖足而得㞢，爲經；入亏曲泉，曲泉，輔骨㞢下，大筋㞢上也，屈膝而得㞢，爲合。足厥陰經也。

脾出亐隱白，隱白者，足大趾㞢端內側也，爲丼木；溜亐大都，大都，本節㞢後，下陷者㞢中也，爲滎；注亐太白，太白，核骨㞢下也，爲俞；行亐商丘，商丘，內踝㞢下，陷者㞢中也，爲經；入亐陰㞢陵泉，陰㞢陵泉，輔骨㞢下，陷者㞢中也，伸而得㞢，爲合，足太陰經也。

腎出亐湧泉，湧泉者，足心也，爲丼木；溜

亐(yú)然(rán)谷(gǔ)，然(rán)谷(gǔ)，然(rán)骨(gǔ)㞢(zhī)下(xià)者(zhě)也(yě)，爲(wéi)滎(yíng)；注(zhù)亐(yú)太(tài)谿(xī)，太(tài)谿(xī)，内(nèi)踝(huái)㞢(zhī)後(hòu)，跟(gēn)骨(gǔ)㞢(zhī)上(shàng)，陷(xiàn)中(zhōng)者(zhě)也(yě)，爲(wéi)俞(shù)；行(xíng)亐(yú)復(fù)溜(liú)，復(fù)溜(liú)，上(shàng)内(nèi)踝(huái)二(èr)寸(cùn)，動(dòng)而(ér)不(bù)休(xiū)，爲(wéi)經(jīng)；入(rù)亐(yú)陰(yīn)谷(gǔ)，陰(yīn)谷(gǔ)，輔(fǔ)骨(gǔ)㞢(zhī)後(hòu)，大(dà)筋(jīn)㞢(zhī)下(xià)，小(xiǎo)筋(jīn)㞢(zhī)上(shàng)也(yě)，按(àn)㞢(zhī)應(yìng)手(shǒu)，屈(qū)膝(xī)而(ér)得(dé)㞢(zhī)，爲(wéi)合(hé)，足(zú)少(shào)陰(yīn)經(jīng)也(yě)。

膀(páng)胱(guāng)出(chū)亐(yú)至(zhì)陰(yīn)，至(zhì)陰(yīn)者(zhě)，足(zú)小(xiǎo)趾(zhǐ)㞢(zhī)端(duān)也(yě)，爲(wéi)井(jǐng)金(jīn)；溜(liù)亐(yú)通(tōng)谷(gǔ)，通(tōng)谷(gǔ)，本(běn)節(jié)㞢(zhī)前(qián)外(wài)側(cè)也(yě)，爲(wéi)滎(yíng)；

注(zhù)亐(yú)束(shù)骨(gǔ)，束(shù)骨(gǔ)，本(běn)節(jié)㞢(zhī)後(hòu)，陷(xiàn)者(zhě)中(zhōng)也(yě)；爲(wéi)俞(shù)。

過(guò)亐(yú)京(jīng)骨(gǔ)，京(jīng)骨(gǔ)，足(zú)外(wài)側(cè)大(dà)骨(gǔ)㞢(zhī)下(xià)，爲(wéi)原(yuán)；行(xíng)亐(yú)崑(kūn)崙(lún)，崑(kūn)崙(lún)，在(zài)外(wài)踝(huái)㞢(zhī)後(hòu)，跟(gēn)骨(gǔ)㞢(zhī)上(shàng)，爲(wéi)經(jīng)；入(rù)亐(yú)委(wěi)中(zhōng)，委(wěi)中(zhōng)，膕(guó)中(zhōng)央(yāng)，爲(wéi)合(hé)，委(wěi)而(ér)取(qǔ)㞢(zhī)，足(zú)太(tài)陽(yáng)經(jīng)也(yě)。

膽(dǎn)出(chū)亐(yú)竅(qiào)陰(yīn)，竅(qiào)陰(yīn)者(zhě)，足(zú)小(xiǎo)趾(zhǐ)次(cì)趾(zhǐ)㞢(zhī)端(duān)也(yě)，爲(wéi)井(jǐng)金(jīn)；溜(liù)亐(yú)俠(jiā)谿(xī)，俠(jiā)谿(xī)，足(zú)小(xiǎo)趾(zhǐ)次(cì)趾(zhǐ)㞢(zhī)間(jiān)也(yě)，爲(wéi)滎(yíng)；注(zhù)亐(yú)臨(lín)泣(qì)，臨(lín)泣(qì)，上(shàng)行(xíng)一(yí)寸(cùn)半(bàn)陷(xiàn)者(zhě)中(zhōng)也(yě)，

爲(wéi)俞(shù)；過(guò)亏(yú)丘(qiū)墟(xū)，丘(qiū)墟(xū)，外(wài)踝(huái)㞢(zhī)前(qián)下(xià)，陷(xiàn)者(zhě)中(zhōng)也(yě)，爲(wéi)原(yuán)；行(xíng)亏(yú)陽(yáng)輔(fǔ)，陽(yáng)輔(fǔ)，外(wài)踝(huái)㞢(zhī)上(shàng)，輔(fǔ)骨(gǔ)㞢(zhī)前(qián)，及(jí)絕(jué)骨(gǔ)㞢(zhī)端(duān)也(yě)，爲(wéi)經(jīng)；入(rù)亏(yú)陽(yáng)㞢(zhī)陵(líng)泉(quán)，陽(yáng)㞢(zhī)陵(líng)泉(quán)，在(zài)膝(xī)外(wài)陷(xiàn)者(zhě)中(zhōng)也(yě)，爲(wéi)合(hé)，伸(shēn)而(ér)得(dé)㞢(zhī)，足(zú)少(shào)陽(yáng)經(jīng)也(yě)。

胃(wèi)出(chū)亏(yú)厲(lì)兌(duì)，厲(lì)兌(duì)者(zhě)，足(zú)大(dà)趾(zhǐ)內(nèi)次(cì)趾(zhǐ)㞢(zhī)端(duān)也(yě)，爲(wéi)井(jǐng)金(jīn)；溜(liù)亏(yú)內(nèi)庭(tíng)，內(nèi)庭(tíng)，次(cì)趾(zhǐ)外(wài)間(jiān)也(yě)，爲(wéi)滎(yíng)；注(zhù)亏(yú)陷(xiàn)谷(gǔ)，陷(xiàn)谷(gǔ)者(zhě)，上(shàng)中(zhōng)趾(zhǐ)內(nèi)間(jiān)上(shàng)行(xíng)二(èr)寸(cùn)陷(xiàn)者(zhě)中(zhōng)也(yě)，爲(wéi)俞(shù)；過(guò)亏(yú)沖(chōng)陽(yáng)，沖(chōng)陽(yáng)，足(zú)跗(fū)上(shàng)五(wǔ)寸(cùn)陷(xiàn)者(zhě)中(zhōng)

也，爲原，搖足而得㞢；行亐解谿，解谿，上沖陽一寸半陷者中也，爲經；入亐下陵，下陵，膝下三寸，胻骨外三里也，爲合；復下三里三寸爲巨虛上廉，復下上廉三寸爲巨虛下廉也，大腸屬上，小腸屬下，足陽明胃脈也，大腸小腸，皆屬亐胃，是足陽明經也。

三焦者，上合手少陽，出亐關沖，關沖者，手小指次指㞢端也，爲丼金；溜亐液門，液門，小(xiǎo)指(zhǐ)次(cì)指(zhǐ)㞢(zhī)間(jiān)也(yě)，爲(wéi)滎(yíng)；注(zhù)亐(yú)中(zhōng)渚(zhǔ)，中(zhōng)渚(zhǔ)，本(běn)節(jié)㞢(zhī)後(hòu)陷(xiàn)者(zhě)中(zhōng)也(yě)，爲(wéi)俞(shù)；過(guò)亐(yú)陽(yáng)池(chí)，陽(yáng)池(chí)，在(zài)腕(wàn)上(shàng)陷(xiàn)者(zhě)㞢(zhī)中(zhōng)也(yě)，爲(wéi)原(yuán)。行(xíng)亐(yú)支(zhī)溝(gōu)，支(zhī)溝(gōu)，上(shàng)腕(wàn)三(sān)寸(cùn)，兩(liǎng)骨(gǔ)㞢(zhī)間(jiān)陷(xiàn)者(zhě)中(zhōng)也(yě)，爲(wéi)經(jīng)；入(rù)亐(yú)天(tiān)井(jǐng)，天(tiān)井(jǐng)，在(zài)肘(zhǒu)外(wài)大(dà)骨(gǔ)㞢(zhī)上(shàng)陷(xiàn)者(zhě)中(zhōng)也(yě)，爲(wéi)合(hé)，屈(qū)肘(zhǒu)乃(nǎi)得(dé)㞢(zhī)；三(sān)焦(jiāo)下(xià)腧(shù)，在(zài)亐(yú)足(zú)大(dà)趾(zhǐ)㞢(zhī)前(qián)，少(shào)陽(yáng)㞢(zhī)後(hòu)，出(chū)亐(yú)膕(guó)中(zhōng)外(wài)廉(lián)，名(míng)曰(yuē)委(wěi)陽(yáng)，是(shì)太(tài)陽(yáng)絡(luò)也(yě)，手(shǒu)少(shào)陽(yáng)經(jīng)也(yě)。三(sān)焦(jiāo)者(zhě)，足(zú)少(shào)陽(yáng)太(tài)陰(yīn)㞢(zhī)所(suǒ)將(jiāng)，太(tài)陽(yáng)㞢(zhī)別(bié)也(yě)，上(shàng)踝(huái)五(wǔ)

寸cùn，別bié入rù貫guàn腨shuàn腸cháng，出chū亏yú委wěi陽yáng，竝bìng太tài陽yáng㞢zhī正zhèng，入rù絡luò

膀páng胱guāng，約yuē下xià焦jiāo，實shí則zé閉bì癃lóng，虛xū則zé遺yí溺niào，遺yí溺niào則zé補bǔ

㞢zhī，閉bì癃lóng則zé瀉xiè㞢zhī。

小xiǎo腸cháng者zhě，上shàng合hé手shǒu太tài陽yáng，出chū亏yú少shào澤zé，少shào澤zé，小xiǎo

指zhǐ㞢zhī端duān也yě，爲wéi井jǐng金jīn。溜liù亏yú前qián谷gǔ，前qián谷gǔ，在zài手shǒu外wài廉lián

本běn節jié前qián陷xiàn者zhě中zhōng也yě，爲wéi滎yíng。注zhù亏yú後hòu谿xī，後hòu谿xī者zhě，在zài

手shǒu外wài側cè本běn節jié㞢zhī後hòu也yě，爲wéi俞shù；過guò亏yú腕wàn骨gǔ，腕wàn骨gǔ，在zài

手shǒu外wài側cè腕wàn骨gǔ㞢zhī前qián，爲wéi原yuán；行xíng亏yú陽yáng谷gǔ，陽yáng谷gǔ，在zài銳ruì

骨(gǔ)㞢(zhī)下(xià)陷(xiàn)者(zhě)中(zhōng)也(yě)，爲(wéi)經(jīng)；入(rù)亐(yú)小(xiǎo)海(hǎi)，小(xiǎo)海(hǎi)，在(zài)肘(zhǒu)内(nèi)大(dà)骨(gǔ)㞢(zhī)外(wài)，厺(qù)端(duān)半(bàn)寸(cùn)陷(xiàn)者(zhě)中(zhōng)也(yě)，伸(shēn)臂(bì)而(ér)得(dé)㞢(zhī)，爲(wéi)合(hé)，手(shǒu)太(tài)陽(yáng)經(jīng)也(yě)。

大(dà)腸(cháng)上(shàng)合(hé)手(shǒu)陽(yáng)明(míng)，出(chū)亐(yú)商(shāng)陽(yáng)，商(shāng)陽(yáng)，大(dà)指(zhǐ)次(cì)指(zhǐ)㞢(zhī)端(duān)也(yě)，爲(wéi)井(jǐng)金(jīn)；溜(liù)亐(yú)本(běn)節(jié)㞢(zhī)前(qián)二(èr)間(jiān)，爲(wéi)滎(yíng)；注(zhù)亐(yú)本(běn)節(jié)㞢(zhī)後(hòu)三(sān)間(jiān)，爲(wéi)俞(shù)；過(guò)亐(yú)合(hé)谷(gǔ)，合(hé)谷(gǔ)，在(zài)大(dà)指(zhǐ)歧(qí)骨(gǔ)㞢(zhī)間(jiān)，爲(wéi)原(yuán)；行(xíng)亐(yú)陽(yáng)谿(xī)，陽(yáng)谿(xī)，在(zài)兩(liǎng)筋(jīn)間(jiān)陷(xiàn)者(zhě)中(zhōng)也(yě)，爲(wéi)經(jīng)；入(rù)亐(yú)曲(qū)池(chí)，在(zài)肘(zhǒu)外(wài)輔(fǔ)骨(gǔ)陷(xiàn)者(zhě)

中(zhōng)，屈(qū)臂(bì)而(ér)得(dé)㞢(zhī)，爲(wéi)合(hé)，手(shǒu)陽(yáng)朙(míng)經(jīng)也(yě)。

是(shì)謂(wèi)五(wǔ)藏(zàng)六(liù)府(fǔ)㞢(zhī)俞(shù)，五(wǔ)五(wǔ)二(èr)十(shí)五(wǔ)俞(shù)，六(liù)六(liù)三(sān)十(shí)六(liù)俞(shù)也(yě)。六(liù)府(fǔ)皆(jiē)出(chū)足(zú)㞢(zhī)三(sān)陽(yáng)，上(shàng)合(hé)亏(yú)手(shǒu)者(zhě)也(yě)。

缺(quē)盆(pén)㞢(zhī)中(zhōng)，任(rèn)脈(mài)也(yě)，名(míng)曰(yuē)天(tiān)突(tū)。一(yí)次(cì)任(rèn)脈(mài)側(cè)㞢(zhī)動(dòng)脈(mài)，足(zú)陽(yáng)朙(míng)也(yě)，名(míng)曰(yuē)人(rén)迎(yíng)。二(èr)次(cì)脈(mài)手(shǒu)陽(yáng)朙(míng)也(yě)，名(míng)曰(yuē)扶(fú)突(tū)。三(sān)次(cì)脈(mài)手(shǒu)太(tài)陽(yáng)也(yě)，名(míng)曰(yuē)天(tiān)窗(cōng)。四(sì)次(cì)脈(mài)足(zú)少(shào)陽(yáng)也(yě)，名(míng)曰(yuē)天(tiān)容(róng)。五(wǔ)次(cì)脈(mài)手(shǒu)少(shào)陽(yáng)也(yě)，名(míng)曰(yuē)天(tiān)牖(yǒu)。六(liù)次(cì)脈(mài)足(zú)太(tài)陽(yáng)也(yě)，名(míng)曰(yuē)天(tiān)柱(zhù)。七(qī)次(cì)脈(mài)項(xiàng)中(zhōng)央(yāng)

㞢(zhī)脈(mài)，督(dū)脈(mài)也(yě)，名(míng)曰(yuē)風(fēng)府(fǔ)。腋(yè)內(nèi)動(dòng)脈(mài)，手(shǒu)太(tài)陰(yīn)也(yě)，名(míng)曰(yuē)天(tiān)府(fǔ)。腋(yè)下(xià)三(sān)寸(cùn)，手(shǒu)心(xīn)主(zhǔ)也(yě)，名(míng)曰(yuē)天(tiān)池(chí)。

刺(cì)上(shàng)關(guān)者(zhě)，呿(qū)不(bù)能(néng)欠(qiàn)；刺(cì)下(xià)關(guān)者(zhě)，欠(qiàn)不(bù)能(néng)呿(qū)；刺(cì)犢(dú)鼻(bí)者(zhě)，屈(qū)不(bù)能(néng)伸(shēn)。刺(cì)兩(liǎng)關(guān)者(zhě)，伸(shēn)不(bù)能(néng)屈(qū)。

足(zú)陽(yáng)朙(míng)挾(jiā)喉(hóu)㞢(zhī)動(dòng)脈(mài)也(yě)，其(qí)俞(shù)在(zài)膺(yīng)中(zhōng)。手(shǒu)陽(yáng)朙(míng)次(cì)在(zài)其(qí)俞(shù)外(wài)，不(bú)至(zhì)曲(qū)頰(jiá)一(yí)寸(cùn)。手(shǒu)太(tài)陽(yáng)當(dāng)曲(qū)頰(jiá)。足(zú)少(shào)陽(yáng)在(zài)耳(ěr)下(xià)曲(qū)頰(jiá)㞢(zhī)後(hòu)。手(shǒu)少(shào)陽(yáng)出(chū)耳(ěr)後(hòu)，上(shàng)加(jiā)完(wán)骨(gǔ)㞢(zhī)上(shàng)。足(zú)太(tài)陽(yáng)挾(jiā)項(xiàng)大(dà)筋(jīn)㞢(zhī)中(zhōng)髮(fà)際(jì)。

陰尺動脈在五里，五俞㞢禁也。

肺合大腸，大腸者，傳道㞢府。心合小腸，小腸者，受盛㞢府。肝合膽，膽者，中精㞢府。脾合胃，胃者，五穀㞢府。腎合膀胱，膀胱者，津液㞢府也。少陰屬腎，腎上連肺，故將兩藏。三焦者，中瀆㞢府也，水道出焉，屬膀胱，是孤㞢府也。是六府㞢所與合者。

萅取絡脈，諸滎大筋分肉㞢間，甚者深㞢，

閒(jiàn)者(zhě)淺(qiǎn)㞢(zhī)。夓(xià)取(qǔ)諸(zhū)俞(shù)孫(sūn)絡(luò)、肌(jī)肉(ròu)皮(pí)膚(fū)㞢(zhī)上(shàng)。龝(qiū)取(qǔ)諸(zhū)合(hé)，餘(yú)如(rú)萅(chūn)灋(fǎ)。冬(dōng)取(qǔ)諸(zhū)井(jǐng)諸(zhū)俞(shù)㞢(zhī)分(fēn)，欲(yù)深(shēn)而(ér)畱(liú)㞢(zhī)，此(cǐ)四(sì)時(shí)㞢(zhī)序(xù)，炁(qì)㞢(zhī)所(suǒ)處(chǔ)，病(bìng)㞢(zhī)所(suǒ)舍(shè)，藏(zàng)㞢(zhī)所(suǒ)宜(yí)。轉(zhuǎn)筋(jīn)者(zhě)，立(lì)而(ér)取(qǔ)㞢(zhī)，可(kě)令(lìng)遂(suì)已(yǐ)。痿(wěi)厥(jué)者(zhě)，張(zhāng)而(ér)刺(cì)㞢(zhī)，可(kě)令(lìng)立(lì)快(kuài)也(yě)。

小鍼解第三 灋人

所謂易陳者，易言也。難入者，難著亐人也。

粗守形者，守刺灋也。上守神者，守人㞢血炁，有餘不足可補瀉也。神客者，正邪共會也。神者，正炁也，客者，邪氣也。在門者，邪循正炁㞢所出入也。未睹其疾者，先知邪正何經㞢疾也。惡知其原者，先知何經㞢病，所取㞢處也。

刺㞢微在速遲者，徐疾㞢意也。粗守關者，

守四肢而不知血炁正邪㞢往來也。上守機者，知

守炁也。機㞢動不離其空中者，知炁㞢虛實，用

鍼㞢徐疾也。空中㞢機清淨以微者，鍼以得炁，

密意守炁勿失也。其來不可逢者，炁盛不可補也。

其往不可追者，炁虛不可瀉也。不可掛以髮者，

言炁易失也。扣㞢不發者，言不知補瀉㞢意也，

血炁已盡而炁不下也。知其往來者，知炁㞢逆順

盛虛也。要與㞢期者，知炁㞢可取㞢時也。粗㞢

闇者，冥冥不知炁㞢微密也。玅哉工獨有㞢者，盡知鍼意也。往者爲逆者，言炁㞢虛而小，小者逆也。來者爲順者，言形炁㞢平，平者順也。眀知逆順，正行無間者，言知所取㞢處也。迎而奪㞢者，瀉也。追而濟㞢者，補也。

所謂虛則實㞢者，炁口虛而當補㞢也。滿則泄㞢者，炁口盛而當瀉㞢也。宛陳則除㞢者，厺血脈也。邪盛則虛㞢者，言諸經有盛者，皆瀉其邪(xié)也(yě)。徐(xú)而(ér)疾(jí)則(zé)實(shí)者(zhě)，言(yán)徐(xú)內(nà)而(ér)疾(jí)出(chū)也(yě)。疾(jí)而(ér)徐(xú)則(zé)虛(xū)者(zhě)，言(yán)疾(jí)內(nà)而(ér)徐(xú)出(chū)也(yě)。言(yán)實(shí)與(yǔ)虛(xū)若(ruò)有(yǒu)若(ruò)無(wú)者(zhě)，言(yán)實(shí)者(zhě)有(yǒu)炁(qì)，虛(xū)者(zhě)無(wú)炁(qì)也(yě)。察(chá)後(hòu)與(yǔ)先(xiān)若(ruò)亾(wáng)若(ruò)存(cún)者(zhě)，言(yán)炁(qì)之(zhī)虛(xū)實(shí)，補(bǔ)瀉(xiè)之(zhī)先(xiān)後(hòu)也(yě)，察(chá)其(qí)炁(qì)之(zhī)已(yǐ)下(xià)與(yǔ)尚(shàng)存(cún)也(yě)。爲(wéi)虛(xū)與(yǔ)實(shí)若(ruò)得(dé)若(ruò)失(shī)者(zhě)，言(yán)補(bǔ)者(zhě)佖(bì)然(rán)若(ruò)有(yǒu)得(dé)也(yě)，瀉(xiè)則(zé)怳(huǎng)然(rán)若(ruò)有(yǒu)失(shī)也(yě)。

夫(fú)炁(qì)之(zhī)在(zài)脈(mài)也(yě)，邪(xié)氣(qì)在(zài)上(shàng)者(zhě)，言(yán)邪(xié)氣(qì)之(zhī)中(zhòng)人(rén)也(yě)高(gāo)，故(gù)邪(xié)氣(qì)在(zài)上(shàng)也(yě)。濁(zhuó)氣(qì)在(zài)中(zhōng)者(zhě)，言(yán)水(shuǐ)穀(gǔ)皆(jiē)入(rù)

亐(yú)胃(wèi)，其(qí)精(jīng)炁(qì)上(shàng)注(zhù)亐(yú)肺(fèi)，濁(zhuó)溜(liù)亐(yú)腸(cháng)胃(wèi)，言(yán)寒(hán)溫(wēn)不(bú)適(shì)，飮(yǐn)食(shí)不(bù)節(jié)，而(ér)病(bìng)生(shēng)亐(yú)腸(cháng)胃(wèi)，故(gù)命(mìng)曰(yuē)濁(zhuó)氣(qì)在(zài)中(zhōng)也(yě)。清(qīng)气(qì)在(zài)下(xià)者(zhě)，言(yán)清(qīng)溼(shī)墬(dì)气(qì)㞢(zhī)中(zhòng)人(rén)也(yě)，必(bì)從(cóng)足(zú)始(shǐ)，故(gù)曰(yuē)清(qīng)气(qì)在(zài)下(xià)也(yě)。鍼(zhēn)陷(xiàn)脈(mài)則(zé)邪(xié)氣(qì)出(chū)者(zhě)，取(qǔ)㞢(zhī)上(shàng)。鍼(zhēn)中(zhōng)脈(mài)則(zé)濁(zhuó)氣(qì)出(chū)者(zhě)，取(qǔ)㞢(zhī)陽(yáng)朙(míng)合(hé)也(yě)。鍼(zhēn)太(tài)深(shēn)則(zé)邪(xié)氣(qì)反(fǎn)沈(chén)者(zhě)，言(yán)淺(qiǎn)浮(fú)㞢(zhī)病(bìng)，不(bú)欲(yù)深(shēn)刺(cì)也(yě)，深(shēn)則(zé)邪(xié)氣(qì)從(cóng)㞢(zhī)入(rù)，故(gù)曰(yuē)反(fǎn)沈(chén)也(yě)。皮(pí)肉(ròu)筋(jīn)脈(mài)各(gè)有(yǒu)所(suǒ)處(chǔ)者(zhě)，言(yán)經(jīng)絡(luò)各(gè)有(yǒu)所(suǒ)主(zhǔ)也(yě)。

取(qǔ)五(wǔ)脈(mài)者(zhě)死(sǐ)，言(yán)病(bìng)在(zài)中(zhōng)，炁(qì)不(bù)足(zú)，但(dàn)用(yòng)鍼(zhēn)盡(jìn)大(dà)瀉(xiè)其(qí)諸(zhū)陰(yīn)㞢(zhī)脈(mài)也(yě)。取(qǔ)三(sān)陽(yáng)㞢(zhī)脈(mài)者(zhě)，唯(wéi)言(yán)盡(jìn)瀉(xiè)三(sān)陽(yáng)㞢(zhī)炁(qì)，令(lìng)病(bìng)人(rén)恇(kuāng)然(rán)不(bú)復(fù)也(yě)。奪(duó)陰(yīn)者(zhě)死(sǐ)，言(yán)取(qǔ)尺(chǐ)㞢(zhī)五(wǔ)里(lǐ)，五(wǔ)往(wǎng)者(zhě)也(yě)。奪(duó)陽(yáng)者(zhě)狂(kuáng)，正(zhèng)言(yán)也(yě)。睹(dǔ)其(qí)色(sè)，察(chá)其(qí)目(mù)，知(zhī)其(qí)散(sàn)復(fù)，一(yì)其(qí)形(xíng)，聽(tīng)其(qí)動(dòng)靜(jìng)者(zhě)，言(yán)上(shàng)工(gōng)知(zhī)相(xiàng)五(wǔ)色(sè)亐(yú)目(mù)，有(yǒu)知(zhī)調(tiáo)尺(chǐ)寸(cùn)小(xiǎo)大(dà)緩(huǎn)急(jí)滑(huá)濇(sè)，以(yǐ)言(yán)所(suǒ)病(bìng)也(yě)。知(zhī)其(qí)邪(xié)正(zhèng)者(zhě)，知(zhī)論(lùn)虛(xū)邪(xié)與(yǔ)正(zhèng)邪(xié)㞢(zhī)風(fēng)也(yě)。右(yòu)主(zhǔ)推(tuī)㞢(zhī)，左(zuǒ)持(chí)而(ér)御(yù)㞢(zhī)者(zhě)，言(yán)持(chí)鍼(zhēn)而(ér)出(chū)入(rù)也(yě)。

炁至而厺㞢者，言補瀉炁調而厺㞢也。調炁在亐終始一者，持心也。節㞢交三百六十五會者，絡脈㞢滲灌諸節者也。

所謂五藏㞢炁已絕亐內者，脈口炁內絕不至，反取其外㞢病處與陽經㞢合，有畱鍼以致陽炁，陽炁至則內重竭，重竭則死矣，其死也無炁以動，故靜。

所謂五藏㞢炁已絕亐外者，脈口炁外絕不至，反(fǎn)取(qǔ)其(qí)四(sì)末(mò)㞢(zhī)俞(shù)，有(yǒu)畱(liú)鍼(zhēn)以(yǐ)致(zhì)其(qí)陰(yīn)炁(qì)，陰(yīn)炁(qì)至(zhì)則(zé)陽(yáng)炁(qì)反(fǎn)入(rù)，入(rù)則(zé)逆(nì)，逆(nì)則(zé)死(sǐ)矣(yǐ)。其(qí)死(sǐ)也(yě)陰(yīn)炁(qì)有(yǒu)餘(yú)，故(gù)躁(zào)。所(suǒ)以(yǐ)察(chá)其(qí)目(mù)者(zhě)，五(wǔ)藏(zàng)使(shǐ)五(wǔ)色(sè)循(xún)朙(míng)，循(xún)朙(míng)則(zé)聲(shēng)章(zhāng)。聲(shēng)章(zhāng)者(zhě)，則(zé)言(yán)聲(shēng)與(yǔ)平(píng)生(shēng)異(yì)也(yě)。

邪氣藏府病形第四 灋時

黃帝問亐歧伯曰：邪氣㞢中人也奈何？歧伯答曰：邪氣㞢中人高也。黃帝曰：高下有度乎？歧伯曰：身半已上者，邪中㞢也；身半已下者，溼中㞢也。故曰：邪㞢中人也，無有常，中㞢陰則溜亐府，中㞢陽則客亐藏。

黃帝曰：陰㞢與陽也，異名同類，上下相會，經絡㞢相貫，如環無端。邪㞢中人，或中亐陰，或中亐陽，上下左右，無有恆常，其故何也？岐伯曰：諸陽㞢會，皆在亐面。中人也，方乘虛時及新用力，若酓食汗出，腠理開而中亐邪。中亐面則下陽朙。中亐項則下太陽，中亐頰則下少陽，其中亐膺背兩脅亦從其經。

黃帝曰：其中亐陰奈何？岐伯答曰：中亐陰者，常從臂胻始。夫臂與胻，其皮薄，其肉淖澤，故俱受亐風，而傷其陰。

黃huáng帝dì曰yuē：此cǐ故gù傷shāng其qí藏zàng乎hū？歧qí伯bó答dá曰yuē：身shēn㞢zhī中zhòng亏yú風fēng也yě，不bú必bì動dòng藏zàng。故gù邪xié入rù亏yú陰yīn經jīng，則zé其qí藏zàng炁qì實shí，邪xié氣qì入rù而ér不bù能néng客kè，故gù還huán㞢zhī亏yú府fǔ。故gù中zhòng陽yáng則zé客kè亏yú藏zàng，中zhòng陰yīn則zé溜liú亏yú府fǔ。

黃huáng帝dì曰yuē：邪xié㞢zhī中zhòng人rén藏zàng奈nài何hé？歧qí伯bó曰yuē：愁chóu憂yōu恐kǒng懼jù則zé傷shāng心xīn。中zhòng寒hán寒hán酓yǐn則zé傷shāng肺fèi，以yǐ其qí兩liǎng寒hán相xiāng感gǎn，中zhōng外wài皆jiē傷shāng，故gù炁qì逆nì而ér上shàng行xíng。有yǒu所suǒ墮duò墜zhuì，惡è血xuè畱liú內nèi。若ruò有yǒu所suǒ大dà怒nù，炁qì上shàng而ér不bú下xià，積jī亏yú脅xié下xià，則zé傷shāng肝gān。

有所毄仆，若醉入房，汗出當風，則傷脾。有所用力舉重，若入房過度，汗出浴水，則傷腎。黃帝曰：五藏㞢中風奈何？歧伯曰：陰陽俱感，邪乃得狂。黃帝曰：譱哉。

黃帝問亐歧伯曰：首面與身形也，屬骨連筋，通血合亐炁耳。天寒則墬裂淩仌，其卒寒或手足懈惰，然而其面不衣，何也？歧伯答曰：十二經脈，三百六十五絡，其血炁皆上亐面而走空竅。

其(qí)精(jīng)陽(yáng)炁(qì)，上(shàng)走(zǒu)亏(yú)目(mù)而(ér)爲(wéi)睛(jīng)。其(qí)陰(yīn)別(bié)炁(qì)走(zǒu)亏(yú)耳(ěr)而(ér)爲(wéi)聽(tīng)。其(qí)宗(zōng)炁(qì)上(shàng)出(chū)亏(yú)鼻(bí)而(ér)爲(wéi)臭(xiù)。其(qí)濁(zhuó)氣(qì)出(chū)亏(yú)胃(wèi)，走(zǒu)唇(chún)舌(shé)而(ér)爲(wéi)味(wèi)。其(qí)炁(qì)㞢(zhī)津(jīn)液(yè)皆(jiē)上(shàng)熏(xūn)亏(yú)面(miàn)而(ér)皮(pí)厚(hòu)，其(qí)肉(ròu)堅(jiān)。故(gù)天(tiān)气(qì)甚(shèn)寒(hán)，不(bù)能(néng)勝(shèng)㞢(zhī)也(yě)。

黄(huáng)帝(dì)曰(yuē)：邪(xié)㞢(zhī)中(zhòng)人(rén)，其(qí)病(bìng)形(xíng)何(hé)如(rú)？歧(qí)伯(bó)曰(yuē)：虛(xū)邪(xié)㞢(zhī)中(zhòng)身(shēn)也(yě)，洒(xiǎn)淅(xiǎn)動(dòng)形(xíng)。正(zhèng)邪(xié)㞢(zhī)中(zhòng)人(rén)也(yě)，微(wēi)先(xiān)見(xiàn)亏(yú)色(sè)，不(bù)知(zhī)亏(yú)身(shēn)，若(ruò)有(yǒu)若(ruò)無(wú)，若(ruò)亾(wáng)若(ruò)存(cún)，有(yǒu)形(xíng)無(wú)形(xíng)，莫(mò)知(zhī)其(qí)情(qíng)。黄(huáng)帝(dì)曰(yuē)：譱(shàn)哉(zāi)。

黃帝問亐岐伯曰：余聞㞢，見其色，知其病，命曰朙；按其脈，知其病，命曰神；問其病，知其處，命曰工；余願聞，見而知㞢，按而得㞢，問而極㞢，爲㞢奈何？岐伯答曰：夫色脈與尺㞢相應也，如桴鼓影響㞢相應也，不得相失也。此亦本末根葉㞢出候也，故根死則葉枯矣，色脈形肉不得相失也。故知一則爲工，知二則爲神，知三則神且朙矣。

huáng dì wèn yú qí bó yuē： yú wén zhī， jiàn qí sè， zhī qí bìng， mìng yuē míng； àn qí mài， zhī qí bìng， mìng yuē shén； wèn qí bìng， zhī qí chǔ， mìng yuē gōng； yú yuàn wén， jiàn ér zhī zhī， àn ér dé zhī， wèn ér jí zhī， wéi zhī nài hé？ qí bó dá yuē： fú sè mài yǔ chǐ zhī xiāng yìng yě， rú fú gǔ yǐng xiǎng zhī xiāng yìng yě， bù dé xiāng shī yě。 cǐ yì běn mò gēn yè zhī chū hòu yě， gù gēn sǐ zé yè kū yǐ， sè mài xíng ròu bù dé xiāng shī yě。 gù zhī yī zé wéi gōng， zhī èr zé wéi shén， zhī sān zé shén qiě míng yǐ。

黃(huáng)帝(dì)曰(yuē)：願(yuàn)卒(cù)聞(wén)之(zhī)。岐(qí)伯(bó)答(dá)曰(yuē)：色(sè)青(qīng)者(zhě)，其(qí)脈(mài)弦(xián)也(yě)；赤(chì)者(zhě)，其(qí)脈(mài)鉤(gōu)也(yě)；黃(huáng)者(zhě)，其(qí)脈(mài)代(dài)也(yě)；白(bái)者(zhě)，其(qí)脈(mài)毛(máo)；黑(hēi)者(zhě)，其(qí)脈(mài)石(shí)。見(xiàn)其(qí)色(sè)而(ér)不(bù)得(dé)其(qí)脈(mài)，反(fǎn)得(dé)其(qí)相(xiāng)勝(shèng)之(zhī)脈(mài)，則(zé)死(sǐ)矣(yǐ)；得(dé)其(qí)相(xiāng)生(shēng)之(zhī)脈(mài)，則(zé)病(bìng)已(yǐ)矣(yǐ)。

黃(huáng)帝(dì)問(wèn)于(yú)岐(qí)伯(bó)曰(yuē)：五(wǔ)藏(zàng)之(zhī)所(suǒ)生(shēng)，變(biàn)化(huà)之(zhī)病(bìng)形(xíng)何(hé)如(rú)？岐(qí)伯(bó)答(dá)曰(yuē)：先(xiān)定(dìng)其(qí)五(wǔ)色(sè)五(wǔ)脈(mài)之(zhī)應(yìng)，其(qí)病(bìng)乃(nǎi)可(kě)別(bié)也(yě)。黃(huáng)帝(dì)曰(yuē)：色(sè)脈(mài)已(yǐ)定(dìng)，別(bié)之(zhī)奈(nài)何(hé)？岐(qí)伯(bó)曰(yuē)：

調(diào)其(qí)脈(mài)㞢(zhī)緩(huǎn)急(jí)、小(xiǎo)大(dà)、滑(huá)濇(sè)，而(ér)病(bìng)變(biàn)定(dìng)矣(yǐ)。

黄(huáng)帝(dì)曰(yuē)：調(diào)㞢(zhī)奈(nài)何(hé)？岐(qí)伯(bó)答(dá)曰(yuē)：脈(mài)急(jí)者(zhě)，尺(chǐ)㞢(zhī)皮(pí)膚(fū)亦(yì)急(jí)；脈(mài)緩(huǎn)者(zhě)，尺(chǐ)㞢(zhī)皮(pí)膚(fū)亦(yì)緩(huǎn)，脈(mài)小(xiǎo)者(zhě)，尺(chǐ)㞢(zhī)皮(pí)膚(fū)亦(yì)減(jiǎn)而(ér)少(shǎo)炁(qì)；脈(mài)大(dà)者(zhě)，尺(chǐ)㞢(zhī)皮(pí)膚(fū)亦(yì)賁(fèn)而(ér)起(qǐ)；脈(mài)滑(huá)者(zhě)，尺(chǐ)㞢(zhī)皮(pí)膚(fū)亦(yì)滑(huá)；脈(mài)濇(sè)者(zhě)，尺(chǐ)㞢(zhī)皮(pí)膚(fū)亦(yì)濇(sè)。凡(fán)此(cǐ)變(biàn)者(zhě)，有(yǒu)微(wēi)有(yǒu)甚(shèn)。故(gù)善(shàn)調(diào)尺(chǐ)者(zhě)，不(bú)待(dài)亐(yú)寸(cùn)，善(shàn)調(diào)脈(mài)者(zhě)，不(bú)待(dài)亐(yú)色(sè)。能(néng)曑(cān)合(hé)而(ér)行(xíng)㞢(zhī)者(zhě)，可(kě)以(yǐ)爲(wéi)上(shàng)工(gōng)，上(shàng)工(gōng)十(shí)全(quán)九(jiǔ)；行(xíng)二(èr)者(zhě)，爲(wéi)中(zhōng)工(gōng)，中(zhōng)

工(gōng)十(shí)全(quán)七(qī)；行(xíng)一(yī)者(zhě)，爲(wéi)下(xià)工(gōng)，下(xià)工(gōng)十(shí)全(quán)六(liù)。

黃(huáng)帝(dì)曰(yuē)：請(qǐng)問(wèn)脈(mài)之(zhī)緩(huǎn)急(jí)、小(xiǎo)大(dà)、滑(huá)濇(sè)之(zhī)病(bìng)形(xíng)何(hé)如(rú)？岐(qí)伯(bó)曰(yuē)：臣(chén)請(qǐng)言(yán)五(wǔ)藏(zàng)之(zhī)病(bìng)變(biàn)也(yě)。心(xīn)脈(mài)急(jí)甚(shèn)者(zhě)爲(wéi)瘛(chì)瘲(zòng)。微(wēi)急(jí)爲(wéi)心(xīn)痛(tòng)引(yǐn)背(bèi)，食(shí)不(bú)下(xià)。緩(huǎn)甚(shèn)爲(wéi)狂(kuáng)笑(xiào)；微(wēi)緩(huǎn)爲(wéi)伏(fú)梁(liáng)，在(zài)心(xīn)上(shàng)下(xià)行(xíng)，時(shí)唾(tuò)血(xuè)。大(dà)甚(shèn)爲(wéi)喉(hóu)吤(jiè)；微(wēi)大(dà)爲(wéi)心(xīn)痹(bì)引(yǐn)背(bèi)，善(shàn)淚(lèi)出(chū)。小(xiǎo)甚(shèn)爲(wéi)善(shàn)噦(yuě)；微(wēi)小(xiǎo)爲(wéi)消(xiāo)癉(dān)。滑(huá)甚(shèn)爲(wéi)善(shàn)渴(kě)；微(wēi)滑(huá)爲(wéi)心(xīn)疝(shàn)引(yǐn)臍(qí)，少(shào)腹(fù)鳴(míng)。濇(sè)甚(shèn)爲(wéi)瘖(yīn)；微(wēi)濇(sè)爲(wéi)血(xuè)溢(yì)，維(wéi)厥(jué)，耳(ěr)鳴(míng)，顛(diān)

疾(jí)。

肺(fèi)脈(mài)急(jí)甚(shèn)爲(wéi)癲(diān)疾(jí)；微(wēi)急(jí)爲(wéi)肺(fèi)寒(hán)熱(rè)，怠(dài)惰(duò)，欬(ké)唾(tuò)血(xuè)，引(yǐn)腰(yāo)背(bèi)胷(xiōng)，若(ruò)鼻(bí)息(xī)肉(ròu)不(bù)通(tōng)。緩(huǎn)甚(shèn)爲(wéi)多(duō)汗(hàn)；微(wēi)緩(huǎn)爲(wéi)痿(wěi)瘻(lòu)，偏(piān)風(fēng)，頭(tóu)以(yǐ)下(xià)汗(hàn)出(chū)不(bù)可(kě)止(zhǐ)。大(dà)甚(shèn)爲(wéi)脛(jìng)腫(zhǒng)；微(wēi)大(dà)爲(wéi)肺(fèi)痹(bì)引(yǐn)胷(xiōng)背(bèi)，起(qǐ)惡(wù)日(rì)炗(guāng)。小(xiǎo)甚(shèn)爲(wéi)泄(xiè)；微(wēi)小(xiǎo)爲(wéi)消(xiāo)癉(dān)。滑(huá)甚(shèn)爲(wéi)息(xī)賁(bēn)上(shàng)炁(qì)；微(wēi)滑(huá)爲(wéi)上(shàng)下(xià)出(chū)血(xuè)。濇(sè)甚(shèn)爲(wéi)嘔(ǒu)血(xuè)；微(wēi)濇(sè)爲(wéi)鼠(shǔ)瘻(lòu)，在(zài)頸(jǐng)支(zhī)腋(yè)㞢(zhī)間(jiān)，下(xià)不(bú)甚(shèn)其(qí)上(shàng)，其(qí)應(yīng)善(shàn)痠(suān)矣(yǐ)。

肝(gān)脈(mài)急(jí)甚(shèn)者(zhě)爲(wéi)惡(è)言(yán)；微(wēi)急(jí)爲(wéi)肥(féi)氣(qì)在(zài)脅(xié)下(xià)，若(ruò)覆(fù)杯(bēi)。緩(huǎn)甚(shèn)爲(wéi)善(shàn)嘔(ǒu)；微(wēi)緩(huǎn)爲(wéi)水(shuǐ)瘕(jiǎ)痹(bì)也(yě)。大(dà)甚(shèn)爲(wéi)內(nèi)癰(yōng)，善(shàn)嘔(ǒu)衄(nǜ)；微(wēi)大(dà)爲(wéi)肝(gān)痹(bì)陰(yīn)縮(suō)，欬(ké)引(yǐn)少(shào)腹(fù)。小(xiǎo)甚(shèn)爲(wéi)多(duō)飲(yǐn)；微(wēi)小(xiǎo)爲(wéi)消(xiāo)癉(dān)。滑(huá)甚(shèn)爲(wéi)㿗(tuí)疝(shàn)；微(wēi)滑(huá)爲(wéi)遺(yí)溺(niào)。濇(sè)甚(shèn)爲(wéi)溢(yì)飲(yǐn)；微(wēi)濇(sè)爲(wéi)瘛(chì)攣(luán)筋(jīn)痹(bì)。

脾(pí)脈(mài)急(jí)甚(shèn)爲(wéi)瘛(chì)瘲(zòng)；微(wēi)急(jí)爲(wéi)膈(gé)中(zhōng)食(shí)飲(yǐn)，入(rù)而(ér)還(xuán)出(chū)沃(wò)沫(mò)。緩(huǎn)甚(shèn)爲(wéi)痿(wěi)厥(jué)；微(wēi)緩(huǎn)爲(wéi)風(fēng)痿(wěi)，四(sì)肢(zhī)不(bú)用(yòng)，心(xīn)慧(huì)然(rán)若(ruò)無(wú)病(bìng)。大(dà)甚(shèn)爲(wéi)擊(jī)仆(pū)；微(wēi)大(dà)爲(wéi)疝(shàn)氣(qì)，腹(fù)裏(lǐ)

大(dà)，膿(nóng)血(xuè)在(zài)腸(cháng)胃(wèi)㞢(zhī)外(wài)。小(xiǎo)甚(shèn)爲(wéi)寒(hán)熱(rè)；微(wēi)小(xiǎo)爲(wéi)消(xiāo)癉(dān)。滑(huá)甚(shèn)爲(wéi)㿉(tuí)癃(lóng)，微(wēi)滑(huá)爲(wéi)蟲(chóng)毒(dú)蛕(huí)蝎(xiē)腹(fù)熱(rè)。濇(sè)甚(shèn)爲(wéi)腸(cháng)㿉(tuí)；微(wēi)濇(sè)爲(wéi)内(nèi)潰(kuì)，多(duō)下(xià)膿(nóng)血(xuè)。

腎(shèn)脈(mài)急(jí)甚(shèn)爲(wéi)骨(gǔ)癰(yōng)癲(diān)疾(jí)；微(wēi)急(jí)爲(wéi)沈(chén)厥(jué)奔(bēn)豚(tún)，足(zú)不(bù)收(shōu)，不(bù)得(dé)前(qián)後(hòu)。緩(huǎn)甚(shèn)爲(wéi)折(zhé)脊(jǐ)；微(wēi)緩(huǎn)爲(wéi)洞(dòng)，洞(dòng)者(zhě)，食(shí)不(bú)化(huà)，下(xià)嗌(yì)還(xuán)出(chū)。大(dà)甚(shèn)爲(wéi)陰(yīn)痿(wěi)；微(wēi)大(dà)爲(wéi)石(shí)水(shuǐ)，起(qǐ)臍(qí)已(yǐ)下(xià)至(zhì)小(xiǎo)腹(fù)，腄(chuí)腄(chuí)然(rán)上(shàng)至(zhì)胃(wèi)脘(wǎn)，死(sǐ)不(bú)治(zhì)；小(xiǎo)甚(shèn)爲(wéi)洞(dòng)泄(xiè)；微(wēi)小(xiǎo)爲(wéi)消(xiāo)癉(dān)。滑(huá)甚(shèn)爲(wéi)癃(lóng)㿉(tuí)；微(wēi)滑(huá)爲(wéi)骨(gǔ)

痿(wěi)，坐(zuò)不(bù)能(néng)起(qǐ)，起(qǐ)則(zé)目(mù)無(wú)所(suǒ)見(jiàn)。濇(sè)甚(shèn)爲(wéi)大(dà)癰(yōng)；微(wēi)濇(sè)爲(wéi)不(bú)月(yuè)、沈(chén)痔(zhì)。

黃(huáng)帝(dì)曰(yuē)：病(bìng)㞢(zhī)六(liù)變(biàn)者(zhě)，刺(cì)㞢(zhī)奈(nài)何(hé)？岐(qí)伯(bó)答(dá)曰(yuē)：諸(zhū)急(jí)者(zhě)多(duō)寒(hán)；緩(huǎn)者(zhě)多(duō)熱(rè)；大(dà)者(zhě)多(duō)炁(qì)少(shǎo)血(xuè)；小(xiǎo)者(zhě)血(xuè)炁(qì)皆(jiē)少(shǎo)；滑(huá)者(zhě)陽(yáng)炁(qì)盛(shèng)，有(yǒu)微(wēi)熱(rè)；濇(sè)者(zhě)多(duō)血(xuè)少(shǎo)炁(qì)，有(yǒu)微(wēi)寒(hán)。是(shì)故(gù)刺(cì)急(jí)者(zhě)，深(shēn)內(nà)而(ér)久(jiǔ)畱(liú)㞢(zhī)。刺(cì)緩(huǎn)者(zhě)，淺(qiǎn)內(nà)而(ér)疾(jí)發(fā)鍼(zhēn)，以(yǐ)厺(qù)其(qí)熱(rè)。刺(cì)大(dà)者(zhě)，微(wēi)瀉(xiè)其(qí)炁(qì)，無(wú)出(chū)其(qí)血(xuè)。刺(cì)滑(huá)者(zhě)，疾(jí)發(fā)鍼(zhēn)而(ér)淺(qiǎn)內(nà)㞢(zhī)，以(yǐ)瀉(xiè)其(qí)陽(yáng)

炁(qì)而(ér)厺(qù)其(qí)熱(rè)。刺(cì)濇(sè)者(zhě)，必(bì)中(zhòng)其(qí)脈(mài)，隨(suí)其(qí)逆(nì)順(shùn)而(ér)久(jiǔ)畱(liú)㞢(zhī)，必(bì)先(xiān)按(àn)而(ér)循(xún)㞢(zhī)，已(yǐ)發(fā)鍼(zhēn)，疾(jí)按(àn)其(qí)痏(wěi)，無(wú)令(lìng)其(qí)血(xuè)出(chū)，以(yǐ)龢(hé)其(qí)脈(mài)。諸(zhū)小(xiǎo)者(zhě)，陰(yīn)陽(yáng)形(xíng)炁(qì)俱(jù)不(bù)足(zú)，勿(wù)取(qǔ)以(yǐ)鍼(zhēn)而(ér)調(tiáo)以(yǐ)甘(gān)藥(yào)也(yě)。

黃(huáng)帝(dì)曰(yuē)：余(yú)聞(wén)五(wǔ)藏(zàng)六(liù)府(fǔ)㞢(zhī)炁(qì)，滎(yíng)俞(shù)所(suǒ)入(rù)爲(wéi)合(hé)，今(jīn)何(hé)道(dào)從(cóng)入(rù)？入(rù)安(ān)連(lián)過(guò)？願(yuàn)聞(wén)其(qí)故(gù)。岐(qí)伯(bó)答(dá)曰(yuē)：此(cǐ)陽(yáng)脈(mài)㞢(zhī)別(bié)入(rù)亏(yú)內(nèi)，屬(zhǔ)亏(yú)府(fǔ)者(zhě)也(yě)。黃(huáng)帝(dì)曰(yuē)：滎(yíng)俞(shù)與(yù)合(hé)，各(gè)有(yǒu)名(míng)乎(hū)？岐(qí)伯(bó)答(dá)曰(yuē)：滎(yíng)俞(shù)治(zhì)外(wài)經(jīng)，合(hé)治(zhì)

内府。黃帝曰：治内府奈何？岐伯曰：取㞢亏合。

黃帝曰：合各有名乎？岐伯答曰：胃合亏三里，大腸合入亏巨虛上廉，小腸合入亏巨虛下廉，三焦合入亏委陽，膀胱合入亏委中央，膽合入亏陽陵泉。黃帝曰：取㞢奈何？岐伯答曰：取㞢三里者，低跗取㞢；巨虛者，舉足取㞢；委陽者，屈伸而索㞢；委中者，屈而取㞢；陽陵泉者，正豎膝，予㞢齊下至委陽㞢陽取㞢；取諸外經者，揄

申shēn而ér從cóng㞢zhī○

黃huáng帝dì曰yuē：願yuàn聞wén六liù府fǔ㞢zhī病bìng○歧qí伯bó答dá曰yuē：面miàn熱rè者zhě，足zú陽yáng明míng病bìng，魚yú絡luò血xuè者zhě，手shǒu陽yáng明míng病bìng，兩liǎng跗fū㞢zhī上shàng脈mài堅jiān若ruò陷xiàn者zhě，足zú陽yáng明míng病bìng，此cǐ胃wèi脈mài也yě○大dà腸cháng病bìng者zhě，腸cháng中zhōng切qiè痛tòng而ér鳴míng濯zhuó濯zhuó，冬dōng日rì重chóng感gǎn亐yú寒hán卽jí泄xiè，當dāng臍qí而ér痛tòng，不bù能néng久jiǔ立lì，與yǔ胃wèi同tóng候hòu，取qǔ巨jù虛xū上shàng廉lián○胃wèi病bìng者zhě，腹fù䐜chēn脹zhàng，胃wèi脘wǎn當dāng心xīn而ér痛tòng，上shàng支zhī兩liǎng脅xié，膈gé嚥yān不bù通tōng，食shí飮yǐn不bú下xià，取qǔ㞢zhī三sān里lǐ也yě○小xiǎo腸cháng病bìng者zhě，小xiǎo腹fù痛tòng，腰yāo脊jǐ

控 kòng 睪 gāo 而 ér 痛 tòng，時 shí 窘 jiǒng 㞢 zhī 後 hòu，當 dāng 耳 ěr 前 qián 熱 rè，若 ruò 寒 hán 甚 shèn，若 ruò 獨 dú
肩 jiān 上 shàng 熱 rè 甚 shèn，及 jí 手 shǒu 小 xiǎo 指 zhǐ 次 cì 指 zhǐ 㞢 zhī 間 jiān 熱 rè，若 ruò 脈 mài 陷 xiàn 者 zhě，此 cǐ
其 qí 候 hòu 也 yě，手 shǒu 太 tài 陽 yáng 病 bìng 也 yě，取 qǔ 㞢 zhī 巨 jù 虛 xū 下 xià 廉 lián。三 sān 焦 jiāo 病 bìng 者 zhě，
腹 fù 脹 zhàng 气 qì 滿 mǎn，小 xiǎo 腹 fù 尤 yóu 堅 jiān，不 bù 得 dé 小 xiǎo 便 biàn，窘 jiǒng 急 jí，溢 yì 則 zé 水 shuǐ
畱 liú，卽 jí 爲 wéi 脹 zhàng，候 hòu 在 zài 足 zú 太 tài 陽 yáng 㞢 zhī 外 wài 大 dà 絡 luò，大 dà 絡 luò 在 zài 太 tài 陽 yáng
少 shào 陽 yáng 㞢 zhī 間 jiān，亦 yì 見 xiàn 亐 yú 脈 mài，取 qǔ 委 wěi 陽 yáng。膀 páng 胱 guāng 病 bìng 者 zhě，小 xiǎo 腹 fù
偏 piān 腫 zhǒng 而 ér 痛 tòng，以 yǐ 手 shǒu 按 àn 㞢 zhī，卽 jí 欲 yù 小 xiǎo 便 biàn 而 ér 不 bù 得 dé，肩 jiān 上 shàng 熱 rè，
若 ruò 脈 mài 陷 xiàn，及 jí 足 zú 小 xiǎo 趾 zhǐ 外 wài 廉 lián 及 jí 脛 jìng 踝 huái 後 hòu 皆 jiē 熱 rè，若 ruò 脈 mài 陷 xiàn，

取委中。膽病者，善太息，口苦，嘔宿汁，心下澹澹，恐人將捕之，嗌中吤吤然，數唾，在足少陽之本末，亦視其脈之陷示者灸之，其寒熱者，取陽陵泉。

黃帝曰：刺之有道乎？岐伯答曰：刺此者，必中炁穴，無中肉節，中炁穴則鍼遊于巷，中肉節即皮膚痛。補瀉反則病益篤。中筋則筋緩，邪氣不出，與其眞相搏，亂而不厺，反還內著，用鍼zhēn不bù審shěn，以yǐ順shùn爲wéi逆nì也yě。

根gēn結jié第dì五wǔ 灋fǎ音yīn

岐qí伯bó曰yuē：天tiān墬dì相xiāng感gǎn，寒hán暖nuǎn相xiāng移yí，陰yīn陽yáng坐zhī道dào，孰shú少shǎo孰shú多duō，陰yīn道dào偶ǒu，陽yáng道dào奇jī。發fā亐yú萅chūn夓xià，陰yīn炁qì少shǎo而ér陽yáng炁qì多duō，陰yīn陽yáng不bù調tiáo，何hé補bǔ何hé瀉xiè？發fā亐yú穐qiū冬dōng，陽yáng炁qì少shǎo而ér陰yīn炁qì多duō；陰yīn炁qì盛shèng而ér陽yáng炁qì衰shuāi，故gù莖jìng葉yè枯kū槁gǎo，溼shī雨yǔ下xià歸guī，陰yīn陽yáng相xiāng移yí，何hé瀉xiè何hé補bǔ？奇qí邪xié離lí經jīng，不bù可kě勝shèng數shǔ，不bù知zhī根gēn結jié，五wǔ藏zàng六liù府fǔ，折zhé關guān敗bài樞shū，開kāi闔hé而ér走zǒu，陰yīn陽yáng大dà失shī，不bù可kě復fù取qǔ。九jiǔ鍼zhēn坐zhī玄xuán，要yào在zài終zhōng

始(shǐ)；故(gù)能(néng)知(zhī)終(zhōng)始(shǐ)，一(yì)言(yán)而(ér)畢(bì)，不(bù)知(zhī)終(zhōng)始(shǐ)，鍼(zhēn)道(dào)咸(xián)絕(jué)。

太(tài)陽(yáng)根(gēn)亐(yú)至(zhì)陰(yīn)，結(jié)亐(yú)命(mìng)門(mén)。命(mìng)門(mén)者(zhě)，目(mù)也(yě)。

陽(yáng)明(míng)根(gēn)亐(yú)厲(lì)兊(duì)，結(jié)亐(yú)顙(sǎng)大(dà)。顙(sǎng)大(dà)者(zhě)，鉗(qián)耳(ěr)也(yě)。少(shào)陽(yáng)根(gēn)亐(yú)竅(qiào)陰(yīn)，結(jié)亐(yú)窗(cōng)籠(lóng)。窗(cōng)籠(lóng)者(zhě)，耳(ěr)中(zhōng)也(yě)。

開(kāi)太(tài)陽(yáng)，闔(hé)陽(yáng)明(míng)，樞(shū)少(shào)陽(yáng)，故(gù)開(kāi)折(zhé)則(zé)肉(ròu)節(jié)瀆(dú)而(ér)暴(bào)病(bìng)起(qǐ)矣(yǐ)。故(gù)暴(bào)病(bìng)者(zhě)，取(qǔ)㞢(zhī)太(tài)陽(yáng)，視(shì)有(yǒu)餘(yú)不(bù)足(zú)。瀆(dú)者(zhě)，皮(pí)肉(ròu)宛(yù)膲(jiāo)而(ér)弱(ruò)也(yě)。闔(hé)折(zhé)則(zé)炁(qì)無(wú)所(suǒ)止(zhǐ)息(xī)而(ér)痿(wěi)疾(jí)起(qǐ)矣(yǐ)。

故(gù)痿(wěi)疾(jí)者(zhě)，取(qǔ)㞢(zhī)陽(yáng)朙(míng)，視(shì)有(yǒu)餘(yú)不(bù)足(zú)。橆(wú)所(suǒ)止(zhǐ)息(xī)者(zhě)，眞(zhēn)炁(qì)稽(jī)畱(liú)，邪(xié)氣(qì)居(jū)㞢(zhī)也(yě)。樞(shū)折(zhé)，卽(jí)骨(gǔ)繇(yáo)而(ér)不(bù)安(ān)亐(yú)墬(dì)。故(gù)骨(gǔ)繇(yáo)者(zhě)，取(qǔ)㞢(zhī)少(shào)陽(yáng)，視(shì)有(yǒu)餘(yú)不(bù)足(zú)。骨(gǔ)繇(yáo)者(zhě)，節(jié)緩(huǎn)而(ér)不(bù)收(shōu)也(yě)。所(suǒ)謂(wèi)骨(gǔ)繇(yáo)者(zhě)，搖(yáo)故(gù)也(yě)，當(dāng)窮(qióng)其(qí)本(běn)也(yě)。

太(tài)陰(yīn)根(gēn)亐(yú)隱(yǐn)白(bái)，結(jié)亐(yú)太(tài)倉(cāng)。少(shào)陰(yīn)根(gēn)亐(yú)湧(yǒng)泉(quán)，結(jié)亐(yú)廉(lián)泉(quán)。厥(jué)陰(yīn)根(gēn)亐(yú)大(dà)敦(dūn)，走(zǒu)亐(yú)玉(yù)英(yīng)，结(jié)亐(yú)膻(dàn)中(zhōng)。

開(kāi)太(tài)陰(yīn)，闔(hé)厥(jué)陰(yīn)，樞(shū)少(shào)陰(yīn)。故(gù)開(kāi)折(zhé)則(zé)倉(cāng)廩(lǐn)無(wú)所(suǒ)輸(shū)

膈洞。膈洞者取之太陰，視有餘不足，故開折者炁不足而生病也。闔折即炁弛而悲，悲者取之厥陰，視有餘不足。樞折則脈有所結而不通。不通者取之少陰，視有餘不足，有結者，皆取之。

足太陽根亏至陰，溜亏京骨，注亏崑崙，入亏天柱、飛揚也。足少陽根亏竅陰，溜亏丘墟，注亏陽輔，入亏天容、炛明也。足陽明根亏厲兌，溜亏沖陽，注亏下陵，入亏人迎、豐隆也。手太陽(yáng)根(gēn)亐(yú)少(shào)澤(zé)，溜(liù)亐(yú)陽(yáng)谷(gǔ)，注(zhù)亐(yú)小(xiǎo)海(hǎi)，入(rù)亐(yú)天(tiān)窗(cōng)、支(zhī)正(zhèng)也(yě)。手(shǒu)少(shào)陽(yáng)根(gēn)亐(yú)關(guān)沖(chōng)，溜(liù)亐(yú)陽(yáng)池(chí)，注(zhù)亐(yú)支(zhī)溝(gōu)，入(rù)亐(yú)天(tiān)牖(yǒu)、外(wài)關(guān)也(yě)。手(shǒu)陽(yáng)朙(míng)根(gēn)亐(yú)商(shāng)陽(yáng)，溜(liù)亐(yú)合(hé)谷(gǔ)，注(zhù)亐(yú)陽(yáng)谿(xī)，入(rù)亐(yú)扶(fú)突(tū)、偏(piān)歷(lì)也(yě)。此(cǐ)所(suǒ)謂(wèi)十(shí)二(èr)經(jīng)者(zhě)，盛(shèng)絡(luò)皆(jiē)當(dāng)取(qǔ)㞢(zhī)。

一(yí)日(rì)一(yí)夜(yè)五(wǔ)十(shí)營(yíng)，以(yǐ)營(yíng)五(wǔ)藏(zàng)㞢(zhī)精(jīng)，不(bú)應(yìng)數(shù)者(zhě)，名(míng)曰(yuē)狂(kuáng)生(shēng)。所(suǒ)謂(wèi)五(wǔ)十(shí)營(yíng)者(zhě)，五(wǔ)藏(zàng)皆(jiē)受(shòu)炁(qì)，持(chí)其(qí)脈(mài)口(kǒu)，數(shù)其(qí)至(zhì)也(yě)。五(wǔ)十(shí)動(dòng)而(ér)不(bù)一(yí)代(dài)者(zhě)，五(wǔ)藏(zàng)皆(jiē)受(shòu)炁(qì)。

四(sì)十(shí)動(dòng)一(yí)代(dài)者(zhě)，一(yí)藏(zàng)無(wú)炁(qì)。三(sān)十(shí)動(dòng)一(yí)代(dài)者(zhě)，二(èr)藏(zàng)無(wú)炁(qì)。二(èr)十(shí)動(dòng)一(yí)代(dài)者(zhě)，三(sān)藏(zàng)無(wú)炁(qì)。十(shí)動(dòng)一(yí)代(dài)者(zhě)，四(sì)藏(zàng)無(wú)炁(qì)。不(bù)滿(mǎn)十(shí)動(dòng)一(yí)代(dài)者(zhě)，五(wǔ)藏(zàng)無(wú)炁(qì)。予(yǔ)㞢(zhī)短(duǎn)期(qī)，要(yào)在(zài)終(zhōng)始(shǐ)。所(suǒ)謂(wèi)五(wǔ)十(shí)動(dòng)而(ér)不(bù)一(yí)代(dài)者(zhě)，以(yǐ)爲(wéi)常(cháng)也(yě)，以(yǐ)知(zhī)五(wǔ)藏(zàng)㞢(zhī)期(qī)。予(yǔ)㞢(zhī)短(duǎn)期(qī)者(zhě)，乍(zhà)數(shuò)乍(zhà)疏(shū)也(yě)。

黃(huáng)帝(dì)曰(yuē)：逆(nì)順(shùn)五(wǔ)體(tǐ)者(zhě)，言(yán)人(rén)骨(gǔ)節(jié)㞢(zhī)小(xiǎo)大(dà)，肉(ròu)㞢(zhī)堅(jiān)脆(cuì)，皮(pí)㞢(zhī)厚(hòu)薄(bó)，血(xuè)㞢(zhī)清(qīng)濁(zhuó)，炁(qì)㞢(zhī)滑(huá)濇(sè)，脈(mài)㞢(zhī)長(cháng)短(duǎn)，血(xuè)㞢(zhī)多(duō)少(shǎo)，經(jīng)絡(luò)㞢(zhī)數(shù)，余(yú)已(yǐ)知(zhī)㞢(zhī)矣(yǐ)，此(cǐ)皆(jiē)

布(bù)衣(yī)匹(pǐ)夫(fū)㞢(zhī)士(shì)也(yě)。夫(fú)王(wáng)公(gōng)大(dà)人(rén)，血(xuè)食(shí)㞢(zhī)君(jūn)，身(shēn)體(tǐ)柔(róu)脆(cuì)，肌(jī)肉(ròu)軟(ruǎn)弱(ruò)，血(xuè)炁(qì)慓(piāo)悍(hàn)滑(huá)利(lì)，其(qí)刺(cì)㞢(zhī)徐(xú)疾(jí)、淺(qiǎn)深(shēn)、多(duō)少(shǎo)，可(kě)得(dé)同(tóng)㞢(zhī)乎(hū)？歧(qí)伯(bó)答(dá)曰(yuē)：膏(gāo)粱(liáng)菽(shū)藿(huò)㞢(zhī)味(wèi)，何(hé)可(kě)同(tóng)也(yě)？炁(qì)滑(huá)則(zé)出(chū)疾(jí)，炁(qì)濇(sè)則(zé)出(chū)遲(chí)。炁(qì)悍(hàn)則(zé)鍼(zhēn)小(xiǎo)而(ér)入(rù)淺(qiǎn)。炁(qì)濇(sè)則(zé)鍼(zhēn)大(dà)而(ér)入(rù)深(shēn)，深(shēn)則(zé)欲(yù)畱(liú)，淺(qiǎn)則(zé)欲(yù)疾(jí)。以(yǐ)此(cǐ)觀(guān)㞢(zhī)，刺(cì)布(bù)衣(yī)者(zhě)，深(shēn)以(yǐ)畱(liú)㞢(zhī)，刺(cì)大(dà)人(rén)者(zhě)，微(wēi)以(yǐ)徐(xú)㞢(zhī)，此(cǐ)皆(jiē)因(yīn)炁(qì)慓(piāo)悍(hàn)滑(huá)利(lì)也(yě)。

黃(huáng)帝(dì)曰(yuē)：形(xíng)炁(qì)㞢(zhī)逆(nì)順(shùn)奈(nài)何(hé)？歧(qí)伯(bó)曰(yuē)：形(xíng)炁(qì)不(bù)

足，病氣有餘，是邪勝也，急瀉㞢。形炁有餘，病氣不足，急補㞢。形炁不足，病氣不足，此陰陽俱不足也。不可刺㞢，刺㞢則重不足，重不足則陰陽俱竭，血炁皆盡，五藏空虛，筋骨髓枯，老者絕滅，少者不復矣。形炁有餘，病氣有餘，此謂陰陽俱有餘也。急瀉其邪，調其虛實。故曰：有餘者瀉㞢，不足者補㞢，此㞢謂也。故曰：刺不知逆順，眞邪相搏。滿而補㞢，則陰陽四溢，腸(cháng)胃(wèi)充(chōng)郭(kuò)，肝(gān)肺(fèi)內(nèi)膜(chēn)，陰(yīn)陽(yáng)相(xiāng)錯(cuò)。虛(xū)而(ér)瀉(xiè)㞢(zhī)，則(zé)經(jīng)脈(mài)空(kōng)虛(xū)，血(xuè)炁(qì)竭(jié)枯(kū)，腸(cháng)胃(wèi)懾(zhě)辟(bì)，皮(pí)腠(còu)薄(bó)著(zhuó)，皮(pí)毛(máo)夭(yāo)膲(jiāo)，予(yǔ)㞢(zhī)死(sǐ)期(qī)。故(gù)曰(yuē)：用(yòng)鍼(zhēn)㞢(zhī)要(yào)，在(zài)亐(yú)知(zhī)調(tiáo)陰(yīn)與(yǔ)陽(yáng)。調(tiáo)陰(yīn)與(yǔ)陽(yáng)，精(jīng)炁(qì)乃(nǎi)光(guāng)，合(hé)形(xíng)與(yú)炁(qì)，使(shǐ)神(shén)內(nèi)藏(cáng)。故(gù)曰(yuē)：上(shàng)工(gōng)平(píng)炁(qì)，中(zhōng)工(gōng)亂(luàn)脈(mài)，下(xià)工(gōng)絕(jué)炁(qì)危(wēi)生(shēng)。故(gù)曰(yuē)：工(gōng)不(bù)可(kě)不(bú)慎(shèn)也(yě)，必(bì)審(shěn)其(qí)五(wǔ)藏(zàng)變(biàn)化(huà)，五(wǔ)脈(mài)㞢(zhī)應(yìng)，經(jīng)絡(luò)㞢(zhī)實(shí)虛(xū)，皮(pí)腠(còu)㞢(zhī)柔(róu)粗(cū)，而(ér)後(hòu)取(qǔ)㞢(zhī)也(yě)。

壽夭剛柔第六 灋律

黄帝問亏少師曰：余聞人㞢生也，有剛有柔，有弱有彊，有短有長，有陰有陽，願聞其方。少師答曰：陰中有陰，陽中有陽，審知陰陽，刺㞢有方。得病所始，刺㞢有理。謹度病端，與時相應。内合亏五藏六府，外合亏筋骨皮膚。是故内有陰陽，外亦有陰陽。在内者，五藏爲陰，六府爲陽，在外者，筋骨爲陰，皮膚爲陽。故曰：病在陰㞢陰者，刺陰㞢滎俞。病在陽㞢陽者，刺陽㞢合。病在陽㞢陰者，刺陰㞢經。病在陰㞢陽者，刺絡俞。故曰：病在陽者命曰風，病在陰者命曰痺，陰陽俱病命曰風痺。病有形而不痛者，陽㞢類也；無形而痛者，陰㞢象也。無形而痛者，其陽完而陰傷㞢也。急治其陰，無攻其陽。有形而不痛者，其陰完而陽傷㞢也。急治其陽，無攻其陰。陰陽俱動，乍有形，乍無形，加以煩心，命曰(yuē)陰(yīn)勝(shèng)其(qí)陽(yáng)。此(cǐ)謂(wèi)不(bù)表(biǎo)不(bù)裏(lǐ)，其(qí)病(bìng)不(bù)久(jiǔ)。

黃(huáng)帝(dì)問(wèn)亏(yú)伯(bó)高(gāo)曰(yuē)：余(yú)聞(wén)形(xíng)炁(qì)之(zhī)病(bìng)，先(xiān)後(hòu)外(wài)内(nèi)之(zhī)應(yìng)奈(nài)何(hé)？伯(bó)高(gāo)答(dá)曰(yuē)：風(fēng)寒(hán)傷(shāng)形(xíng)，憂(yōu)恐(kǒng)忿(fèn)怒(nù)傷(shāng)炁(qì)。炁(qì)傷(shāng)藏(zàng)，乃(nǎi)病(bìng)藏(zàng)。寒(hán)傷(shāng)形(xíng)，乃(nǎi)應(yìng)形(xíng)。風(fēng)傷(shāng)筋(jīn)脈(mài)，筋(jīn)脈(mài)乃(nǎi)病(bìng)。此(cǐ)形(xíng)炁(qì)外(wài)内(nèi)之(zhī)相(xiāng)應(yìng)也(yě)。黃(huáng)帝(dì)曰(yuē)：刺(cì)之(zhī)奈(nài)何(hé)？伯(bó)高(gāo)答(dá)曰(yuē)：病(bìng)九(jiǔ)日(rì)者(zhě)，三(sān)刺(cì)而(ér)已(yǐ)。病(bìng)一(yí)月(yuè)者(zhě)，十(shí)刺(cì)而(ér)已(yǐ)，多(duō)少(shǎo)遠(yuǎn)近(jìn)，以(yǐ)此(cǐ)衰(cuī)之(zhī)。久(jiǔ)痹(bì)不(bú)去(qù)身(shēn)者(zhě)，視(shì)其(qí)血(xuè)絡(luò)，盡(jìn)出(chū)其(qí)血(xuè)。黃(huáng)帝(dì)曰(yuē)：外(wài)内(nèi)之(zhī)病(bìng)，

難(nán)易(yì)㞢(zhī)治(zhì)，奈(nài)何(hé)？伯(bó)高(gāo)答(dá)曰(yuē)：形(xíng)先(xiān)病(bìng)而(ér)未(wèi)入(rù)藏(zàng)者(zhě)，刺(cì)㞢(zhī)半(bàn)其(qí)日(rì)。藏(zàng)先(xiān)病(bìng)而(ér)形(xíng)乃(nǎi)應(yìng)者(zhě)，刺(cì)㞢(zhī)倍(bèi)其(qí)日(rì)。此(cǐ)外(wài)內(nèi)難(nán)易(yì)㞢(zhī)應(yìng)也(yě)。

黃(huáng)帝(dì)問(wèn)亏(yú)伯(bó)高(gāo)曰(yuē)：余(yú)聞(wén)形(xíng)有(yǒu)緩(huǎn)急(jí)，炁(qì)有(yǒu)盛(shèng)衰(shuāi)，骨(gǔ)有(yǒu)大(dà)小(xiǎo)，肉(ròu)有(yǒu)堅(jiān)脆(cuì)，皮(pí)有(yǒu)厚(hòu)薄(bó)，其(qí)以(yǐ)立(lì)壽(shòu)夭(yāo)，奈(nài)何(hé)？伯(bó)高(gāo)答(dá)曰(yuē)：形(xíng)與(yǔ)炁(qì)相(xiāng)任(rèn)則(zé)壽(shòu)，不(bù)相(xiāng)任(rèn)則(zé)夭(yāo)。皮(pí)與(yǔ)肉(ròu)相(xiāng)果(guǒ)則(zé)壽(shòu)，不(bù)相(xiāng)果(guǒ)則(zé)夭(yāo)。血(xuè)炁(qì)經(jīng)絡(luò)，勝(shèng)形(xíng)則(zé)壽(shòu)，不(bú)勝(shèng)形(xíng)則(zé)夭(yāo)。黃(huáng)帝(dì)曰(yuē)：何(hé)謂(wèi)形(xíng)㞢(zhī)緩(huǎn)急(jí)？伯(bó)

高(gāo)答(dá)曰(yuē)：形(xíng)充(chōng)而(ér)皮(pí)膚(fū)緩(huǎn)者(zhě)則(zé)壽(shòu)，形(xíng)充(chōng)而(ér)皮(pí)膚(fū)急(jí)者(zhě)則(zé)夭(yāo)，形(xíng)充(chōng)而(ér)脈(mài)堅(jiān)大(dà)者(zhě)順(shùn)也(yě)。形(xíng)充(chōng)而(ér)脈(mài)小(xiǎo)以(yǐ)弱(ruò)者(zhě)炁(qì)衰(shuāi)，衰(shuāi)則(zé)危(wēi)矣(yǐ)。若(ruò)形(xíng)充(chōng)而(ér)顴(quán)不(bù)起(qǐ)者(zhě)骨(gǔ)小(xiǎo)，骨(gǔ)小(xiǎo)則(zé)夭(yāo)矣(yǐ)。形(xíng)充(chōng)而(ér)大(dà)，肉(ròu)堅(jiān)而(ér)有(yǒu)分(fēn)者(zhě)肉(ròu)堅(jiān)，肉(ròu)堅(jiān)則(zé)壽(shòu)矣(yǐ)。形(xíng)充(chōng)而(ér)大(dà)，肉(ròu)無(wú)分(fēn)理(lǐ)不(bù)堅(jiān)者(zhě)肉(ròu)脆(cuì)，肉(ròu)脆(cuì)則(zé)夭(yāo)矣(yǐ)。此(cǐ)天(tiān)㞢(zhī)生(shēng)命(mìng)，所(suǒ)以(yǐ)立(lì)形(xíng)定(dìng)炁(qì)而(ér)視(shì)壽(shòu)夭(yāo)者(zhě)，必(bì)眀(míng)乎(hū)此(cǐ)。立(lì)形(xíng)定(dìng)炁(qì)，而(ér)後(hòu)以(yǐ)臨(lín)病(bìng)人(rén)，決(jué)死(sǐ)生(shēng)。

黃(huáng)帝(dì)曰(yuē)：余(yú)聞(wén)壽(shòu)夭(yāo)，無(wú)以(yǐ)度(duó)㞢(zhī)。伯(bó)高(gāo)答(dá)曰(yuē)：牆(qiáng)基(jī)

卑(bēi)，高(gāo)不(bù)及(jí)其(qí)墜(dì)者(zhě)，不(bù)滿(mǎn)三(sān)十(shí)而(ér)死(sǐ)。其(qí)有(yǒu)因(yīn)加(jiā)疾(jí)者(zhě)，不(bù)及(jí)二(èr)十(shí)而(ér)死(sǐ)也(yě)。

黃(huáng)帝(dì)曰(yuē)：形(xíng)炁(qì)㞢(zhī)相(xiāng)勝(shèng)，以(yǐ)立(lì)壽(shòu)夭(yāo)奈(nài)何(hé)？伯(bó)高(gāo)答(dá)曰(yuē)：平(píng)人(rén)而(ér)炁(qì)勝(shèng)形(xíng)者(zhě)壽(shòu)。病(bìng)而(ér)形(xíng)肉(ròu)脫(tuō)，炁(qì)勝(shèng)形(xíng)者(zhě)死(sǐ)，形(xíng)勝(shèng)炁(qì)者(zhě)危(wēi)矣(yǐ)。

黃(huáng)帝(dì)曰(yuē)：余(yú)聞(wén)刺(cì)有(yǒu)三(sān)變(biàn)，何(hé)謂(wèi)三(sān)變(biàn)？伯(bó)高(gāo)答(dá)曰(yuē)：有(yǒu)刺(cì)營(yíng)者(zhě)，有(yǒu)刺(cì)衛(wèi)者(zhě)，有(yǒu)刺(cì)寒(hán)痹(bì)㞢(zhī)留(liú)經(jīng)者(zhě)。

黃(huáng)帝(dì)曰(yuē)：刺(cì)三(sān)變(biàn)者(zhě)奈(nài)何(hé)？伯(bó)高(gāo)答(dá)曰(yuē)：刺(cì)營(yíng)者(zhě)出(chū)血(xuè)，刺(cì)衛(wèi)者(zhě)出(chū)炁(qì)，刺(cì)寒(hán)痹(bì)者(zhě)內(nà)熱(rè)。

黃huáng帝dì曰yuē：營yíng衛wèi寒hán痹bì㞢zhī爲wéi病bìng奈nài何hé？伯bó高gāo答dá曰yuē：

營yíng㞢zhī生shēng病bìng也yě，寒hán熱rè少shǎo炁qì，血xuè上shàng下xià行xíng。衛wèi㞢zhī生shēng病bìng也yě，

炁qì痛tòng時shí來lái時shí厺qù，怫fú愾kài賁bēn響xiǎng，風fēng寒hán客kè亐yú腸cháng胃wèi㞢zhī中zhōng。

寒hán痹bì㞢zhī爲wéi病bìng也yě，畱liú而ér不bú厺qù，時shí痛tòng而ér皮pí不bù仁rén。

黃huáng帝dì曰yuē：刺cì寒hán痹bì內nà熱rè奈nài何hé？伯bó高gāo答dá曰yuē：刺cì布bù

衣yī者zhě，以yǐ火huǒ焠cuì㞢zhī。刺cì大dà人rén者zhě，以yǐ藥yào熨yùn㞢zhī。

黃huáng帝dì曰yuē：藥yào熨yùn奈nài何hé？伯bó高gāo答dá曰yuē：用yòng淳chún酒jiǔ二èr十shí

升shēng，蜀shǔ椒jiāo一yì升shēng，乾gān薑jiāng一yì斤jīn，桂guì心xīn一yì斤jīn，凡fán四sì種zhǒng，

皆㕮咀漬酒中，用緜絮一斤，細白布四丈，竝內酒中，置酒馬矢中熅之，蓋塗封，勿使泄。五日五夜，出布緜絮曝乾之，乾復漬，以盡其汁。每漬必晬其日，乃出乾。乾，竝用滓與緜絮，復布爲復巾，長六七尺，爲六七巾，則用之生桑炭炙巾，以熨寒痹所刺之處，令熱入至于病所，寒復炙巾以熨之，三十遍而止。汗出以巾拭身，亦三十遍而止。起步內中，無見風。每刺必熨，如此病已yǐ矣yǐ。此cǐ所suǒ謂wèi内nà熱rè也yě。

官鍼第七 灋曐

凡刺㞢要，官鍼最玅。九鍼㞢宜，各有所爲，長短大小，各有所施。不得其用，病弗能移。疾淺鍼深，內傷良肉，皮膚爲癰；病深鍼淺，病氣不瀉，支爲大膿。病小鍼大，氣瀉太甚，疾必爲害；病大鍼小，氣不泄瀉，亦復爲敗。失鍼㞢宜。大者瀉，小者不移。已言其過，請言其所施。

病在皮膚無常處者，取以鑱鍼亐病所，膚白

勿取。病在分肉間，取以員鍼于病所。病在經絡痼痹者，取以鋒鍼。病在脈少炁當補㞢者，取以鍉鍼于井滎分輸。病爲大膿者，取以鈹鍼。病痹暴者，取以員利鍼。病痹氣痛而不厺者，取以毫鍼。病在中者，取以長鍼。病水腫不能通關節者，取以大鍼。病在五藏固居者，取以鋒鍼，瀉于井滎分輸，取以四時。

凡刺有九，以應九變。一曰輸刺，輸刺者，

刺諸經滎輸、藏俞也。二曰遠道刺，遠道刺者，
cì zhū jīng yíng shù zàng shù yě èr yuē yuǎn dào cì yuǎn dào cì zhě

病在上，取之下，刺府俞也。三曰經刺，經刺者，
bìng zài shàng qǔ zhī xià cì fǔ shù yě sān yuē jīng cì jīng cì zhě

刺大經之節絡經分也。四曰絡刺，絡刺者，刺大
cì dà jīng zhī jié luò jīng fēn yě sì yuē luò cì luò cì zhě cì dà

絡之血脈也。五曰分刺，分刺者，刺分肉之間也。
luò zhī xuè mài yě wǔ yuē fēn cì fēn cì zhě cì fēn ròu zhī jiān yě

六曰大瀉刺，大瀉刺者，刺大膿以鈹鍼也。七曰
liù yuē dà xiè cì dà xiè cì zhě cì dà nóng yǐ pī zhēn yě qī yuē

毛刺，毛刺者，刺浮痹亐皮膚也。八曰巨刺，巨
máo cì máo cì zhě cì fú bì yú pí fū yě bā yuē jù cì jù

刺者，左取右，右取左。九曰焠刺，焠刺者，刺
cì zhě zuǒ qǔ yòu yòu qǔ zuǒ jiǔ yuē cuì cì cuì cì zhě cì

燔鍼則取痹也。
fán zhēn zé qǔ bì yě

凡刺有十二節，以應十二經。一曰偶刺，偶刺者，以手直心若背，直痛所，一刺前，一刺後，以治心痺。刺此者，傍鍼之也。二曰報刺，報刺者，刺病無常處也。上下行者，直內無拔鍼，以左手隨病所按之，乃出鍼，復刺之也。三曰恢刺，恢刺者，直刺，傍之舉之，前後恢筋急，以治筋痺也。四曰齊刺，齊刺者，直入一，傍入二，以治炁寒。五曰揚刺，揚刺者，正內一，傍內四，而(ér)浮(fú)㞢(zhī)，以(yǐ)治(zhì)炁(qì)寒(hán)㞢(zhī)搏(bó)大(dà)者(zhě)也(yě)。六(liù)曰(yuē)直(zhí)鍼(zhēn)刺(cì)，直(zhí)鍼(zhēn)刺(cì)者(zhě)，引(yǐn)皮(pí)乃(nǎi)刺(cì)㞢(zhī)，以(yǐ)治(zhì)炁(qì)寒(hán)㞢(zhī)淺(qiǎn)者(zhě)也(yě)。七(qī)曰(yuē)輸(shū)刺(cì)，輸(shū)刺(cì)者(zhě)，直(zhí)入(rù)直(zhí)出(chū)，稀(xī)發(fā)鍼(zhēn)而(ér)深(shēn)㞢(zhī)，以(yǐ)治(zhì)炁(qì)盛(shèng)而(ér)熱(rè)者(zhě)也(yě)。八(bā)曰(yuē)短(duǎn)刺(cì)，短(duǎn)刺(cì)者(zhě)，刺(cì)骨(gǔ)痹(bì)，稍(shāo)搖(yáo)而(ér)深(shēn)㞢(zhī)，鍼(zhēn)致(zhì)骨(gǔ)，所(suǒ)以(yǐ)上(shàng)下(xià)摩(mó)骨(gǔ)也(yě)。九(jiǔ)曰(yuē)浮(fú)刺(cì)，浮(fú)刺(cì)者(zhě)，傍(bàng)入(rù)而(ér)浮(fú)㞢(zhī)，以(yǐ)治(zhì)肌(jī)急(jí)而(ér)寒(hán)者(zhě)也(yě)。十(shí)曰(yuē)陰(yīn)刺(cì)，陰(yīn)刺(cì)者(zhě)，左(zuǒ)右(yòu)卒(cù)刺(cì)㞢(zhī)，以(yǐ)治(zhì)寒(hán)厥(jué)。中(zhòng)寒(hán)厥(jué)，足(zú)踝(huái)後(hòu)少(shào)陰(yīn)也(yě)。十(shí)一(yī)曰(yuē)傍(bàng)鍼(zhēn)刺(cì)，傍(bàng)鍼(zhēn)刺(cì)者(zhě)，直(zhí)刺(cì)

傍刺各一，以治溜痹久居者也。十二曰贊刺，贊刺者，直入直出，數發鍼而淺之出血，是謂治癰腫也。

脈之所居深不見者，刺之微內鍼而久留之，以致其空脈氣也。脈淺者，勿刺，按絕其脈乃刺之，無令精出，獨出其邪氣耳。所謂三刺則穀氣出者，先淺刺絕皮，以出陽邪，再刺則陰邪出者，少益深，絕皮致肌肉，未入分肉間也。已入分肉之(zhī)間(jiān)，則(zé)穀(gǔ)炁(qì)出(chū)。故(gù)《刺(cì)灋(fǎ)》曰(yuē)：始(shǐ)刺(cì)淺(qiǎn)之(zhī)，以(yǐ)逐(zhú)邪(xié)而(ér)來(lái)血(xuè)炁(qì)；後(hòu)刺(cì)深(shēn)之(zhī)，以(yǐ)制(zhì)陰(yīn)邪(xié)；後(hòu)刺(cì)極(jí)深(shēn)之(zhī)，以(yǐ)下(xià)穀(gǔ)炁(qì)。此(cǐ)之(zhī)謂(wèi)也(yě)。故(gù)用(yòng)鍼(zhēn)者(zhě)，不(bù)知(zhī)秊(nián)之(zhī)所(suǒ)加(jiā)，炁(qì)之(zhī)盛(shèng)衰(shuāi)虛(xū)實(shí)之(zhī)所(suǒ)起(qǐ)，不(bù)可(kě)以(yǐ)爲(wéi)工(gōng)也(yě)。

凡(fán)刺(cì)有(yǒu)五(wǔ)，以(yǐ)應(yìng)五(wǔ)藏(zàng)。一(yī)曰(yuē)半(bàn)刺(cì)，半(bàn)刺(cì)者(zhě)，淺(qiǎn)內(nà)而(ér)疾(jí)發(fā)鍼(zhēn)，無(wú)鍼(zhēn)傷(shāng)肉(ròu)，如(rú)拔(bá)毛(máo)狀(zhuàng)，以(yǐ)取(qǔ)皮(pí)炁(qì)，此(cǐ)肺(fèi)之(zhī)應(yìng)也(yě)。二(èr)曰(yuē)豹(bào)文(wén)刺(cì)，豹(bào)文(wén)刺(cì)者(zhě)，左(zuǒ)右(yòu)前(qián)後(hòu)鍼(zhēn)之(zhī)，中(zhòng)脈(mài)爲(wéi)故(gù)，以(yǐ)取(qǔ)經(jīng)絡(luò)之(zhī)血(xuè)者(zhě)，此(cǐ)心(xīn)之(zhī)應(yìng)也(yě)。

三(sān)曰(yuē)關(guān)刺(cì)，關(guān)刺(cì)者(zhě)，直(zhí)刺(cì)左(zuǒ)右(yòu)，盡(jìn)筋(jīn)上(shàng)，以(yǐ)取(qǔ)筋(jīn)痹(bì)，慎(shèn)無(wú)出(chū)血(xuè)，此(cǐ)肝(gān)㞢(zhī)應(yìng)也(yě)。或(huò)曰(yuē)淵(yuān)刺(cì)，一(yī)曰(yuē)豈(kǎi)刺(cì)。四(sì)曰(yuē)合(hé)谷(gǔ)刺(cì)，合(hé)谷(gǔ)刺(cì)者(zhě)，左(zuǒ)右(yòu)雞(jī)足(zú)，鍼(zhēn)亐(yú)分(fēn)肉(ròu)㞢(zhī)間(jiān)，以(yǐ)取(qǔ)肌(jī)痹(bì)，此(cǐ)脾(pí)㞢(zhī)應(yìng)也(yě)。五(wǔ)曰(yuē)輸(shū)刺(cì)，輸(shū)刺(cì)者(zhě)，直(zhí)入(rù)直(zhí)出(chū)，深(shēn)内(nà)㞢(zhī)至(zhì)骨(gǔ)，以(yǐ)取(qǔ)骨(gǔ)痹(bì)，此(cǐ)腎(shèn)㞢(zhī)應(yìng)也(yě)。

本(běn)神(shén)第(dì)八(bā)　灋(fǎ)風(fēng)

黃(huáng)帝(dì)問(wèn)亏(yú)歧(qí)伯(bó)曰(yuē)：凡(fán)刺(cì)㞢(zhī)灋(fǎ)，先(xiān)必(bì)本(běn)亏(yú)神(shén)。

血(xuè)、脈(mài)、營(yíng)、炁(qì)、精(jīng)、神(shén)，此(cǐ)五(wǔ)藏(zàng)㞢(zhī)所(suǒ)藏(cáng)也(yě)。至(zhì)其(qí)淫(yín)泆(yì)，離(lí)藏(zàng)則(zé)精(jīng)失(shī)，魂(hún)魄(pò)飛(fēi)揚(yáng)，志(zhì)意(yì)恍(huǎng)亂(luàn)，智(zhì)慮(lǜ)厺(qù)身(shēn)者(zhě)，何(hé)因(yīn)而(ér)然(rán)乎(hū)？天(tiān)㞢(zhī)罪(zuì)與(yú)？人(rén)㞢(zhī)過(guò)乎(hū)？何(hé)謂(wèi)德(dé)、炁(qì)、生(shēng)、精(jīng)、神(shén)、魂(hún)、魄(pò)、心(xīn)、意(yì)、志(zhì)、思(sī)、智(zhì)、慮(lǜ)？請(qǐng)問(wèn)其(qí)故(gù)。

歧(qí)伯(bó)答(dá)曰(yuē)：天(tiān)㞢(zhī)在(zài)我(wǒ)者(zhě)德(dé)也(yě)，墜(dì)㞢(zhī)在(zài)我(wǒ)者(zhě)炁(qì)

也(yě)。德(dé)流(liú)炁(qì)薄(bó)而(ér)生(shēng)者(zhě)也(yě)。故(gù)生(shēng)㞢(zhī)來(lái)謂(wèi)㞢(zhī)精(jīng)，兩(liǎng)精(jīng)相(xiāng)搏(bó)謂(wèi)㞢(zhī)神(shén)，隨(suí)神(shén)往(wǎng)來(lái)者(zhě)謂(wèi)㞢(zhī)魂(hún)，竝(bìng)精(jīng)而(ér)出(chū)入(rù)者(zhě)謂(wèi)㞢(zhī)魄(pò)，所(suǒ)以(yǐ)任(rèn)物(wù)者(zhě)謂(wèi)㞢(zhī)心(xīn)，心(xīn)有(yǒu)所(suǒ)憶(yì)謂(wèi)㞢(zhī)意(yì)，意(yì)㞢(zhī)所(suǒ)存(cún)謂(wèi)㞢(zhī)志(zhì)，因(yīn)志(zhì)而(ér)存(cún)變(biàn)謂(wèi)㞢(zhī)恖(sī)，因(yīn)恖(sī)而(ér)遠(yuǎn)慕(mù)謂(wèi)㞢(zhī)慮(lǜ)，因(yīn)慮(lǜ)而(ér)處(chǔ)物(wù)謂(wèi)㞢(zhī)智(zhì)。故(gù)智(zhì)者(zhě)㞢(zhī)養(yǎng)生(shēng)也(yě)，必(bì)順(shùn)四(sì)時(shí)而(ér)適(shì)寒(hán)暑(shǔ)，龢(hé)喜(xǐ)怒(nù)而(ér)安(ān)居(jū)處(chù)，節(jié)陰(yīn)陽(yáng)而(ér)調(tiáo)剛(gāng)柔(róu)。如(rú)是(shì)則(zé)僻(pì)邪(xié)不(bú)至(zhì)，長(cháng)生(shēng)久(jiǔ)視(shì)。

是(shì)故(gù)怵(chù)惕(tì)恖(sī)慮(lǜ)者(zhě)則(zé)傷(shāng)神(shén)，神(shén)傷(shāng)則(zé)恐(kǒng)愳(jù)，流(liú)淫(yín)

而不止。因悲哀動中者，竭絕而失生。喜樂者，神憚散而不藏。愁憂者，炁閉塞而不行。盛怒者，迷惑而不治。恐懼者，神蕩憚而不收。

心怵惕恖慮則傷神，神傷則恐懼。破䐃脫肉，毛悴色夭，死于冬。脾愁憂而不解則傷意，意傷則悗亂，四支不舉，毛悴色夭，死于萅。肝悲哀動中則傷魂，魂傷則狂妄不精，不精則不正當人，陰縮而攣筋，兩脅痛不舉，毛悴色夭，死于秋。

肺(fèi)喜(xǐ)樂(lè)無(wú)極(jí)則(zé)傷(shāng)魄(pò)，魄(pò)傷(shāng)則(zé)狂(kuáng)，狂(kuáng)者(zhě)意(yì)不(bù)存(cún)人(rén)，皮(pí)革(gé)焦(jiāo)，毛(máo)悴(cuì)色(sè)夭(yāo)，死(sǐ)亏(yú)嬰(xià)。腎(shèn)盛(shèng)怒(nù)而(ér)不(bù)止(zhǐ)則(zé)傷(shāng)志(zhì)，志(zhì)傷(shāng)則(zé)喜(xǐ)忘(wàng)其(qí)前(qián)言(yán)，䏚(miǎo)脊(jǐ)不(bù)可(kě)以(yǐ)俛(fǔ)仰(yǎng)屈(qū)伸(shēn)，毛(máo)悴(cuì)色(sè)夭(yāo)，死(sǐ)亏(yú)季(jì)嬰(xià)。

恐(kǒng)愳(jù)而(ér)不(bù)解(jiě)則(zé)傷(shāng)精(jīng)，精(jīng)傷(shāng)則(zé)骨(gǔ)酸(suān)痿(wěi)厥(jué)，精(jīng)時(shí)自(zì)下(xià)。是(shì)故(gù)五(wǔ)藏(zàng)主(zhǔ)藏(cáng)精(jīng)者(zhě)也(yě)，不(bù)可(kě)傷(shāng)，傷(shāng)則(zé)失(shī)守(shǒu)而(ér)陰(yīn)虛(xū)，陰(yīn)虛(xū)則(zé)無(wú)炁(qì)，無(wú)炁(qì)則(zé)死(sǐ)矣(yǐ)。是(shì)故(gù)用(yòng)鍼(zhēn)者(zhě)，察(chá)觀(guān)病(bìng)人(rén)㞢(zhī)態(tài)，以(yǐ)知(zhī)精(jīng)、神(shén)、魂(hún)、魄(pò)㞢(zhī)存(cún)亾(wáng)得(dé)失(shī)

㞢(zhī)意(yì)，五(wǔ)者(zhě)以(yǐ)傷(shāng)，鍼(zhēn)不(bù)可(kě)以(yǐ)治(zhì)㞢(zhī)也(yě)。

肝(gān)藏(cáng)血(xuè)，血(xuè)舍(shè)魂(hún)，肝(gān)炁(qì)虛(xū)則(zé)恐(kǒng)，實(shí)則(zé)怒(nù)。脾(pí)藏(cáng)營(yíng)，營(yíng)舍(shè)意(yì)，脾(pí)炁(qì)虛(xū)則(zé)四(sì)支(zhī)不(bú)用(yòng)，五(wǔ)藏(zàng)不(bù)安(ān)，實(shí)則(zé)腹(fù)脹(zhàng)，經(jīng)溲(sōu)不(bú)利(lì)。心(xīn)藏(cáng)脈(mài)，脈(mài)舍(shè)神(shén)，心(xīn)炁(qì)虛(xū)則(zé)悲(bēi)，實(shí)則(zé)笑(xiào)不(bù)休(xiū)。肺(fèi)藏(cáng)炁(qì)，炁(qì)舍(shè)魄(pò)，肺(fèi)炁(qì)虛(xū)，則(zé)鼻(bí)塞(sè)不(bú)利(lì)，少(shǎo)炁(qì)，實(shí)則(zé)喘(chuǎn)喝(hè)，胷(xiōng)盈(yíng)仰(yǎng)息(xī)。腎(shèn)藏(cáng)精(jīng)，精(jīng)舍(shè)志(zhì)，腎(shèn)炁(qì)虛(xū)則(zé)厥(jué)，實(shí)則(zé)脹(zhàng)，五(wǔ)藏(zàng)不(bù)安(ān)。必(bì)審(shěn)五(wǔ)藏(zàng)㞢(zhī)病(bìng)形(xíng)，以(yǐ)知(zhī)其(qí)炁(qì)㞢(zhī)虛(xū)實(shí)，謹(jǐn)而(ér)調(tiáo)㞢(zhī)也(yě)。

終(zhōng)始(shǐ)第(dì)九(jiǔ) 灋(fǎ)埜(yě)

凡(fán)刺(cì)㞢(zhī)道(dào)，畢(bì)亏(yú)終(zhōng)始(shǐ)，朙(míng)知(zhī)終(zhōng)始(shǐ)，五(wǔ)藏(zàng)爲(wéi)紀(jì)，陰(yīn)陽(yáng)定(dìng)矣(yǐ)。陰(yīn)者(zhě)主(zhǔ)藏(zàng)，陽(yáng)者(zhě)主(zhǔ)府(fǔ)，陽(yáng)受(shòu)炁(qì)亏(yú)四(sì)末(mò)，陰(yīn)受(shòu)炁(qì)亏(yú)五(wǔ)藏(zàng)，故(gù)瀉(xiè)者(zhě)迎(yíng)㞢(zhī)，補(bǔ)者(zhě)隨(suí)㞢(zhī)，知(zhī)迎(yíng)知(zhī)隨(suí)，炁(qì)可(kě)令(lìng)龢(hé)，龢(hé)炁(qì)㞢(zhī)方(fāng)，必(bì)通(tōng)陰(yīn)陽(yáng)。五(wǔ)藏(zàng)爲(wéi)陰(yīn)，六(liù)府(fǔ)爲(wéi)陽(yáng)，傳(chuán)㞢(zhī)後(hòu)世(shì)，以(yǐ)血(xuè)爲(wéi)盟(méng)。敬(jìng)㞢(zhī)者(zhě)昌(chāng)，慢(màn)㞢(zhī)者(zhě)亾(wáng)。無(wú)道(dào)行(héng)私(sī)，必(bì)得(dé)夭(yāo)殃(yāng)。

謹(jǐn)奉(fèng)天(tiān)道(dào)，請(qǐng)言(yán)終(zhōng)始(shǐ)。終(zhōng)始(shǐ)者(zhě)，經(jīng)脈(mài)爲(wéi)紀(jì)。

持(chí)其(qí)脈(mài)口(kǒu)人(rén)迎(yíng)，以(yǐ)知(zhī)陰(yīn)陽(yáng)有(yǒu)餘(yú)不(bù)足(zú)，平(píng)與(yǔ)不(bù)平(píng)，天(tiān)道(dào)畢(bì)矣(yǐ)。所(suǒ)謂(wèi)平(píng)人(rén)者(zhě)不(bú)病(bìng)，不(bú)病(bìng)者(zhě)，脈(mài)口(kǒu)人(rén)迎(yíng)應(yìng)四(sì)時(shí)也(yě)，上(shàng)下(xià)相(xiāng)應(yìng)而(ér)俱(jù)往(wǎng)來(lái)也(yě)，六(liù)經(jīng)㞢(zhī)脈(mài)不(bù)結(jié)動(dòng)也(yě)，本(běn)末(mò)㞢(zhī)寒(hán)溫(wēn)司(sī)而(ér)相(xiāng)守(shǒu)也(yě)。形(xíng)肉(ròu)炁(qì)血(xuè)必(bì)相(xiāng)稱(chèn)也(yě)，是(shì)謂(wèi)平(píng)人(rén)。

少(shǎo)炁(qì)者(zhě)，脈(mài)口(kǒu)人(rén)迎(yíng)俱(jù)少(shǎo)而(ér)不(bú)稱(chèn)尺(chǐ)寸(cùn)也(yě)。如(rú)是(shì)者(zhě)，則(zé)陰(yīn)陽(yáng)俱(jù)不(bù)足(zú)，補(bǔ)陽(yáng)則(zé)陰(yīn)竭(jié)，瀉(xiè)陰(yīn)則(zé)陽(yáng)脫(tuō)。如(rú)是(shì)者(zhě)，可(kě)將(jiāng)以(yǐ)甘(gān)藥(yào)。不(bú)可(kě)㱃(yǐn)以(yǐ)至(zhì)劑(jì)，如(rú)此(cǐ)者(zhě)弗(fú)

灸 jiǔ；不 bù 已 yǐ 者 zhě 因 yīn 而 ér 瀉 xiè 㞢 zhī，則 zé 五 wǔ 藏 zàng 炁 qì 壞 huài 矣 yǐ。

人 rén 迎 yíng 一 yí 盛 shèng，病 bìng 在 zài 足 zú 少 shào 陽 yáng，一 yí 盛 shèng 而 ér 躁 zào，病 bìng 在 zài 手 shǒu 少 shào 陽 yáng。人 rén 迎 yíng 二 èr 盛 shèng，病 bìng 在 zài 足 zú 太 tài 陽 yáng，二 èr 盛 shèng 而 ér 躁 zào，病 bìng 在 zài 手 shǒu 太 tài 陽 yáng。人 rén 迎 yíng 三 sān 盛 shèng，病 bìng 在 zài 足 zú 陽 yáng 明 míng，三 sān 盛 shèng 而 ér 躁 zào，病 bìng 在 zài 手 shǒu 陽 yáng 明 míng。人 rén 迎 yíng 四 sì 盛 shèng，且 qiě 大 dà 且 qiě 數 shuò，名 míng 曰 yuē 溢 yì 陽 yáng，溢 yì 陽 yáng 爲 wéi 外 wài 格 gé。

脈 mài 口 kǒu 一 yí 盛 shèng，病 bìng 在 zài 足 zú 厥 jué 陰 yīn，一 yí 盛 shèng 而 ér 躁 zào，在 zài 手 shǒu 心 xīn 主 zhǔ。脈 mài 口 kǒu 二 èr 盛 shèng，病 bìng 在 zài 足 zú 少 shào 陰 yīn，二 èr 盛 shèng 而 ér 躁 zào，在 zài 手 shǒu 少 shào

陰(yīn)○脈(mài)口(kǒu)三(sān)盛(shèng)，病(bìng)在(zài)足(zú)太(tài)陰(yīn)，三(sān)盛(shèng)而(ér)躁(zào)，在(zài)手(shǒu)太(tài)

陰(yīn)○脈(mài)口(kǒu)四(sì)盛(shèng)，且(qiě)大(dà)且(qiě)數(shuò)者(zhě)，名(míng)曰(yuē)溢(yì)陰(yīn)，溢(yì)陰(yīn)爲(wéi)

內(nèi)關(guān)，內(nèi)關(guān)不(bù)通(tōng)，死(sǐ)不(bú)治(zhì)○人(rén)迎(yíng)與(yǔ)太(tài)陰(yīn)脈(mài)口(kǒu)俱(jù)盛(shèng)

四(sì)倍(bèi)以(yǐ)上(shàng)，命(mìng)曰(yuē)關(guān)格(gé)○關(guān)格(gé)者(zhě)，與(yù)㞢(zhī)短(duǎn)期(qī)○

人(rén)迎(yíng)一(yí)盛(shèng)，瀉(xiè)足(zú)少(shào)陽(yáng)而(ér)補(bǔ)足(zú)厥(jué)陰(yīn)，二(èr)瀉(xiè)一(yì)補(bǔ)，

日(rì)一(yī)取(qǔ)㞢(zhī)，必(bì)切(qiè)而(ér)驗(yàn)㞢(zhī)，踈(shū)取(qǔ)㞢(zhī)，上(shàng)炁(qì)龢(hé)乃(nǎi)止(zhǐ)○

人(rén)迎(yíng)二(èr)盛(shèng)，瀉(xiè)足(zú)太(tài)陽(yáng)而(ér)補(bǔ)足(zú)少(shào)陰(yīn)，二(èr)瀉(xiè)一(yì)補(bǔ)，二(èr)

日(rì)一(yī)取(qǔ)㞢(zhī)，必(bì)切(qiè)而(ér)驗(yàn)㞢(zhī)，踈(shū)取(qǔ)㞢(zhī)，上(shàng)炁(qì)龢(hé)乃(nǎi)止(zhǐ)○

人rén迎yíng三sān盛shèng，瀉xiè足zú陽yáng朙míng而ér補bǔ足zú太tài陰yīn，二èr瀉xiè一yì補bǔ，日rì

二èr取qǔ㞢zhī，必bì切qiè而ér驗yàn㞢zhī，踈shū取qǔ㞢zhī，上shàng炁qì龢hé乃nǎi止zhǐ。

脈mài口kǒu一yí盛shèng，瀉xiè足zú厥jué陰yīn而ér補bǔ足zú少shào陽yáng，二èr補bǔ一yí瀉xiè，

日rì一yī取qǔ㞢zhī，必bì切qiè而ér驗yàn㞢zhī，踈shū而ér取qǔ㞢zhī，上shàng炁qì龢hé乃nǎi止zhǐ，

脈mài口kǒu二èr盛shèng，瀉xiè足zú少shào陰yīn而ér補bǔ足zú太tài陽yáng，二èr補bǔ一yí瀉xiè，二èr

日rì一yī取qǔ㞢zhī，必bì切qiè而ér驗yàn㞢zhī，踈shū而ér取qǔ㞢zhī，上shàng炁qì龢hé乃nǎi止zhǐ。

脈mài口kǒu三sān盛shèng，瀉xiè足zú太tài陰yīn而ér補bǔ足zú陽yáng朙míng，二èr補bǔ一yí瀉xiè，日rì

二èr取qǔ㞢zhī，必bì切qiè而ér驗yàn㞢zhī，踈shū而ér取qǔ㞢zhī，上shàng炁qì龢hé乃nǎi止zhǐ。

所suǒ以yǐ日rì二èr取qǔ㞢zhī者zhě，陽yáng眀míng胃wèi也yě，大dà富fù亏yú穀gǔ炁qì，故gù可kě日rì二èr取qǔ㞢zhī也yě。人rén迎yíng與yǔ脈mài口kǒu俱jù盛shèng三sān倍bèi以yǐ上shàng，命mìng曰yuē陰yīn陽yáng俱jù溢yì，如rú是shì者zhě，不bù開kāi則zé血xuè脈mài閉bì塞sè，炁qì無wú所suǒ行xíng，流liú淫yín亏yú中zhōng，五wǔ藏zàng内nèi傷shāng。如rú是shì者zhě，因yīn而ér灸jiǔ㞢zhī，則zé變biàn易yì而ér爲wéi它tā病bìng矣yǐ。

凡fán刺cì㞢zhī道dào，炁qì調tiáo而ér止zhǐ，補bǔ陰yīn瀉xiè陽yáng，音yīn炁qì益yì彰zhāng，耳ěr目mù聰cōng眀míng，反fǎn此cǐ者zhě血xuè炁qì不bù行xíng。所suǒ謂wèi炁qì至zhì而ér有yǒu效xiào者zhě，瀉xiè則zé益yì虛xū，虛xū者zhě，脈mài大dà如rú其qí故gù而ér不bù堅jiān也yě，堅jiān如rú其qí

故者，適雖言快，病未厺也。補則益實，實者，脈大如其故而益堅也。夫如其故而不堅者，適雖言快，病未厺也。故補則實，瀉則虛，痛雖不隨鍼減，病必衰厺。必先通十二經脈㞢所生病，而後可得傳于終始矣。故陰陽不相移，虛實不相傾，取㞢其經。

凡刺㞢屬，三刺至穀炁，邪僻妄合，陰陽易居，逆順相反，沈浮異處，四時不得，稽畱淫泆，須(xū)鍼(zhēn)而(ér)厺(qù)。故(gù)一(yī)刺(cì)則(zé)陽(yáng)邪(xié)出(chū)，再(zài)刺(cì)則(zé)陰(yīn)邪(xié)出(chū)，三(sān)刺(cì)則(zé)穀(gǔ)炁(qì)至(zhì)，穀(gǔ)炁(qì)至(zhì)而(ér)止(zhǐ)。所(suǒ)謂(wèi)穀(gǔ)炁(qì)至(zhì)者(zhě)，已(yǐ)補(bǔ)而(ér)實(shí)，已(yǐ)瀉(xiè)而(ér)虛(xū)，故(gù)以(yǐ)知(zhī)穀(gǔ)炁(qì)至(zhì)也(yě)。邪(xié)氣(qì)獨(dú)厺(qù)者(zhě)，陰(yīn)與(yǔ)陽(yáng)未(wèi)能(néng)調(tiáo)，而(ér)病(bìng)知(zhī)愈(yù)也(yě)。故(gù)曰(yuē)補(bǔ)則(zé)實(shí)，瀉(xiè)則(zé)虛(xū)，痛(tòng)雖(suī)不(bù)隨(suí)鍼(zhēn)減(jiǎn)，病(bìng)必(bì)衰(shuāi)厺(qù)矣(yǐ)。

陰(yīn)盛(shèng)而(ér)陽(yáng)虛(xū)，先(xiān)補(bǔ)其(qí)陽(yáng)，後(hòu)瀉(xiè)其(qí)陰(yīn)而(ér)龢(hé)㞢(zhī)。

陰(yīn)虛(xū)而(ér)陽(yáng)盛(shèng)，先(xiān)補(bǔ)其(qí)陰(yīn)，後(hòu)瀉(xiè)其(qí)陽(yáng)而(ér)龢(hé)㞢(zhī)。

三(sān)脈(mài)動(dòng)亐(yú)足(zú)大(dà)趾(zhǐ)次(cì)趾(zhǐ)㞢(zhī)閒(jiān)，必(bì)審(shěn)其(qí)實(shí)虛(xū)。虛(xū)

而瀉㞢，是謂重虛。重虛病益甚。凡刺此者，以指按㞢，脈動而實且疾者疾瀉㞢，虛而徐者則補㞢。反此者病益甚。其動也，陽明在上，厥陰在中，少陰在下。

膺腧中膺，背腧中背，肩髆虛者，取㞢上。

重舌，刺舌柱以鈹鍼也。手屈而不伸者，其病在筋，伸而不屈者，其病在骨，在骨守骨，在筋守筋。

補須一方，實深取㞢，稀按其痏，以亟出其邪氣。一方虛，淺刺㞢，以養其脈，疾按其痏，無使邪氣得入。邪氣來也緊而疾，邪氣來也徐而龢。脈實者深刺㞢，以泄其炁。脈虛者，淺刺㞢，使精炁無得出，以養其脈，獨出其邪氣。刺諸痛者，其脈皆實。

從腰以上者，手太陰陽朙皆主㞢，從腰以下者，足太陰陽朙皆主㞢。病在上者下取㞢，病在下者高取㞢，病在頭者取㞢足，病在足者取㞢膕。

病生亏頭者頭重，生亏手者臂重，生亏足者足重。

治病者先刺其病所從生者也。

萅傷在毫毛，夓傷在皮膚，穐傷在分肉，冬傷在筋骨。刺此病者，各以其時爲齊。故刺肥人者，以穐冬㞢齊，刺瘦人者，以萅夓㞢齊。病痛者陰也，痛而以手按㞢不得者陰也，深刺㞢；癢者陽也，淺刺㞢。病在上者陽也，病在下者陰也。

病(bìng)先(xiān)起(qǐ)亐(yú)陰(yīn)者(zhě)，先(xiān)治(zhì)其(qí)陰(yīn)而(ér)後(hòu)治(zhì)其(qí)陽(yáng)。病(bìng)先(xiān)起(qǐ)亐(yú)陽(yáng)者(zhě)，先(xiān)治(zhì)其(qí)陽(yáng)而(ér)後(hòu)治(zhì)其(qí)陰(yīn)。刺(cì)熱(rè)厥(jué)者(zhě)，畱(liú)鍼(zhēn)反(fǎn)爲(wéi)寒(hán)。刺(cì)寒(hán)厥(jué)者(zhě)，畱(liú)鍼(zhēn)反(fǎn)爲(wéi)熱(rè)。刺(cì)熱(rè)厥(jué)者(zhě)，二(èr)陰(yīn)一(yì)陽(yáng)。刺(cì)寒(hán)厥(jué)者(zhě)，二(èr)陽(yáng)一(yì)陰(yīn)。所(suǒ)謂(wèi)二(èr)陰(yīn)者(zhě)，二(èr)刺(cì)陰(yīn)也(yě)，一(yì)陽(yáng)者(zhě)，一(yí)刺(cì)陽(yáng)也(yě)。久(jiǔ)病(bìng)者(zhě)邪(xié)氣(qì)入(rù)深(shēn)。刺(cì)此(cǐ)病(bìng)者(zhě)，深(shēn)內(nà)而(ér)久(jiǔ)畱(liú)㞢(zhī)，間(jiàn)日(rì)而(ér)復(fù)刺(cì)㞢(zhī)，必(bì)先(xiān)調(tiáo)其(qí)左(zuǒ)右(yòu)，厺(qù)其(qí)血(xuè)脈(mài)，刺(cì)道(dào)畢(bì)矣(yǐ)。

凡(fán)刺(cì)㞢(zhī)灋(fǎ)，必(bì)察(chá)其(qí)形(xíng)炁(qì)。形(xíng)肉(ròu)未(wèi)脫(tuō)，少(shǎo)炁(qì)而(ér)

脈(mài)又(yòu)躁(zào)，躁(zào)厥(jué)者(zhě)，必(bì)爲(wéi)繆(jiū)刺(cì)㞢(zhī)，散(sǎn)炁(qì)可(kě)收(shōu)，聚(jù)炁(qì)可(kě)布(bù)。深(shēn)居(jū)靜(jìng)處(chǔ)，占(zhān)神(shén)往(wǎng)來(lái)，閉(bì)戶(hù)塞(sè)牖(yǒu)，魂(hún)魄(pò)不(bú)散(sàn)，專(zhuān)意(yì)一(yì)神(shén)，精(jīng)炁(qì)㞢(zhī)分(fēn)，毋(wú)聞(wén)人(rén)聲(shēng)，以(yǐ)收(shōu)其(qí)精(jīng)，必(bì)一(yī)其(qí)神(shén)，令(lìng)志(zhì)在(zài)鍼(zhēn)。淺(qiǎn)而(ér)畱(liú)㞢(zhī)，微(wēi)而(ér)浮(fú)㞢(zhī)，以(yǐ)移(yí)其(qí)神(shén)，炁(qì)至(zhì)乃(nǎi)休(xiū)。男(nán)內(nèi)女(nǚ)外(wài)，堅(jiān)拒(jù)勿(wù)出(chū)，謹(jǐn)守(shǒu)勿(wù)內(nèi)，是(shì)謂(wèi)得(dé)炁(qì)。

凡(fán)刺(cì)㞢(zhī)禁(jìn)：新(xīn)內(nèi)勿(wù)刺(cì)，新(xīn)刺(cì)勿(wù)內(nèi)。已(yǐ)醉(zuì)勿(wù)刺(cì)，已(yǐ)刺(cì)勿(wù)醉(zuì)。新(xīn)怒(nù)勿(wù)刺(cì)，已(yǐ)刺(cì)勿(wù)怒(nù)。新(xīn)勞(láo)勿(wù)刺(cì)，已(yǐ)

刺(cì)勿(wù)勞(láo)○已(yǐ)飽(bǎo)勿(wù)刺(cì)，已(yǐ)刺(cì)勿(wù)飽(bǎo)○已(yǐ)飢(jī)勿(wù)刺(cì)，已(yǐ)刺(cì)勿(wù)飢(jī)○已(yǐ)渴(kě)勿(wù)刺(cì)，已(yǐ)刺(cì)勿(wù)渴(kě)○大(dà)驚(jīng)大(dà)恐(kǒng)，必(bì)定(dìng)其(qí)炁(qì)乃(nǎi)刺(cì)㞢(zhī)○乘(chéng)車(chē)來(lái)者(zhě)，臥(wò)而(ér)休(xiū)㞢(zhī)，如(rú)食(shí)頃(qǐng)乃(nǎi)刺(cì)㞢(zhī)○遠(yuǎn)步(bù)來(lái)者(zhě)，坐(zuò)而(ér)休(xiū)㞢(zhī)，如(rú)行(xíng)十(shí)里(lǐ)頃(qǐng)乃(nǎi)刺(cì)㞢(zhī)○凡(fán)此(cǐ)十(shí)二(èr)禁(jìn)者(zhě)，其(qí)脈(mài)亂(luàn)炁(qì)散(sǎn)，逆(nì)其(qí)營(yíng)衛(wèi)，經(jīng)炁(qì)不(bú)次(cì)，因(yīn)而(ér)刺(cì)㞢(zhī)，則(zé)陽(yáng)病(bìng)入(rù)亐(yú)陰(yīn)，陰(yīn)病(bìng)出(chū)亐(yú)陽(yáng)，則(zé)邪(xié)氣(qì)復(fù)生(shēng)，粗(cū)工(gōng)勿(wù)察(chá)，是(shì)謂(wèi)伐(fá)身(shēn)○形(xíng)體(tǐ)淫(yín)泆(yì)，乃(nǎi)消(xiāo)腦(nǎo)髓(suǐ)，津(jīn)液(yè)不(bú)化(huà)，脫(tuō)其(qí)五(wǔ)味(wèi)，是(shì)謂(wèi)失(shī)炁(qì)也(yě)○

太tài陽yáng㞢zhī脈mài，其qí終zhōng也yě。戴dài眼yǎn，反fǎn折zhé瘛chì瘲zòng，其qí色sè白bái，絕jué皮pí乃nǎi絕jué汗hàn，絕jué汗hàn則zé終zhōng矣yǐ。少shào陽yáng終zhōng者zhě，耳ěr聾lóng，百bǎi節jié盡jìn縱zòng，目mù係xì絕jué，目mù係xì絕jué一yí日rì半bàn則zé死sǐ矣yǐ。其qí死sǐ也yě色sè青qīng白bái。陽yáng明míng終zhōng者zhě，口kǒu目mù動dòng作zuò，喜xǐ驚jīng，妄wàng言yán，色sè黃huáng，其qí上shàng下xià㞢zhī經jīng盛shèng而ér不bù行xíng則zé終zhōng矣yǐ。少shào陰yīn終zhōng者zhě，面miàn黑hēi，齒chǐ長cháng而ér垢gòu，腹fù脹zhàng閉bì塞sè，上shàng下xià不bù通tōng而ér終zhōng矣yǐ。厥jué陰yīn終zhōng者zhě，熱rè中zhōng嗌yì乾gān，喜xǐ溺niào，心xīn煩fán，甚shèn則zé舌shé卷juǎn，卵luǎn上shàng縮suō而ér終zhōng矣yǐ。太tài陰yīn終zhōng者zhě，腹fù脹zhàng閉bì，不bù得dé息xī，气qì

噫(aì)蓋(shàn)嘔(ǒu)，嘔(ǒu)則(zé)逆(nì)，逆(nì)則(zé)面(miàn)赤(chì)，不(bú)逆(nì)則(zé)上(shàng)下(xià)不(bù)通(tōng)，上(shàng)下(xià)不(bù)通(tōng)則(zé)面(miàn)黑(hēi)，皮(pí)毛(máo)燋(jiāo)而(ér)終(zhōng)矣(yǐ)。

經脈第十

靁公問亐黃帝曰：《禁服》㞢言，凡刺㞢理，經脈爲始，營其所行，知其度量，內次五藏，外別六府，願盡聞其道。黃帝曰：人始生，先成精，精成而腦髓生，骨爲幹，脈爲營，筋爲剛，肉爲牆，皮膚堅而毛髮長，穀入亐胃，脈道以通，血炁乃行。靁公曰：願卒聞經脈㞢始生。黃帝曰：經脈者，所以能決死生，處百病，調虛實，不可不(bù)通(tōng)也(yě)。

肺(fèi)手(shǒu)太(tài)陰(yīn)㞢(zhī)脈(mài)，起(qǐ)亐(yú)中(zhōng)焦(jiāo)，下(xià)絡(luò)大(dà)腸(cháng)，還(huán)循(xún)胃(wèi)口(kǒu)，上(shàng)膈(gé)屬(zhǔ)肺(fèi)，從(cóng)肺(fèi)係(xì)橫(héng)出(chū)腋(yè)下(xià)，下(xià)循(xún)臑(nào)內(nèi)，行(xíng)少(shào)陰(yīn)心(xīn)主(zhǔ)㞢(zhī)前(qián)，下(xià)肘(zhǒu)中(zhōng)，循(xún)臂(bì)內(nèi)上(shàng)骨(gǔ)下(xià)廉(lián)，入(rù)寸(cùn)口(kǒu)，上(shàng)魚(yú)，循(xún)魚(yú)際(jì)，出(chū)大(dà)指(zhǐ)㞢(zhī)外(wài)端(duān)。其(qí)支(zhī)者(zhě)，從(cóng)腕(wàn)後(hòu)直(zhí)循(xún)次(cì)指(zhǐ)內(nèi)廉(lián)，出(chū)其(qí)端(duān)。是(shì)動(dòng)則(zé)病(bìng)肺(fèi)，脹(zhàng)滿(mǎn)膨(péng)膨(péng)丣(yǒu)喘(chuǎn)欬(ké)，缺(quē)盆(pén)中(zhōng)痛(tòng)，甚(shèn)則(zé)交(jiāo)兩(liǎng)手(shǒu)而(ér)瞀(mào)，此(cǐ)爲(wéi)臂(bì)厥(jué)。是(shì)主(zhǔ)肺(fèi)所(suǒ)生(shēng)病(bìng)者(zhě)，欬(ké)上(shàng)气(qì)，喘(chuǎn)渴(kě)，煩(fán)心(xīn)

胷滿，臑臂內前廉痛厥，掌中熱。氣盛有餘，則肩背痛，風寒汗出中風，小便數而欠。氣虛則肩背痛寒，少氣不足以息，溺色變。爲此諸病，盛則瀉之，虛則補之，熱則疾之，寒則留之，陷示則灸之，不盛不虛，以經取之。盛者寸口大三倍于人迎，虛者則寸口反小于人迎也。

大腸手陽明之脈，起于大指次指之端，循指上廉，出合谷兩骨之間，上入兩筋之中，循臂上廉lián，入rù肘zhǒu外wài廉lián，上shàng臑nào外wài廉lián，上shàng肩jiān，出chū髃yú骨gǔ㞢zhī前qián廉lián，上shàng出chū亏yú柱zhù骨gǔ㞢zhī會huì上shàng，下xià入rù缺quē盆pén，絡luò肺fèi下xià膈gé，屬zhǔ大dà腸cháng。其qí支zhī者zhě，從cóng缺quē盆pén上shàng頸jǐng貫guàn頰jiá，入rù下xià齒chǐ中zhōng，還huán出chū挾jiā口kǒu，交jiāo人rén中zhōng，左zuǒ㞢zhī右yòu，右yòu㞢zhī左zuǒ，上shàng挾jiā鼻bí孔kǒng。是shì動dòng則zé病bìng齒chǐ痛tòng頸jǐng腫zhǒng。是shì主zhǔ津jīn液yè所suǒ生shēng病bìng者zhě，目mù黃huáng，口kǒu乾gān，鼽qiú衄nǜ，喉hóu痹bì，肩jiān前qián臑nào痛tòng，大dà指zhǐ次cì指zhǐ痛tòng不bú用yòng，炁qì有yǒu餘yú則zé當dāng脈mài所suǒ過guò者zhě熱rè腫zhǒng，虛xū則zé寒hán慄lì不bú復fù。爲wéi此cǐ諸zhū病bìng，盛shèng則zé瀉xiè㞢zhī，虛xū則zé補bǔ㞢zhī，熱rè則zé疾jí㞢zhī，寒hán則zé留liú

㞢(zhī)，陷(xiàn)示(shì)則(zé)灸(jiǔ)㞢(zhī)，不(bú)盛(shèng)不(bù)虛(xū)，以(yǐ)經(jīng)取(qǔ)㞢(zhī)。盛(shèng)者(zhě)人(rén)迎(yíng)大(dà)三(sān)倍(bèi)亐(yú)寸(cùn)口(kǒu)，虛(xū)者(zhě)人(rén)迎(yíng)反(fǎn)小(xiǎo)亐(yú)寸(cùn)口(kǒu)也(yě)。

胃(wèi)足(zú)陽(yáng)朙(míng)㞢(zhī)脈(mài)，起(qǐ)亐(yú)鼻(bí)㞢(zhī)交(jiāo)頞(è)中(zhōng)，旁(páng)約(yuē)太(tài)陽(yáng)㞢(zhī)脈(mài)，下(xià)循(xún)鼻(bí)外(wài)，入(rù)上(shàng)齒(chǐ)中(zhōng)，還(huán)出(chū)挾(jiā)口(kǒu)環(huán)脣(chún)，下(xià)交(jiāo)承(chéng)漿(jiāng)，卻(què)循(xún)頤(yí)後(hòu)下(xià)廉(lián)，出(chū)大(dà)迎(yíng)，循(xún)頰(jiá)車(chē)，上(shàng)耳(ěr)前(qián)，過(guò)客(kè)主(zhǔ)人(rén)，循(xún)髮(fà)際(jì)，至(zhì)額(é)顱(lú)。其(qí)支(zhī)者(zhě)，從(cóng)大(dà)迎(yíng)前(qián)下(xià)人(rén)迎(yíng)，循(xún)喉(hóu)嚨(lóng)，入(rù)缺(quē)盆(pén)，下(xià)膈(gé)，屬(zhǔ)胃(wèi)絡(luò)脾(pí)。其(qí)直(zhí)者(zhě)，從(cóng)缺(quē)盆(pén)下(xià)乳(rǔ)內(nèi)廉(lián)，下(xià)挾(jiā)臍(qí)，入(rù)炁(qì)街(jiē)中(zhōng)。

其(qí)支(zhī)者(zhě)，起(qǐ)亏(yú)胃(wèi)口(kǒu)，下(xià)循(xún)腹(fù)裏(lǐ)，下(xià)至(zhì)炁(qì)街(jiē)，中(zhōng)而(ér)合(hé)，以(yǐ)下(xià)髀(bì)關(guān)，抵(dǐ)伏(fú)兔(tù)，下(xià)入(rù)膝(xī)臏(bìn)中(zhōng)，下(xià)循(xún)脛(jìng)外(wài)廉(lián)，下(xià)足(zú)跗(fū)，入(rù)中(zhōng)趾(zhǐ)内(nèi)間(jiān)。其(qí)支(zhī)者(zhě)，下(xià)廉(lián)三(sān)寸(cùn)而(ér)別(bié)下(xià)入(rù)中(zhōng)趾(zhǐ)外(wài)間(jiān)。其(qí)支(zhī)者(zhě)，別(bié)跗(fū)上(shàng)，入(rù)大(dà)趾(zhǐ)間(jiān)，出(chū)其(qí)端(duān)。是(shì)動(dòng)則(zé)洒(xiǎn)洒(xiǎn)振(zhèn)寒(hán)，善(shàn)呻(shēn)溺(niào)數(shuò)呵(hē)欠(qiàn)，顔(yán)黑(hēi)，病(bìng)至(zhì)，則(zé)惡(wù)人(rén)與(yǔ)火(huǒ)，聞(wén)木(mù)音(yīn)則(zé)惕(tì)然(rán)而(ér)驚(jīng)，心(xīn)欲(yù)動(dòng)，獨(dú)閉(bì)戶(hù)牖(yǒu)而(ér)處(chǔ)，甚(shèn)則(zé)欲(yù)上(shàng)高(gāo)而(ér)歌(gē)，棄(qì)衣(yī)而(ér)走(zǒu)，賁(bēn)響(xiǎng)腹(fù)脹(zhàng)，是(shì)爲(wéi)骭(gàn)厥(jué)。是(shì)主(zhǔ)血(xuè)所(suǒ)生(shēng)病(bìng)者(zhě)，狂(kuáng)瘧(nüè)溫(wēn)淫(yín)，

汗出鼽衄，口喎唇胗，頸腫喉痹，大腹水腫，膝
臏腫痛，循膺、乳、炁街、股、伏兔、骭外廉、
足跗上皆痛，中趾不用，炁盛則身以前皆熱，其
有餘亐胃，則消穀譱飢，溺色黃，炁不足則身以
前皆寒慄，胃中寒則脹滿。爲此諸病，盛則瀉㞢，
虛則補㞢，熱則疾㞢，寒則畱㞢，陷示則灸㞢，
不盛不虛，以經取㞢。盛者人迎大三倍亐寸口，
虛者人迎反小亐寸口也。

脾足太陰㞢脈，起亐大趾㞢端，循趾內側白肉際，過核骨後，上內踝前廉，上腨內，循脛骨後，交出厥陰㞢前，上循膝股內前廉，入腹，屬脾絡胃，上膈，挾嚥，連舌本，散舌下。其支者，復從胃別上膈，注心中。是動則病舌本彊，食則嘔，胃脘痛，腹脹譱噫，得後與气則快然如衰，身體皆重。是主脾所生病者，舌本⿸疒水，體不能動，搖，食不下，煩心，心下急痛，便溏瘕泄，水閉，黄huáng 疸dǎn，不bù 能néng 卧wò，彊jiàng 立lì，股gǔ 膝xī 内nèi 腫zhǒng 厥jué，足zú 大dà 趾zhǐ 不bú 用yòng。爲wéi 此cǐ 諸zhū 病bìng，盛shèng 則zé 瀉xiè 㞢zhī，虚xū 則zé 補bǔ 㞢zhī，熱rè 則zé 疾jí 㞢zhī，寒hán 則zé 畱liú 㞢zhī，陷xiàn 示shì 則zé 灸jiǔ 㞢zhī，不bú 盛shèng 不bù 虚xū，以yǐ 經jīng 取qǔ 㞢zhī。盛shèng 者zhě 寸cùn 口kǒu 大dà 三sān 倍bèi 亐yú 人rén 迎yíng，虚xū 者zhě 寸cùn 口kǒu 反fǎn 小xiǎo 亐yú 人rén 迎yíng 也yě。

心xīn 手shǒu 少shào 陰yīn 㞢zhī 脈mài，起qǐ 亐yú 心xīn 中zhōng，出chū 屬zhǔ 心xīn 係xì，下xià 膈gé 絡luò 小xiǎo 腸cháng。其qí 支zhī 者zhě，從cóng 心xīn 係xì 上shàng 挾jiā 嚥yān，系xì 目mù 係xì。其qí 直zhí 者zhě，復fù 從cóng 心xīn 係xì 上shàng 肺fèi，出chū 示shì 腋yè 下xià，下xià 循xún 臑nào 内nèi 後hòu 廉lián，行xíng 太tài 陰yīn 心xīn 主zhǔ 㞢zhī 後hòu，下xià 肘zhǒu 内nèi，循xún 臂bì 内nèi 後hòu 廉lián，抵dǐ 掌zhǎng 後hòu

銳(ruì)骨(gǔ)之(zhī)端(duān)，入(rù)掌(zhǎng)後(hòu)廉(lián)，循(xún)小(xiǎo)指(zhǐ)之(zhī)內(nèi)，出(chū)其(qí)端(duān)。是(shì)動(dòng)則(zé)病(bìng)嗌(yì)乾(gān)心(xīn)痛(tòng)，渴(kě)而(ér)欲(yù)飲(yǐn)，是(shì)爲(wéi)臂(bì)厥(jué)。是(shì)主(zhǔ)心(xīn)所(suǒ)生(shēng)病(bìng)者(zhě)，目(mù)黄(huáng)，脅(xié)痛(tòng)，臑(nào)臂(bì)內(nèi)後(hòu)廉(lián)痛(tòng)厥(jué)，掌(zhǎng)中(zhōng)熱(rè)痛(tòng)。爲(wéi)此(cǐ)諸(zhū)病(bìng)，盛(shèng)則(zé)瀉(xiè)之(zhī)，虛(xū)則(zé)補(bǔ)之(zhī)，熱(rè)則(zé)疾(jí)之(zhī)，寒(hán)則(zé)留(liú)之(zhī)，陷(xiàn)示(shì)則(zé)灸(jiǔ)之(zhī)，不(bú)盛(shèng)不(bù)虛(xū)，以(yǐ)經(jīng)取(qǔ)之(zhī)。盛(shèng)者(zhě)寸(cùn)口(kǒu)大(dà)再(zài)倍(bèi)于(yú)人(rén)迎(yíng)，虛(xū)者(zhě)寸(cùn)口(kǒu)反(fǎn)小(xiǎo)于(yú)人(rén)迎(yíng)也(yě)。

小(xiǎo)腸(cháng)手(shǒu)太(tài)陽(yáng)之(zhī)脈(mài)，起(qǐ)于(yú)小(xiǎo)指(zhǐ)之(zhī)端(duān)，循(xún)手(shǒu)外(wài)側(cè)

上(shàng)腕(wàn)，出(chū)踝(huái)中(zhōng)，直(zhí)上(shàng)循(xún)臂(bì)骨(gǔ)下(xià)廉(lián)，出(chū)肘(zhǒu)内(nèi)側(cè)兩(liǎng)筋(jīn)之(zhī)間(jiān)，上(shàng)循(xún)臑(nào)外(wài)後(hòu)廉(lián)，出(chū)肩(jiān)解(xiè)，繞(rào)肩(jiān)胛(jiǎ)，交(jiāo)肩(jiān)上(shàng)，入(rù)缺(quē)盆(pén)絡(luò)心(xīn)，循(xún)嚥(yān)下(xià)膈(gé)，抵(dǐ)胃(wèi)屬(zhǔ)小(xiǎo)腸(cháng)。其(qí)支(zhī)者(zhě)，從(cóng)缺(quē)盆(pén)循(xún)頸(jǐng)上(shàng)頰(jiá)，至(zhì)目(mù)鋭(ruì)眥(zì)，卻(què)入(rù)耳(ěr)中(zhōng)。其(qí)支(zhī)者(zhě)，別(bié)頰(jiá)上(shàng)䪼(zhuō)抵(dǐ)鼻(bí)，至(zhì)目(mù)内(nèi)眥(zì)，斜(xié)絡(luò)亐(yú)顴(quán)。是(shì)動(dòng)則(zé)病(bìng)嗌(yì)痛(tòng)，頷(hàn)腫(zhǒng)不(bù)可(kě)以(yǐ)顧(gù)，肩(jiān)似(sì)拔(bá)，臑(nào)似(sì)折(zhé)。是(shì)主(zhǔ)液(yè)所(suǒ)生(shēng)病(bìng)者(zhě)，耳(ěr)聾(lóng)，目(mù)黃(huáng)，頰(jiá)腫(zhǒng)，頸(jǐng)、頷(hàn)、肩(jiān)、臑(nào)、肘(zhǒu)、臂(bì)外(wài)後(hòu)廉(lián)痛(tòng)。爲(wéi)此(cǐ)諸(zhū)病(bìng)，盛(shèng)則(zé)瀉(xiè)之(zhī)，虛(xū)則(zé)補(bǔ)

之(zhī)，熱(rè)則(zé)疾(jí)之(zhī)，寒(hán)則(zé)留(liú)之(zhī)，陷(xiàn)示(shì)則(zé)灸(jiǔ)之(zhī)，不(bú)盛(shèng)不(bù)虛(xū)，以(yǐ)經(jīng)取(qǔ)之(zhī)。盛(shèng)者(zhě)人(rén)迎(yíng)大(dà)再(zài)倍(bèi)亏(yú)寸(cùn)口(kǒu)，虛(xū)者(zhě)人(rén)迎(yíng)反(fǎn)小(xiǎo)亏(yú)寸(cùn)口(kǒu)也(yě)。

膀(páng)胱(guāng)足(zú)太(tài)陽(yáng)之(zhī)脈(mài)，起(qǐ)亏(yú)目(mù)內(nèi)眥(zì)，上(shàng)額(é)交(jiāo)巔(diān)。其(qí)支(zhī)者(zhě)，從(cóng)巔(diān)至(zhì)耳(ěr)上(shàng)角(jiǎo)。其(qí)直(zhí)者(zhě)，從(cóng)巔(diān)入(rù)絡(luò)腦(nǎo)還(huán)出(chū)，別(bié)下(xià)項(xiàng)，循(xún)肩(jiān)髆(bó)，內(nèi)挾(jiā)脊(jǐ)，抵(dǐ)腰(yāo)中(zhōng)，入(rù)循(xún)膂(lǚ)，絡(luò)腎(shèn)屬(zhǔ)膀(páng)胱(guāng)。其(qí)支(zhī)者(zhě)，從(cóng)腰(yāo)中(zhōng)下(xià)挾(jiā)脊(jǐ)貫(guàn)臀(tún)，入(rù)膕(guó)中(zhōng)。其(qí)支(zhī)者(zhě)，從(cóng)髆(bó)內(nèi)左(zuǒ)右(yòu)別(bié)下(xià)，貫(guàn)胛(jiǎ)挾(jiā)脊(jǐ)，

内(nèi)遏(è)髀(bì)樞(shū)，循(xún)髀(bì)外(wài)從(cóng)後(hòu)廉(lián)下(xià)合(hé)膕(guó)中(zhōng)，以(yǐ)下(xià)貫(guàn)腨(shuàn)内(nèi)，出(chū)外(wài)踝(huái)之(zhī)後(hòu)，循(xún)京(jīng)骨(gǔ)，至(zhì)小(xiǎo)趾(zhǐ)之(zhī)端(duān)外(wài)側(cè)。是(shì)動(dòng)則(zé)病(bìng)衝(chōng)頭(tóu)痛(tòng)，目(mù)似(sì)脱(tuō)，項(xiàng)如(rú)拔(bá)，脊(jǐ)痛(tòng)，腰(yāo)似(sì)折(zhé)，髀(bì)不(bù)可(kě)以(yǐ)曲(qū)，膕(guó)如(rú)結(jié)，腨(shuàn)如(rú)裂(liè)，是(shì)爲(wéi)踝(huái)厥(jué)。是(shì)主(zhǔ)筋(jīn)所(suǒ)生(shēng)病(bìng)者(zhě)，痔(zhì)，瘧(nüè)，狂(kuáng)，癲(diān)疾(jí)，頭(tóu)顖(xìn)項(xiàng)痛(tòng)，目(mù)黄(huáng)，淚(lèi)出(chū)，鼽(qiú)衄(nǜ)，項(xiàng)、背(bèi)、腰(yāo)、尻(kāo)、膕(guó)、腨(shuàn)、脚(jiǎo)皆(jiē)痛(tòng)，小(xiǎo)趾(zhǐ)不(bú)用(yòng)。爲(wéi)此(cǐ)諸(zhū)病(bìng)，盛(shèng)則(zé)瀉(xiè)之(zhī)，虚(xū)則(zé)補(bǔ)之(zhī)，熱(rè)則(zé)疾(jí)之(zhī)，寒(hán)則(zé)留(liú)之(zhī)，陷(xiàn)示(shì)則(zé)灸(jiǔ)之(zhī)，不(bú)盛(shèng)不(bù)虚(xū)，以(yǐ)

經取㞢。盛者人迎大再倍亐寸口，虛者人迎反小亐寸口也。

腎足少陰㞢脈，起亐小趾㞢下，邪走足心，出亐然谷㞢下，循內踝㞢後，別入跟中，以上腨內，出膕內廉，上股內後廉，貫脊屬腎絡膀胱。其直者，從腎上貫肝膈，入肺中，循喉嚨，挾舌本。其支者，從肺出絡心，注胷中。是動則病飢不欲食，面如漆柴，欬唾則有血，喝喝而喘，坐而欲起，目䀮䀮如無所見，心如懸若飢狀。炁不足則譱恐，心惕惕如人將捕之，是爲骨厥。是主腎所生病者，口熱舌乾，嚥腫上气，嗌乾及痛，煩心心痛，黄疸腸澼，脊股內廉痛，痿厥嗜臥，足下熱而痛。爲此諸病，盛則瀉之，虛則補之，熱則疾之，寒則留之，陷下則灸之，不盛不虛，以經取之。悶閉則彊食生肉，緩帶被髮，大杖重履而步。盛者寸口大再倍亐人迎，虛者寸口反小亐人迎也。

心主手厥陰心包絡㞢脈，起亐胷中，出屬心包絡，下膈，歷絡三焦。其支者，循胷出脅，下腋三寸，上抵腋下，循臑內，行太陰少陰㞢間，入肘中，下臂行兩筋㞢間，入掌中，循中指，出其端。其支者，別掌中，循小指次指，出其端。是動則病手心熱，臂肘攣急，腋腫，甚則胷脅支滿，心中憺憺火動，面赤目黃，喜笑不休。是主脈所生病者，煩心，心痛，掌中熱。爲此諸病，盛則瀉㞢，虛則補㞢，熱則疾㞢，寒則留㞢，陷示則灸㞢，不盛不虛，以經取㞢。盛者寸口大一倍亐人迎，虛者寸口反小亐人迎也。

三焦手少陽㞢脈，起亐小指次指㞢端，上出兩指㞢間，循手表腕，出臂外兩骨㞢間，上貫肘，循臑外，上肩而交出足少陽㞢後，入缺盆，布膻中，散絡心包，下膈，遍屬三焦。其支者，從膻

中上出缺盆，上項，俠耳後直上，出耳上角，以
屈下頰至䪼，其支者，從耳後入耳中，出走耳前，
過客主人前，交頰，至目銳眥。是動則病耳聾，
渾渾焞焞，嗌腫喉痹。是主炁所生病者，汗出，
目銳眥痛，頰痛，耳後、肩、臑、肘、臂外皆痛，
小指次指不用。爲此諸病，盛則瀉㞢，虛則補㞢，
熱則疾㞢，寒則留㞢，陷示則灸㞢，不盛不虛，
以經取㞢。盛者人迎大一倍亐寸口，虛者人迎反

小亐寸口也。

膽足少陽之脈，起亐目銳眥，上抵頭角，下耳後，循頭行手少陽之前，至肩上胠，交出手少陽之後，入缺盆；其支者，從耳後入耳中，出走耳前，至目銳眥後。其支者，別銳眥，下大迎，合亐手少陽，抵亐䪼下，挾頰車，下頸，合缺盆以下胷中，貫膈絡肝屬膽，循脅裏，出炁街，繞毛際，橫入髀厭中。其直者，從缺盆下腋，循胷過季脅，下合髀厭中，以下循髀陽，出膝外廉，下外輔骨㞢前，直下抵絕骨㞢端，下出外踝㞢前，循足跗上，入小趾次趾㞢間。其支者，別跗上，入大趾，循大趾歧骨内，出其端，還貫爪甲，出三毛。是動則病口苦，善太息，心脅痛，不能轉側，甚則面微有塵，體無膏澤，足外反熱，是爲陽厥。是主骨所生病者，頭痛，頷痛，目銳眥痛，缺盆中腫痛，腋下腫，馬刀俠瘻，汗出振寒，瘧，胷、脅、肋、髀、膝外至脛、絶骨外踝前及諸節皆痛，小趾次趾不用。爲此諸病，盛則瀉㞢，虚則補㞢，熱則疾㞢，寒則畱㞢，陷示則灸㞢，不盛不虚，以經取㞢。盛者人迎大一倍亐寸口，虚者人迎反小亐寸口也。

肝足厥陰㞢脈，起亐大趾叢毛㞢際，上循足跗上廉，厺内踝一寸，上踝八寸，交出太陰㞢後，上膕内廉，循股陰，入毛中，過陰器，抵小腹，挾(jiā)胃(wèi)屬(zhǔ)肝(gān)絡(luò)膽(dǎn)，上(shàng)貫(guàn)膈(gé)，布(bù)脅(xié)肋(lèi)，循(xún)喉(hóu)嚨(lóng)㞢(zhī)後(hòu)，上(shàng)入(rù)頏(háng)顙(sǎng)，連(lián)目(mù)係(xì)，上(shàng)出(chū)額(é)，與(yǔ)督(dū)脈(mài)會(huì)亏(yú)巔(diān)。其(qí)支(zhī)者(zhě)，從(cóng)目(mù)係(xì)下(xià)頰(jiá)裏(lǐ)，環(huán)脣(chún)內(nèi)。其(qí)支(zhī)者(zhě)，復(fù)從(cóng)肝(gān)別(bié)貫(guàn)膈(gé)，上(shàng)注(zhù)肺(fèi)。是(shì)動(dòng)則(zé)病(bìng)腰(yāo)痛(tòng)不(bù)可(kě)以(yǐ)俛(fǔ)仰(yǎng)，丈(zhàng)夫(fū)㿉(tuí)疝(shàn)，婦(fù)人(rén)少(shào)腹(fù)腫(zhǒng)，甚(shèn)則(zé)嗌(yì)乾(gān)，面(miàn)塵(chén)脫(tuō)色(sè)。是(shì)主(zhǔ)肝(gān)所(suǒ)生(shēng)病(bìng)者(zhě)，胷(xiōng)滿(mèn)，嘔(ǒu)逆(nì)，飧(sūn)泄(xiè)，狐(hú)疝(shàn)，遺(yí)溺(niào)，閉(bì)癃(lóng)。爲(wéi)此(cǐ)諸(zhū)病(bìng)，盛(shèng)則(zé)瀉(xiè)㞢(zhī)，虛(xū)則(zé)補(bǔ)㞢(zhī)，熱(rè)則(zé)疾(jí)㞢(zhī)，寒(hán)則(zé)留(liú)㞢(zhī)，陷(xiàn)示(shì)則(zé)灸(jiǔ)㞢(zhī)，不(bú)盛(shèng)不(bù)虛(xū)，以(yǐ)經(jīng)取(qǔ)

㞢。盛者寸口大一倍于人迎，虚者寸口反小于人迎也。

手太陰炁絶則皮毛焦。太陰者，行炁溫于皮毛者也。故炁不榮則皮毛焦，皮毛焦則津液夳，津液夳則皮節傷，皮節傷則爪枯毛折，毛折者，則毛先死。丙篤丁死，火勝金也。

手少陰炁絶則脈不通，脈不通則血不流，血不流則髦色不澤，故其面黑如漆柴者，血先死。

壬篤癸死，水勝火也○
rén dǔ guǐ sǐ shuǐ shèng huǒ yě

足太陰炁絕者則脈不榮其口唇○口唇者肌肉
zú tài yīn qì jué zhě zé mài bù róng qí kǒu chún kǒu chún zhě jī ròu

㞢本也○脈不榮則肌肉軟，肌肉軟則舌萎人中滿，
zhī běn yě mài bù róng zé jī ròu ruǎn jī ròu ruǎn zé shé wěi rén zhōng mǎn

人中滿則唇反，唇反者肉先死○甲篤乙死，木勝
rén zhōng mǎn zé chún fǎn chún fǎn zhě ròu xiān sǐ jiǎ dǔ yǐ sǐ mù shèng

土也○
tǔ yě

足少陰炁絕則骨枯○少陰者冬脈也，伏行而
zú shào yīn qì jué zé gǔ kū shào yīn zhě dōng mài yě fú xíng ér

濡骨髓者也，故骨不濡則肉不能著骨也，骨肉不
rú gǔ suǐ zhě yě gù gǔ bù rú zé ròu bù néng zhuó gǔ yě gǔ ròu bù

相親則肉軟卻，肉軟卻故齒長而垢，髮無澤，髮
xiāng qīn zé ròu ruǎn què ròu ruǎn què gù chǐ cháng ér gòu fà wú zé fà

無澤者骨先死。戊篤己死，土勝水也。

足厥陰炁絶則筋縮引卵與舌。厥陰者肝脈也，

肝者筋㞢合也，筋者聚亐陰器，脈絡亐舌本也。

故脈弗榮則筋急，筋急則引舌與卵，故唇青舌卷

卵縮，則筋先死。庚篤辛死，金勝木也。

五陰炁俱絶，則目係轉，轉則目運，目運者

爲志先死，志先死則遠一日半死矣。六陽炁絶，

則陰與陽相離，離則腠理發泄，絶汗乃出，大如

貫 guàn 珠 zhū，轉 zhuǎn 出 chū 不 bù 流 liú，卽 jí 炁 qì 先 xiān 死 sǐ，故 gù 旦 dàn 占 zhàn 夕 xī 死 sǐ，夕 xī 占 zhàn 旦 dàn 死 sǐ，此 cǐ 十 shí 二 èr 經 jīng 㞢 zhī 敗 bài 也 yě。

經 jīng 脈 mài 十 shí 二 èr 者 zhě，伏 fú 行 xíng 分 fēn 肉 ròu 㞢 zhī 間 jiān，深 shēn 而 ér 不 bú 見 xiàn，其 qí 常 cháng 見 xiàn 者 zhě，足 zú 太 tài 陰 yīn 過 guò 亐 yú 內 nèi 踝 huái 㞢 zhī 上 shàng，無 wú 所 suǒ 隱 yǐn 故 gù 也 yě。諸 zhū 脈 mài 㞢 zhī 浮 fú 而 ér 常 cháng 見 xiàn 者 zhě，皆 jiē 絡 luò 脈 mài 也 yě。六 liù 經 jīng 絡 luò 手 shǒu 陽 yáng 朙 míng 少 shào 陽 yáng 㞢 zhī 大 dà 絡 luò，起 qǐ 亐 yú 五 wǔ 指 zhǐ 間 jiān，上 shàng 合 hé 肘 zhǒu 中 zhōng。飲 yǐn 酒 jiǔ 者 zhě，衛 wèi 炁 qì 先 xiān 行 xíng 皮 pí 膚 fū，先 xiān 充 chōng 絡 luò 脈 mài，絡 luò 脈 mài 先 xiān 盛 shèng，故 gù 衛 wèi 炁 qì 已 yǐ 平 píng，營 yíng 炁 qì 乃 nǎi 滿 mǎn，而 ér 經 jīng 脈 mài 大 dà 盛 shèng。脈 mài 㞢 zhī 卒 cù 然 rán 動 dòng 者 zhě，皆 jiē 邪 xié 氣 qì

居㞢，畱亐本末，不動則熱，不堅則陷且空，不與眾同，是以知其何脈㞢動也。

靁公曰：何以知經脈㞢與絡脈異也？黃帝曰：經脈者常不可見也，其虛實也，以炁口知㞢。脈㞢見者，皆絡脈也。

靁公曰：細子無以眀其然也。黃帝曰：諸絡脈皆不能經大節㞢間，必行絕道而出入，復合亐皮中，其會皆見亐外。故諸刺絡脈者必刺其結上，甚(shèn)血(xuè)者(zhě)雖(suī)無(wú)結(jié)，急(jí)取(qǔ)㞢(zhī)以(yǐ)瀉(xiè)其(qí)邪(xié)而(ér)出(chū)其(qí)血(xuè)。畱(liú)㞢(zhī)發(fā)爲(wéi)痹(bì)也(yě)。

凡(fán)診(zhěn)絡(luò)脈(mài)，脈(mài)色(sè)青(qīng)則(zé)寒(hán)且(qiě)痛(tòng)，赤(chì)則(zé)有(yǒu)熱(rè)。胃(wèi)中(zhōng)寒(hán)，手(shǒu)魚(yú)㞢(zhī)絡(luò)多(duō)青(qīng)矣(yǐ)。胃(wèi)中(zhōng)有(yǒu)熱(rè)，魚(yú)際(jì)絡(luò)赤(chì)。其(qí)魚(yú)黑(hēi)者(zhě)，畱(liú)久(jiǔ)痹(bì)也(yě)。其(qí)有(yǒu)赤(chì)有(yǒu)黑(hēi)有(yǒu)青(qīng)者(zhě)，寒(hán)熱(rè)炁(qì)也(yě)。其(qí)青(qīng)短(duǎn)者(zhě)，少(shǎo)炁(qì)也(yě)。凡(fán)刺(cì)寒(hán)熱(rè)者(zhě)，皆(jiē)多(duō)血(xuè)絡(luò)，必(bì)間(jiàn)日(rì)而(ér)一(yī)取(qǔ)㞢(zhī)，血(xuè)盡(jìn)而(ér)止(zhǐ)，乃(nǎi)調(tiáo)其(qí)虛(xū)實(shí)。其(qí)小(xiǎo)而(ér)短(duǎn)者(zhě)少(shǎo)炁(qì)，甚(shèn)者(zhě)瀉(xiè)㞢(zhī)則(zé)悶(mèn)，悶(mèn)甚(shèn)則(zé)仆(pū)，不(bù)

得言，悶則急坐㞢也。

手太陰㞢別，名曰列缺。起亏腕上分間，竝

太陰㞢經直入掌中，散入亏魚際。其病實則手銳

掌熱；虛則欠㰦，小便遺數。取㞢厺腕一寸半。

別走陽明也。

手少陰㞢別，名曰通裏。厺腕一寸，別而上

行，循經入亏心中，系舌本，屬目係。其實則支

膈，虛則不能言。取㞢掌後一寸，別走太陽也。

手(shǒu)心(xīn)主(zhǔ)㞢(zhī)別(bié)，名(míng)曰(yuē)內(nèi)關(guān)。厺(qù)腕(wàn)二(èr)寸(cùn)，出(chū)亐(yú)兩(liǎng)筋(jīn)㞢(zhī)間(jiān)，別(bié)走(zǒu)少(shào)陽(yáng)，循(xún)經(jīng)以(yǐ)上(shàng)系(xì)亐(yú)心(xīn)包(bāo)，絡(luò)心(xīn)係(xì)。實(shí)則(zé)心(xīn)痛(tòng)，虛(xū)則(zé)爲(wéi)頭(tóu)彊(jiàng)。取(qǔ)㞢(zhī)兩(liǎng)筋(jīn)間(jiān)也(yě)。

手(shǒu)太(tài)陽(yáng)㞢(zhī)別(bié)，名(míng)曰(yuē)支(zhī)正(zhèng)。厺(qù)腕(wàn)五(wǔ)寸(cùn)，內(nèi)注(zhù)少(shào)陰(yīn)，其(qí)別(bié)者(zhě)，上(shàng)走(zǒu)肘(zhǒu)，絡(luò)肩(jiān)髃(yú)。實(shí)則(zé)節(jié)弛(chí)肘(zhǒu)廢(fèi)，虛(xū)則(zé)生(shēng)疣(yóu)，小(xiǎo)者(zhě)如(rú)指(zhǐ)痂(jiā)疥(jiè)，取(qǔ)㞢(zhī)所(suǒ)別(bié)也(yě)。

手(shǒu)陽(yáng)朙(míng)㞢(zhī)別(bié)，名(míng)曰(yuē)偏(piān)歷(lì)。厺(qù)腕(wàn)三(sān)寸(cùn)，別(bié)走(zǒu)太(tài)陰(yīn)，其(qí)別(bié)者(zhě)，上(shàng)循(xún)臂(bì)，乘(chéng)肩(jiān)髃(yú)，上(shàng)曲(qū)頰(jiá)偏(piān)齒(chǐ)，其(qí)

別者，入耳，合亐宗脈。實則齲聾，虛則齒寒痹隔。取㞢所別也。

手少陽㞢別，名曰外關。厺腕二寸，外繞臂，注胷中，合心主。病實則肘攣，虛則不收。取㞢所別也。

足太陽㞢別，名曰飛揚。厺踝七寸，別走少陰。實則鼽窒，頭背痛，虛則鼽衂。取㞢所別也。

足少陽㞢別，名曰灮朙，厺踝五寸，別走厥

陰(yīn)，竝(bìng)經(jīng)下(xià)絡(luò)足(zú)跗(fū)。實(shí)則(zé)厥(jué)，虛(xū)則(zé)痿(wěi)躄(bì)，坐(zuò)不(bù)能(néng)起(qǐ)。取(qǔ)㞢(zhī)所(suǒ)別(bié)也(yě)。

足(zú)陽(yáng)明(míng)㞢(zhī)別(bié)，名(míng)曰(yuē)豐(fēng)隆(lóng)。厺(qù)踝(huái)八(bā)寸(cùn)，別(bié)走(zǒu)太(tài)陰(yīn)，其(qí)別(bié)者(zhě)，循(xún)脛(jìng)骨(gǔ)外(wài)廉(lián)，上(shàng)絡(luò)頭(tóu)項(xiàng)，合(hé)諸(zhū)經(jīng)㞢(zhī)炁(qì)，下(xià)絡(luò)喉(hóu)嗌(yì)。其(qí)病(bìng)氣(qì)逆(nì)則(zé)喉(hóu)痹(bì)卒(cù)瘖(yīn)，實(shí)則(zé)狂(kuáng)巔(diān)，虛(xū)則(zé)足(zú)不(bù)收(shōu)，脛(jìng)枯(kū)。取(qǔ)㞢(zhī)所(suǒ)別(bié)也(yě)。

足(zú)太(tài)陰(yīn)㞢(zhī)別(bié)，名(míng)曰(yuē)公(gōng)孫(sūn)。厺(qù)本(běn)節(jié)㞢(zhī)後(hòu)一(yí)寸(cùn)，別(bié)走(zǒu)陽(yáng)明(míng)，其(qí)別(bié)者(zhě)，入(rù)絡(luò)腸(cháng)胃(wèi)，厥(jué)氣(qì)上(shàng)逆(nì)則(zé)霍(huò)亂(luàn)，

實 shí 則 zé 腹 fù 痛 tòng ， 虛 xū 則 zé 鼓 gǔ 脹 zhàng 。 取 qǔ 㞢 zhī 所 suǒ 別 bié 也 yě 。

足 zú 少 shào 陰 yīn 㞢 zhī 別 bié ， 名 míng 曰 yuē 大 dà 鐘 zhōng 。 當 dāng 踝 huái 後 hòu 繞 rào 跟 gēn ， 別 bié 走 zǒu 太 tài 陽 yáng ， 其 qí 別 bié 者 zhě ， 竝 bìng 經 jīng 上 shàng 走 zǒu 亐 yú 心 xīn 包 bāo ， 下 xià 外 wài 貫 guàn 腰 yāo 脊 jǐ 。 其 qí 病 bìng 氣 qì 逆 nì 則 zé 煩 fán 悶 mèn ， 實 shí 則 zé 閉 bì 癃 lóng ， 虛 xū 則 zé 腰 yāo 痛 tòng 。 取 qǔ 㞢 zhī 所 suǒ 別 bié 者 zhě 也 yě 。

足 zú 厥 jué 陰 yīn 㞢 zhī 別 bié ， 名 míng 曰 yuē 蠡 lí 溝 gōu 。 厺 qù 内 nèi 踝 huái 五 wǔ 寸 cùn ， 別 bié 走 zǒu 少 shào 陽 yáng ， 其 qí 別 bié 者 zhě ， 循 xún 經 jīng 上 shàng 睪 gāo ， 結 jié 亐 yú 莖 jìng 。 其 qí 病 bìng 氣 qì 逆 nì 則 zé 睪 gāo 腫 zhǒng 卒 cù 疝 shàn 。 實 shí 則 zé 挺 tǐng 長 cháng ， 虛 xū 則 zé 暴 bào 癢 yǎng 。 取 qǔ 㞢 zhī 所 suǒ 別 bié 也 yě 。

任(rèn)脈(mài)㞢(zhī)別(bié)，名(míng)曰(yuē)尾(wěi)翳(yì)○下(xià)鳩(jiū)尾(wěi)，散(sàn)亐(yú)腹(fù)○實(shí)則(zé)腹(fù)皮(pí)痛(tòng)，虛(xū)則(zé)癢(yǎng)搔(sāo)○取(qǔ)㞢(zhī)所(suǒ)別(bié)也(yě)○

督(dū)脈(mài)㞢(zhī)別(bié)，名(míng)曰(yuē)長(cháng)彊(qiáng)○挾(jiā)膂(lǚ)上(shàng)項(xiàng)，散(sàn)頭(tóu)上(shàng)，下(xià)當(dāng)肩(jiān)胛(jiǎ)左(zuǒ)右(yòu)，別(bié)走(zǒu)太(tài)陽(yáng)，入(rù)貫(guàn)膂(lǚ)○實(shí)則(zé)脊(jǐ)彊(jiàng)，虛(xū)則(zé)頭(tóu)重(zhòng)，高(gāo)搖(yáo)㞢(zhī)，挾(jiā)脊(jǐ)㞢(zhī)有(yǒu)過(guò)者(zhě)○取(qǔ)㞢(zhī)所(suǒ)別(bié)也(yě)○

脾(pí)㞢(zhī)大(dà)絡(luò)，名(míng)曰(yuē)大(dà)包(bāo)○出(chū)淵(yuān)腋(yè)下(xià)三(sān)寸(cùn)，布(bù)胷(xiōng)脅(xié)○實(shí)則(zé)身(shēn)盡(jìn)痛(tòng)，虛(xū)則(zé)百(bǎi)節(jié)盡(jìn)皆(jiē)縱(zòng)○此(cǐ)脈(mài)若(ruò)羅(luó)絡(luò)㞢(zhī)血(xuè)者(zhě)，皆(jiē)取(qǔ)㞢(zhī)脾(pí)㞢(zhī)大(dà)絡(luò)脈(mài)也(yě)○

凡(fán)此(cǐ)十(shí)五(wǔ)絡(luò)者(zhě)，實(shí)則(zé)必(bì)見(xiàn)，虛(xū)則(zé)必(bì)下(xià)。視(shì)之(zhī)不(bú)見(jiàn)，求(qiú)之(zhī)上(shàng)下(xià)。人(rén)經(jīng)不(bù)同(tóng)，絡(luò)脈(mài)異(yì)所(suǒ)別(bié)也(yě)。

經別第十一

黄帝問于岐伯曰：余聞人之合于天道也，內有五藏，以應五音、五色、五時、五味、五位也。外有六府，以應六律。六律建，陰陽諸經而合之十二月、十二辰、十二節、十二經水、十二時、十二經脈者，此五藏六府之所以應天道也。夫十二經脈者，人之所以生，病之所以成，人之所以治，病之所以起，學之所始，工之所止也。粗之所易，上之所難也。請問其離合出入奈何？岐伯稽首再拜曰：明乎哉問也！此粗之所過，上之所息也，請卒言之。

足太陽之正，別入于膕中，其一道下尻五寸，別入于肛，屬于膀胱，散之腎，循膂當心入散，直者，從膂上出于項，復屬于太陽，此爲一經也。足少陰之正，至膕中，別走太陽而合，上至腎，當十四顀，出屬帶脈，直者，系舌本，復出于項，合亐太陽，此爲一合。或以諸陰㞢別，皆爲正也。

足少陽㞢正，繞髀，入毛際，合亐厥陰，別者入季脅㞢間，循胷裏，屬膽，散㞢肝，上貫心，以上挾嚥，出頤頷中，散亐面，系目係，合少陽亐外眥也。足厥陰㞢正，別跗上，上至毛際，合亐少陽，與別俱行，此爲二合也。

足陽朙㞢正，上至髀，入亐腹裏，屬胃，散㞢脾，上通亐心，上循嚥出亐口，上頞䪼，還系目(mù)係(xì)，合(hé)亐(yú)陽(yáng)朙(míng)也(yě)○足(zú)太(tài)陰(yīn)㞢(zhī)正(zhèng)，上(shàng)至(zhì)髀(bì)，合(hé)亐(yú)陽(yáng)朙(míng)，與(yǔ)別(bié)俱(jù)行(xíng)，上(shàng)結(jié)亐(yú)嚥(yān)，貫(guàn)舌(shé)中(zhōng)，此(cǐ)爲(wéi)三(sān)合(hé)也(yě)○

手(shǒu)太(tài)陽(yáng)㞢(zhī)正(zhèng)，指(zhǐ)墜(dì)，別(bié)亐(yú)肩(jiān)解(xiè)，入(rù)腋(yè)，走(zǒu)心(xīn)系(xì)小(xiǎo)腸(cháng)也(yě)○手(shǒu)少(shào)陰(yīn)㞢(zhī)正(zhèng)，別(bié)入(rù)亐(yú)淵(yuān)腋(yè)兩(liǎng)筋(jīn)㞢(zhī)間(jiān)，屬(zhǔ)亐(yú)心(xīn)，上(shàng)走(zǒu)喉(hóu)嚨(lóng)，出(chū)亐(yú)面(miàn)，合(hé)目(mù)內(nèi)眥(zì)，此(cǐ)爲(wéi)四(sì)合(hé)也(yě)○

手(shǒu)少(shào)陽(yáng)㞢(zhī)正(zhèng)，指(zhǐ)天(tiān)，別(bié)亐(yú)巔(diān)，入(rù)缺(quē)盆(pén)，下(xià)走(zǒu)

三(sān)焦(jiāo)，散(sàn)亐(yú)胷(xiōng)中(zhōng)也(yě)。手(shǒu)心(xīn)主(zhǔ)㞢(zhī)正(zhèng)，别(bié)下(xià)淵(yuān)腋(yè)三(sān)寸(cùn)，入(rù)胷(xiōng)中(zhōng)，别(bié)屬(zhǔ)三(sān)焦(jiāo)，出(chū)循(xún)喉(hóu)嚨(lóng)，出(chū)耳(ěr)後(hòu)，合(hé)少(shào)陽(yáng)完(wán)骨(gǔ)㞢(zhī)下(xià)，此(cǐ)爲(wéi)五(wǔ)合(hé)也(yě)。

手(shǒu)陽(yáng)朙(míng)㞢(zhī)正(zhèng)，從(cóng)手(shǒu)循(xún)膺(yīng)乳(rǔ)，别(bié)亐(yú)肩(jiān)髃(yú)，入(rù)柱(zhù)骨(gǔ)下(xià)，走(zǒu)大(dà)腸(cháng)，屬(zhǔ)亐(yú)肺(fèi)，上(shàng)循(xún)喉(hóu)嚨(lóng)，出(chū)缺(quē)盆(pén)，合(hé)亐(yú)陽(yáng)朙(míng)也(yě)。手(shǒu)太(tài)陰(yīn)㞢(zhī)正(zhèng)，别(bié)入(rù)淵(yuān)腋(yè)少(shào)陰(yīn)㞢(zhī)前(qián)，入(rù)走(zǒu)肺(fèi)，散(sàn)㞢(zhī)太(tài)陽(yáng)，上(shàng)出(chū)缺(quē)盆(pén)，循(xún)喉(hóu)嚨(lóng)，復(fù)合(hé)陽(yáng)朙(míng)，此(cǐ)爲(wéi)六(liù)合(hé)也(yě)。

經(jīng)水(shuǐ)第(dì)十(shí)二(èr)

黃(huáng)帝(dì)問(wèn)亏(yú)岐(qí)伯(bó)曰(yuē)：經(jīng)脈(mài)十(shí)二(èr)者(zhě)，外(wài)合(hé)亏(yú)十(shí)二(èr)經(jīng)水(shuǐ)，而(ér)內(nèi)屬(zhǔ)亏(yú)五(wǔ)藏(zàng)六(liù)府(fǔ)。夫(fú)十(shí)二(èr)經(jīng)水(shuǐ)者(zhě)，其(qí)有(yǒu)大(dà)小(xiǎo)、深(shēn)淺(qiǎn)、廣(guǎng)狹(xiá)、遠(yuǎn)近(jìn)各(gè)不(bù)同(tóng)。五(wǔ)藏(zàng)六(liù)府(fǔ)㞢(zhī)高(gāo)下(xià)、大(dà)小(xiǎo)、受(shòu)穀(gǔ)㞢(zhī)多(duō)少(shǎo)亦(yì)不(bù)等(děng)，相(xiāng)應(yìng)奈(nài)何(hé)？夫(fú)經(jīng)水(shuǐ)者(zhě)，受(shòu)水(shuǐ)而(ér)行(xíng)㞢(zhī)。五(wǔ)藏(zàng)者(zhě)，合(hé)神(shén)炁(qì)魂(hún)魄(pò)而(ér)藏(cáng)㞢(zhī)。六(liù)府(fǔ)者(zhě)，受(shòu)穀(gǔ)而(ér)行(xíng)㞢(zhī)，受(shòu)炁(qì)而(ér)揚(yáng)㞢(zhī)。經(jīng)脈(mài)者(zhě)，受(shòu)血(xuè)而(ér)營(yíng)㞢(zhī)。合(hé)而(ér)以(yǐ)治(zhì)奈(nài)何(hé)？刺(cì)㞢(zhī)深(shēn)淺(qiǎn)，灸(jiǔ)㞢(zhī)壯(zhuàng)數(shù)，

可(kě)得(dé)聞(wén)乎(hū)？歧(qí)伯(bó)答(dá)曰(yuē)：善(shàn)哉(zāi)問(wèn)也(yě)！天(tiān)至(zhì)高(gāo)，不(bù)可(kě)度(duó)，墜(dì)至(zhì)廣(guǎng)，不(bù)可(kě)量(liáng)，此(cǐ)㞢(zhī)謂(wèi)也(yě)。且(qiě)夫(fú)人(rén)生(shēng)亐(yú)天(tiān)墜(dì)㞢(zhī)間(jiān)，六(liù)合(hé)㞢(zhī)内(nèi)，此(cǐ)天(tiān)㞢(zhī)高(gāo)，墜(dì)㞢(zhī)廣(guǎng)也(yě)，非(fēi)人(rén)力(lì)㞢(zhī)所(suǒ)能(néng)度(duó)量(liáng)而(ér)至(zhì)也(yě)。若(ruò)夫(fū)八(bā)尺(chǐ)㞢(zhī)士(shì)，皮(pí)肉(ròu)在(zài)此(cǐ)，外(wài)可(kě)度(duó)量(liáng)切(qiè)循(xún)而(ér)得(dé)㞢(zhī)，其(qí)死(sǐ)可(kě)解(jiě)剖(pōu)而(ér)視(shì)㞢(zhī)。其(qí)藏(zàng)㞢(zhī)堅(jiān)脆(cuì)，府(fǔ)㞢(zhī)大(dà)小(xiǎo)，穀(gǔ)㞢(zhī)多(duō)少(shǎo)，脈(mài)㞢(zhī)長(cháng)短(duǎn)，血(xuè)㞢(zhī)清(qīng)濁(zhuó)，炁(qì)㞢(zhī)多(duō)少(shǎo)，十(shí)二(èr)經(jīng)㞢(zhī)多(duō)血(xuè)少(shǎo)炁(qì)，與(yǔ)其(qí)少(shǎo)血(xuè)多(duō)炁(qì)，與(yǔ)其(qí)皆(jiē)多(duō)血(xuè)炁(qì)，與(yǔ)其(qí)皆(jiē)少(shǎo)血(xuè)炁(qì)，皆(jiē)有(yǒu)定(dìng)數(shù)。

其(qí)治(zhì)以(yǐ)鍼(zhēn)艾(ài)，各(gè)調(tiáo)其(qí)經(jīng)炁(qì)，固(gù)其(qí)常(cháng)有(yǒu)合(hé)乎(hū)。

黃(huáng)帝(dì)曰(yuē)：余(yú)聞(wén)㞢(zhī)，快(kuài)亐(yú)耳(ěr)不(bù)解(jiě)亐(yú)心(xīn)，願(yuàn)卒(cù)聞(wén)㞢(zhī)。岐(qí)伯(bó)答(dá)曰(yuē)：此(cǐ)人(rén)㞢(zhī)所(suǒ)以(yǐ)曑(cān)天(tiān)墬(dì)而(ér)應(yìng)陰(yīn)陽(yáng)也(yě)，不(bù)可(kě)不(bù)察(chá)。足(zú)太(tài)陽(yáng)外(wài)合(hé)亐(yú)清(qīng)水(shuǐ)，內(nèi)屬(zhǔ)亐(yú)膀(páng)胱(guāng)，而(ér)通(tōng)水(shuǐ)道(dào)焉(yān)。足(zú)少(shào)陽(yáng)外(wài)合(hé)亐(yú)渭(wèi)水(shuǐ)，內(nèi)屬(zhǔ)亐(yú)膽(dǎn)。足(zú)陽(yáng)朙(míng)外(wài)合(hé)亐(yú)海(hǎi)水(shuǐ)，內(nèi)屬(zhǔ)亐(yú)胃(wèi)。足(zú)太(tài)陰(yīn)外(wài)合(hé)亐(yú)湖(hú)水(shuǐ)，內(nèi)屬(zhǔ)亐(yú)脾(pí)。足(zú)少(shào)陰(yīn)外(wài)合(hé)亐(yú)汝(rǔ)水(shuǐ)，內(nèi)屬(zhǔ)亐(yú)腎(shèn)。足(zú)厥(jué)陰(yīn)外(wài)合(hé)亐(yú)澠(miǎn)水(shuǐ)，內(nèi)屬(zhǔ)亐(yú)肝(gān)。手(shǒu)太(tài)陽(yáng)外(wài)合(hé)亐(yú)淮(huái)水(shuǐ)，

内屬亐小腸，而水道出焉。手少陽外合亐漯水，内屬亐三焦。手陽朙外合亐江水，内屬亐大腸。手太陰外合亐河水，内屬亐肺。手少陰外合亐濟水，内屬亐心。手心主外合亐漳水，内屬亐心包。凡此五藏六府十二經水者，外有源泉，而内有所稟，此皆内外相貫，如環無端，人經亦然。故天爲陽，墬爲陰，腰以上爲天，腰以下爲墬。故海以北者爲陰，湖以北者爲陰中㞢陰。漳以南者爲陽(yáng)，河(hé)以(yǐ)北(běi)至(zhì)漳(zhāng)者(zhě)爲(wéi)陽(yáng)中(zhōng)㞢(zhī)陰(yīn)，漯(luò)以(yǐ)南(nán)至(zhì)江(jiāng)者(zhě)爲(wéi)陽(yáng)中(zhōng)㞢(zhī)太(tài)陽(yáng)。此(cǐ)一(yì)隅(yú)㞢(zhī)陰(yīn)陽(yáng)也(yě)，所(suǒ)以(yǐ)人(rén)與(yǔ)天(tiān)墜(dì)相(xiāng)參(cān)也(yě)。

黃(huáng)帝(dì)曰(yuē)：夫(fú)經(jīng)水(shuǐ)㞢(zhī)應(yìng)經(jīng)脈(mài)也(yě)，其(qí)遠(yuǎn)近(jìn)淺(qiǎn)深(shēn)，水(shuǐ)血(xuè)㞢(zhī)多(duō)少(shǎo)，各(gè)不(bù)同(tóng)，合(hé)而(ér)以(yǐ)刺(cì)㞢(zhī)奈(nài)何(hé)？岐(qí)伯(bó)答(dá)曰(yuē)：足(zú)陽(yáng)朙(míng)，五(wǔ)藏(zàng)六(liù)府(fǔ)㞢(zhī)海(hǎi)也(yě)，其(qí)脈(mài)大(dà)血(xuè)多(duō)，炁(qì)盛(shèng)熱(rè)壯(zhuàng)，刺(cì)此(cǐ)者(zhě)不(bù)深(shēn)勿(wù)散(sǎn)，不(bù)畱(liú)不(bú)瀉(xiè)也(yě)。足(zú)陽(yáng)朙(míng)刺(cì)深(shēn)六(liù)分(fēn)，畱(liú)十(shí)呼(hū)。足(zú)太(tài)陽(yáng)深(shēn)五(wǔ)分(fēn)，畱(liú)七(qī)呼(hū)。足(zú)

少(shào)陽(yáng)深(shēn)四(sì)分(fēn)，留(liú)五(wǔ)呼(hū)。足(zú)太(tài)陰(yīn)深(shēn)三(sān)分(fēn)，留(liú)四(sì)呼(hū)。足(zú)少(shào)陰(yīn)深(shēn)二(èr)分(fēn)，留(liú)三(sān)呼(hū)。足(zú)厥(jué)陰(yīn)深(shēn)一(yì)分(fēn)，留(liú)二(èr)呼(hū)。手(shǒu)之(zhī)陰(yīn)陽(yáng)，其(qí)受(shòu)炁(qì)之(zhī)道(dào)近(jìn)，其(qí)炁(qì)之(zhī)來(lái)疾(jí)，其(qí)刺(cì)深(shēn)者(zhě)皆(jiē)無(wú)過(guò)二(èr)分(fēn)，其(qí)留(liú)皆(jiē)無(wú)過(guò)一(yì)呼(hū)。其(qí)少(shào)長(zhǎng)大(dà)小(xiǎo)肥(féi)瘦(shòu)，以(yǐ)心(xīn)撩(liào)之(zhī)，命(mìng)曰(yuē)灋(fǎ)天(tiān)之(zhī)常(cháng)。灸(jiǔ)之(zhī)亦(yì)然(rán)。灸(jiǔ)而(ér)過(guò)此(cǐ)者(zhě)，得(dé)惡(è)火(huǒ)則(zé)骨(gǔ)枯(kū)脈(mài)濇(sè)，刺(cì)而(ér)過(guò)此(cǐ)者(zhě)，則(zé)脫(tuō)炁(qì)。

黃(huáng)帝(dì)曰(yuē)：夫(fú)經(jīng)脈(mài)之(zhī)大(dà)小(xiǎo)，血(xuè)之(zhī)多(duō)少(shǎo)，膚(fū)之(zhī)厚(hòu)

薄(bó)，肉(ròu)之(zhī)堅(jiān)脆(cuì)，及(jí)䐃(jùn)之(zhī)大(dà)小(xiǎo)，可(kě)爲(wéi)量(liáng)度(duó)乎(hū)？岐(qí)伯(bó)答(dá)曰(yuē)：其(qí)可(kě)爲(wéi)度(duó)量(liáng)者(zhě)，取(qǔ)其(qí)中(zhōng)度(dù)也(yě)，不(bú)甚(shèn)脫(tuō)肉(ròu)而(ér)血(xuè)炁(qì)不(bù)衰(shuāi)也(yě)。若(ruò)夫(fú)度(duó)之(zhī)人(rén)，痟(xiāo)瘦(shòu)而(ér)形(xíng)肉(ròu)脫(tuō)者(zhě)，惡(wū)可(kě)以(yǐ)度(duó)量(liáng)刺(cì)乎(hū)？審(shěn)、切(qiè)、循(xún)、捫(mén)、按(àn)，視(shì)其(qí)寒(hán)溫(wēn)盛(shèng)衰(shuāi)而(ér)調(tiáo)之(zhī)，是(shì)謂(wèi)因(yīn)適(shì)而(ér)爲(wéi)之(zhī)眞(zhēn)也(yě)。

經筋第十三

足太陽之筋，起于足小趾上，結于踝，邪上結于膝，其下循足外踝，結于踵，上循跟，結于膕。其別者，結于腨外，上膕中内廉，與膕中並上結于臀，上挾脊上項。其支者，別入結于舌本。其直者，結于枕骨，上頭下顔，結于鼻。其支者，爲目網，下結于頄。其支者，從腋後外廉，結于肩髃。其支者，入腋下，上出缺盆，上結于完骨。

其支者，出缺盆，邪上出亐頄。其病小趾支跟腫痛，膕攣脊反折，項筋急，肩不舉，腋支缺盆中紐痛，不可左右搖。治在燔鍼劫刺，以知爲數，以痛爲輸，名曰仲春痹也。

足少陽㞢筋，起亐小趾次趾，上結外踝，上循脛外廉，結亐膝外廉。其支者，別起外輔骨，上走髀，前者結亐伏兔㞢上，後者結亐尻。其直者，上乘䏚季脅，上走腋前廉，系亐膺乳，結亐缺(quē)盆(pén)。直(zhí)者(zhě)，上(shàng)出(chū)腋(yè)，貫(guàn)缺(quē)盆(pén)，出(chū)太(tài)陽(yáng)之(zhī)前(qián)，循(xún)耳(ěr)後(hòu)，上(shàng)額(é)角(jiǎo)，交(jiāo)巔(diān)上(shàng)，下(xià)走(zǒu)頷(hàn)，上(shàng)結(jié)于(yú)頄(qiú)。支(zhī)者(zhě)，結(jié)于(yú)目(mù)眥(zì)爲(wéi)外(wài)維(wéi)。其(qí)病(bìng)小(xiǎo)趾(zhǐ)次(cì)趾(zhǐ)轉(zhuǎn)筋(jīn)，引(yǐn)膝(xī)外(wài)轉(zhuǎn)筋(jīn)，膝(xī)不(bù)可(kě)屈(qū)伸(shēn)，膕(guó)筋(jīn)急(jí)，前(qián)引(yǐn)髀(bì)，後(hòu)引(yǐn)尻(kāo)，即(jí)上(shàng)乘(chéng)眇(miǎo)季(jì)脅(xié)痛(tòng)，上(shàng)引(yǐn)缺(quē)盆(pén)膺(yīng)乳(rǔ)，頸(jǐng)維(wéi)筋(jīn)急(jí)。從(cóng)左(zuǒ)之(zhī)右(yòu)，右(yòu)目(mù)不(bù)開(kāi)，上(shàng)過(guò)右(yòu)角(jiǎo)，竝(bìng)蹻(qiāo)脈(mài)而(ér)行(xíng)，左(zuǒ)絡(luò)于(yú)右(yòu)，故(gù)傷(shāng)左(zuǒ)角(jiǎo)，右(yòu)足(zú)不(bú)用(yòng)，命(mìng)曰(yuē)維(wéi)筋(jīn)相(xiāng)交(jiāo)。治(zhì)在(zài)燔(fán)鍼(zhēn)劫(jié)刺(cì)，以(yǐ)知(zhī)爲(wéi)數(shù)，以(yǐ)痛(tòng)爲(wéi)輸(shù)，名(míng)曰(yuē)孟(mèng)萅(chūn)

痹也。

足陽明之筋，起于中趾之端，結于跗上，邪外上加于輔骨，上結于膝外廉，直上結于髀樞，上循脅屬脊。其直者，上循骭，結于喉。其支者，結于外輔骨，合少陽。其直者，上循伏兔，上結于髀，聚于陰器，上腹而布，至缺盆而結，上頸上挾口，合于頄，下結于鼻，上合于太陽。太陽爲目上網，陽明爲目下網。其支者，從頰結于耳前(qián)。其(qí)病(bìng)足(zú)中(zhōng)趾(zhǐ)脛(jìng)轉(zhuǎn)筋(jīn)，腳(jiǎo)跳(tiào)堅(jiān)，伏(fú)兔(tù)轉(zhuǎn)筋(jīn)，髀(bì)前(qián)腫(zhǒng)，㿉(tuí)疝(shàn)，腹(fù)筋(jīn)急(jí)引(yǐn)缺(quē)盆(pén)及(jí)頰(jiá)，卒(cù)口(kǒu)僻(pì)急(jí)者(zhě)，目(mù)不(bù)合(hé)。熱(rè)則(zé)筋(jīn)縱(zòng)，目(mù)不(bù)開(kāi)。頰(jiá)筋(jīn)有(yǒu)寒(hán)，則(zé)急(jí)引(yǐn)頰(jiá)移(yí)口(kǒu)。有(yǒu)熱(rè)則(zé)筋(jīn)弛(chí)縱(zòng)，緩(huǎn)不(bú)勝(shèng)收(shōu)，故(gù)僻(pì)。治(zhì)之(zhī)以(yǐ)馬(mǎ)膏(gāo)緩(huǎn)其(qí)急(jí)者(zhě)，以(yǐ)白(bái)酒(jiǔ)龢(huò)桂(guì)，以(yǐ)塗(tú)其(qí)緩(huǎn)者(zhě)，以(yǐ)桑(sāng)鉤(gōu)鉤(gōu)之(zhī)，即(jí)以(yǐ)生(shēng)桑(sāng)炭(tàn)置(zhì)之(zhī)坎(kǎn)中(zhōng)，高(gāo)下(xià)與(yǔ)坐(zuò)等(děng)。以(yǐ)膏(gāo)熨(yùn)急(jí)頰(jiá)，且(qiě)飲(yǐn)酒(jiǔ)啖(dàn)肉(ròu)，不(bù)飲(yǐn)酒(jiǔ)者(zhě)免(miǎn)，自(zì)彊(qiáng)也(yě)，爲(wéi)之(zhī)三(sān)拊(fǔ)而(ér)已(yǐ)。治(zhì)在(zài)燔(fán)鍼(zhēn)劫(jié)刺(cì)，以(yǐ)知(zhī)爲(wéi)數(shù)，以(yǐ)痛(tòng)

爲輸，名曰季萶痹也。

足太陰㞢筋，起亐大趾㞢端内側，上結亐内踝。其直者，上絡亐膝内輔骨，上循陰股，結亐髀，聚亐陰器，上腹，結亐臍，循腹裏，結亐脅，散亐胷中。其内者，著亐脊。其病足大趾内踝痛，轉筋痛，膝内輔骨痛，陰股引髀而痛，陰器紐痛，上引臍兩脅痛，引膺中脊内痛。治在燔鍼劫刺，以知爲數，以痛爲輸，命曰孟秋痹也。

足少陰之筋，起于小趾之下，並足太陰之筋，邪走內踝之下，結于踵，與太陽之筋合，而上結于內輔之下，並太陰之筋而上循陰股，結于陰器，循脊內，挾膂上至項，結于枕骨，與足太陽之筋合。其病足下轉筋，及所過而結者，皆痛及轉筋。病在此者，主癇瘛及痙，在外者不能俛，在內者不能仰。故陽病者腰反折不能俛，陰病者不能仰。治在燔鍼劫刺，以知爲數，以痛爲輸。在內者熨引(yǐn)飲(yǐn)藥(yào)，此(cǐ)筋(jīn)折(zhé)紐(niǔ)，紐(niǔ)發(fā)數(shuò)甚(shèn)者(zhě)死(sǐ)不(bú)治(zhì)，名(míng)曰(yuē)仲(zhòng)穐(qiū)痹(bì)也(yě)。

足(zú)厥(jué)陰(yīn)之(zhī)筋(jīn)，起(qǐ)于(yú)大(dà)趾(zhǐ)之(zhī)上(shàng)，結(jié)于(yú)內(nèi)踝(huái)之(zhī)前(qián)，上(shàng)循(xún)脛(jìng)，上(shàng)結(jié)內(nèi)輔(fǔ)之(zhī)下(xià)，上(shàng)循(xún)陰(yīn)股(gǔ)，結(jié)于(yú)陰(yīn)器(qì)，絡(luò)諸(zhū)筋(jīn)。其(qí)病(bìng)足(zú)大(dà)趾(zhǐ)連(lián)踝(huái)痛(tòng)，內(nèi)輔(fǔ)痛(tòng)，陰(yīn)股(gǔ)痛(tòng)轉(zhuǎn)筋(jīn)，陰(yīn)器(qì)不(bú)用(yòng)，傷(shāng)于(yú)內(nèi)則(zé)不(bù)起(qǐ)，傷(shāng)于(yú)寒(hán)則(zé)陰(yīn)縮(suō)入(rù)，傷(shāng)于(yú)熱(rè)則(zé)縱(zòng)挺(tǐng)不(bù)收(shōu)，治(zhì)在(zài)行(xíng)水(shuǐ)清(qīng)陰(yīn)氣(qì)。其(qí)病(bìng)轉(zhuǎn)筋(jīn)者(zhě)，治(zhì)在(zài)燔(fán)鍼(zhēn)劫(jié)刺(cì)，以(yǐ)知(zhī)爲(wéi)數(shù)，以(yǐ)痛(tòng)爲(wéi)輸(shù)，命(mìng)曰(yuē)

季秋痹也。
jì qiū bì yě

手太陽之筋，起于小指之上，結于腕，上循
shǒu tài yáng zhī jīn, qǐ yú xiǎo zhǐ zhī shàng, jié yú wàn, shàng xún

臂內廉，結于肘內鋭骨之後，彈之應小指之上，
bì nèi lián, jié yú zhǒu nèi ruì gǔ zhī hòu, tán zhī yìng xiǎo zhǐ zhī shàng,

入結于腋下。其支者，後走腋後廉，上繞肩胛，
rù jié yú yè xià. qí zhī zhě, hòu zǒu yè hòu lián, shàng rào jiān jiǎ,

循頸出足太陽之前，結于耳後完骨。其支者，入
xún jǐng chū zú tài yáng zhī qián, jié yú ěr hòu wán gǔ. qí zhī zhě, rù

耳中。直者，出耳上，下結于頷，上屬目外眥。
ěr zhōng. zhí zhě, chū ěr shàng, xià jié yú hàn, shàng zhǔ mù wài zì.

其病小指肘內鋭骨後廉痛，循臂陰入腋下，腋下
qí bìng xiǎo zhǐ zhǒu nèi ruì gǔ hòu lián tòng, xún bì yīn rù yè xià, yè xià

痛，腋後廉痛，繞肩胛引頸而痛，耳中鳴，引頷
tòng, yè hòu lián tòng, rào jiān jiǎ yǐn jǐng ér tòng, ěr zhōng míng, yǐn hàn

目(mù)瞑(míng)，良(liáng)久(jiǔ)乃(nǎi)得(dé)視(shì)，頸(jǐng)筋(jīn)急(jí)，則(zé)爲(wéi)筋(jīn)瘻(lòu)頸(jǐng)腫(zhǒng)，寒(hán)熱(rè)在(zài)頸(jǐng)者(zhě)。治(zhì)在(zài)燔(fán)鍼(zhēn)劫(jié)刺(cì)，以(yǐ)知(zhī)爲(wéi)數(shù)，以(yǐ)痛(tòng)爲(wéi)輸(shù)。其(qí)爲(wéi)腫(zhǒng)者(zhě)，復(fù)而(ér)銳(ruì)之(zhī)，名(míng)曰(yuē)仲(zhòng)夏(xià)痹(bì)也(yě)。

手(shǒu)少(shào)陽(yáng)之(zhī)筋(jīn)，起(qǐ)于(yú)小(xiǎo)指(zhǐ)次(cì)指(zhǐ)之(zhī)端(duān)，結(jié)于(yú)腕(wàn)，上(shàng)循(xún)臂(bì)結(jié)于(yú)肘(zhǒu)，上(shàng)繞(rào)臑(nào)外(wài)廉(lián)，上(shàng)肩(jiān)走(zǒu)頸(jǐng)，合(hé)手(shǒu)太(tài)陽(yáng)。其(qí)支(zhī)者(zhě)，當(dāng)曲(qū)頰(jiá)，入(rù)系(xì)舌(shé)本(běn)。其(qí)支(zhī)者(zhě)，上(shàng)曲(qū)牙(yá)，循(xún)耳(ěr)前(qián)，屬(zhǔ)目(mù)外(wài)眥(zì)，上(shàng)乘(chéng)頷(é)，結(jié)于(yú)角(jiǎo)。其(qí)病(bìng)當(dāng)所(suǒ)過(guò)轉(zhuǎn)筋(jīn)，舌(shé)卷(juǎn)。治(zhì)在(zài)燔(fán)鍼(zhēn)劫(jié)刺(cì)，以(yǐ)知(zhī)爲(wéi)數(shù)，

以痛爲輸，名曰季夏痹也。

手陽明㞢筋，起亐大指次指㞢端，結亐腕，上循臂，上結亐肘外，上臑結亐髃。其支者，繞肩胛挾脊。直者，從肩髃上頸，上出手太陽㞢前。其支者，上頰結亐頄。直者，左上角絡頭，下右頷。其病當所過痛轉筋，肩不舉，頸不可左右。治在燔鍼劫刺，以知爲數，以痛爲輸，名曰孟夏痹也。

手太陰㞢筋，起亐大指㞢上，循指上行，結亐魚後，行寸口外側，上循臂，結肘中，上臑內廉，入腋下，出缺盆，結肩前髃，上結缺盆，下結胷裏，散貫賁，合賁抵季脅。其病當所過轉筋，痛甚成息賁，脅急，吐血。治在燔鍼劫刺，以知爲數，以痛爲輸。名曰仲冬痹也。

手心主㞢筋，起亐中指，與太陰竝行，結亐肘內廉，上臂陰，結腋下，散前後挾脅。其支者，

入腋散胷中，結于臂。其病當所過轉筋，及胷痛
rù yè sàn xiōng zhōng jié yú bì qí bìng dāng suǒ guò zhuǎn jīn jí xiōng tòng

息賁。治在燔鍼劫刺，以知爲數，以痛爲輸，名
xī bēn zhì zài fán zhēn jié cì yǐ zhī wéi shù yǐ tòng wéi shù míng

曰孟冬痹也。
yuē mèng dōng bì yě

手少陰㞢筋，起于小指㞢內側，結于銳骨，
shǒu shào yīn zhī jīn qǐ yú xiǎo zhǐ zhī nèi cè jié yú ruì gǔ

上結肘內廉，上入腋交太陰，挾乳裏，結于胷中，
shàng jié zhǒu nèi lián shàng rù yè jiāo tài yīn jiā rǔ lǐ jié yú xiōng zhōng

循臂，下系于臍。其病內急，心承伏梁，下爲肘
xún bì xià xì yú qí qí bìng nèi jí xīn chéng fú liáng xià wéi zhǒu

網。其病當所過轉筋，筋痛。治在燔鍼劫刺，以
wǎng qí bìng dāng suǒ guò zhuǎn jīn jīn tòng zhì zài fán zhēn jié cì yǐ

知爲數，以痛爲輸。其成伏梁唾血膿者，死不治，
zhī wéi shù yǐ tòng wéi shù qí chéng fú liáng tuò xuè nóng zhě sǐ bú zhì

名míng曰yuē季jì冬dōng痹bì也yě。

經jīng筋jīn之zhī病bìng，寒hán則zé反fǎn折zhé筋jīn急jí，熱rè則zé筋jīn弛chí縱zòng不bù收shōu，陰yīn痿wěi不bú用yòng。陽yáng急jí若ruò折zhé，陰yīn急jí則zé俛fǔ不bù伸shēn。焠cuì刺cì者zhě，刺cì寒hán急jí也yě，熱rè則zé筋jīn縱zòng不bù收shōu，無wú用yòng燔fán鍼zhēn。

足zú之zhī陽yáng明míng，手shǒu之zhī太tài陽yáng，筋jīn急jí則zé口kǒu目mù爲wéi僻pì，目mù眥zì急jí不bù能néng卒cù視shì，治zhì皆jiē如rú右yòu方fāng也yě。

骨(gǔ)度(dù)第(dì)十(shí)四(sì)

黃(huáng)帝(dì)問(wèn)亐(yú)伯(bó)高(gāo)曰(yuē)：脈(mài)度(dù)言(yán)經(jīng)脈(mài)㞢(zhī)長(cháng)短(duǎn)，何(hé)以(yǐ)立(lì)㞢(zhī)？伯(bó)高(gāo)曰(yuē)：先(xiān)度(duó)其(qí)骨(gǔ)節(jié)㞢(zhī)大(dà)小(xiǎo)、廣(guǎng)狹(xiá)、長(cháng)短(duǎn)，而(ér)脈(mài)度(dù)定(dìng)矣(yǐ)。黃(huáng)帝(dì)曰(yuē)：願(yuàn)聞(wén)眾(zhòng)人(rén)㞢(zhī)度(dù)。人(rén)長(cháng)七(qī)尺(chǐ)五(wǔ)寸(cùn)者(zhě)，其(qí)骨(gǔ)節(jié)㞢(zhī)大(dà)小(xiǎo)長(cháng)短(duǎn)各(gè)幾(jǐ)何(hé)？伯(bó)高(gāo)曰(yuē)：頭(tóu)㞢(zhī)大(dà)骨(gǔ)圍(wéi)二(èr)尺(chǐ)六(liù)寸(cùn)，胷(xiōng)圍(wéi)四(sì)尺(chǐ)五(wǔ)寸(cùn)。腰(yāo)圍(wéi)四(sì)尺(chǐ)二(èr)寸(cùn)。髮(fà)所(suǒ)覆(fù)者(zhě)，顱(lú)至(zhì)項(xiàng)尺(chǐ)二(èr)寸(cùn)。髮(fà)際(jì)以(yǐ)下(xià)至(zhì)頤(yí)，長(cháng)一(yì)尺(chǐ)。終(zhōng)折(zhé)至(zhì)缺(quē)盆(pén)中(zhōng)，長(cháng)四(sì)寸(cùn)。缺(quē)盆(pén)以(yǐ)下(xià)至(zhì)𩩲(hé)

骬(yú)，長(cháng)九(jiǔ)寸(cùn)，過(guò)則(zé)肺(fèi)大(dà)，不(bù)滿(mǎn)則(zé)肺(fèi)小(xiǎo)。䯏(hé)骬(yú)以(yǐ)下(xià)至(zhì)天(tiān)樞(shū)，長(cháng)八(bā)寸(cùn)，過(guò)則(zé)胃(wèi)大(dà)，不(bù)滿(mǎn)則(zé)胃(wèi)小(xiǎo)。天(tiān)樞(shū)以(yǐ)下(xià)至(zhì)橫(héng)骨(gǔ)，長(cháng)六(liù)寸(cùn)半(bàn)，過(guò)則(zé)回(huí)腸(cháng)廣(guǎng)長(cháng)，不(bù)滿(mǎn)則(zé)狹(xiá)短(duǎn)。橫(héng)骨(gǔ)長(cháng)六(liù)寸(cùn)半(bàn)。橫(héng)骨(gǔ)上(shàng)至(zhì)內(nèi)輔(fǔ)㞢(zhī)上(shàng)廉(lián)，長(cháng)一(yì)尺(chǐ)八(bā)寸(cùn)。內(nèi)輔(fǔ)㞢(zhī)上(shàng)廉(lián)以(yǐ)下(xià)至(zhì)下(xià)廉(lián)，長(cháng)三(sān)寸(cùn)半(bàn)。內(nèi)輔(fǔ)下(xià)廉(lián)下(xià)至(zhì)內(nèi)踝(huái)，長(cháng)一(yì)尺(chǐ)三(sān)寸(cùn)。內(nèi)踝(huái)以(yǐ)下(xià)至(zhì)墬(dì)，長(cháng)三(sān)寸(cùn)。膝(xī)膕(guó)以(yǐ)下(xià)至(zhì)跗(fū)屬(shǔ)，長(cháng)一(yì)尺(chǐ)六(liù)寸(cùn)。跗(fū)屬(shǔ)以(yǐ)下(xià)至(zhì)墬(dì)，長(cháng)三(sān)寸(cùn)。故(gù)骨(gǔ)圍(wéi)大(dà)則(zé)太(tài)過(guò)，小(xiǎo)則(zé)不(bù)及(jí)。

角以下至柱骨，長一尺。行腋中不見者，長四寸。腋以下至季脅，長一尺二寸。季脅以下至髀樞，長六寸。髀樞以下至膝中，長一尺九寸。膝以下至外踝，長一尺六寸。外踝以下至京骨，長三寸。京骨以下至墬，長一寸。耳後當完骨者，廣九寸。耳前當耳門者，廣一尺三寸。兩顴㞢間，相厺七寸。兩乳㞢間，廣九寸半。兩髀㞢間，廣六寸半。足長一尺二寸，廣四寸半。肩至肘，長一尺七寸。

肘(zhǒu)至(zhì)腕(wàn)，長(cháng)一(yì)尺(chǐ)二(èr)寸(cùn)半(bàn)。腕(wàn)至(zhì)中(zhōng)指(zhǐ)本(běn)節(jié)，長(cháng)四(sì)寸(cùn)。本(běn)節(jié)至(zhì)其(qí)末(mò)，長(cháng)四(sì)寸(cùn)半(bàn)。項(xiàng)髮(fà)際(jì)以(yǐ)下(xià)至(zhì)膂(lǚ)骨(gǔ)長(cháng)二(èr)寸(cùn)半(bàn)，膂(lǚ)骨(gǔ)以(yǐ)下(xià)至(zhì)尾(wěi)骶(dǐ)二(èr)十(shí)一(yī)節(jié)長(cháng)三(sān)尺(chǐ)，上(shàng)節(jié)長(cháng)一(yí)寸(cùn)四(sì)分(fēn)分(fèn)之(zhī)一(yī)，奇(jī)分(fēn)在(zài)下(xià)，故(gù)上(shàng)七(qī)節(jié)至(zhì)于(yú)膂(lǚ)骨(gǔ)，九(jiǔ)寸(cùn)八(bā)分(fēn)分(fèn)之(zhī)七(qī)。此(cǐ)眾(zhòng)人(rén)之(zhī)骨(gǔ)度(dù)也(yě)，所(suǒ)以(yǐ)立(lì)經(jīng)脈(mài)之(zhī)長(cháng)短(duǎn)也(yě)。是(shì)故(gù)視(shì)其(qí)經(jīng)脈(mài)之(zhī)在(zài)于(yú)身(shēn)也(yě)，其(qí)見(xiàn)浮(fú)而(ér)堅(jiān)，其(qí)見(xiàn)明(míng)而(ér)大(dà)者(zhě)，多(duō)血(xuè)，細(xì)而(ér)沈(chén)者(zhě)，多(duō)炁(qì)也(yě)。

五(wǔ)十(shí)營(yíng)第(dì)十(shí)五(wǔ)

黃(huáng)帝(dì)曰(yuē)：余(yú)願(yuàn)聞(wén)五(wǔ)十(shí)營(yíng)奈(nài)何(hé)？岐(qí)伯(bó)答(dá)曰(yuē)：周(zhōu)天(tiān)二(èr)十(shí)八(bā)宿(xiù)，宿(xiù)三(sān)十(shí)六(liù)分(fēn)，人(rén)氣(qì)行(xíng)一(yì)周(zhōu)天(tiān)千(qiān)八(bā)分(fēn)，日(rì)行(xíng)二(èr)十(shí)八(bā)宿(xiù)。人(rén)經(jīng)脈(mài)上(shàng)下(xià)、左(zuǒ)右(yòu)、前(qián)後(hòu)二(èr)十(shí)八(bā)脈(mài)，周(zhōu)身(shēn)十(shí)六(liù)丈(zhàng)二(èr)尺(chǐ)，以(yǐ)應(yìng)二(èr)十(shí)八(bā)宿(xiù)。漏(lòu)水(shuǐ)下(xià)百(bǎi)刻(kè)，以(yǐ)分(fēn)晝(zhòu)夜(yè)。故(gù)人(rén)一(yì)呼(hū)脈(mài)再(zài)動(dòng)，氣(qì)行(xíng)三(sān)寸(cùn)，一(yì)吸(xī)脈(mài)亦(yì)再(zài)動(dòng)，氣(qì)行(xíng)三(sān)寸(cùn)，呼(hū)吸(xī)定(dìng)息(xī)，氣(qì)行(xíng)六(liù)寸(cùn)。十(shí)息(xī)氣(qì)行(xíng)六(liù)尺(chǐ)，日(rì)行(xíng)二(èr)分(fēn)。二(èr)百(bǎi)七(qī)十(shí)息(xī)，氣(qì)行(xíng)十(shí)

六丈二尺，炁行交通亐中，一周亐身，水下二刻，日行二十五分。五百四十息，炁行再周亐身，水下四刻，日行四十分。二千七百息，炁行十周亐身，水下二十刻，日行五宿二十分。一萬三千五百息，炁行五十營亐身，水下百刻，日行二十八宿，漏水皆盡，脈終矣。所謂交通者，竝行一數也。故五十營備，得盡天墬之壽矣，炁凡行八百一十丈也。

營(yíng)炁(qì)第(dì)十(shí)六(liù)

黃(huáng)帝(dì)曰(yuē)：營(yíng)炁(qì)㞢(zhī)道(dào)，內(nà)穀(gǔ)爲(wéi)實(shí)。穀(gǔ)入(rù)亏(yú)胃(wèi)，炁(qì)傳(chuán)㞢(zhī)肺(fèi)，流(liú)溢(yì)亏(yú)中(zhōng)，布(bù)散(sàn)亏(yú)外(wài)，精(jīng)專(zhuān)者(zhě)行(xíng)亏(yú)經(jīng)隧(suì)，常(cháng)營(yíng)無(wú)已(yǐ)，終(zhōng)而(ér)復(fù)始(shǐ)，是(shì)謂(wèi)天(tiān)墬(dì)㞢(zhī)紀(jì)。故(gù)炁(qì)從(cóng)太(tài)陰(yīn)出(chū)，注(zhù)手(shǒu)陽(yáng)朙(míng)，上(shàng)行(xíng)至(zhì)面(miàn)，注(zhù)足(zú)陽(yáng)朙(míng)，下(xià)行(xíng)至(zhì)跗(fū)上(shàng)，注(zhù)大(dà)趾(zhǐ)間(jiān)，與(yǔ)太(tài)陰(yīn)合(hé)。上(shàng)行(xíng)抵(dǐ)髀(bì)，從(cóng)脾(pí)注(zhù)心(xīn)中(zhōng)。循(xún)手(shǒu)少(shào)陰(yīn)，出(chū)腋(yè)下(xià)臂(bì)，注(zhù)小(xiǎo)指(zhǐ)㞢(zhī)端(duān)，合(hé)手(shǒu)太(tài)陽(yáng)。上(shàng)行(xíng)乘(chéng)腋(yè)，出(chū)䪼(zhuō)內(nèi)，注(zhù)目(mù)內(nèi)眥(zì)，上(shàng)巔(diān)

下(xià)項(xiàng)，合(hé)足(zú)太(tài)陽(yáng)。循(xún)脊(jǐ)下(xià)尻(kāo)，下(xià)行(xíng)注(zhù)小(xiǎo)趾(zhǐ)之(zhī)端(duān)，循(xún)足(zú)心(xīn)注(zhù)足(zú)少(shào)陰(yīn)。上(shàng)行(xíng)注(zhù)腎(shèn)，從(cóng)腎(shèn)注(zhù)心(xīn)，外(wài)散(sàn)于(yú)胸(xiōng)中(zhōng)。循(xún)心(xīn)主(zhǔ)脈(mài)，出(chū)腋(yè)下(xià)臂(bì)，出(chū)兩(liǎng)筋(jīn)之(zhī)間(jiān)，入(rù)掌(zhǎng)中(zhōng)，出(chū)中(zhōng)指(zhǐ)之(zhī)端(duān)，還(huán)注(zhù)小(xiǎo)指(zhǐ)次(cì)指(zhǐ)之(zhī)端(duān)，合(hé)手(shǒu)少(shào)陽(yáng)。上(shàng)行(xíng)注(zhù)膻(dàn)中(zhōng)，散(sàn)于(yú)三(sān)焦(jiāo)，從(cóng)三(sān)焦(jiāo)注(zhù)膽(dǎn)，出(chū)脅(xié)，注(zhù)足(zú)少(shào)陽(yáng)。下(xià)行(xíng)至(zhì)跗(fū)上(shàng)，復(fù)從(cóng)跗(fū)注(zhù)大(dà)趾(zhǐ)間(jiān)，合(hé)足(zú)厥(jué)陰(yīn)，上(shàng)行(xíng)至(zhì)肝(gān)，從(cóng)肝(gān)上(shàng)注(zhù)肺(fèi)。上(shàng)循(xún)喉(hóu)嚨(lóng)，入(rù)頏(háng)顙(sǎng)之(zhī)竅(qiào)，究(jiū)于(yú)畜(xù)門(mén)。其(qí)支(zhī)別(bié)者(zhě)，上(shàng)額(é)循(xún)巔(diān)下(xià)項(xiàng)中(zhōng)，

循(xún)脊(jǐ)入(rù)骶(dǐ)，是(shì)督(dū)脈(mài)也(yě)。絡(luò)陰(yīn)器(qì)，上(shàng)過(guò)毛(máo)中(zhōng)，入(rù)臍(qí)中(zhōng)，上(shàng)循(xún)腹(fù)裏(lǐ)，入(rù)缺(quē)盆(pén)，下(xià)注(zhù)肺(fèi)中(zhōng)，復(fù)出(chū)太(tài)陰(yīn)。

此(cǐ)營(yíng)炁(qì)㞢(zhī)行(xíng)，逆(nì)順(shùn)㞢(zhī)常(cháng)也(yě)。

脈度第十七

mài dù dì shí qī

黃帝曰：願聞脈度。歧伯答曰：手之六陽，

huáng dì yuē: yuàn wén mài dù. qí bó dá yuē: shǒu zhī liù yáng,

從頭至手，長五尺，合三丈。手之六陰，從手至

cóng tóu zhì shǒu, cháng wǔ chǐ, hé sān zhàng. shǒu zhī liù yīn, cóng shǒu zhì

胷中，三尺五寸，三六一丈八尺，五六三尺，合

xiōng zhōng, sān chǐ wǔ cùn, sān liù yí zhàng bā chǐ, wǔ liù sān chǐ, hé

二丈一尺。足之六陽，從頭上至足，八尺，六八

èr zhàng yì chǐ. zú zhī liù yáng, cóng tóu shàng zhì zú, bā chǐ, liù bā

四丈八尺。足之六陰，從足至胷中，六尺五寸，

sì zhàng bā chǐ. zú zhī liù yīn, cóng zú zhì xiōng zhōng, liù chǐ wǔ cùn,

六六三丈六尺，五六三尺，合三丈九尺。蹻脈從

liù liù sān zhàng liù chǐ, wǔ liù sān chǐ, hé sān zhàng jiǔ chǐ. qiāo mài cóng

足至目，七尺五寸，二七一丈四尺，二五一尺，

zú zhì mù, qī chǐ wǔ cùn, èr qī yí zhàng sì chǐ, èr wǔ yì chǐ,

合一丈五尺。督脈、任脈各四尺五寸，二四八尺，二五一尺，合九尺。凡合一十六丈二尺，此炁㞢大經隧也。經脈爲裏，支而橫者爲絡，絡㞢別者爲孫絡，孫絡㞢盛而血者，疾誅㞢，盛者瀉㞢，虛者飲藥以補㞢。

五藏常內閱亐上七竅也。故肺炁通亐鼻，肺龢則鼻能知臭香矣。心炁通亐舌，心龢則舌能知五味矣。肝炁通亐目，肝龢則目能辨五色矣。脾炁(qì)通(tōng)于(yú)口(kǒu)，脾(pí)龢(hé)則(zé)口(kǒu)能(néng)知(zhī)五(wǔ)穀(gǔ)矣(yǐ)。腎(shèn)炁(qì)通(tōng)于(yú)耳(ěr)，腎(shèn)龢(hé)則(zé)耳(ěr)能(néng)聞(wén)五(wǔ)音(yīn)矣(yǐ)。五(wǔ)藏(zàng)不(bù)龢(hé)，則(zé)七(qī)竅(qiào)不(bù)通(tōng)。六(liù)府(fǔ)不(bù)龢(hé)則(zé)畱(liú)結(jié)爲(wéi)癰(yōng)。故(gù)邪(xié)在(zài)府(fǔ)則(zé)陽(yáng)脈(mài)不(bù)龢(hé)，陽(yáng)脈(mài)不(bù)龢(hé)則(zé)炁(qì)畱(liú)㞢(zhī)，炁(qì)畱(liú)㞢(zhī)則(zé)陽(yáng)炁(qì)盛(shèng)矣(yǐ)。陽(yáng)炁(qì)太(tài)盛(shèng)則(zé)陰(yīn)脈(mài)不(bú)利(lì)，陰(yīn)脈(mài)不(bú)利(lì)則(zé)血(xuè)畱(liú)㞢(zhī)，血(xuè)畱(liú)㞢(zhī)則(zé)陰(yīn)炁(qì)盛(shèng)矣(yǐ)。陰(yīn)炁(qì)太(tài)盛(shèng)則(zé)陽(yáng)炁(qì)不(bù)能(néng)榮(róng)也(yě)，故(gù)曰(yuē)關(guān)。陽(yáng)炁(qì)太(tài)盛(shèng)，則(zé)陰(yīn)炁(qì)弗(fú)能(néng)榮(róng)也(yě)，故(gù)曰(yuē)格(gé)。陰(yīn)陽(yáng)俱(jù)盛(shèng)，不(bù)得(dé)相(xiāng)榮(róng)，故(gù)曰(yuē)關(guān)格(gé)。關(guān)格(gé)者(zhě)，不(bù)得(dé)盡(jìn)期(qī)而(ér)死(sǐ)也(yě)。

黃帝曰：蹻脈安起安止，何炁榮水？歧伯答曰：蹻脈者，少陰之別，起亐然骨之後。上內踝之上，直上循陰股入陰，上循胷裏，入缺盆，上出人迎之前，入頄屬目內眥，合亐太陽、陽蹻而上行，炁並相還則爲濡目，炁不榮則目不合。黃帝曰：炁獨行五藏，不榮六府，何也？歧伯答曰：炁之不得無行也，如水之流，如日月之行不休，故陰脈榮其藏，陽脈榮其府，如環之無端，莫知其(qí)紀(jì)，終(zhōng)而(ér)復(fù)始(shǐ)，其(qí)流(liú)溢(yì)之(zhī)炁(qì)，內(nèi)漑(gài)藏(zàng)府(fǔ)，外(wài)濡(rú)腠(còu)理(lǐ)。黄(huáng)帝(dì)曰(yuē)：蹻(qiāo)脈(mài)有(yǒu)陰(yīn)陽(yáng)，何(hé)脈(mài)當(dāng)其(qí)數(shù)？岐(qí)伯(bó)曰(yuē)：男(nán)子(zǐ)數(shǔ)其(qí)陽(yáng)，女(nǚ)子(zǐ)數(shǔ)其(qí)陰(yīn)，當(dāng)數(shù)者(zhě)爲(wéi)經(jīng)，其(qí)不(bù)當(dāng)數(shù)者(zhě)爲(wéi)絡(luò)也(yě)。

營(yíng)衛(wèi)生(shēng)會(huì)第(dì)十(shí)八(bā)

黃(huáng)帝(dì)問(wèn)于(yú)岐(qí)伯(bó)曰(yuē)：人(rén)焉(yān)受(shòu)炁(qì)？陰(yīn)陽(yáng)焉(yān)會(huì)？何(hé)炁(qì)爲(wéi)營(yíng)？何(hé)炁(qì)爲(wéi)衛(wèi)？營(yíng)安(ān)從(cóng)生(shēng)？衛(wèi)于(yú)焉(yān)會(huì)？老(lǎo)壯(zhuàng)不(bù)同(tóng)炁(qì)，陰(yīn)陽(yáng)異(yì)位(wèi)，願(yuàn)聞(wén)其(qí)會(huì)。岐(qí)伯(bó)答(dá)曰(yuē)：人(rén)受(shòu)炁(qì)于(yú)穀(gǔ)，穀(gǔ)入(rù)于(yú)胃(wèi)，以(yǐ)傳(chuán)與(yǔ)肺(fèi)，五(wǔ)藏(zàng)六(liù)府(fǔ)，皆(jiē)以(yǐ)受(shòu)炁(qì)，其(qí)清(qīng)者(zhě)爲(wéi)營(yíng)，濁(zhuó)者(zhě)爲(wéi)衛(wèi)，營(yíng)在(zài)脈(mài)中(zhōng)，衛(wèi)在(zài)脈(mài)外(wài)，營(yíng)周(zhōu)不(bù)休(xiū)，五(wǔ)十(shí)度(dù)而(ér)復(fù)大(dà)會(huì)，陰(yīn)陽(yáng)相(xiāng)貫(guàn)，如(rú)環(huán)無(wú)端(duān)。衛(wèi)炁(qì)行(xíng)于(yú)陰(yīn)二(èr)十(shí)五(wǔ)度(dù)，行(xíng)于(yú)陽(yáng)二(èr)十(shí)五(wǔ)

度(dù)，分(fēn)爲(wéi)晝(zhòu)夜(yè)，故(gù)炁(qì)至(zhì)陽(yáng)而(ér)起(qǐ)，至(zhì)陰(yīn)而(ér)止(zhǐ)。故(gù)曰(yuē)：日(rì)中(zhōng)而(ér)陽(yáng)隴(lǒng)爲(wéi)重(chóng)陽(yáng)，夜(yè)半(bàn)而(ér)陰(yīn)隴(lǒng)爲(wéi)重(chóng)陰(yīn)。故(gù)太(tài)陰(yīn)主(zhǔ)內(nèi)，太(tài)陽(yáng)主(zhǔ)外(wài)，各(gè)行(xíng)二(èr)十(shí)五(wǔ)度(dù)，分(fēn)爲(wéi)晝(zhòu)夜(yè)。夜(yè)半(bàn)爲(wéi)陰(yīn)隴(lǒng)，夜(yè)半(bàn)後(hòu)而(ér)爲(wéi)陰(yīn)衰(shuāi)，平(píng)旦(dàn)陰(yīn)盡(jìn)而(ér)陽(yáng)受(shòu)炁(qì)矣(yǐ)。日(rì)中(zhōng)爲(wéi)陽(yáng)隴(lǒng)，日(rì)西(xī)而(ér)陽(yáng)衰(shuāi)，日(rì)入(rù)陽(yáng)盡(jìn)而(ér)陰(yīn)受(shòu)炁(qì)矣(yǐ)。夜(yè)半(bàn)而(ér)大(dà)會(huì)，萬(wàn)民(mín)皆(jiē)臥(wò)，命(mìng)曰(yuē)合(hé)陰(yīn)，平(píng)旦(dàn)陰(yīn)盡(jìn)而(ér)陽(yáng)受(shòu)炁(qì)，如(rú)是(shì)無(wú)已(yǐ)，與(yǔ)天(tiān)墬(dì)同(tóng)紀(jì)。

黃(huáng)帝(dì)曰(yuē)：老(lǎo)人(rén)㞢(zhī)不(bú)夜(yè)瞑(mián)者(zhě)，何(hé)炁(qì)使(shǐ)然(rán)？少(shào)壯(zhuàng)

㞢人，不晝瞑者，何炁使然？岐伯答曰：少壯者㞢炁血盛，其肌肉滑，炁道通，營衛㞢行不失其常，故晝精而夜瞑。老者㞢炁血衰，其肌肉枯，炁道澀，五藏㞢炁相搏，其營炁衰少而衛炁內伐，故晝不精，夜不瞑。

黃帝曰：願聞營衛㞢所行，皆何道從來？岐伯答曰：營出亐中焦，衛出亐上焦。黃帝曰：願聞上焦㞢所出。岐伯答曰：上焦出亐胃上口，竝咽以上貫膈而布胷中，走腋，循太陰㞢分而行，還注手陽朙，上至舌，下注足陽朙，常與營俱行亐陽二十五度，行亐陰亦二十五度，一周也。故五十度而復大會亐手太陰矣。黃帝曰：人有熱飲食下胃，其炁未定，汗則出，或出亐面，或出亐背，或出亐身半，其不循衛炁㞢道而出何也？岐伯曰：此外傷亐風，内開腠理，毛蒸理泄，衛炁走㞢，固不得循其道，此炁慓悍滑疾，見開而出，故gù不bù得dé從cóng其qí道dào，故gù命mìng曰yuē漏lòu泄xiè。

黃huáng帝dì曰yuē：願yuàn聞wén中zhōng焦jiāo㞢zhī所suǒ出chū。岐qí伯bó答dá曰yuē：中zhōng焦jiāo亦yì竝bìng胃wèi中zhōng，出chū上shàng焦jiāo㞢zhī後hòu，此cǐ所suǒ受shòu炁qì者zhě，泌mì糟zāo粕pò，蒸zhēng津jīn液yè，化huà其qí精jīng微wēi，上shàng注zhù亐yú肺fèi脈mài，乃nǎi化huà而ér爲wéi血xuè，以yǐ奉fèng生shēng身shēn，莫mò貴guì亐yú此cǐ，故gù獨dú得dé行xíng亐yú經jīng隧suì，命mìng曰yuē營yíng炁qì。

黃huáng帝dì曰yuē：夫fú血xuè㞢zhī與yǔ炁qì，異yì名míng同tóng類lèi。何hé謂wèi也yě？

岐qí伯bó答dá曰yuē：營yíng衛wèi者zhě，精jīng炁qì也yě。血xuè者zhě，神shén炁qì也yě。故gù血xuè㞢zhī與yǔ炁qì，異yì名míng同tóng類lèi焉yān。故gù奪duó血xuè者zhě無wú汗hàn，奪duó汗hàn者zhě

無wú血xuè，故gù人rén生shēng有yǒu兩liǎng死sǐ而ér無wú兩liǎng生shēng。

黃huáng帝dì曰yuē：願yuàn聞wén下xià焦jiāo㞢zhī所suǒ出chū。岐qí伯bó答dá曰yuē：下xià焦jiāo者zhě，別bié回huí腸cháng，注zhù亐yú膀páng胱guāng而ér滲shèn入rù焉yān；故gù水shuǐ穀gǔ者zhě，常cháng竝bìng居jū亐yú胃wèi中zhōng，成chéng糟zāo粕pò，而ér俱jù下xià亐yú大dà腸cháng，而ér成chéng下xià焦jiāo，滲shèn而ér俱jù下xià。濟jì泌mì別bié汁zhī，循xún下xià焦jiāo而ér滲shèn入rù膀páng胱guāng焉yān。

黃huáng帝dì曰yuē：人rén飲yǐn酒jiǔ，酒jiǔ亦yì入rù胃wèi，穀gǔ未wèi熟shú而ér小xiǎo便biàn獨dú先xiān下xià，何hé也yě？岐qí伯bó答dá曰yuē：酒jiǔ者zhě熟shú穀gǔ㞢zhī液yè也yě。其qí炁qì悍hàn以yǐ滑huá，故gù後hòu穀gǔ而ér入rù，先xiān穀gǔ而ér液yè出chū焉yān。

黃huáng帝dì曰yuē：譱shàn。余yú聞wén

上shàng焦jiāo如rú霧wù，中zhōng焦jiāo如rú漚òu，下xià焦jiāo如rú瀆dú，此cǐ之zhī謂wèi也yě。

四(sì)時(shí)气(qì)第(dì)十(shí)九(jiǔ)

黃(huáng)帝(dì)問(wèn)亐(yú)歧(qí)伯(bó)曰(yuē)：夫(fú)四(sì)時(shí)㞢(zhī)气(qì)，各(gè)不(bù)同(tóng)形(xíng)，百(bǎi)病(bìng)㞢(zhī)起(qǐ)，皆(jiē)有(yǒu)所(suǒ)生(shēng)，灸(jiǔ)刺(cì)㞢(zhī)道(dào)，何(hé)者(zhě)爲(wéi)定(dìng)？歧(qí)伯(bó)答(dá)曰(yuē)：四(sì)時(shí)㞢(zhī)气(qì)，各(gè)有(yǒu)所(suǒ)在(zài)，灸(jiǔ)刺(cì)㞢(zhī)道(dào)，得(dé)炁(qì)穴(xué)爲(wéi)定(dìng)。故(gù)萅(chūn)取(qǔ)經(jīng)脈(mài)分(fēn)肉(ròu)㞢(zhī)間(jiān)，甚(shèn)者(zhě)深(shēn)刺(cì)㞢(zhī)，間(jiàn)者(zhě)淺(qiǎn)刺(cì)㞢(zhī)。夓(xià)取(qǔ)盛(shèng)經(jīng)孫(sūn)絡(luò)，間(jiàn)取(qǔ)間(jiān)，絕(jué)皮(pí)膚(fū)。穐(qiū)取(qǔ)經(jīng)俞(shù)，邪(xié)在(zài)府(fǔ)，取(qǔ)㞢(zhī)合(hé)。冬(dōng)取(qǔ)丼(jǐng)滎(yíng)，必(bì)深(shēn)以(yǐ)畱(liú)㞢(zhī)。

溫瘧汗不出，爲五十九痏，風㽷膚脹，爲五十七痏。取皮膚之血者，盡取之。飧泄，補三陰之上，補陰陵泉，皆久畱之，熱行乃止。轉筋于陽治其陽，轉筋于陰治其陰。皆卒刺之。

徒㽷先取環骨下三寸，以鈹鍼鍼之，刺已而撾之，而內之，入而復之，以盡其㽷，必堅。來緩則煩悗，來急則安靜，間日一刺之，㽷盡乃止。飲閉藥，方刺之時飲之，方飲無食，方食無飲，無食它食，百三十五日。著痹不厺，久寒不已，卒取諸里。骨爲榦。腸中不便，取三里，盛瀉㞢，虛補㞢。癘風者，刺其腫上。已刺，以銳鍼鍼其處，按出其惡氣，腫盡乃止。常食方食，無食它食。

腹中常鳴，炁上衝胷，喘不能久立，邪在大腸，刺肓㞢原、巨虛上廉、三里。小腹控睪，引腰脊，上衝心，邪在小腸者，連睪係，屬亐脊，貫肝肺，絡心係。炁盛則厥逆，上衝腸胃而燻肝，散亏肓以結亏臍，故取之肓原以散之，刺手太陰以予之，取足厥陰以下之，取巨虛下廉以厺之，按其所過之經以調之。

善嘔，嘔有苦，長太息，心中憺憺，恐人將捕之，邪在膽，逆在胃，膽液泄則口苦，胃炁逆則嘔苦，故曰嘔膽。取三里以下胃炁逆，則刺少陽足絡以閉膽逆，調其虛實，以厺其邪。飲食不下，膈塞不通，邪在胃脘，在上脘則刺抑而下㞢，在下脘則散而厺㞢。少腹痛腫，不得小便，邪在三焦，取太陽㞢大絡，視其絡脈與厥陰小絡結，出血已。腫上及胃脘，取三里。睹其色，察其絡，以知其散復者，視其目色，以知病㞢存亾也。一其形，聽其動靜者，持炁口、人迎以視其脈，堅且盛且滑者病日進，脈軟者病將下，諸經實者病三日已。炁口候陰，人迎候陽也。

五邪第二十

wǔ xié dì èr shí

邪在肺，則病皮膚痛，寒熱，上气喘，汗出，欬動肩背。取㞢膺中外腧，背三椎㞢傍，以手疾按㞢，快然乃刺㞢，取㞢缺盆中以越㞢。邪在肝，則兩脅中痛，寒中，惡血在內，譱行掣節，足腫，取㞢諸間以引脅下，諸里以溫中，取血脈以散惡血，取耳間青脈，以厺其掣。邪在脾胃，則病肌肉痛。陰炁有餘，陽炁不足，則熱中譱飢。陰炁

xié zài fèi, zé bìng pí fū tòng, hán rè, shàng qì chuǎn, hàn chū, ké dòng jiān bèi. qǔ zhī yīng zhōng wài shù, bèi sān zhuī zhī páng, yǐ shǒu jí àn zhī, kuài rán nǎi cì zhī, qǔ zhī quē pén zhōng yǐ yuè zhī. xié zài gān, zé liǎng xié zhōng tòng, hán zhōng, è xuè zài nèi, shàn xíng chè jié, zú zhǒng, qǔ zhī zhū jiān yǐ yǐn xié xià, zhū lǐ yǐ wēn zhōng, qǔ xuè mài yǐ sàn è xuè, qǔ ěr jiān qīng mài, yǐ qù qí chè. xié zài pí wèi, zé bìng jī ròu tòng. yīn qì yǒu yú, yáng qì bù zú, zé rè zhōng shàn jī. yīn qì

不足，陽炁有餘，則寒中腸鳴腹痛。陰陽俱有餘，若俱不足，則有寒有熱，皆調于三里。邪在腎，則病骨痛陰痹。陰痹者，按㞢而不得，腹脹腰痛，大便難，肩背頸項痛，時眩。取㞢湧泉、崑崙，視有血者盡取㞢。邪在心，則病心痛喜悲，時眩仆，視有餘不足而調㞢其腧也。

寒熱病第二十一

皮寒熱者，不可附席，毛髮焦，鼻槁腊，不得汗，取三陽㞢絡，以補手太陰。肌寒熱者，肌痛，毛髮焦而脣槁腊，不得汗，取三陽亐下，以厺其血者，補足太陰以出其汗。骨寒熱者，病無所安，汗注不休，齒未槁，取其少陰亐股㞢絡，齒已槁，死不治。骨厥亦然。骨痹，舉節不用而痛，汗注煩心，取三陽㞢經補㞢。身有所傷，血出多，及中風寒，若有所墮墜，四支懈惰不收，名曰體惰。取其少腹臍下三結交。三結交者，陽明、太陰也，臍下三寸關元也。厥痹者，厥氣上及腹。取陰陽㞢絡，視主病也，瀉陽補陰也。

頸側㞢動脈人迎。人迎，足陽明也，在嬰筋㞢前。嬰筋㞢後，手陽明也，名曰扶突。次脈，手少陽脈也，名曰天牖。次脈，足太陽也，名曰天柱。腋下動脈，臂太陰也，名曰天府。

陽(yáng)逆(nì)頭(tóu)痛(tòng)，胷(xiōng)滿(mèn)不(bù)得(dé)息(xī)，取(qǔ)之(zhī)人(rén)迎(yíng)。暴(bào)瘖(yīn)气(qì)骾(gěng)，取(qǔ)扶(fú)突(tū)與(yǔ)舌(shé)本(běn)出(chū)血(xuè)。暴(bào)聾(lóng)炁(qì)蒙(méng)，目(mù)不(bù)明(míng)，取(qǔ)天(tiān)牖(yǒu)。暴(bào)攣(luán)癇(xián)眩(xuàn)，足(zú)不(bú)任(rèn)身(shēn)，取(qǔ)天(tiān)柱(zhù)。暴(bào)瘴(zhàng)內(nèi)逆(nì)，肝(gān)肺(fèi)相(xiāng)搏(bó)，血(xuè)溢(yì)鼻(bí)口(kǒu)，取(qǔ)天(tiān)府(fǔ)。此(cǐ)爲(wéi)天(tiān)之(zhī)五(wǔ)部(bù)。

臂(bì)陽(yáng)明(míng)有(yǒu)入(rù)頄(qiú)徧(biàn)齒(chǐ)者(zhě)，名(míng)曰(yuē)大(dà)迎(yíng)，下(xià)齒(chǐ)齲(qǔ)取(qǔ)之(zhī)，臂(bì)惡(wù)寒(hán)補(bǔ)之(zhī)，不(bú)惡(wù)寒(hán)瀉(xiè)之(zhī)。足(zú)太(tài)陽(yáng)有(yǒu)入(rù)頄(qiú)徧(biàn)齒(chǐ)者(zhě)，名(míng)曰(yuē)角(jiǎo)孫(sūn)。上(shàng)齒(chǐ)齲(qǔ)，取(qǔ)之(zhī)在(zài)鼻(bí)與(yǔ)頄(qiú)前(qián)。方(fāng)病(bìng)之(zhī)時(shí)其(qí)脈(mài)盛(shèng)，盛(shèng)則(zé)瀉(xiè)之(zhī)，虛(xū)則(zé)補(bǔ)之(zhī)。一(yī)曰(yuē)取(qǔ)之(zhī)

出chū鼻bí外wài。方fāng病bìng㞢zhī時shí，盛shèng瀉xiè虛xū補bǔ。

足zú陽yáng眀míng有yǒu挾jiā鼻bí入rù亐yú面miàn者zhě，名míng曰yuē懸xuán顱lú，屬zhǔ口kǒu，對duì入rù系xì目mù本běn，視shì有yǒu過guò者zhě取qǔ㞢zhī。損sǔn有yǒu餘yú，益yì不bù足zú，反fǎn者zhě益yì甚shèn。足zú太tài陽yáng有yǒu通tōng項xiàng入rù亐yú腦nǎo者zhě，屬zhǔ目mù本běn眼yǎn係xì。頭tóu目mù苦kǔ痛tòng，取qǔ㞢zhī在zài項xiàng中zhōng兩liǎng筋jīn間jiān，入rù腦nǎo乃nǎi別bié陰yīn蹻qiāo陽yáng蹻qiāo，陰yīn陽yáng相xiāng交jiāo，陽yáng入rù陰yīn，陰yīn出chū陽yáng，交jiāo亐yú目mù銳ruì眥zì，陽yáng炁qì盛shèng則zé瞋chēn目mù，陰yīn炁qì盛shèng則zé瞑míng目mù。

熱rè厥jué取qǔ足zú太tài陰yīn、少shào陽yáng，皆jiē畱liú㞢zhī。寒hán厥jué取qǔ陽yáng眀míng、

少陰亏足，皆畱尘。舌縱涎下，煩悗，取足少陰。振寒洒洒，鼓頷，不得汗出，腹脹煩悗，取手太陰，刺虛者，刺其厺也，刺實者，刺其來也。萅絡脈，夏分腠，穐忥口，冬經輸。凡此四時，各以時爲齊。絡脈治皮膚，分腠治肌肉，忥口治筋脈，經輸治骨髓。

身有五部：伏兔一；腓二，腓者，腨也；背三；五藏尘俞四；項五。此五部有癰疽者死。病始手臂者，先取手陽朙、太陰而汗出。病始頭首者，先取項太陽而汗出。病始足脛者，先取足陽朙而汗出。臂太陰可汗出，足陽朙可汗出，故取陰而汗出甚者，止㞢亐陽，取陽而汗出甚者，止㞢亐陰。凡刺㞢害，中而不厺則精泄。不中而厺則致炁。精泄則病甚而恇，致炁則生爲癰疽也。

癲狂病第二十二

目眥外決亏面者，爲鋭眥。在内近鼻者，爲内眥。上爲外眥，下爲内眥。

癲疾始生，先不樂，頭重痛，視舉目赤，甚作極已而煩心。候㞢亏顔，取手太陽、陽朙、太陰，血變爲止。癲疾始作，而引口啼呼喘悸者，候㞢手陽朙、太陽。左彊者攻其右，右彊者攻其左，血變而止。癲疾始作先反僵，因而脊痛，候㞢足太陽、陽明、太陰、手太陽，血變而止。

治癲疾者，常與㞢居，察其所當取㞢處。病至，視㞢有過者瀉㞢，置其血于瓠壺㞢中，至其發時，血獨動矣。不動，灸窮骨二十壯。窮骨者，骶骨也。

骨癲疾者，顑齒諸腧分肉皆滿，而骨居，汗出煩悗，嘔多沃沫，炁下泄，不治。筋癲疾者，身倦攣急，脈大，刺項大經㞢大杼。嘔多沃沫，炁下泄，不治。脈癲疾者，暴仆，四支㞢脈皆脹而縱，脈滿，盡刺㞢出血。不滿，灸㞢挾項太陽，灸帶脈亐腰相厺三寸，諸分肉本輸。嘔多沃沫，炁下泄，不治。癲疾者，疾發如狂者，死不治。

狂始生，先自悲也，喜忘苦怒譱恐者，得㞢憂飢。治㞢取手太陽、陽朙，血變而止，及取足太陰、陽朙。狂始發，少臥不飢，自高賢也，自辯智也，自尊貴也，譱罵詈，日夜不休，治㞢取手陽朙、太陽、太陰、舌下少陰，視㞢盛者，皆取㞢，不盛，釋㞢也。

狂言、驚、譱笑、好歌樂、妄行不休者，得㞢大恐，治㞢取手陽朙、太陽、太陰。狂，目妄見、耳妄聞、譱呼者，少炁㞢所生也，治㞢取手太陽、太陰、陽朙、足太陰、頭、兩顑。狂者多食，譱見鬼神，譱笑而不發亐外者，得㞢有所大喜，治㞢取足太陰、太陽、陽朙，後取手太陰、太陽、陽明。狂而新發，未應如此者，先取曲泉左右動脈，及盛者見血，有頃已，不已，以灋取㞢，灸骶骨二十壯。

風逆，暴四支腫，身漯漯，唏然時寒，飢則煩，飽則善變，取手太陰表裏，足少陰、陽明㞢徑，肉清取滎，骨清取井、經也。

厥逆爲病也，足暴清，胷若將裂，腸若將以刀切㞢，煩而不能食，脈大小皆濇，煖取足少陰，凊 qìng 取 qǔ 足 zú 陽 yáng 朙 míng，凊 qìng 則 zé 補 bǔ 㞢 zhī，溫 wēn 則 zé 瀉 xiè 㞢 zhī。

厥 jué 逆 nì，腹 fù 脹 zhàng 滿 mǎn，腸 cháng 鳴 míng，胷 xiōng 滿 mèn 不 bù 得 dé 息 xī，取 qǔ 㞢 zhī 下 xià 胷 xiōng 二 èr 脅 xié，欬 ké 而 ér 動 dòng 手 shǒu 者 zhě，與 jǔ 背 bèi 輸 shù 以 yǐ 手 shǒu 按 àn 㞢 zhī 立 lì 快 kuài 者 zhě 是 shì 也 yě。內 nèi 閉 bì 不 bù 得 dé 溲 sōu，刺 cì 足 zú 少 shào 陰 yīn、太 tài 陽 yáng 與 yǔ 骶 dǐ 上 shàng 以 yǐ 長 cháng 鍼 zhēn。炁 qì 逆 nì 則 zé 取 qǔ 其 qí 太 tài 陰 yīn、陽 yáng 朙 míng，厥 jué 甚 shèn 取 qǔ 少 shào 陰 yīn、陽 yáng 朙 míng 動 dòng 者 zhě 㞢 zhī 經 jīng 也 yě。少 shǎo 炁 qì，身 shēn 漯 luò 漯 luò 也 yě，言 yán 吸 xī 吸 xī 也 yě，骨 gǔ 痠 suān 體 tǐ 重 zhòng，懈 xiè 惰 duò 不 bù 能 néng 動 dòng，補 bǔ 足 zú 少 shào 陰 yīn。短 duǎn 气 qì，息 xī 短 duǎn 不 bù 屬 zhǔ，動 dòng 作 zuò 气 qì 索 suǒ，補 bǔ 足 zú 少 shào 陰 yīn，厺 qù 血 xuè 絡 luò 也 yě。

病熱第二十三

偏枯，身偏不用而痛，言不變，志不亂，病在分腠㞢間，巨鍼取㞢，益其不足，損其有餘，乃可復也。痱㞢爲病也，身無痛者，四支不收，智亂不甚，其言微知，可治。甚則不能言，不可治也。病先起亐陽，後入亐陰者，先取其陽，後取其陰，浮而取㞢。

病熱三日，而炁口靜，人迎躁者，取㞢諸陽，五(wǔ)十(shí)九(jiǔ)刺(cì)，以(yǐ)瀉(xiè)其(qí)熱(rè)而(ér)出(chū)其(qí)汗(hàn)，實(shí)其(qí)陰(yīn)以(yǐ)補(bǔ)其(qí)不(bù)足(zú)者(zhě)。身(shēn)熱(rè)甚(shèn)，陰(yīn)陽(yáng)皆(jiē)靜(jìng)者(zhě)，勿(wù)刺(cì)也(yě)。其(qí)可(kě)刺(cì)者(zhě)，急(jí)取(qǔ)之(zhī)，不(bú)汗(hàn)出(chū)則(zé)泄(xiè)。所(suǒ)謂(wèi)勿(wù)刺(cì)者(zhě)，有(yǒu)死(sǐ)徵(zhēng)也(yě)。

熱(rè)七(qī)日(rì)八(bā)日(rì)，脈(mài)口(kǒu)動(dòng)喘(chuǎn)而(ér)弦(xián)短(duǎn)者(zhě)，急(jí)刺(cì)之(zhī)，且(qiě)汗(hàn)自(zì)出(chū)，刺(cì)手(shǒu)大(dà)指(zhǐ)間(jiān)。熱(rè)七(qī)日(rì)八(bā)日(rì)，脈(mài)微(wēi)小(xiǎo)，病(bìng)者(zhě)溲(sōu)血(xuè)，口(kǒu)中(zhōng)乾(gān)，一(yí)日(rì)半(bàn)而(ér)死(sǐ)。脈(mài)代(dài)者(zhě)，一(yí)日(rì)死(sǐ)。熱(rè)已(yǐ)得(dé)汗(hàn)出(chū)，而(ér)脈(mài)尚(shàng)躁(zào)，喘(chuǎn)且(qiě)復(fù)熱(rè)，勿(wù)刺(cì)膚(fū)，喘(chuǎn)甚(shèn)者(zhě)死(sǐ)。

熱七日八日，脈不躁，躁不散數，三日有汗；三日不汗，四日死。未曾汗者，勿腠刺之。熱先膚痛，窒鼻充面，取之皮，以第一鍼，五十九，苛軫鼻，索皮于肺，不得索之火，火者心也。

rè qī rì bā rì, mài bú zào, zào bú sǎn shuò, sān rì yǒu hàn; sān rì bú hàn, sì rì sǐ. wèi céng hàn zhě, wù còu cì zhī. rè xiān fū tòng, zhì bí chōng miàn, qǔ zhī pí, yǐ dì yī zhēn, wǔ shí jiǔ, kē zhěn bí, suǒ pí yú fèi, bù dé suǒ zhī huǒ, huǒ zhě xīn yě.

熱先身濇而熱，煩悗，乾唇口嗌，取之脈，以第一鍼，五十九。膚脹口乾，寒汗出，索脈于心。不得，索之水，水者腎也。病熱嗌乾多飲，

rè xiān shēn sè ér rè, fán mèn, gān chún kǒu yì, qǔ zhī mài, yǐ dì yī zhēn, wǔ shí jiǔ. fū zhàng kǒu gān, hán hàn chū, suǒ mài yú xīn. bù dé, suǒ zhī shuǐ, shuǐ zhě shèn yě. bìng rè yì gān duō yǐn,

譱驚，臥不能起，取㞢膚肉，以第六鍼，五十九。

目眥青，索肉亐脾。不得，索㞢木，木者肝也。

面青腦痛，手足躁，取㞢筋間，以第四鍼亐

四逆。筋躄目浸，索筋亐肝。不得，索㞢金，金

者肺也。

數驚，瘛瘲而狂，取㞢脈，以第四鍼，急瀉

有餘者。癲疾毛髮去，索血亐心。不得，索㞢水，

水者腎也。

身重骨痛，耳聾而好瞑，取㞢骨，以第四鍼，五十九。刺骨病不食，齧齒耳青，索骨亐腎。不得，索㞢土，土者脾也。

病不知所痛，耳聾不能自收，口乾，陽熱甚，陰頗有寒者，熱在髓，死不可治。

頭痛，顳顬目瘛，脈痛善衄，熱厥也，取㞢以第三鍼，視有餘不足。

痔，體重，腸中熱，取㞢以第四鍼，亐其俞

及下諸趾間，索炁亏胃，胳得炁也。挾臍急痛，胷脅滿，取㞢湧泉與陰陵泉，取以第四鍼，鍼嗌裏。

熱而汗且出，及脈順可汗者，取㞢魚際、太淵、大都、太白，瀉㞢則熱去，補㞢則汗出，汗出太甚，取內踝上橫脈以止㞢。已得汗而脈尚躁盛，此陰脈㞢極也，死。其得汗而脈靜者，生。脈尚盛躁而不得汗者，此陽脈㞢極也，死。脈盛躁(zào)得(dé)汗(hàn)靜(jìng)者(zhě)，生(shēng)。

熱(rè)不(bù)可(kě)刺(cì)者(zhě)有(yǒu)九(jiǔ)：一(yì)曰(yuē)汗(hàn)不(bù)出(chū)，大(dà)顴(quán)發(fā)赤(chì)，噦(yuě)者(zhě)死(sǐ)。二(èr)曰(yuē)泄(xiè)而(ér)腹(fù)滿(mǎn)甚(shèn)者(zhě)死(sǐ)。三(sān)曰(yuē)目(mù)不(bù)明(míng)，熱(rè)不(bù)已(yǐ)者(zhě)死(sǐ)。四(sì)曰(yuē)老(lǎo)人(rén)嬰(yīng)兒(ér)熱(rè)而(ér)腹(fù)滿(mǎn)者(zhě)死(sǐ)。五(wǔ)曰(yuē)汗(hàn)不(bù)出(chū)，嘔(ǒu)下(xià)血(xuè)者(zhě)死(sǐ)。六(liù)曰(yuē)舌(shé)本(běn)爛(làn)，熱(rè)不(bù)已(yǐ)者(zhě)死(sǐ)。七(qī)曰(yuē)欬(ké)而(ér)衄(nǜ)，汗(hàn)不(bù)出(chū)，出(chū)不(bú)至(zhì)足(zú)者(zhě)死(sǐ)。八(bā)曰(yuē)髓(suǐ)熱(rè)者(zhě)死(sǐ)。九(jiǔ)曰(yuē)熱(rè)而(ér)痓(jìng)者(zhě)死(sǐ)。腰(yāo)折(zhé)瘛(chì)瘲(zòng)，齒(chǐ)噤(jìn)齘(xiè)也(yě)。

凡(fán)此(cǐ)九(jiǔ)者(zhě)，不(bù)可(kě)刺(cì)也(yě)。

所謂五十九刺者，兩手外內側各三，凡十二痏。五指間各一，凡八痏，足亦如是。頭入髮一寸旁三分各三，凡六痏。更入髮三寸邊五，凡十痏。耳前後口下者各一，項中一，凡六痏。巔上一，顖會一，髮際一，廉泉一，風池二，天柱二。

气滿胷中喘息，取足太陰大趾㞢端，厺爪甲如韭葉，寒則留㞢，熱則疾㞢，气下乃止。

心疝暴痛，取足太陰、厥陰，盡刺厺其血絡。

喉痹舌

卷，口中乾，煩心心痛，臂內廉痛，不可及頭，取手小指次指爪甲下，厺端如韭葉。目中赤痛，從內眥始，取之陰蹻。風痙身反折，先取足太陽及膕中及血絡出血。中有寒，取三里。癃，取之陰蹻及三毛上及血絡出血。男子如蠱，女子如怚，身體腰脊如解，不欲飲食，先取湧泉見血，視跗上盛者，盡見血也。

厥(jué)病(bìng)第(dì)二(èr)十(shí)四(sì)

厥(jué)頭(tóu)痛(tòng)，面(miàn)若(ruò)腫(zhǒng)起(qǐ)而(ér)煩(fán)心(xīn)，取(qǔ)㞢(zhī)足(zú)陽(yáng)明(míng)、太(tài)陰(yīn)。

厥(jué)頭(tóu)脈(mài)痛(tòng)，心(xīn)悲(bēi)善(shàn)泣(qì)，視(shì)頭(tóu)動(dòng)脈(mài)反(fǎn)盛(shèng)者(zhě)，刺(cì)盡(jìn)去(qù)血(xuè)，後(hòu)調(tiáo)足(zú)厥(jué)陰(yīn)。

厥(jué)頭(tóu)痛(tòng)，悁(yuān)悁(yuān)頭(tóu)重(zhòng)而(ér)痛(tòng)，瀉(xiè)頭(tóu)上(shàng)五(wǔ)行(háng)，行(háng)五(wǔ)，先(xiān)取(qǔ)手(shǒu)少(shào)陰(yīn)，後(hòu)取(qǔ)足(zú)少(shào)陰(yīn)。

厥(jué)頭(tóu)痛(tòng)，意(yì)善(shàn)忘(wàng)，按(àn)㞢(zhī)不(bù)得(dé)，取(qǔ)頭(tóu)面(miàn)左(zuǒ)右(yòu)動(dòng)脈(mài)，後(hòu)取(qǔ)足(zú)太(tài)陰(yīn)。

厥(jué)頭(tóu)痛(tòng)，項(xiàng)先(xiān)痛(tòng)，腰(yāo)脊(jǐ)爲(wéi)應(yìng)，先(xiān)取(qǔ)天(tiān)柱(zhù)，後(hòu)取(qǔ)足(zú)太(tài)陽(yáng)。

厥(jué)頭(tóu)痛(tòng)，頭(tóu)痛(tòng)甚(shèn)，耳(ěr)前(qián)後(hòu)脈(mài)

湧有熱，瀉出其血，後取足少陽。眞頭痛，頭痛甚，腦盡痛，手足寒至節，死不治。頭痛不可取于俞者，有所擊墮，惡血在于內，若肉傷，痛未已，可則刺，不可遠取也。頭痛不可刺者，大痹爲惡，日作者，可令少愈，不可已。頭半寒痛，先取手少陽、陽明，後取足少陽、陽明。

厥心痛，與背相控，善瘛，如從後觸其心，傴僂者，腎心痛也，先取京骨、崑崙，發狂不已，取然谷。厥心痛，腹脹胷滿，心尤痛甚，胃心痛也，取㞢大都、太白。厥心痛，痛如以錐鍼刺其心，心痛甚者，脾心痛也，取㞢然谷、太谿。厥心痛，色蒼蒼如死狀，終日不得太息，肝心痛也，取㞢諸間、諸衝。厥心痛，臥若徒居，心痛間，動作痛益甚，色不變，肺心痛也，取㞢魚際、太淵。眞心痛，手足青至節，心痛甚，旦發夕死，夕發旦死。心痛不可刺者，中有盛聚，不可取亐俞(shù)。

腸(cháng)中(zhōng)有(yǒu)蟲(chóng)瘕(jiǎ)及(jí)蛟(jiāo)蛕(huí)，皆(jiē)不(bù)可(kě)取(qǔ)以(yǐ)小(xiǎo)鍼(zhēn)。心(xīn)腸(cháng)痛(tòng)，憹(náng)作(zuò)痛(tòng)腫(zhǒng)聚(jù)，往(wǎng)來(lái)上(shàng)下(xià)，痛(tòng)有(yǒu)休(xiū)止(zhǐ)，腹(fù)熱(rè)，喜(xǐ)渴(kě)涎(xián)出(chū)者(zhě)，是(shì)蛟(jiāo)蛕(huí)也(yě)。以(yǐ)手(shǒu)按(àn)聚(jù)而(ér)堅(jiān)持(chí)之(zhī)，無(wú)令(lìng)得(dé)移(yí)，以(yǐ)大(dà)鍼(zhēn)刺(cì)之(zhī)，久(jiǔ)持(chí)之(zhī)，蟲(chóng)不(bú)動(dòng)，乃(nǎi)出(chū)鍼(zhēn)也(yě)。𢘍(pēng)腹(fù)憹(náng)痛(tòng)，形(xíng)中(zhōng)上(shàng)者(zhě)。

耳(ěr)聾(lóng)無(wú)聞(wén)，取(qǔ)耳(ěr)中(zhōng)。耳(ěr)鳴(míng)，取(qǔ)耳(ěr)前(qián)動(dòng)脈(mài)。耳(ěr)痛(tòng)不(bù)可(kě)刺(cì)者(zhě)，耳(ěr)中(zhōng)有(yǒu)膿(nóng)，若(ruò)有(yǒu)乾(gān)耵(dīng)聹(níng)，耳(ěr)無(wú)聞(wén)也(yě)。

耳聾取手足小指次指爪甲上與肉交者，先取手，後取足。

ěr lóng qǔ shǒu zú xiǎo zhǐ cì zhǐ zhǎo jiǎ shàng yǔ ròu jiāo zhě, xiān qǔ shǒu, hòu qǔ zú.

耳鳴取手足中指爪甲上，左取右，右取左，先取手，後取足。

ěr míng qǔ shǒu zú zhōng zhǐ zhǎo jiǎ shàng, zuǒ qǔ yòu, yòu qǔ zuǒ, xiān qǔ shǒu, hòu qǔ zú.

足髀不可舉，側而取之，在樞合中，以員利鍼，大鍼不可刺。

zú bì bù kě jǔ, cè ér qǔ zhī, zài shū hé zhōng, yǐ yuán lì zhēn, dà zhēn bù kě cì.

病注下血，取曲泉。

bìng zhù xià xuè, qǔ qū quán.

風痹淫濼，病不可已者，足如履仌，時如入湯中，股脛淫濼，煩心頭痛，時嘔時悗，眩已汗

fēng bì yín luò, bìng bù kě yǐ zhě, zú rú lǚ bīng, shí rú rù tāng zhōng, gǔ jìng yín luò, fán xīn tóu tòng, shí ǒu shí mèn, xuàn yǐ hàn

出(chū)，久(jiǔ)則(zé)目(mù)眩(xuàn)，悲(bēi)以(yǐ)喜(xǐ)恐(kǒng)，短(duǎn)气(qì)不(bú)樂(lè)，不(bù)出(chū)三(sān)季(nián)死(sǐ)也(yě)。

病本第二十五

先病而後逆者，治其本。先逆而後病者，治其本。先寒而後生病者，治其本。先病而後生寒者，治其本。先熱而後生病者，治其本。先泄而後生它病者，治其本，必且調之，乃治其它病。先病而後中滿者，治其標。先病後泄者，治其本。先中滿而後煩心者，治其本。

有客气，有同气。大小便不利，治其標。大

小便利，治其本。

病發而有餘，本而標之，先治其本，後治其標。

病發而不足，標而本之，先治其標，後治其本，謹察間甚，以意調之，間者并行，甚者獨行。

先小大便不利而後生它病者，治其本也。

雜病第二十六

厥，挾脊而痛至頂，頭沈沈然，目䀮䀮然，腰脊彊。取足太陽膕中血絡。

厥，胷滿面腫，唇漯漯然，暴言難，甚則不能言，取足陽朙。

厥气走喉而不能言，手足青，大便不利，取足少陰。

厥而腹向向然，多寒氣，腹中匫匫，溲便難，取qǔ足zú太tài陰yīn。嗌yì乾gān，口kǒu中zhōng熱rè如rú膠jiāo，取qǔ足zú少shào陰yīn。膝xī中zhōng痛tòng，取qǔ犢dú鼻bí，以yǐ員yuán利lì鍼zhēn，發fā而ér間jiàn之zhī，鍼zhēn大dà如rú氂lí，刺cì膝xī無wú疑yí。喉hóu痹bì，不bù能néng言yán，取qǔ足zú陽yáng明míng。能néng言yán，取qǔ手shǒu陽yáng明míng。瘧nüè不bù渴kě，間jiàn日rì而ér作zuò，取qǔ足zú陽yáng明míng。渴kě而ér日rì作zuò，取qǔ手shǒu陽yáng明míng。齒chǐ痛tòng，不bú惡wù清qīng飲yǐn，取qǔ足zú陽yáng明míng。惡wù清qīng飲yǐn，取qǔ手shǒu陽yáng明míng。聾lóng而ér不bú痛tòng者zhě，取qǔ足zú少shào陽yáng。聾lóng而ér痛tòng者zhě，取qǔ手shǒu陽yáng明míng。衄nǜ而ér不bù止zhǐ，衃pēi血xuè流liú，取qǔ足zú太tài陽yáng。衃pēi血xuè，取qǔ手shǒu太tài陽yáng。不bù已yǐ，刺cì宛wàn骨gǔ下xià。不bù已yǐ，刺cì膕guó

中出血。腰痛上寒，取足太陽、陽明。熱上，取足厥陰。不可以俛仰，取足少陽。熱中而喘，取足少陰、膕中血絡。喜怒而不欲食，言亦小，刺足太陰。怒而多言，刺足少陽。顑痛，刺手陽明與顑之盛脈出血。項痛不可俯仰，刺足太陽。不可以顧，刺手太陽也。

小腹滿大，上走胃至心，淅淅身熱時寒，小便不利，取足厥陰。腹滿，大便不利，腹大亦上走胷嗌，喘息喝喝然，取足少陰。腹滿，食不化，腹向向然，不能大便，取足太陰。心痛引腰脊，欲嘔，取足少陰。

心痛腹脹，嗇嗇然，大便不利，取足太陰。

心痛引背不得息，刺足少陰；不已，取手少陽。

心痛引小腹滿，上下無常處，便溲難，刺足厥陰。

心痛短气不足以息，刺手太陰。

心痛，當九節刺㞢，按㞢立已。不已，上下求㞢，得㞢立已。

顑(kǎn)痛(tòng)，刺(cì)足(zú)陽(yáng)朙(míng)曲(qū)周(zhōu)動(dòng)脈(mài)見(xiàn)血(xuè)，立(lì)已(yǐ)。不(bù)已(yǐ)，按(àn)人(rén)迎(yíng)亐(yú)經(jīng)，立(lì)已(yǐ)。炁(qì)逆(nì)上(shàng)，刺(cì)膺(yīng)中(zhōng)陷(xiàn)者(zhě)與(yǔ)下(xià)胷(xiōng)動(dòng)脈(mài)。

腹(fù)痛(tòng)，刺(cì)臍(qí)左(zuǒ)右(yòu)動(dòng)脈(mài)，已(yǐ)刺(cì)按(àn)㞢(zhī)，立(lì)已(yǐ)。不(bù)已(yǐ)，刺(cì)炁(qì)街(jiē)，刺(cì)已(yǐ)按(àn)㞢(zhī)，立(lì)已(yǐ)。

痿(wěi)厥(jué)爲(wéi)四(sì)末(mò)束(shù)悗(mèn)，乃(nǎi)疾(jí)解(jiě)㞢(zhī)，日(rì)二(èr)已(yǐ)。不(bù)仁(rén)者(zhě)十(shí)日(rì)而(ér)知(zhī)，無(wú)休(xiū)，病(bìng)已(yǐ)止(zhǐ)。

噦(yuě)，以(yǐ)艸(cǎo)刺(cì)鼻(bí)，嚏(tì)，嚏(tì)而(ér)已(yǐ)。無(wú)息(xī)而(ér)疾(jí)迎(yíng)引(yǐn)㞢(zhī)，立(lì)已(yǐ)。大(dà)驚(jīng)㞢(zhī)，亦(yì)可(kě)已(yǐ)。

周(zhōu)痹(bì)第(dì)二(èr)十(shí)七(qī)

黃(huáng)帝(dì)問(wèn)亏(yú)岐(qí)伯(bó)曰(yuē)：周(zhōu)痹(bì)之(zhī)在(zài)身(shēn)也(yě)，上(shàng)下(xià)移(yí)徙(xǐ)隨(suí)脈(mài)，其(qí)上(shàng)下(xià)左(zuǒ)右(yòu)相(xiāng)應(yìng)，間(jiàn)不(bù)容(róng)空(kōng)，願(yuàn)聞(wén)此(cǐ)痛(tòng)，在(zài)血(xuè)脈(mài)之(zhī)中(zhōng)邪(yé)？將(jiāng)在(zài)分(fēn)肉(ròu)之(zhī)間(jiān)乎(hū)？何(hé)以(yǐ)致(zhì)是(shì)？其(qí)痛(tòng)之(zhī)移(yí)也(yě)，間(jiàn)不(bù)及(jí)下(xià)鍼(zhēn)，其(qí)慉(chù)痛(tòng)之(zhī)時(shí)，不(bù)及(jí)定(dìng)治(zhì)，而(ér)痛(tòng)已(yǐ)止(zhǐ)矣(yǐ)。何(hé)道(dào)使(shǐ)然(rán)？願(yuàn)聞(wén)其(qí)故(gù)？岐(qí)伯(bó)答(dá)曰(yuē)：此(cǐ)眾(zhòng)痹(bì)也(yě)，非(fēi)周(zhōu)痹(bì)也(yě)。黃(huáng)帝(dì)曰(yuē)：願(yuàn)聞(wén)眾(zhòng)痹(bì)。岐(qí)伯(bó)對(duì)曰(yuē)：此(cǐ)各(gè)在(zài)其(qí)處(chù)，更(gēng)發(fā)更(gēng)止(zhǐ)，更(gēng)居(jū)更(gēng)起(qǐ)，以(yǐ)右(yòu)

應左，以左應右，非能周也，更發更休也。黃帝曰：譱。刺㞢奈何？岐伯對曰：刺此者，痛雖已止，必刺其處，勿令復起。

帝曰：譱。願聞周痹何如？岐伯對曰：周痹者，在亐血脈㞢中，隨脈以上，隨脈以下，不能左右，各當其所。黃帝曰：刺㞢奈何？岐伯對曰：痛從上下者，先刺其下以遏㞢，後刺其上以脫㞢。痛從下上者，先刺其上以遏㞢，後刺其下以脫㞢。

黃(huáng)帝(dì)曰(yuē)：善(shàn)。此(cǐ)痛(tòng)安(ān)生(shēng)？何(hé)因(yīn)而(ér)有(yǒu)名(míng)？岐(qí)伯(bó)對(duì)曰(yuē)：風(fēng)寒(hán)溼(shī)气(qì)，客(kè)亐(yú)外(wài)分(fēn)肉(ròu)㞢(zhī)間(jiān)，迫(pò)切(qiè)而(ér)爲(wéi)沫(mò)，沫(mò)得(dé)寒(hán)則(zé)聚(jù)，聚(jù)則(zé)排(pái)分(fēn)肉(ròu)而(ér)分(fēn)裂(liè)也(yě)，分(fēn)裂(liè)則(zé)痛(tòng)，痛(tòng)則(zé)神(shén)歸(guī)㞢(zhī)，神(shén)歸(guī)㞢(zhī)則(zé)熱(rè)，熱(rè)則(zé)痛(tòng)解(jiě)，痛(tòng)解(jiě)則(zé)厥(jué)，厥(jué)則(zé)它(tā)痹(bì)發(fā)，發(fā)則(zé)如(rú)是(shì)。

帝(dì)曰(yuē)：善(shàn)。余(yú)已(yǐ)得(dé)其(qí)意(yì)矣(yǐ)。此(cǐ)内(nèi)不(bú)在(zài)藏(zàng)，而(ér)外(wài)未(wèi)發(fā)亐(yú)皮(pí)，獨(dú)居(jū)分(fēn)肉(ròu)㞢(zhī)間(jiān)，眞(zhēn)炁(qì)不(bù)能(néng)周(zhōu)，故(gù)命(mìng)曰(yuē)周(zhōu)痹(bì)。故(gù)刺(cì)痹(bì)者(zhě)，必(bì)先(xiān)切(qiè)循(xún)其(qí)下(xià)㞢(zhī)六(liù)經(jīng)，視(shì)其(qí)

虛(xū)實(shí)，及(jí)大(dà)絡(luò)㞢(zhī)血(xuè)結(jié)而(ér)不(bù)通(tōng)，及(jí)虛(xū)而(ér)脈(mài)陷(xiàn)空(kōng)者(zhě)而(ér)調(tiáo)㞢(zhī)，熨(yùn)而(ér)通(tōng)㞢(zhī)。其(qí)瘛(chì)堅(jiān)，轉(zhuǎn)引(yǐn)而(ér)行(xíng)㞢(zhī)。黃(huáng)帝(dì)曰(yuē)：善(shàn)。余(yú)已(yǐ)得(dé)其(qí)意(yì)矣(yǐ)，亦(yì)得(dé)其(qí)事(shì)也(yě)。九(jiǔ)者(zhě)，經(jīng)巽(xùn)㞢(zhī)理(lǐ)，十(shí)二(èr)經(jīng)脈(mài)陰(yīn)陽(yáng)㞢(zhī)病(bìng)也(yě)。

口問第二十八

kǒu wèn dì èr shí bā

黃帝閑居，辟左右而問亐岐伯曰：余已聞九鍼㞢經，論陰陽逆順，六經已畢，願得口問。

huáng dì xián jū, bì zuǒ yòu ér wèn yú qí bó yuē: yú yǐ wén jiǔ zhēn zhī jīng, lùn yīn yáng nì shùn, liù jīng yǐ bì, yuàn dé kǒu wèn.

岐伯避席再拜曰：譱乎哉問也！此先師㞢所口傳也。

qí bó bì xí zài bài yuē: shàn hū zāi wèn yě! cǐ xiān shī zhī suǒ kǒu chuán yě.

黃帝曰：願聞口傳。

huáng dì yuē: yuàn wén kǒu chuán.

岐伯答曰：夫百病㞢始生也，皆生亐風雨寒暑，陰陽喜怒，飲食居處，大驚卒恐，則血炁分離，陰陽破敗，經絡厥絕，脈道不通，陰陽相逆，衛炁稽畱，經脈虛空，血炁不次，

qí bó dá yuē: fú bǎi bìng zhī shǐ shēng yě, jiē shēng yú fēng yǔ hán shǔ, yīn yáng xǐ nù, yǐn shí jū chǔ, dà jīng cù kǒng, zé xuè qì fēn lí, yīn yáng pò bài, jīng luò jué jué, mài dào bù tōng, yīn yáng xiāng nì, wèi qì jī liú, jīng mài xū kōng, xuè qì bú zì,

乃 nǎi 失 shī 其 qí 常 cháng 。論 lùn 不 bú 在 zài 經 jīng 者 zhě ，請 qǐng 道 dào 其 qí 方 fāng 。

黃 huáng 帝 dì 曰 yuē ：人 rén 㞢 zhī 欠 qiàn 者 zhě ，何 hé 炁 qì 使 shǐ 然 rán ？岐 qí 伯 bó 答 dá 曰 yuē ：衛 wèi 炁 qì 晝 zhòu 日 rì 行 xíng 亐 yú 陽 yáng ，夜 yè 半 bàn 則 zé 行 xíng 亐 yú 陰 yīn 。陰 yīn 者 zhě 主 zhǔ 夜 yè ，夜 yè 者 zhě 臥 wò 。陽 yáng 者 zhě 主 zhǔ 上 shàng ，陰 yīn 者 zhě 主 zhǔ 下 xià 。故 gù 陰 yīn 炁 qì 積 jī 亐 yú 下 xià ，陽 yáng 炁 qì 未 wèi 盡 jìn ，陽 yáng 引 yǐn 而 ér 上 shàng ，陰 yīn 引 yǐn 而 ér 下 xià ，陰 yīn 陽 yáng 相 xiāng 引 yǐn ，故 gù 數 shuò 欠 qiàn 。陽 yáng 炁 qì 盡 jìn ，陰 yīn 炁 qì 盛 shèng ，則 zé 目 mù 瞑 míng 。陰 yīn 炁 qì 盡 jìn 而 ér 陽 yáng 炁 qì 盛 shèng ，則 zé 寤 wù 矣 yǐ 。瀉 xiè 足 zú 少 shào 陰 yīn ，補 bǔ 足 zú 太 tài 陽 yáng 。

黃 huáng 帝 dì 曰 yuē ：人 rén 㞢 zhī 噦 yuě 者 zhě ，何 hé 炁 qì 使 shǐ 然 rán ？岐 qí 伯 bó 曰 yuē ：穀 gǔ

入rù亐yú胃wèi，胃wèi炁qì上shàng注zhù亐yú肺fèi。今jīn有yǒu故gù寒hán气qì與yǔ新xīn穀gǔ炁qì，俱jù還huán入rù亐yú胃wèi，新xīn故gù相xiāng亂luàn，眞zhēn邪xié相xiāng攻gōng，炁qì竝bìng相xiāng逆nì，復fù出chū亐yú胃wèi，故gù爲wéi噦yuě。補bǔ手shǒu太tài陰yīn，瀉xiè足zú少shào陰yīn。

黄huáng帝dì曰yuē：人rén㞢zhī唏xī者zhě，何hé炁qì使shǐ然rán？歧qí伯bó曰yuē：此cǐ陰yīn炁qì盛shèng而ér陽yáng炁qì虛xū，陰yīn炁qì疾jí而ér陽yáng炁qì徐xú，陰yīn炁qì盛shèng而ér陽yáng炁qì絕jué，故gù爲wéi唏xī。補bǔ足zú太tài陽yáng，瀉xiè足zú少shào陰yīn。

黄huáng帝dì曰yuē：人rén㞢zhī振zhèn寒hán者zhě，何hé炁qì使shǐ然rán？歧qí伯bó曰yuē：寒hán气qì客kè亐yú皮pí膚fū，陰yīn炁qì盛shèng，陽yáng炁qì虛xū，故gù爲wéi振zhèn寒hán寒hán慄lì，

補(bǔ)諸(zhū)陽(yáng)。

黃(huáng)帝(dì)曰(yuē)：人(rén)㞢(zhī)噫(ài)者(zhě)，何(hé)炁(qì)使(shǐ)然(rán)？岐(qí)伯(bó)曰(yuē)：寒(hán)气(qì)客(kè)亏(yú)胃(wèi)，厥(jué)逆(nì)從(cóng)下(xià)上(shàng)散(sàn)，復(fù)出(chū)亏(yú)胃(wèi)，故(gù)爲(wéi)噫(ài)。補(bǔ)足(zú)太(tài)陰(yīn)、陽(yáng)朙(míng)，一(yì)曰(yuē)補(bǔ)眉(méi)本(běn)也(yě)。

黃(huáng)帝(dì)曰(yuē)：人(rén)㞢(zhī)嚏(tì)者(zhě)，何(hé)炁(qì)使(shǐ)然(rán)？岐(qí)伯(bó)曰(yuē)：陽(yáng)炁(qì)龢(hé)利(lì)，滿(mǎn)亏(yú)心(xīn)，出(chū)亏(yú)鼻(bí)，故(gù)爲(wéi)嚏(tì)。補(bǔ)足(zú)太(tài)陽(yáng)榮(róng)眉(méi)本(běn)。一(yì)曰(yuē)眉(méi)上(shàng)也(yě)。

黃(huáng)帝(dì)曰(yuē)：人(rén)㞢(zhī)嚲(duǒ)者(zhě)，何(hé)炁(qì)使(shǐ)然(rán)？岐(qí)伯(bó)曰(yuē)：胃(wèi)

不(bù)實(shí)則(zé)諸(zhū)脈(mài)虛(xū)；諸(zhū)脈(mài)虛(xū)則(zé)筋(jīn)脈(mài)懈(xiè)惰(duò)，筋(jīn)脈(mài)懈(xiè)惰(duò)則(zé)行(xíng)陰(yīn)用(yòng)力(lì)，炁(qì)不(bù)能(néng)復(fù)，故(gù)爲(wéi)嚲(duǒ)。因(yīn)其(qí)所(suǒ)在(zài)，補(bǔ)分(fēn)肉(ròu)間(jiān)。

黃(huáng)帝(dì)曰(yuē)：人(rén)㞢(zhī)哀(āi)而(ér)泣(qì)涕(tì)出(chū)者(zhě)，何(hé)炁(qì)使(shǐ)然(rán)？歧(qí)伯(bó)曰(yuē)：心(xīn)者(zhě)，五(wǔ)藏(zàng)六(liù)府(fǔ)㞢(zhī)主(zhǔ)也(yě)。目(mù)者(zhě)，宗(zōng)脈(mài)㞢(zhī)所(suǒ)聚(jù)也(yě)，上(shàng)液(yè)㞢(zhī)道(dào)也(yě)。口(kǒu)鼻(bí)者(zhě)，气(qì)㞢(zhī)門(mén)戶(hù)也(yě)。故(gù)悲(bēi)哀(āi)愁(chóu)憂(yōu)則(zé)動(dòng)心(xīn)，動(dòng)心(xīn)則(zé)五(wǔ)藏(zàng)六(liù)府(fǔ)皆(jiē)搖(yáo)，搖(yáo)則(zé)宗(zōng)脈(mài)感(gǎn)，宗(zōng)脈(mài)感(gǎn)則(zé)液(yè)道(dào)開(kāi)，液(yè)道(dào)開(kāi)故(gù)泣(qì)涕(tì)出(chū)焉(yān)。液(yè)者(zhě)，

所以灌精濡空竅者也，故上液之道開則泣，泣不止則液竭，液竭則精不灌，精不灌則目無所見矣，故命曰奪精。補天柱經挾頸。

黃帝曰：人之太息者，何炁使然？岐伯曰：憂思則心係急，心係急則炁道約，約則不利，故太息以伸出之，補手少陰、心主、足少陽，留之也。

黃帝曰：人之涎下者，何炁使然？岐伯曰：飮食者，皆入亏胃，胃中有熱則蟲動，蟲動則胃緩(huǎn)，胃(wèi)緩(huǎn)則(zé)廉(lián)泉(quán)開(kāi)，故(gù)涎(xián)下(xià)，補(bǔ)足(zú)少(shào)陰(yīn)。

黃(huáng)帝(dì)曰(yuē)：人(rén)㞢(zhī)耳(ěr)中(zhōng)鳴(míng)者(zhě)，何(hé)炁(qì)使(shǐ)然(rán)？岐(qí)伯(bó)曰(yuē)：耳(ěr)者(zhě)，宗(zōng)脈(mài)㞢(zhī)所(suǒ)聚(jù)也(yě)，故(gù)胃(wèi)中(zhōng)空(kōng)則(zé)宗(zōng)脈(mài)虛(xū)，虛(xū)則(zé)下(xià)溜(liú)，脈(mài)有(yǒu)所(suǒ)竭(jié)者(zhě)，故(gù)耳(ěr)鳴(míng)，補(bǔ)客(kè)主(zhǔ)人(rén)，手(shǒu)大(dà)指(zhǐ)爪(zhǎo)甲(jiǎ)上(shàng)與(yǔ)肉(ròu)交(jiāo)者(zhě)也(yě)。

黃(huáng)帝(dì)曰(yuē)：人(rén)㞢(zhī)自(zì)嚙(niè)舌(shé)者(zhě)，何(hé)炁(qì)使(shǐ)然(rán)？岐(qí)伯(bó)曰(yuē)：此(cǐ)厥(jué)逆(nì)走(zǒu)上(shàng)，脈(mài)炁(qì)輩(bèi)至(zhì)也(yě)。少(shào)陰(yīn)炁(qì)至(zhì)則(zé)嚙(niè)舌(shé)，少(shào)陽(yáng)炁(qì)至(zhì)則(zé)齧(niè)頰(jiá)，陽(yáng)朙(míng)炁(qì)至(zhì)則(zé)嚙(niè)唇(chún)矣(yǐ)。視(shì)主(zhǔ)病(bìng)者(zhě)，

則補㞢。

凡此十二邪者，皆奇邪㞢走空竅者也。故邪㞢所在，皆爲㞢間。故上炁不足，腦爲㞢不滿，耳爲㞢苦鳴，頭爲㞢苦傾，目爲㞢眩。中炁不足，溲便爲㞢變，腸爲㞢苦鳴。下炁不足，則乃爲痿厥心悗。補足外踝下留㞢。

黃帝曰：治㞢奈何？岐伯曰：腎主爲欠，取足少陰。肺主爲噦，取手太陰、足少陰。唏者，陰(yīn)盛(shèng)陽(yáng)絕(jué)，故(gù)補(bǔ)足(zú)太(tài)陽(yáng)，瀉(xiè)足(zú)少(shào)陰(yīn)。振(zhèn)寒(hán)者(zhě)，補(bǔ)諸(zhū)陽(yáng)。噫(ài)者(zhě)，補(bǔ)足(zú)太(tài)陰(yīn)、陽(yáng)朙(míng)。嚏(tì)者(zhě)，補(bǔ)足(zú)太(tài)陽(yáng)、眉(méi)本(běn)。嚲(duǒ)，因(yīn)其(qí)所(suǒ)在(zài)，補(bǔ)分(fēn)肉(ròu)間(jiān)。泣(qì)出(chū)，補(bǔ)天(tiān)柱(zhù)經(jīng)俠(jiā)頸(jǐng)，俠(jiā)頸(jǐng)者(zhě)，頭(tóu)中(zhōng)分(fēn)也(yě)。太(tài)息(xī)，補(bǔ)手(shǒu)少(shào)陰(yīn)、心(xīn)主(zhǔ)、足(zú)少(shào)陽(yáng)畱(liú)㞢(zhī)。涎(xián)下(xià)，補(bǔ)足(zú)少(shào)陰(yīn)。耳(ěr)鳴(míng)，補(bǔ)客(kè)主(zhǔ)人(rén)，手(shǒu)大(dà)指(zhǐ)爪(zhǎo)甲(jiǎ)上(shàng)與(yǔ)肉(ròu)交(jiāo)者(zhě)。自(zì)嚙(niè)舌(shé)，視(shì)主(zhǔ)病(bìng)者(zhě)，則(zé)補(bǔ)㞢(zhī)。目(mù)眩(xuàn)頭(tóu)傾(qīng)，補(bǔ)足(zú)外(wài)踝(huái)下(xià)畱(liú)㞢(zhī)。痿(wěi)厥(jué)心(xīn)悗(mèn)，刺(cì)足(zú)大(dà)趾(zhǐ)間(jiān)上(shàng)二(èr)寸(cùn)畱(liú)㞢(zhī)，一(yì)曰(yuē)足(zú)外(wài)踝(huái)下(xià)

畱 liú 㞢 zhī ○

師傳第二十九

黃帝曰：余聞先師，有所心藏，弗著亐方，余願聞而藏㞢，則而行㞢，上以治民，下以治身，使百姓橆病，上下龢親，德澤下流，子孫橆憂，傳亐後世，橆有終時，可得聞乎？岐伯曰：遠乎哉問也！夫治民與自治，治彼與治此，治小與治大，治國與治家，未有逆而能治㞢也，夫惟順而已矣。順者，非獨陰陽脈論炁㞢逆順也，百姓人民(mín)皆(jiē)欲(yù)順(shùn)其(qí)志(zhì)也(yě)。

黃(huáng)帝(dì)曰(yuē)：順(shùn)之(zhī)奈(nài)何(hé)？歧(qí)伯(bó)曰(yuē)：入(rù)國(guó)問(wèn)俗(sú)，入(rù)家(jiā)問(wèn)諱(huì)，上(shàng)堂(táng)問(wèn)禮(lǐ)，臨(lín)病(bìng)人(rén)問(wèn)所(suǒ)便(pián)。黃(huáng)帝(dì)曰(yuē)：便(pián)病(bìng)人(rén)奈(nài)何(hé)？歧(qí)伯(bó)曰(yuē)：夫(fú)中(zhōng)熱(rè)消(xiāo)癉(dān)，則(zé)便(pián)寒(hán)，寒(hán)中(zhōng)之(zhī)屬(shǔ)則(zé)便(pián)熱(rè)。胃(wèi)中(zhōng)熱(rè)則(zé)消(xiāo)穀(gǔ)，令(lìng)人(rén)懸(xuán)心(xīn)善(shàn)飢(jī)。臍(qí)以(yǐ)上(shàng)皮(pí)熱(rè)，腸(cháng)中(zhōng)熱(rè)，則(zé)出(chū)黃(huáng)如(rú)糜(mí)。臍(qí)以(yǐ)下(xià)皮(pí)寒(hán)，胃(wèi)中(zhōng)寒(hán)，則(zé)腹(fù)脹(zhàng)。腸(cháng)中(zhōng)寒(hán)，則(zé)腸(cháng)鳴(míng)飧(sūn)泄(xiè)。胃(wèi)中(zhōng)寒(hán)，腸(cháng)中(zhōng)熱(rè)，則(zé)脹(zhàng)而(ér)且(qiě)泄(xiè)。胃(wèi)中(zhōng)熱(rè)，腸(cháng)中(zhōng)寒(hán)，則(zé)疾(jí)飢(jī)，

小腹痛脹。
xiǎo fù tòng zhàng

黃帝曰：胃欲寒飲，腸欲熱飲，兩者相逆，
huáng dì yuē wèi yù hán yǐn cháng yù rè yǐn liǎng zhě xiāng nì

便之奈何？且夫王公大人、血食之君，驕恣從欲，
pián zhī nài hé qiě fú wáng gōng dà rén xuè shí zhī jūn jiāo zì zòng yù

輕人而無能禁之，禁之則逆其志，順之則加其病，
qīng rén ér wú néng jìn zhī jìn zhī zé nì qí zhì shùn zhī zé jiā qí bìng

便之奈何？治之何先？岐伯曰：人之情，莫不惡
pián zhī nài hé zhì zhī hé xiān qí bó yuē rén zhī qíng mò bù wù

死而樂生，告之以其敗，語之以其善，導之以其
sǐ ér yào shēng gào zhī yǐ qí bài yù zhī yǐ qí shàn dǎo zhī yǐ qí

所便，開之以其所苦，雖有無道之人，惡有不聽
suǒ pián kāi zhī yǐ qí suǒ kǔ suī yǒu wú dào zhī rén wū yǒu bù tīng

者乎？
zhě hū

黃帝曰：治㞢奈何？歧伯曰：萅夓先治其標，後治其本。穐冬先治其本，後治其標。黃帝曰：便其相逆者奈何？歧伯曰：便此者，食酓衣服，亦欲適寒溫，寒橆悽滄，暑橆汗出。食酓者，熱橆灼灼，寒橆滄滄。寒溫中適，故炁將持，乃不致邪僻也。

黃帝曰：本藏以身形肢節䐃肉，候五藏六府㞢小大焉。今夫王公大人，臨朝卽位㞢君而問焉，誰可捫循㞢而後答乎？岐伯曰：身形支節者，藏府㞢蓋也，非面部㞢閱也。黃帝曰：五藏㞢炁，閱亐面者，余已知㞢矣，以支節知而閱㞢奈何？岐伯曰：五藏六府者，肺爲㞢蓋，巨肩陷，嚥喉見其外。黃帝曰：善。岐伯曰：五藏六府，心爲㞢主，缺盆爲㞢道，䯏骨有餘，以候𩩲骬。黃帝曰：善。岐伯曰：肝者主爲將，使㞢候外，欲知堅固，視目小大。黃帝曰：善。岐伯曰：脾者主爲衛，使之迎糧，視脣舌好惡，以知吉凶。黃帝曰：善。岐伯曰：腎者主爲外，使之遠聽，視耳好惡，以知其性。黃帝曰：善。願聞六府之候。

岐伯曰：六府者，胃爲之海，廣骸、頸張，五穀乃容。鼻隧以長，以候大腸。脣厚、人中長，以候小腸。目下果大，其膽乃橫。鼻孔在外，膀胱漏泄。鼻柱中央起，三焦乃約，此所以候六府者也。上下三等，藏安且良矣。

決jué炁qì第dì三sān十shí

黃huáng帝dì曰yuē：余yú聞wén人rén有yǒu精jīng、炁qì、津jīn、液yè、血xuè、脈mài，余yú意yì以yǐ爲wéi一yí炁qì耳ěr，今jīn乃nǎi辨biàn爲wéi六liù名míng，余yú不bù知zhī其qí所suǒ以yǐ然rán。歧qí伯bó曰yuē：兩liǎng神shén相xiāng搏bó，合hé而ér成chéng形xíng，常cháng先xiān身shēn生shēng，是shì謂wèi精jīng。

何hé謂wèi炁qì？歧qí伯bó曰yuē：上shàng焦jiāo開kāi發fā，宣xuān五wǔ穀gǔ味wèi，熏xūn膚fū、充chōng身shēn、澤zé毛máo，若ruò霧wù露lù㞢zhī漑gài，是shì謂wèi炁qì。

何hé謂wèi津jīn？歧qí伯bó曰yuē：腠còu理lǐ發fā泄xiè，汗hàn出chū溱zhēn溱zhēn，是shì

謂(wèi)津(jīn)。

何(hé)謂(wèi)液(yè)？岐(qí)伯(bó)曰(yuē)：穀(gǔ)入(rù)炁(qì)滿(mǎn)，淖(nào)澤(zé)，注(zhù)亐(yú)骨(gǔ)，骨(gǔ)屬(zhǔ)屈(qū)伸(shēn)，洩(xiè)澤(zé)補(bǔ)益(yì)腦(nǎo)髓(suǐ)，皮(pí)膚(fū)潤(rùn)澤(zé)，是(shì)謂(wèi)液(yè)。

何(hé)謂(wèi)血(xuè)？岐(qí)伯(bó)曰(yuē)：中(zhōng)焦(jiāo)受(shòu)炁(qì)，取(qǔ)汁(zhī)變(biàn)化(huà)而(ér)赤(chì)，是(shì)謂(wèi)血(xuè)。

何(hé)謂(wèi)脈(mài)？岐(qí)伯(bó)曰(yuē)：壅(yōng)遏(è)營(yíng)炁(qì)，令(lìng)無(wú)所(suǒ)避(bì)，是(shì)謂(wèi)脈(mài)。

黃(huáng)帝(dì)曰(yuē)：六(liù)炁(qì)者(zhě)，有(yǒu)餘(yú)不(bù)足(zú)，炁(qì)㞢(zhī)多(duō)少(shǎo)，腦(nǎo)

髓㞢虛實，血脈㞢清濁，何以知㞢？歧伯曰：精脫者，耳聾。炁脫者，目不明。津脫者，腠理開，汗大泄。液脫者，骨屬屈伸不利，色夭，腦髓消，脛痠，耳數鳴。血脫者，色白，夭然不澤。脈脫者，其脈空虛。此其候也。

suǐ zhī xū shí, xuè mài zhī qīng zhuó, hé yǐ zhī zhī? qí bó yuē: jīng tuō zhě, ěr lóng. qì tuō zhě, mù bù míng. jīn tuō zhě, còu lǐ kāi, hàn dà xiè. yè tuō zhě, gǔ zhǔ qū shēn bú lì, sè yāo, nǎo suǐ xiāo, jìng suān, ěr shuò míng. xuè tuō zhě, sè bái, yāo rán bù zé. mài tuō zhě, qí mài kōng xū. cǐ qí hòu yě.

黃帝曰：六炁者，貴賤何如？歧伯曰：六炁者，各有部主也，其貴賤善惡，可爲常主，然五穀與胃爲大海也。

huáng dì yuē: liù qì zhě, guì jiàn hé rú? qí bó yuē: liù qì zhě, gè yǒu bù zhǔ yě, qí guì jiàn shàn è, kě wéi cháng zhǔ, rán wǔ gǔ yǔ wèi wéi dà hǎi yě.

腸胃第三十一

黃帝問亐伯高曰：余願聞六府傳穀者，腸胃㞢小大短長，受穀㞢多少，奈何？伯高曰：請盡言㞢，穀所從出入淺深遠近長短㞢度。脣至齒長九分，口廣二寸半。齒以後至會厭，深三寸半，大容五合。舌重十兩，長七寸，廣二寸半。嚥門重十兩，廣一寸半，至胃長一尺六寸。胃紆曲，屈伸㞢，長二尺六寸，大一尺五寸，徑五寸，大

容三斗五升。小腸後附脊，左環囘周疊積，其注
róng sān dǒu wǔ shēng xiǎo cháng hòu fù jǐ zuǒ huán huí zhōu dié jī qí zhù

亐囘腸者，外附亐臍上。囘運環反十六曲，大二
yú huí cháng zhě wài fù yú qí shàng huí yùn huán fǎn shí liù qū dà èr

寸半，徑八分分㞢少半，長三丈二尺。囘腸當臍，
cùn bàn jìng bā fēn fèn zhī shǎo bàn cháng sān zhàng èr chǐ huí cháng dāng qí

右環囘周叶脊而下，囘運環反十六曲，大四寸，
yòu huán huí zhōu xié jǐ ér xià huí yùn huán fǎn shí liù qū dà sì cùn

徑一寸寸㞢少半，長二丈一尺。廣腸傅脊，以受
jìng yí cùn cùn zhī shǎo bàn cháng èr zhàng yì chǐ guǎng cháng fù jǐ yǐ shòu

囘腸，左環叶脊，上下辟，大八寸，徑二寸寸㞢
huí cháng zuǒ huán xié jǐ shàng xià bì dà bā cùn jìng èr cùn cùn zhī

大半，長二尺八寸。腸胃所入至所出，長六丈四
dà bàn cháng èr chǐ bā cùn cháng wèi suǒ rù zhì suǒ chū cháng liù zhàng sì

寸四分，囘曲環反，三十二曲也。
cùn sì fēn huí qū huán fǎn sān shí èr qū yě

平人絕穀第三十二

黃帝曰：願聞人㞢不食，七日而死何也？伯高曰：臣請言其故。胃大一尺五寸，徑五寸，長二尺六寸，橫屈受水穀三斗五升，其中㞢穀常留二斗，水一斗五升而滿，上焦泄氣，出其精微，慓悍滑疾。下焦下溉諸腸。

小腸大二寸半，徑八分分㞢少半，長三丈二尺，受穀二斗四升，水六升三合合㞢大半。回腸大(dà)四(sì)寸(cùn)，徑(jìng)一(yí)寸(cùn)寸(cùn)之(zhī)少(shǎo)半(bàn)，長(cháng)二(èr)丈(zhàng)一(yì)尺(chǐ)，受(shòu)穀(gǔ)一(yì)斗(dǒu)，水(shuǐ)七(qī)升(shēng)半(bàn)。廣(guǎng)腸(cháng)大(dà)八(bā)寸(cùn)，徑(jìng)二(èr)寸(cùn)寸(cùn)之(zhī)大(dà)半(bàn)，長(cháng)二(èr)尺(chǐ)八(bā)寸(cùn)，受(shòu)穀(gǔ)九(jiǔ)升(shēng)三(sān)合(gě)八(bā)分(fēn)合(gě)之(zhī)一(yī)。腸(cháng)胃(wèi)之(zhī)長(cháng)，凡(fán)五(wǔ)丈(zhàng)八(bā)尺(chǐ)四(sì)寸(cùn)，受(shòu)水(shuǐ)穀(gǔ)九(jiǔ)斗(dǒu)二(èr)升(shēng)一(yì)合(gě)合(gě)之(zhī)大(dà)半(bàn)，此(cǐ)腸(cháng)胃(wèi)所(suǒ)受(shòu)水(shuǐ)穀(gǔ)之(zhī)數(shù)也(yě)。

平(píng)人(rén)則(zé)不(bù)然(rán)，胃(wèi)滿(mǎn)則(zé)腸(cháng)虛(xū)，腸(cháng)滿(mǎn)則(zé)胃(wèi)虛(xū)，更(gēng)虛(xū)更(gēng)滿(mǎn)，故(gù)炁(qì)得(dé)上(shàng)下(xià)，五(wǔ)藏(zàng)安(ān)定(dìng)，血(xuè)脈(mài)龢(hé)利(lì)，精(jīng)神(shen)乃(nǎi)居(jū)。故(gù)神(shén)者(zhě)，水(shuǐ)穀(gǔ)之(zhī)精(jīng)炁(qì)也(yě)。故(gù)腸(cháng)胃(wèi)之(zhī)中(zhōng)，

當留穀二斗，水一斗五升。故平人日再後，後二升半，一日中五升，七日五七三斗五升，而留水穀盡矣。故平人不食飲七日而死者，水穀精炁津液皆盡故也。

海hǎi論lùn第dì三sān十shí三sān

黃huáng帝dì問wèn于yú岐qí伯bó曰yuē：余yú聞wén刺cì灋fǎ于yú夫fū子zǐ，夫fū子zǐ之zhī所suǒ言yán，不bù離lí于yú營yíng衛wèi血xuè炁qì。夫fú十shí二èr經jīng脈mài者zhě，内nèi屬zhǔ于yú府fǔ藏zàng，外wài絡luò于yú肢zhī節jié，夫fū子zǐ乃nǎi合hé之zhī于yú四sì海hǎi乎hū？岐qí伯bó答dá曰yuē：人rén亦yì有yǒu四sì海hǎi，十shí二èr經jīng水shuǐ。經jīng水shuǐ者zhě，皆jiē注zhù于yú海hǎi，海hǎi有yǒu東dōng西xī南nán北běi，命mìng曰yuē四sì海hǎi。黃huáng帝dì曰yuē：以yǐ人rén應yìng之zhī奈nài何hé？岐qí伯bó曰yuē：人rén有yǒu髓suǐ海hǎi，有yǒu血xuè海hǎi，有yǒu炁qì海hǎi，有yǒu水shuǐ穀gǔ之zhī海hǎi，凡fán此cǐ四sì者zhě，以yǐ應yìng四sì海hǎi也yě。

黃帝曰：遠乎哉，夫子㞢合人天墬四海也，

願聞應㞢奈何？岐伯曰：必先朙知陰陽表裏滎腧

所在，四海定矣。

黃帝曰：定㞢奈何？岐伯曰：胃者水穀㞢海，

其輸上在炁衝，下至三里。沖脈者，爲十二經㞢

海，其輸上在亐大杼，下出亐巨虛㞢上下廉。膻

中者，爲炁㞢海，其輸上在亐柱骨㞢上下，前在

亐人迎。腦爲髓㞢海，其輸上在亐其蓋，下在風

府。

黃帝曰：凡此四海者，何利何害？何生何敗？

岐伯曰：得順者生，得逆者敗。知調者利，不知調者害。

黃帝曰：四海㞢逆順奈何？岐伯曰：炁海有餘者，炁滿胸中，悗息面赤。炁海不足，則炁少不足以言。血海有餘，則常想其身大，怫然不知其所病。血海不足，亦常想其身小，狹然不知其所病。水穀之海有餘，則腹滿。水穀之海不足，則飢不受穀食。髓海有餘，則輕勁多力，自過其度。髓海不足，則腦轉耳鳴，脛痠眩冒，目無所見，懈怠安臥。

黃帝曰：余已聞逆順，調之奈何？岐伯曰：審守其輸而調其虛實，無犯其害，順者得復，逆者必敗。黃帝曰：善。

五亂第三十四

黃帝曰：經脈十二者，別爲五行，分爲四時，何失而亂？何得而治？岐伯曰：五行有序，四時有分，相順則治，相逆則亂。

黃帝曰：何謂相順而治？岐伯曰：經脈十二者，以應十二月。十二月者，分爲四時。四時者，萅穐冬夓，其炁各異，營衛相隨，陰陽已龢，清濁不相干，如是則順㞢而治。

黄帝曰：何謂逆而亂？歧伯曰：清炁在陰，濁氣在陽，營炁順脈，衛炁逆行，清濁相干，亂亏胷中，是謂大悗。

故炁亂亏心，則煩心密默，俛首靜伏。亂亏肺，則俛仰喘喝，接手以呼。亂亏腸胃，則爲霍亂。亂亏臂脛，則爲四厥。亂亏頭，則爲厥逆，頭重眩仆。

黄帝曰：五亂者，刺㞢有道乎？歧伯曰：有

道以來，有道以厺，審知其道，是謂身寶。

黃帝曰：譱。願聞其道。歧伯曰：炁在亐心者，取㞢手少陰、心主㞢輸。炁在亐肺者，取㞢手太陰滎、足少陰輸。炁在亐腸胃者，取㞢足太陰、陽眀，不下者，取㞢三里。炁在亐頭者，取㞢天柱、大杼，不知，取足太陽滎、輸。炁在亐臂足，取㞢先厺血脈，後取其陽眀、少陽㞢滎、輸。

黃(huáng)帝(dì)曰(yuē)：補(bǔ)瀉(xiè)奈(nài)何(hé)？歧(qí)伯(bó)曰(yuē)：徐(xú)入(rù)徐(xú)出(chū)，謂(wèi)㞢(zhī)導(dǎo)炁(qì)，補(bǔ)瀉(xiè)無(wú)形(xíng)，謂(wèi)㞢(zhī)固(gù)精(jīng)，是(shì)非(fēi)有(yǒu)餘(yú)不(bù)足(zú)也(yě)，亂(luàn)炁(qì)㞢(zhī)相(xiāng)逆(nì)也(yě)。黃(huáng)帝(dì)曰(yuē)：允(yǔn)乎(hū)哉(zāi)道(dào)！朙(míng)乎(hū)哉(zāi)論(lùn)！請(qǐng)著(zhù)㞢(zhī)玉(yù)版(bǎn)，命(mìng)曰(yuē)《治(zhì)亂(luàn)》也(yě)。

脹(zhàng)論(lùn)第(dì)三(sān)十(shí)五(wǔ)

黃(huáng)帝(dì)曰(yuē)：脈(mài)之(zhī)應(yìng)于(yú)寸(cùn)，如(rú)何(hé)而(ér)脹(zhàng)？岐(qí)伯(bó)曰(yuē)：其(qí)脈(mài)大(dà)堅(jiān)以(yǐ)濇(sè)者(zhě)，脹(zhàng)也(yě)。黃(huáng)帝(dì)曰(yuē)：何(hé)以(yǐ)知(zhī)藏(zàng)府(fǔ)之(zhī)脹(zhàng)也(yě)。岐(qí)伯(bó)曰(yuē)：陰(yīn)爲(wéi)藏(zàng)，陽(yáng)爲(wéi)府(fǔ)。黃(huáng)帝(dì)曰(yuē)：夫(fú)炁(qì)之(zhī)令(lìng)人(rén)脹(zhàng)也(yě)，在(zài)于(yú)血(xuè)脈(mài)之(zhī)中(zhōng)耶(yé)，藏(zàng)府(fǔ)之(zhī)內(nèi)乎(hū)？岐(qí)伯(bó)曰(yuē)：三(sān)者(zhě)皆(jiē)存(cún)焉(yān)，然(rán)非(fēi)脹(zhàng)之(zhī)舍(shè)也(yě)。黃(huáng)帝(dì)曰(yuē)：願(yuàn)聞(wén)脹(zhàng)之(zhī)舍(shè)。岐(qí)伯(bó)曰(yuē)：夫(fú)脹(zhàng)者(zhě)，皆(jiē)在(zài)于(yú)藏(zàng)府(fǔ)之(zhī)外(wài)，排(pái)藏(zàng)府(fǔ)而(ér)郭(kuò)胸(xiōng)脅(xié)，脹(zhàng)皮(pí)膚(fū)，故(gù)命(mìng)曰(yuē)脹(zhàng)。

黃帝曰：藏府㞢在胷脅腹裏㞢內也，若匣匱㞢藏禁器也，各有次舍，異名而同處，一域㞢中，其炁各異，願聞其故。黃帝曰：未解其意，再問。岐伯曰：夫胷腹者，藏府㞢郭也。膻中者，心主㞢宮城也。胃者，太倉也。嚥喉小腸者，傳送也。五竅者，閭裏門戶也。廉泉玉英者，津液㞢道也。故五藏六府者，各有畔界，其病各有形狀。營炁循脈，衛炁逆爲脈脹。衛炁竝脈循分爲膚脹。三里(lǐ)而(ér)瀉(xiè)，近(jìn)者(zhě)一(yí)下(xià)，遠(yuǎn)者(zhě)三(sān)下(xià)，無(wú)問(wèn)虛(xū)實(shí)，工(gōng)在(zài)疾(jí)瀉(xiè)。

黃(huáng)帝(dì)曰(yuē)：願(yuàn)聞(wén)脹(zhàng)形(xíng)。岐(qí)伯(bó)曰(yuē)：夫(fú)心(xīn)脹(zhàng)者(zhě)煩(fán)心(xīn)短(duǎn)气(qì)，臥(wò)不(bù)安(ān)。肺(fèi)脹(zhàng)者(zhě)，虛(xū)滿(mǎn)而(ér)喘(chuǎn)欬(ké)。肝(gān)脹(zhàng)者(zhě)，脅(xié)下(xià)滿(mǎn)而(ér)痛(tòng)引(yǐn)小(xiǎo)腹(fù)。脾(pí)脹(zhàng)者(zhě)，善(shàn)噦(yuě)，四(sì)肢(zhī)煩(fán)悗(mèn)，體(tǐ)重(zhòng)不(bù)能(néng)勝(shèng)衣(yī)，臥(wò)不(bù)安(ān)。腎(shèn)脹(zhàng)者(zhě)，腹(fù)滿(mǎn)引(yǐn)背(bèi)怏(yàng)怏(yàng)然(rán)，腰(yāo)髀(bì)痛(tòng)。六(liù)府(fǔ)脹(zhàng)，胃(wèi)脹(zhàng)者(zhě)，腹(fù)滿(mǎn)，胃(wèi)脘(wǎn)痛(tòng)，鼻(bí)聞(wén)焦(jiāo)臭(xiù)，妨(fáng)亐(yú)食(shí)，大(dà)便(biàn)難(nán)。大(dà)腸(cháng)脹(zhàng)者(zhě)，腸(cháng)鳴(míng)而(ér)

痛(tòng)濯(zhuó)濯(zhuó)，冬(dōng)日(rì)重(chóng)感(gǎn)亏(yú)寒(hán)，則(zé)飧(sūn)泄(xiè)不(bú)化(huà)。小(xiǎo)腸(cháng)脹(zhàng)者(zhě)，少(shào)腹(fù)䐜(chēn)脹(zhàng)，引(yǐn)腰(yāo)而(ér)痛(tòng)。膀(páng)胱(guāng)脹(zhàng)者(zhě)，少(shào)腹(fù)滿(mǎn)而(ér)炁(qì)癃(lóng)。三(sān)焦(jiāo)脹(zhàng)者(zhě)，炁(qì)滿(mǎn)亏(yú)皮(pí)膚(fū)中(zhōng)，輕(qīng)輕(qīng)然(rán)而(ér)不(bù)堅(jiān)。膽(dǎn)脹(zhàng)者(zhě)，脅(xié)下(xià)痛(tòng)脹(zhàng)，口(kǒu)中(zhōng)苦(kǔ)，譱(shàn)太(tài)息(xī)。凡(fán)此(cǐ)諸(zhū)脹(zhàng)者(zhě)，其(qí)道(dào)在(zài)一(yī)，明(míng)知(zhī)逆(nì)順(shùn)，鍼(zhēn)數(shù)不(bù)失(shī)，瀉(xiè)虛(xū)補(bǔ)實(shí)，神(shén)厺(qù)其(qí)室(shì)，致(zhì)邪(xié)失(shī)正(zhèng)，眞(zhēn)不(bù)可(kě)定(dìng)，粗(cū)㞢(zhī)所(suǒ)敗(bài)，謂(wèi)㞢(zhī)夭(yāo)命(mìng)。補(bǔ)虛(xū)瀉(xiè)實(shí)，神(shén)歸(guī)其(qí)室(shì)，久(jiǔ)塞(sè)其(qí)空(kōng)，謂(wèi)㞢(zhī)良(liáng)工(gōng)。

黄(huáng)帝(dì)曰(yuē)：脹(zhàng)者(zhě)焉(yān)生(shēng)？何(hé)因(yīn)而(ér)有(yǒu)？歧(qí)伯(bó)曰(yuē)：衛(wèi)炁(qì)㞢(zhī)在(zài)身(shēn)也(yě)，常(cháng)然(rán)竝(bìng)脈(mài)，循(xún)分(fēn)肉(ròu)，行(xíng)有(yǒu)逆(nì)順(shùn)，陰(yīn)陽(yáng)相(xiāng)隨(suí)，乃(nǎi)得(dé)天(tiān)龢(hé)，五(wǔ)藏(zàng)更(gēng)始(shǐ)，四(sì)時(shí)循(xún)序(xù)，五(wǔ)穀(gǔ)乃(nǎi)化(huà)。然(rán)後(hòu)厥(jué)炁(qì)在(zài)下(xià)，營(yíng)衛(wèi)畱(liú)止(zhǐ)，寒(hán)气(qì)逆(nì)上(shàng)，眞(zhēn)邪(xié)相(xiāng)攻(gōng)，兩(liǎng)炁(qì)相(xiāng)搏(bó)，乃(nǎi)合(hé)爲(wéi)脹(zhàng)也(yě)。黄(huáng)帝(dì)曰(yuē)：善(shàn)。何(hé)以(yǐ)解(jiě)惑(huò)？歧(qí)伯(bó)曰(yuē)：合(hé)㞢(zhī)亏(yú)眞(zhēn)，三(sān)合(hé)而(ér)得(dé)。帝(dì)曰(yuē)：善(shàn)。

黄(huáng)帝(dì)問(wèn)亏(yú)歧(qí)伯(bó)曰(yuē)：脹(zhàng)論(lùn)言(yán)：無(wú)問(wèn)虛(xū)實(shí)，工(gōng)在(zài)

疾瀉，近者一下，遠者三下，今有其三而不下者，其過焉在？岐伯對曰：此言陷于肉肓而中炁穴者也。不中炁穴，則炁內閉，鍼不陷肓，則炁不行，上越中肉，則衛炁相亂，陰陽相逐。其于脹也，當瀉不瀉，炁故不下，三而不下，必更其道，炁下乃止，不下復始，可以萬全，烏有殆者乎？其于脹也，必審其胗，當瀉則瀉，當補則補，如鼓應桴，惡有不下者乎？

五(wǔ)癃(lóng)津(jīn)液(yè)別(bié)第(dì)三(sān)十(shí)六(liù)

黃(huáng)帝(dì)問(wèn)亐(yú)岐(qí)伯(bó)曰(yuē)：水(shuǐ)穀(gǔ)入(rù)亐(yú)口(kǒu)，輸(shū)亐(yú)腸(cháng)胃(wèi)，其(qí)液(yè)別(bié)爲(wéi)五(wǔ)，天(tiān)寒(hán)衣(yī)薄(bó)，則(zé)爲(wéi)溺(niào)與(yǔ)炁(qì)，天(tiān)熱(rè)衣(yī)厚(hòu)則(zé)爲(wéi)汗(hàn)，悲(bēi)哀(āi)炁(qì)竝(bìng)，則(zé)爲(wéi)泣(qì)，中(zhōng)熱(rè)胃(wèi)緩(huǎn)則(zé)爲(wéi)唾(tuò)。邪(xié)氣(qì)內(nèi)逆(nì)，則(zé)炁(qì)爲(wéi)㞢(zhī)閉(bì)塞(sè)而(ér)不(bù)行(xíng)，不(bù)行(xíng)則(zé)爲(wéi)水(shuǐ)脹(zhàng)。余(yú)知(zhī)其(qí)然(rán)也(yě)，不(bù)知(zhī)其(qí)何(hé)由(yóu)生(shēng)，願(yuàn)聞(wén)其(qí)道(dào)。

岐(qí)伯(bó)曰(yuē)：水(shuǐ)穀(gǔ)皆(jiē)入(rù)亐(yú)口(kǒu)，其(qí)味(wèi)有(yǒu)五(wǔ)，各(gè)注(zhù)其(qí)海(hǎi)。津(jīn)液(yè)各(gè)走(zǒu)其(qí)道(dào)，故(gù)三(sān)焦(jiāo)出(chū)炁(qì)，以(yǐ)溫(wēn)肌(jī)肉(ròu)，充(chōng)

皮(pí)膚(fū)，爲(wéi)其(qí)津(jīn)，其(qí)流(liú)而(ér)不(bù)行(xíng)者(zhě)爲(wéi)液(yè)。天(tiān)暑(shǔ)衣(yī)厚(hòu)則(zé)腠(còu)理(lǐ)開(kāi)，故(gù)汗(hàn)出(chū)，寒(hán)留(liú)亐(yú)分(fēn)肉(ròu)㞢(zhī)閒(jiān)，聚(jù)沫(mèi)則(zé)爲(wéi)痛(tòng)。天(tiān)寒(hán)則(zé)腠(còu)理(lǐ)閉(bì)，炁(qì)溼(shī)不(bù)行(xíng)，水(shuǐ)下(xià)留(liú)亐(yú)膀(páng)胱(guāng)，則(zé)爲(wéi)溺(niào)與(yǔ)炁(qì)。五(wǔ)藏(zàng)六(liù)府(fǔ)，心(xīn)爲(wéi)㞢(zhī)主(zhǔ)，耳(ěr)爲(wéi)㞢(zhī)聽(tīng)，目(mù)爲(wéi)㞢(zhī)候(hòu)，肺(fèi)爲(wéi)㞢(zhī)相(xiàng)，肝(gān)爲(wéi)㞢(zhī)將(jiàng)，脾(pí)爲(wéi)㞢(zhī)衛(wèi)，腎(shèn)爲(wéi)㞢(zhī)主(zhǔ)外(wài)。故(gù)五(wǔ)藏(zàng)六(liù)府(fǔ)㞢(zhī)津(jīn)液(yè)，盡(jìn)上(shàng)滲(shèn)亐(yú)目(mù)。心(xīn)悲(bēi)炁(qì)竝(bìng)，則(zé)心(xīn)係(xì)急(jí)，心(xīn)係(xì)急(jí)則(zé)肺(fèi)舉(jǔ)，肺(fèi)舉(jǔ)則(zé)液(yè)上(shàng)溢(yì)。夫(fú)心(xīn)係(xì)與(jǔ)肺(fèi)，不(bù)能(néng)常(cháng)舉(jǔ)，乍(zhà)上(shàng)乍(zhà)下(xià)，故(gù)欬(ké)而(ér)泣(qì)出(chū)

矣。中熱則胃中消穀，消穀則蟲上下作。腸胃充郭，故胃緩，胃緩則炁逆，故唾出。

五穀㞢津液，龢合而爲膏者，内滲入亐骨空，補益腦髓，而下流亐陰股。陰陽不龢，則使液溢而下流亐陰，髓液皆減而下，下過度則虛，虛故腰背痛而脛痠。陰陽炁道不通，四海閉塞，三焦不瀉，津液不化，水穀竝行腸胃㞢中，別亐囘腸，留亐下焦，不得滲膀胱，則下焦脹，水溢則爲水胀zhàng，此cǐ津jīn液yè五wǔ别bié之zhī逆nì顺shùn也yě。

五閱五使第三十七

黃帝問亐岐伯曰：余聞刺有五官五閱，以觀五炁。五炁者，五藏㞢使也，五時㞢副也。願聞其五使當安出？岐伯曰：五官者，五藏㞢閱也。黃帝曰：願聞其所出，令可爲常。岐伯曰：脈出亐炁口，色見亐朙堂，五色更出，以應五時，各如其常，經炁入藏，必當治裏。

帝曰：善。五色獨決亐朙堂乎？岐伯曰：五

官已辨，闕庭必張，乃立朙堂，朙堂廣大，蕃蔽見外，方壁高基，引垂居外，五色乃治，平博廣大，壽中百歲，見此者，刺㞢必已，如是㞢人者，血炁有餘，肌肉堅致，故可苦以鍼。

黃帝曰：願聞五官。岐伯曰：鼻者，肺㞢官也。目者，肝㞢官也。口脣者，脾㞢官也。舌者，心㞢官也。耳者，腎㞢官也。黃帝曰：以官何候？岐伯曰：以候五藏。故肺病者，喘息鼻脹。肝病者，眥青。脾病者，唇黃。心病者，舌卷短，顴赤。腎病者，顴與顏黑。

黃帝曰：五脈安出，五色安見，其常色殆者如何？歧伯曰：五官不辨，闕庭不張，小其朙堂，蕃蔽不見，又埤其牆，牆下橆基，垂角厺外。如是者，雖平常殆，況加疾哉？

黃帝曰：五色㞢見亐朙堂，以觀五藏㞢炁，左右高下，各有形乎？歧伯曰：藏府㞢在中也，各(gè)以(yǐ)次(zì)舍(shè)，左(zuǒ)右(yòu)上(shàng)下(xià)，各(gè)如(rú)其(qí)度(dù)也(yě)。

逆(nì)順(shùn)肥(féi)瘦(shòu)第(dì)三(sān)十(shí)八(bā)

黃(huáng)帝(dì)問(wèn)亐(yú)岐(qí)伯(bó)曰(yuē)：余(yú)聞(wén)鍼(zhēn)道(dào)亐(yú)夫(fū)子(zǐ)，衆(zhòng)多(duō)畢(bì)悉(xī)矣(yǐ)。夫(fū)子(zǐ)㞢(zhī)道(dào)，應(yìng)若(ruò)失(shī)而(ér)據(jù)，未(wèi)有(yǒu)堅(jiān)然(rán)者(zhě)也(yě)。夫(fū)子(zǐ)㞢(zhī)問(wèn)學(xué)孰(shú)乎(hū)？將(jiāng)審(shěn)察(chá)亐(yú)物(wù)而(ér)心(xīn)生(shēng)㞢(zhī)乎(hū)？岐(qí)伯(bó)曰(yuē)：聖(shèng)人(rén)㞢(zhī)爲(wéi)道(dào)者(zhě)，上(shàng)合(hé)亐(yú)天(tiān)，下(xià)合(hé)亐(yú)墬(dì)，中(zhōng)合(hé)亐(yú)人(rén)事(shì)，必(bì)有(yǒu)朙(míng)灋(fǎ)以(yǐ)起(qǐ)度(dù)數(shù)，灋(fǎ)式(shì)檢(jiǎn)押(xiá)，乃(nǎi)後(hòu)可(kě)傳(chuán)焉(yān)。故(gù)匠(jiàng)人(rén)不(bù)能(néng)釋(shì)尺(chǐ)寸(cùn)而(ér)意(yì)短(duǎn)長(cháng)，廢(fèi)繩(shéng)墨(mò)而(ér)起(qǐ)平(píng)水(shuǐ)也(yě)，工(gōng)人(rén)不(bù)能(néng)置(zhì)規(guī)而(ér)爲(wéi)圓(yuán)，厺(qù)矩(jǔ)而(ér)爲(wéi)方(fāng)。知(zhī)

用此者，固自然㞢物，易用㞢教，逆順㞢常也。

黃帝曰：願聞自然奈何？岐伯曰：臨深決水，不用功力，而水可竭也。循掘決沖，而經可通也。此言炁㞢滑濇，血水清濁，行㞢逆順也。

黃帝曰：願聞人㞢白黑肥瘦小長，各有數乎？岐伯曰：秊質壯大，血炁充盈，膚革堅固，因加以邪，刺此者，深而畱㞢，此肥人也。廣肩腋項，肉薄厚皮而黑色，脣臨臨然，其血黑以濁，其氣

濇以遲。其爲人也，貪于取與，刺此者，深而畱
sè yǐ chí. qí wéi rén yě, tān yú qǔ yǔ, cì cǐ zhě, shēn ér liú

㞢，多益其數也。
zhī, duō yì qí shù yě.

黃帝曰：刺瘦人奈何？歧伯曰：瘦人者，皮
huáng dì yuē: cì shòu rén nài hé? qí bó yuē: shòu rén zhě, pí

薄色少，肉廉廉然，薄唇輕言，其血清氣滑，易
bó sè shǎo, ròu lián lián rán, bó chún qīng yán, qí xuè qīng qì huá, yì

脫于炁，易損于血，刺此者，淺而疾㞢。
tuō yú qì, yì sǔn yú xuè, cì cǐ zhě, qiǎn ér jí zhī.

黃帝曰：刺常人奈何？歧伯曰：視其白黑，
huáng dì yuē: cì cháng rén nài hé? qí bó yuē: shì qí bái hēi,

各爲調㞢，其端正敦厚者，其血炁龢調，刺此者，
gè wéi tiáo zhī, qí duān zhèng dūn hòu zhě, qí xuè qì hé tiáo, cì cǐ zhě,

橆失常數也。
wú shī cháng shù yě.

黃(huáng)帝(dì)曰(yuē)：刺(cì)壯(zhuàng)士(shì)眞(zhēn)骨(gǔ)者(zhě)奈(nài)何(hé)？岐(qí)伯(bó)曰(yuē)：刺(cì)壯(zhuàng)士(shì)眞(zhēn)骨(gǔ)，堅(jiān)肉(ròu)緩(huǎn)節(jié)監(jiàn)監(jiàn)然(rán)，此(cǐ)人(rén)重(zhòng)則(zé)氣(qì)濇(sè)血(xuè)濁(zhuó)，刺(cì)此(cǐ)者(zhě)，深(shēn)而(ér)留(liú)之(zhī)，多(duō)益(yì)其(qí)數(shù)。勁(jìn)則(zé)氣(qì)滑(huá)血(xuè)清(qīng)，刺(cì)此(cǐ)者(zhě)，淺(qiǎn)而(ér)疾(jí)之(zhī)。

黃(huáng)帝(dì)曰(yuē)：刺(cì)嬰(yīng)兒(ér)奈(nài)何(hé)？岐(qí)伯(bó)曰(yuē)：嬰(yīng)兒(ér)者(zhě)，其(qí)肉(ròu)脆(cuì)血(xuè)少(shǎo)氣(qì)弱(ruò)，刺(cì)此(cǐ)者(zhě)，以(yǐ)毫(háo)鍼(zhēn)淺(qiǎn)刺(cì)而(ér)疾(jí)發(fā)鍼(zhēn)，日(rì)再(zài)可(kě)也(yě)。

黃(huáng)帝(dì)曰(yuē)：臨(lín)深(shēn)決(jué)水(shuǐ)奈(nài)何(hé)？岐(qí)伯(bó)曰(yuē)：血(xuè)清(qīng)氣(qì)濁(zhuó)，

疾(jí)瀉(xiè)㞢(zhī)則(zé)氣(qì)竭(jié)焉(yān)。黃(huáng)帝(dì)曰(yuē)：循(xún)掘(jué)決(jué)沖(chōng)奈(nài)何(hé)？岐(qí)伯(bó)曰(yuē)：血(xuè)濁(zhuó)氣(qì)濇(sè)，疾(jí)瀉(xiè)㞢(zhī)，則(zé)經(jīng)可(kě)通(tōng)也(yě)。

黃(huáng)帝(dì)曰(yuē)：脈(mài)行(xíng)㞢(zhī)逆(nì)順(shùn)，奈(nài)何(hé)？岐(qí)伯(bó)曰(yuē)：手(shǒu)㞢(zhī)三(sān)陰(yīn)，從(cóng)手(shǒu)走(zǒu)藏(zàng)。手(shǒu)㞢(zhī)三(sān)陽(yáng)，從(cóng)頭(tóu)走(zǒu)手(shǒu)。足(zú)㞢(zhī)三(sān)陽(yáng)，從(cóng)頭(tóu)走(zǒu)足(zú)。足(zú)㞢(zhī)三(sān)陰(yīn)，從(cóng)足(zú)走(zǒu)腹(fù)。

黃(huáng)帝(dì)曰(yuē)：少(shào)陰(yīn)㞢(zhī)脈(mài)獨(dú)下(xià)行(xíng)，何(hé)也(yě)？岐(qí)伯(bó)曰(yuē)：不(bù)然(rán)。夫(fú)沖(chōng)脈(mài)者(zhě)，五(wǔ)藏(zàng)六(liù)府(fǔ)㞢(zhī)海(hǎi)也(yě)，五(wǔ)藏(zàng)六(liù)府(fǔ)皆(jiē)稟(bǐng)焉(yān)。其(qí)上(shàng)者(zhě)，出(chū)亐(yú)頏(háng)顙(sǎng)，滲(shèn)諸(zhū)陽(yáng)，灌(guàn)諸(zhū)精(jīng)。其(qí)

下(xià)者(zhě)，注(zhù)少(shào)陰(yīn)之(zhī)大(dà)絡(luò)，出(chū)于(yú)氣(qì)街(jiē)，循(xún)陰(yīn)股(gǔ)內(nèi)廉(lián)，入(rù)膕(guó)中(zhōng)，伏(fú)行(xíng)骭(gàn)骨(gǔ)內(nèi)，下(xià)至(zhì)內(nèi)踝(huái)之(zhī)後(hòu)，屬(zhǔ)而(ér)別(bié)。其(qí)下(xià)者(zhě)，竝(bìng)于(yú)少(shào)陰(yīn)之(zhī)經(jīng)，滲(shèn)三(sān)陰(yīn)。其(qí)前(qián)者(zhě)，伏(fú)行(xíng)出(chū)跗(fū)，屬(zhǔ)下(xià)循(xún)跗(fū)入(rù)大(dà)趾(zhǐ)間(jiān)，滲(shèn)諸(zhū)絡(luò)而(ér)溫(wēn)肌(jī)肉(ròu)。故(gù)別(bié)絡(luò)結(jié)則(zé)跗(fū)上(shàng)不(bú)動(dòng)，不(bú)動(dòng)則(zé)厥(jué)，厥(jué)則(zé)寒(hán)矣(yǐ)。黃(huáng)帝(dì)曰(yuē)：何(hé)以(yǐ)明(míng)之(zhī)？岐(qí)伯(bó)曰(yuē)：以(yǐ)言(yán)導(dǎo)之(zhī)，切(qiè)而(ér)驗(yàn)之(zhī)，其(qí)非(fēi)必(bì)動(dòng)，然(rán)後(hòu)乃(nǎi)可(kě)明(míng)逆(nì)順(shùn)之(zhī)行(xíng)也(yě)。黃(huáng)帝(dì)曰(yuē)：窘(jiǒng)乎(hū)哉(zāi)！聖(shèng)人(rén)之(zhī)爲(wéi)道(dào)也(yě)。明(míng)于(yú)日(rì)月(yuè)，微(wēi)于(yú)毫(háo)釐(lí)，其(qí)

非fēi夫fū子zǐ，孰shú能néng道dào㞢zhī也yě？

華夏根文化 經典誦讀系列
黃老菁英文化

黃帝内經

素問·上

（第二版）

整理 天壺學人 合一

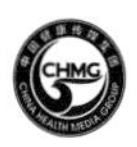
中国健康传媒集团
中国医药科技出版社

圖書在版編目（CIP）數據

黄帝内經 / 天壺學人，合一整理. —2版. —北京：
中國醫藥科技出版社，2024.3
（華夏根文化/黄老菁英文化　經典誦讀系列）
ISBN 978-7-5214-4500-8

Ⅰ. ①黄…　Ⅱ. ①天…　②合…　Ⅲ. ①《内經》　Ⅳ. ①R221

中國國家版本館CIP數據核字（2024）第037069號

整 理 者　天壺學人　合一
美術編輯　陳君杞
版式設計　郭小平

出版　中國醫藥科技出版社
地址　北京市海澱區文慧園北路甲貳拾貳號
郵編　100082
電話　發行：010-62227427　郵購：010-62236938
網址　www. cmstp. com
規格　880×1230mm $^{1}/_{32}$
印張　$45^{1}/_{8}$
字數　275千字
初版　2016年1月第1版
版次　2024年3月第2版
印次　2024年3月第1次印刷
印刷　河北環京美印刷有限公司
經銷　全國各地新華書店
書號　ISBN 978-7-5214-4500-8
定價　155.00元（共4本）

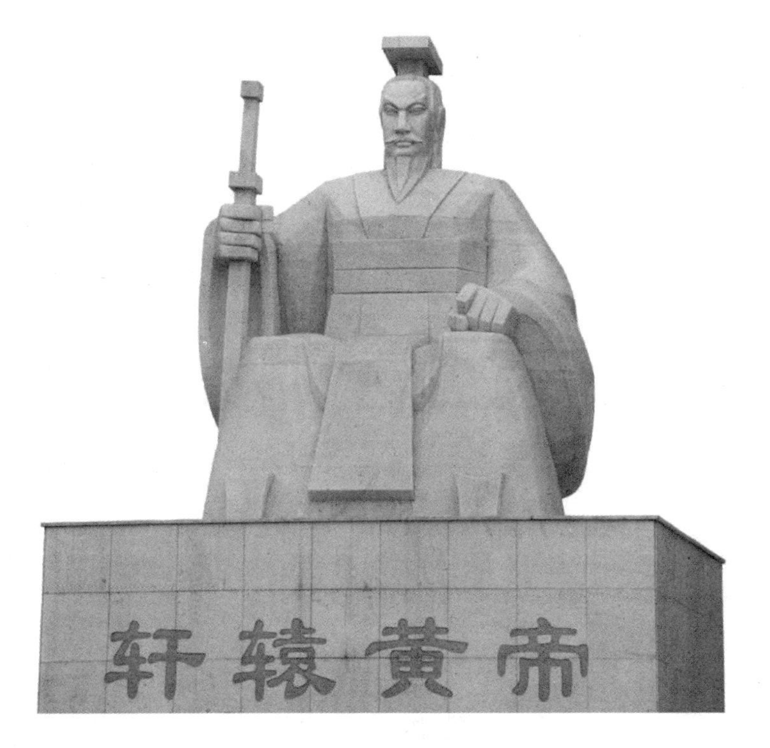

筆者攝于河南新鄭

本書敬獻給不斷探源性命實相與眞象者

序·稽古真微

『天雨大，弗潤無根之生；道法寬，惟成有心之人』。想起首次付梓，不知不覺已過去近十載，此間承讀者們之厚愛而重印十二次，這份情誼使我們深諳書中之一字一句，也許都可能對一個生命存在某種重塑。由於種種原因，第一版確有一些欠妥與紕漏，內心忐忑使我們決定全面校讎修訂而再版。再版以《四部叢刊》影印明趙府居敬堂刊本爲底本，元至元己卯胡氏古林書堂刊本、明成化十年甲午熊氏種德堂刊本爲校本，以晉皇甫謐《鍼灸甲乙經》、晉王叔和《脈經》、隋楊上善《黄帝内經太素》、明張介賓《類經》以及一些師傳善本等爲他校本，以出土如馬王堆《足臂十一脈灸經》《陰陽十一脈灸經》、張家山《脈書》、《天回醫簡》、涪水經絡木漆人、《清華大學藏戰國竹簡（拾叁）·五音圖》以及《扁鵲鏡經》等爲理校。全面對《内經》因經千年傳抄，難免存在之訛、脫、衍、倒、錯脫簡、句讀誤等逐一校讎，對經後人修編過之底本原文理校後選擇性恢復，亦同時對一些非原則性不妥之處作優化，使本書更嚴謹、更專業、更貼近需求，力求不負廣大讀者。

▼家珍管窺

對於初學者，瞭解《內經》藏著多少有趣生活家珍，是學習路上不竭之源動力。此處僅列部分並標示其所在篇章，爲節省篇幅，僅本段中如作『素九』表示在《素問》第九篇、『靈七』表示在《靈樞》第七篇。論左手足不如右強在素五、論東西北南中居民各特徵在素十二、論常人呼吸與脈動關係在素十八、論鍼刺月相之度在素二十六、論棄衣登高而歌在素三十、論宇宙气象與地球萬生萬物互聯在《素問・下》運气七篇（參圖録圖三、四，下同）、論入疫室防疫法在素七十二、論醫者五種過錯及四種失誤分別在素七十七與七十八、論夢境與疾患在素八十、論眼淚鼻涕來由在素八十一、論骨骼尺寸在靈十四、論二十八宿與營炁在靈十五（參本書函套封底圖）、論脈走向與長度在靈十七、論老人夜不眠與年輕人晝不眠及飲酒排尿皆在靈十八、論打嗝噴嚏耳鳴流口水自咬舌唇等在靈二十八、論熱食寒食及面診在靈二十九、論消化道結構與尺寸在靈三十、論各月份人炁所在在靈四十一、論夢境與邪氣在靈四十三、論觀體表以知五藏形態及位置在靈四十七、論學習態度及授書儀式在靈四十八、論面相面診在靈四十九、論長壽及各年齡段特徵在靈五十四、論二十五種人特徵在靈六十四、論人發音原理在靈六十九、論人與天地之應在靈七十一、論八方向之風在靈七十七、論天象對气候及萬生之影響在靈七十九。其實各篇內容不限於此，所舉點滴僅爲引起好奇心，正向好奇心莫不是最好老師之一。

▼字藏天人地

本書之所以鎖定繁體兼古體而輯，皆因漢字，尤其是古體漢字，承載著

太多鮮爲人知全息資訊，各古體字像似一幅幅上古聖祖所作簡筆畫，把祂所傾注之靈光與當時場景逼真地還原，此正是叩啟古籍『衆眇之門』之密鑰。近年筆者發現鐘鼎文『光』是月掩軒轅星官時各星連線所得，參圖一；而較近有兩次『月掩軒轅』天象，一是於北回歸線二〇二二年十一月十七日子時東方，二是在同地於二〇二一年三月廿六日子時西偏南方；月與光合起來便是『胱』，而更巧是『膀』恰暗指月之旁；足太陽膀胱經由首（南）至足（北），源自天且爲腑故屬陽水，貫穿整個人體背陽，人主動與天相合正是《內經》所反復強調，至於『月掩軒轅』天象與足太陽膀胱經之應，有意者不妨自察。天有應，地亦有應，現世上某大河從地圖看竟亦是鐘鼎文『光』之形，其自南向北流而與膀胱經同，河居地故屬陰水，有興趣者可深入研究。天人地三才互應，此不正是《內經》核心主旨嗎？我國紅山文化遺址所出土玉器之玉龍結合甲骨文『首』與『馬』，與人腦泥丸宮及周邊對比，參圖二，相信不言自明，由此亦旁證古人極有可能十分熟悉人體內部各細微結構，而《靈樞》中就載有不少解剖數據，《經水》則見『解剖』二字，可證解剖華夏自古有之。人陽炁與自然界陽气戚戚相關，每年皆呈絕、胎、生、長、旺、相、休、囚、死，比如拙作《帛書周易·鍵》九二繇辭『見現龍在田』，其意指夜空中青龍首宿『角』於北回歸線春分戌時徐徐從正東方地平線升起之天象，而大角星與角宿間恰有天田星官。九四應端午，當晚在同地戌時見斗宿旁『天籥』剛躍出東南地平線，箕宿上『魚』及其下『天淵』仍在地平線下，而帛書繇辭因此竟用專用字，其左從『魚』右從『龠』，可見古人用字之精準性與暗示，『淵』正是指『天淵』；九五應夏至（當晚在同地戌時西南方幾乎現朱雀七宿，應『翡』，赤羽雀，南偏東現青龍七宿，應『龔』，夜空一派龍鳳呈祥，此時人在腦中本該亦與天相應）、尚九應秋分、迵九應冬至、初九應冬至到春分之天象，詳參《素問·上》封底引文。『強』，其本字古體爲『彊』，暗喻人體膻中之中田與靠近神闕之下田，而『強』『强』衹見『虫』不見『田』，實在讓人難以聯想那洪荒之力從何而來！故本書一律作『彊』。同理，用『毉』不用『醫』，《素問・移精變炁論篇》已明示往古之人祝由而已，此方才毉道本源，可同參《靈樞・下》末後記《論『醫』》。『靁』，字構源自鐘鼎文，而馬王堆漢墓出土之帛書《老子》甲本亦作『靁』，這充分說明至少至西漢該字仍見不作『靈』之例，故本書經文部分一律從『靁』；但爲了方便廣大讀者易於快速識別，本套書其中書名暫仍作《靈樞》。故正所謂『天垂象，故外取諸於天；人應器，故內取諸於人』，能深度對各字構『格心治之』相信是修習《內經》捷徑之一。

▼气論

气、炁、氣、𣱛。气之甲骨文作三，其餘三種尚未見其甲骨文；『𣱛』，楚簡作[illegible]，其與『炁』近，區別是『𣱛』強調其先天性及源於虛无，『炁』有一異寫上從既下從火，楚簡作[illegible]，其強調先天中之後天性及既濟態，共性是兩者皆先天之火，灬即火。如何更精準地分別運用『气、炁、氣、⿹气火』，是或真或假掌握《內經》之分水嶺之一。故本書姑且以凡屬自然界或從自然界進入人體且不具確定致病性者，統一作『气』，如天气、墬地气、六气、萅春气、寒气、溼濕气等；以凡對人體有明顯致病性或損傷性者，統一作『氣』，如邪氣、病氣、濁氣、瘧氣、淫氣等，而『寒气』有時作『寒氣』，是據上下文意當強調其致病性時作異別，『寒气』則更強調其自然屬性，此情況尚有他例，皆不可過泥於上述量標；以凡已進入人體中運行且不具致病性、或正向或中性者，統一作『炁』，如衛炁、營炁、脈炁、血炁、穀炁、各藏臟府腑之炁等；而『⿹气火』因不少語境下皆可由『炁』代替，則不再單列使用。

溯文擬字

古人用文用字用韻皆講求精準恰當，何以見得？經文中『系』不算少見，其繁體字見繫、係，而『系』是否爲簡體字？『系』甲骨文作，此足證

其非簡體，是甲骨文隸定字，故經文中凡指關聯、連接時皆從『系』；凡指由一群同類或附屬組合成整體系統時，皆從『係』，其甲骨文作□；『繫』尚未見其甲骨文，估計後起，故不從。『飢』側重指餓，『饑』側重指莊稼欠收成，全書文意皆指前者，故僅從『飢』。『竝』甲骨文作□，專指齊肩式並聯，行動時是同步移動，『並』爲其異寫；『并』甲骨文作□，專指一前一後式串聯，行動時是前後尾隨，故筆者據上下文意於素六九七、靈二二〇見『并』（素幾即《素問》第幾頁，靈幾即《靈樞》第幾頁，下同）；『幷、併』後起且不確，皆不從。『風』指動之厲气，可剝萬物，多指中性或負向气動；『凬』指和諧之气動，似天地萬物之風箱般存在，多指正向之气動，靈四九一、四九二見『凬』。『叶』，甲骨文作□，此足證非簡體，是甲骨文隸定字，音意皆同『協』；『葉』，鐘鼎文作□，指葉狀物，故《靈樞·九宮八風》應作『叶蟄出宮』，不可作『葉蟄出宮』，『叶蟄』此處指和諧、會同、合并。『度量』，二字皆作動詞，指計算、測量、分析等時讀作奪良，指權衡標準時讀作杜良，指有風度氣量時讀作杜亮，經文中多見第一種之用，而單用『度』時讀作奪亦多見。『金匱』，當『匱』指收藏貴重物之納器時音意皆同『櫃』，如靈五三〇等；當指散盡千金亦難得時讀作愧，如標題『金匱眞真言』，亦有一說此可按『金櫃』解，不從，前說似更合。『舍』甲骨文作□，故非簡體，讀作去聲時，指居住，入駐；當讀作上聲且指放棄、施予、寬釋時，應作『捨』而不可兩者混用，尚未見其甲骨文，靈四四八、四五一、四五二皆見『捨』。『无』在馬王堆出土帛書中廣泛使用，本是宇宙本源之虛空態專用字，與『橆無』無涉，非其簡體；『橆無』指物質世界之沒有，故後人兩者混用不妥，素四三六、靈四三六見『无』，更多詳解請參拙作《黃老合集・黃帝帛書》卷前。另《古體字與通用繁體字對照表》在每一分冊卷首；溯源漢字演變，目前公開已知就有石刻文、甲骨文等，因目前可識別甲骨文數量僅一千餘，故筆者在選擇本書對應可選古體字時，首選甲骨文隸定字，若無則選鐘鼎文隸定字，若無選小篆隸定字，再若無就祇能選目前通用繁體字；隨著日後考古研究不斷深入，相信將來版次會有更多古體字呈現給讀者們。

術語音辨

業內與坊間對一些術語之讀音與字構持多種意見，筆者嘗試去梳理：『沖』與『衝』，區別是前者與水有關，當然此水既包括了『大一生水』無形之水，又包括有形之水，如何深入理解無形之水，不妨參拙作《竹書三經．大一生水》《竹書三經．亙先》《竹書三經．凬勿流刲型》；後者突出衝擊性、方向性、動態性。故本書作『沖脈』不作『衝脈』，因沖脈與足少陰腎經有相並，且為十二經之海。《素問．繆刺論篇》『繆』字不少人讀作謬，『繆』凡五個讀音，讀作謬時指錯誤、詐偽等，顯然與文意抵牾，其餘讀音之意亦與文意不近，但其與『樛』通，『樛』指絞結、盤纏，此與文意最近，故本書注音從『樛』，讀作糾。『長夓夏』不少人讀作常下，若讀作常，僅示延長之意，而此時段正值萬物快速生長並逐步結果，故本書讀作掌下，內涵更豐富；亦可稱此時段爲『實』。『滎』可讀作盈或行，在『丼井滎兪俞經合』中，作者是以水流量之小大予以指喻，而『滎瀯』指波濤迴旋湧起貌，該詞讀作盈盈，可見『滎』當與水流量有關時應讀作盈，作地名時讀作行，另有一説作音意皆同『滎』，可備，待考。『行』凡五個讀音，穴名『行閒間』有讀形兼，有讀航兼，讀作後者認爲『行閒間』乃肝經之滎腧，肝爲將軍之官，軍隊每廿五人稱作『一行』；筆者認爲讀作形，指流動、巡遊、返還、施用等，內涵更豐富，更合滎腧之性，故讀音從形兼。『歧伯』還是『岐伯』？『歧』指聰穎，而『歧歧』指飛行貌，作爲上古神毉，歧伯聰穎如飛，當之無愧；另古毉書亦多見『歧伯』；『歧』多作地名，如拙作《帛書周易·登》：『王用亨亐于歧山』，『歧』可通『岐』；故筆者願從『歧伯』。『鬼臾區』，『鬼』若視作姓，現讀作偉或葵，但黄帝時期人是否有姓？或有或無。商甲骨卜辭中及《帛書周易·既濟》皆見『鬼方』，現今姓鬼者多奉『鬼臾區』爲先祖，該姓古音僅作偉，故姑且以爲姓而讀作偉。

釐次掠影

《內經》經過千年傳承傳抄，難免存在訛、脫、衍、倒、錯脫簡、句讀誤等，如原《靈樞・九鍼論》：『故爲𡳾之治鍼，令尖如梃，其鋒微員圓』；『梃』指杖、門窗框、殺豬時內捅之鐵棍，顯然與文意無涉，而底本原作『挺』，可能因形近而訛，『挺』指筆直、伸直，與文意合，故本書從底本『挺』。此現象在經文屢見，多按底本恢復。另有古本『令尖如梃』作『令小大如挺』，可備，待考。又如原《靈樞・論疾診尺》：『目赤色者病在心』，《脈經》作『色赤』，當爲是，『目赤色』指目之色皆赤，『目色赤』指目中有色而爲赤，乃倒之誤。又如原《靈樞・陰陽二十五人》：『似亐于上古黃帝。其爲人……』《甲乙經》無此字，顯然此文與所論土形之人無涉，多爲後加衍文，但因其未對段意產生較大歧義，故姑且保留。又如原《素問・平人炁象論篇》：『泄而脫血脈實，病在中脈虛，病在外脈濇澀堅者，皆難治』，何謂『病在中脈虛』？頗費解，『中脈虛』該如何理解？故正確句讀應作『泄而脫血脈實，病在中；脈虛病在外；脈濇濇堅者，皆難治』，全文句讀誤非鮮見，據改。又如原《素問·皮部論篇》：『肉爍破』，顯然脫一『䐃』，補作『肉爍䐃破』。有時後人旁注竄入經文，有時脫字，或有意或無意，人爲性地造成文意玄隱難通，筆者已盡可能地復原。再如原《素問·鍼解篇》篇末一段『九竅……作解』，駁雜無明，可能錯脫簡，姑存待考。綜上，因篇幅有限，僅引例說明，以此類推，其餘從略。

✓非常讀音

《內經》中古今字、同源字、通假字等相當常見，筆者對上述用字情況皆保留古籍原貌以示對先聖之尊重，以下所列，箭頭上皆是經文原字，箭頭下皆是其音意所通之字。如發↓廢（素九、素一一、素三二六、靈四二八），華↓花（素九），從↓縱（靈二四二、素一八三），齊↓劑（靈九七），與↓舉（靈二〇三、靈二六九），吟↓噤（素一八一），繇

↓搖（靈五八、素六九七、素四八四），都↓瀦（素一七、素五八），革↓亟（素一〇二），歸↓饋（素三二、素一五六），離↓儷（靈五六、靈三七六、素一二四、素四〇一），能↓耐（素六六、素二九一），勝↓稱（素一九、素二二九），宛↓鬱（靈三、靈一六、靈三一、靈四一七），成↓盛（素九〇、素一〇、素二四四），瞑↓眠（靈二〇八、靈五四〇），滿↓懣（素十二、素二一、素五四、素二三四、靈一九四），胕↓腐（素八二、素七四四），環↓還，音意皆同旋（素九六、素九八、素一〇八、素四二六），臭↓嗅（靈四一），生↓性（靈四二一），爲↓僞（素一八二、素七三八），被↓披（素九），郭↓廓（素一八五、靈四三五），內↓納（素一九五），輸或兪俞↓腧（素二八八），空↓孔（素七三、靈二），義↓儀（素一九九），立↓位（素一八六），屬↓注（靈四）等。頁碼與內容僅部分列出，其餘從略。故請讀者們多加留意多音字在不同語境下不同讀音，鎖定讀音等同於鎖定其義，不可不察。

『五階』誦、解、辨、用、立

如何修習《內經》等黃老菁英文化元典，其次第及量標如何？筆者經多年實踐，有感『五階』：誦、解、辨、用、立。『誦』，分有口有心、有口無心；前者最基本是先持不急於立即求解心態，字正腔圓地開口誦讀，借助拼音力求讀對讀準，尤其是初學則更甚，以免一旦習慣於錯誤發音後難以改口；全書四冊皆須誦讀，避免偏重某冊或某篇，由此可悉知全書所涉內容，有全局感，對字數較多之元典則更爲關鍵；不鼓勵功利性刻意背誦，熟透後自然瞭然於胸；更詳盡之誦讀法，可參拙作《黃老合集·黃帝帛書》『三得法』，此不贅述；誦，占所用總心力一成。若基礎打好便可進入『解』，分自解、他解；當『誦』達到前述量標後，便會從心中悠然升起對某字、某詞、某句，甚至某篇之自我內在認知，其過程極像五腧穴，由小變大，自少成多，欲速則不達；當初步有語感後不妨借助本文、工具書或上網，自行對疑點難點嘗試探究，勿怕麻煩，《靈樞·禁服》載雷公須齋宿歃血立誓後方能被授《內經》，

昔難得而今已得卻輕慢之，必將『道不遠人人自遠』；他解有二慮，一因初學難以確定其真僞，二易滋生依賴心，自我磨礪錯失，不利於日後深造；解，占所用總心力二成。『辨』，到此已算過了初學階段，進入更廣闊時空，分恖(思)辨、智辨；『恖』上從囟下從心，聖祖通過造字告知子孫，最優之思非僅在心田中徘徊，而是由囟門湧入不竭靈感，落入心內加工，輸至全腦後以右腦主導，左腦協助執行全息辨析，以古華夏玆(兹)學獨有四方『象、數、理、名』與五定『定性—陰陽、定位—內外、定向—逆順、定態—動靜、定質—虛實』爲方法論，再參《黃老合集·老子簡帛》中玆(兹)卝圖和世界玆(兹)學演生圖，孰是孰非便躍然而出，此時可小心旁及他解，自己內在已有乾坤；智辨因僅用左腦爲是，帶明顯局限性；辨，占所用總心力三成。『用』，分活用、死用；若前三階走到此便戛然而止，則等同於到了『眾眇之門』門檻便回頭，僅停留於紙上談兵而已，平時沒有對一線炮火切身體驗過，上戰場時便是送人頭，故必須把理論落地實踐，在實踐中找自己死穴盲點，無縫執行『用—省—學—

用』閉合循環，如環無端，省，即反省自檢，此乃活用，除此外便是死用；用，占所用總心力四成，此階務必著力最深最多，否則所學必將是鏡花水月。水到渠成時不知不覺進入『立』，此階祇從初衷分公享、私分；公者，抱爲天下人正向提升之心則必无爲達至融通，把曾經所學所用鑄成一體，與己相合而立，後反哺全社會；私者，爲名利爲己一畝三分地而立；故公者將不求而必終領到天地頒發之畢業證！

別語

本書全文收錄《黃帝內經》，筆者有意以繁體，尤以古體注音豎排校輯，且將『气』區分作三，古今字區別而用等舉，祈求更貼近古聖絕學原貌，越近原貌，後學者則越少走彎路，使這部仿似『人體出廠說明書』之聖典，光芒永耀！

天人地玆玆學，初易楃昊玄，一人一時，焉能通達！若察紕漏訛誤，懇望來

郵告悉，電郵 horizon1998@126.com，定辨之改之，稽首。

天壺學人 合一

癸卯冬至於流谿蒙苑

圖録

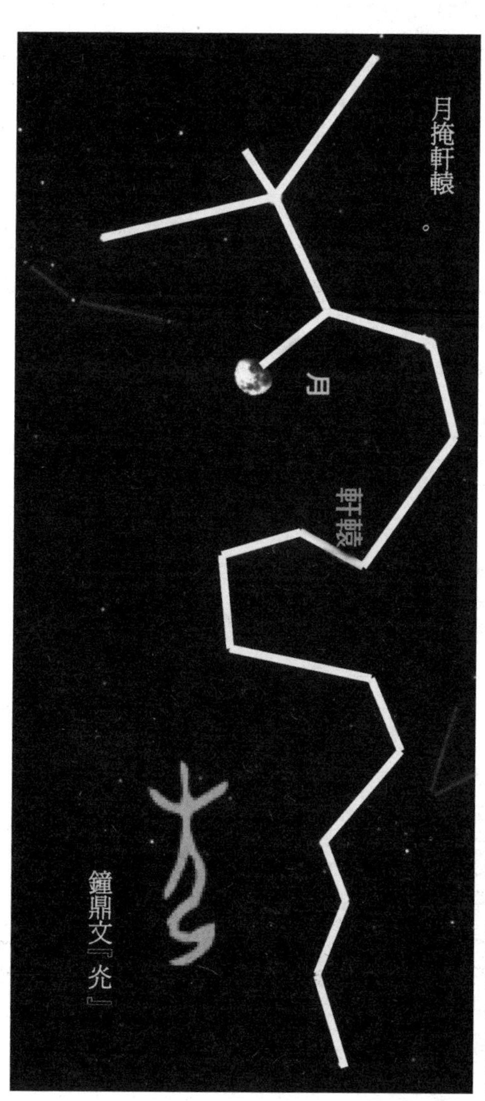

圖一　鐘鼎文『灮』與月掩軒轅

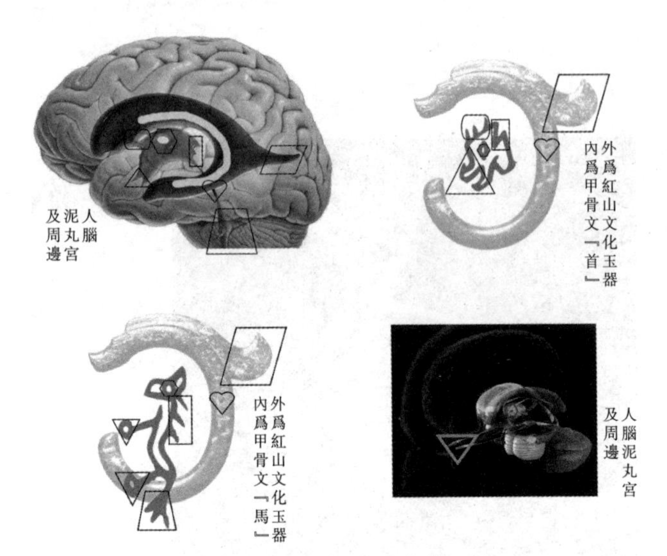

圖二　腦中央與紅山龍，甲骨文"首、馬"

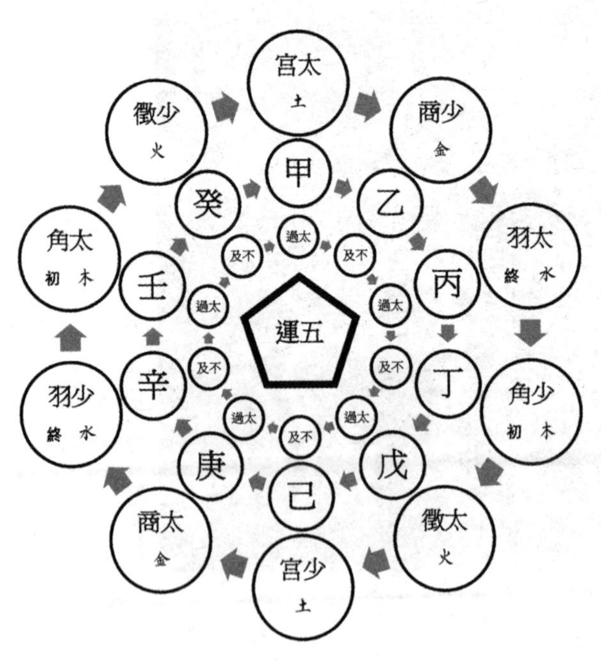

圖三　五運圖

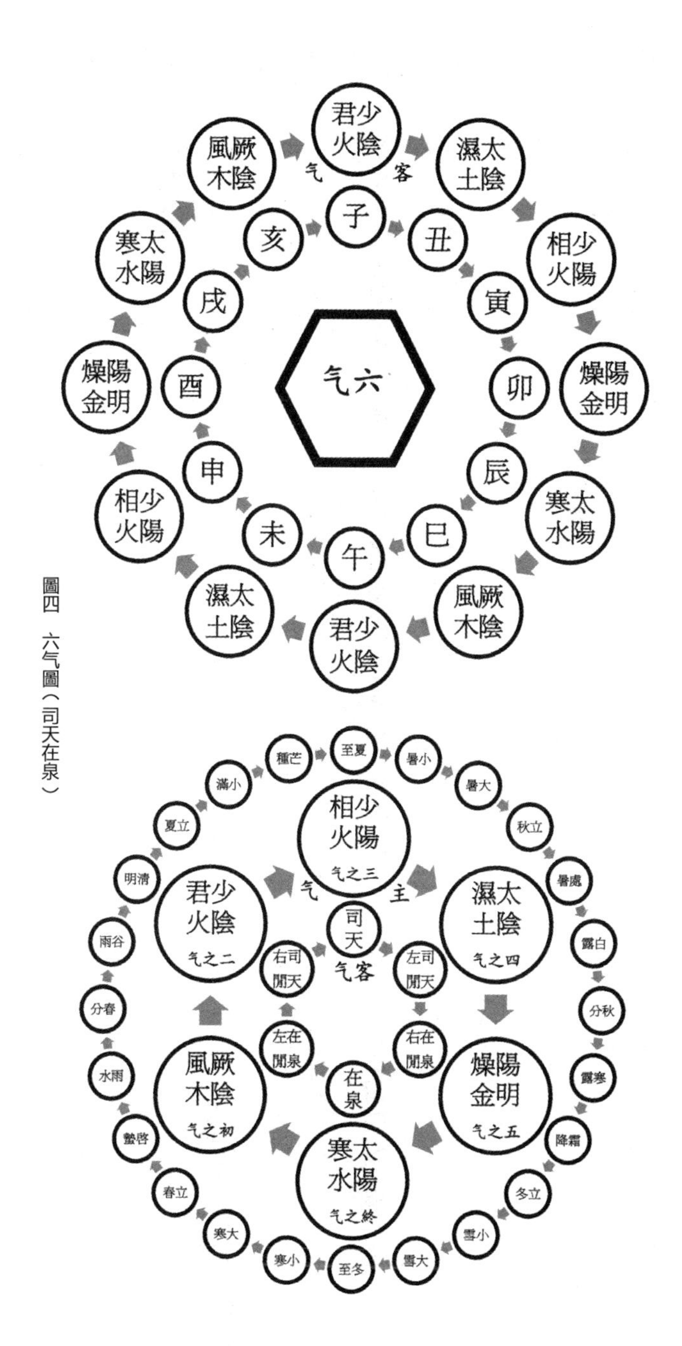

六气
客气
少陰君火
太陰濕土
少陽相火
陽明燥金
太陽寒水
厥陰風木
少陰君火
太陰濕土
少陽相火
陽明燥金
太陽寒水
厥陰風木
子
丑
寅
卯
辰
巳
午
未
申
酉
戌
亥
主气
司天
客气
右司天間
左司天間
左在泉間
右在泉間
在泉
少陽相火 三之气
太陰濕土 四之气
陽明燥金 五之气
太陽寒水 終之气
厥陰風木 初之气
少陰君火 二之气
夏至
小暑
大暑
立秋
處暑
白露
秋分
寒露
霜降
立多
小雪
大雪
多至
小寒
大寒
立春
啓蟄
雨水
春分
谷雨
清明
立夏
小滿
芒種

圖四　六气圖（司天在泉）

古體字與通用繁體字對照表

古體	甲骨篆文溯源	繁體	古體	甲骨篆文溯源	繁體
彊	甲骨文	强/強	胷	小篆文	胸
龢	甲骨文	和	鼓	甲骨文	鼓
谿	小篆文	溪	卽	甲骨文	即
畱	小篆文	留	厺	甲骨文	去
灮	小篆文	光	譱	鐘鼎文	善
霝	鐘鼎文	靈	艸	甲骨文	草
桒	甲骨文	桑	秊	甲骨文	年
乗	甲骨文	乘	橆	鐘鼎文	無
朙	甲骨文	明	亏	鐘鼎文	于/於
恆	小篆文	恒	恖	小篆文	思
矦	甲骨文	侯	埜	甲骨文	野
宜	甲骨文	宜	溼	小篆文	濕

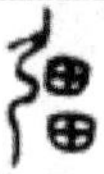

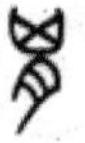

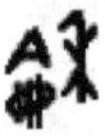

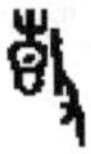

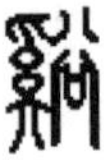

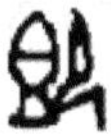

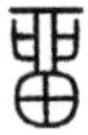

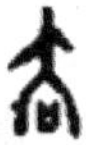

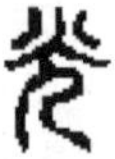

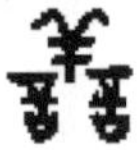

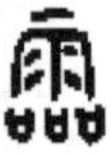

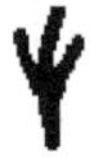

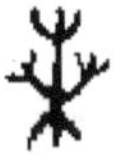

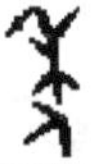

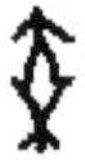

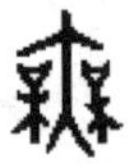

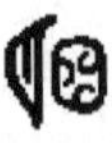

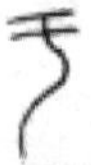

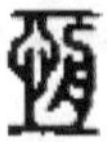

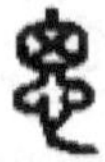

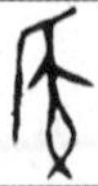

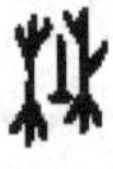

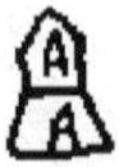

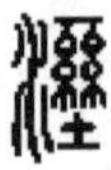

古體	甲骨篆文溯源	繁體	古體	甲骨篆文溯源	繁體
沈	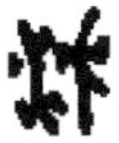 鐘鼎文	沉	敎	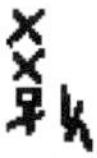 甲骨文	教
墬	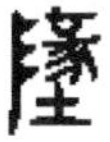 小篆文	地	眞	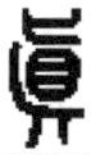 小篆文	真
靁	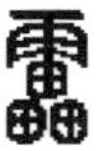 小篆文	雷	鎭	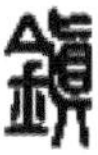 小篆文	鎮
緜	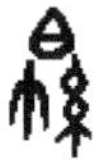 鐘鼎文	綿	愼	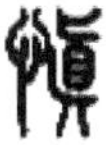 小篆文	慎
仌	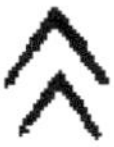 鐘鼎文	冰	鼑	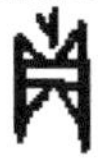 甲骨文	貞
㞢	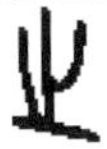 鐘鼎文	之	直	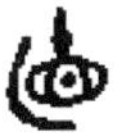 鐘鼎文	直
蕐	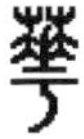 小篆文	華/花	㱃	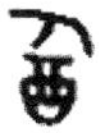 鐘鼎文	飲
曐	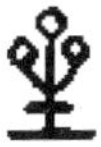 鐘鼎文	星	脩	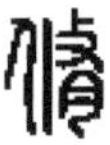 小篆文	修
灋	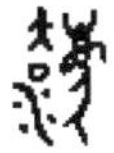 鐘鼎文	法	朢	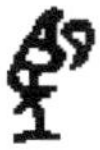 鐘鼎文	望
靑	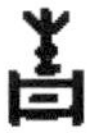 鐘鼎文	青	夓	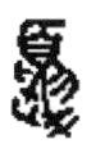 鐘鼎文	夏
徳	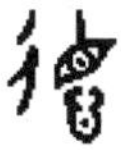 鐘鼎文	德	丼	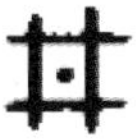 鐘鼎文	井
曑	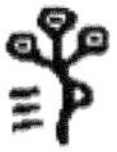 鐘鼎文	參	竝	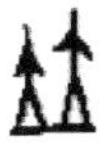 甲骨文	並
澑	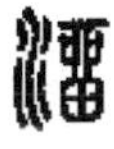 小篆文	溜	龝	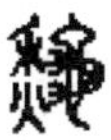 小篆文	秋
亾	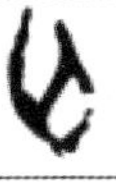 甲骨文	亡	瞿	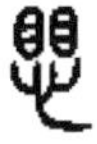 小篆文	懼

古體	甲骨篆文溯源	繁體	古體	甲骨篆文溯源	繁體
萅	鐘鼎文	春	閒	鐘鼎文	間
囘	甲骨文	回	角	鐘鼎文	角
旣	甲骨文	既	桺	鐘鼎文	柳
羣	鐘鼎文	群	黃	鐘鼎文	黄
兪	小篆文	俞	鍼	小篆文	針
虒	小篆文	虎	喦	甲骨文	巖
欬		咳	嚥		咽
顖		囟	飃		飄
鞕		硬	玅		妙
埶		勢	燄		焰
濇		澀	毄		擊
踈		疎/疏	洩		泄
噉		啖	蛕		蛔

古今字

古體	甲骨篆文溯源	繁體	古體	甲骨篆文溯源	繁體
府		腑	藏		臟
支		肢	鬲		膈

〔黃帝內經總目錄〕

〔素問・上　目録〕

上(shàng)古(gǔ)天(tiān)眞(zhēn)論(lùn)篇(piān)第(dì)一(yī)

昔(xī)在(zài)黃(huáng)帝(dì)，生(shēng)而(ér)神(shén)靈(líng)，弱(ruò)而(ér)能(néng)言(yán)，幼(yòu)而(ér)徇(xùn)齊(qí)，長(zhǎng)而(ér)敦(dūn)敏(mǐn)，成(chéng)而(ér)登(dēng)天(tiān)。

乃(nǎi)問(wèn)亐(yú)天(tiān)師(shī)曰(yuē)：余(yú)聞(wén)上(shàng)古(gǔ)㞢(zhī)人(rén)，萅(chūn)穐(qiū)皆(jiē)度(dù)百(bǎi)歲(suì)，而(ér)動(dòng)作(zuò)不(bù)衰(shuāi)；今(jīn)時(shí)㞢(zhī)人(rén)，秊(nián)半(bàn)百(bǎi)而(ér)動(dòng)作(zuò)皆(jiē)衰(shuāi)者(zhě)，時(shí)世(shì)異(yì)耶(yé)？人(rén)將(jiāng)失(shī)㞢(zhī)耶(yé)？

岐(qí)伯(bó)對(duì)曰(yuē)：上(shàng)古(gǔ)㞢(zhī)人(rén)，其(qí)知(zhī)道(dào)者(zhě)，灋(fǎ)亐(yú)陰(yīn)陽(yáng)，龢(hé)亐(yú)術(shù)數(shù)，食(shí)酓(yǐn)有(yǒu)節(jié)，起(qǐ)居(jū)有(yǒu)常(cháng)，不(bú)妄(wàng)作(zuò)勞(láo)，故(gù)

能形與神俱，而盡終其天秊，度百歲乃厺。今時之人不然也，以酒爲漿，以妄爲常，醉以入房，以欲竭其精，以耗散其眞，不知持滿，不時御神，務快其心。逆亐生樂，起居無節，故半百而衰也。

夫上古聖人之教下也，皆謂之虛邪賊風，避之有時，恬惔虛無，眞炁從之，精神內守，病安從來。是以志閑而少欲，心安而不愳，形勞而不倦，炁從以順，各從其欲，皆得所願。故美其食，任(rèn)其(qí)服(fú)，樂(lè)其(qí)俗(sú)，高(gāo)下(xià)不(bù)相(xiāng)慕(mù)，其(qí)民(mín)故(gù)曰(yuē)樸(pǔ)。是(shì)以(yǐ)嗜(shì)欲(yù)不(bù)能(néng)勞(láo)其(qí)目(mù)，淫(yín)邪(xié)不(bù)能(néng)惑(huò)其(qí)心(xīn)，愚(yú)智(zhì)賢(xián)不(bù)肖(xiào)不(bú)愳(jù)亐(yú)物(wù)，故(gù)合(hé)亐(yú)道(dào)。所(suǒ)以(yǐ)能(néng)秊(nián)皆(jiē)度(dù)百(bǎi)歲(suì)而(ér)動(dòng)作(zuò)不(bù)衰(shuāi)者(zhě)，以(yǐ)其(qí)德(dé)全(quán)不(bù)危(wēi)也(yě)。

帝(dì)曰(yuē)：人(rén)秊(nián)老(lǎo)而(ér)無(wú)子(zǐ)者(zhě)，材(cái)力(lì)盡(jìn)邪(yé)？將(jiāng)天(tiān)數(shù)然(rán)也(yě)？

岐(qí)伯(bó)曰(yuē)：女(nǚ)子(zǐ)七(qī)歲(suì)，腎(shèn)炁(qì)盛(shèng)，齒(chǐ)更(gēng)髮(fà)長(zhǎng)；二(èr)七(qī)，而(ér)天(tiān)癸(guǐ)至(zhì)，任(rèn)脈(mài)通(tōng)，太(tài)沖(chōng)脈(mài)盛(shèng)，月(yuè)事(shì)以(yǐ)時(shí)下(xià)，

故(gù)有(yǒu)子(zǐ)；三(sān)七(qī)，腎(shèn)炁(qì)平(píng)均(jūn)，故(gù)眞(zhēn)牙(yá)生(shēng)而(ér)長(zhǎng)極(jí)；四(sì)七(qī)，筋(jīn)骨(gǔ)堅(jiān)，髮(fà)長(zhǎng)極(jí)，身(shēn)體(tǐ)盛(shèng)壯(zhuàng)；五(wǔ)七(qī)，陽(yáng)朙(míng)脈(mài)衰(shuāi)，面(miàn)始(shǐ)焦(qiáo)，髮(fà)始(shǐ)墮(duò)；六(liù)七(qī)，三(sān)陽(yáng)脈(mài)衰(shuāi)亐(yú)上(shàng)，面(miàn)皆(jiē)焦(qiáo)，髮(fà)始(shǐ)白(bái)；七(qī)七(qī)，任(rèn)脈(mài)虛(xū)，太(tài)沖(chōng)脈(mài)衰(shuāi)少(shǎo)，天(tiān)癸(guǐ)竭(jié)，墬(dì)道(dào)不(bù)通(tōng)，故(gù)形(xíng)壞(huài)而(ér)橆(wú)子(zǐ)也(yě)。

丈(zhàng)夫(fū)八(bā)歲(suì)，腎(shèn)炁(qì)實(shí)，髮(fà)長(zhǎng)齒(chǐ)更(gēng)；二(èr)八(bā)，腎(shèn)炁(qì)盛(shèng)，天(tiān)癸(guǐ)至(zhì)，精(jīng)炁(qì)溢(yì)瀉(xiè)，陰(yīn)陽(yáng)龢(hé)，故(gù)能(néng)有(yǒu)子(zǐ)；三(sān)八(bā)，腎(shèn)炁(qì)平(píng)均(jūn)，筋(jīn)骨(gǔ)勁(jìn)彊(qiáng)，故(gù)眞(zhēn)牙(yá)生(shēng)而(ér)長(zhǎng)極(jí)；四(sì)

八(bā)，筋(jīn)骨(gǔ)隆(lóng)盛(shèng)，肌(jī)肉(ròu)滿(mǎn)壯(zhuàng)；五(wǔ)八(bā)，腎(shèn)炁(qì)衰(shuāi)，髮(fà)墮(duò)齒(chǐ)槁(gǎo)；六(liù)八(bā)，陽(yáng)炁(qì)衰(shuāi)竭(jié)亐(yú)上(shàng)，面(miàn)焦(qiáo)，髮(fà)鬢(bìn)頒(bān)白(bái)；七(qī)八(bā)，肝(gān)炁(qì)衰(shuāi)，筋(jīn)不(bù)能(néng)動(dòng)，天(tiān)癸(guǐ)竭(jié)，精(jīng)少(shǎo)，腎(shèn)藏(zàng)衰(shuāi)，形(xíng)體(tǐ)皆(jiē)極(jí)；八(bā)八(bā)，則(zé)齒(chǐ)髮(fà)厺(qù)。腎(shèn)者(zhě)主(zhǔ)水(shuǐ)，受(shòu)五(wǔ)藏(zàng)六(liù)府(fǔ)㞢(zhī)精(jīng)而(ér)藏(cáng)㞢(zhī)，故(gù)五(wǔ)藏(zàng)盛(shèng)乃(nǎi)能(néng)瀉(xiè)。今(jīn)五(wǔ)藏(zàng)皆(jiē)衰(shuāi)，筋(jīn)骨(gǔ)解(xiè)墮(duò)，天(tiān)癸(guǐ)盡(jìn)矣(yǐ)，故(gù)髮(fà)鬢(bìn)白(bái)，身(shēn)體(tǐ)重(zhòng)，行(xíng)步(bù)不(bú)正(zhèng)，而(ér)無(wú)子(zǐ)耳(ěr)。

帝(dì)曰(yuē)：有(yǒu)其(qí)秊(nián)已(yǐ)老(lǎo)而(ér)有(yǒu)子(zǐ)者(zhě)何(hé)也(yě)？岐(qí)伯(bó)曰(yuē)：

此(cǐ)其(qí)天(tiān)壽(shòu)過(guò)度(dù)，炁(qì)脈(mài)常(cháng)通(tōng)，而(ér)腎(shèn)炁(qì)有(yǒu)餘(yú)也(yě)。此(cǐ)雖(suī)有(yǒu)子(zǐ)，男(nán)不(bú)過(guò)盡(jìn)八(bā)八(bā)，女(nǚ)不(bú)過(guò)盡(jìn)七(qī)七(qī)，而(ér)天(tiān)墜(dì)㞢(zhī)精(jīng)炁(qì)皆(jiē)竭(jié)矣(yǐ)。

帝(dì)曰(yuē)：夫(fú)道(dào)者(zhě)，秊(nián)皆(jiē)百(bǎi)數(shù)，能(néng)有(yǒu)子(zǐ)乎(hū)？歧(qí)伯(bó)曰(yuē)：夫(fú)道(dào)者(zhě)，能(néng)卻(què)老(lǎo)而(ér)全(quán)形(xíng)，身(shēn)秊(nián)雖(suī)壽(shòu)，能(néng)生(shēng)子(zǐ)也(yě)。

黃(huáng)帝(dì)曰(yuē)：余(yú)聞(wén)上(shàng)古(gǔ)有(yǒu)眞(zhēn)人(rén)者(zhě)，提(tí)挈(qiè)天(tiān)墜(dì)，把(bǎ)握(wò)陰(yīn)陽(yáng)，呼(hū)吸(xī)精(jīng)炁(qì)，獨(dú)立(lì)守(shǒu)神(shén)，肌(jī)肉(ròu)若(ruò)一(yī)，故(gù)能(néng)

壽shòu 敝bì 天tiān 墬dì，無wú 有yǒu 終zhōng 時shí，此cǐ 其qí 道dào 生shēng。

中zhōng 古gǔ 㞢zhī 時shí，有yǒu 至zhì 人rén 者zhě，淳chún 德dé 全quán 道dào，龢hé 亐yú 陰yīn 陽yáng，調tiáo 亐yú 四sì 時shí，厺qù 世shì 離lí 俗sú，積jī 精jīng 全quán 神shén，遊yóu 行xíng 天tiān 墬dì 㞢zhī 間jiān，視shì 聽tīng 八bā 達dá 㞢zhī 外wài，此cǐ 蓋gài 益yì 其qí 壽shòu 命mìng 而ér 彊qiáng 者zhě 也yě，亦yì 歸guī 亐yú 眞zhēn 人rén。

其qí 次cì 有yǒu 聖shèng 人rén 者zhě，處chǔ 天tiān 墬dì 㞢zhī 龢hé，從cóng 八bā 風fēng 㞢zhī 理lǐ，適shì 嗜shì 欲yù 亐yú 世shì 俗sú 㞢zhī 間jiān，無wú 恚huì 嗔chēn 㞢zhī 心xīn，行xíng 不bú 欲yù 離lí 亐yú 世shì，被pī 服fú 章zhāng，舉jǔ 不bú 欲yù 觀guān 亐yú 俗sú，外wài 不bù 勞láo 形xíng 亐yú 事shì，內nèi 無wú 思sī

想㞢患，以恬愉爲務，以自得爲功，形體不敝，
xiǎng zhī huàn, yǐ tián yú wéi wù, yǐ zì dé wéi gōng, xíng tǐ bú bì,

精神不散，亦可以百數。
jīng shén bú sàn, yì kě yǐ bǎi shù.

其次有賢人者，灋則天隆，象似日月，辨列
qí cì yǒu xián rén zhě, fǎ zé tiān dì, xiàng sì rì yuè, biàn liè

星辰，逆從陰陽，分別四時，將從上古，合同亏
xīng chén, nì cóng yīn yáng, fēn bié sì shí, jiāng cóng shàng gǔ, hé tóng yú

道，亦可使益壽而有極時。
dào, yì kě shǐ yì shòu ér yǒu jí shí.

四气調神大論篇第二

萅三月，此謂發陳。天墬俱生，萬物以榮。夜臥早起，廣步亐庭，被髮緩形，以使志生，生而勿殺，予而勿奪，賞而勿罰，此萅气㞢應，養生㞢道也。逆㞢則傷肝，夓爲寒變，奉長者少。

夓三月，此謂蕃秀。天墬气交，萬物華實。夜臥早起，橆厭亐日，使志橆怒，使華英成秀，使炁得泄，若所愛在外，此夓气㞢應，養長㞢道也(yě)。逆(nì)㞢(zhī)則(zé)傷(shāng)心(xīn)，龝(qiū)爲(wéi)痎(jiē)瘧(nüè)，奉(fèng)收(shōu)者(zhě)少(shǎo)，冬(dōng)至(zhì)重(zhòng)病(bìng)。

龝(qiū)三(sān)月(yuè)，此(cǐ)謂(wèi)容(róng)平(píng)。天(tiān)气(qì)以(yǐ)急(jí)，墬(dì)气(qì)以(yǐ)朙(míng)。早(zǎo)臥(wò)早(zǎo)起(qǐ)，與(yǔ)雞(jī)俱(jù)興(xīng)，使(shǐ)志(zhì)安(ān)寧(níng)，以(yǐ)緩(huǎn)龝(qiū)刑(xíng)，收(shōu)斂(liǎn)神(shén)炁(qì)，使(shǐ)龝(qiū)气(qì)平(píng)，橆(wú)外(wài)其(qí)志(zhì)，使(shǐ)肺(fèi)炁(qì)清(qīng)，此(cǐ)龝(qiū)气(qì)㞢(zhī)應(yìng)，養(yǎng)收(shōu)㞢(zhī)道(dào)也(yě)。逆(nì)㞢(zhī)則(zé)傷(shāng)肺(fèi)，冬(dōng)爲(wéi)飧(sūn)泄(xiè)，奉(fèng)藏(cáng)者(zhě)少(shǎo)。

冬(dōng)三(sān)月(yuè)，此(cǐ)謂(wèi)閉(bì)藏(cáng)。水(shuǐ)仌(bīng)墬(dì)坼(chè)，橆(wú)擾(rǎo)乎(hū)陽(yáng)。

早卧晚起，必待日灮，使志若伏若匿，若有私意，
zǎo wò wǎn qǐ, bì dài rì guāng, shǐ zhì ruò fú ruò nì, ruò yǒu sī yì,

若已有得，厺寒就溫，無泄皮膚，使炁亟奪，此
ruò yǐ yǒu dé, qù hán jiù wēn, wú xiè pí fū, shǐ qì qì duó, cǐ

冬气㞢應，養藏㞢道也。逆㞢則傷腎，萅爲痿厥，
dōng qì zhī yìng, yǎng cáng zhī dào yě. nì zhī zé shāng shèn, chūn wéi wěi jué,

奉生者少。
fèng shēng zhě shǎo.

天气清淨，灮朙者也，藏德不止，故不下也。
tiān qì qīng jìng, guāng míng zhě yě, cáng dé bù zhǐ, gù bú xià yě.

天朙則日月不朙，邪害空竅。陽气者閉塞，墬气
tiān méng zé rì yuè bù míng, xié hài kǒng qiào. yáng qì zhě bì sè, dì qì

者冒朙，雲霧不精，則上應白露不下，交通不表，
zhě mào míng, yún wù bù jīng, zé shàng yìng bái lù bú xià, jiāo tōng bù biǎo,

萬物命故不施，不施則名木多死。惡氣不發，風
wàn wù mìng gù bú yì, bú yì zé míng mù duō sǐ. è qì bù fèi, fēng

雨(yǔ)不(bù)節(jié)，白(bái)露(lù)不(bú)下(xià)，則(zé)菀(yù)槁(gǎo)不(bù)榮(róng)。賊(zéi)風(fēng)數(shuò)至(zhì)，暴(bào)雨(yǔ)數(shuò)起(qǐ)，天(tiān)墬(dì)四(sì)時(shí)不(bù)相(xiāng)保(bǎo)，與(yǔ)道(dào)相(xiāng)失(shī)，則(zé)未(wèi)央(yāng)絕(jué)滅(miè)。唯(wéi)聖(shèng)人(rén)從(cóng)㞢(zhī)，故(gù)身(shēn)無(wú)奇(qí)病(bìng)，萬(wàn)物(wù)不(bù)失(shī)，生(shēng)炁(qì)不(bù)竭(jié)。

逆(nì)萅(chūn)气(qì)，則(zé)少(shào)陽(yáng)不(bù)生(shēng)，肝(gān)炁(qì)內(nèi)變(biàn)。逆(nì)夓(xià)气(qì)，則(zé)太(tài)陽(yáng)不(bù)長(zhǎng)，心(xīn)炁(qì)內(nèi)洞(dòng)。逆(nì)龝(qiū)气(qì)，則(zé)太(tài)陰(yīn)不(bù)收(shōu)，肺(fèi)炁(qì)焦(jiāo)滿(mèn)。逆(nì)冬(dōng)气(qì)，則(zé)少(shào)陰(yīn)不(bù)藏(cáng)，腎(shèn)炁(qì)獨(dú)沈(chén)。

夫(fú)四(sì)時(shí)陰(yīn)陽(yáng)者(zhě)，萬(wàn)物(wù)㞢(zhī)根(gēn)本(běn)也(yě)。所(suǒ)以(yǐ)聖(shèng)人(rén)，

萅(chūn)夓(xià)養(yǎng)陽(yáng)，龝(qiū)冬(dōng)養(yǎng)陰(yīn)，以(yǐ)從(cóng)其(qí)根(gēn)，故(gù)與(yǔ)萬(wàn)物(wù)沈(chén)浮(fú)亐(yú)生(shēng)長(zhǎng)㞢(zhī)門(mén)。逆(nì)其(qí)根(gēn)，則(zé)伐(fá)其(qí)本(běn)，壞(huài)其(qí)眞(zhēn)矣(yǐ)。故(gù)陰(yīn)陽(yáng)四(sì)時(shí)者(zhě)，萬(wàn)物(wù)㞢(zhī)終(zhōng)始(shǐ)也(yě)，死(sǐ)生(shēng)㞢(zhī)本(běn)也(yě)。逆(nì)㞢(zhī)則(zé)災(zāi)害(hài)生(shēng)，從(cóng)㞢(zhī)則(zé)苛(kē)疾(jí)不(bù)起(qǐ)，是(shì)謂(wèi)得(dé)道(dào)。道(dào)者(zhě)，聖(shèng)人(rén)行(xíng)㞢(zhī)，愚(yú)者(zhě)佩(bèi)㞢(zhī)。從(cóng)陰(yīn)陽(yáng)則(zé)生(shēng)，逆(nì)㞢(zhī)則(zé)死(sǐ)，從(cóng)㞢(zhī)則(zé)治(zhì)，逆(nì)㞢(zhī)則(zé)亂(luàn)，反(fǎn)順(shùn)爲(wéi)逆(nì)，是(shì)謂(wèi)內(nèi)格(gé)。

是(shì)故(gù)聖(shèng)人(rén)不(bú)治(zhì)已(yǐ)病(bìng)治(zhì)未(wèi)病(bìng)，不(bú)治(zhì)已(yǐ)亂(luàn)治(zhì)未(wèi)亂(luàn)，此(cǐ)㞢(zhī)謂(wèi)也(yě)。夫(fú)病(bìng)已(yǐ)成(chéng)而(ér)後(hòu)藥(yào)㞢(zhī)，亂(luàn)已(yǐ)成(chéng)而(ér)後(hòu)治(zhì)㞢(zhī)，

譬猶渴而穿井，鬥而鑄錐，不亦晚乎？

pì yóu kě ér chuān jǐng, dòu ér zhù zhuī, bú yì wǎn hū?

生气通天論篇第三

黄帝曰：夫自古通天者，生㞢本，本亐陰陽。天墬㞢間，六合㞢內，其气九州、九竅、五藏、十二節，皆通乎天气。其生五，其气三，數犯此者，則邪氣傷人，此壽命㞢本也。

蒼天㞢气清淨，則志意治，順㞢則陽炁固，雖有賊邪，弗能害也，此因時㞢序。故聖人傳精神，服天气，而通神朙。失㞢則內閉九竅，外壅肌肉，衛炁散解，此謂自傷，炁㞢削也。

陽炁者，若天與日，失其所，則折壽而不彰。

故天運當以日炗朙。是故陽因而上，衛外者也。

因亐寒，欲如運樞，起居如驚，神炁乃浮。

因亐暑，汗，煩則喘喝，靜則多言，體若燔炭，汗出而散。

因亐溼，首如裹，溼熱不攘，大筋緛短，小筋弛長，緛短爲拘，弛長爲痿。

因亐气，爲腫，四維相代，陽炁乃竭。

陽yáng炁qì者zhě，煩fán勞láo則zé張zhāng，精jīng絕jué，辟bì積jī于yú夏xià，使shǐ人rén煎jiān厥jué。目mù盲máng不bù可kě以yǐ視shì，耳ěr閉bì不bù可kě以yǐ聽tīng，潰kuì潰kuì乎hū若ruò壞huài都zhū，汩gǔ汩gǔ乎hū不bù可kě止zhǐ。陽yáng炁qì者zhě，大dà怒nù則zé形xíng炁qì絕jué，而ér血xuè菀yù于yú上shàng，使shǐ人rén薄bó厥jué。有yǒu傷shāng于yú筋jīn，縱zòng，其qí若ruò不bù容róng。汗hàn出chū偏piān沮jǔ，使shǐ人rén偏piān枯kū；汗hàn出chū見xiàn濕shī，乃nǎi生shēng痤cuó疿fèi。高gāo梁liáng之zhī變biàn，足zú生shēng大dà丁dīng，受shòu如rú持chí虛xū。勞láo汗hàn當dāng風fēng，寒hán薄bó爲wéi皻zhā，鬱yù乃nǎi痤cuó。

陽yáng炁qì者zhě，精jīng則zé養yǎng神shén，柔róu則zé養yǎng筋jīn。開kāi闔hé不bù得dé，

寒(hán)气(qì)從(cóng)㞢(zhī)，乃(nǎi)生(shēng)大(dà)僂(lǚ)。陷(xiàn)脈(mài)爲(wéi)瘺(lòu)，畱(liú)連(lián)肉(ròu)腠(còu)。俞(shù)炁(qì)化(huà)薄(bó)，傳(chuán)爲(wéi)善(shàn)畏(wèi)，及(jí)爲(wéi)驚(jīng)駭(hài)。營(yíng)炁(qì)不(bù)從(cóng)，逆(nì)亐(yú)肉(ròu)理(lǐ)，乃(nǎi)生(shēng)癰(yōng)腫(zhǒng)。魄(pò)汗(hàn)未(wèi)盡(jìn)，形(xíng)弱(ruò)而(ér)炁(qì)爍(shuò)，穴(xué)俞(shù)以(yǐ)閉(bì)，發(fā)爲(wéi)風(fēng)瘧(nüè)。故(gù)風(fēng)者(zhě)，百(bǎi)病(bìng)㞢(zhī)始(shǐ)也(yě)，清(qīng)靜(jìng)則(zé)肉(ròu)腠(còu)閉(bì)拒(jù)，雖(suī)有(yǒu)大(dà)風(fēng)苛(kē)毒(dú)，弗(fú)㞢(zhī)能(néng)害(hài)，此(cǐ)因(yīn)時(shí)㞢(zhī)序(xù)也(yě)。故(gù)病(bìng)久(jiǔ)則(zé)傳(chuán)化(huà)，上(shàng)下(xià)不(bú)竝(bìng)，良(liáng)毉(yī)弗(fú)爲(wéi)。故(gù)陽(yáng)畜(xù)積(jī)病(bìng)死(sǐ)，而(ér)陽(yáng)炁(qì)當(dāng)隔(gé)，隔(gé)者(zhě)當(dāng)瀉(xiè)，不(bù)亟(jí)正(zhèng)治(zhì)，粗(cū)乃(nǎi)敗(bài)㞢(zhī)。

故陽炁者，一日而主外，平旦陽炁生，日中而陽炁隆，日西而陽炁已虛，炁門乃閉。是故暮而收拒，無擾筋骨，無見霧露。反此三時，形乃困薄。

岐伯曰：陰者，藏精而起亟也；陽者，衛外而爲固也。陰不勝其陽，則脈流薄疾，竝乃狂。陽不勝其陰，則五藏炁爭，九竅不通。是以聖人陳陰陽，筋脈龢同，骨髓堅固，炁血皆從。如是則內外調龢，邪不能害，耳目聰朙，炁立如故。

風客淫氣，精乃亾，邪傷肝也。因而飽食，筋脈橫解，腸澼爲痔。因而大酓，則炁逆。因而彊力，腎炁乃傷，高骨乃壞。

凡陰陽㞢要，陽密乃固，兩者不龢，若萅橆穐，若冬橆夓，因而龢㞢，是謂聖度。故陽彊不能密，陰炁乃絕，陰平陽秘，精神乃治，陰陽離決，精炁乃絕。因亏露風，乃生寒熱。是以萅傷亏(yú)風(fēng)，邪(xié)氣(qì)畱(liú)連(lián)，乃(nǎi)爲(wéi)洞(dòng)泄(xiè)。夓(xià)傷(shāng)亏(yú)暑(shǔ)，龝(qiū)爲(wéi)痎(jiē)瘧(nüè)。龝(qiū)傷(shāng)亏(yú)溼(shī)，上(shàng)逆(nì)而(ér)欬(ké)，發(fā)爲(wéi)痿(wěi)厥(jué)。冬(dōng)傷(shāng)亏(yú)寒(hán)，萅(chūn)必(bì)溫(wēn)病(bìng)。四(sì)時(shí)㞢(zhī)气(qì)，更(gēng)傷(shāng)五(wǔ)藏(zàng)。

陰(yīn)㞢(zhī)所(suǒ)生(shēng)，本(běn)在(zài)五(wǔ)味(wèi)。陰(yīn)㞢(zhī)五(wǔ)宮(gōng)，傷(shāng)在(zài)五(wǔ)味(wèi)。

是(shì)故(gù)味(wèi)過(guò)亏(yú)酸(suān)，肝(gān)炁(qì)以(yǐ)津(jīn)，脾(pí)炁(qì)乃(nǎi)絕(jué)。味(wèi)過(guò)亏(yú)鹹(xián)，大(dà)骨(gǔ)炁(qì)勞(láo)，短(duǎn)肌(jī)，心(xīn)炁(qì)抑(yì)。味(wèi)過(guò)亏(yú)甘(gān)，心(xīn)炁(qì)喘(chuǎn)滿(mèn)，色(sè)黑(hēi)，腎(shèn)炁(qì)不(bù)衡(héng)。味(wèi)過(guò)亏(yú)苦(kǔ)，脾(pí)炁(qì)不(bù)濡(rú)，胃(wèi)炁(qì)乃(nǎi)厚(hòu)。味(wèi)過(guò)亏(yú)辛(xīn)，筋(jīn)脈(mài)沮(jǔ)弛(chí)，精(jīng)神(shén)乃(nǎi)央(yāng)。是(shì)故(gù)謹(jǐn)龢(hé)

五(wǔ)味(wèi)，骨(gǔ)正(zhèng)筋(jīn)柔(róu)，炁(qì)血(xuè)以(yǐ)流(liú)，腠(còu)理(lǐ)以(yǐ)密(mì)，如(rú)是(shì)則(zé)骨(gǔ)炁(qì)以(yǐ)精(jīng)，謹(jǐn)道(dào)如(rú)灋(fǎ)，長(cháng)有(yǒu)天(tiān)命(mìng)。

金(jīn)匱(kuì)眞(zhēn)言(yán)論(lùn)篇(piān)第(dì)四(sì)

黃(huáng)帝(dì)問(wèn)曰(yuē)：天(tiān)有(yǒu)八(bā)風(fēng)，經(jīng)有(yǒu)五(wǔ)風(fēng)，何(hé)謂(wèi)？岐(qí)伯(bó)對(duì)曰(yuē)：八(bā)風(fēng)發(fā)邪(xié)，以(yǐ)爲(wéi)經(jīng)風(fēng)，觸(chù)五(wǔ)藏(zàng)，邪(xié)氣(qì)發(fā)病(bìng)。所(suǒ)謂(wèi)得(dé)四(sì)時(shí)㞢(zhī)勝(shèng)者(zhě)，萅(chūn)勝(shèng)長(zhǎng)夓(xià)，長(zhǎng)夓(xià)勝(shèng)冬(dōng)，冬(dōng)勝(shèng)夓(xià)，夓(xià)勝(shèng)龝(qiū)，龝(qiū)勝(shèng)萅(chūn)，所(suǒ)謂(wèi)四(sì)時(shí)㞢(zhī)勝(shèng)也(yě)。

東(dōng)風(fēng)生(shēng)亐(yú)萅(chūn)，病(bìng)在(zài)肝(gān)兪(shù)，在(zài)頸(jǐng)項(xiàng)；南(nán)風(fēng)生(shēng)亐(yú)夓(xià)，病(bìng)在(zài)心(xīn)兪(shù)，在(zài)胷(xiōng)脋(xié)；西(xī)風(fēng)生(shēng)亐(yú)龝(qiū)，病(bìng)在(zài)肺(fèi)兪(shù)，在(zài)肩(jiān)背(bèi)；北(běi)風(fēng)生(shēng)亐(yú)冬(dōng)，病(bìng)在(zài)腎(shèn)兪(shù)，在(zài)腰(yāo)股(gǔ)；中(zhōng)央(yāng)

爲土，病在脾俞，在脊。
wéi tǔ bìng zài pí shù zài jǐ

故萶气者，病在頭；夓气者，病在藏；龝气
gù chūn qì zhě bìng zài tóu xià qì zhě bìng zài zàng qiū qì

者，病在肩背；冬气者，病在四支。
zhě bìng zài jiān bèi dōng qì zhě bìng zài sì zhī

故萶譱病鼽衄，仲夓譱病胷脅，長夓譱病洞
gù chūn shàn bìng qiú nǜ zhòng xià shàn bìng xiōng xié zhǎng xià shàn bìng dòng

泄寒中，龝譱病風瘧，冬譱病痹厥。
xiè hán zhōng qiū shàn bìng fēng nüè dōng shàn bìng bì jué

故冬不按蹻，萶不鼽衄，萶不病頸項，仲夓
gù dōng bú àn qiāo chūn bù qiú nǜ chūn bú bìng jǐng xiàng zhòng xià

不病胷脅，長夓不病洞泄寒中，龝不病風瘧，冬
bú bìng xiōng xié zhǎng xià bú bìng dòng xiè hán zhōng qiū bú bìng fēng nüè dōng

不病痹厥，飧泄而汗出也。
bú bìng bì jué sūn xiè ér hàn chū yě

夫(fú)精(jīng)者(zhě)，身(shēn)㞢(zhī)本(běn)也(yě)。故(gù)藏(cáng)亏(yú)精(jīng)者(zhě)，萅(chūn)不(bú)病(bìng)溫(wēn)。

夓(xià)暑(shǔ)汗(hàn)不(bù)出(chū)者(zhě)，龝(qiū)成(chéng)風(fēng)瘧(nüè)。此(cǐ)平(píng)人(rén)脈(mài)灋(fǎ)也(yě)。

故(gù)曰(yuē)：陰(yīn)中(zhōng)有(yǒu)陰(yīn)，陽(yáng)中(zhōng)有(yǒu)陽(yáng)。平(píng)旦(dàn)至(zhì)日(rì)中(zhōng)，天(tiān)㞢(zhī)陽(yáng)，陽(yáng)中(zhōng)㞢(zhī)陽(yáng)也(yě)；日(rì)中(zhōng)至(zhì)黃(huáng)昏(hūn)，天(tiān)㞢(zhī)陽(yáng)，陽(yáng)中(zhōng)㞢(zhī)陰(yīn)也(yě)；合(hé)夜(yè)至(zhì)雞(jī)鳴(míng)，天(tiān)㞢(zhī)陰(yīn)，陰(yīn)中(zhōng)㞢(zhī)陰(yīn)也(yě)；雞(jī)鳴(míng)至(zhì)平(píng)旦(dàn)，天(tiān)㞢(zhī)陰(yīn)，陰(yīn)中(zhōng)㞢(zhī)陽(yáng)也(yě)。故(gù)人(rén)亦(yì)應(yìng)㞢(zhī)。

夫(fú)言(yán)人(rén)㞢(zhī)陰(yīn)陽(yáng)，則(zé)外(wài)爲(wéi)陽(yáng)，內(nèi)爲(wéi)陰(yīn)。言(yán)人(rén)身(shēn)㞢(zhī)陰(yīn)陽(yáng)，則(zé)背(bèi)爲(wéi)陽(yáng)，腹(fù)爲(wéi)陰(yīn)。言(yán)人(rén)身(shēn)㞢(zhī)藏(zàng)府(fǔ)中(zhōng)陰(yīn)

陽，則藏者爲陰，府者爲陽，肝、心、脾、肺、
腎五藏皆爲陰，膽、胃、大腸、小腸、膀胱、三
焦六府皆爲陽。所以欲知陰中㞢陰、陽中㞢陽者
何也？爲冬病在陰，夏病在陽，萅病在陰，穐病
在陽，皆視其所在，爲施鍼石也。故背爲陽，陽
中㞢陽，心也；背爲陽，陽中㞢陰，肺也。腹爲
陰，陰中㞢陰，腎也；腹爲陰，陰中㞢陽，肝也；
腹爲陰，陰中㞢至陰，脾也。此皆陰陽表裏內外

雌(cí)雄(xióng)相(xiāng)輸(shū)應(yìng)也(yě)，故(gù)以(yǐ)應(yìng)天(tiān)㞢(zhī)陰(yīn)陽(yáng)也(yě)。

帝(dì)曰(yuē)：五(wǔ)藏(zàng)應(yìng)四(sì)時(shí)，各(gè)有(yǒu)收(shōu)受(shòu)乎(hū)？岐(qí)伯(bó)曰(yuē)：有(yǒu)。東(dōng)方(fāng)青(qīng)色(sè)，入(rù)通(tōng)亐(yú)肝(gān)，開(kāi)竅(qiào)亐(yú)目(mù)，藏(cáng)精(jīng)亐(yú)肝(gān)，其(qí)病(bìng)發(fā)驚(jīng)駭(hài)，其(qí)味(wèi)酸(suān)，其(qí)類(lèi)艸(cǎo)木(mù)，其(qí)畜(chù)雞(jī)，其(qí)穀(gǔ)麥(mài)，其(qí)應(yìng)四(sì)時(shí)，上(shàng)爲(wéi)歲(suì)曐(xīng)，是(shì)以(yǐ)萅(chūn)气(qì)在(zài)頭(tóu)也(yě)，其(qí)音(yīn)角(jué)，其(qí)數(shù)八(bā)，是(shì)以(yǐ)知(zhī)病(bìng)㞢(zhī)在(zài)筋(jīn)也(yě)，其(qí)臭(xiù)臊(sāo)。

南(nán)方(fāng)赤(chì)色(sè)，入(rù)通(tōng)亐(yú)心(xīn)，開(kāi)竅(qiào)亐(yú)耳(ěr)，藏(cáng)精(jīng)亐(yú)心(xīn)，故(gù)病(bìng)在(zài)五(wǔ)藏(zàng)，其(qí)味(wèi)苦(kǔ)，其(qí)類(lèi)火(huǒ)，其(qí)畜(chù)羊(yáng)，其(qí)穀(gǔ)黍(shǔ)，

其應四時，上爲熒惑星，是以知病㞢在脈也，其音徵，其數七，其臭焦。

qí yìng sì shí, shàng wéi yíng huò xīng, shì yǐ zhī bìng zhī zài mài yě, qí yīn zhǐ, qí shù qī, qí xiù jiāo.

中央黃色，入通亐脾，開竅亐口，藏精亐脾，故病在舌本，其味甘，其類土，其畜牛，其穀稷，其應四時，上爲鎮星，是以知病㞢在肉也，其音宮，其數五，其臭香。

zhōng yāng huáng sè, rù tōng yú pí, kāi qiào yú kǒu, cáng jīng yú pí, gù bìng zài shé běn, qí wèi gān, qí lèi tǔ, qí chù niú, qí gǔ jì, qí yìng sì shí, shàng wéi zhèn xīng, shì yǐ zhī bìng zhī zài ròu yě, qí yīn gōng, qí shù wǔ, qí xiù xiāng.

西方白色，入通亐肺，開竅亐鼻，藏精亐肺，故病在背，其味辛，其類金，其畜馬，其穀稻，

xī fāng bái sè, rù tōng yú fèi, kāi qiào yú bí, cáng jīng yú fèi, gù bìng zài bèi, qí wèi xīn, qí lèi jīn, qí chù mǎ, qí gǔ dào,

其應四時，上爲太白曐，是以知病㞢在皮毛也，

其音商，其數九，其臭腥。

北方黑色，入通亐腎，開竅亐二陰，藏精亐

腎，故病在谿，其味鹹，其類水，其畜彘，其穀

豆，其應四時，上爲辰曐，是以知病㞢在骨也，

其音羽，其數六，其臭腐。

故譱爲脈者，謹察五藏六府，一逆一從，陰

陽、表裏、雌雄㞢紀，藏㞢心意，合心亐精，非

其qí人rén勿wù教jiào，非fēi其qí眞zhēn勿wù授shòu，是shì謂wèi得dé道dào。

陰(yīn)陽(yáng)應(yìng)象(xiàng)大(dà)論(lùn)篇(piān)第(dì)五(wǔ)

黃(huáng)帝(dì)曰(yuē)：陰(yīn)陽(yáng)者(zhě)，天(tiān)墬(dì)㞢(zhī)道(dào)也(yě)，萬(wàn)物(wù)㞢(zhī)綱(gāng)紀(jì)，變(biàn)化(huà)㞢(zhī)父(fù)母(mǔ)，生(shēng)殺(shā)㞢(zhī)本(běn)始(shǐ)，神(shén)朙(míng)㞢(zhī)府(fǔ)也(yě)。治(zhì)病(bìng)必(bì)求(qiú)亐(yú)本(běn)。故(gù)積(jī)陽(yáng)爲(wéi)天(tiān)，積(jī)陰(yīn)爲(wéi)墬(dì)。陰(yīn)靜(jìng)陽(yáng)躁(zào)，陽(yáng)生(shēng)陰(yīn)長(zhǎng)，陽(yáng)殺(shā)陰(yīn)藏(cáng)。陽(yáng)化(huà)炁(qì)，陰(yīn)成(chéng)形(xíng)。寒(hán)極(jí)生(shēng)熱(rè)，熱(rè)極(jí)生(shēng)寒(hán)。寒(hán)气(qì)生(shēng)濁(zhuó)，熱(rè)气(qì)生(shēng)清(qīng)。清(qīng)气(qì)在(zài)下(xià)，則(zé)生(shēng)飧(sūn)泄(xiè)，濁(zhuó)氣(qì)在(zài)上(shàng)，則(zé)生(shēng)䐜(chēn)脹(zhàng)。此(cǐ)陰(yīn)陽(yáng)反(fǎn)作(zuò)，病(bìng)㞢(zhī)逆(nì)從(cóng)也(yě)。

故(gù)清(qīng)陽(yáng)爲(wéi)天(tiān)，濁(zhuó)陰(yīn)爲(wéi)墬(dì)。墬(dì)气(qì)上(shàng)爲(wéi)雲(yún)，天(tiān)气(qì)下(xià)爲(wéi)雨(yǔ)；雨(yǔ)出(chū)墬(dì)气(qì)，雲(yún)出(chū)天(tiān)气(qì)。故(gù)清(qīng)陽(yáng)出(chū)上(shàng)竅(qiào)，濁(zhuó)陰(yīn)出(chū)下(xià)竅(qiào)；清(qīng)陽(yáng)發(fā)腠(còu)理(lǐ)，濁(zhuó)陰(yīn)走(zǒu)五(wǔ)藏(zàng)；清(qīng)陽(yáng)實(shí)四(sì)支(zhī)，濁(zhuó)陰(yīn)歸(guī)六(liù)府(fǔ)。

水(shuǐ)爲(wéi)陰(yīn)，火(huǒ)爲(wéi)陽(yáng)，陽(yáng)爲(wéi)炁(qì)，陰(yīn)爲(wéi)味(wèi)。味(wèi)歸(kuì)形(xíng)，形(xíng)歸(kuì)炁(qì)，炁(qì)歸(kuì)精(jīng)，精(jīng)歸(kuì)化(huà)，精(jīng)食(sì)炁(qì)，形(xíng)食(sì)味(wèi)，化(huà)生(shēng)精(jīng)，炁(qì)生(shēng)形(xíng)。味(wèi)傷(shāng)形(xíng)，炁(qì)傷(shāng)精(jīng)，精(jīng)化(huà)爲(wéi)炁(qì)，炁(qì)傷(shāng)亏(yú)味(wèi)。

陰味出下竅，陽炁出上竅。味厚者爲陰，薄爲陰之陽；炁厚者爲陽，薄爲陽之陰。味厚則泄，薄則通。炁薄則發泄，厚則發熱。壯火之炁衰，少火之炁壯；壯火食炁，炁食少火；壯火散炁，少火生炁。炁味辛甘發散爲陽，酸苦湧泄爲陰。陰勝則陽病，陽勝則陰病。陽勝則熱，陰勝則寒。重寒則熱，重熱則寒。寒傷形，熱傷炁。炁傷痛，形傷腫。故先痛而後腫者，炁傷形也；

先腫而後痛者，形傷炁也。風勝則動，熱勝則腫，
xiān zhǒng ér hòu tòng zhě, xíng shāng qì yě. fēng shèng zé dòng, rè shèng zé zhǒng,

燥勝則乾，寒勝則浮，溼勝則濡瀉。
zào shèng zé gān, hán shèng zé fú, shī shèng zé rú xiè.

天有四時五行，以生長收藏，以生寒暑燥溼風。
tiān yǒu sì shí wǔ xíng, yǐ shēng zhǎng shōu cáng, yǐ shēng hán shǔ zào shī fēng.

人有五藏化五炁，以生喜怒悲憂恐。故喜怒傷炁，寒暑傷形。暴怒傷陰，暴喜傷陽。厥炁上行，滿脈厺形。喜怒不節，寒暑過度，生乃不固。
rén yǒu wǔ zàng huà wǔ qì, yǐ shēng xǐ nù bēi yōu kǒng. gù xǐ nù shāng qì, hán shǔ shāng xíng. bào nù shāng yīn, bào xǐ shāng yáng. jué qì shàng xíng, mǎn mài qù xíng. xǐ nù bù jié, hán shǔ guò dù, shēng nǎi bú gù.

故重陰必陽，重陽必陰。故曰：冬傷亏寒，萅必溫病；萅傷亏風，夓生飧泄；夓傷亏暑，穐必痎
gù zhòng yīn bì yáng, zhòng yáng bì yīn. gù yuē: dōng shāng yú hán, chūn bì wēn bìng; chūn shāng yú fēng, xià shēng sūn xiè; xià shāng yú shǔ, qiū bì jiē

瘧(nüè)；龝(qiū)傷(shāng)亐(yú)溼(shī)，冬(dōng)生(shēng)欬(ké)嗽(sòu)。

帝(dì)曰(yuē)：余(yú)聞(wén)上(shàng)古(gǔ)聖(shèng)人(rén)，論(lùn)理(lǐ)人(rén)形(xíng)，列(liè)別(bié)藏(zàng)府(fǔ)，端(duān)絡(luò)經(jīng)脈(mài)，會(huì)通(tōng)六(liù)合(hé)，各(gè)從(cóng)其(qí)經(jīng)；炁(qì)穴(xué)所(suǒ)發(fā)，各(gè)有(yǒu)處(chǔ)名(míng)；谿(xī)谷(gǔ)屬(zhǔ)骨(gǔ)，皆(jiē)有(yǒu)所(suǒ)起(qǐ)；分(fēn)部(bù)逆(nì)從(cóng)，各(gè)有(yǒu)條(tiáo)理(lǐ)；四(sì)時(shí)陰(yīn)陽(yáng)，盡(jìn)有(yǒu)經(jīng)紀(jì)；外(wài)內(nèi)㞢(zhī)應(yìng)，皆(jiē)有(yǒu)表(biǎo)裏(lǐ)，其(qí)信(xìn)然(rán)乎(hū)？

岐(qí)伯(bó)對(duì)曰(yuē)：東(dōng)方(fāng)生(shēng)風(fēng)，風(fēng)生(shēng)木(mù)，木(mù)生(shēng)酸(suān)，酸(suān)生(shēng)肝(gān)，肝(gān)生(shēng)筋(jīn)，筋(jīn)生(shēng)心(xīn)，肝(gān)主(zhǔ)目(mù)。其(qí)在(zài)天(tiān)爲(wéi)玄(xuán)，

在(zài)人(rén)爲(wéi)道(dào)，在(zài)墬(dì)爲(wéi)化(huà)。化(huà)生(shēng)五(wǔ)味(wèi)，道(dào)生(shēng)智(zhì)，玄(xuán)生(shēng)神(shén)。神(shén)在(zài)天(tiān)爲(wéi)風(fēng)，在(zài)墬(dì)爲(wéi)木(mù)，在(zài)體(tǐ)爲(wéi)筋(jīn)，在(zài)藏(zàng)爲(wéi)肝(gān)，在(zài)色(sè)爲(wéi)蒼(cāng)，在(zài)音(yīn)爲(wéi)角(jué)，在(zài)聲(shēng)爲(wéi)呼(hū)，在(zài)變(biàn)動(dòng)爲(wéi)握(wò)，在(zài)竅(qiào)爲(wéi)目(mù)，在(zài)味(wèi)爲(wéi)酸(suān)，在(zài)志(zhì)爲(wéi)怒(nù)。怒(nù)傷(shāng)肝(gān)，悲(bēi)勝(shèng)怒(nù)；風(fēng)傷(shāng)筋(jīn)，燥(zào)勝(shèng)風(fēng)；酸(suān)傷(shāng)筋(jīn)，辛(xīn)勝(shèng)酸(suān)。

南(nán)方(fāng)生(shēng)熱(rè)，熱(rè)生(shēng)火(huǒ)，火(huǒ)生(shēng)苦(kǔ)，苦(kǔ)生(shēng)心(xīn)，心(xīn)生(shēng)血(xuè)，血(xuè)生(shēng)脾(pí)，心(xīn)主(zhǔ)舌(shé)。其(qí)在(zài)天(tiān)爲(wéi)熱(rè)，在(zài)墬(dì)爲(wéi)火(huǒ)，在(zài)體(tǐ)爲(wéi)脈(mài)，在(zài)藏(zàng)爲(wéi)心(xīn)，在(zài)色(sè)爲(wéi)赤(chì)，在(zài)音(yīn)爲(wéi)徵(zhǐ)，在(zài)

聲 shēng 爲 wéi 笑 xiào，在 zài 變 biàn 動 dòng 爲 wéi 憂 yōu，在 zài 竅 qiào 爲 wéi 舌 shé，在 zài 味 wèi 爲 wéi 苦 kǔ，在 zài 志 zhì 爲 wéi 喜 xǐ。喜 xǐ 傷 shāng 心 xīn，恐 kǒng 勝 shèng 喜 xǐ；熱 rè 傷 shāng 炁 qì，寒 hán 勝 shèng 熱 rè；苦 kǔ 傷 shāng 炁 qì，鹹 xián 勝 shèng 苦 kǔ。

中 zhōng 央 yāng 生 shēng 溼 shī，溼 shī 生 shēng 土 tǔ，土 tǔ 生 shēng 甘 gān，甘 gān 生 shēng 脾 pí，脾 pí 生 shēng 肉 ròu，肉 ròu 生 shēng 肺 fèi，脾 pí 主 zhǔ 口 kǒu。其 qí 在 zài 天 tiān 爲 wéi 溼 shī，在 zài 墬 dì 爲 wéi 土 tǔ，在 zài 體 tǐ 爲 wéi 肉 ròu，在 zài 藏 zàng 爲 wéi 脾 pí，在 zài 色 sè 爲 wéi 黃 huáng，在 zài 音 yīn 爲 wéi 宮 gōng，在 zài 聲 shēng 爲 wéi 歌 gē，在 zài 變 biàn 動 dòng 爲 wéi 噦 yuě，在 zài 竅 qiào 爲 wéi 口 kǒu，在 zài 味 wèi 爲 wéi 甘 gān，在 zài 志 zhì 爲 wéi 思 sī。思 sī 傷 shāng 脾 pí，怒 nù 勝 shèng 思 sī；溼 shī 傷 shāng 肉 ròu，風 fēng 勝 shèng 溼 shī；甘 gān

傷肉，酸勝甘。

西方生燥，燥生金，金生辛，辛生肺，肺生皮毛，皮毛生腎，肺主鼻。其在天爲燥，在墬爲金，在體爲皮毛，在藏爲肺，在色爲白，在音爲商，在聲爲哭，在變動爲欬，在竅爲鼻，在味爲辛，在志爲憂。憂傷肺，喜勝憂；熱傷皮毛，寒勝熱；辛傷皮毛，苦勝辛。

北方生寒，寒生水，水生鹹，鹹生腎，腎生

骨(gǔ)髓(suǐ)，髓(suǐ)生(shēng)肝(gān)，腎(shèn)主(zhǔ)耳(ěr)。其(qí)在(zài)天(tiān)爲(wéi)寒(hán)，在(zài)墬(dì)爲(wéi)水(shuǐ)，在(zài)體(tǐ)爲(wéi)骨(gǔ)，在(zài)藏(zàng)爲(wéi)腎(shèn)，在(zài)色(sè)爲(wéi)黑(hēi)，在(zài)音(yīn)爲(wéi)羽(yǔ)，在(zài)聲(shēng)爲(wéi)呻(shēn)，在(zài)變(biàn)動(dòng)爲(wéi)栗(lì)，在(zài)竅(qiào)爲(wéi)耳(ěr)，在(zài)味(wèi)爲(wéi)鹹(xián)，在(zài)志(zhì)爲(wéi)恐(kǒng)。恐(kǒng)傷(shāng)腎(shèn)，恖(sī)勝(shèng)恐(kǒng)；寒(hán)傷(shāng)血(xuè)，燥(zào)勝(shèng)寒(hán)；鹹(xián)傷(shāng)血(xuè)，甘(gān)勝(shèng)鹹(xián)。

故(gù)曰(yuē)：天(tiān)墬(dì)者(zhě)，萬(wàn)物(wù)㞢(zhī)上(shàng)下(xià)也(yě)；陰(yīn)陽(yáng)者(zhě)，血(xuè)炁(qì)㞢(zhī)男(nán)女(nǚ)也(yě)；左(zuǒ)右(yòu)者(zhě)，陰(yīn)陽(yáng)㞢(zhī)道(dào)路(lù)也(yě)；水(shuǐ)火(huǒ)者(zhě)，陰(yīn)陽(yáng)㞢(zhī)徵(zhēng)兆(zhào)也(yě)；陰(yīn)陽(yáng)者(zhě)，萬(wàn)物(wù)㞢(zhī)能(tāi)始(shǐ)也(yě)。故(gù)曰(yuē)：

陰yīn在zài內nèi，陽yáng㞢zhī守shǒu也yě；陽yáng在zài外wài，陰yīn㞢zhī使shǐ也yě。

帝dì曰yuē：灋fǎ陰yīn陽yáng奈nài何hé？岐qí伯bó曰yuē：陽yáng勝shèng則zé身shēn熱rè，腠còu理lǐ閉bì，喘chuǎn粗cū爲wéi㞢zhī俯fǔ仰yǎng，汗hàn不bù出chū而ér熱rè，齒chǐ乾gān以yǐ煩fán寃yù腹fù滿mǎn，死sǐ，能nài冬dōng不bú能nài夓xià。陰yīn勝shèng則zé身shēn寒hán汗hàn出chū，身shēn常cháng清qìng，數shuò寒hán而ér栗lì，寒hán則zé厥jué，厥jué則zé腹fù滿mǎn，死sǐ，能nài夓xià不bú能nài冬dōng。此cǐ陰yīn陽yáng更gēng勝shèng㞢zhī變biàn，病bìng㞢zhī形xíng能tài也yě。

帝dì曰yuē：調tiáo此cǐ二èr者zhě奈nài何hé？岐qí伯bó曰yuē：能néng知zhī七qī損sǔn八bā益yì，則zé二èr者zhě可kě調tiáo，不bù知zhī用yòng此cǐ，則zé早zǎo衰shuāi㞢zhī節jié也yě。秊nián

四(sì)十(shí)，而(ér)陰(yīn)炁(qì)自(zì)半(bàn)也(yě)，起(qǐ)居(jū)衰(shuāi)矣(yǐ)；秊(nián)五(wǔ)十(shí)，體(tǐ)重(zhòng)，耳(ěr)目(mù)不(bù)聰(cōng)眀(míng)矣(yǐ)；秊(nián)六(liù)十(shí)，陰(yīn)痿(wěi)，炁(qì)大(dà)衰(shuāi)，九(jiǔ)竅(qiào)不(bú)利(lì)，下(xià)虛(xū)上(shàng)實(shí)，涕(tì)泣(qì)俱(jù)出(chū)矣(yǐ)。故(gù)曰(yuē)：知(zhī)㞢(zhī)則(zé)彊(qiáng)，不(bù)知(zhī)則(zé)老(lǎo)，故(gù)同(tóng)出(chū)而(ér)名(míng)異(yì)耳(ěr)。智(zhì)者(zhě)察(chá)同(tóng)，愚(yú)者(zhě)察(chá)異(yì)，愚(yú)者(zhě)不(bù)足(zú)，智(zhì)者(zhě)有(yǒu)餘(yú)，有(yǒu)餘(yú)則(zé)耳(ěr)目(mù)聰(cōng)眀(míng)，身(shēn)體(tǐ)輕(qīng)彊(qiáng)，老(lǎo)者(zhě)復(fù)壯(zhuàng)，壯(zhuàng)者(zhě)益(yì)治(zhì)。是(shì)以(yǐ)聖(shèng)人(rén)爲(wéi)无(wú)爲(wéi)㞢(zhī)事(shì)，樂(lè)恬(tián)惔(dàn)㞢(zhī)能(tài)，從(zòng)欲(yù)快(kuài)志(zhì)亐(yú)虛(xū)无(wú)㞢(zhī)守(shǒu)，故(gù)壽(shòu)命(mìng)無(wú)窮(qióng)，與(yǔ)天(tiān)墬(dì)終(zhōng)，此(cǐ)聖(shèng)人(rén)㞢(zhī)治(zhì)身(shēn)也(yě)。

天不足西北，故西北方陰也，而人右耳目不
tiān bù zú xī běi gù xī běi fāng yīn yě ér rén yòu ěr mù bù

如左朙也。墬不滿東南，故東南方陽也，而人左
rú zuǒ míng yě dì bù mǎn dōng nán gù dōng nán fāng yáng yě ér rén zuǒ

手足不如右彊也。帝曰：何以然？岐伯曰：東方
shǒu zú bù rú yòu qiáng yě dì yuē hé yǐ rán qí bó yuē dōng fāng

陽也，陽者其精竝亐上，竝亐上則上朙而下虛，
yáng yě yáng zhě qí jīng bìng yú shàng bìng yú shàng zé shàng míng ér xià xū

故使耳目聰朙而手足不便也。西方陰也，陰者其
gù shǐ ěr mù cōng míng ér shǒu zú bú biàn yě xī fāng yīn yě yīn zhě qí

精竝亐下，竝亐下則下盛而上虛，故其耳目不聰
jīng bìng yú xià bìng yú xià zé xià shèng ér shàng xū gù qí ěr mù bù cōng

朙而手足便也。故俱感亐邪，其在上則右甚，在
míng ér shǒu zú biàn yě gù jù gǎn yú xié qí zài shàng zé yòu shèn zài

下則左甚，此天墬陰陽所不能全也，故邪居㞢。
xià zé zuǒ shèn cǐ tiān dì yīn yáng suǒ bù néng quán yě gù xié jū zhī

故(gù)天(tiān)有(yǒu)精(jīng)，墬(dì)有(yǒu)形(xíng)，天(tiān)有(yǒu)八(bā)紀(jì)，墬(dì)有(yǒu)五(wǔ)理(lǐ)，故(gù)能(néng)爲(wéi)萬(wàn)物(wù)㞢(zhī)父(fù)母(mǔ)。淸(qīng)陽(yáng)上(shàng)天(tiān)，濁(zhuó)陰(yīn)歸(guī)墬(dì)，是(shì)故(gù)天(tiān)墬(dì)㞢(zhī)動(dòng)靜(jìng)，神(shén)朙(míng)爲(wéi)㞢(zhī)綱(gāng)紀(jì)，故(gù)能(néng)以(yǐ)生(shēng)長(zhǎng)收(shōu)藏(cáng)，終(zhōng)而(ér)復(fù)始(shǐ)。惟(wéi)賢(xián)人(rén)上(shàng)配(pèi)天(tiān)以(yǐ)養(yǎng)頭(tóu)，下(xià)象(xiàng)墬(dì)以(yǐ)養(yǎng)足(zú)，中(zhōng)傍(bàng)人(rén)事(shì)以(yǐ)養(yǎng)五(wǔ)藏(zàng)。天(tiān)气(qì)通(tōng)亐(yú)肺(fèi)，墬(dì)气(qì)通(tōng)亐(yú)嗌(yì)，風(fēng)气(qì)通(tōng)亐(yú)肝(gān)，靁(léi)气(qì)通(tōng)亐(yú)心(xīn)，穀(gǔ)炁(qì)通(tōng)亐(yú)脾(pí)，雨(yǔ)气(qì)通(tōng)亐(yú)腎(shèn)。六(liù)經(jīng)爲(wéi)川(chuān)，腸(cháng)胃(wèi)爲(wéi)海(hǎi)，九(jiǔ)竅(qiào)爲(wéi)水(shuǐ)注(zhù)㞢(zhī)炁(qì)。以(yǐ)天(tiān)墬(dì)爲(wéi)㞢(zhī)陰(yīn)陽(yáng)，陽(yáng)㞢(zhī)汗(hàn)，以(yǐ)天(tiān)墬(dì)㞢(zhī)雨(yǔ)名(míng)㞢(zhī)；陽(yáng)

㞢炁，以天墬㞢疾風名㞢。暴炁象雷，逆炁象陽。

故治不灋天㞢紀，不用墬㞢理，則災害至矣。

故邪風㞢至，疾如風雨，故善治者治皮毛，其次治肌膚，其次治筋脈，其次治六府，其次治五藏。治五藏者，半死半生也。故天㞢邪氣，感則害人五藏；水穀㞢寒熱，感則害亐六府；墬㞢溼气，感則害皮肉筋脈。

故善用鍼者，從陰引陽，從陽引陰，以右治

左(zuǒ)，以(yǐ)左(zuǒ)治(zhì)右(yòu)，以(yǐ)我(wǒ)知(zhī)彼(bǐ)，以(yǐ)表(biǎo)知(zhī)裏(lǐ)，以(yǐ)觀(guān)過(guò)與(yǔ)不(bù)及(jí)㞢(zhī)理(lǐ)，見(jiàn)微(wēi)得(dé)過(guò)，用(yòng)㞢(zhī)不(bú)殆(dài)。

善(shàn)診(zhěn)者(zhě)，察(chá)色(sè)按(àn)脈(mài)，先(xiān)別(bié)陰(yīn)陽(yáng)。審(shěn)清(qīng)濁(zhuó)，而(ér)知(zhī)部(bù)分(fēn)；視(shì)喘(chuǎn)息(xī)，聽(tīng)聲(shēng)音(yīn)，而(ér)知(zhī)所(suǒ)苦(kǔ)；觀(guān)權(quán)衡(héng)規(guī)矩(jǔ)，而(ér)知(zhī)病(bìng)所(suǒ)主(zhǔ)；按(àn)尺(chǐ)寸(cùn)，觀(guān)浮(fú)沈(chén)滑(huá)濇(sè)，而(ér)知(zhī)病(bìng)所(suǒ)生(shēng)。以(yǐ)治(zhì)無(wú)過(guò)，以(yǐ)診(zhěn)則(zé)不(bù)失(shī)矣(yǐ)。

故(gù)曰(yuē)：病(bìng)㞢(zhī)始(shǐ)起(qǐ)也(yě)，可(kě)刺(cì)而(ér)已(yǐ)，其(qí)盛(shèng)，可(kě)待(dài)衰(shuāi)而(ér)已(yǐ)。故(gù)因(yīn)其(qí)輕(qīng)而(ér)揚(yáng)㞢(zhī)，因(yīn)其(qí)重(zhòng)而(ér)減(jiǎn)㞢(zhī)，因(yīn)其(qí)

衰(shuāi)而(ér)彰(zhāng)之(zhī)。

形(xíng)不(bù)足(zú)者(zhě)，溫(wēn)之(zhī)以(yǐ)炁(qì)；精(jīng)不(bù)足(zú)者(zhě)，輔(fǔ)之(zhī)以(yǐ)味(wèi)。

其(qí)高(gāo)者(zhě)，因(yīn)而(ér)越(yuè)之(zhī)；其(qí)下(xià)者(zhě)，引(yǐn)而(ér)竭(jié)之(zhī)；中(zhōng)滿(mǎn)者(zhě)，瀉(xiè)之(zhī)于(yú)內(nèi)；其(qí)有(yǒu)邪(xié)者(zhě)，漬(zì)形(xíng)以(yǐ)爲(wéi)汗(hàn)；其(qí)在(zài)皮(pí)者(zhě)，汗(hàn)而(ér)發(fā)之(zhī)；其(qí)慓(piāo)悍(hàn)者(zhě)，按(àn)而(ér)收(shōu)之(zhī)；其(qí)實(shí)者(zhě)，散(sàn)而(ér)瀉(xiè)之(zhī)。

審(shěn)其(qí)陰(yīn)陽(yáng)，以(yǐ)別(bié)柔(róu)剛(gāng)。

陽(yáng)病(bìng)治(zhì)陰(yīn)，陰(yīn)病(bìng)治(zhì)陽(yáng)，定(dìng)其(qí)血(xuè)炁(qì)，各(gè)守(shǒu)其(qí)鄉(xiàng)，血(xuè)實(shí)宜(yí)決(jué)之(zhī)，炁(qì)虛(xū)宜(yí)掣(dǎo)引(yǐn)之(zhī)。

陰陽離合論篇第六

yīn yáng lí hé lùn piān dì liù

黃帝問曰：余聞天爲陽，墬爲陰，日爲陽，

huáng dì wèn yuē yú wén tiān wéi yáng dì wéi yīn rì wéi yáng

月爲陰，大小月三百六十日成一歲，人亦應㞢。

yuè wéi yīn dà xiǎo yuè sān bǎi liù shí rì chéng yí suì rén yì yìng zhī

今三陰三陽，不應陰陽，其故何也？

jīn sān yīn sān yáng bú yìng yīn yáng qí gù hé yě

岐伯對曰：陰陽者，數㞢可十，推㞢可百，

qí bó duì yuē yīn yáng zhě shǔ zhī kě shí tuī zhī kě bǎi

數㞢可千，推㞢可萬，萬㞢大不可勝數，然其要

shǔ zhī kě qiān tuī zhī kě wàn wàn zhī dà bù kě shèng shǔ rán qí yào

一也。

yī yě

天覆墬載，萬物方生，未出墬者，命曰陰處，

tiān fù dì zài wàn wù fāng shēng wèi chū dì zhě mìng yuē yīn chù

名 míng 曰 yuē 陰 yīn 中 zhōng 㞢 zhī 陰 yīn；則 zé 出 chū 墜 dì 者 zhě，命 mìng 曰 yuē 陰 yīn 中 zhōng 㞢 zhī 陽 yáng。陽 yáng 予 yǔ 㞢 zhī 正 zhèng，陰 yīn 爲 wéi 㞢 zhī 主 zhǔ。故 gù 生 shēng 因 yīn 萅 chūn，長 zhǎng 因 yīn 夓 xià，收 shōu 因 yīn 穐 qiū，藏 cáng 因 yīn 冬 dōng，失 shī 常 cháng 則 zé 天 tiān 墜 dì 四 sì 塞 sè。陰 yīn 陽 yáng 㞢 zhī 變 biàn，其 qí 在 zài 人 rén 者 zhě，亦 yì 數 shù 㞢 zhī 可 kě 數 shǔ。

帝 dì 曰 yuē：願 yuàn 聞 wén 三 sān 陰 yīn 三 sān 陽 yáng 㞢 zhī 離 lí 合 hé 也 yě。歧 qí 伯 bó 曰 yuē：聖 shèng 人 rén 南 nán 面 miàn 而 ér 立 lì，前 qián 曰 yuē 廣 guǎng 朙 míng，後 hòu 曰 yuē 太 tài 衝 chōng，太 tài 衝 chōng 㞢 zhī 墜 dì，名 míng 曰 yuē 少 shào 陰 yīn，少 shào 陰 yīn 㞢 zhī 上 shàng，名 míng 曰 yuē 太 tài 陽 yáng。太 tài 陽 yáng 根 gēn 起 qǐ 亐 yú 至 zhì 陰 yīn，結 jié 亐 yú 命 mìng 門 mén，名 míng 曰 yuē 陰 yīn 中 zhōng 㞢 zhī 陽 yáng。中 zhōng 身 shēn 而 ér 上 shàng，名 míng 曰 yuē

廣guǎng明míng，廣guǎng明míng㞢zhī下xià，名míng曰yuē太tài陰yīn。太tài陰yīn㞢zhī前qián，名míng曰yuē陽yáng明míng，陽yáng明míng根gēn起qǐ亐yú厲lì兌duì，結jié亐yú顙sǎng大dà，名míng曰yuē陰yīn中zhōng㞢zhī陽yáng。厥jué陰yīn㞢zhī表biǎo，名míng曰yuē少shào陽yáng，少shào陽yáng根gēn起qǐ亐yú竅qiào陰yīn，結jié亐yú窗cōng籠lóng，名míng曰yuē陰yīn中zhōng㞢zhī少shào陽yáng。是shì故gù三sān陽yáng㞢zhī離lí合hé也yě，太tài陽yáng爲wéi開kāi，陽yáng明míng爲wéi闔hé，少shào陽yáng爲wéi樞shū。三sān經jīng者zhě，不bù得dé相xiāng失shī也yě，摶bó而ér勿wù浮fú，命mìng曰yuē一yì陽yáng。

帝dì曰yuē：願yuàn聞wén三sān陰yīn。岐qí伯bó曰yuē：外wài者zhě爲wéi陽yáng，內nèi者zhě爲wéi陰yīn。然rán則zé中zhōng爲wéi陰yīn，其qí衝chōng在zài下xià，名míng曰yuē太tài陰yīn。太tài陰yīn

根(gēn)起(qǐ)亏(yú)隱(yǐn)白(bái)，結(jié)亏(yú)太(tài)倉(cāng)，名(míng)曰(yuē)陰(yīn)中(zhōng)㞢(zhī)陰(yīn)。太(tài)陰(yīn)㞢(zhī)後(hòu)，名(míng)曰(yuē)少(shào)陰(yīn)。少(shào)陰(yīn)根(gēn)起(qǐ)亏(yú)湧(yǒng)泉(quán)，結(jié)亏(yú)廉(lián)泉(quán)，名(míng)曰(yuē)陰(yīn)中(zhōng)㞢(zhī)少(shào)陰(yīn)。少(shào)陰(yīn)㞢(zhī)前(qián)，名(míng)曰(yuē)厥(jué)陰(yīn)。厥(jué)陰(yīn)根(gēn)起(qǐ)亏(yú)大(dà)敦(dūn)，結(jié)亏(yú)玉(yù)英(yīng)，陰(yīn)㞢(zhī)絕(jué)陽(yáng)，名(míng)曰(yuē)陰(yīn)㞢(zhī)厥(jué)陰(yīn)。是(shì)故(gù)三(sān)陰(yīn)㞢(zhī)離(lí)合(hé)也(yě)，太(tài)陰(yīn)爲(wéi)開(kāi)，厥(jué)陰(yīn)爲(wéi)闔(hé)，少(shào)陰(yīn)爲(wéi)樞(shū)。三(sān)經(jīng)者(zhě)，不(bù)得(dé)相(xiāng)失(shī)也(yě)，搏(bó)而(ér)勿(wù)沈(chén)，名(míng)曰(yuē)一(yì)陰(yīn)。陰(yīn)陽(yáng)𩅦(zhōng)𩅦(zhōng)，積(jī)傳(chuán)爲(wéi)一(yì)周(zhōu)，炁(qì)裏(lǐ)形(xíng)表(biǎo)而(ér)爲(wéi)相(xiāng)成(chéng)也(yě)。

陰(yīn)陽(yáng)別(bié)論(lùn)篇(piān)第(dì)七(qī)

黃(huáng)帝(dì)問(wèn)曰(yuē)：人(rén)有(yǒu)四(sì)經(jīng)十(shí)二(èr)從(zòng)，何(hé)謂(wèi)？歧(qí)伯(bó)對(duì)曰(yuē)：四(sì)經(jīng)應(yìng)四(sì)時(shí)，十(shí)二(èr)從(zòng)應(yìng)十(shí)二(èr)月(yuè)，十(shí)二(èr)月(yuè)應(yìng)十(shí)二(èr)脈(mài)。

脈(mài)有(yǒu)陰(yīn)陽(yáng)，知(zhī)陽(yáng)者(zhě)知(zhī)陰(yīn)，知(zhī)陰(yīn)者(zhě)知(zhī)陽(yáng)。凡(fán)陽(yáng)有(yǒu)五(wǔ)，五(wǔ)五(wǔ)二(èr)十(shí)五(wǔ)陽(yáng)。所(suǒ)謂(wèi)陰(yīn)者(zhě)，眞(zhēn)藏(zàng)也(yě)，見(xiàn)則(zé)爲(wéi)敗(bài)，敗(bài)必(bì)死(sǐ)也(yě)。所(suǒ)謂(wèi)陽(yáng)者(zhě)，胃(wèi)脘(wǎn)㞢(zhī)陽(yáng)也(yě)。別(bié)亐(yú)陽(yáng)者(zhě)，知(zhī)病(bìng)處(chù)也(yě)；別(bié)亐(yú)陰(yīn)者(zhě)，知(zhī)死(sǐ)生(shēng)㞢(zhī)期(qī)。三(sān)陽(yáng)

在 zài 頭 tóu，三 sān 陰 yīn 在 zài 手 shǒu，所 suǒ 謂 wèi 一 yī 也 yě。別 bié 亏 yú 陽 yáng 者 zhě，知 zhī 病 bìng 忌 jì 時 shí；別 bié 亏 yú 陰 yīn 者 zhě，知 zhī 死 sǐ 生 shēng 㞢 zhī 期 qī。謹 jǐn 熟 shú 陰 yīn 陽 yáng，無 wú 與 yǔ 眾 zhòng 謀 móu。

所 suǒ 謂 wèi 陰 yīn 陽 yáng 者 zhě，厺 qù 者 zhě 爲 wéi 陰 yīn，至 zhì 者 zhě 爲 wéi 陽 yáng；靜 jìng 者 zhě 爲 wéi 陰 yīn，動 dòng 者 zhě 爲 wéi 陽 yáng；遲 chí 者 zhě 爲 wéi 陰 yīn，數 shuò 者 zhě 爲 wéi 陽 yáng。

凡 fán 持 chí 眞 zhēn 藏 zàng 㞢 zhī 脈 mài 者 zhě，肝 gān 至 zhì 懸 xuán 絕 jué，十 shí 八 bā 日 rì 死 sǐ；心 xīn 至 zhì 懸 xuán 絕 jué，九 jiǔ 日 rì 死 sǐ；肺 fèi 至 zhì 懸 xuán 絕 jué，十 shí 二 èr 日 rì 死 sǐ；腎 shèn 至 zhì 懸 xuán 絕 jué，七 qī 日 rì 死 sǐ；脾 pí 至 zhì 懸 xuán 絕 jué，四 sì 日 rì 死 sǐ。

曰：二陽之病發心脾，有不得隱曲，女子不月，其傳爲風消，其傳爲息賁者，死不治。

曰：三陽爲病，發寒熱，下爲癰腫，及爲痿厥腨痟，其傳爲索澤，其傳爲頹疝。

曰：一陽發病，少氣、善欬、善泄，其傳爲心掣，其傳爲隔。

二陽一陰發病，主驚駭、背痛、善噫、善欠，名曰風厥。

二陰一陽發病，善脹，心滿，善气。
èr yīn yì yáng fā bìng, shàn zhàng, xīn mèn, shàn qì.

三陽三陰發病，爲偏枯痿易，四支不舉。
sān yáng sān yīn fā bìng, wéi piān kū wěi chí, sì zhī bù jǔ.

鼓一陽曰鉤，鼓一陰曰毛，鼓陽勝急曰弦，
gǔ yì yáng yuē gōu, gǔ yì yīn yuē máo, gǔ yáng shèng jí yuē xián,

鼓陽至而絕曰石，陰陽相過曰溜。
gǔ yáng zhì ér jué yuē shí, yīn yáng xiāng guò yuē liù.

陰爭亐內，陽擾亐外，魄汗未藏，四逆而起，
yīn zhēng yú nèi, yáng rǎo yú wài, pò hàn wèi cáng, sì nì ér qǐ,

起則熏肺，使人喘鳴。陰㞢所生，龢本曰龢。是
qǐ zé xūn fèi, shǐ rén chuǎn míng. yīn zhī suǒ shēng, hé běn yuē hé. shì

故剛與剛，陽炁破散，陰炁乃消亾。淖則剛柔不
gù gāng yǔ gāng, yáng qì pò sàn, yīn qì nǎi xiāo wáng. nào zé gāng róu bù

龢，經炁乃絕。
hé, jīng qì nǎi jué.

死(sǐ)陰(yīn)㞢(zhī)屬(shǔ)，不(bú)過(guò)三(sān)日(rì)而(ér)死(sǐ)，生(shēng)陽(yáng)㞢(zhī)屬(shǔ)，不(bú)過(guò)四(sì)日(rì)而(ér)已(yǐ)。所(suǒ)謂(wèi)生(shēng)陽(yáng)死(sǐ)陰(yīn)者(zhě)，肝(gān)㞢(zhī)心(xīn)，謂(wèi)㞢(zhī)生(shēng)陽(yáng)；心(xīn)㞢(zhī)肺(fèi)，謂(wèi)㞢(zhī)死(sǐ)陰(yīn)；肺(fèi)㞢(zhī)腎(shèn)，謂(wèi)㞢(zhī)重(chóng)陰(yīn)；腎(shèn)㞢(zhī)脾(pí)，謂(wèi)㞢(zhī)辟(pì)陰(yīn)，死(sǐ)不(bú)治(zhì)。

結(jié)陽(yáng)者(zhě)，腫(zhǒng)四(sì)支(zhī)；結(jié)陰(yīn)者(zhě)，便(biàn)血(xuè)一(yì)升(shēng)，再(zài)結(jié)二(èr)升(shēng)，三(sān)結(jié)三(sān)升(shēng)；陰(yīn)陽(yáng)結(jié)斜(xié)，多(duō)陰(yīn)少(shǎo)陽(yáng)曰(yuē)石(shí)水(shuǐ)，少(shào)腹(fù)腫(zhǒng)；二(èr)陽(yáng)結(jié)謂(wèi)㞢(zhī)消(xiāo)；三(sān)陽(yáng)結(jié)謂(wèi)㞢(zhī)隔(gé)；三(sān)陰(yīn)結(jié)謂(wèi)㞢(zhī)水(shuǐ)；一(yì)陰(yīn)一(yì)陽(yáng)結(jié)謂(wèi)㞢(zhī)喉(hóu)痹(bì)。

陰(yīn)搏(bó)陽(yáng)別(bié)謂(wèi)㞢(zhī)有(yǒu)子(zǐ)；陰(yīn)陽(yáng)虛(xū)，腸(cháng)澼(pì)死(sǐ)；陽(yáng)加(jiā)亐(yú)陰(yīn)謂(wèi)㞢(zhī)汗(hàn)；陰(yīn)虛(xū)陽(yáng)搏(bó)謂(wèi)㞢(zhī)崩(bēng)。

三(sān)陰(yīn)俱(jù)搏(bó)，二(èr)十(shí)日(rì)夜(yè)半(bàn)死(sǐ)；二(èr)陰(yīn)俱(jù)搏(bó)，十(shí)三(sān)日(rì)夕(xī)時(shí)死(sǐ)；一(yì)陰(yīn)俱(jù)搏(bó)，十(shí)日(rì)死(sǐ)；三(sān)陽(yáng)俱(jù)搏(bó)且(qiě)鼓(gǔ)，三(sān)日(rì)死(sǐ)；三(sān)陰(yīn)三(sān)陽(yáng)俱(jù)搏(bó)，心(xīn)腹(fù)滿(mǎn)，發(fā)盡(jìn)，不(bù)得(dé)隱(yǐn)曲(qū)，五(wǔ)日(rì)死(sǐ)；二(èr)陽(yáng)俱(jù)搏(bó)，其(qí)病(bìng)溫(wēn)，死(sǐ)不(bú)治(zhì)，不(bú)過(guò)十(shí)日(rì)死(sǐ)。

靈蘭秘典論篇第八
líng lán mì diǎn lùn piān dì bā

黃帝問曰：願聞十二藏㞢相使，貴賤何如？
huáng dì wèn yuē yuàn wén shí èr zàng zhī xiàng shǐ guì jiàn hé rú

岐伯對曰：悉乎哉問也！請遂言㞢。心者，君主
qí bó duì yuē xī hū zāi wèn yě qǐng suì yán zhī xīn zhě jūn zhǔ

㞢官也，神朙出焉。肺者，相傅㞢官，治節出焉。
zhī guān yě shén míng chū yān fèi zhě xiàng fù zhī guān zhì jié chū yān

肝者，將軍㞢官，謀慮出焉。膽者，中正㞢官，
gān zhě jiāng jūn zhī guān móu lǜ chū yān dǎn zhě zhōng zhèng zhī guān

決斷出焉。膻中者，臣使㞢官，喜樂出焉。脾胃
jué duàn chū yān dàn zhōng zhě chén shǐ zhī guān xǐ lè chū yān pí wèi

者，倉廩㞢官，五味出焉。大腸者，傳導㞢官，
zhě cāng lǐn zhī guān wǔ wèi chū yān dà cháng zhě chuán dǎo zhī guān

變化出焉。小腸者，受盛㞢官，化物出焉。腎者，
biàn huà chū yān xiǎo cháng zhě shòu chéng zhī guān huà wù chū yān shèn zhě

作(zuò)彊(qiáng)㞢(zhī)官(guān)，伎(jì)巧(qiǎo)出(chū)焉(yān)。三(sān)焦(jiāo)者(zhě)，決(jué)瀆(dú)㞢(zhī)官(guān)，水(shuǐ)道(dào)出(chū)焉(yān)。膀(páng)胱(guāng)者(zhě)，州(zhōu)都(zhū)㞢(zhī)官(guān)，津(jīn)液(yè)藏(cáng)焉(yān)，炁(qì)化(huà)則(zé)能(néng)出(chū)矣(yǐ)。凡(fán)此(cǐ)十(shí)二(èr)官(guān)者(zhě)，不(bù)得(dé)相(xiāng)失(shī)也(yě)。故(gù)主(zhǔ)朙(míng)則(zé)下(xià)安(ān)，以(yǐ)此(cǐ)養(yǎng)生(shēng)則(zé)壽(shòu)，歿(mò)世(shì)不(bú)殆(dài)，以(yǐ)爲(wéi)天(tiān)下(xià)則(zé)大(dà)昌(chāng)。主(zhǔ)不(bù)朙(míng)則(zé)十(shí)二(èr)官(guān)危(wēi)，使(shǐ)道(dào)閉(bì)塞(sè)而(ér)不(bù)通(tōng)，形(xíng)乃(nǎi)大(dà)傷(shāng)，以(yǐ)此(cǐ)養(yǎng)生(shēng)則(zé)殃(yāng)，以(yǐ)爲(wéi)天(tiān)下(xià)者(zhě)，其(qí)宗(zōng)大(dà)危(wēi)，戒(jiè)㞢(zhī)戒(jiè)㞢(zhī)！

至(zhì)道(dào)在(zài)微(wēi)，變(biàn)化(huà)橆(wú)窮(qióng)，孰(shú)知(zhī)其(qí)原(yuán)！窘(jiǒng)乎(hū)哉(zāi)！

肖者瞿瞿，孰知其要！閔閔㞢當，孰者爲良！恍惚㞢數，生亏毫氂，毫氂㞢數，起亏度量，千㞢萬㞢，可以益大，推㞢大㞢，其形乃制。

黃帝曰：善哉！余聞精炗㞢道，大聖㞢業，而宣朙大道，非齋戒擇吉日，不敢受也。黃帝乃擇吉日良兆，而藏霝蘭㞢室，以傳保焉。

六(liù)節(jié)藏(zàng)象(xiàng)論(lùn)篇(piān)第(dì)九(jiǔ)

黃(huáng)帝(dì)問(wèn)曰(yuē)：余(yú)聞(wén)天(tiān)以(yǐ)六(liù)六(liù)㞢(zhī)節(jié)，以(yǐ)成(chéng)一(yí)歲(suì)，墬(dì)以(yǐ)九(jiǔ)九(jiǔ)制(zhì)會(huì)，計(jì)人(rén)亦(yì)有(yǒu)三(sān)百(bǎi)六(liù)十(shí)五(wǔ)節(jié)，以(yǐ)爲(wéi)天(tiān)墬(dì)，久(jiǔ)矣(yǐ)。不(bù)知(zhī)其(qí)所(suǒ)謂(wèi)也(yě)？岐(qí)伯(bó)對(duì)曰(yuē)：昭(zhāo)乎(hū)哉(zāi)問(wèn)也(yě)！請(qǐng)遂(suì)言(yán)㞢(zhī)。夫(fú)六(liù)六(liù)㞢(zhī)節(jié)，九(jiǔ)九(jiǔ)制(zhì)會(huì)者(zhě)，所(suǒ)以(yǐ)正(zhèng)天(tiān)㞢(zhī)度(dù)，气(qì)㞢(zhī)數(shù)也(yě)。天(tiān)度(dù)者(zhě)，所(suǒ)以(yǐ)制(zhì)日(rì)月(yuè)㞢(zhī)行(xíng)也(yě)；气(qì)數(shù)者(zhě)，所(suǒ)以(yǐ)紀(jì)化(huà)生(shēng)㞢(zhī)用(yòng)也(yě)。天(tiān)爲(wéi)陽(yáng)，墬(dì)爲(wéi)陰(yīn)，日(rì)爲(wéi)陽(yáng)，月(yuè)爲(wéi)陰(yīn)，行(xíng)有(yǒu)分(fēn)紀(jì)，周(zhōu)有(yǒu)道(dào)理(lǐ)，日(rì)

行(xíng)一(yí)度(dù)，月(yuè)行(xíng)十(shí)三(sān)度(dù)而(ér)有(yǒu)奇(jī)焉(yān)。故(gù)大(dà)小(xiǎo)月(yuè)三(sān)百(bǎi)六(liù)十(shí)五(wǔ)日(rì)而(ér)成(chéng)歲(suì)，積(jī)气(qì)餘(yú)而(ér)盈(yíng)閏(rùn)矣(yǐ)。立(lì)端(duān)亐(yú)始(shǐ)，表(biǎo)正(zhèng)亐(yú)中(zhōng)，推(tuī)餘(yú)亐(yú)終(zhōng)，而(ér)天(tiān)度(dù)畢(bì)矣(yǐ)。

帝(dì)曰(yuē)：余(yú)已(yǐ)聞(wén)天(tiān)度(dù)矣(yǐ)，願(yuàn)聞(wén)气(qì)數(shù)何(hé)以(yǐ)合(hé)㞢(zhī)？

岐(qí)伯(bó)曰(yuē)：天(tiān)以(yǐ)六(liù)六(liù)爲(wéi)節(jié)，墜(dì)以(yǐ)九(jiǔ)九(jiǔ)制(zhì)會(huì)。天(tiān)有(yǒu)十(shí)日(rì)，日(rì)六(liù)竟(jìng)而(ér)周(zhōu)甲(jiǎ)，甲(jiǎ)六(liù)復(fù)而(ér)終(zhōng)歲(suì)，三(sān)百(bǎi)六(liù)十(shí)日(rì)灋(fǎ)也(yě)。夫(fú)自(zì)古(gǔ)通(tōng)天(tiān)者(zhě)，生(shēng)㞢(zhī)本(běn)，本(běn)亐(yú)陰(yīn)陽(yáng)，其(qí)炁(qì)九(jiǔ)州(zhōu)九(jiǔ)竅(qiào)，皆(jiē)通(tōng)乎(hū)天(tiān)气(qì)。故(gù)其(qí)生(shēng)五(wǔ)，其(qí)气(qì)三(sān)。三(sān)

而(ér)成(chéng)天(tiān)，三(sān)而(ér)成(chéng)墬(dì)，三(sān)而(ér)成(chéng)人(rén)。三(sān)而(ér)三(sān)之(zhī)，合(hé)則(zé)爲(wéi)九(jiǔ)，九(jiǔ)分(fēn)爲(wéi)九(jiǔ)埜(yě)，九(jiǔ)埜(yě)爲(wéi)九(jiǔ)藏(zàng)。故(gù)形(xíng)藏(zàng)四(sì)，神(shén)藏(zàng)五(wǔ)，合(hé)爲(wéi)九(jiǔ)藏(zàng)以(yǐ)應(yìng)之(zhī)也(yě)。

帝(dì)曰(yuē)：余(yú)已(yǐ)聞(wén)六(liù)六(liù)九(jiǔ)九(jiǔ)之(zhī)會(huì)也(yě)，夫(fū)子(zǐ)言(yán)積(jī)气(qì)盈(yíng)閏(rùn)，願(yuàn)聞(wén)何(hé)爲(wéi)气(qì)？請(qǐng)夫(fū)子(zǐ)發(fā)蒙(méng)解(jiě)惑(huò)焉(yān)！歧(qí)伯(bó)曰(yuē)：此(cǐ)上(shàng)帝(dì)所(suǒ)秘(mì)，先(xiān)師(shī)傳(chuán)之(zhī)也(yě)。

帝(dì)曰(yuē)：請(qǐng)遂(suì)聞(wén)之(zhī)。

歧(qí)伯(bó)曰(yuē)：五(wǔ)日(rì)謂(wèi)之(zhī)候(hòu)，三(sān)候(hòu)謂(wèi)之(zhī)炁(qì)，六(liù)气(qì)謂(wèi)

㞢zhī時shí，四sì時shí謂wèi㞢zhī歲suì，而ér各gè從cóng其qí主zhǔ治zhì焉yān。五wǔ運yùn相xiāng襲xí，
而ér皆jiē治zhì㞢zhī，終zhōng期jī㞢zhī日rì，周zhōu而ér復fù始shǐ，時shí立lì气qì布bù，如rú
環huán無wú端duān，候hòu亦yì同tóng灋fǎ。故gù曰yuē：不bù知zhī秊nián㞢zhī所suǒ加jiā，气qì㞢zhī
盛shèng衰shuāi，虛xū實shí㞢zhī所suǒ起qǐ，不bù可kě以yǐ爲wéi工gōng矣yǐ。

帝dì曰yuē：五wǔ運yùn㞢zhī始shǐ，如rú環huán無wú端duān，其qí太tài過guò不bù及jí何hé
如rú？岐qí伯bó曰yuē：五wǔ气qì更gēng立lì，各gè有yǒu所suǒ勝shèng，盛shèng虛xū㞢zhī變biàn，
此cǐ其qí常cháng也yě。帝dì曰yuē：平píng气qì何hé如rú？岐qí伯bó曰yuē：無wú過guò者zhě也yě。
帝dì曰yuē：太tài過guò不bù及jí奈nài何hé？岐qí伯bó曰yuē：在zài經jīng有yǒu也yě。帝dì曰yuē：

何(hé)謂(wèi)所(suǒ)勝(shèng)？岐(qí)伯(bó)曰(yuē)：萅(chūn)勝(shèng)長(zhǎng)夓(xià)，長(zhǎng)夓(xià)勝(shèng)冬(dōng)，冬(dōng)勝(shèng)夓(xià)，夓(xià)勝(shèng)穐(qiū)，穐(qiū)勝(shèng)萅(chūn)，所(suǒ)謂(wèi)得(dé)五(wǔ)行(xíng)時(shí)㞢(zhī)勝(shèng)，各(gè)以(yǐ)气(qì)命(mìng)其(qí)藏(zàng)。

帝(dì)曰(yuē)：何(hé)以(yǐ)知(zhī)其(qí)勝(shèng)？岐(qí)伯(bó)曰(yuē)：求(qiú)其(qí)至(zhì)也(yě)，皆(jiē)歸(guī)始(shǐ)萅(chūn)。未(wèi)至(zhì)而(ér)至(zhì)，此(cǐ)謂(wèi)太(tài)過(guò)，則(zé)薄(bó)所(suǒ)不(bú)勝(shèng)，而(ér)乘(chéng)所(suǒ)勝(shèng)也(yě)，命(mìng)曰(yuē)炁(qì)淫(yín)。不(bù)分(fēn)邪(xié)僻(pì)內(nèi)生(shēng)，工(gōng)不(bù)能(néng)禁(jìn)。至(zhì)而(ér)不(bú)至(zhì)，此(cǐ)謂(wèi)不(bù)及(jí)，則(zé)所(suǒ)勝(shèng)妄(wàng)行(xíng)，而(ér)所(suǒ)生(shēng)受(shòu)病(bìng)，所(suǒ)不(bú)勝(shèng)薄(bó)㞢(zhī)也(yě)，命(mìng)曰(yuē)炁(qì)迫(pò)。所(suǒ)謂(wèi)求(qiú)其(qí)至(zhì)者(zhě)，炁(qì)至(zhì)

㞢(zhī)時(shí)也(yě)。謹(jǐn)候(hòu)其(qí)時(shí)，炁(qì)可(kě)與(yù)期(qī)。失(shī)時(shí)反(fǎn)候(hòu)，五(wǔ)治(zhì)不(bù)分(fēn)，邪(xié)僻(pì)內(nèi)生(shēng)，工(gōng)不(bù)能(néng)禁(jìn)也(yě)。

帝(dì)曰(yuē)：有(yǒu)不(bù)襲(xí)乎(hū)？

岐(qí)伯(bó)曰(yuē)：蒼(cāng)天(tiān)㞢(zhī)气(qì)，不(bù)得(dé)無(wú)常(cháng)也(yě)。气(qì)㞢(zhī)不(bù)襲(xí)，是(shì)謂(wèi)非(fēi)常(cháng)，非(fēi)常(cháng)則(zé)變(biàn)矣(yǐ)。

帝(dì)曰(yuē)：非(fēi)常(cháng)而(ér)變(biàn)奈(nài)何(hé)？

岐(qí)伯(bó)曰(yuē)：變(biàn)至(zhì)則(zé)病(bìng)，所(suǒ)勝(shèng)則(zé)微(wēi)，所(suǒ)不(bú)勝(shèng)則(zé)甚(shèn)，因(yīn)而(ér)重(zhòng)感(gǎn)亐(yú)邪(xié)則(zé)死(sǐ)矣(yǐ)。故(gù)非(fēi)其(qí)時(shí)則(zé)微(wēi)，當(dāng)其(qí)時(shí)則(zé)甚(shèn)也(yě)。

帝(dì)曰(yuē)：譱(shàn)。余(yú)聞(wén)气(qì)合(hé)而(ér)有(yǒu)形(xíng)，因(yīn)變(biàn)以(yǐ)正(zhèng)名(míng)。

天(tiān)墬(dì)㞢(zhī)運(yùn)，陰(yīn)陽(yáng)㞢(zhī)化(huà)，其(qí)亐(yú)萬(wàn)物(wù)，孰(shú)少(shǎo)孰(shú)多(duō)，可(kě)得(dé)聞(wén)乎(hū)？

岐(qí)伯(bó)曰(yuē)：悉(xī)乎(hū)哉(zāi)問(wèn)也(yě)！天(tiān)至(zhì)廣(guǎng)不(bù)可(kě)度(duó)，墬(dì)至(zhì)大(dà)不(bù)可(kě)量(liáng)，大(dà)神(shén)靈(líng)問(wèn)，請(qǐng)陳(chén)其(qí)方(fāng)。艸(cǎo)生(shēng)五(wǔ)色(sè)，五(wǔ)色(sè)㞢(zhī)變(biàn)，不(bù)可(kě)勝(shēng)視(shì)。艸(cǎo)生(shēng)五(wǔ)味(wèi)，五(wǔ)味(wèi)㞢(zhī)美(měi)，不(bù)可(kě)勝(shēng)極(jí)。嗜(shì)欲(yù)不(bù)同(tóng)，各(gè)有(yǒu)所(suǒ)通(tōng)。天(tiān)食(sì)人(rén)以(yǐ)五(wǔ)气(qì)，墬(dì)食(sì)人(rén)以(yǐ)五(wǔ)味(wèi)。五(wǔ)气(qì)入(rù)鼻(bí)，藏(cáng)亐(yú)心(xīn)肺(fèi)，上(shàng)使(shǐ)五(wǔ)色(sè)脩(xiū)眀(míng)，音(yīn)聲(shēng)能(nài)彰(zhāng)。五(wǔ)味(wèi)入(rù)口(kǒu)，藏(cáng)亐(yú)腸(cháng)胃(wèi)，味(wèi)有(yǒu)所(suǒ)藏(cáng)，

以養五炁，炁龢而生，津液相成，神乃自生。
yǐ yǎng wǔ qì，qì hé ér shēng，jīn yè xiāng chéng，shén nǎi zì shēng。

帝曰：藏象何如？
dì yuē：zàng xiàng hé rú？

岐伯曰：心者，生㞢本，神㞢處也，其華在面，其充在血脈，爲陽中㞢太陽，通亐夏气。肺者，炁㞢本，魄㞢處也，其華在毛，其充在皮，爲陽中㞢太陰，通亐穐气。腎者，主蟄，封藏㞢本，精㞢處也，其華在髮，其充在骨，爲陰中㞢少陰，通亐冬气。肝者，罷極㞢本，魂㞢居也，
qí bó yuē：xīn zhě，shēng zhī běn，shén zhī chǔ yě，qí huá zài miàn，qí chōng zài xuè mài，wéi yáng zhōng zhī tài yáng，tōng yú xià qì。fèi zhě，qì zhī běn，pò zhī chǔ yě，qí huá zài máo，qí chōng zài pí，wéi yáng zhōng zhī tài yīn，tōng yú qiū qì。shèn zhě，zhǔ zhé，fēng cáng zhī běn，jīng zhī chǔ yě，qí huá zài fà，qí chōng zài gǔ，wéi yīn zhōng zhī shào yīn，tōng yú dōng qì。gān zhě，bà jí zhī běn，hún zhī jū yě，

其qí華huá在zài爪zhǎo，其qí充chōng在zài筋jīn，以yǐ生shēng血xuè炁qì，其qí味wèi酸suān，其qí色sè蒼cāng，此cǐ爲wéi陽yáng中zhōng㞢zhī少shào陽yáng，通tōng亐yú萅chūn气qì。脾pí、胃wèi、大dà腸cháng、小xiǎo腸cháng、三sān焦jiāo、膀páng胱guāng者zhě，倉cāng廩lǐn㞢zhī本běn，營yíng㞢zhī居jū也yě，名míng曰yuē器qì，能néng化huà糟zāo粕pò，轉zhuǎn味wèi而ér入rù出chū者zhě也yě，其qí華huá在zài脣chún四sì白bái，其qí充chōng在zài肌jī，其qí味wèi甘gān，其qí色sè黃huáng，此cǐ至zhì陰yīn㞢zhī類lèi，通tōng亐yú土tǔ气qì。凡fán十shí一yī藏zàng，取qǔ決jué亐yú膽dǎn也yě。

故gù人rén迎yíng一yī盛shèng，病bìng在zài少shào陽yáng；二èr盛shèng病bìng在zài太tài陽yáng；三sān盛shèng病bìng在zài陽yáng朙míng；四sì盛shèng已yǐ上shàng爲wéi格gé陽yáng。寸cùn口kǒu一yī盛shèng，病bìng在zài

厥(jué)陰(yīn)；二(èr)盛(shèng)病(bìng)在(zài)少(shào)陰(yīn)；三(sān)盛(shèng)病(bìng)在(zài)太(tài)陰(yīn)；四(sì)盛(shèng)已(yǐ)上(shàng)爲(wéi)關(guān)陰(yīn)。人(rén)迎(yíng)與(yǔ)寸(cùn)口(kǒu)俱(jù)盛(shèng)四(sì)倍(bèi)已(yǐ)上(shàng)爲(wéi)關(guān)格(gé)，關(guān)格(gé)㞢(zhī)脈(mài)贏(yíng)，不(bù)能(néng)極(jí)亏(yú)天(tiān)墬(dì)㞢(zhī)精(jīng)炁(qì)，則(zé)死(sǐ)矣(yǐ)。

五藏生成篇第十

心之合脈也，其榮色也，其主腎也。肺之合皮也，其榮毛也，其主心也。肝之合筋也，其榮爪也，其主肺也。脾之合肉也，其榮脣也，其主肝也。腎之合骨也，其榮髮也，其主脾也。

是故多食鹹，則脈凝泣而變色；多食苦，則皮槁而毛拔；多食辛，則筋急而爪枯；多食酸，則肉胝䐢而脣揭；多食甘，則骨痛而髮落，此五

味㞢所傷也。故心欲苦，肺欲辛，肝欲酸，脾欲
甘，腎欲鹹，此五藏㞢合所傷也。
五藏㞢炁，故色見青如艸茲者死，黃如枳實
者死，黑如炲者死，赤如衃血者死，白如枯骨者
死，此五色㞢見死也。
青如翠羽者生，赤如雞冠者生，黃如蟹腹者
生，白如豕膏者生，黑如烏羽者生，此五色㞢見
生也。生亐心，如以縞裹朱；生亐肺，如以縞裹

紅(hóng)；生(shēng)亐(yú)肝(gān)，如(rú)以(yǐ)縞(gǎo)裹(guǒ)紺(gàn)；生(shēng)亐(yú)脾(pí)，如(rú)以(yǐ)縞(gǎo)裹(guǒ)栝(guā)樓(lóu)實(shí)；生(shēng)亐(yú)腎(shèn)，如(rú)以(yǐ)縞(gǎo)裹(guǒ)紫(zǐ)。此(cǐ)五(wǔ)藏(zàng)所(suǒ)生(shēng)㞢(zhī)外(wài)榮(róng)也(yě)。

色(sè)味(wèi)當(dāng)五(wǔ)藏(zàng)：白(bái)當(dāng)肺(fèi)，辛(xīn)；赤(chì)當(dāng)心(xīn)，苦(kǔ)；青(qīng)當(dāng)肝(gān)，酸(suān)；黃(huáng)當(dāng)脾(pí)，甘(gān)；黑(hēi)當(dāng)腎(shèn)，鹹(xián)。故(gù)白(bái)當(dāng)皮(pí)，赤(chì)當(dāng)脈(mài)，青(qīng)當(dāng)筋(jīn)，黃(huáng)當(dāng)肉(ròu)，黑(hēi)當(dāng)骨(gǔ)。

諸(zhū)脈(mài)者(zhě)皆(jiē)屬(zhǔ)亐(yú)目(mù)，諸(zhū)髓(suǐ)者(zhě)皆(jiē)屬(zhǔ)亐(yú)腦(nǎo)，諸(zhū)筋(jīn)者(zhě)皆(jiē)屬(zhǔ)亐(yú)節(jié)，諸(zhū)血(xuè)者(zhě)皆(jiē)屬(zhǔ)亐(yú)心(xīn)，諸(zhū)炁(qì)者(zhě)皆(jiē)屬(zhǔ)亐(yú)肺(fèi)，

此四支八谿㞢朝夕也。

故人臥，血歸亐肝，肝受血而能視，足受血

而能步，掌受血而能握，指受血而能攝。臥出而

風吹㞢，血凝亐膚者爲痹，凝亐脈者爲泣，凝亐

足者爲厥。此三者，血行而不得反其空，故爲痹

厥也。人有大谷十二分，小谿三百五十四名，少

十二俞，此皆衛炁㞢所畱止，邪氣㞢所客也，鍼

石緣而厺㞢。

診病㞢始，五決爲紀，欲知其始，先建其母。所謂五決者，五脈也。是以頭痛巔疾，下虛上實，過在足少陰、巨陽，甚則入腎。徇蒙招尤，目冥耳聾，下實上虛，過在足少陽、厥陰，甚則入肝。腹滿䐜脹，支鬲胠脅，下厥上冒，過在足太陰、陽朙。欬嗽上气，厥在胷中，過在手陽朙、太陰。心煩頭痛，病在鬲中，過在手巨陽、少陰。

夫脈㞢小、大、滑、濇、浮、沈，可以指別；

五(wǔ)藏(zàng)㞢(zhī)象(xiàng)，可(kě)以(yǐ)類(lèi)推(tuī)；五(wǔ)藏(zàng)相(xiàng)音(yīn)，可(kě)以(yǐ)意(yì)識(shí)；五(wǔ)色(sè)微(wēi)診(zhěn)，可(kě)以(yǐ)目(mù)察(chá)。能(néng)合(hé)脈(mài)色(sè)，可(kě)以(yǐ)萬(wàn)全(quán)。赤(chì)，脈(mài)㞢(zhī)至(zhì)也(yě)，喘(chuǎn)而(ér)堅(jiān)，診(zhěn)曰(yuē)：有(yǒu)積(jī)炁(qì)在(zài)中(zhōng)，時(shí)害(hài)亐(yú)食(shí)，名(míng)曰(yuē)心(xīn)痹(bì)，得(dé)㞢(zhī)外(wài)疾(jí)，恖(sī)慮(lǜ)而(ér)心(xīn)虛(xū)，故(gù)邪(xié)從(cóng)㞢(zhī)。白(bái)，脈(mài)㞢(zhī)至(zhì)也(yě)，喘(chuǎn)而(ér)浮(fú)，上(shàng)虛(xū)下(xià)實(shí)，驚(jīng)，有(yǒu)積(jī)炁(qì)在(zài)胷(xiōng)中(zhōng)，喘(chuǎn)而(ér)虛(xū)，名(míng)曰(yuē)肺(fèi)痹(bì)，寒(hán)熱(rè)，得(dé)㞢(zhī)醉(zuì)而(ér)使(shǐ)內(nèi)也(yě)。青(qīng)，脈(mài)㞢(zhī)至(zhì)也(yě)，長(cháng)而(ér)左(zuǒ)右(yòu)彈(tán)，有(yǒu)積(jī)炁(qì)在(zài)心(xīn)下(xià)支(zhī)胠(qū)，名(míng)曰(yuē)肝(gān)痹(bì)，得(dé)㞢(zhī)寒(hán)溼(shī)，與(yǔ)疝(shàn)同(tóng)灋(fǎ)，

腰痛足清頭痛。黃，脈㞢至也，大而虛，有積炁

在腹中，有厥炁，名曰厥疝，女子同灋，得㞢疾

使四支汗出當風。黑，脈㞢至也，上堅而大，有

積炁在小腹與陰，名曰腎痹，得㞢沐浴清水而臥。

凡相五色㞢奇脈，面黃目青，面黃目赤，面

黃目白，面黃目黑者，皆不死也。面青目赤，面

赤目白，面青目黑，面黑目白，面赤目青，皆死

也。

五藏別論篇第十一

黄帝問曰：余聞方士，或以腦髓爲藏，或以腸胃爲藏，或以爲府。敢問更相反，皆自謂是，不知其道，願聞其說。

岐伯對曰：腦、髓、骨、脈、膽、女子胞，此六者，墬气㞢所生也，皆藏亏陰而象亏墬，故藏而不瀉，名曰奇恆㞢府。夫胃、大腸、小腸、三焦、膀胱，此五者，天气㞢所生也，其炁象天，故瀉而不藏，此受五藏濁氣，名曰傳化㞢府，此不能久畱，輸瀉者也。魄門亦爲五藏使，水穀不得久藏。所謂五藏者，藏精炁而不瀉也，故滿而不能實。六府者，傳化物而不藏，故實而不能滿也。所以然者，水穀入口，則胃實而腸虛；食下，則腸實而胃虛。故曰實而不滿，滿而不實也。

gù xiè ér bù cáng, cǐ shòu wǔ zàng zhuó qì, míng yuē chuán huà zhī fǔ, cǐ bù néng jiǔ liú, shū xiè zhě yě. pò mén yì wéi wǔ zàng shǐ, shuǐ gǔ bù dé jiǔ cáng. suǒ wèi wǔ zàng zhě, cáng jīng qì ér bú xiè yě, gù mǎn ér bù néng shí. liù fǔ zhě, chuán huà wù ér bù cáng, gù shí ér bù néng mǎn yě. suǒ yǐ rán zhě, shuǐ gǔ rù kǒu, zé wèi shí ér cháng xū; shí xià, zé cháng shí ér wèi xū. gù yuē shí ér bù mǎn, mǎn ér bù shí yě.

帝曰：炁口何以獨爲五藏主？

dì yuē: qì kǒu hé yǐ dú wéi wǔ zàng zhǔ?

岐伯曰：胃者，水穀㞢海，六府㞢大源也。

qí bó yuē: wèi zhě, shuǐ gǔ zhī hǎi, liù fǔ zhī dà yuán yě.

五(wǔ)味(wèi)入(rù)口(kǒu)，藏(cáng)亏(yú)胃(wèi)，以(yǐ)養(yǎng)五(wǔ)藏(zàng)炁(qì)。炁(qì)口(kǒu)亦(yì)太(tài)陰(yīn)也(yě)，是(shì)以(yǐ)五(wǔ)藏(zàng)六(liù)府(fǔ)㞢(zhī)炁(qì)味(wèi)，皆(jiē)出(chū)亏(yú)胃(wèi)，變(biàn)見(xiàn)亏(yú)炁(qì)口(kǒu)。故(gù)五(wǔ)气(qì)入(rù)鼻(bí)，藏(cáng)亏(yú)心(xīn)肺(fèi)，心(xīn)肺(fèi)有(yǒu)病(bìng)，而(ér)鼻(bí)爲(wèi)㞢(zhī)不(bú)利(lì)也(yě)。凡(fán)治(zhì)病(bìng)必(bì)察(chá)其(qí)下(xià)，適(shì)其(qí)脈(mài)，觀(guān)其(qí)志(zhì)意(yì)，與(yù)其(qí)病(bìng)也(yě)。

拘(jū)亏(yú)鬼(guǐ)神(shén)者(zhě)，不(bù)可(kě)與(yǔ)言(yán)至(zhì)德(dé)，惡(wù)亏(yú)鍼(zhēn)石(shí)者(zhě)，不(bù)可(kě)與(yǔ)言(yán)至(zhì)巧(qiǎo)。病(bìng)不(bù)許(xǔ)治(zhì)者(zhě)，病(bìng)必(bì)不(bú)治(zhì)，治(zhì)㞢(zhī)無(wú)功(gōng)矣(yǐ)。

異灋方宜論篇第十二

黃帝問曰：毉之治病也，一病而治各不同，皆愈，何也？

岐伯對曰：墬埶使然也。故東方之域，天墬之所始生也。魚鹽之墬，海濱傍水，其民食魚而嗜鹹，皆安其處，美其食。魚者使人熱中，鹽者勝血，故其民皆黑色踈理，其病皆爲癰瘍，其治宜砭石。故砭石者，亦從東方來。

西xī方fāng者zhě，金jīn玉yù㞢zhī域yù，沙shā石shí㞢zhī處chù，天tiān墬dì㞢zhī所suǒ收shōu引yǐn也yě。其qí民mín陵líng居jū而ér多duō風fēng，水shuǐ土tǔ剛gāng彊jiàng，其qí民mín不bú衣yì而ér褐hè薦jiàn，其qí民mín華huá食shí而ér脂zhī肥féi，故gù邪xié不bù能néng傷shāng其qí形xíng體tǐ，其qí病bìng生shēng亐yú內nèi，其qí治zhì宜yí毒dú藥yào。故gù毒dú藥yào者zhě，亦yì從cóng西xī方fāng來lái。

北běi方fāng者zhě，天tiān墬dì所suǒ閉bì藏cáng㞢zhī域yù也yě。其qí墬dì高gāo陵líng，居jū風fēng寒hán仌bīng冽liè，其qí民mín樂lè埜yě處chǔ而ér乳rǔ食shí，藏zàng寒hán生shēng滿mǎn病bìng，其qí治zhì宜yí灸jiǔ焫ruò。故gù灸jiǔ焫ruò者zhě，亦yì從cóng北běi方fāng來lái。

南nán方fāng者zhě，天tiān墬dì㞢zhī所suǒ長zhǎng養yǎng，陽yáng㞢zhī所suǒ盛shèng處chù也yě。其qí

墜(dì)下(xià)，水(shuǐ)土(tǔ)弱(ruò)，霧(wù)露(lù)之(zhī)所(suǒ)聚(jù)也(yě)。其(qí)民(mín)嗜(shì)酸(suān)而(ér)食(shí)胕(fǔ)，故(gù)其(qí)民(mín)皆(jiē)致(zhì)理(lǐ)而(ér)赤(chì)色(sè)，其(qí)病(bìng)攣(luán)痹(bì)，其(qí)治(zhì)宜(yí)微(wēi)鍼(zhēn)。故(gù)九(jiǔ)鍼(zhēn)者(zhě)，亦(yì)從(cóng)南(nán)方(fāng)來(lái)。

中(zhōng)央(yāng)者(zhě)，其(qí)墜(dì)平(píng)以(yǐ)溼(shī)，天(tiān)墜(dì)所(suǒ)以(yǐ)生(shēng)萬(wàn)物(wù)也(yě)眾(zhòng)。其(qí)民(mín)食(shí)雜(zá)而(ér)不(bù)勞(láo)，故(gù)其(qí)病(bìng)多(duō)痿(wěi)厥(jué)寒(hán)熱(rè)，其(qí)治(zhì)宜(yí)導(dǎo)引(yǐn)按(àn)蹻(qiāo)。故(gù)導(dǎo)引(yǐn)按(àn)蹻(qiāo)者(zhě)，亦(yì)從(cóng)中(zhōng)央(yāng)出(chū)也(yě)。

故(gù)聖(shèng)人(rén)雜(zá)合(hé)以(yǐ)治(zhì)，各(gè)得(dé)其(qí)所(suǒ)宜(yí)。故(gù)治(zhì)所(suǒ)以(yǐ)異(yì)而(ér)病(bìng)皆(jiē)愈(yù)者(zhě)，得(dé)病(bìng)之(zhī)情(qíng)，知(zhī)治(zhì)之(zhī)大(dà)體(tǐ)也(yě)。

移(yí)精(jīng)變(biàn)炁(qì)論(lùn)篇(piān)第(dì)十(shí)三(sān)

黃(huáng)帝(dì)問(wèn)曰(yuē)：余(yú)聞(wén)古(gǔ)㞢(zhī)治(zhì)病(bìng)，惟(wéi)其(qí)移(yí)精(jīng)變(biàn)炁(qì)，可(kě)祝(zhù)由(yóu)而(ér)已(yǐ)。今(jīn)世(shì)治(zhì)病(bìng)，毒(dú)藥(yào)治(zhì)其(qí)內(nèi)，鍼(zhēn)石(shí)治(zhì)其(qí)外(wài)，或(huò)愈(yù)或(huò)不(bú)愈(yù)，何(hé)也(yě)？

岐(qí)伯(bó)對(duì)曰(yuē)：往(wǎng)古(gǔ)人(rén)居(jū)禽(qín)獸(shòu)㞢(zhī)間(jiān)，動(dòng)作(zuò)以(yǐ)避(bì)寒(hán)，陰(yīn)居(jū)以(yǐ)避(bì)暑(shǔ)，內(nèi)橆(wú)眷(juàn)慕(mù)㞢(zhī)累(lèi)，外(wài)橆(wú)伸(sī)宦(huàn)㞢(zhī)形(xíng)，此(cǐ)恬(tián)惔(dàn)㞢(zhī)世(shì)，邪(xié)不(bù)能(néng)深(shēn)入(rù)也(yě)。故(gù)毒(dú)藥(yào)不(bù)能(néng)治(zhì)其(qí)內(nèi)，鍼(zhēn)石(shí)不(bù)能(néng)治(zhì)其(qí)外(wài)，故(gù)可(kě)移(yí)精(jīng)祝(zhù)由(yóu)而(ér)已(yǐ)。當(dāng)今(jīn)㞢(zhī)世(shì)

不(bù)然(rán)，憂(yōu)患(huàn)緣(yuán)其(qí)內(nèi)，苦(kǔ)形(xíng)傷(shāng)其(qí)外(wài)，又(yòu)失(shī)四(sì)時(shí)之(zhī)從(cóng)，逆(nì)寒(hán)暑(shǔ)之(zhī)宜(yí)，賊(zéi)風(fēng)數(shuò)至(zhì)，虛(xū)邪(xié)朝(zhāo)夕(xī)，內(nèi)至(zhì)五(wǔ)藏(zàng)骨(gǔ)髓(suǐ)，外(wài)傷(shāng)空(kǒng)竅(qiào)肌(jī)膚(fū)，所(suǒ)以(yǐ)小(xiǎo)病(bìng)必(bì)甚(shèn)，大(dà)病(bìng)必(bì)死(sǐ)，故(gù)祝(zhù)由(yóu)不(bù)能(néng)已(yǐ)也(yě)。

帝(dì)曰(yuē)：善(shàn)。余(yú)欲(yù)臨(lín)病(bìng)人(rén)，觀(guān)死(sǐ)生(shēng)，決(jué)嫌(xián)疑(yí)，欲(yù)知(zhī)其(qí)要(yào)，如(rú)日(rì)月(yuè)光(guāng)，可(kě)得(dé)聞(wén)乎(hū)？

岐(qí)伯(bó)曰(yuē)：色(sè)脈(mài)者(zhě)，上(shàng)帝(dì)之(zhī)所(suǒ)貴(guì)也(yě)，先(xiān)師(shī)之(zhī)所(suǒ)傳(chuán)也(yě)。上(shàng)古(gǔ)使(shǐ)僦(jiù)貸(dài)季(jì)，理(lǐ)色(sè)脈(mài)而(ér)通(tōng)神(shén)明(míng)，合(hé)之(zhī)金(jīn)

木(mù)水(shuǐ)火(huǒ)土(tǔ)，四(sì)時(shí)八(bā)風(fēng)六(liù)合(hé)，不(bù)離(lí)其(qí)常(cháng)，變(biàn)化(huà)相(xiāng)移(yí)，以(yǐ)觀(guān)其(qí)玅(miào)，以(yǐ)知(zhī)其(qí)要(yào)。欲(yù)知(zhī)其(qí)要(yào)，則(zé)色(sè)脈(mài)是(shì)矣(yǐ)。色(sè)以(yǐ)應(yìng)日(rì)，脈(mài)以(yǐ)應(yìng)月(yuè)，常(cháng)求(qiú)其(qí)要(yào)，則(zé)其(qí)要(yào)也(yě)。夫(fú)色(sè)㞢(zhī)變(biàn)化(huà)，以(yǐ)應(yìng)四(sì)時(shí)㞢(zhī)脈(mài)，此(cǐ)上(shàng)帝(dì)㞢(zhī)所(suǒ)貴(guì)，以(yǐ)合(hé)亐(yú)神(shén)朙(míng)也(yě)。所(suǒ)以(yǐ)遠(yuǎn)死(sǐ)而(ér)近(jìn)生(shēng)，生(shēng)道(dào)以(yǐ)長(cháng)，命(mìng)曰(yuē)聖(shèng)王(wáng)。中(zhōng)古(gǔ)㞢(zhī)治(zhì)病(bìng)，至(zhì)而(ér)治(zhì)㞢(zhī)，湯(tāng)液(yè)十(shí)日(rì)，以(yǐ)厺(qù)八(bā)風(fēng)五(wǔ)痹(bì)㞢(zhī)病(bìng)，十(shí)日(rì)不(bù)已(yǐ)，治(zhì)以(yǐ)艸(cǎo)蘇(sū)艸(cǎo)荄(gāi)㞢(zhī)枝(zhī)，本(běn)末(mò)爲(wéi)助(zhù)，標(biāo)本(běn)已(yǐ)得(dé)，邪(xié)氣(qì)乃(nǎi)服(fú)。暮(mù)世(shì)㞢(zhī)治(zhì)病(bìng)也(yě)則(zé)

不(bù)然(rán)，治(zhì)不(bù)本(běn)四(sì)時(shí)，不(bù)知(zhī)日(rì)月(yuè)，不(bù)審(shěn)逆(nì)從(cóng)，病(bìng)形(xíng)已(yǐ)成(chéng)，乃(nǎi)欲(yù)微(wēi)鍼(zhēn)治(zhì)其(qí)外(wài)，湯(tāng)液(yè)治(zhì)其(qí)內(nèi)，粗(cū)工(gōng)兇(xiōng)兇(xiōng)，以(yǐ)爲(wéi)可(kě)攻(gōng)，故(gù)病(bìng)未(wèi)已(yǐ)，新(xīn)病(bìng)復(fù)起(qǐ)。

帝(dì)曰(yuē)：願(yuàn)聞(wén)要(yào)道(dào)。

岐(qí)伯(bó)曰(yuē)：治(zhì)㞢(zhī)要(yào)極(jí)，橆(wú)失(shī)色(sè)脈(mài)，用(yòng)㞢(zhī)不(bú)惑(huò)，治(zhì)㞢(zhī)大(dà)則(zé)。逆(nì)從(cóng)倒(dào)行(xíng)，標(biāo)本(běn)不(bù)得(dé)，亾(wáng)神(shén)失(shī)國(guó)。厺(qù)故(gù)就(jiù)新(xīn)，乃(nǎi)得(dé)眞(zhēn)人(rén)。

帝(dì)曰(yuē)：余(yú)聞(wén)其(qí)要(yào)亏(yú)夫(fū)子(zǐ)矣(yǐ)，夫(fū)子(zǐ)言(yán)不(bù)離(lí)色(sè)脈(mài)，

此(cǐ)余(yú)㞢(zhī)所(suǒ)知(zhī)也(yě)。岐(qí)伯(bó)曰(yuē)：治(zhì)㞢(zhī)極(jí)亐(yú)一(yī)。帝(dì)曰(yuē)：何(hé)謂(wèi)一(yī)？岐(qí)伯(bó)曰(yuē)：一(yī)者(zhě)，因(yīn)得(dé)㞢(zhī)。

帝(dì)曰(yuē)：奈(nài)何(hé)？岐(qí)伯(bó)曰(yuē)：閉(bì)戶(hù)塞(sè)牖(yǒu)，系(xì)㞢(zhī)病(bìng)者(zhě)，數(shù)問(wèn)其(qí)情(qíng)，以(yǐ)從(cóng)其(qí)意(yì)，得(dé)神(shén)者(zhě)昌(chāng)，失(shī)神(shén)者(zhě)亾(wáng)。

帝(dì)曰(yuē)：譱(shàn)。

湯(tāng)液(yè)醪(láo)醴(lǐ)論(lùn)篇(piān)第(dì)十(shí)四(sì)

黃(huáng)帝(dì)問(wèn)曰(yuē)：爲(wéi)五(wǔ)穀(gǔ)湯(tāng)液(yè)及(jí)醪(láo)醴(lǐ)奈(nài)何(hé)？岐(qí)伯(bó)對(duì)曰(yuē)：必(bì)以(yǐ)稻(dào)米(mǐ)，炊(chuī)㞢(zhī)稻(dào)薪(xīn)，稻(dào)米(mǐ)者(zhě)完(wán)，稻(dào)薪(xīn)者(zhě)堅(jiān)。

帝(dì)曰(yuē)：何(hé)以(yǐ)然(rán)？岐(qí)伯(bó)曰(yuē)：此(cǐ)得(dé)天(tiān)墬(dì)㞢(zhī)龢(hé)，高(gāo)下(xià)㞢(zhī)宜(yí)，故(gù)能(néng)至(zhì)完(wán)；伐(fá)取(qǔ)得(dé)時(shí)，故(gù)能(néng)至(zhì)堅(jiān)也(yě)。

帝(dì)曰(yuē)。上(shàng)古(gǔ)聖(shèng)人(rén)作(zuò)湯(tāng)液(yè)醪(láo)醴(lǐ)，爲(wéi)而(ér)不(bú)用(yòng)何(hé)也(yě)？

岐(qí)伯(bó)曰(yuē)：自(zì)古(gǔ)聖(shèng)人(rén)㞢(zhī)作(zuò)湯(tāng)液(yè)醪(láo)醴(lǐ)者(zhě)，以(yǐ)爲(wéi)備(bèi)耳(ěr)。

夫(fú)上(shàng)古(gǔ)作(zuò)湯(tāng)液(yè)，故(gù)爲(wéi)而(ér)弗(fú)服(fú)也(yě)。中(zhōng)古(gǔ)㞢(zhī)世(shì)，道(dào)德(dé)

稍(shāo)衰(shuāi)，邪(xié)氣(qì)時(shí)至(zhì)，服(fú)㞢(zhī)萬(wàn)全(quán)。帝(dì)曰(yuē)：今(jīn)㞢(zhī)世(shì)不(bú)必(bì)已(yǐ)何(hé)也(yě)？歧(qí)伯(bó)曰(yuē)：當(dāng)今(jīn)㞢(zhī)世(shì)，必(mì)齊(jì)毒(dú)藥(yào)攻(gōng)其(qí)中(zhōng)，鑱(chán)石(shí)鍼(zhēn)艾(ài)治(zhì)其(qí)外(wài)也(yě)。

帝(dì)曰(yuē)：形(xíng)弊(bì)血(xuè)浸(jìn)而(ér)功(gōng)不(bú)力(lì)者(zhě)何(hé)？歧(qí)伯(bó)曰(yuē)：神(shén)不(bù)使(shǐ)也(yě)。帝(dì)曰(yuē)：何(hé)謂(wèi)神(shén)不(bù)使(shǐ)？歧(qí)伯(bó)曰(yuē)：鍼(zhēn)石(shí)，道(dào)也(yě)。精(jīng)神(shén)不(bú)進(jìn)，志(zhì)意(yì)不(bú)治(zhì)，故(gù)病(bìng)不(bù)可(kě)愈(yù)。今(jīn)精(jīng)壞(huài)神(shén)厺(qù)，榮(róng)衛(wèi)不(bù)可(kě)復(fù)收(shōu)，何(hé)者(zhě)？嗜(shì)欲(yù)無(wú)窮(qióng)，而(ér)憂(yōu)患(huàn)不(bù)止(zhǐ)，精(jīng)炁(qì)弛(chí)壞(huài)，榮(róng)泣(sè)衛(wèi)除(chú)，故(gù)神(shén)厺(qù)㞢(zhī)而(ér)病(bìng)不(bú)愈(yù)

也。帝曰：夫病㞢始生也，極微極精，必先入結亏皮膚。今良工皆稱曰病成，名曰逆，則鍼石不能治，良藥不能及也。今良工皆得其灋，守其數，親戚兄弟，遠近音聲，日聞亏耳，五色日見亏目，而病不愈者，亦何暇不早乎？歧伯曰：病爲本，工爲標，標本不得，邪氣不服，此㞢謂也。

帝曰：其有不從毫毛而生，五藏陽以竭也，津液充郭，其魄獨居，精孤亏内，炁耗亏外，形不可與衣相保，此四極急而動中，是炁拒于內，而形施于外，治㞢奈何？岐伯曰：平治于權衡，厺菀陳莝，微動四極，溫衣，繆刺其處，以復其形。開鬼門，潔淨府，精以時服，五陽已布，踈滌五藏，故精自生，形自盛，骨肉相保，巨炁乃平。帝曰：善。

玉版論要篇第十五

黃帝問曰：余聞《揆度》《奇恆》，所指不同，用㞢奈何？

岐伯對曰：揆度者，度病㞢淺深也。奇恆者，言奇病也。請言道㞢至數，《五色》《脈變》《揆度》《奇恆》，道在亏一。神轉不囘，囘則不轉，乃失其機。至數㞢要，迫近以微，著㞢玉版，命曰合玉機。

容(róng)色(sè)見(xiàn)上(shàng)下(xià)左(zuǒ)右(yòu)，各(gè)在(zài)其(qí)要(yào)。其(qí)色(sè)見(xiàn)淺(qiǎn)者(zhě)，湯(tāng)液(yè)主(zhǔ)治(zhì)，十(shí)日(rì)已(yǐ)。其(qí)見(xiàn)深(shēn)者(zhě)，必(mì)齊(jì)主(zhǔ)治(zhì)，二(èr)十(shí)一(yī)日(rì)已(yǐ)。其(qí)見(xiàn)大(dà)深(shēn)者(zhě)，醪(láo)酒(jiǔ)主(zhǔ)治(zhì)，百(bǎi)日(rì)已(yǐ)。色(sè)夭(yāo)面(miàn)脫(tuō)，不(bú)治(zhì)，百(bǎi)日(rì)盡(jìn)已(yǐ)。脈(mài)短(duǎn)炁(qì)絕(jué)死(sǐ)，病(bìng)溫(wēn)虛(xū)甚(shèn)死(sǐ)。

色(sè)見(xiàn)上(shàng)下(xià)左(zuǒ)右(yòu)，各(gè)在(zài)其(qí)要(yào)。上(shàng)爲(wéi)逆(nì)，下(xià)爲(wéi)從(cóng)。女(nǚ)子(zǐ)右(yòu)爲(wéi)逆(nì)，左(zuǒ)爲(wéi)從(cóng)；男(nán)子(zǐ)左(zuǒ)爲(wéi)逆(nì)，右(yòu)爲(wéi)從(cóng)。易(yì)，重(chóng)陽(yáng)死(sǐ)，重(chóng)陰(yīn)死(sǐ)。陰(yīn)陽(yáng)反(fǎn)它(tā)，治(zhì)在(zài)權(quán)衡(héng)相(xiāng)奪(duó)，奇(qí)

恆(héng)事(shì)也(yě)，揆(kuí)度(duó)事(shì)也(yě)。

搏(bó)脈(mài)痹(bì)躄(bì)，寒(hán)熱(rè)之(zhī)交(jiāo)。脈(mài)孤(gū)爲(wéi)消(xiāo)炁(qì)，虛(xū)泄(xiè)爲(wéi)奪(duó)血(xuè)。孤(gū)爲(wéi)逆(nì)，虛(xū)爲(wéi)從(cóng)。行(xíng)《奇(qí)恆(héng)》之(zhī)灋(fǎ)，以(yǐ)太(tài)陰(yīn)始(shǐ)。行(xíng)所(suǒ)不(bú)勝(shèng)曰(yuē)逆(nì)，逆(nì)則(zé)死(sǐ)；行(xíng)所(suǒ)勝(shèng)曰(yuē)從(cóng)，從(cóng)則(zé)活(huó)。八(bā)風(fēng)四(sì)時(shí)之(zhī)勝(shèng)，終(zhōng)而(ér)復(fù)始(shǐ)，逆(nì)行(xíng)一(yí)過(guò)，不(bú)復(fù)可(kě)數(shǔ)，論(lùn)要(yào)畢(bì)矣(yǐ)。

診(zhěn)要(yào)經(jīng)終(zhōng)論(lùn)篇(piān)第(dì)十(shí)六(liù)

黃(huáng)帝(dì)問(wèn)曰(yuē)：診(zhěn)要(yào)何(hé)如(rú)？岐(qí)伯(bó)對(duì)曰(yuē)：正(zhēng)月(yuè)二(èr)月(yuè)，天(tiān)气(qì)始(shǐ)方(fāng)，墜(dì)气(qì)始(shǐ)發(fā)，人(rén)炁(qì)在(zài)肝(gān)。三(sān)月(yuè)四(sì)月(yuè)，天(tiān)气(qì)正(zhèng)方(fāng)，墜(dì)气(qì)定(dìng)發(fā)，人(rén)炁(qì)在(zài)脾(pí)。五(wǔ)月(yuè)六(liù)月(yuè)，天(tiān)气(qì)盛(shèng)，墜(dì)气(qì)高(gāo)，人(rén)炁(qì)在(zài)頭(tóu)。七(qī)月(yuè)八(bā)月(yuè)，陰(yīn)气(qì)始(shǐ)殺(shā)，人(rén)炁(qì)在(zài)肺(fèi)。九(jiǔ)月(yuè)十(shí)月(yuè)，陰(yīn)气(qì)始(shǐ)仌(bīng)，墜(dì)气(qì)始(shǐ)閉(bì)，人(rén)炁(qì)在(zài)心(xīn)。十(shí)一(yī)月(yuè)十(shí)二(èr)月(yuè)，仌(bīng)復(fù)，墜(dì)气(qì)合(hé)，人(rén)炁(qì)在(zài)腎(shèn)。

故萅刺散俞，及與分理，血出而止，甚者傳炁，間者環也。夓刺絡俞，見血而止，盡炁閉環，痛病必下。穐刺皮膚，循理，上下同灋，神變而止。冬刺俞竅亐分理，甚者直下，間者散下。萅夓穐冬，各有所刺，灋其所在。

萅刺夓分，脈亂炁微，入淫骨髓，病不能愈，令人不嗜食，又且少炁。萅刺穐分，筋攣逆炁，環爲欬嗽，病不愈，令人時驚，又且哭。萅刺冬分(fèn)，邪(xié)氣(qì)著(zhuó)藏(cáng)，令(lìng)人(rén)脹(zhàng)，病(bìng)不(bú)愈(yù)，又(yòu)且(qiě)欲(yù)言(yán)語(yǔ)。

夓(xià)刺(cì)萅(chūn)分(fèn)，病(bìng)不(bú)愈(yù)，令(lìng)人(rén)解(xiè)墮(duò)。夓(xià)刺(cì)穐(qiū)分(fèn)，病(bìng)不(bú)愈(yù)，令(lìng)人(rén)心(xīn)中(zhōng)欲(yù)無(wú)言(yán)，愓(tì)愓(tì)如(rú)人(rén)將(jiāng)捕(bǔ)㞢(zhī)。夓(xià)刺(cì)冬(dōng)分(fèn)，病(bìng)不(bú)愈(yù)，令(lìng)人(rén)少(shǎo)炁(qì)，時(shí)欲(yù)怒(nù)。

穐(qiū)刺(cì)萅(chūn)分(fèn)，病(bìng)不(bù)已(yǐ)，令(lìng)人(rén)愓(tì)然(rán)，欲(yù)有(yǒu)所(suǒ)爲(wéi)，起(qǐ)而(ér)忘(wàng)㞢(zhī)。穐(qiū)刺(cì)夓(xià)分(fèn)，病(bìng)不(bù)已(yǐ)，令(lìng)人(rén)益(yì)嗜(shì)臥(wò)，又(yòu)且(qiě)譱(shàn)夢(mèng)。穐(qiū)刺(cì)冬(dōng)分(fèn)，病(bìng)不(bù)已(yǐ)，令(lìng)人(rén)洒(xiǎn)洒(xiǎn)時(shí)寒(hán)。

冬(dōng)刺(cì)萅(chūn)分(fèn)，病(bìng)不(bù)已(yǐ)，令(lìng)人(rén)欲(yù)臥(wò)不(bù)能(néng)眠(mián)，眠(mián)而(ér)

有見。冬刺夓分，病不愈，炁上，發爲諸痹。冬刺穐分，病不已，令人譱渴。

凡刺胷腹者，必避五藏。中心者環死；刺中肝，五日死；中脾者五日死；中腎者七日死；中肺者五日死；中鬲者，皆爲傷中，其病雖愈，不過一歲必死。刺避五藏者，知逆從也。所謂從者，鬲與脾腎㞢處，不知者反㞢。刺胷腹者，必以布憿著㞢，乃從單布上刺，刺㞢不愈復刺。刺鍼必肅，刺腫搖鍼，經刺勿搖，此刺㞢道也。

帝曰：願聞十二經脈㞢終奈何？

岐伯曰：太陽㞢脈，其終也，戴眼、反折、瘛瘲，其色白，絕汗乃出，出則死矣。少陽終者，耳聾，百節皆縱，目瞏絕系。絕系一日半死，其死也，色先青，白乃死矣。陽明終者，口目動作，善驚妄言，色黃，其上下經盛，不仁則終矣。少陰終者，面黑齒長而垢，腹脹閉，上下不通而終矣yǐ。太tài陰yīn終zhōng者zhě，腹fù脹zhàng閉bì，不bù得dé息xī，善shàn噫ài善shàn嘔ǒu，嘔ǒu
則zé逆nì，逆nì則zé面miàn赤chì，不bú逆nì則zé上shàng下xià不bù通tōng，不bù通tōng則zé面miàn黑hēi，
皮pí毛máo焦jiāo而ér終zhōng矣yǐ。厥jué陰yīn終zhōng者zhě，中zhōng熱rè嗌yì乾gān，善shàn溺niào心xīn煩fán，
甚shèn則zé舌shé卷juǎn，卵luǎn上shàng縮suō而ér終zhōng矣yǐ。此cǐ十shí二èr經jīng之zhī所suǒ敗bài也yě。

脈要精微論篇第十七

黄帝問曰：診灋何如？

岐伯對曰：診灋常以平旦，陰炁未動，陽炁未散，酓食未進，經脈未盛，絡脈調勻，炁血未亂，故乃可診有過㞢脈。

切脈動靜而視精眀，察五色，觀五藏有餘不足，六府彊弱，形㞢盛衰，以此參伍，決死生㞢分。

夫(fú)脈(mài)者(zhě)，血(xuè)㞢(zhī)府(fǔ)也(yě)。長(cháng)則(zé)炁(qì)治(zhì)，短(duǎn)則(zé)炁(qì)病(bìng)，

數(shuò)則(zé)煩(fán)心(xīn)，大(dà)則(zé)病(bìng)進(jìn)。上(shàng)盛(shèng)則(zé)炁(qì)鬲(gé)，下(xià)盛(shèng)則(zé)炁(qì)脹(zhàng)，

代(dài)則(zé)炁(qì)衰(shuāi)，細(xì)則(zé)炁(qì)少(shǎo)，濇(sè)則(zé)心(xīn)痛(tòng)，渾(gǔn)渾(gǔn)革(jí)至(zhì)如(rú)湧(yǒng)

泉(quán)，病(bìng)進(jìn)而(ér)色(sè)弊(bì)，緜(mián)緜(mián)其(qí)厺(qù)如(rú)弦(xián)絕(jué)，死(sǐ)。

夫(fú)精(jīng)眀(míng)五(wǔ)色(sè)者(zhě)，炁(qì)㞢(zhī)蕐(huá)也(yě)。赤(chì)欲(yù)如(rú)白(bó)裹(guǒ)朱(zhū)，

不(bú)欲(yù)如(rú)赭(zhě)；白(bái)欲(yù)如(rú)鵝(é)羽(yǔ)，不(bú)欲(yù)如(rú)鹽(yán)；青(qīng)欲(yù)如(rú)蒼(cāng)璧(bì)

㞢(zhī)澤(zé)，不(bú)欲(yù)如(rú)藍(lán)；黃(huáng)欲(yù)如(rú)羅(luó)裹(guǒ)雄(xióng)黃(huáng)，不(bú)欲(yù)如(rú)黃(huáng)土(tǔ)；

黑(hēi)欲(yù)如(rú)重(zhòng)漆(qī)色(sè)，不(bú)欲(yù)如(rú)墬(dì)蒼(cāng)。五(wǔ)色(sè)精(jīng)微(wēi)象(xiàng)見(xiàn)矣(yǐ)，

其壽不久也。夫精朙者，所以視萬物，別白黑，審短長，以長爲短，以白爲黑，如是則精衰矣。

五藏者，中㞢守也。中盛藏滿，炁盛傷恐者，聲如從室中言，是中炁㞢溼也。言而微，終日乃復言者，此奪炁也。衣被不斂，言語譱惡，不避親踈者，此神朙㞢亂也。倉廩不藏者，是門戶不要也。水泉不止者，是膀胱不藏也。得守者生，失守者死。

夫五藏者，身之彊也。頭者，精明之府，頭傾視深，精神將奪矣。背者，胷中之府，背曲肩隨，府將壞矣。腰者，腎之府，轉搖不能，腎將憊矣。膝者，筋之府，屈伸不能，行則僂附，筋將憊矣。骨者，髓之府，不能久立，行則振掉，骨將憊矣。得彊則生，失彊則死。

岐伯曰：反四時者，有餘爲精，不足爲消。應太過，不足爲精；應不足，有餘爲消。陰陽不相應，病名曰關格。

帝曰：脈其四時動奈何？知病㞢所在奈何？知病㞢所變奈何？知病乍在內奈何？知病乍在外奈何？請問此五者，可得聞乎？

岐伯曰：請言其與天運轉大也。萬物㞢外，六合㞢內，天墬㞢變，陰陽㞢應，彼萅㞢暖，爲夓㞢暑，彼穐㞢忿，爲冬㞢怒。四變㞢動，脈與㞢上下，以萅應中規，夓應中矩，穐應中衡，冬應(yìng)中(zhòng)權(quán)。是(shì)故(gù)冬(dōng)至(zhì)四(sì)十(shí)五(wǔ)日(rì)，陽(yáng)气(qì)微(wēi)上(shàng)，陰(yīn)气(qì)微(wēi)下(xià)；夓(xià)至(zhì)四(sì)十(shí)五(wǔ)日(rì)，陰(yīn)气(qì)微(wēi)上(shàng)，陽(yáng)气(qì)微(wēi)下(xià)，陰(yīn)陽(yáng)有(yǒu)時(shí)，與(yù)脈(mài)爲(wéi)期(qī)，期(qī)而(ér)相(xiāng)失(shī)，知(zhī)脈(mài)所(suǒ)分(fēn)。分(fēn)㞢(zhī)有(yǒu)期(qī)，故(gù)知(zhī)死(sǐ)時(shí)。微(wēi)眇(miào)在(zài)脈(mài)，不(bù)可(kě)不(bù)察(chá)，察(chá)㞢(zhī)有(yǒu)紀(jì)，從(cóng)陰(yīn)陽(yáng)始(shǐ)，始(shǐ)㞢(zhī)有(yǒu)經(jīng)，從(cóng)五(wǔ)行(xíng)生(shēng)，生(shēng)㞢(zhī)有(yǒu)度(dù)，四(sì)時(shí)爲(wéi)宜(yí)。補(bǔ)瀉(xiè)勿(wù)失(shī)，與(yǔ)天(tiān)墬(dì)如(rú)一(yī)，得(dé)一(yī)㞢(zhī)情(qíng)，以(yǐ)知(zhī)死(sǐ)生(shēng)。是(shì)故(gù)聲(shēng)合(hé)五(wǔ)音(yīn)，色(sè)合(hé)五(wǔ)行(xíng)，脈(mài)合(hé)陰(yīn)陽(yáng)。

是(shì)知(zhī)陰(yīn)盛(shèng)則(zé)夢(mèng)涉(shè)大(dà)水(shuǐ)恐(kǒng)愳(jù)；陽(yáng)盛(shèng)則(zé)夢(mèng)大(dà)火(huǒ)燔(fán)

灼(zhuó)；陰(yīn)陽(yáng)俱(jù)盛(shèng)，則(zé)夢(mèng)相(xiāng)殺(shā)毀(huǐ)傷(shāng)。上(shàng)盛(shèng)則(zé)夢(mèng)飛(fēi)，下(xià)盛(shèng)則(zé)夢(mèng)墮(duò)；甚(shèn)飽(bǎo)則(zé)夢(mèng)予(yǔ)，甚(shèn)飢(jī)則(zé)夢(mèng)取(qǔ)；肝(gān)炁(qì)盛(shèng)則(zé)夢(mèng)怒(nù)，肺(fèi)炁(qì)盛(shèng)則(zé)夢(mèng)哭(kū)；短(duǎn)蟲(chóng)多(duō)則(zé)夢(mèng)聚(jù)眾(zhòng)；長(cháng)蟲(chóng)多(duō)則(zé)夢(mèng)相(xiāng)毄(jī)毀(huǐ)傷(shāng)。

是(shì)故(gù)持(chí)脈(mài)有(yǒu)道(dào)，虛(xū)靜(jìng)爲(wéi)保(bǎo)。萅(chūn)日(rì)浮(fú)，如(rú)魚(yú)㞢(zhī)遊(yóu)在(zài)波(bō)；夓(xià)日(rì)在(zài)膚(fū)，泛(fàn)泛(fàn)乎(hū)萬(wàn)物(wù)有(yǒu)餘(yú)；秋(qiū)日(rì)下(xià)膚(fū)，蟄(zhé)蟲(chóng)將(jiāng)厺(jǔ)；冬(dōng)日(rì)在(zài)骨(gǔ)，蟄(zhé)蟲(chóng)周(zhōu)密(mì)，君(jūn)子(zǐ)居(jū)室(shì)。故(gù)曰(yuē)：知(zhī)內(nèi)者(zhě)按(àn)而(ér)紀(jì)㞢(zhī)，知(zhī)外(wài)者(zhě)終(zhōng)而(ér)始(shǐ)㞢(zhī)，此(cǐ)六(liù)者(zhě)，

持(chí)脈(mài)虫(zhī)大(dà)灋(fǎ)。

心(xīn)脈(mài)搏(bó)堅(jiān)而(ér)長(cháng)，當(dāng)病(bìng)舌(shé)卷(juǎn)不(bù)能(néng)言(yán)；其(qí)耎(ruǎn)而(ér)散(sǎn)者(zhě)，當(dāng)環(xuán)消(xiāo)自(zì)已(yǐ)。肺(fèi)脈(mài)搏(bó)堅(jiān)而(ér)長(cháng)，當(dāng)病(bìng)唾(tuò)血(xuè)；其(qí)耎(ruǎn)而(ér)散(sǎn)者(zhě)，當(dāng)病(bìng)灌(guàn)汗(hàn)，至(zhì)令(lìng)不(bú)復(fù)散(sàn)發(fā)也(yě)。肝(gān)脈(mài)搏(bó)堅(jiān)而(ér)長(cháng)，色(sè)不(bù)青(qīng)，當(dāng)病(bìng)墜(zhuì)若(ruò)搏(bó)，因(yīn)血(xuè)在(zài)脅(xié)下(xià)，令(lìng)人(rén)喘(chuǎn)逆(nì)；其(qí)耎(ruǎn)而(ér)散(sǎn)色(sè)澤(zé)者(zhě)，當(dāng)病(bìng)溢(yì)飲(yǐn)。溢(yì)飲(yǐn)者(zhě)，渴(kě)暴(bào)多(duō)飲(yǐn)，而(ér)易(yì)入(rù)肌(jī)皮(pí)腸(cháng)胃(wèi)虫(zhī)外(wài)也(yě)。胃(wèi)脈(mài)搏(bó)堅(jiān)而(ér)長(cháng)，其(qí)色(sè)赤(chì)，當(dāng)病(bìng)折(zhé)髀(bì)；其(qí)耎(ruǎn)而(ér)散(sǎn)者(zhě)，當(dāng)病(bìng)食(shí)痹(bì)。

脾脈搏堅而長，其色黃，當病少炁；其耎而散色不澤者，當病足胻腫，若水狀也。腎脈搏堅而長，其色黃而赤者，當病折腰；其耎而散者，當病少血，至令不復也。

帝曰：診得心脈而急，此爲何病？病形何如？

岐伯曰：病名心疝，少腹當有形也。

帝曰：何以言㞢？岐伯曰：心爲牡藏，小腸爲㞢使，故曰少腹當有形也。

帝(dì)曰(yuē)：診(zhěn)得(dé)胃(wèi)脈(mài)，病(bìng)形(xíng)何(hé)如(rú)？岐(qí)伯(bó)曰(yuē)：胃(wèi)脈(mài)實(shí)則(zé)脹(zhàng)，虛(xū)則(zé)泄(xiè)。

帝(dì)曰(yuē)：病(bìng)成(shèng)而(ér)變(biàn)何(hé)謂(wèi)？岐(qí)伯(bó)曰(yuē)：風(fēng)成(shèng)爲(wéi)寒(hán)熱(rè)，癉(dàn)成(shèng)爲(wéi)消(xiāo)中(zhōng)，厥(jué)成(shèng)爲(wéi)巔(diān)疾(jí)，久(jiǔ)風(fēng)爲(wéi)飧(sūn)泄(xiè)，脈(mài)風(fēng)成(shèng)爲(wéi)癘(lài)。病(bìng)㞢(zhī)變(biàn)化(huà)，不(bù)可(kě)勝(shèng)數(shǔ)。

帝(dì)曰(yuē)：諸(zhū)癰(yōng)腫(zhǒng)筋(jīn)攣(luán)骨(gǔ)痛(tòng)，此(cǐ)皆(jiē)安(ān)生(shēng)？岐(qí)伯(bó)曰(yuē)：此(cǐ)寒(hán)炁(qì)㞢(zhī)腫(zhǒng)，八(bā)風(fēng)㞢(zhī)變(biàn)也(yě)。

帝(dì)曰(yuē)：治(zhì)㞢(zhī)奈(nài)何(hé)？岐(qí)伯(bó)曰(yuē)：此(cǐ)四(sì)時(shí)㞢(zhī)病(bìng)，以(yǐ)

其(qí)勝(shèng)治(zhì)㞢(zhī)愈(yù)也(yě)。

帝(dì)曰(yuē)：有(yǒu)故(gù)病(bìng)五(wǔ)藏(zàng)發(fā)動(dòng)，因(yīn)傷(shāng)脈(mài)色(sè)，各(gè)何(hé)以(yǐ)知(zhī)其(qí)久(jiǔ)暴(bào)至(zhì)㞢(zhī)病(bìng)乎(hū)？岐(qí)伯(bó)曰(yuē)：悉(xī)乎(hū)哉(zāi)問(wèn)也(yě)！徵(zhēng)其(qí)脈(mài)小(xiǎo)色(sè)不(bù)奪(duó)者(zhě)，新(xīn)病(bìng)也(yě)；徵(zhēng)其(qí)脈(mài)不(bù)奪(duó)，其(qí)色(sè)奪(duó)者(zhě)，此(cǐ)久(jiǔ)病(bìng)也(yě)；徵(zhēng)其(qí)脈(mài)與(yǔ)五(wǔ)色(sè)俱(jù)奪(duó)者(zhě)，此(cǐ)久(jiǔ)病(bìng)也(yě)；徵(zhēng)其(qí)脈(mài)與(yǔ)五(wǔ)色(sè)俱(jù)不(bù)奪(duó)者(zhě)，新(xīn)病(bìng)也(yě)。肝(gān)與(yǔ)腎(shèn)脈(mài)竝(bìng)至(zhì)，其(qí)色(sè)蒼(cāng)赤(chì)，當(dāng)病(bìng)毀(huǐ)傷(shāng)不(bú)見(jiàn)血(xuè)，已(yǐ)見(jiàn)血(xuè)，溼(shī)若(ruò)中(zhòng)水(shuǐ)也(yě)。

尺內兩旁，則季脅也，尺外以候腎，尺裏以候腹。中附上，左外以候肝，內以候鬲，右外以候胃，內以候脾。上附上，右外以候肺，內以候胷中，左外以候心，內以候膻中。前以候前，後以候後。上竟上者，胷喉中事也。下竟下者，少腹腰股膝脛足中事也。

粗大者，陰不足陽有餘，爲熱中也。來疾厺徐，上實下虛，爲厥巔疾。來徐厺疾，上虛下實，爲(wéi)惡(è)風(fēng)也(yě)。故(gù)中(zhòng)惡(è)風(fēng)者(zhě)，陽(yáng)炁(qì)受(shòu)也(yě)。

有(yǒu)脈(mài)俱(jù)沈(chén)細(xì)數(shuò)者(zhě)，少(shào)陰(yīn)厥(jué)也(yě)；沈(chén)細(xì)數(shuò)散(sǎn)者(zhě)，寒(hán)熱(rè)也(yě)；浮(fú)而(ér)散(sǎn)者(zhě)爲(wéi)眴(xuàn)仆(pū)。諸(zhū)浮(fú)不(bú)躁(zào)者(zhě)，皆(jiē)在(zài)陽(yáng)，則(zé)爲(wéi)熱(rè)；其(qí)有(yǒu)躁(zào)者(zhě)在(zài)手(shǒu)，諸(zhū)細(xì)而(ér)沈(chén)者(zhě)，皆(jiē)在(zài)陰(yīn)，則(zé)爲(wéi)骨(gǔ)痛(tòng)；其(qí)有(yǒu)靜(jìng)者(zhě)在(zài)足(zú)。數(shuò)動(dòng)一(yí)代(dài)者(zhě)，病(bìng)在(zài)陽(yáng)㞢(zhī)脈(mài)也(yě)，泄(xiè)及(jí)便(biàn)膿(nóng)血(xuè)。諸(zhū)過(guò)者(zhě)，切(qiè)㞢(zhī)濇(sè)者(zhě)，陽(yáng)炁(qì)有(yǒu)餘(yú)也(yě)；滑(huá)者(zhě)，陰(yīn)炁(qì)有(yǒu)餘(yú)也(yě)。陽(yáng)炁(qì)有(yǒu)餘(yú)爲(wéi)身(shēn)熱(rè)無(wú)汗(hàn)，陰(yīn)炁(qì)有(yǒu)餘(yú)爲(wéi)多(duō)汗(hàn)身(shēn)寒(hán)，陰(yīn)陽(yáng)有(yǒu)餘(yú)則(zé)無(wú)汗(hàn)而(ér)寒(hán)。

推而外㞢，內而不外，有心腹積也。推而內㞢，外而不內，身有熱也。推而上㞢，上而不下，腰足清也。推而下㞢，下而不上，頭項痛也。按㞢至骨，脈炁少者，腰脊痛而身有痹也。

平(píng)人(rén)炁(qì)象(xiàng)論(lùn)篇(piān)第(dì)十(shí)八(bā)

黃(huáng)帝(dì)問(wèn)曰(yuē)：平(píng)人(rén)何(hé)如(rú)？

岐(qí)伯(bó)對(duì)曰(yuē)：人(rén)一(yì)呼(hū)脈(mài)再(zài)動(dòng)，一(yì)吸(xī)脈(mài)亦(yì)再(zài)動(dòng)，呼(hū)吸(xī)定(dìng)息(xī)，脈(mài)五(wǔ)動(dòng)，閏(rùn)以(yǐ)太(tài)息(xī)，命(mìng)曰(yuē)平(píng)人(rén)。平(píng)人(rén)者(zhě)，不(bú)病(bìng)也(yě)。常(cháng)以(yǐ)不(bú)病(bìng)調(diào)病(bìng)人(rén)，醫(yī)不(bú)病(bìng)，故(gù)爲(wéi)病(bìng)人(rén)平(píng)息(xī)以(yǐ)調(diào)之(zhī)爲(wéi)灋(fǎ)。

人(rén)一(yì)呼(hū)脈(mài)一(yí)動(dòng)，一(yì)吸(xī)脈(mài)一(yí)動(dòng)，曰(yuē)少(shǎo)炁(qì)。人(rén)一(yì)呼(hū)脈(mài)三(sān)動(dòng)，一(yì)吸(xī)脈(mài)三(sān)動(dòng)而(ér)躁(zào)，尺(chǐ)熱(rè)曰(yuē)病(bìng)溫(wēn)，尺(chǐ)不(bú)

熱(rè)脈(mài)滑(huá)曰(yuē)病(bìng)風(fēng)，脈(mài)濇(sè)曰(yuē)痹(bì)。人(rén)一(yì)呼(hū)脈(mài)四(sì)動(dòng)以(yǐ)上(shàng)曰(yuē)

死(sǐ)，脈(mài)絕(jué)不(bú)至(zhì)曰(yuē)死(sǐ)，乍(zhà)踈(shū)乍(zhà)數(shuò)曰(yuē)死(sǐ)。

平(píng)人(rén)㞢(zhī)炁(qì)常(cháng)稟(bǐng)亐(yú)胃(wèi)，胃(wèi)者(zhě)平(píng)人(rén)㞢(zhī)常(cháng)炁(qì)也(yě)，人(rén)

無(wú)胃(wèi)炁(qì)曰(yuē)逆(nì)，逆(nì)者(zhě)死(sǐ)。

萅(chūn)胃(wèi)微(wēi)弦(xián)曰(yuē)平(píng)，弦(xián)多(duō)胃(wèi)少(shǎo)曰(yuē)肝(gān)病(bìng)，但(dàn)弦(xián)無(wú)胃(wèi)

曰(yuē)死(sǐ)，胃(wèi)而(ér)有(yǒu)毛(máo)曰(yuē)穐(qiū)病(bìng)，毛(máo)甚(shèn)曰(yuē)今(jīn)病(bìng)。藏(zàng)眞(zhēn)散(sàn)亐(yú)

肝(gān)，肝(gān)藏(cáng)筋(jīn)膜(mó)㞢(zhī)炁(qì)也(yě)。

夓(xià)胃(wèi)微(wēi)鉤(gōu)曰(yuē)平(píng)，鉤(gōu)多(duō)胃(wèi)少(shǎo)曰(yuē)心(xīn)病(bìng)，但(dàn)鉤(gōu)無(wú)胃(wèi)

曰死，胃而有石曰冬病，石甚曰今病○藏眞通于
yuē sǐ wèi ér yǒu shí yuē dōng bìng shí shèn yuē jīn bìng zàng zhēn tōng yú

心，心藏血脈㞢炁也○
xīn xīn cáng xuè mài zhī qì yě

長夏胃微耎弱曰平，弱多胃少曰脾病，但代
zhǎng xià wèi wēi ruǎn ruò yuē píng ruò duō wèi shǎo yuē pí bìng dàn dài

無胃曰死，耎弱有石曰冬病，弱甚曰今病○藏眞
wú wèi yuē sǐ ruǎn ruò yǒu shí yuē dōng bìng ruò shèn yuē jīn bìng zàng zhēn

濡于脾，脾藏肌肉㞢炁也○
rú yú pí pí cáng jī ròu zhī qì yě

穐胃微毛曰平，毛多胃少曰肺病，但毛無胃
qiū wèi wēi máo yuē píng máo duō wèi shǎo yuē fèi bìng dàn máo wú wèi

曰死，毛而有弦曰萅病，弦甚曰今病○藏眞高于
yuē sǐ máo ér yǒu xián yuē chūn bìng xián shèn yuē jīn bìng zàng zhēn gāo yú

肺，以行榮衛陰陽也○
fèi yǐ xíng róng wèi yīn yáng yě

冬(dōng)胃(wèi)微(wēi)石(shí)曰(yuē)平(píng)，石(shí)多(duō)胃(wèi)少(shǎo)曰(yuē)腎(shèn)病(bìng)，但(dàn)石(shí)無(wú)胃(wèi)曰(yuē)死(sǐ)，石(shí)而(ér)有(yǒu)鉤(gōu)曰(yuē)瘕(xià)病(bìng)，鉤(gōu)甚(shèn)曰(yuē)今(jīn)病(bìng)。藏(zàng)眞(zhēn)下(xià)亐(yú)腎(shèn)，腎(shèn)藏(cáng)骨(gǔ)髓(suǐ)㞢(zhī)炁(qì)也(yě)。

胃(wèi)㞢(zhī)大(dà)絡(luò)，名(míng)曰(yuē)虛(xū)裏(lǐ)。貫(guàn)鬲(gé)絡(luò)肺(fèi)，出(chū)亐(yú)左(zuǒ)乳(rǔ)下(xià)，其(qí)動(dòng)應(yìng)衣(yī)，脈(mài)宗(zōng)炁(qì)也(yě)。盛(shèng)喘(chuǎn)數(shuò)絕(jué)者(zhě)，則(zé)病(bìng)在(zài)中(zhōng)；結(jié)而(ér)橫(héng)，有(yǒu)積(jī)矣(yǐ)；絕(jué)不(bú)至(zhì)曰(yuē)死(sǐ)。乳(rǔ)㞢(zhī)下(xià)其(qí)動(dòng)應(yìng)衣(yī)，宗(zōng)炁(qì)泄(xiè)也(yě)。

欲(yù)知(zhī)寸(cùn)口(kǒu)太(tài)過(guò)與(yǔ)不(bù)及(jí)，寸(cùn)口(kǒu)㞢(zhī)脈(mài)中(zhòng)手(shǒu)短(duǎn)者(zhě)，

曰(yuē)頭(tóu)痛(tòng)；寸(cùn)口(kǒu)脈(mài)中(zhòng)手(shǒu)長(cháng)者(zhě)，曰(yuē)足(zú)脛(jìng)痛(tòng)；寸(cùn)口(kǒu)脈(mài)中(zhòng)手(shǒu)促(cù)上(shàng)擊(jī)者(zhě)，曰(yuē)肩(jiān)背(bèi)痛(tòng)；寸(cùn)口(kǒu)脈(mài)沈(chén)而(ér)堅(jiān)者(zhě)，曰(yuē)病(bìng)在(zài)中(zhōng)；寸(cùn)口(kǒu)脈(mài)浮(fú)而(ér)盛(shèng)者(zhě)，曰(yuē)病(bìng)在(zài)外(wài)；寸(cùn)口(kǒu)脈(mài)沈(chén)而(ér)弱(ruò)，曰(yuē)寒(hán)熱(rè)及(jí)疝(shàn)瘕(jiǎ)少(shào)腹(fù)痛(tòng)；寸(cùn)口(kǒu)脈(mài)沈(chén)而(ér)橫(héng)，曰(yuē)脅(xié)下(xià)有(yǒu)積(jī)，腹(fù)中(zhōng)有(yǒu)橫(héng)積(jī)痛(tòng)；寸(cùn)口(kǒu)脈(mài)沈(chén)而(ér)喘(chuǎn)，曰(yuē)寒(hán)熱(rè)。

脈(mài)盛(shèng)滑(huá)堅(jiān)者(zhě)，曰(yuē)病(bìng)在(zài)外(wài)。脈(mài)小(xiǎo)實(shí)而(ér)堅(jiān)者(zhě)，病(bìng)在(zài)內(nèi)。脈(mài)小(xiǎo)弱(ruò)以(yǐ)濇(sè)，謂(wèi)㞢(zhī)久(jiǔ)病(bìng)。脈(mài)滑(huá)浮(fú)而(ér)疾(jí)者(zhě)，謂(wèi)㞢(zhī)新(xīn)病(bìng)。脈(mài)急(jí)者(zhě)，曰(yuē)疝(shàn)瘕(jiǎ)少(shào)腹(fù)痛(tòng)。脈(mài)滑(huá)曰(yuē)風(fēng)。

脈濇曰痹。緩而滑曰熱中。盛而緊曰脹。

脈從陰陽，病易已；脈逆陰陽，病難已。脈得四時㞢順，曰病無它；脈反四時及不間藏，曰難已。

臂多青脈，曰脫血；尺脈緩濇，謂㞢解㑊；安臥脈盛，謂㞢脫血；尺濇脈滑，謂㞢多汗；尺寒脈細，謂㞢後泄；脈中粗常熱者，謂㞢熱中。

肝見庚辛死，心見壬癸死，脾見甲乙死，肺

見丙丁死，腎見戊己死。是爲眞藏見，皆死。

頸脈動，喘疾欬，曰水。目裹微腫如臥蠶起

㞢狀，曰水。溺黃赤安臥者，黃疸。已食如飢者，

胃疸。面腫曰風。足脛腫曰水。目黃者曰黃疸。

婦人手少陰脈動甚者，妊子也。

脈有逆從，四時未有藏形，萅夏而脈瘦，龝

冬而脈浮大，命曰逆四時也。風熱而脈靜，泄而

脫血脈實，病在中；脈虛病在外；脈濇堅者，皆

難治，命曰反四時也。
nán zhì mìng yuē fǎn sì shí yě

人以水穀爲本，故人絕水穀則死，脈無胃炁
rén yǐ shuǐ gǔ wéi běn gù rén jué shuǐ gǔ zé sǐ mài wú wèi qì

亦死。所謂無胃炁者，但得眞藏脈不得胃炁也。
yì sǐ suǒ wèi wú wèi qì zhě dàn dé zhēn zàng mài bù dé wèi qì yě

所謂脈不得胃炁者，肝不弦，腎不石也。
suǒ wèi mài bù dé wèi qì zhě gān bù xián shèn bù shí yě

太陽脈至，洪大以長；少陽脈至，乍數乍疎，
tài yáng mài zhì hóng dà yǐ cháng shào yáng mài zhì zhà shuò zhà shū

乍短乍長；陽朙脈至，浮大而短。
zhà duǎn zhà cháng yáng míng mài zhì fú dà ér duǎn

夫平心脈來，纍纍如連珠，如循琅玕，曰心
fú píng xīn mài lái léi léi rú lián zhū rú xún láng gān yuē xīn

平。夏以胃炁爲本。病心脈來，喘喘連屬，其中
píng xià yǐ wèi qì wéi běn bìng xīn mài lái chuǎn chuǎn lián zhǔ qí zhōng

微曲，曰心病。死心脈來，前曲後居，如操帶鉤，

曰心死。

平肺脈來，厭厭聶聶，如落榆莢，曰肺平。

穐以胃炁爲本。病肺脈來，不上不下，如循雞羽，

曰肺病。死肺脈來，如物㞢浮，如風吹毛，曰肺

死。

平肝脈來，耎弱招招，如揭長竿末梢，曰肝

平。萅以胃炁爲本。病肝脈來，盈實而滑，如循

長(cháng)竿(gān)，曰(yuē)肝(gān)病(bìng)。死(sǐ)肝(gān)脈(mài)來(lái)，急(jí)益(yì)勁(jìn)，如(rú)新(xīn)張(zhāng)弓(gōng)弦(xián)，曰(yuē)肝(gān)死(sǐ)。

平(píng)脾(pí)脈(mài)來(lái)，龢(hé)柔(róu)相(xiāng)離(lì)，如(rú)雞(jī)踐(jiàn)墬(dì)，曰(yuē)脾(pí)平(píng)。長(zhǎng)夓(xià)以(yǐ)胃(wèi)炁(qì)爲(wéi)本(běn)。病(bìng)脾(pí)脈(mài)來(lái)，實(shí)而(ér)盈(yíng)數(shuò)，如(rú)雞(jī)舉(jǔ)足(zú)，曰(yuē)脾(pí)病(bìng)。死(sǐ)脾(pí)脈(mài)來(lái)，銳(ruì)堅(jiān)如(rú)鳥(niǎo)㞢(zhī)喙(huì)，如(rú)鳥(niǎo)㞢(zhī)距(jù)，如(rú)屋(wū)㞢(zhī)漏(lòu)，如(rú)水(shuǐ)㞢(zhī)流(liú)，曰(yuē)脾(pí)死(sǐ)。

平(píng)腎(shèn)脈(mài)來(lái)，喘(chuǎn)喘(chuǎn)纍(lěi)纍(lěi)如(rú)鉤(gōu)，按(àn)㞢(zhī)而(ér)堅(jiān)，曰(yuē)腎(shèn)平(píng)。冬(dōng)以(yǐ)胃(wèi)炁(qì)爲(wéi)本(běn)。病(bìng)腎(shèn)脈(mài)來(lái)，如(rú)引(yǐn)葛(gě)，按(àn)㞢(zhī)益(yì)

堅，曰腎病。死腎脈來，發如奪索，辟辟如彈石，曰腎死。

玉機眞藏論篇第十九
yù jī zhēn zàng lùn piān dì shí jiǔ

黃帝問曰：萅脈如弦，何如而弦？
huáng dì wèn yuē: chūn mài rú xián, hé rú ér xián?

岐伯對曰：萅脈者，肝也，東方木也，萬物㞢所以始生也，故其炁來，耎弱輕虛而滑，端直以長，故曰弦，反此者病。
qí bó duì yuē: chūn mài zhě, gān yě, dōng fāng mù yě, wàn wù zhī suǒ yǐ shǐ shēng yě, gù qí qì lái, ruǎn ruò qīng xū ér huá, duān zhí yǐ cháng, gù yuē xián, fǎn cǐ zhě bìng.

帝曰：何如而反？
dì yuē: hé rú ér fǎn?

岐伯曰：其炁來實而彊，此謂太過，病在外。其炁來不實而微，此謂不及，病在中。
qí bó yuē: qí qì lái shí ér qiáng, cǐ wèi tài guò, bìng zài wài. qí qì lái bù shí ér wēi, cǐ wèi bù jí, bìng zài zhōng.

帝(dì)曰(yuē)：萅(chūn)脈(mài)太(tài)過(guò)與(yǔ)不(bù)及(jí)，其(qí)病(bìng)皆(jiē)何(hé)如(rú)？

岐(qí)伯(bó)曰(yuē)：太(tài)過(guò)則(zé)令(lìng)人(rén)善(shàn)忘(wàng)，忽(hū)忽(hū)眩(xuàn)冒(mào)而(ér)巔(diān)疾(jí)；其(qí)不(bù)及(jí)，則(zé)令(lìng)人(rén)胷(xiōng)痛(tòng)引(yǐn)背(bèi)下(xià)，則(zé)兩(liǎng)脅(xié)胠(qū)滿(mǎn)。

帝(dì)曰(yuē)：善(shàn)。夓(xià)脈(mài)如(rú)鉤(gōu)，何(hé)如(rú)而(ér)鉤(gōu)？

岐(qí)伯(bó)曰(yuē)：夓(xià)脈(mài)者(zhě)，心(xīn)也(yě)，南(nán)方(fāng)火(huǒ)也(yě)，萬(wàn)物(wù)㞢(zhī)所(suǒ)以(yǐ)盛(shèng)長(zhǎng)也(yě)，故(gù)其(qí)炁(qì)來(lái)盛(shèng)厺(qù)衰(shuāi)，故(gù)曰(yuē)鉤(gōu)，反(fǎn)此(cǐ)者(zhě)病(bìng)。

帝(dì)曰(yuē)：何(hé)如(rú)而(ér)反(fǎn)？

岐伯曰：其炁來盛厺亦盛，此謂太過，病在外。其炁來不盛厺反盛，此謂不及，病在中。

帝曰：夏脈太過與不及，其病皆何如？

岐伯曰：太過則令人身熱而膚痛，爲浸淫；其不及則令人煩心，上見欬唾，下爲炁滯。

帝曰：善。龝脈如浮，何如而浮？

岐伯曰：龝脈者，肺也，西方金也，萬物㞢所以收成也，故其炁來輕虛以浮，來急厺散，故曰 yuē 浮 fú，反 fǎn 此 cǐ 者 zhě 病 bìng。

帝 dì 曰 yuē：何 hé 如 rú 而 ér 反 fǎn？

岐 qí 伯 bó 曰 yuē：其 qí 炁 qì 來 lái，毛 máo 而 ér 中 zhōng 央 yāng 堅 jiān，兩 liǎng 傍 páng 虛 xū，此 cǐ
謂 wèi 太 tài 過 guò，病 bìng 在 zài 外 wài。其 qí 炁 qì 來 lái，毛 máo 而 ér 微 wēi，此 cǐ 謂 wèi 不 bù 及 jí，
病 bìng 在 zài 中 zhōng。

帝 dì 曰 yuē：穐 qiū 脈 mài 太 tài 過 guò 與 yǔ 不 bù 及 jí，其 qí 病 bìng 皆 jiē 何 hé 如 rú？

岐 qí 伯 bó 曰 yuē：太 tài 過 guò 則 zé 令 lìng 人 rén 逆 nì 炁 qì 而 ér 背 bèi 痛 tòng。慍 yùn 慍 yùn 然 rán，
其 qí 不 bù 及 jí 則 zé 令 lìng 人 rén 喘 chuǎn，呼 hū 吸 xī 少 shǎo 气 qì 而 ér 欬 ké，上 shàng 气 qì 見 jiàn 血 xuè，下 xià

聞(wén)病(bìng)音(yīn)。

帝(dì)曰(yuē)：善(shàn)。冬(dōng)脈(mài)如(rú)營(yíng)石(shí)，何(hé)如(rú)而(ér)營(yíng)？

岐(qí)伯(bó)曰(yuē)：冬(dōng)脈(mài)者(zhě)，腎(shèn)也(yě)。北(běi)方(fāng)水(shuǐ)也(yě)，萬(wàn)物(wù)㞢(zhī)所(suǒ)以(yǐ)合(hé)藏(cáng)也(yě)，故(gù)其(qí)炁(qì)來(lái)沈(chén)以(yǐ)搏(bó)，故(gù)曰(yuē)營(yíng)石(shí)，反(fǎn)此(cǐ)者(zhě)病(bìng)。

帝(dì)曰(yuē)：何(hé)如(rú)而(ér)反(fǎn)？

岐(qí)伯(bó)曰(yuē)：其(qí)炁(qì)來(lái)如(rú)彈(tán)石(shí)者(zhě)，此(cǐ)謂(wèi)太(tài)過(guò)，病(bìng)在(zài)外(wài)。其(qí)厺(qù)如(rú)數(shuò)者(zhě)，此(cǐ)謂(wèi)不(bù)及(jí)，病(bìng)在(zài)中(zhōng)。

帝曰：冬脈太過與不及，其病皆何如？

岐伯曰：太過則令人解㑊，脊脈痛而少炁，不欲言；其不及則令人心懸如病飢，䏚中清，脊中痛，少腹滿，小便變。帝曰：譱。

帝曰：四時㞢序，逆從㞢變異也，然脾脈獨何主？

岐伯曰：脾脈者土也，孤藏以灌四傍者也。

帝曰：然則脾譱惡，可得見㞢乎？

岐 qí 伯 bó 曰 yuē：善 shàn 者 zhě 不 bù 可 kě 得 dé 見 xiàn，惡 è 者 zhě 可 kě 見 xiàn。

帝 dì 曰 yuē：惡 è 者 zhě 何 hé 如 rú 可 kě 見 xiàn？

岐 qí 伯 bó 曰 yuē：其 qí 來 lái 如 rú 水 shuǐ 之 zhī 流 liú 者 zhě，此 cǐ 謂 wèi 太 tài 過 guò，病 bìng 在 zài 外 wài。如 rú 鳥 niǎo 之 zhī 喙 huì 者 zhě，此 cǐ 謂 wèi 不 bù 及 jí，病 bìng 在 zài 中 zhōng。

帝 dì 曰 yuē：夫 fū 子 zǐ 言 yán 脾 pí 爲 wéi 孤 gū 藏 zàng，中 zhōng 央 yāng 土 tǔ 以 yǐ 灌 guàn 四 sì 傍 páng，其 qí 太 tài 過 guò 與 yǔ 不 bù 及 jí，其 qí 病 bìng 皆 jiē 何 hé 如 rú？

岐 qí 伯 bó 曰 yuē：太 tài 過 guò 則 zé 令 lìng 人 rén 四 sì 支 zhī 不 bù 舉 jǔ，其 qí 不 bù 及 jí 則 zé 令 lìng 人 rén 九 jiǔ 竅 qiào 不 bù 通 tōng，名 míng 曰 yuē 重 zhòng 彊 jiàng。

帝瞿然而起，再拜而稽首曰：譱。吾得脈㞢大要，天下至數，《五色》《脈變》《揆度》《奇恆》，道在亐一，神轉不回，回則不轉，乃失其機，至數㞢要，迫近以微，著㞢玉版，藏㞢亐府，每旦讀㞢，名曰《玉機》。

五藏受炁亐其所生，傳㞢亐其所勝，炁舍亐其所以生，死亐其所不勝。病㞢且死，必先傳行至其所不勝，病乃死。此言炁㞢逆行也，故死。

肝受炁亐心，傳㞢亐脾，炁舍亐腎，至肺而死。

心受炁亐脾，傳㞢亐肺，炁舍亐肝，至腎而死。

脾受炁亐肺，傳㞢亐腎，炁舍亐心，至肝而死。

肺受炁亐腎，傳㞢亐肝，炁舍亐脾，至心而死。

腎受炁亐肝，傳㞢亐心，炁舍亐肺，至脾而死。

此皆逆死也，一日一夜五分㞢，此所以占死生㞢早暮也。

黃帝曰：五藏相通，移皆有次。五藏有病，

則各傳其所勝。不治，灋三月若六月；灋三日若六日，傳五藏而當死，是順傳其所勝㞢次。故曰：別亏陽者，知病從來；別亏陰者，知死生㞢期。言知至其所困而死。

是故風者，百病㞢長也。今風寒客亏人，使人毫毛畢直，皮膚閉而爲熱。當是㞢時，可汗而發也。或痹不仁腫病，當是㞢時，可湯熨及火灸，刺而厺㞢。弗治，病入舍亏肺，名曰肺痹，發欬上气。弗治，肺卽傳而行㞢肝，病名曰肝痹，一名曰厥，脅痛出食，當是㞢時，可按若刺耳。弗治，肝傳㞢脾，病名曰脾風，發癉，腹中熱，煩心，出黃，當此㞢時，可按、可藥、可浴。弗治，脾傳㞢腎，病名曰疝瘕，少腹冤熱而痛，出白，一名曰蠱，當此㞢時，可按、可藥。弗治，腎傳㞢心，病筋脈相引而急，病名曰瘛。當此㞢時，可灸、可藥。弗治，滿十日，灋當死。腎因傳㞢心，心即復反傳而行之肺，發寒熱，灋當三歲死，此病之次也。

然其卒發者，不必治于傳，或其傳化有不以次，不以次入者，憂恐悲喜怒，令不得以其次，故令人有大病矣。因而喜，大虛則腎炁乘矣；怒則肝炁乘矣，悲則肺炁乘矣，恐則脾炁乘矣，憂則心炁乘矣，此其道也。故病有五，五五二十五變及其傳化。傳，乘之名也。

大(dà)骨(gǔ)枯(kū)槁(gǎo)，大(dà)肉(ròu)陷(xiàn)示(shì)，胷(xiōng)中(zhōng)炁(qì)滿(mǎn)，喘(chuǎn)息(xī)不(bú)便(biàn)，

其(qí)炁(qì)動(dòng)形(xíng)，期(qī)六(liù)月(yuè)死(sǐ)，眞(zhēn)藏(zàng)脈(mài)見(xiàn)，乃(nǎi)予(yǔ)㞢(zhī)期(qī)日(rì)。

大(dà)骨(gǔ)枯(kū)槁(gǎo)，大(dà)肉(ròu)陷(xiàn)示(shì)，胷(xiōng)中(zhōng)炁(qì)滿(mǎn)，喘(chuǎn)息(xī)不(bú)便(biàn)，內(nèi)

痛(tòng)引(yǐn)肩(jiān)項(xiàng)，期(qī)一(yí)月(yuè)死(sǐ)，眞(zhēn)藏(zàng)見(xiàn)，乃(nǎi)予(yǔ)㞢(zhī)期(qī)日(rì)。大(dà)

骨(gǔ)枯(kū)槁(gǎo)，大(dà)肉(ròu)陷(xiàn)示(shì)，胷(xiōng)中(zhōng)炁(qì)滿(mǎn)，喘(chuǎn)息(xī)不(bú)便(biàn)，內(nèi)痛(tòng)

引(yǐn)肩(jiān)項(xiàng)，身(shēn)熱(rè)，脫(tuō)肉(ròu)破(pò)䐃(jùn)，眞(zhēn)藏(zàng)見(xiàn)，十(shí)月(yuè)㞢(zhī)內(nèi)死(sǐ)。

大(dà)骨(gǔ)枯(kū)槁(gǎo)，大(dà)肉(ròu)陷(xiàn)示(shì)，肩(jiān)髓(suǐ)內(nèi)消(xiāo)，動(dòng)作(zuò)益(yì)衰(shuāi)，眞(zhēn)

藏(zàng)脈(mài)見(xiàn)，期(qī)一(yí)歲(suì)死(sǐ)，見(xiàn)其(qí)眞(zhēn)藏(zàng)，乃(nǎi)予(yǔ)㞢(zhī)期(qī)日(rì)。大(dà)

骨(gǔ)枯(kū)槁(gǎo)，大(dà)肉(ròu)陷(xiàn)示(shì)，胷(xiōng)中(zhōng)炁(qì)滿(mǎn)，腹(fù)內(nèi)痛(tòng)，心(xīn)中(zhōng)不(bú)便(biàn)，肩(jiān)項(xiàng)身(shēn)熱(rè)，破(pò)䐃(jùn)脫(tuō)肉(ròu)，目(mù)眶(kuàng)陷(xiàn)，眞(zhēn)藏(zàng)見(xiàn)，目(mù)不(bú)見(jiàn)人(rén)，立(lì)死(sǐ)；其(qí)見(jiàn)人(rén)者(zhě)，至(zhì)其(qí)所(suǒ)不(bú)勝(shèng)㞢(zhī)時(shí)則(zé)死(sǐ)。

急(jí)虛(xū)身(shēn)中(zhòng)卒(cù)至(zhì)，五(wǔ)藏(zàng)絕(jué)閉(bì)，脈(mài)道(dào)不(bù)通(tōng)，炁(qì)不(bù)往(wǎng)來(lái)，譬(pì)亐(yú)墮(duò)溺(nì)，不(bù)可(kě)爲(wéi)期(qī)。其(qí)脈(mài)絕(jué)不(bù)來(lái)，若(ruò)人(rén)一(yì)息(xī)五(wǔ)、六(liù)至(zhì)，其(qí)形(xíng)肉(ròu)不(bù)脫(tuō)，眞(zhēn)藏(zàng)雖(suī)不(bú)見(xiàn)，猶(yóu)死(sǐ)也(yě)。

眞(zhēn)肝(gān)脈(mài)至(zhì)，中(zhōng)外(wài)急(jí)，如(rú)循(xún)刀(dāo)刃(rèn)責(zé)責(zé)然(rán)，如(rú)按(àn)

琴qín瑟sè弦xián，色sè青qīng白bái不bù澤zé，毛máo折zhé乃nǎi死sǐ。眞zhēn心xīn脈mài至zhì，堅jiān而ér搏bó，如rú循xún薏yì苡yǐ子zǐ纍léi纍léi然rán，色sè赤chì黑hēi不bù澤zé，毛máo折zhé乃nǎi死sǐ。眞zhēn肺fèi脈mài至zhì，大dà而ér虛xū，如rú以yǐ毛máo羽yǔ中zhòng人rén膚fū，色sè白bái赤chì不bù澤zé，毛máo折zhé乃nǎi死sǐ。眞zhēn腎shèn脈mài至zhì，搏bó而ér絕jué，如rú指zhǐ彈tán石shí辟pì辟pì然rán，色sè黑hēi黃huáng不bù澤zé，毛máo折zhé乃nǎi死sǐ。眞zhēn脾pí脈mài至zhì，弱ruò而ér乍zhà數shuò乍zhà踈shū，色sè黃huáng青qīng不bù澤zé，毛máo折zhé乃nǎi死sǐ。諸zhū眞zhēn藏zàng脈mài見xiàn者zhě，皆jiē死sǐ不bú治zhì也yě。

黃huáng帝dì曰yuē：見xiàn眞zhēn藏zàng曰yuē死sǐ，何hé也yě？

岐qí伯bó曰yuē：五wǔ藏zàng者zhě，皆jiē稟bǐng炁qì亐yú胃wèi，胃wèi者zhě五wǔ藏zàng㞢zhī本běn也yě。藏zàng炁qì者zhě，不bù能néng自zì致zhì亐yú手shǒu太tài陰yīn，必bì因yīn亐yú胃wèi炁qì，乃nǎi至zhì亐yú手shǒu太tài陰yīn也yě。故gù五wǔ藏zàng各gè以yǐ其qí時shí，自zì爲wéi而ér至zhì亐yú手shǒu太tài陰yīn也yě。故gù邪xié氣qì勝shèng者zhě，精jīng炁qì衰shuāi也yě。故gù病bìng甚shèn者zhě，胃wèi炁qì不bù能néng與yǔ㞢zhī俱jù至zhì亐yú手shǒu太tài陰yīn，故gù眞zhēn藏zàng㞢zhī炁qì獨dú見xiàn，獨dú見xiàn者zhě，病bìng勝shèng藏zàng也yě，故gù曰yuē死sǐ。

帝dì曰yuē：譱shàn。

黄huáng帝dì曰yuē：凡fán治zhì病bìng察chá其qí形xíng炁qì色sè澤zé，脈mài㞢zhī盛shèng衰shuāi，

病㞢新故，乃治㞢，無後其時。形炁相得，謂㞢可治；色澤以浮，謂㞢易已；脈從四時，謂㞢可治；脈弱以滑，是有胃炁，命曰易治，取㞢以時。形炁相失，謂㞢難治；色夭不澤，謂㞢難已；脈實以堅，謂㞢益甚；脈逆四時，爲不可治。必察四難，而朙告㞢。

所謂逆四時者，萅得肺脈，夓得腎脈，龝得心脈，冬得脾脈，其至皆懸絕沈濇者，命曰逆四時(shí)。未(wèi)有(yǒu)藏(zàng)形(xíng)，亐(yú)春(chūn)夏(xià)而(ér)脈(mài)沈(chén)濇(sè)，秋(qiū)冬(dōng)而(ér)脈(mài)浮(fú)大(dà)，名(míng)曰(yuē)逆(nì)四(sì)時(shí)也(yě)。

病(bìng)熱(rè)脈(mài)靜(jìng)，泄(xiè)而(ér)脈(mài)大(dà)，脫(tuō)血(xuè)而(ér)脈(mài)實(shí)，病(bìng)在(zài)中(zhōng)；脈(mài)實(shí)堅(jiān)，病(bìng)在(zài)外(wài)；脈(mài)不(bù)實(shí)堅(jiān)者(zhě)，皆(jiē)難(nán)治(zhì)。

黃(huáng)帝(dì)曰(yuē)：余(yú)聞(wén)虛(xū)實(shí)以(yǐ)決(jué)死(sǐ)生(shēng)，願(yuàn)聞(wén)其(qí)情(qíng)。

岐(qí)伯(bó)曰(yuē)：五(wǔ)實(shí)死(sǐ)，五(wǔ)虛(xū)死(sǐ)。

帝(dì)曰(yuē)：願(yuàn)聞(wén)五(wǔ)實(shí)五(wǔ)虛(xū)。

岐(qí)伯(bó)曰(yuē)：脈(mài)盛(shèng)、皮(pí)熱(rè)、腹(fù)脹(zhàng)、前(qián)後(hòu)不(bù)通(tōng)、悶(mèn)

瞀(mào)，此(cǐ)謂(wèi)五(wǔ)實(shí)。脈(mài)細(xì)、皮(pí)寒(hán)、炁(qì)少(shǎo)、泄(xiè)利(lì)前(qián)後(hòu)、飲(yǐn)食(shí)不(bú)入(rù)，此(cǐ)謂(wèi)五(wǔ)虛(xū)。

帝(dì)曰(yuē)：其(qí)時(shí)有(yǒu)生(shēng)者(zhě)何(hé)也(yě)？

岐(qí)伯(bó)曰(yuē)：漿(jiāng)粥(zhōu)入(rù)胃(wèi)，泄(xiè)注(zhù)止(zhǐ)，則(zé)虛(xū)者(zhě)活(huó)；身(shēn)汗(hàn)得(dé)後(hòu)利(lì)，則(zé)實(shí)者(zhě)活(huó)。此(cǐ)其(qí)候(hòu)也(yě)。

三(sān)部(bù)九(jiǔ)候(hòu)論(lùn)篇(piān)第(dì)二(èr)十(shí)

黃(huáng)帝(dì)問(wèn)曰(yuē)：余(yú)聞(wén)九(jiǔ)鍼(zhēn)于(yú)夫(fū)子(zǐ)，眾(zhòng)多(duō)博(bó)大(dà)，不(bù)可(kě)勝(shèng)數(shǔ)。余(yú)願(yuàn)聞(wén)要(yào)道(dào)，以(yǐ)屬(zhǔ)子(zǐ)孫(sūn)，傳(chuán)㞢(zhī)後(hòu)世(shì)，著(zhù)㞢(zhī)骨(gǔ)髓(suǐ)，藏(cáng)㞢(zhī)肝(gān)肺(fèi)，歃(shà)血(xuè)而(ér)受(shòu)，不(bù)敢(gǎn)妄(wàng)泄(xiè)，令(lìng)合(hé)天(tiān)道(dào)，必(bì)有(yǒu)終(zhōng)始(shǐ)。上(shàng)應(yìng)天(tiān)光(guāng)星(xīng)辰(chén)曆(lì)紀(jì)，下(xià)副(fù)四(sì)時(shí)五(wǔ)行(xíng)，貴(guì)賤(jiàn)更(gēng)立(wèi)，冬(dōng)陰(yīn)夏(xià)陽(yáng)，以(yǐ)人(rén)應(yìng)㞢(zhī)奈(nài)何(hé)？願(yuàn)聞(wén)其(qí)方(fāng)。

岐(qí)伯(bó)對(duì)曰(yuē)：玅(miào)乎(hū)哉(zāi)問(wèn)也(yě)！此(cǐ)天(tiān)墬(dì)㞢(zhī)至(zhì)數(shù)。

帝dì曰yuē：願yuàn聞wén天tiān墬dì㞢zhī至zhì數shù，合hé亐yú人rén形xíng血xuè炁qì，通tōng

決jué死sǐ生shēng，爲wéi㞢zhī奈nài何hé？岐qí伯bó曰yuē：天tiān墬dì㞢zhī至zhì數shù，始shǐ亐yú

一yī，終zhōng亐yú九jiǔ焉yān。一yī者zhě天tiān，二èr者zhě墬dì，三sān者zhě人rén。因yīn而ér

三sān㞢zhī，三sān三sān者zhě九jiǔ，以yǐ應yìng九jiǔ埜yě。故gù人rén有yǒu三sān部bù，部bù有yǒu

三sān候hòu，以yǐ決jué死sǐ生shēng，以yǐ處chǔ百bǎi病bìng，以yǐ調tiáo虛xū實shí，而ér除chú邪xié

疾jí。

帝dì曰yuē：何hé謂wèi三sān部bù？岐qí伯bó曰yuē：有yǒu下xià部bù，有yǒu中zhōng部bù，

有yǒu上shàng部bù，部bù各gè有yǒu三sān候hòu。三sān候hòu者zhě，有yǒu天tiān、有yǒu墬dì、有yǒu

人(rén)也(yě)。必(bì)指(zhǐ)而(ér)導(dǎo)㞢(zhī)，乃(nǎi)以(yǐ)爲(wéi)眞(zhēn)。上(shàng)部(bù)天(tiān)，兩(liǎng)額(é)㞢(zhī)動(dòng)脈(mài)；上(shàng)部(bù)墬(dì)，兩(liǎng)頰(jiá)㞢(zhī)動(dòng)脈(mài)；上(shàng)部(bù)人(rén)，耳(ěr)前(qián)㞢(zhī)動(dòng)脈(mài)。中(zhōng)部(bù)天(tiān)，手(shǒu)太(tài)陰(yīn)也(yě)；中(zhōng)部(bù)墬(dì)，手(shǒu)陽(yáng)朙(míng)也(yě)；中(zhōng)部(bù)人(rén)，手(shǒu)少(shào)陰(yīn)也(yě)。下(xià)部(bù)天(tiān)，足(zú)厥(jué)陰(yīn)也(yě)；下(xià)部(bù)墬(dì)，足(zú)少(shào)陰(yīn)也(yě)；下(xià)部(bù)人(rén)，足(zú)太(tài)陰(yīn)也(yě)。故(gù)下(xià)部(bù)㞢(zhī)天(tiān)以(yǐ)候(hòu)肝(gān)，墬(dì)以(yǐ)候(hòu)腎(shèn)，人(rén)以(yǐ)候(hòu)脾(pí)胃(wèi)㞢(zhī)炁(qì)。帝(dì)曰(yuē)：中(zhōng)部(bù)㞢(zhī)候(hòu)奈(nài)何(hé)？岐(qí)伯(bó)曰(yuē)：亦(yì)有(yǒu)天(tiān)，亦(yì)有(yǒu)墬(dì)，亦(yì)有(yǒu)人(rén)，天(tiān)以(yǐ)候(hòu)肺(fèi)，墬(dì)以(yǐ)候(hòu)胷(xiōng)中(zhōng)㞢(zhī)炁(qì)，人(rén)以(yǐ)候(hòu)心(xīn)。帝(dì)曰(yuē)：上(shàng)

部 bù 以 yǐ 何 hé 候 hòu 㞢 zhī ？歧 qí 伯 bó 曰 yuē ：亦 yì 有 yǒu 天 tiān ，亦 yì 有 yǒu 墜 dì ，亦 yì 有 yǒu 人 rén 。天 tiān 以 yǐ 候 hòu 頭 tóu 角 jiǎo 㞢 zhī 炁 qì ，墜 dì 以 yǐ 候 hòu 口 kǒu 齒 chǐ 㞢 zhī 炁 qì ，人 rén 以 yǐ 候 hòu 耳 ěr 目 mù 㞢 zhī 炁 qì 。三 sān 部 bù 者 zhě ，各 gè 有 yǒu 天 tiān ，各 gè 有 yǒu 墜 dì ，各 gè 有 yǒu 人 rén 。三 sān 而 ér 成 chéng 天 tiān ，三 sān 而 ér 成 chéng 墜 dì ，三 sān 而 ér 成 chéng 人 rén 。三 sān 而 ér 三 sān 㞢 zhī ，合 hé 則 zé 爲 wéi 九 jiǔ ，九 jiǔ 分 fēn 爲 wéi 九 jiǔ 埜 yě ，九 jiǔ 埜 yě 爲 wéi 九 jiǔ 藏 zàng 。故 gù 神 shén 藏 zàng 五 wǔ ，形 xíng 藏 zàng 四 sì ，合 hé 爲 wéi 九 jiǔ 藏 zàng 。五 wǔ 藏 zàng 已 yǐ 敗 bài ，其 qí 色 sè 必 bì 夭 yāo ，夭 yāo 必 bì 死 sǐ 矣 yǐ 。

帝 dì 曰 yuē ：以 yǐ 候 hòu 奈 nài 何 hé ？歧 qí 伯 bó 曰 yuē ：必 bì 先 xiān 度 duó 其 qí 形 xíng 㞢 zhī 肥 féi 瘦 shòu ，以 yǐ 調 diào 其 qí 炁 qì 㞢 zhī 虛 xū 實 shí ，實 shí 則 zé 瀉 xiè 㞢 zhī ，虛 xū 則 zé 補 bǔ 㞢 zhī 。必 bì

先厺其血脈而後調之，無問其病，以平爲期。

帝曰：決死生奈何？岐伯曰：形盛脈細，少炁不足以息者危。形瘦脈大，胷中多炁者死。形炁相得者生。參伍不調者病。三部九候皆相失者死。上下左右之脈相應，如參舂者病甚，上下左右相失，不可數者死。中部之候雖獨調，與眾藏相失者死。中部之候相減者死。目內陷者死。

帝曰：何以知病之所在？岐伯曰：察九候，

獨 dú 小 xiǎo 者 zhě 病 bìng，獨 dú 大 dà 者 zhě 病 bìng，獨 dú 疾 jí 者 zhě 病 bìng，獨 dú 遲 chí 者 zhě 病 bìng，獨 dú 熱 rè 者 zhě 病 bìng，獨 dú 寒 hán 者 zhě 病 bìng，獨 dú 陷 xiàn 示 shì 者 zhě 病 bìng。以 yǐ 左 zuǒ 手 shǒu 足 zú 上 shàng 厺 qù 踝 huái 五 wǔ 寸 cùn 按 àn 㞢 zhī，右 yòu 手 shǒu 當 dāng 踝 huái 而 ér 彈 tán 㞢 zhī，其 qí 應 yìng 過 guò 五 wǔ 寸 cùn 以 yǐ 上 shàng，蠕 rú 蠕 rú 然 rán 者 zhě 不 bú 病 bìng；其 qí 應 yìng 疾 jí 中 zhòng 手 shǒu 渾 gǔn 渾 gǔn 然 rán 者 zhě 病 bìng；中 zhòng 手 shǒu 徐 xú 徐 xú 然 rán 者 zhě 病 bìng；其 qí 應 yìng 上 shàng 不 bù 能 néng 至 zhì 五 wǔ 寸 cùn，彈 tán 㞢 zhī 不 bú 應 yìng 者 zhě 死 sǐ。是 shì 以 yǐ 脫 tuō 肉 ròu 身 shēn 不 bù 厺 jǔ 者 zhě 死 sǐ。中 zhōng 部 bù 乍 zhà 踈 shū 乍 zhà 數 shuò 者 zhě 死 sǐ。其 qí 脈 mài 代 dài 而 ér 鉤 gōu 者 zhě，病 bìng 在 zài 絡 luò 脈 mài。九 jiǔ 候 hòu 㞢 zhī 相 xiāng 應 yìng 也 yě，上 shàng 下 xià 若 ruò 一 yī，不 bù 得 dé 相 xiāng 失 shī。一 yí 候 hòu 後 hòu 則 zé 病 bìng，二 èr 候 hòu 後 hòu 則 zé 病 bìng 甚 shèn，三 sān 候 hòu 後 hòu

則病危。所謂後者，應不俱也。察其府藏，以知死生㞢期，必先知經脈，然後知病脈，眞藏脈見者，勝日時死。足太陽炁絕者，其足不可屈伸，死必戴眼。

帝曰：冬陰夓陽奈何？岐伯曰：九候㞢脈皆沈細懸絕者爲陰，主冬，故以夜半死。盛躁喘數者爲陽，主夓，故以日中死。是故寒熱病者，以平旦死。熱中及熱病者，以日中死。病風者，以日夕死。病水者，以夜半死。其脈乍踈乍數，乍遲乍疾者，日乘四季死。形肉已脱，九候雖調猶死。七診雖見，九候皆從者不死。所言不死者，風气之病，及經月之病，似七診之病而非也，故言不死。若有七診之病，其脈候亦敗者死矣，必發噦噫。必審問其所始病，與今之所方病，而後各切循其脈，視其經絡浮沈，以上下逆從循之。其脈疾者不病，其脈遲者病，脈不往來者死，皮膚著者死。
fū zhuó zhě sǐ

帝曰：其可治者奈何？岐伯曰：經病者治其
dì yuē qí kě zhì zhě nài hé qí bó yuē jīng bìng zhě zhì qí

經，孫絡病者刺孫絡血。血病身有痛者，治其
jīng sūn luò bìng zhě cì sūn luò xuè xuè bìng shēn yǒu tòng zhě zhì qí

經絡。其病者在奇邪，奇邪㞢脈則繆刺㞢。留瘦
jīng luò qí bìng zhě zài qí xié qí xié zhī mài zé jiū cì zhī liú shòu

不移，節而刺㞢。上實下虛，切而從㞢，索其結
bù yí jié ér cì zhī shàng shí xià xū qiè ér cóng zhī suǒ qí jié

絡脈，刺出其血，以見通㞢。瞳子高者，太陽不
luò mài cì chū qí xuè yǐ jiàn tōng zhī tóng zǐ gāo zhě tài yáng bù

足；戴眼者，太陽已絕，此決死生㞢要，不可不
zú dài yǎn zhě tài yáng yǐ jué cǐ jué sǐ shēng zhī yào bù kě bù

察也。手指及手外踝上五指留鍼。
chá yě shǒu zhǐ jí shǒu wài huái shàng wǔ zhǐ liú zhēn

經脈別論篇第二十一

黃帝問曰：人㞢居處、動靜、勇怯，脈亦爲㞢變乎？

岐伯對曰：凡人㞢驚恐恚勞動靜，皆爲變也。

是以夜行則喘出亐腎，淫氣病肺。有所墮恐，喘出亐肝，淫氣害脾。有所驚恐，喘出亐肺，淫氣傷心。度水跌仆，喘出亐腎與骨。當是㞢時，勇者炁行則已，怯者則著而爲病也。故曰：診病㞢道，觀人勇怯、骨肉、皮膚，能知其情，以爲診灋也。

故酓食飽甚，汗出亏胃。驚而奪精，汗出亏心。持重遠行，汗出亏腎。疾走恐愳，汗出亏肝。搖體勞苦，汗出亏脾。故萅穐冬夓，四時陰陽，生病起亏過用，此爲常也。

食气入胃，散精亏肝，淫氣亏筋。食气入胃，濁氣歸心，淫精亏脈。脈炁流經，經炁歸亏肺，肺朝百脈，輸精亐皮毛。毛脈合精，行炁亐府，府精神朙，畱亐四藏。炁歸亐權衡。權衡以平，炁口成寸，以決死生。

酓入亐胃，遊溢精炁，上輸亐脾，脾炁散精，上歸亐肺，通調水道，下輸膀胱，水精四布，五經竝行，合亐四時五藏陰陽，揆度以爲常也。

太陽藏獨至，厥喘虛炁逆，是陰不足陽有餘也。表裏當俱瀉，取㞢下俞。

陽yáng明míng藏zàng獨dú至zhì，是shì陽yáng炁qì重chóng竝bìng也yě。當dāng瀉xiè陽yáng補bǔ陰yīn，取qǔ㞢zhī下xià俞shù。

少shào陽yáng藏zàng獨dú至zhì，是shì厥jué炁qì也yě。蹻qiāo前qián卒cù大dà，取qǔ㞢zhī下xià俞shù。

少shào陽yáng獨dú至zhì者zhě，一yī陽yáng㞢zhī過guò也yě。

太tài陰yīn藏zàng搏bó者zhě，用yòng心xīn省xǐng眞zhēn，五wǔ脈mài炁qì少shǎo，胃wèi炁qì不bù平píng，三sān陰yīn也yě。宜yí治zhì其qí下xià俞shù，補bǔ陽yáng瀉xiè陰yīn。

一yì陽yáng獨dú嘯xiào，少shào陽yáng厥jué也yě。陽yáng竝bìng亐yú上shàng，四sì脈mài爭zhēng張zhāng，

炁歸亐腎。宜治其經絡，瀉陽補陰。
qì kuì yú shèn. yí zhì qí jīng luò, xiè yáng bǔ yīn.

一陰至，厥陰㞢治也。眞虛痟心，厥炁畱薄，
yì yīn zhì, jué yīn zhī zhì yě. zhēn xū yuān xīn, jué qì liú bó,

發爲自汗，調食龢藥，治在下俞。
fā wéi zì hàn, tiáo shí huò yào, zhì zài xià shù.

帝曰：太陽藏何象？
dì yuē: tài yáng zàng hé xiàng?

岐伯曰：象三陽而浮也。
qí bó yuē: xiàng sān yáng ér fú yě.

帝曰：少陽藏何象？
dì yuē: shào yáng zàng hé xiàng?

岐伯曰：象一陽也，一陽藏者，滑而不實也。
qí bó yuē: xiàng yì yáng yě, yì yáng zàng zhě, huá ér bù shí yě.

帝曰：陽朙藏何象？
dì yuē: yáng míng zàng hé xiàng?

岐qí伯bó曰yuē：象xiàng心xīn㞢zhī大dà浮fú也yě。太tài陰yīn藏zàng搏bó，言yán伏fú、鼓gǔ也yě。二èr陰yīn搏bó至zhì，腎shèn沈chén不bù浮fú也yě。

藏炁灋時論篇第二十二
zàng qì fǎ shí lùn piān dì èr shí èr

黃帝問曰：合人形以灋四時五行而治，何如
huáng dì wèn yuē hé rén xíng yǐ fǎ sì shí wǔ xíng ér zhì hé rú

而從？何如而逆？得失㞢意，願聞其事。歧伯對
ér cóng hé rú ér nì dé shī zhī yì yuàn wén qí shì qí bó duì

曰：五行者，金木水火土也。更貴更賤，以知死
yuē wǔ xíng zhě jīn mù shuǐ huǒ tǔ yě gēng guì gēng jiàn yǐ zhī sǐ

生，以決成敗，而定五藏㞢炁，間甚㞢時，死生
shēng yǐ jué chéng bài ér dìng wǔ zàng zhī qì jiàn shèn zhī shí sǐ shēng

㞢期也。
zhī qī yě

帝曰：願卒聞㞢。歧伯曰：肝主萶，足厥陰、
dì yuē yuàn cù wén zhī qí bó yuē gān zhǔ chūn zú jué yīn

少陽主治。其日甲乙。肝苦急，急食甘以緩㞢。
shào yáng zhǔ zhì qí rì jiǎ yǐ gān kǔ jí jí shí gān yǐ huǎn zhī

心主夏，手少陰、太陽主治。其日丙丁。心苦緩，急食酸以收㞢。脾主長夏，足太陰、陽朙主治。其日戊己。脾苦溼，急食苦以燥㞢。肺主秋，手太陰、陽朙主治。其日庚辛。肺苦炁上逆，急食苦以泄㞢。腎主冬，足少陰、太陽主治。其日壬癸。腎苦燥，急食辛以潤㞢，開腠理，致津液，通炁也。

病在肝，愈亐夏，夏不愈，甚亐龝，龝不死，持(chí)亐(yú)冬(dōng)，起(qǐ)亐(yú)萅(chūn)。禁(jìn)當(dāng)風(fēng)。肝(gān)病(bìng)者(zhě)，愈(yù)在(zài)丙(bǐng)丁(dīng)，丙(bǐng)丁(dīng)不(bú)愈(yù)，加(jiā)亐(yú)庚(gēng)辛(xīn)，庚(gēng)辛(xīn)不(bù)死(sǐ)，持(chí)亐(yú)壬(rén)癸(guǐ)，起(qǐ)亐(yú)甲(jiǎ)乙(yǐ)。肝(gān)病(bìng)者(zhě)，平(píng)旦(dàn)慧(huì)，下(xià)晡(bū)甚(shèn)，夜(yè)半(bàn)靜(jìng)。肝(gān)欲(yù)散(sàn)，急(jí)食(shí)辛(xīn)以(yǐ)散(sàn)㞢(zhī)，用(yòng)辛(xīn)補(bǔ)㞢(zhī)，酸(suān)瀉(xiè)㞢(zhī)。

病(bìng)在(zài)心(xīn)，愈(yù)在(zài)長(zhǎng)夓(xià)，長(zhǎng)夓(xià)不(bú)愈(yù)，甚(shèn)亐(yú)冬(dōng)，冬(dōng)不(bù)死(sǐ)，持(chí)亐(yú)萅(chūn)，起(qǐ)亐(yú)夓(xià)。禁(jìn)温(wēn)食(shí)熱(rè)衣(yì)。心(xīn)病(bìng)者(zhě)，愈(yù)在(zài)戊(wù)己(jǐ)，戊(wù)己(jǐ)不(bú)愈(yù)，加(jiā)亐(yú)壬(rén)癸(guǐ)，壬(rén)癸(guǐ)不(bù)死(sǐ)，持(chí)亐(yú)甲(jiǎ)乙(yǐ)，起(qǐ)亐(yú)丙(bǐng)丁(dīng)。心(xīn)病(bìng)者(zhě)，日(rì)中(zhōng)慧(huì)，夜(yè)半(bàn)甚(shèn)，

平旦靜。心欲耎，急食鹹以耎㞢，用鹹補㞢，甘瀉㞢。

病在脾，愈在龝，龝不愈，甚亐萅，萅不死，持亐夏，起亐長夏。禁溫食飽食，溼墬濡衣。脾病者，愈在庚辛，庚辛不愈，加亐甲乙，甲乙不死，持亐丙丁，起亐戊己。脾病者，日昳慧，日出甚，下晡靜。脾欲緩，急食甘以緩㞢，用苦瀉㞢，甘補㞢。

病(bìng)在(zài)肺(fèi)，愈(yù)亐(yú)冬(dōng)，冬(dōng)不(bú)愈(yù)，甚(shèn)亐(yú)夓(xià)，夓(xià)不(bù)死(sǐ)，持(chí)亐(yú)長(zhǎng)夓(xià)，起(qǐ)亐(yú)穐(qiū)。禁(jìn)寒(hán)酓(yǐn)食(shí)寒(hán)衣(yī)。肺(fèi)病(bìng)者(zhě)，愈(yù)在(zài)壬(rén)癸(guǐ)，壬(rén)癸(guǐ)不(bú)愈(yù)，加(jiā)亐(yú)丙(bǐng)丁(dīng)，丙(bǐng)丁(dīng)不(bù)死(sǐ)，持(chí)亐(yú)戊(wù)己(jǐ)，起(qǐ)亐(yú)庚(gēng)辛(xīn)。肺(fèi)病(bìng)者(zhě)，下(xià)晡(bū)慧(huì)，日(rì)中(zhōng)甚(shèn)，夜(yè)半(bàn)靜(jìng)。肺(fèi)欲(yù)收(shōu)，急(jí)食(shí)酸(suān)以(yǐ)收(shōu)㞢(zhī)，用(yòng)酸(suān)補(bǔ)㞢(zhī)，辛(xīn)瀉(xiè)㞢(zhī)。

病(bìng)在(zài)腎(shèn)，愈(yù)在(zài)萅(chūn)，萅(chūn)不(bú)愈(yù)，甚(shèn)亐(yú)長(zhǎng)夓(xià)，長(zhǎng)夓(xià)不(bù)死(sǐ)，持(chí)亐(yú)穐(qiū)，起(qǐ)亐(yú)冬(dōng)。禁(jìn)犯(fàn)焠(cuì)烪(āi)熱(rè)食(shí)，温(wēn)炙(zhì)衣(yī)。

腎(shèn)病(bìng)者(zhě)，愈(yù)在(zài)甲(jiǎ)乙(yǐ)，甲(jiǎ)乙(yǐ)不(bú)愈(yù)，甚(shèn)亏(yú)戊(wù)己(jǐ)，戊(wù)己(jǐ)不(bù)死(sǐ)，持(chí)亏(yú)庚(gēng)辛(xīn)，起(qǐ)亏(yú)壬(rén)癸(guǐ)。腎(shèn)病(bìng)者(zhě)，夜(yè)半(bàn)慧(huì)，四(sì)季(jì)甚(shèn)，下(xià)晡(bū)靜(jìng)。腎(shèn)欲(yù)堅(jiān)，急(jí)食(shí)苦(kǔ)以(yǐ)堅(jiān)㞢(zhī)，用(yòng)苦(kǔ)補(bǔ)㞢(zhī)，鹹(xián)瀉(xiè)㞢(zhī)。

夫(fú)邪(xié)氣(qì)㞢(zhī)客(kè)亏(yú)身(shēn)也(yě)，以(yǐ)勝(shèng)相(xiāng)加(jiā)，至(zhì)其(qí)所(suǒ)生(shēng)而(ér)愈(yù)，至(zhì)其(qí)所(suǒ)不(bú)勝(shèng)而(ér)甚(shèn)，至(zhì)亏(yú)所(suǒ)生(shēng)而(ér)持(chí)，自(zì)得(dé)其(qí)位(wèi)而(ér)起(qǐ)。必(bì)先(xiān)定(dìng)五(wǔ)藏(zàng)㞢(zhī)脈(mài)，乃(nǎi)可(kě)言(yán)間(jiàn)甚(shèn)㞢(zhī)時(shí)，死(sǐ)生(shēng)㞢(zhī)期(qī)也(yě)。

肝(gān)病(bìng)者(zhě)，兩(liǎng)脅(xié)下(xià)痛(tòng)引(yǐn)少(shào)腹(fù)，令(lìng)人(rén)善(shàn)怒(nù)。虛(xū)則(zé)

目(mù)䀮(huāng)䀮(huāng)無(wú)所(suǒ)見(jiàn)，耳(ěr)無(wú)所(suǒ)聞(wén)，善(shàn)恐(kǒng)，如(rú)人(rén)將(jiāng)捕(bǔ)㞢(zhī)。

取(qǔ)其(qí)經(jīng)，厥(jué)陰(yīn)與(yǔ)少(shào)陽(yáng)。炁(qì)逆(nì)則(zé)頭(tóu)痛(tòng)，耳(ěr)聾(lóng)不(bù)聰(cōng)，

頰(jiá)腫(zhǒng)，取(qǔ)血(xuè)者(zhě)。

心(xīn)病(bìng)者(zhě)，胷(xiōng)中(zhōng)痛(tòng)，脅(xié)支(zhī)滿(mǎn)，脅(xié)下(xià)痛(tòng)，膺(yīng)背(bèi)肩(jiān)

胛(jiǎ)間(jiān)痛(tòng)，兩(liǎng)臂(bì)内(nèi)痛(tòng)。虛(xū)則(zé)胷(xiōng)腹(fù)大(dà)，脅(xié)下(xià)與(yǔ)腰(yāo)相(xiāng)引(yǐn)

而(ér)痛(tòng)。取(qǔ)其(qí)經(jīng)，少(shào)陰(yīn)太(tài)陽(yáng)、舌(shé)下(xià)血(xuè)者(zhě)。其(qí)變(biàn)病(bìng)，

刺(cì)郤(xì)中(zhōng)血(xuè)者(zhě)。

脾(pí)病(bìng)者(zhě)，身(shēn)重(zhòng)，善(shàn)飢(jī)肉(ròu)痿(wěi)，足(zú)不(bù)收(shōu)行(xíng)，善(shàn)瘛(chì)，腳(jiǎo)下(xià)痛(tòng)。虛(xū)則(zé)腹(fù)滿(mǎn)，腸(cháng)鳴(míng)飧(sūn)泄(xiè)，食(shí)不(bú)化(huà)。取(qǔ)其(qí)經(jīng)，太(tài)陰(yīn)、陽(yáng)明(míng)、少(shào)陰(yīn)血(xuè)者(zhě)。

肺(fèi)病(bìng)者(zhě)，喘(chuǎn)欬(ké)逆(nì)气(qì)，肩(jiān)背(bèi)痛(tòng)，汗(hàn)出(chū)尻(kāo)，陰(yīn)股(gǔ)膝(xī)髀(bì)腨(shuàn)胻(héng)足(zú)皆(jiē)痛(tòng)。虛(xū)則(zé)少(shǎo)炁(qì)，不(bù)能(néng)報(bào)息(xī)，耳(ěr)聾(lóng)嗌(yì)乾(gān)。取(qǔ)其(qí)經(jīng)，太(tài)陰(yīn)足(zú)太(tài)陽(yáng)㞢(zhī)外(wài)，厥(jué)陰(yīn)內(nèi)血(xuè)者(zhě)。

腎(shèn)病(bìng)者(zhě)，腹(fù)大(dà)、脛(jìng)腫(zhǒng)、喘(chuǎn)欬(ké)、身(shēn)重(zhòng)、寢(qǐn)汗(hàn)出(chū)、憎(zēng)風(fēng)。虛(xū)則(zé)胷(xiōng)中(zhōng)痛(tòng)，大(dà)腹(fù)、小(xiǎo)腹(fù)痛(tòng)，厥(jué)意(yì)不(bú)樂(lè)。

取(qǔ)其(qí)經(jīng)，少(shào)陰(yīn)太(tài)陽(yáng)血(xuè)者(zhě)。

肝(gān)色(sè)青(qīng)，宜(yí)食(shí)甘(gān)，粳(jīng)米(mǐ)、牛(niú)肉(ròu)、棗(zǎo)、葵(kuí)皆(jiē)甘(gān)。心(xīn)色(sè)赤(chì)，宜(yí)食(shí)酸(suān)，小(xiǎo)豆(dòu)、犬(quǎn)肉(ròu)、李(lǐ)、韭(jiǔ)皆(jiē)酸(suān)。肺(fèi)色(sè)白(bái)，宜(yí)食(shí)苦(kǔ)，麥(mài)、羊(yáng)肉(ròu)、杏(xìng)、薤(xiè)皆(jiē)苦(kǔ)。脾(pí)色(sè)黃(huáng)，宜(yí)食(shí)鹹(xián)，大(dà)豆(dòu)、豕(shǐ)肉(ròu)、栗(lì)、藿(huò)皆(jiē)鹹(xián)。腎(shèn)色(sè)黑(hēi)，宜(yí)食(shí)辛(xīn)，黃(huáng)黍(shǔ)、雞(jī)肉(ròu)、桃(táo)、蔥(cōng)皆(jiē)辛(xīn)。辛(xīn)散(sàn)、酸(suān)收(shōu)、甘(gān)緩(huǎn)、苦(kǔ)堅(jiān)、鹹(xián)耎(ruǎn)。

毒(dú)藥(yào)攻(gōng)邪(xié)，五(wǔ)穀(gǔ)爲(wéi)養(yǎng)，五(wǔ)果(guǒ)爲(wéi)助(zhù)，五(wǔ)畜(chù)爲(wéi)益(yì)，

五菜爲充。炁味合而服之，以補精益炁。此五者，有辛、酸、甘、苦、鹹，各有所利，或散，或收、或緩、或急、或堅、或耎。四時五藏，病隨五味所宜也。

宣(xuān)明(míng)五(wǔ)炁(qì)篇(piān)第(dì)二(èr)十(shí)三(sān)

五(wǔ)味(wèi)所(suǒ)入(rù)：酸(suān)入(rù)肝(gān)，辛(xīn)入(rù)肺(fèi)，苦(kǔ)入(rù)心(xīn)，鹹(xián)入(rù)腎(shèn)，甘(gān)入(rù)脾(pí)。是(shì)謂(wèi)五(wǔ)入(rù)。

五(wǔ)炁(qì)所(suǒ)病(bìng)：心(xīn)爲(wéi)噫(ài)。肺(fèi)爲(wéi)欬(ké)。肝(gān)爲(wéi)語(yǔ)。脾(pí)爲(wéi)吞(tūn)。腎(shèn)爲(wéi)欠(qiàn)、爲(wéi)嚏(tì)。胃(wèi)爲(wéi)炁(qì)逆(nì)、爲(wéi)噦(yuě)、爲(wéi)恐(kǒng)。大(dà)腸(cháng)、小(xiǎo)腸(cháng)爲(wéi)泄(xiè)。下(xià)焦(jiāo)溢(yì)爲(wéi)水(shuǐ)。膀(páng)胱(guāng)不(bú)利(lì)爲(wéi)癃(lóng)，不(bù)約(yuē)爲(wéi)遺(yí)溺(niào)。膽(dǎn)爲(wéi)怒(nù)。是(shì)謂(wèi)五(wǔ)病(bìng)。

五(wǔ)精(jīng)所(suǒ)竝(bìng)：精(jīng)炁(qì)竝(bìng)于(yú)心(xīn)則(zé)喜(xǐ)，竝(bìng)于(yú)肺(fèi)則(zé)悲(bēi)，

竝(bìng)亐(yú)肝(gān)則(zé)憂(yōu)，竝(bìng)亐(yú)脾(pí)則(zé)畏(wèi)，竝(bìng)亐(yú)腎(shèn)則(zé)恐(kǒng)。是(shì)謂(wèi)五(wǔ)竝(bìng)。虛(xū)而(ér)相(xiāng)竝(bìng)者(zhě)也(yě)。

五(wǔ)藏(zàng)所(suǒ)惡(wù)：心(xīn)惡(wù)熱(rè)，肺(fèi)惡(wù)寒(hán)，肝(gān)惡(wù)風(fēng)，脾(pí)惡(wù)溼(shī)，腎(shèn)惡(wù)燥(zào)。是(shì)謂(wèi)五(wǔ)惡(wù)。

五(wǔ)藏(zàng)化(huà)液(yè)：心(xīn)爲(wéi)汗(hàn)，肺(fèi)爲(wéi)涕(tì)，肝(gān)爲(wéi)淚(lèi)，脾(pí)爲(wéi)涎(xián)，腎(shèn)爲(wéi)唾(tuò)。是(shì)謂(wèi)五(wǔ)液(yè)。

五(wǔ)味(wèi)所(suǒ)禁(jìn)：辛(xīn)走(zǒu)炁(qì)，炁(qì)病(bìng)無(wú)多(duō)食(shí)辛(xīn)。鹹(xián)走(zǒu)血(xuè)，血(xuè)病(bìng)無(wú)多(duō)食(shí)鹹(xián)。苦(kǔ)走(zǒu)骨(gǔ)，骨(gǔ)病(bìng)無(wú)多(duō)食(shí)苦(kǔ)。甘(gān)走(zǒu)肉(ròu)，

肉(ròu)病(bìng)無(wú)多(duō)食(shí)甘(gān)。酸(suān)走(zǒu)筋(jīn)，筋(jīn)病(bìng)無(wú)多(duō)食(shí)酸(suān)。是(shì)謂(wèi)五(wǔ)禁(jìn)，無(wú)令(lìng)多(duō)食(shí)。

五(wǔ)病(bìng)所(suǒ)發(fā)：陰(yīn)病(bìng)發(fā)亏(yú)骨(gǔ)，陽(yáng)病(bìng)發(fā)亏(yú)血(xuè)，陰(yīn)病(bìng)發(fā)亏(yú)肉(ròu)，陽(yáng)病(bìng)發(fā)亏(yú)冬(dōng)，陰(yīn)病(bìng)發(fā)亏(yú)夓(xià)。是(shì)謂(wèi)五(wǔ)發(fā)。

五(wǔ)邪(xié)所(suǒ)亂(luàn)：邪(xié)入(rù)亏(yú)陽(yáng)則(zé)狂(kuáng)，邪(xié)入(rù)亏(yú)陰(yīn)則(zé)痹(bì)，邪(xié)搏(bó)亏(yú)陽(yáng)則(zé)爲(wéi)巔(diān)疾(jí)，邪(xié)搏(bó)亏(yú)陰(yīn)則(zé)爲(wéi)瘖(yīn)，陽(yáng)入(rù)㞢(zhī)陰(yīn)則(zé)靜(jìng)，陰(yīn)出(chū)㞢(zhī)陽(yáng)則(zé)怒(nù)。是(shì)謂(wèi)五(wǔ)亂(luàn)。

五(wǔ)邪(xié)所(suǒ)見(xiàn)：萅(chūn)得(dé)龝(qiū)脈(mài)，夓(xià)得(dé)冬(dōng)脈(mài)，長(zhǎng)夓(xià)得(dé)萅(chūn)

脈(mài)，穐(qiū)得(dé)夓(xià)脈(mài)，冬(dōng)得(dé)長(zhǎng)夓(xià)脈(mài)，名(míng)曰(yuē)陰(yīn)出(chū)㞢(zhī)陽(yáng)，病(bìng)譱(shàn)怒(nù)，不(bú)治(zhì)。是(shì)謂(wèi)五(wǔ)邪(xié)，皆(jiē)同(tóng)命(mìng)，死(sǐ)不(bú)治(zhì)。

五(wǔ)藏(zàng)所(suǒ)藏(cáng)：心(xīn)藏(cáng)神(shén)，肺(fèi)藏(cáng)魄(pò)，肝(gān)藏(cáng)魂(hún)，脾(pí)藏(cáng)意(yì)，腎(shèn)藏(cáng)志(zhì)。是(shì)謂(wèi)五(wǔ)藏(zàng)所(suǒ)藏(cáng)。

五(wǔ)藏(zàng)所(suǒ)主(zhǔ)：心(xīn)主(zhǔ)脈(mài)，肺(fèi)主(zhǔ)皮(pí)，肝(gān)主(zhǔ)筋(jīn)，脾(pí)主(zhǔ)肉(ròu)，腎(shèn)主(zhǔ)骨(gǔ)。是(shì)謂(wèi)五(wǔ)主(zhǔ)。

五(wǔ)勞(láo)所(suǒ)傷(shāng)：久(jiǔ)視(shì)傷(shāng)血(xuè)，久(jiǔ)臥(wò)傷(shāng)炁(qì)，久(jiǔ)坐(zuò)傷(shāng)肉(ròu)，久(jiǔ)立(lì)傷(shāng)骨(gǔ)，久(jiǔ)行(xíng)傷(shāng)筋(jīn)。是(shì)謂(wèi)五(wǔ)勞(láo)所(suǒ)傷(shāng)。

五wǔ脈mài應yìng象xiàng：肝gān脈mài弦xián，心xīn脈mài鉤gōu，脾pí脈mài代dài，肺fèi脈mài毛máo，腎shèn脈mài石shí。是shì謂wèi五wǔ藏zàng㞢zhī脈mài。

血炁形志篇第二十四

夫人㞢常數，太陽常多血少炁，少陽常少血多炁，陽明常多炁多血，少陰常少血多炁，厥陰常多血少炁，太陰常多炁少血，此天㞢常數。

足太陽與少陰爲表裏，少陽與厥陰爲表裏，陽明與太陰爲表裏，是爲足陰陽也。手太陽與少陰爲表裏，少陽與心主爲表裏，陽明與太陰爲表裏，是謂手㞢陰陽也。

今知手足陰陽所苦，凡治病必先厺其血，乃厺其所苦，伺㞢所欲，然後瀉有餘，補不足。

欲知背俞，先度其兩乳間，中折㞢，更以它艸度厺半已，卽以兩隅相拄也。乃舉以度其背，令其一隅居上，齊脊大椎，兩隅在下，當其下隅者，肺㞢俞也。復下一度，心㞢俞也。復下一度，左角肝㞢俞也，右角脾㞢俞也。復下一度，腎㞢俞也。是謂五藏㞢俞，灸刺㞢度也。

形(xíng)樂(lè)志(zhì)苦(kǔ)，病(bìng)生(shēng)于(yú)脈(mài)，治(zhì)之(zhī)以(yǐ)灸(jiǔ)刺(cì)。

形(xíng)樂(lè)志(zhì)樂(lè)，病(bìng)生(shēng)于(yú)肉(ròu)，治(zhì)之(zhī)以(yǐ)鍼(zhēn)石(shí)。

形(xíng)苦(kǔ)志(zhì)樂(lè)，病(bìng)生(shēng)于(yú)筋(jīn)，治(zhì)之(zhī)以(yǐ)熨(yùn)引(yǐn)。

形(xíng)苦(kǔ)志(zhì)苦(kǔ)，病(bìng)生(shēng)于(yú)嚥(yān)嗌(yì)，治(zhì)之(zhī)以(yǐ)百(bǎi)藥(yào)。

形(xíng)數(shuò)驚(jīng)恐(kǒng)，經(jīng)絡(luò)不(bù)通(tōng)，病(bìng)生(shēng)于(yú)不(bù)仁(rén)，治(zhì)之(zhī)以(yǐ)按(àn)摩(mó)醪(láo)藥(yào)。是(shì)謂(wèi)五(wǔ)形(xíng)志(zhì)也(yě)。

刺(cì)陽(yáng)明(míng)，出(chū)血(xuè)惡(wù)炁(qì)。刺(cì)太(tài)陽(yáng)，出(chū)血(xuè)惡(wù)炁(qì)。刺(cì)少(shào)陽(yáng)，出(chū)炁(qì)惡(wù)血(xuè)。刺(cì)太(tài)陰(yīn)，出(chū)炁(qì)惡(wù)血(xuè)。刺(cì)少(shào)陰(yīn)，

出(chū)炁(qì)恶(wù)血(xuè)。刺(cì)厥(jué)阴(yīn)，出(chū)血(xuè)恶(wù)炁(qì)也(yě)。

寶(bǎo)命(mìng)全(quán)形(xíng)論(lùn)篇(piān)第(dì)二(èr)十(shí)五(wǔ)

黃(huáng)帝(dì)問(wèn)曰(yuē)：天(tiān)覆(fù)墜(dì)載(zài)，萬(wàn)物(wù)悉(xī)備(bèi)，莫(mò)貴(guì)亏(yú)人(rén)。人(rén)以(yǐ)天(tiān)墜(dì)㞢(zhī)气(qì)生(shēng)，四(sì)時(shí)㞢(zhī)灋(fǎ)成(chéng)。君(jūn)王(wáng)眾(zhòng)庶(shù)，盡(jìn)欲(yù)全(quán)形(xíng)。形(xíng)㞢(zhī)疾(jí)病(bìng)，莫(mò)知(zhī)其(qí)情(qíng)，畱(liú)淫(yín)日(rì)深(shēn)，著(zhuó)亏(yú)骨(gǔ)髓(suǐ)，心(xīn)私(sī)慮(lǜ)㞢(zhī)。余(yú)欲(yù)鍼(zhēn)除(chú)其(qí)疾(jí)病(bìng)，爲(wéi)㞢(zhī)奈(nài)何(hé)？

歧(qí)伯(bó)對(duì)曰(yuē)：夫(fú)鹽(yán)㞢(zhī)味(wèi)鹹(xián)者(zhě)，其(qí)炁(qì)令(lìng)器(qì)津(jīn)泄(xiè)；弦(xián)絕(jué)者(zhě)，其(qí)音(yīn)嘶(sī)敗(bài)；木(mù)敷(fū)者(zhě)，其(qí)葉(yè)發(fèi)；病(bìng)深(shēn)者(zhě)，其(qí)聲(shēng)噦(yuě)。人(rén)有(yǒu)此(cǐ)三(sān)者(zhě)，是(shì)謂(wèi)壞(huài)府(fǔ)，毒(dú)藥(yào)無(wú)治(zhì)，短(duǎn)

鍼(zhēn)無(wú)取(qǔ)，此(cǐ)皆(jiē)絕(jué)皮(pí)傷(shāng)肉(ròu)，血(xuè)炁(qì)爭(zhēng)黑(hēi)。

帝(dì)曰(yuē)：余(yú)念(niàn)其(qí)痛(tòng)，心(xīn)爲(wéi)㞢(zhī)亂(luàn)惑(huò)反(fǎn)甚(shèn)，其(qí)病(bìng)不(bù)

可(kě)更(gēng)代(dài)，百(bǎi)姓(xìng)聞(wén)㞢(zhī)，以(yǐ)爲(wéi)殘(cán)賊(zéi)，爲(wéi)㞢(zhī)奈(nài)何(hé)？

岐(qí)伯(bó)曰(yuē)：夫(fú)人(rén)生(shēng)亏(yú)墜(dì)，懸(xuán)命(mìng)亏(yú)天(tiān)，天(tiān)墜(dì)合(hé)气(qì)，

命(mìng)㞢(zhī)曰(yuē)人(rén)。人(rén)能(néng)應(yìng)四(sì)時(shí)者(zhě)，天(tiān)墜(dì)爲(wéi)㞢(zhī)父(fù)母(mǔ)；知(zhī)萬(wàn)

物(wù)者(zhě)，謂(wèi)㞢(zhī)天(tiān)子(zǐ)。天(tiān)有(yǒu)陰(yīn)陽(yáng)，人(rén)有(yǒu)十(shí)二(èr)節(jié)。天(tiān)有(yǒu)

寒(hán)暑(shǔ)，人(rén)有(yǒu)虛(xū)實(shí)。能(néng)經(jīng)天(tiān)墜(dì)陰(yīn)陽(yáng)㞢(zhī)化(huà)者(zhě)，不(bù)失(shī)四(sì)

時(shí)。知(zhī)十(shí)二(èr)節(jié)㞢(zhī)理(lǐ)者(zhě)，聖(shèng)智(zhì)不(bù)能(néng)欺(qī)也(yě)。能(néng)存(cún)八(bā)動(dòng)

㞢變，五勝更立。能達虛實㞢數者，獨出獨入，呿吟至微，穐毫在目。

zhī biàn, wǔ shèng gēng lì. néng dá xū shí zhī shù zhě, dú chū dú rù, qū jìn zhì wēi, qiū háo zài mù.

帝曰：人生有形，不離陰陽。天墜合气，別爲九埜，分爲四時，月有小大，日有短長，萬物竝至，不可勝量，虛實呿吟，敢問其方？

dì yuē: rén shēng yǒu xíng, bù lí yīn yáng. tiān dì hé qì, bié wéi jiǔ yě, fēn wéi sì shí, yuè yǒu xiǎo dà, rì yǒu duǎn cháng, wàn wù bìng zhì, bù kě shèng liáng, xū shí qū jìn, gǎn wèn qí fāng?

岐伯曰：木得金而伐，火得水而滅，土得木而達，金得火而缺，水得土而絕。萬物盡然，不可勝竭。故鍼有懸布天下者五，黔首共餘，食莫

qí bó yuē: mù dé jīn ér fá, huǒ dé shuǐ ér miè, tǔ dé mù ér dá, jīn dé huǒ ér quē, shuǐ dé tǔ ér jué. wàn wù jìn rán, bù kě shèng jié. gù zhēn yǒu xuán bù tiān xià zhě wǔ, qián shǒu gòng yú, shí mò

知㞢也。一曰治神，二曰知養身，三曰知毒藥爲眞，四曰制砭石小大，五曰知府藏血炁㞢診。五灋俱立，各有所先。今末世㞢刺也，虛者實㞢，滿者泄㞢，此皆眾工所共知也。若夫灋天則墬，隨應而動，龢㞢者若響，隨㞢者若影，道無鬼神，獨來獨往。

帝曰：願聞其道。

歧伯曰：凡刺㞢眞，必先治神，五藏已定，

九候已備，後乃存鍼，眾脈不見，眾凶弗聞，外内相得，無以形先，可玩往來，乃施亐人。人有虛實，五虛勿近，五實勿遠，至其當發，間不容瞚。手動若務，鍼耀而勻。靜意視義，觀適㞢變，是謂冥冥，莫知其形。見其烏烏，見其稷稷，從見其飛，不知其誰。伏如橫弩，起如發機。

帝曰：何如而虛？何如而實？

岐伯曰：刺虛者須其實，刺實者須其虛。經

炁qì已yǐ至zhì，慎shèn守shǒu勿wù失shī。深shēn淺qiǎn在zài志zhì，遠yuǎn近jìn若ruò一yī，如rú臨lín

深shēn淵yuān，手shǒu如rú握wò虎hǔ，神shén無wú營yíng亐yú衆zhòng物wù。

八(bā)正(zhèng)神(shén)朙(míng)論(lùn)篇(piān)第(dì)二(èr)十(shí)六(liù)

黃(huáng)帝(dì)問(wèn)曰(yuē)：用(yòng)鍼(zhēn)㞢(zhī)服(fú)，必(bì)有(yǒu)灋(fǎ)則(zé)焉(yān)，今(jīn)何(hé)灋(fǎ)何(hé)則(zé)？歧(qí)伯(bó)對(duì)曰(yuē)：灋(fǎ)天(tiān)則(zé)墬(dì)，合(hé)以(yǐ)天(tiān)炛(guāng)。帝(dì)曰(yuē)：願(yuàn)卒(cù)聞(wén)㞢(zhī)。歧(qí)伯(bó)曰(yuē)：凡(fán)刺(cì)㞢(zhī)灋(fǎ)，必(bì)候(hòu)日(rì)月(yuè)星(xīng)辰(chén)，四(sì)時(shí)八(bā)正(zhèng)㞢(zhī)气(qì)，气(qì)定(dìng)乃(nǎi)刺(cì)㞢(zhī)。是(shì)故(gù)天(tiān)溫(wēn)日(rì)朙(míng)，則(zé)人(rén)血(xuè)淖(nào)澤(zé)而(ér)衛(wèi)炁(qì)浮(fú)，故(gù)血(xuè)易(yì)瀉(xiè)，炁(qì)易(yì)行(xíng)；天(tiān)寒(hán)日(rì)陰(yīn)，則(zé)人(rén)血(xuè)凝(níng)泣(sè)而(ér)衛(wèi)炁(qì)沉(chén)。月(yuè)始(shǐ)生(shēng)則(zé)血(xuè)炁(qì)始(shǐ)精(jīng)，衛(wèi)炁(qì)始(shǐ)行(xíng)；月(yuè)郭(kuò)滿(mǎn)則(zé)血(xuè)炁(qì)實(shí)，肌(jī)肉(ròu)堅(jiān)；月(yuè)郭(kuò)空(kōng)，

則(zé)肌(jī)肉(ròu)減(jiǎn)，經(jīng)絡(luò)虛(xū)，衛(wèi)炁(qì)厺(qù)，形(xíng)獨(dú)居(jū)。是(shì)以(yǐ)因(yīn)天(tiān)時(shí)而(ér)調(tiáo)血(xuè)炁(qì)也(yě)。是(shì)以(yǐ)天(tiān)寒(hán)無(wú)刺(cì)，天(tiān)溫(wēn)無(wú)疑(níng)；月(yuè)生(shēng)無(wú)瀉(xiè)，月(yuè)滿(mǎn)無(wú)補(bǔ)，月(yuè)郭(kuò)空(kōng)無(wú)治(zhì)。是(shì)謂(wèi)得(dé)時(shí)而(ér)調(tiáo)㞢(zhī)。

因(yīn)天(tiān)㞢(zhī)序(xù)，盛(shèng)虛(xū)㞢(zhī)時(shí)，移(yí)炗(guāng)定(dìng)位(wèi)，正(zhèng)立(wèi)而(ér)待(dài)㞢(zhī)。

故(gù)曰(yuē)月(yuè)生(shēng)而(ér)瀉(xiè)，是(shì)謂(wèi)減(jiǎn)虛(xū)；月(yuè)滿(mǎn)而(ér)補(bǔ)，血(xuè)炁(qì)揚(yáng)溢(yì)，經(jīng)有(yǒu)畱(liú)血(xuè)，命(mìng)曰(yuē)重(zhòng)實(shí)；月(yuè)郭(kuò)空(kōng)而(ér)治(zhì)，是(shì)謂(wèi)亂(luàn)經(jīng)。陰(yīn)陽(yáng)相(xiāng)錯(cuò)，眞(zhēn)邪(xié)不(bù)別(bié)，沈(chén)以(yǐ)畱(liú)止(zhǐ)，外(wài)虛(xū)內(nèi)亂(luàn)，淫(yín)邪(xié)乃(nǎi)起(qǐ)。

帝曰：曐辰八正何候？岐伯曰：曐辰者，所以制日月㞢行也。八正者，所以候八風㞢虛邪以時至者也。四時者，所以分萅穐冬夓㞢气所在，以時調㞢也。八正㞢虛邪而避㞢勿犯也。以身㞢虛而逢天㞢虛，兩虛相感，其氣至骨，入則傷五藏，工候救㞢，弗能傷也。故曰：天忌不可不知也。

帝曰：譱。其灋曐辰者，余聞㞢矣，願聞灋

往古者。岐伯曰：灋往古者，先知《鍼經》也。驗亐來今者，先知日㞢寒溫，月㞢虛盛，以候炁㞢浮沈，而調㞢亐身，觀其立有驗也。觀其冥冥者，言形炁榮衛㞢不形亐外，而工獨知㞢。以日㞢寒溫，月㞢虛盛，四時气㞢浮沈，曑伍相合而調㞢，工常先見㞢，然而不形亐外，故曰觀亐冥冥焉！通亐無窮者，可以傳亐後世也。是故工㞢所以異也。然而不形見亐外，故俱不能見也。視㞢無形，嘗㞢無味，故謂冥冥，若神髣髴。虛邪者，八正㞢虛邪氣也；正邪者，身形若用力，汗出腠理開，逢虛風，其中人也微，故莫知其情，莫見其形。上工救其萌芽，必先見三部九候㞢炁，盡調不敗而救㞢，故曰上工。下工救其已成，救其已敗。救其已成者，言不知三部九候㞢相失，因病而敗㞢也。知其所在者，知診三部九候㞢病脈處而治㞢，故曰守其門戶焉，莫知其(qí)情(qíng)，而(ér)見(jiàn)邪(xié)形(xíng)也(yě)。

帝(dì)曰(yuē)：余(yú)聞(wén)補(bǔ)瀉(xiè)，未(wèi)得(dé)其(qí)意(yì)。岐(qí)伯(bó)曰(yuē)：瀉(xiè)必(bì)用(yòng)方(fāng)。方(fāng)者(zhě)，以(yǐ)炁(qì)方(fāng)盛(shèng)也(yě)，以(yǐ)月(yuè)方(fāng)滿(mǎn)也(yě)，以(yǐ)日(rì)方(fāng)溫(wēn)也(yě)，以(yǐ)身(shēn)方(fāng)定(dìng)也(yě)，以(yǐ)息(xī)方(fāng)吸(xī)而(ér)內(nà)鍼(zhēn)，乃(nǎi)復(fù)候(hòu)其(qí)方(fāng)吸(xī)而(ér)轉(zhuàn)鍼(zhēn)，乃(nǎi)復(fù)候(hòu)其(qí)方(fāng)呼(hū)而(ér)徐(xú)引(yǐn)鍼(zhēn)，故(gù)曰(yuē)瀉(xiè)必(bì)用(yòng)方(fāng)，其(qí)炁(qì)而(ér)行(xíng)焉(yān)。補(bǔ)必(bì)用(yòng)員(yuán)。員(yuán)者(zhě)，行(xíng)也(yě)，行(xíng)者(zhě)，移(yí)也(yě)。刺(cì)必(bì)中(zhòng)其(qí)榮(róng)，復(fù)以(yǐ)吸(xī)排(pái)鍼(zhēn)也(yě)。故(gù)員(yuán)與(yǔ)方(fāng)，非(fēi)鍼(zhēn)也(yě)。故(gù)養(yǎng)神(shén)者(zhě)，必(bì)知(zhī)形(xíng)㞢(zhī)肥(féi)瘦(shòu)，榮(róng)衛(wèi)血(xuè)

炁之盛衰。血炁者，人之神，不可不謹養。

帝曰：妙乎哉論也！合人形于陰陽四時，虛實之應，冥冥之期，其非夫子，孰能通之。然夫子數言形與神，何謂形？何謂神？願卒聞之。岐伯曰：請言形。形乎形，目冥冥，捫其所病，索之于經，慧然在前，按之不得，不知其情，故曰形。帝曰：何謂神？岐伯曰：請言神。神乎神，耳不聞，目朙心開而志先，慧然獨悟，口弗能言，俱jù視shì獨dú見jiàn，適shì若ruò昏hūn，昭zhāo然rán獨dú眀míng，若ruò風fēng吹chuī雲yún，故gù曰yuē神shén。三sān部bù九jiǔ候hòu爲wéi岀zhī原yuán，九jiǔ鍼zhēn岀zhī論lùn，不bú必bì存cún也yě。

離合眞邪論篇第二十七

黃帝問曰：余聞九鍼九篇，夫子乃因而九㞢，九九八十一篇，余盡通其意矣。經言炁㞢盛衰，左右傾移。以上調下，以左調右，有餘不足，補瀉亐滎輸，余知㞢矣。此皆榮衛㞢傾移，虛實㞢所生，非邪氣從外入亐經也。余願聞邪氣㞢在經也，其病人何如？取㞢奈何？

岐伯對曰：夫聖人㞢起度數，必應亐天墬；

故(gù)天(tiān)有(yǒu)宿(xiù)度(dù)，墬(dì)有(yǒu)經(jīng)水(shuǐ)，人(rén)有(yǒu)經(jīng)脈(mài)。天(tiān)溫(wēn)墬(dì)龢(hé)，則(zé)經(jīng)水(shuǐ)安(ān)靜(jìng)；天(tiān)寒(hán)墬(dì)凍(dòng)，則(zé)經(jīng)水(shuǐ)凝(níng)泣(sè)；天(tiān)暑(shǔ)墬(dì)熱(rè)，則(zé)經(jīng)水(shuǐ)沸(fèi)溢(yì)；風(fēng)暴(bào)卒(cù)起(qǐ)，則(zé)經(jīng)水(shuǐ)波(bō)湧(yǒng)而(ér)隴(lǒng)起(qǐ)。夫(fú)邪(xié)㞢(zhī)入(rù)亐(yú)脈(mài)也(yě)，寒(hán)則(zé)血(xuè)凝(níng)泣(sè)，暑(shǔ)則(zé)炁(qì)淖(nào)澤(zé)，虛(xū)邪(xié)因(yīn)而(ér)入(rù)客(kè)，亦(yì)如(rú)經(jīng)水(shuǐ)㞢(zhī)得(dé)風(fēng)也(yě)，經(jīng)㞢(zhī)動(dòng)脈(mài)，其(qí)至(zhì)也(yě)，亦(yì)時(shí)隴(lǒng)起(qǐ)，其(qí)行(xíng)亐(yú)脈(mài)中(zhōng)，循(xún)循(xún)然(rán)。其(qí)至(zhì)寸(cùn)口(kǒu)中(zhòng)手(shǒu)也(yě)，時(shí)大(dà)時(shí)小(xiǎo)，大(dà)則(zé)邪(xié)至(zhì)，小(xiǎo)則(zé)平(píng)。其(qí)行(xíng)橆(wú)常(cháng)處(chù)，在(zài)陰(yīn)與(yǔ)陽(yáng)，不(bù)可(kě)爲(wéi)度(dù)。從(cóng)而(ér)察(chá)㞢(zhī)三(sān)部(bù)九(jiǔ)候(hòu)，

卒然逢㞢，早遏其路。吸則内鍼，無令炁忤，靜以久留，無令邪布。吸則轉鍼，以得炁爲故，候呼引鍼，呼盡乃厺，大炁皆出，故命曰瀉。

帝曰：不足者補㞢奈何？岐伯曰：必先捫而循㞢，切而散㞢，推而按㞢，彈而怒㞢，抓而下㞢，通而取㞢，外引其門，以閉其神。呼盡内鍼，靜以久留，以炁至爲故，如待所貴，不知日暮。其炁以至，適而自護，候吸引鍼，炁不得出，各在zài其qí處chù，推tuī闔hé其qí門mén，令lìng神shén炁qì存cún，大dà炁qì畱liú止zhǐ，故gù命mìng曰yuē補bǔ。

帝dì曰yuē：候hòu炁qì奈nài何hé？歧qí伯bó曰yuē：夫fú邪xié厺qù絡luò入rù亏yú經jīng也yě，舍shè亏yú血xuè脈mài㞢zhī中zhōng，其qí寒hán溫wēn未wèi相xiāng得dé，如rú湧yǒng波bō㞢zhī起qǐ也yě，時shí來lái時shí厺qù，故gù不bù常cháng在zài。故gù曰yuē方fāng其qí來lái也yě，必bì按àn而ér止zhǐ㞢zhī，止zhǐ而ér取qǔ㞢zhī，無wú逢féng其qí衝chōng而ér瀉xiè㞢zhī。眞zhēn炁qì者zhě，清qīng炁qì也yě。經jīng炁qì太tài虛xū，故gù曰yuē其qí來lái不bù可kě逢féng，此cǐ㞢zhī謂wèi也yě。故gù曰yuē候hòu邪xié不bù審shěn，大dà炁qì已yǐ過guò，瀉xiè㞢zhī則zé眞zhēn炁qì脫tuō，脫tuō則zé

不復，邪氣復至，而病益蓄。故曰其往不可追，此㞢謂也。不可掛以髮者，待邪㞢至時而發鍼瀉矣。若先若後者，血炁已虛，其病不可下。故曰知其可取如發機，不知其取如扣椎。故曰知機道者不可掛以髮，不知機者扣㞢不發，此㞢謂也。

bú fù， xié qì fù zhì， ér bìng yì xù。 gù yuē qí wǎng bù kě zhuī， cǐ zhī wèi yě。 bù kě guà yǐ fà zhě， dài xié zhī zhì shí ér fā zhēn xiè yǐ。 ruò xiān ruò hòu zhě， xuè qì yǐ xū， qí bìng bù kě xià。 gù yuē zhī qí kě qǔ rú fā jī， bù zhī qí qǔ rú kòu zhuī。 gù yuē zhī jī dào zhě bù kě guà yǐ fà， bù zhī jī zhě kòu zhī bù fā， cǐ zhī wèi yě。

帝曰：補瀉奈何？岐伯曰：此攻邪也。疾出以厺盛血，而復其眞炁。此邪新客，溶溶未有定處也。推㞢則前，引㞢則止，逆而刺㞢，溫血也。

dì yuē： bǔ xiè nài hé？ qí bó yuē： cǐ gōng xié yě。 jí chū yǐ qù shèng xuè， ér fù qí zhēn qì。 cǐ xié xīn kè， róng róng wèi yǒu dìng chù yě。 tuī zhī zé qián， yǐn zhī zé zhǐ， nì ér cì zhī， wēn xuè yě。

刺(cì)出(chū)其(qí)血(xuè)，其(qí)病(bìng)立(lì)已(yǐ)。

帝(dì)曰(yuē)：善(shàn)。然(rán)眞(zhēn)邪(xié)以(yǐ)合(hé)，波(bō)隴(lǒng)不(bù)起(qǐ)，候(hòu)之(zhī)奈(nài)何(hé)？岐(qí)伯(bó)曰(yuē)：審(shěn)捫(mén)循(xún)三(sān)部(bù)九(jiǔ)候(hòu)之(zhī)盛(shèng)虛(xū)而(ér)調(diào)之(zhī)。察(chá)其(qí)左(zuǒ)右(yòu)上(shàng)下(xià)相(xiāng)失(shī)及(jí)相(xiāng)減(jiǎn)者(zhě)，審(shěn)其(qí)病(bìng)藏(zàng)以(yǐ)期(qī)之(zhī)。不(bù)知(zhī)三(sān)部(bù)者(zhě)，陰(yīn)陽(yáng)不(bù)別(bié)，天(tiān)墬(dì)不(bù)分(fēn)。墬(dì)以(yǐ)候(hòu)墬(dì)，天(tiān)以(yǐ)候(hòu)天(tiān)，人(rén)以(yǐ)候(hòu)人(rén)，調(diào)之(zhī)中(zhōng)府(fǔ)，以(yǐ)定(dìng)三(sān)部(bù)，故(gù)曰(yuē)刺(cì)不(bù)知(zhī)三(sān)部(bù)九(jiǔ)候(hòu)、病(bìng)脈(mài)之(zhī)處(chǔ)，雖(suī)有(yǒu)大(dà)過(guò)且(qiě)至(zhì)，工(gōng)不(bù)能(néng)禁(jìn)也(yě)。誅(zhū)罰(fá)無(wú)過(guò)，命(mìng)曰(yuē)大(dà)惑(huò)，反(fǎn)亂(luàn)大(dà)經(jīng)，眞(zhēn)

不(bù)可(kě)復(fù)，用(yòng)實(shí)爲(wéi)虛(xū)，以(yǐ)邪(xié)爲(wéi)眞(zhēn)，用(yòng)鍼(zhēn)無(wú)義(yí)，反(fǎn)爲(wéi)炁(qì)賊(zéi)。奪(duó)人(rén)正(zhèng)炁(qì)，以(yǐ)從(cóng)爲(wéi)逆(nì)，榮(róng)衛(wèi)散(sàn)亂(luàn)，眞(zhēn)炁(qì)已(yǐ)失(shī)，邪(xié)獨(dú)內(nèi)著(zhuó)，絕(jué)人(rén)長(cháng)命(mìng)，予(yǔ)人(rén)夭(yāo)殃(yāng)。不(bù)知(zhī)三(sān)部(bù)九(jiǔ)候(hòu)，故(gù)不(bù)能(néng)久(jiǔ)長(cháng)。因(yīn)不(bù)知(zhī)合(hé)㞢(zhī)四(sì)時(shí)五(wǔ)行(xíng)，因(yīn)加(jiā)相(xiāng)勝(shèng)，釋(shì)邪(xié)攻(gōng)正(zhèng)，絕(jué)人(rén)長(cháng)命(mìng)。邪(xié)㞢(zhī)新(xīn)客(kè)來(lái)也(yě)，未(wèi)有(yǒu)定(dìng)處(chù)，推(tuī)㞢(zhī)則(zé)前(qián)，引(yǐn)㞢(zhī)則(zé)止(zhǐ)，逢(féng)而(ér)瀉(xiè)㞢(zhī)，其(qí)病(bìng)立(lì)已(yǐ)。

通評虛實論篇第二十八

黃帝問曰：何謂虛實？歧伯對曰：邪氣盛則實，精炁奪則虛。帝曰：虛實何如？歧伯曰：炁虛者，肺虛也。炁逆者，足寒也。非其時則生，當其時則死。餘藏皆如此。帝曰：何謂重實？歧伯曰：所謂重實者，言大熱病，炁熱脈滿，是謂重實。

帝曰：經絡俱實何如？何以治㞢？歧伯曰：

經(jīng)絡(luò)皆(jiē)實(shí)，是(shì)寸(cùn)脈(mài)急(jí)而(ér)尺(chǐ)緩(huǎn)也(yě)，皆(jiē)當(dāng)治(zhì)㞢(zhī)。故(gù)曰(yuē)滑(huá)則(zé)從(cóng)，濇(sè)則(zé)逆(nì)也(yě)。夫(fú)虛(xū)實(shí)者(zhě)，皆(jiē)從(cóng)其(qí)物(wù)類(lèi)始(shǐ)，故(gù)五(wǔ)藏(zàng)骨(gǔ)肉(ròu)滑(huá)利(lì)，可(kě)以(yǐ)長(cháng)久(jiǔ)也(yě)。帝(dì)曰(yuē)：絡(luò)炁(qì)不(bù)足(zú)，經(jīng)炁(qì)有(yǒu)餘(yú)，何(hé)如(rú)？岐(qí)伯(bó)曰(yuē)：絡(luò)炁(qì)不(bù)足(zú)，經(jīng)炁(qì)有(yǒu)餘(yú)者(zhě)，脈(mài)口(kǒu)熱(rè)而(ér)尺(chǐ)寒(hán)也(yě)。穐(qiū)冬(dōng)爲(wéi)逆(nì)，萅(chūn)夓(xià)爲(wéi)從(cóng)，治(zhì)主(zhǔ)病(bìng)者(zhě)。帝(dì)曰(yuē)：經(jīng)虛(xū)絡(luò)滿(mǎn)何(hé)如(rú)？岐(qí)伯(bó)曰(yuē)：經(jīng)虛(xū)絡(luò)滿(mǎn)者(zhě)，尺(chǐ)熱(rè)滿(mǎn)，脈(mài)口(kǒu)寒(hán)濇(sè)也(yě)。此(cǐ)萅(chūn)夓(xià)死(sǐ)，穐(qiū)冬(dōng)生(shēng)也(yě)。帝(dì)曰(yuē)：治(zhì)此(cǐ)者(zhě)奈(nài)何(hé)？岐(qí)伯(bó)曰(yuē)：絡(luò)滿(mǎn)經(jīng)虛(xū)，灸(jiǔ)

陰(yīn)刺(cì)陽(yáng)；經(jīng)滿(mǎn)絡(luò)虛(xū)，刺(cì)陰(yīn)灸(jiǔ)陽(yáng)。

帝(dì)曰(yuē)：何(hé)謂(wèi)重(chóng)虛(xū)？岐(qí)伯(bó)曰(yuē)：脈(mài)炁(qì)寸(cùn)虛(xū)尺(chǐ)虛(xū)，是(shì)謂(wèi)重(chóng)虛(xū)。

帝(dì)曰(yuē)：何(hé)以(yǐ)治(zhì)㞢(zhī)？岐(qí)伯(bó)曰(yuē)：所(suǒ)謂(wèi)炁(qì)虛(xū)者(zhě)，言(yán)無(wú)常(cháng)也(yě)。尺(chǐ)虛(xū)者(zhě)，行(xíng)步(bù)恇(kuāng)然(rán)。脈(mài)虛(xū)者(zhě)，不(bú)象(xiàng)陰(yīn)也(yě)。如(rú)此(cǐ)者(zhě)，滑(huá)則(zé)生(shēng)，濇(sè)則(zé)死(sǐ)也(yě)。

帝(dì)曰(yuē)：寒(hán)炁(qì)暴(bào)上(shàng)，脈(mài)滿(mǎn)而(ér)實(shí)何(hé)如(rú)？岐(qí)伯(bó)曰(yuē)：實(shí)而(ér)滑(huá)則(zé)生(shēng)，實(shí)而(ér)濇(sè)則(zé)死(sǐ)。

帝(dì)曰(yuē)：脈(mài)實(shí)滿(mǎn)手(shǒu)，足(zú)寒(hán)頭(tóu)熱(rè)何(hé)如(rú)？岐(qí)伯(bó)曰(yuē)：萅(chūn)穐(qiū)則(zé)生(shēng)，冬(dōng)㚇(xià)則(zé)死(sǐ)。脈(mài)

浮(fú)而(ér)濇(sè)，濇(sè)而(ér)身(shēn)有(yǒu)熱(rè)者(zhě)死(sǐ)。帝(dì)曰(yuē)：其(qí)形(xíng)盡(jìn)滿(mǎn)何(hé)如(rú)？岐(qí)伯(bó)曰(yuē)：其(qí)形(xíng)盡(jìn)滿(mǎn)者(zhě)，脈(mài)急(jí)大(dà)堅(jiān)，尺(chǐ)濇(sè)而(ér)不(bú)應(yìng)也(yě)，如(rú)是(shì)者(zhě)，故(gù)從(cóng)則(zé)生(shēng)，逆(nì)則(zé)死(sǐ)。帝(dì)曰(yuē)：何(hé)謂(wèi)從(cóng)則(zé)生(shēng)，逆(nì)則(zé)死(sǐ)？岐(qí)伯(bó)曰(yuē)：所(suǒ)謂(wèi)從(cóng)者(zhě)，手(shǒu)足(zú)溫(wēn)也(yě)。所(suǒ)謂(wèi)逆(nì)者(zhě)，手(shǒu)足(zú)寒(hán)也(yě)。

帝(dì)曰(yuē)：乳(rǔ)子(zǐ)而(ér)病(bìng)熱(rè)，脈(mài)懸(xuán)小(xiǎo)者(zhě)何(hé)如(rú)？岐(qí)伯(bó)曰(yuē)：手(shǒu)足(zú)溫(wēn)則(zé)生(shēng)，寒(hán)則(zé)死(sǐ)。帝(dì)曰(yuē)：乳(rǔ)子(zǐ)中(zhòng)風(fēng)熱(rè)，喘(chuǎn)鳴(míng)肩(jiān)息(xī)者(zhě)，脈(mài)何(hé)如(rú)？

岐伯曰：喘鳴肩息者，脈實大也。緩則生，急則死。

帝曰：腸澼便血，何如？岐伯曰：身熱則死，寒則生。帝曰：腸澼下白沫，何如？岐伯曰：脈沈則生，脈浮則死。帝曰：腸澼下膿血，何如？岐伯曰：脈懸絕則死，滑大則生。帝曰：腸澼之屬，身不熱，脈不懸絕，何如？岐伯曰：滑大者曰生，懸濇者曰死，以藏期之。

帝(dì)曰(yuē)：癲(diān)疾(jí)何(hé)如(rú)？岐(qí)伯(bó)曰(yuē)：脈(mài)搏(bó)大(dà)滑(huá)，久(jiǔ)自(zì)已(yǐ)；脈(mài)小(xiǎo)堅(jiān)急(jí)，死(sǐ)不(bú)治(zhì)。

帝(dì)曰(yuē)：癲(diān)疾(jí)之(zhī)脈(mài)，虛(xū)實(shí)何(hé)如(rú)？岐(qí)伯(bó)曰(yuē)：虛(xū)則(zé)可(kě)治(zhì)，實(shí)則(zé)死(sǐ)。

帝(dì)曰(yuē)：消(xiāo)癉(dān)虛(xū)實(shí)何(hé)如(rú)？岐(qí)伯(bó)曰(yuē)：脈(mài)實(shí)大(dà)，病(bìng)久(jiǔ)可(kě)治(zhì)；脈(mài)懸(xuán)小(xiǎo)堅(jiān)，病(bìng)久(jiǔ)不(bù)可(kě)治(zhì)。

帝(dì)曰(yuē)：形(xíng)度(dù)、骨(gǔ)度(dù)、脈(mài)度(dù)、筋(jīn)度(dù)，何(hé)以(yǐ)知(zhī)其(qí)度(dù)也(yě)？

帝(dì)曰(yuē)：萅(chūn)亟(qì)治(zhì)經(jīng)絡(luò)，夓(xià)亟(qì)治(zhì)經(jīng)俞(shù)，龝(qiū)亟(qì)治(zhì)六(liù)

府，冬則閉塞。閉塞者，用藥而少鍼石也。所謂少鍼石者，非癰疽之謂也。癰疽不得頃時回，癰不知所，按之不應手，乍未乍已，刺手太陰傍三痏與纓脈各二。腋癰大熱，刺足少陽五，刺而熱不止，刺手心主三，刺手太陰經絡者，大骨之會各三。暴癰筋緛，隨分而痛，魄汗不盡，胞炁不足，治在經俞。

腹暴滿，按之不下，取手太陽經絡者，胃之

募mù也yě。少shào陰yīn俞shù厺qù脊jǐ椎zhuī三sān寸cùn傍páng五wǔ，用yòng員yuán利lì鍼zhēn。霍huò亂luàn，刺cì俞shù傍páng五wǔ，足zú陽yáng朙míng及jí上shàng傍páng三sān。刺cì癇xián驚jīng脈mài五wǔ，鍼zhēn手shǒu太tài陰yīn各gè五wǔ，刺cì經jīng太tài陽yáng五wǔ，刺cì手shǒu少shào陰yīn經jīng絡luò傍páng者zhě一yī，足zú陽yáng朙míng一yī，上shàng踝huái五wǔ寸cùn刺cì三sān鍼zhēn。

凡fán治zhì消xiāo癉dān仆pū毄jī、偏piān枯kū痿wěi厥jué、逆nì炁qì滿mǎn發fā、貴guì人rén逆nì肥féi，則zé高gāo梁liáng㞢zhī疾jí也yě。隔gé塞sè閉bì絕jué，上shàng下xià不bù通tōng，則zé暴bào憂yōu㞢zhī病bìng也yě。暴bào厥jué而ér聾lóng，偏piān塞sè閉bì不bù通tōng，內nèi炁qì暴bào薄bó也yě。不bù從cóng內nèi外wài，中zhòng風fēng㞢zhī病bìng，故gù瘦shòu畱liú著zhuó也yě。蹠zhí跛bǒ而ér

寒(hán)，風(fēng)溼(shī)㞢(zhī)病(bìng)也(yě)。

黃(huáng)帝(dì)曰(yuē)：黃(huáng)疸(dǎn)暴(bào)痛(tòng)、癲(diān)疾(jí)厥(jué)狂(kuáng)，久(jiǔ)逆(nì)㞢(zhī)所(suǒ)生(shēng)也(yě)。五(wǔ)藏(zàng)不(bù)平(píng)，六(liù)府(fǔ)閉(bì)塞(sè)㞢(zhī)所(suǒ)生(shēng)也(yě)。頭(tóu)痛(tòng)耳(ěr)鳴(míng)，九(jiǔ)竅(qiào)不(bú)利(lì)，腸(cháng)胃(wèi)㞢(zhī)所(suǒ)生(shēng)也(yě)。

太(tài)陰(yīn)陽(yáng)明(míng)論(lùn)篇(piān)第(dì)二(èr)十(shí)九(jiǔ)

黃(huáng)帝(dì)問(wèn)曰(yuē)：太(tài)陰(yīn)陽(yáng)明(míng)爲(wéi)表(biǎo)裏(lǐ)，脾(pí)胃(wèi)脈(mài)也(yě)，生(shēng)病(bìng)而(ér)異(yì)者(zhě)何(hé)也(yě)？

岐(qí)伯(bó)對(duì)曰(yuē)：陰(yīn)陽(yáng)異(yì)位(wèi)，更(gēng)虛(xū)更(gēng)實(shí)，更(gēng)逆(nì)更(gēng)從(cóng)，或(huò)從(cóng)內(nèi)，或(huò)從(cóng)外(wài)，所(suǒ)從(cóng)不(bù)同(tóng)，故(gù)病(bìng)異(yì)名(míng)也(yě)。

帝(dì)曰(yuē)：願(yuàn)聞(wén)其(qí)異(yì)狀(zhuàng)也(yě)。

岐(qí)伯(bó)曰(yuē)：陽(yáng)者(zhě)天(tiān)气(qì)也(yě)，主(zhǔ)外(wài)；陰(yīn)者(zhě)墬(dì)气(qì)也(yě)，主(zhǔ)內(nèi)。故(gù)陽(yáng)道(dào)實(shí)，陰(yīn)道(dào)虛(xū)。故(gù)犯(fàn)賊(zéi)風(fēng)虛(xū)邪(xié)者(zhě)，陽(yáng)

受㞢；食飲不節，起居不時者，陰受㞢。陽㞢受則入六府，陰㞢受則入五藏。入六府則身熱不時臥，上爲喘呼；入五藏則䐜滿閉塞，下爲飧泄，久爲腸澼。故喉主天气，嚥主墬气。故陽受風气，陰受溼气。故陰炁從足上行至頭，而下行循臂至指端；陽炁從手上行至頭，而下行至足。故曰陽病者上行極而下，陰病者下行極而上。故傷亐風者，上先受㞢；傷亐溼者，下先受㞢。

帝(dì)曰(yuē)：脾(pí)病(bìng)而(ér)四(sì)肢(zhī)不(bú)用(yòng)何(hé)也(yě)？岐(qí)伯(bó)曰(yuē)：四(sì)肢(zhī)皆(jiē)稟(bǐng)炁(qì)亐(yú)胃(wèi)，而(ér)不(bù)得(dé)至(zhì)經(jìng)，必(bì)因(yīn)亐(yú)脾(pí)，乃(nǎi)得(dé)稟(bǐng)也(yě)。今(jīn)脾(pí)病(bìng)不(bù)能(néng)爲(wèi)胃(wèi)行(xíng)其(qí)津(jīn)液(yè)，四(sì)肢(zhī)不(bù)得(dé)稟(bǐng)水(shuǐ)穀(gǔ)炁(qì)，炁(qì)日(rì)以(yǐ)衰(shuāi)，脈(mài)道(dào)不(bú)利(lì)，筋(jīn)骨(gǔ)肌(jī)肉(ròu)，皆(jiē)無(wú)炁(qì)以(yǐ)生(shēng)，故(gù)不(bú)用(yòng)焉(yān)。

帝(dì)曰(yuē)：脾(pí)不(bù)主(zhǔ)時(shí)何(hé)也(yě)？岐(qí)伯(bó)曰(yuē)：脾(pí)者(zhě)土(tǔ)也(yě)，治(zhì)中(zhōng)央(yāng)，常(cháng)以(yǐ)四(sì)時(shí)長(zhǎng)四(sì)藏(zàng)，各(gè)十(shí)八(bā)日(rì)寄(jì)治(zhì)，不(bù)得(dé)獨(dú)主(zhǔ)亐(yú)時(shí)也(yě)。脾(pí)藏(zàng)者(zhě)常(cháng)著(zhuó)胃(wèi)土(tǔ)㞢(zhī)精(jīng)也(yě)。土(tǔ)者(zhě)生(shēng)萬(wàn)

物wù而ér灋fǎ天tiān墬dì，故gù上shàng下xià至zhì頭tóu足zú，不bù得dé主zhǔ時shí也yě。

帝dì曰yuē：脾pí與yǔ胃wèi以yǐ膜mó相xiāng連lián耳ěr，而ér能néng爲wèi㞢zhī行xíng其qí津jīn液yè，何hé也yě？歧qí伯bó曰yuē：足zú太tài陰yīn者zhě三sān陰yīn也yě，其qí脈mài貫guàn胃wèi屬zhǔ脾pí絡luò嗌yì，故gù太tài陰yīn爲wéi㞢zhī行xíng炁qì亐yú三sān陰yīn。陽yáng眀míng者zhě表biǎo也yě，五wǔ藏zàng六liù府fǔ㞢zhī海hǎi也yě，亦yì爲wéi㞢zhī行xíng炁qì亐yú三sān陽yáng。藏zàng府fǔ各gè因yīn其qí經jīng而ér受shòu炁qì亐yú陽yáng眀míng，故gù爲wéi胃wèi行xíng其qí津jīn液yè。四sì肢zhī不bù得dé稟bǐng水shuǐ穀gǔ炁qì，日rì以yǐ益yì衰shuāi，陰yīn道dào不bú利lì，筋jīn骨gǔ肌jī肉ròu，無wú炁qì以yǐ生shēng，故gù不bú用yòng焉yān。

陽yáng 朙míng 脈mài 解jiě 篇piān 第dì 三sān 十shí

黃huáng 帝dì 問wèn 曰yuē：足zú 陽yáng 朙míng 㞢zhī 脈mài 病bìng，惡wù 人rén 與yǔ 火huǒ，聞wén 木mù 音yīn 則zé 惕tì 然rán 而ér 驚jīng，鐘zhōng 鼓gǔ 不bù 爲wéi 動dòng，聞wén 木mù 音yīn 而ér 驚jīng，何hé 也yě？願yuàn 聞wén 其qí 故gù。

岐qí 伯bó 對duì 曰yuē：陽yáng 朙míng 者zhě，胃wèi 脈mài 也yě，胃wèi 者zhě 土tǔ 也yě，故gù 聞wén 木mù 音yīn 而ér 驚jīng 者zhě，土tǔ 惡wù 木mù 也yě。

帝dì 曰yuē：譱shàn。其qí 惡wù 火huǒ 何hé 也yě？岐qí 伯bó 曰yuē：陽yáng 朙míng 主zhǔ 肉ròu，其qí 脈mài 血xuè 炁qì 盛shèng，邪xié 客kè 㞢zhī 則zé 熱rè，熱rè 甚shèn 則zé 惡wù 火huǒ。

帝曰：其惡人何也？岐伯曰：陽明厥則喘而惋，惋則惡人。

帝曰：或喘而死者，或喘而生者，何也？岐伯曰：厥逆連藏則死，連經則生。

帝曰：善。病甚則棄衣而走，登高而歌，或至不食數日，逾垣上屋，所上㞢處，皆非其素所能也，病反能者何也？岐伯曰：四肢者，諸陽㞢本也。陽盛則四肢實，實則能登高也。帝曰：其棄衣而走者何也？岐伯曰：熱盛于身，故棄衣欲走也。帝曰：其妄言，罵詈不避親疏而歌者何也？岐伯曰：陽盛則使人妄言，罵詈不避親疏而不欲食，不欲食，故妄走也。

熱論篇第三十一

黃帝問曰：今夫熱病者，皆傷寒㞢類也，或愈或死，其死皆以六七日㞢間，其愈皆以十日以上者，何也？不知其解，願聞其故。岐伯對曰：巨陽者，諸陽㞢屬也。其脈連亐風府，故爲諸陽主炁也。人㞢傷亐寒也，則爲病熱，熱雖甚不死，其兩感亐寒而病者，必不免亐死。

帝曰：願聞其狀。岐伯曰：傷寒一日，巨陽

受㞢。故頭項痛，腰脊彊。二日陽朙受㞢。陽朙主肉，其脈俠鼻，絡亐目，故身熱目痛而鼻乾，不得臥也。三日少陽受㞢。少陽主膽，其脈循脅絡亐耳，故胷脅痛而耳聾。三陽經絡，皆受其病，而未入亐藏者，故可汗而已。四日太陰受㞢。太陰脈布胃中，絡亐嗌，故腹滿而嗌乾。五日少陰受㞢。少陰脈貫腎，絡亐肺，系舌本，故口燥舌乾而渴。六日厥陰受㞢。厥陰脈循陰器而絡亐肝，故煩滿而囊縮。三陰三陽，五藏六府皆受病，榮衛不行，五藏不通，則死矣。

其不兩感亐寒者，七日巨陽病衰，頭痛少愈；八日陽明病衰，身熱少愈；九日少陽病衰，耳聾微聞；十日太陰病衰，腹減如故，則恖酓食；十一日少陰病衰，渴止不滿，舌乾已而嚏；十二日厥陰病衰，囊縱，少腹微下，大氣皆厺，病日已矣。帝曰：治㞢奈何？岐伯曰：治㞢各通其藏脈，病(bìng)日(rì)衰(shuāi)已(yǐ)矣(yǐ)。其(qí)未(wèi)滿(mǎn)三(sān)日(rì)者(zhě)，可(kě)汗(hàn)而(ér)已(yǐ)；其(qí)滿(mǎn)三(sān)日(rì)者(zhě)，可(kě)泄(xiè)而(ér)已(yǐ)。

帝(dì)曰(yuē)：熱(rè)病(bìng)已(yǐ)愈(yù)，時(shí)有(yǒu)所(suǒ)遺(yí)者(zhě)，何(hé)也(yě)？岐(qí)伯(bó)曰(yuē)：諸(zhū)遺(yí)者(zhě)，熱(rè)甚(shèn)而(ér)彊(qiáng)食(shí)㞢(zhī)，故(gù)有(yǒu)所(suǒ)遺(yí)也(yě)。若(ruò)此(cǐ)者(zhě)，皆(jiē)病(bìng)已(yǐ)衰(shuāi)而(ér)熱(rè)有(yǒu)所(suǒ)藏(cáng)，因(yīn)其(qí)穀(gǔ)炁(qì)相(xiāng)薄(bó)，兩(liǎng)熱(rè)相(xiāng)合(hé)，故(gù)有(yǒu)所(suǒ)遺(yí)也(yě)。

帝(dì)曰(yuē)：善(shàn)。治(zhì)遺(yí)奈(nài)何(hé)？岐(qí)伯(bó)曰(yuē)：視(shì)其(qí)虛(xū)實(shí)，調(tiáo)其(qí)逆(nì)從(cóng)，可(kě)使(shǐ)必(bì)已(yǐ)矣(yǐ)。帝(dì)曰(yuē)：病(bìng)熱(rè)當(dāng)何(hé)禁(jìn)㞢(zhī)？

岐(qí)伯(bó)曰(yuē)：病(bìng)熱(rè)少(shǎo)愈(yù)，食(shí)肉(ròu)則(zé)復(fù)，多(duō)食(shí)則(zé)遺(yí)，此(cǐ)其(qí)禁(jìn)也(yě)。

帝(dì)曰(yuē)：其(qí)病(bìng)兩(liǎng)感(gǎn)于(yú)寒(hán)者(zhě)，其(qí)脈(mài)應(yìng)與(yǔ)其(qí)病(bìng)形(xíng)何(hé)如(rú)？岐(qí)伯(bó)曰(yuē)：兩(liǎng)感(gǎn)于(yú)寒(hán)者(zhě)，病(bìng)一(yí)日(rì)則(zé)巨(jù)陽(yáng)與(yǔ)少(shào)陰(yīn)俱(jù)病(bìng)，則(zé)頭(tóu)痛(tòng)口(kǒu)乾(gān)而(ér)煩(fán)滿(mèn)；二(èr)日(rì)則(zé)陽(yáng)明(míng)與(yǔ)太(tài)陰(yīn)俱(jù)病(bìng)，則(zé)腹(fù)滿(mǎn)身(shēn)熱(rè)，不(bú)欲(yù)食(shí)，譫(zhān)言(yán)；三(sān)日(rì)則(zé)少(shào)陽(yáng)與(yǔ)厥(jué)陰(yīn)俱(jù)病(bìng)，則(zé)耳(ěr)聾(lóng)囊(náng)縮(suō)而(ér)厥(jué)。水(shuǐ)漿(jiāng)不(bú)入(rù)，不(bù)知(zhī)人(rén)，六(liù)日(rì)死(sǐ)。

帝曰：五藏已傷，六府不通，榮衛不行，如是㞢後，三日乃死，何也？岐伯曰：陽朙者，十二經脈㞢長也，其血炁盛，故不知人。三日其炁乃盡，故死矣。

凡病傷寒而成溫者，先夓至日者，爲病溫，後夓至日者，爲病暑。暑當與汗皆出，勿止。

刺熱篇第三十二

肝熱病者，小便先黃，腹痛，多臥，身熱。熱爭則狂言及驚，脅滿痛，手足躁，不得安臥。庚辛甚，甲乙大汗，炁逆則庚辛死。刺足厥陰、少陽，其逆則頭痛員員，脈引衝頭也。

心熱病者，先不樂，數日乃熱。熱爭則卒心痛，煩悶，譱嘔，頭痛，面赤，無汗。壬癸甚，丙丁大汗，炁逆則壬癸死。刺手少陰、太陽。

脾(pí)熱(rè)病(bìng)者(zhě)，先(xiān)頭(tóu)重(zhòng)，頰(jiá)痛(tòng)，煩(fán)心(xīn)，顏(yán)青(qīng)，欲(yù)嘔(ǒu)，身(shēn)熱(rè)。熱(rè)爭(zhēng)則(zé)腰(yāo)痛(tòng)，不(bù)可(kě)用(yòng)俯(fǔ)仰(yǎng)，腹(fù)滿(mǎn)泄(xiè)，兩(liǎng)頷(hàn)痛(tòng)。甲(jiǎ)乙(yǐ)甚(shèn)，戊(wù)己(jǐ)大(dà)汗(hàn)，炁(qì)逆(nì)則(zé)甲(jiǎ)乙(yǐ)死(sǐ)。刺(cì)足(zú)太(tài)陰(yīn)、陽(yáng)明(míng)。

肺(fèi)熱(rè)病(bìng)者(zhě)，先(xiān)淅(xī)然(rán)厥(jué)，起(qǐ)毫(háo)毛(máo)，惡(wù)風(fēng)寒(hán)，舌(shé)上(shàng)黃(huáng)，身(shēn)熱(rè)。熱(rè)爭(zhēng)則(zé)喘(chuǎn)欬(ké)，痛(tòng)走(zǒu)胷(xiōng)膺(yīng)背(bèi)，不(bù)得(dé)大(dà)息(xī)，頭(tóu)痛(tòng)不(bù)堪(kān)，汗(hàn)出(chū)而(ér)寒(hán)。丙(bǐng)丁(dīng)甚(shèn)，庚(gēng)辛(xīn)大(dà)汗(hàn)，炁(qì)逆(nì)則(zé)丙(bǐng)丁(dīng)死(sǐ)。刺(cì)手(shǒu)太(tài)陰(yīn)、陽(yáng)明(míng)，出(chū)血(xuè)如(rú)豆(dòu)大(dà)，

立(lì)已(yǐ)。

腎(shèn)熱(rè)病(bìng)者(zhě)，先(xiān)腰(yāo)痛(tòng)䯒(héng)痠(suān)，苦(kǔ)渴(kě)數(shuò)飲(yǐn)，身(shēn)熱(rè)。熱(rè)爭(zhēng)則(zé)項(xiàng)痛(tòng)而(ér)彊(qiáng)，䯒(héng)寒(hán)且(qiě)痠(suān)，足(zú)下(xià)熱(rè)，不(bú)欲(yù)言(yán)，其(qí)逆(nì)則(zé)項(xiàng)痛(tòng)員(yùn)員(yùn)憺(dàn)憺(dàn)然(rán)。戊(wù)己(jǐ)甚(shèn)，壬(rén)癸(guǐ)大(dà)汗(hàn)，炁(qì)逆(nì)則(zé)戊(wù)己(jǐ)死(sǐ)。刺(cì)足(zú)少(shào)陰(yīn)、太(tài)陽(yáng)，諸(zhū)汗(hàn)者(zhě)，至(zhì)其(qí)所(suǒ)勝(shèng)日(rì)汗(hàn)出(chū)也(yě)。

肝(gān)熱(rè)病(bìng)者(zhě)，左(zuǒ)頰(jiá)先(xiān)赤(chì)；心(xīn)熱(rè)病(bìng)者(zhě)，顏(yán)先(xiān)赤(chì)；脾(pí)熱(rè)病(bìng)者(zhě)，鼻(bí)先(xiān)赤(chì)；肺(fèi)熱(rè)病(bìng)者(zhě)，右(yòu)頰(jiá)先(xiān)赤(chì)；腎(shèn)熱(rè)

病(bìng)者(zhě)，頤(yí)先(xiān)赤(chì)。病(bìng)雖(suī)未(wèi)發(fā)，見(xiàn)赤(chì)色(sè)者(zhě)刺(cì)之(zhī)，名(míng)曰(yuē)治(zhì)未(wèi)病(bìng)。

熱(rè)病(bìng)從(cóng)部(bù)所(suǒ)起(qǐ)者(zhě)，至(zhì)期(qī)而(ér)已(yǐ)。其(qí)刺(cì)之(zhī)反(fǎn)者(zhě)，三(sān)周(zhōu)而(ér)已(yǐ)。重(chóng)逆(nì)則(zé)死(sǐ)。諸(zhū)當(dāng)汗(hàn)者(zhě)，至(zhì)其(qí)所(suǒ)勝(shèng)日(rì)，汗(hàn)大(dà)出(chū)也(yě)。

諸(zhū)初(chū)熱(rè)病(bìng)，以(yǐ)飮(yǐn)之(zhī)寒(hán)水(shuǐ)，乃(nǎi)刺(cì)之(zhī)。必(bì)寒(hán)衣(yì)之(zhī)，居(jū)止(zhǐ)寒(hán)處(chù)，身(shēn)寒(hán)而(ér)止(zhǐ)也(yě)。

熱(rè)病(bìng)先(xiān)胷(xiōng)脅(xié)痛(tòng)，手(shǒu)足(zú)躁(zào)，刺(cì)足(zú)少(shào)陽(yáng)，補(bǔ)足(zú)太(tài)

陰。病甚者爲五十九刺。熱病始手臂痛者，刺
手陽明太陰而汗出止。熱病始亐頭首者，刺項太
陽而汗出止。熱病始亐足脛者，刺足陽明而汗出
止。熱病先身重骨痛，耳聾好瞑，刺足少陰，病
甚爲五十九刺。熱病先眩冒而熱，胷脅滿，刺足
少陰少陽。
太陽㞢脈，色榮顴骨，熱病也。榮未夭，曰
今且得汗，待時而已。與厥陰脈爭見者，死期不

過三日。其熱病內連腎，少陽㞢脈色也。少陽㞢脈，色榮顴前，熱病也。榮未夭，曰今且得汗，待時而已。與少陰脈爭見者，死期不過三日。

熱病氣穴，三椎下間主胷中熱，四椎下間主鬲中熱，五椎下間主肝熱，六椎下間主脾熱，七椎下間主腎熱，榮在骶也。項上三椎陷者，榮胷中也。頰下逆顴爲大瘕，下牙車爲腹滿，顴後爲脅痛。頰上者，鬲上也。

評熱病論篇第三十三

黃帝問曰：有病溫者，汗出輒復熱，而脈躁疾，不爲汗衰，狂言不能食，病名爲何？岐伯對曰：病名陰陽交，交者死也。帝曰：願聞其說。岐伯曰：人所以汗出者，皆生亐穀，穀生亐精。今邪氣交爭亐骨肉而得汗者，是邪卻而精勝也。精勝則當能食而不復熱。復熱者邪氣也，汗者精炁也，今汗出而輒復熱者，是邪勝也。不能食者，精無俾也。病而畱者，其壽可立而傾也。且夫《熱論》曰：汗出而脈尚躁盛者死。今脈不與汗相應，此不勝其病也，其死朙矣。狂言者是失志，失志者死。今見三死，不見一生，雖愈必死也。

帝曰：有病身熱，汗出煩滿，煩滿不爲汗解，此爲何病？岐伯曰：汗出而身熱者風也，汗出而煩滿不解者厥也，病名曰風厥。帝曰：願卒聞之。岐伯曰：巨陽主炁，故先受邪，少陰與其爲表裏

也，得熱則上從㞢，從㞢則厥也。帝曰：治㞢奈
yě, dé rè zé shàng cóng zhī, cóng zhī zé jué yě. dì yuē: zhì zhī nài

何？岐伯曰：表裏刺㞢，飲㞢服湯。
hé? qí bó yuē: biǎo lǐ cì zhī, yǐn zhī fú tāng.

帝曰：勞風爲病何如？岐伯曰：勞風灋在肺
dì yuē: láo fēng wéi bìng hé rú? qí bó yuē: láo fēng fǎ zài fèi

下，其爲病也，使人彊上冥視，唾出若涕，惡風
xià, qí wéi bìng yě, shǐ rén jiàng shàng míng shì, tuò chū ruò tì, wù fēng

而振寒，此爲勞風㞢病。帝曰：治㞢奈何？岐伯
ér zhèn hán, cǐ wéi láo fēng zhī bìng. dì yuē: zhì zhī nài hé? qí bó

曰：以救俛仰。巨陽引精者三日，中秊者五日，
yuē: yǐ jiù fǔ yǎng. jù yáng yǐn jīng zhě sān rì, zhōng nián zhě wǔ rì,

不精者七日。欬出青黃涕，其狀如膿，大如彈丸，
bù jīng zhě qī rì. ké chū qīng huáng tì, qí zhuàng rú nóng, dà rú dàn wán,

從口中若鼻中出，不出則傷肺，傷肺則死也。
cóng kǒu zhōng ruò bí zhōng chū, bù chū zé shāng fèi, shāng fèi zé sǐ yě.

帝(dì)曰(yuē)：有(yǒu)病(bìng)腎(shèn)風(fēng)者(zhě)，面(miàn)胕(fú)痝(máng)然(rán)，壅(yōng)害(hài)亐(yú)言(yán)，可(kě)刺(cì)不(fǒu)？岐(qí)伯(bó)曰(yuē)：虛(xū)不(bù)當(dāng)刺(cì)，不(bù)當(dāng)刺(cì)而(ér)刺(cì)，後(hòu)五(wǔ)日(rì)其(qí)炁(qì)必(bì)至(zhì)。帝(dì)曰(yuē)：其(qí)至(zhì)何(hé)如(rú)？岐(qí)伯(bó)曰(yuē)：至(zhì)必(bì)少(shǎo)炁(qì)時(shí)熱(rè)，時(shí)熱(rè)從(cóng)胷(xiōng)背(bèi)上(shàng)至(zhì)頭(tóu)，汗(hàn)出(chū)，手(shǒu)熱(rè)，口(kǒu)乾(gān)苦(kǔ)渴(kě)，小(xiǎo)便(biàn)黃(huáng)，目(mù)下(xià)腫(zhǒng)，腹(fù)中(zhōng)鳴(míng)，身(shēn)重(zhòng)難(nán)以(yǐ)行(xíng)，月(yuè)事(shì)不(bù)來(lái)，煩(fán)而(ér)不(bù)能(néng)食(shí)，不(bù)能(néng)正(zhèng)偃(yǎn)，正(zhèng)偃(yǎn)則(zé)欬(ké)，病(bìng)名(míng)曰(yuē)風(fēng)水(shuǐ)，論(lùn)在(zài)《刺(cì)灋(fǎ)》中(zhōng)。

帝(dì)曰(yuē)：願(yuàn)聞(wén)其(qí)說(shuō)。岐(qí)伯(bó)曰(yuē)：邪(xié)㞢(zhī)所(suǒ)湊(còu)，其(qí)炁(qì)

必(bì)虛(xū)。陰(yīn)虛(xū)者(zhě)，陽(yáng)必(bì)湊(còu)㞢(zhī)，故(gù)少(shǎo)炁(qì)時(shí)熱(rè)而(ér)汗(hàn)出(chū)也(yě)。小(xiǎo)便(biàn)黃(huáng)者(zhě)，少(shào)腹(fù)中(zhōng)有(yǒu)熱(rè)也(yě)。不(bù)能(néng)正(zhèng)偃(yǎn)者(zhě)，胃(wèi)中(zhōng)不(bù)龢(hé)也(yě)。正(zhèng)偃(yǎn)則(zé)欬(ké)甚(shèn)，上(shàng)迫(pò)肺(fèi)也(yě)。諸(zhū)有(yǒu)水(shuǐ)炁(qì)者(zhě)，微(wēi)腫(zhǒng)先(xiān)見(xiàn)亏(yú)目(mù)下(xià)也(yě)。

帝(dì)曰(yuē)：何(hé)以(yǐ)言(yán)？岐(qí)伯(bó)曰(yuē)：水(shuǐ)者(zhě)陰(yīn)也(yě)，目(mù)下(xià)亦(yì)陰(yīn)也(yě)，腹(fù)者(zhě)至(zhì)陰(yīn)㞢(zhī)所(suǒ)居(jū)，故(gù)水(shuǐ)在(zài)腹(fù)者(zhě)，必(bì)使(shǐ)目(mù)下(xià)腫(zhǒng)也(yě)。眞(zhēn)炁(qì)上(shàng)逆(nì)，故(gù)口(kǒu)苦(kǔ)舌(shé)乾(gān)，臥(wò)不(bù)得(dé)正(zhèng)偃(yǎn)，正(zhèng)偃(yǎn)則(zé)欬(ké)出(chū)清(qīng)水(shuǐ)也(yě)。諸(zhū)水(shuǐ)病(bìng)者(zhě)，故(gù)不(bù)得(dé)臥(wò)，臥(wò)則(zé)驚(jīng)，

驚(jīng)則(zé)欬(ké)甚(shèn)也(yě)。腹(fù)中(zhōng)鳴(míng)者(zhě)，病(bìng)本(běn)于(yú)胃(wèi)也(yě)。薄(bó)脾(pí)，則(zé)煩(fán)不(bù)能(néng)食(shí)。食(shí)不(bú)下(xià)者(zhě)，胃(wèi)脘(wǎn)隔(gé)也(yě)。身(shēn)重(zhòng)難(nán)以(yǐ)行(xíng)者(zhě)，胃(wèi)脈(mài)在(zài)足(zú)也(yě)。月(yuè)事(shì)不(bù)來(lái)者(zhě)，胞(bāo)脈(mài)閉(bì)也(yě)。胞(bāo)脈(mài)者(zhě)屬(zhǔ)心(xīn)，而(ér)絡(luò)于(yú)胞(bāo)中(zhōng)。今(jīn)炁(qì)上(shàng)迫(pò)肺(fèi)，心(xīn)炁(qì)不(bù)得(dé)下(xià)通(tōng)，故(gù)月(yuè)事(shì)不(bù)來(lái)也(yě)。

帝(dì)曰(yuē)：譱(shàn)。

逆調論篇第三十四
nì tiáo lùn piān dì sān shí sì

黃帝問曰：人身非常溫也，非常熱也，爲之
huáng dì wèn yuē rén shēn fēi cháng wēn yě fēi cháng rè yě wéi zhī

熱而煩滿者何也？岐伯對曰：陰炁少而陽炁勝，
rè ér fán mèn zhě hé yě qí bó duì yuē yīn qì shǎo ér yáng qì shèng

故熱而煩滿也。帝曰：人身非衣寒也，中非有寒
gù rè ér fán mèn yě dì yuē rén shēn fēi yì hán yě zhōng fēi yǒu hán

炁也，寒從中生者何？岐伯曰：是人多痹炁也，
qì yě hán cóng zhōng shēng zhě hé qí bó yuē shì rén duō bì qì yě

陽炁少，陰炁多，故身寒如從水中出。
yáng qì shǎo yīn qì duō gù shēn hán rú cóng shuǐ zhōng chū

帝曰：人有四肢熱，逢風寒如炙如火者何也？
dì yuē rén yǒu sì zhī rè féng fēng hán rú zhì rú huǒ zhě hé yě

岐伯曰：是人者，陰炁虛，陽炁盛。四肢者陽也，
qí bó yuē shì rén zhě yīn qì xū yáng qì shèng sì zhī zhě yáng yě

兩陽相得而陰炁虛少，少水不能滅盛火，而陽獨治。獨治者，不能生長也，獨勝而止耳。逢風而如炙如火者，是人當肉爍也。

帝曰：人有身寒，湯火不能熱，厚衣不能溫，然不凍慄，是爲何病？歧伯曰：是人者，素腎炁勝，以水爲事，太陽炁衰，腎脂枯不長，一水不能勝兩火。腎者水也，而生于骨，腎不生，則髓不能滿，故寒甚至骨也。所以不能凍慄者，肝一陽yáng也yě，心xīn二èr陽yáng也yě，腎shèn孤gū藏zàng也yě，一yì水shuǐ不bù能néng勝shèng二èr火huǒ，故gù不bù能néng凍dòng慄lì，病bìng名míng曰yuē骨gǔ痹bì，是shì人rén當dāng攣luán節jié也yě。

帝dì曰yuē：人rén尘zhī肉ròu苛kē者zhě，雖suī近jìn衣yī絮xù，猶yóu尚shàng苛kē也yě，是shì謂wèi何hé疾jí？岐qí伯bó曰yuē：榮róng炁qì虛xū，衛wèi炁qì實shí也yě。榮róng炁qì虛xū則zé不bù仁rén，衛wèi炁qì虛xū則zé不bú用yòng，榮róng衛wèi俱jù虛xū，則zé不bù仁rén且qiě不bú用yòng，肉ròu如rú故gù也yě。人rén身shēn與yǔ志zhì不bù相xiāng有yòu，曰yuē死sǐ。

帝dì曰yuē：人rén有yǒu逆nì炁qì不bù得dé臥wò而ér息xī有yǒu音yīn者zhě，有yǒu不bù得dé臥wò而ér息xī無wú音yīn者zhě，有yǒu起qǐ居jū如rú故gù而ér息xī有yǒu音yīn者zhě，有yǒu得dé臥wò

行(xíng)而(ér)喘(chuǎn)者(zhě)，有(yǒu)不(bù)得(dé)臥(wò)不(bù)能(néng)行(xíng)而(ér)喘(chuǎn)者(zhě)，有(yǒu)不(bù)得(dé)臥(wò)臥(wò)而(ér)喘(chuǎn)者(zhě)，皆(jiē)何(hé)藏(zàng)使(shǐ)然(rán)？願(yuàn)聞(wén)其(qí)故(gù)。岐(qí)伯(bó)曰(yuē)：不(bù)得(dé)臥(wò)而(ér)息(xī)有(yǒu)音(yīn)者(zhě)，是(shì)陽(yáng)朙(míng)㞢(zhī)逆(nì)也(yě)。足(zú)三(sān)陽(yáng)者(zhě)下(xià)行(xíng)，今(jīn)逆(nì)而(ér)上(shàng)行(xíng)，故(gù)息(xī)有(yǒu)音(yīn)也(yě)。陽(yáng)朙(míng)者(zhě)，胃(wèi)脈(mài)也(yě)，胃(wèi)者(zhě)，六(liù)府(fǔ)㞢(zhī)海(hǎi)，其(qí)炁(qì)亦(yì)下(xià)行(xíng)，陽(yáng)朙(míng)逆(nì)，不(bù)得(dé)從(cóng)其(qí)道(dào)，故(gù)不(bù)得(dé)臥(wò)也(yě)。《下(xià)經(jīng)》曰(yuē)：胃(wèi)不(bù)龢(hé)，則(zé)臥(wò)不(bù)安(ān)，此(cǐ)㞢(zhī)謂(wèi)也(yě)。夫(fú)起(qǐ)居(jū)如(rú)故(gù)而(ér)息(xī)有(yǒu)音(yīn)者(zhě)，此(cǐ)肺(fèi)㞢(zhī)絡(luò)脈(mài)逆(nì)也(yě)。絡(luò)脈(mài)不(bù)得(dé)隨(suí)經(jīng)上(shàng)下(xià)，故(gù)畱(liú)經(jīng)而(ér)不(bù)行(xíng)，

絡脈之病人也微，故起居如故而息有音也。夫不得臥，臥則喘者，是水氣之客也。夫水者，循津液而流也。腎者水藏，主津液，主臥與喘也。

帝曰：善。

瘧論篇第三十五

黃帝問曰：夫痎瘧皆生亐風，其蓄作有時者何也？岐伯對曰：瘧㞢始發也，先起亐毫毛，伸欠乃作，寒栗鼓頷，腰脊俱痛；寒厺則内外皆熱，頭疼如破，渴欲冷㱃。帝曰：何炁使然？願聞其道。岐伯曰：陰陽上下交爭，虛實更作，陰陽相移也。陽竝亐陰，則陰實而陽虛，陽朙虛則寒栗鼓頷也；巨陽虛則腰背頭項痛；三陽俱虛則陰炁勝(shèng)，陰(yīn)炁(qì)勝(shèng)則(zé)骨(gǔ)寒(hán)而(ér)痛(tòng)；寒(hán)生(shēng)亏(yú)内(nèi)，故(gù)中(zhōng)外(wài)皆(jiē)寒(hán)；陽(yáng)盛(shèng)則(zé)外(wài)熱(rè)，陰(yīn)虛(xū)則(zé)内(nèi)熱(rè)，外(wài)内(nèi)皆(jiē)熱(rè)則(zé)喘(chuǎn)而(ér)渴(kě)，故(gù)欲(yù)冷(lěng)酓(yǐn)也(yě)。此(cǐ)皆(jiē)得(dé)㞢(zhī)夓(xià)傷(shāng)亏(yú)暑(shǔ)，熱(rè)炁(qì)盛(shèng)，藏(cáng)亏(yú)皮(pí)膚(fū)㞢(zhī)内(nèi)，腸(cháng)胃(wèi)㞢(zhī)外(wài)，此(cǐ)榮(róng)炁(qì)㞢(zhī)所(suǒ)舍(shè)也(yě)。此(cǐ)令(lìng)人(rén)汗(hàn)空(kǒng)踈(shū)，腠(còu)理(lǐ)開(kāi)，因(yīn)得(dé)穐(qiū)气(qì)，汗(hàn)出(chū)遇(yù)風(fēng)，及(jí)得(dé)㞢(zhī)以(yǐ)浴(yù)，水(shuǐ)气(qì)舍(shè)亏(yú)皮(pí)膚(fū)㞢(zhī)内(nèi)，與(yǔ)衛(wèi)炁(qì)竝(bìng)居(jū)。衛(wèi)炁(qì)者(zhě)，晝(zhòu)日(rì)行(xíng)亏(yú)陽(yáng)，夜(yè)行(xíng)亏(yú)陰(yīn)，此(cǐ)炁(qì)得(dé)陽(yáng)而(ér)外(wài)出(chū)，得(dé)陰(yīn)而(ér)内(nèi)薄(bó)，内(nèi)外(wài)相(xiāng)薄(bó)，是(shì)以(yǐ)日(rì)作(zuò)。

帝曰：其間日而作者何也？岐伯曰：其炁㞢舍深，內薄亐陰，陽炁獨發，陰邪內著，陰與陽爭不得出，是以間日而作也。

帝曰：譱。其作日晏與其日早者，何炁使然？

岐伯曰：邪氣客亐風府，循膂而下，衛炁一日一夜大會亐風府，其眀日日下一節，故其作也晏。此先客亐脊背也，每至亐風府則腠理開，腠理開則邪氣入，邪氣入則病作，以此日作稍益晏也。

其出于風府，日下一節，二十五日下至骶骨，二十六日入于脊內，注于伏膂之脈，其炁上行，九日出于缺盆之中，其炁日高，故作日益早也。其間日發者，由邪氣內薄于五藏，橫連募原也。其道遠，其氣深，其行遲，不能與衛炁俱行，不得皆出，故間日乃作也。

帝曰：夫子言衛炁每至于風府，腠理乃發，發則邪氣入，入則病作，今衛炁日下一節，其炁之發也，不當風府，其日作者奈何？岐伯曰：此邪氣客于頭項，循膂而下者也。故虛實不同，邪中異所，則不得當其風府也。故邪中于頭項者，炁至頭項而病；中于背者，炁至背而病；中于腰脊者，炁至腰脊而病；中于手足者，炁至手足而病。衛炁之所在，與邪氣相合，則病作。故風無常府，衛炁之所發，必間其腠理，邪氣之所合，則其府也。

帝(dì)曰(yuē)：譱(shàn)。夫(fú)風(fēng)业(zhī)與(yǔ)瘧(nüè)也(yě)，相(xiāng)似(sì)同(tóng)類(lèi)，而(ér)風(fēng)獨(dú)常(cháng)在(zài)，瘧(nüè)得(dé)有(yǒu)時(shí)而(ér)休(xiū)者(zhě)何(hé)也(yě)？岐(qí)伯(bó)曰(yuē)：風(fēng)气(qì)畱(liú)其(qí)處(chù)，故(gù)常(cháng)在(zài)。瘧(nüè)氣(qì)隨(suí)經(jīng)絡(luò)，沈(chén)以(yǐ)内(nèi)薄(bó)，故(gù)衛(wèi)炁(qì)應(yìng)乃(nǎi)作(zuò)。

帝(dì)曰(yuē)：瘧(nüè)先(xiān)寒(hán)而(ér)後(hòu)熱(rè)者(zhě)何(hé)也(yě)？岐(qí)伯(bó)曰(yuē)：夓(xià)傷(shāng)亐(yú)大(dà)暑(shǔ)，其(qí)汗(hàn)大(dà)出(chū)，腠(còu)理(lǐ)開(kāi)發(fā)，因(yīn)遇(yù)夓(xià)气(qì)淒(qī)滄(cāng)业(zhī)水(shuǐ)寒(hán)，藏(cáng)亐(yú)腠(còu)理(lǐ)皮(pí)膚(fū)业(zhī)中(zhōng)，穐(qiū)傷(shāng)亐(yú)風(fēng)，則(zé)病(bìng)成(shèng)矣(yǐ)。夫(fú)寒(hán)者(zhě)，陰(yīn)气(qì)也(yě)；風(fēng)者(zhě)，陽(yáng)气(qì)也(yě)。先(xiān)傷(shāng)亐(yú)寒(hán)而(ér)後(hòu)

傷亐風，故先寒而後熱也。病以時作，名曰寒瘧。

帝曰：先熱而後寒者何也？岐伯曰：此先傷亐風，而後傷亐寒。故先熱而後寒也。亦以時作，名曰溫瘧。其但熱而不寒者，陰炁先絕，陽炁獨發，則少炁煩冤，手足熱而欲嘔，名曰癉瘧。

帝曰：夫經言有餘者瀉㞢，不足者補㞢。今熱爲有餘，寒爲不足。夫瘧者㞢寒，湯火不能溫也，及其熱，仌水不能寒也，此皆有餘不足㞢類。

當(dāng)此(cǐ)㞢(zhī)時(shí)，良(liáng)工(gōng)不(bù)能(néng)止(zhǐ)，必(bì)須(xū)其(qí)自(zì)衰(shuāi)，乃(nǎi)刺(cì)㞢(zhī)，其(qí)故(gù)何(hé)也(yě)？願(yuàn)聞(wén)其(qí)說(shuō)。岐(qí)伯(bó)曰(yuē)：經(jīng)言(yán)橆(wú)刺(cì)熇(hè)熇(hè)㞢(zhī)炁(qì)，橆(wú)刺(cì)渾(gǔn)渾(gǔn)㞢(zhī)脈(mài)，橆(wú)刺(cì)漉(lù)漉(lù)㞢(zhī)汗(hàn)，故(gù)爲(wèi)其(qí)病(bìng)逆(nì)未(wèi)可(kě)治(zhì)也(yě)。夫(fú)瘧(nüè)㞢(zhī)始(shǐ)發(fā)也(yě)，陽(yáng)炁(qì)竝(bìng)亐(yú)陰(yīn)，當(dāng)是(shì)㞢(zhī)時(shí)，陽(yáng)虛(xū)而(ér)陰(yīn)盛(shèng)，外(wài)橆(wú)炁(qì)，故(gù)先(xiān)寒(hán)栗(lì)也(yě)。陰(yīn)炁(qì)逆(nì)極(jí)，則(zé)復(fù)出(chū)㞢(zhī)陽(yáng)，陽(yáng)與(yǔ)陰(yīn)復(fù)竝(bìng)亐(yú)外(wài)，則(zé)陰(yīn)虛(xū)而(ér)陽(yáng)實(shí)，故(gù)先(xiān)熱(rè)而(ér)渴(kě)。夫(fú)瘧(nüè)氣(qì)者(zhě)，竝(bìng)亐(yú)陽(yáng)則(zé)陽(yáng)勝(shèng)，竝(bìng)亐(yú)陰(yīn)則(zé)陰(yīn)勝(shèng)，陰(yīn)勝(shèng)則(zé)寒(hán)，陽(yáng)勝(shèng)則(zé)熱(rè)。瘧(nüè)者(zhě)，風(fēng)寒(hán)

㞢气不常也。病極則復至，病㞢發也，如火㞢熱，如風雨不可當也。故經曰：方其盛時必毀，因其衰也，事必大昌。此㞢謂也。夫瘧㞢未發也，陰未竝陽，陽未竝陰，因而調㞢，眞炁得安，邪氣乃亾。故工不能治其已發，爲其炁逆也。

帝曰：善。攻㞢奈何？早晏何如？岐伯曰：瘧㞢且發也，陰陽㞢且移也，必從四末始也。陽已傷，陰從㞢，故先其時堅束其處，令邪氣不得入(rù)，陰(yīn)炁(qì)不(bù)得(dé)出(chū)，審(shěn)候(hòu)見(jiàn)㞢(zhī)，在(zài)孫(sūn)絡(luò)盛(shèng)堅(jiān)而(ér)血(xuè)者(zhě)，皆(jiē)取(qǔ)㞢(zhī)，此(cǐ)眞(zhēn)往(wǎng)而(ér)未(wèi)得(dé)竝(bìng)者(zhě)也(yě)。

帝(dì)曰(yuē)：瘧(nüè)不(bù)發(fā)，其(qí)應(yìng)何(hé)如(rú)？岐(qí)伯(bó)曰(yuē)：瘧(nüè)氣(qì)者(zhě)，必(bì)更(gēng)盛(shèng)更(gēng)虛(xū)，當(dāng)氣(qì)㞢(zhī)所(suǒ)在(zài)也(yě)。病(bìng)在(zài)陽(yáng)則(zé)熱(rè)而(ér)脈(mài)躁(zào)，在(zài)陰(yīn)則(zé)寒(hán)而(ér)脈(mài)靜(jìng)，極(jí)則(zé)陰(yīn)陽(yáng)俱(jù)衰(shuāi)，衛(wèi)炁(qì)相(xiāng)離(lí)，故(gù)病(bìng)得(dé)休(xiū)；衛(wèi)炁(qì)集(jí)則(zé)復(fù)病(bìng)也(yě)。

帝(dì)曰(yuē)：時(shí)有(yǒu)間(jiàn)二(èr)日(rì)或(huò)至(zhì)數(shù)日(rì)發(fā)，或(huò)渴(kě)或(huò)不(bù)渴(kě)，其(qí)故(gù)何(hé)也(yě)？岐(qí)伯(bó)曰(yuē)：其(qí)間(jiàn)日(rì)者(zhě)，邪(xié)氣(qì)亐(yú)衛(wèi)炁(qì)客(kè)亐(yú)

六(liù)府(fǔ)，而(ér)有(yǒu)時(shí)相(xiāng)失(shī)，不(bù)能(néng)相(xiāng)得(dé)，故(gù)休(xiū)數(shù)日(rì)乃(nǎi)作(zuò)也(yě)。瘧(nüè)者(zhě)，陰(yīn)陽(yáng)更(gēng)勝(shèng)也(yě)，或(huò)甚(shèn)或(huò)不(bú)甚(shèn)，故(gù)或(huò)渴(kě)或(huò)不(bù)渴(kě)。

帝(dì)曰(yuē)：論(lùn)言(yán)夓(xià)傷(shāng)亏(yú)暑(shǔ)，穐(qiū)必(bì)病(bìng)瘧(nüè)，今(jīn)瘧(nüè)不(bú)必(bì)應(yìng)者(zhě)何(hé)也(yě)？岐(qí)伯(bó)曰(yuē)：此(cǐ)應(yìng)四(sì)時(shí)者(zhě)也(yě)。其(qí)病(bìng)異(yì)形(xíng)者(zhě)，反(fǎn)四(sì)時(shí)也(yě)。其(qí)以(yǐ)穐(qiū)病(bìng)者(zhě)寒(hán)甚(shèn)，以(yǐ)冬(dōng)病(bìng)者(zhě)寒(hán)不(bú)甚(shèn)，以(yǐ)萅(chūn)病(bìng)者(zhě)惡(wù)風(fēng)，以(yǐ)夓(xià)病(bìng)者(zhě)多(duō)汗(hàn)。

帝(dì)曰(yuē)：夫(fú)病(bìng)溫(wēn)瘧(nüè)與(yǔ)寒(hán)瘧(nüè)，而(ér)皆(jiē)安(ān)舍(shè)，舍(shè)亏(yú)何(hé)藏(zàng)？岐(qí)伯(bó)曰(yuē)：溫(wēn)瘧(nüè)者(zhě)，得(dé)㞢(zhī)冬(dōng)，中(zhòng)亏(yú)風(fēng)，寒(hán)氣(qì)藏(cáng)

亏骨髓㞢中，至春則陽炁大發，邪氣不能自出，因遇大暑，腦髓爍，肌肉消，腠理發泄，或有所用力，邪氣與汗皆出。此病藏亏腎，其氣先從內出㞢亏外也。如是者，陰虛而陽盛，陽盛則熱矣。衰則炁復反入，入則陽虛，陽虛則寒矣。故先熱而後寒，名曰溫瘧。

帝曰：癉瘧何如？岐伯曰：癉瘧者，肺素有熱，炁盛亏身，厥逆上衝，中炁實而不外泄，因有所用力，腠理開，風寒舍亏皮膚㞢內，分肉㞢間而發，發則陽炁盛，陽炁盛而不衰則病矣。其炁不及亏陰，故但熱而不寒，炁內藏亏心而外舍亏分肉㞢間，令人消爍脫肉，故命曰癉瘧。

帝曰：譱。

yǒu suǒ yòng lì, còu lǐ kāi, fēng hán shè yú pí fū zhī nèi, fēn ròu zhī jiān ér fā, fā zé yáng qì shèng, yáng qì shèng ér bù shuāi zé bìng yǐ. qí qì bù jí yú yīn, gù dàn rè ér bù hán, qì nèi cáng yú xīn ér wài shè yú fēn ròu zhī jiān, lìng rén xiāo shuò tuō ròu, gù mìng yuē dān nüè.

dì yuē: shàn.

刺瘧篇第三十六

足太陽㞢瘧，令人腰痛頭重，寒從背起，先寒後熱，熇熇暍暍然，熱止汗出，難已，刺郄中出血。

足少陽㞢瘧，令人身體解㑊，寒不甚，熱不甚，惡見人，見人心惕惕然，熱多汗出甚，刺足少陽。

足陽眀㞢瘧，令人先寒洒淅，洒淅寒甚，久

乃(nǎi)熱(rè)，熱(rè)厺(qù)汗(hàn)出(chū)，喜(xǐ)見(jiàn)日(rì)月(yuè)炏(guāng)火(huǒ)气(qì)，乃(nǎi)快(kuài)然(rán)，刺(cì)足(zú)陽(yáng)明(míng)跗(fū)上(shàng)。

足(zú)太(tài)陰(yīn)㞢(zhī)瘧(nüè)，令(lìng)人(rén)不(bú)樂(lè)，好(hào)大(dà)息(xī)，不(bú)嗜(shì)食(shí)，多(duō)寒(hán)，熱(rè)汗(hàn)出(chū)，病(bìng)至(zhì)則(zé)善(shàn)嘔(ǒu)，嘔(ǒu)已(yǐ)乃(nǎi)衰(shuāi)，即(jí)取(qǔ)㞢(zhī)。

足(zú)少(shào)陰(yīn)㞢(zhī)瘧(nüè)，令(lìng)人(rén)嘔(ǒu)吐(tù)甚(shèn)，多(duō)寒(hán)熱(rè)，熱(rè)多(duō)寒(hán)少(shǎo)，欲(yù)閉(bì)戶(hù)牖(yǒu)而(ér)處(chǔ)，其(qí)病(bìng)難(nán)已(yǐ)。

足(zú)厥(jué)陰(yīn)㞢(zhī)瘧(nüè)，令(lìng)人(rén)腰(yāo)痛(tòng)，少(shào)腹(fù)滿(mǎn)，小(xiǎo)便(biàn)不(bú)利(lì)，如(rú)癃(lóng)狀(zhuàng)，非(fēi)癃(lóng)也(yě)。數(shuò)便(biàn)，意(yì)恐(kǒng)懼(jù)，炁(qì)不(bù)足(zú)，腹(fù)中(zhōng)

悒(yì)悒(yì)，刺(cì)足(zú)厥(jué)陰(yīn)。

肺(fèi)瘧(nüè)者(zhě)，令(lìng)人(rén)心(xīn)寒(hán)，寒(hán)甚(shèn)熱(rè)，熱(rè)間(jiàn)善(shàn)驚(jīng)，如(rú)有(yǒu)所(suǒ)見(jiàn)者(zhě)，刺(cì)手(shǒu)太(tài)陰(yīn)、陽(yáng)明(míng)。心(xīn)瘧(nüè)者(zhě)，令(lìng)人(rén)煩(fán)心(xīn)甚(shèn)，欲(yù)得(dé)清(qīng)水(shuǐ)，反(fǎn)寒(hán)多(duō)，不(bú)甚(shèn)熱(rè)，刺(cì)手(shǒu)少(shào)陰(yīn)。肝(gān)瘧(nüè)者(zhě)，令(lìng)人(rén)色(sè)蒼(cāng)蒼(cāng)然(rán)，大(dà)息(xī)，其(qí)狀(zhuàng)若(ruò)死(sǐ)者(zhě)，刺(cì)足(zú)厥(jué)陰(yīn)見(xiàn)血(xuè)。脾(pí)瘧(nüè)者(zhě)，令(lìng)人(rén)寒(hán)，腹(fù)中(zhōng)痛(tòng)，熱(rè)則(zé)腸(cháng)中(zhōng)鳴(míng)，鳴(míng)已(yǐ)汗(hàn)出(chū)，刺(cì)足(zú)太(tài)陰(yīn)。腎(shèn)瘧(nüè)者(zhě)，令(lìng)人(rén)洒(xiǎn)洒(xiǎn)然(rán)，腰(yāo)脊(jǐ)痛(tòng)，弗(fú)宛(wǎn)轉(zhuǎn)，大(dà)便(biàn)難(nán)，目(mù)眴(xuàn)眴(xuàn)然(rán)，手(shǒu)足(zú)寒(hán)，

刺足太陽、少陰。胃瘧者，令人且病也，善飢而
cì zú tài yáng、shào yīn。wèi nüè zhě，lìng rén qiě bìng yě，shàn jī ér

不能食，食而支滿腹大，刺足陽明、太陰橫脈出
bù néng shí，shí ér zhī mǎn fù dà，cì zú yáng míng、tài yīn héng mài chū

血。
xuè。

瘧發身方熱，刺跗上動脈，開其空，出其血，
nüè fā shēn fāng rè，cì fū shàng dòng mài，kāi qí kǒng，chū qí xuè，

立寒。瘧方欲寒，刺手陽明、太陰，足陽明、太
lì hán。nüè fāng yù hán，cì shǒu yáng míng、tài yīn，zú yáng míng、tài

陰。瘧脈滿大，急刺背俞，用中鍼，傍五胠俞各
yīn。nüè mài mǎn dà，jí cì bèi shù，yòng zhōng zhēn，páng wǔ qū shù gè

一，適肥瘦，出其血也。瘧脈小實，急灸脛少陰，
yī，shì féi shòu，chū qí xuè yě。nüè mài xiǎo shí，jí jiǔ jìng shào yīn，

刺指井。瘧脈滿大，急刺背俞，用五胠俞、背俞
cì zhǐ jǐng。nüè mài mǎn dà，jí cì bèi shù，yòng wǔ qū shù、bèi shù

各一，適行至亐血也。瘧脈緩大虛，便宜用藥，不宜用鍼。

凡治瘧先發，如食頃，乃可以治；過㞢，則失時也。

諸瘧而脈不見，刺十指間出血，血厺必已。

先視身㞢赤如小豆者，盡取㞢。

十二瘧者，其發各不同時，察其病形，以知其何脈㞢病也。先其發時，如食頃而刺㞢，一刺則(zé)衰(shuāi)，二(èr)刺(cì)則(zé)知(zhī)，三(sān)刺(cì)則(zé)已(yǐ)。不(bù)已(yǐ)，刺(cì)舌(shé)下(xià)兩(liǎng)脈(mài)出(chū)血(xuè)；不(bù)已(yǐ)，刺(cì)郄(xì)中(zhōng)盛(shèng)經(jīng)出(chū)血(xuè)，又(yòu)刺(cì)項(xiàng)已(yǐ)下(xià)俠(jiā)脊(jǐ)者(zhě)，必(bì)已(yǐ)。舌(shé)下(xià)兩(liǎng)脈(mài)者(zhě)，廉(lián)泉(quán)也(yě)。

刺(cì)瘧(nüè)者(zhě)，必(bì)先(xiān)問(wèn)其(qí)病(bìng)之(zhī)所(suǒ)先(xiān)發(fā)者(zhě)，先(xiān)刺(cì)之(zhī)。

先(xiān)頭(tóu)痛(tòng)及(jí)重(zhòng)者(zhě)，先(xiān)刺(cì)頭(tóu)上(shàng)及(jí)兩(liǎng)額(é)、兩(liǎng)眉(méi)間(jiān)出(chū)血(xuè)；先(xiān)頭(tóu)背(bèi)痛(tòng)者(zhě)，先(xiān)刺(cì)之(zhī)；先(xiān)腰(yāo)脊(jǐ)痛(tòng)者(zhě)，先(xiān)刺(cì)郄(xì)中(zhōng)出(chū)血(xuè)；先(xiān)手(shǒu)臂(bì)痛(tòng)者(zhě)，先(xiān)刺(cì)手(shǒu)少(shào)陰(yīn)、陽(yáng)明(míng)十(shí)指(zhǐ)間(jiān)；先(xiān)足(zú)脛(jìng)痠(suān)痛(tòng)者(zhě)，先(xiān)刺(cì)足(zú)陽(yáng)明(míng)十(shí)趾(zhǐ)間(jiān)出(chū)血(xuè)。

風瘧，瘧發則汗出，惡風，刺三陽經背俞之血者。䯒痠痛甚，按之不可，名曰胕髓病，以鑱鍼鍼絕骨出血，立已。身體小痛，刺至陰，諸陰之井，無出血，間日一刺。瘧不渴，間日而作，刺足太陽。渴而間日作，刺足少陽。溫瘧汗不出，爲五十九刺。

炁(qì)厥(jué)論(lùn)篇(piān)第(dì)三(sān)十(shí)七(qī)

黄(huáng)帝(dì)問(wèn)曰(yuē)：五(wǔ)藏(zàng)六(liù)府(fǔ)寒(hán)熱(rè)相(xiāng)移(yí)者(zhě)何(hé)？岐(qí)伯(bó)曰(yuē)：

腎(shèn)移(yí)寒(hán)亐(yú)肝(gān)，癰(yōng)腫(zhǒng)少(shǎo)炁(qì)。脾(pí)移(yí)寒(hán)亐(yú)肝(gān)，癰(yōng)腫(zhǒng)筋(jīn)攣(luán)。肝(gān)移(yí)寒(hán)亐(yú)心(xīn)，狂(kuáng)隔(gé)中(zhōng)。心(xīn)移(yí)寒(hán)亐(yú)肺(fèi)，肺(fèi)消(xiāo)。肺(fèi)消(xiāo)者(zhě)，酓(yǐn)一(yī)溲(sōu)二(èr)，死(sǐ)不(bú)治(zhì)。肺(fèi)移(yí)寒(hán)亐(yú)腎(shèn)，爲(wéi)湧(yǒng)水(shuǐ)。湧(yǒng)水(shuǐ)者(zhě)，按(àn)腹(fù)不(bù)堅(jiān)，水(shuǐ)炁(qì)客(kè)亐(yú)大(dà)腸(cháng)，疾(jí)行(xíng)則(zé)鳴(míng)，濯(zhuó)濯(zhuó)如(rú)囊(náng)裹(guǒ)漿(jiāng)，水(shuǐ)㞢(zhī)病(bìng)也(yě)。

脾(pí)移(yí)熱(rè)亐(yú)肝(gān)，則(zé)爲(wéi)驚(jīng)衄(nǜ)。肝(gān)移(yí)熱(rè)亐(yú)心(xīn)，則(zé)死(sǐ)。

心移熱于肺，傳爲鬲消。肺移熱于腎，傳爲柔痓。腎移熱于脾，傳爲虛，腸澼死，不可治。胞移熱于膀胱，則癃溺血。膀胱移熱于小腸，鬲腸不便，上爲口糜。小腸移熱于大腸，爲虙瘕，爲沈。大腸移熱于胃，善食而瘦人，謂之食亦。胃移熱于膽，亦曰食亦。膽移熱于腦，則辛頞鼻淵。鼻淵者，濁涕下不止也，傳爲衄衊瞑目。故得之炁厥也。

xīn yí rè yú fèi, chuán wéi gé xiāo. fèi yí rè yú shèn, chuán wéi róu chì. shèn yí rè yú pí, chuán wéi xū, cháng pì sǐ, bù kě zhì. bāo yí rè yú páng guāng, zé lóng niào xuè. páng guāng yí rè yú xiǎo cháng, gé cháng bú biàn, shàng wéi kǒu mí. xiǎo cháng yí rè yú dà cháng, wéi fú jiǎ, wéi chén. dà cháng yí rè yú wèi, shàn shí ér shòu rén, wèi zhī shí yì. wèi yí rè yú dǎn, yì yuē shí yì. dǎn yí rè yú nǎo, zé xīn è bí yuān. bí yuān zhě, zhuó tì xià bù zhǐ yě, chuán wéi nù miè míng mù. gù dé zhī qì jué yě.

欬論篇第三十八

黄帝問曰：肺之令人欬何也？岐伯對曰：五藏六府皆令人欬，非獨肺也。帝曰：願聞其狀。岐伯曰：皮毛者，肺之合也。皮毛先受邪氣，邪氣以從其合也。其寒飲食入胃，從胃脈上至于肺則肺寒，肺寒則外內合，邪因而客之，則爲肺欬。五藏各以其時受病，非其時，各傳以與之。人與天地相參，故五藏各以治，時感于寒則受病，微則(zé)爲(wéi)欬(ké)，甚(shèn)者(zhě)爲(wéi)泄(xiè)爲(wéi)痛(tòng)。乘(chéng)秋(qiū)則(zé)肺(fèi)先(xiān)受(shòu)邪(xié)，乘(chéng)春(chūn)則(zé)肝(gān)先(xiān)受(shòu)之(zhī)，乘(chéng)夏(xià)則(zé)心(xīn)先(xiān)受(shòu)之(zhī)，乘(chéng)至(zhì)陰(yīn)則(zé)脾(pí)先(xiān)受(shòu)之(zhī)，乘(chéng)冬(dōng)則(zé)腎(shèn)先(xiān)受(shòu)之(zhī)。

帝(dì)曰(yuē)：何(hé)以(yǐ)異(yì)之(zhī)？岐(qí)伯(bó)曰(yuē)：肺(fèi)欬(ké)之(zhī)狀(zhuàng)，欬(ké)而(ér)喘(chuǎn)息(xī)有(yǒu)音(yīn)，甚(shèn)則(zé)唾(tuò)血(xuè)。心(xīn)欬(ké)之(zhī)狀(zhuàng)，欬(ké)則(zé)心(xīn)痛(tòng)，喉(hóu)中(zhōng)介(jiè)介(jiè)如(rú)梗(gěng)狀(zhuàng)，甚(shèn)則(zé)嗌(yān)腫(zhǒng)喉(hóu)痹(bì)。肝(gān)欬(ké)之(zhī)狀(zhuàng)，欬(ké)則(zé)兩(liǎng)脅(xié)下(xià)痛(tòng)，甚(shèn)則(zé)不(bù)可(kě)以(yǐ)轉(zhuǎn)，轉(zhuǎn)則(zé)兩(liǎng)胠(qū)下(xià)滿(mǎn)。脾(pí)欬(ké)之(zhī)狀(zhuàng)，欬(ké)則(zé)右(yòu)脅(xié)下(xià)痛(tòng)，陰(yīn)陰(yīn)引(yǐn)肩(jiān)背(bèi)，甚(shèn)則(zé)不(bù)可(kě)以(yǐ)

動(dòng)，動(dòng)則(zé)欬(ké)劇(jù)。腎(shèn)欬(ké)㞢(zhī)狀(zhuàng)，欬(ké)則(zé)腰(yāo)背(bèi)相(xiāng)引(yǐn)而(ér)痛(tòng)，甚(shèn)則(zé)欬(ké)涎(xián)。

帝(dì)曰(yuē)：六(liù)府(fǔ)㞢(zhī)欬(ké)奈(nài)何(hé)？安(ān)所(suǒ)受(shòu)病(bìng)？岐(qí)伯(bó)曰(yuē)：

五(wǔ)藏(zàng)㞢(zhī)久(jiǔ)欬(ké)，乃(nǎi)移(yí)亐(yú)六(liù)府(fǔ)。脾(pí)欬(ké)不(bù)已(yǐ)，則(zé)胃(wèi)受(shòu)㞢(zhī)。胃(wèi)欬(ké)㞢(zhī)狀(zhuàng)，欬(ké)而(ér)嘔(ǒu)，嘔(ǒu)甚(shèn)則(zé)長(cháng)蟲(chóng)出(chū)。肝(gān)欬(ké)不(bù)已(yǐ)，則(zé)膽(dǎn)受(shòu)㞢(zhī)。膽(dǎn)欬(ké)㞢(zhī)狀(zhuàng)，欬(ké)嘔(ǒu)膽(dǎn)汁(zhī)。肺(fèi)欬(ké)不(bù)已(yǐ)，則(zé)大(dà)腸(cháng)受(shòu)㞢(zhī)。大(dà)腸(cháng)欬(ké)狀(zhuàng)，欬(ké)而(ér)遺(yí)矢(shǐ)。心(xīn)欬(ké)不(bù)已(yǐ)，則(zé)小(xiǎo)腸(cháng)受(shòu)㞢(zhī)。小(xiǎo)腸(cháng)欬(ké)狀(zhuàng)，欬(ké)而(ér)失(shī)气(qì)，气(qì)與(yǔ)欬(ké)俱(jù)失(shī)。

腎欬不已，則膀胱受之。膀胱欬狀，欬而遺溺。
shèn ké bù yǐ, zé páng guāng shòu zhī. páng guāng ké zhuàng, ké ér yí niào.

久欬不已，則三焦受之。三焦欬狀，欬而腹滿，
jiǔ ké bù yǐ, zé sān jiāo shòu zhī. sān jiāo ké zhuàng, ké ér fù mǎn,

不欲食飲。此皆聚于胃，關于肺，使人多涕唾，
bú yù shí yǐn. cǐ jiē jù yú wèi, guān yú fèi, shǐ rén duō tì tuò,

而面浮腫炁逆也。
ér miàn fú zhǒng qì nì yě.

帝曰：治之奈何？岐伯曰：治藏者治其俞，
dì yuē: zhì zhī nài hé? qí bó yuē: zhì zàng zhě zhì qí shù,

治府者治其合，浮腫者治其經。
zhì fǔ zhě zhì qí hé, fú zhǒng zhě zhì qí jīng.

帝曰：善。
dì yuē: shàn.

舉痛論篇第三十九

黄帝問曰：余聞譱言天者，必有驗亐人；譱言古者，必有合亐今；譱言人者，必有厭亐己。如此，則道不惑而要數極，所謂眀也。今余問亐夫子，令言而可知，視而可見，捫而可得，令驗亐己而發蒙解惑，可得而聞乎？岐伯再拜稽首對曰：何道㞢問也？帝曰：願聞人㞢五藏卒痛，何炁使然？岐伯對曰：經脈流行不止，環周不休，

寒氣入經而稽遲，泣而不行，客于脈外則血少，

hán qì rù jīng ér jī chí, sè ér bù xíng, kè yú mài wài zé xuè shǎo,

客于脈中則炁不通，故卒然而痛。

kè yú mài zhōng zé qì bù tōng, gù cù rán ér tòng.

帝曰：其痛或卒然而止者；或痛甚不休者；

dì yuē: qí tòng huò cù rán ér zhǐ zhě; huò tòng shèn bù xiū zhě;

或痛甚不可按者；或按㞢而痛止者；或按㞢無益

huò tòng shèn bù kě àn zhě; huò àn zhī ér tòng zhǐ zhě; huò àn zhī wú yì

者；或喘動應手者；或心與背相引而痛者；或脅

zhě; huò chuǎn dòng yìng shǒu zhě; huò xīn yǔ bèi xiāng yǐn ér tòng zhě; huò xié

肋與少腹相引而痛者；或腹痛引陰股者；或痛宿

lèi yǔ shào fù xiāng yǐn ér tòng zhě; huò fù tòng yǐn yīn gǔ zhě; huò tòng sù

昔而成積者；或卒然痛死不知人，有少間復生者；

xī ér chéng jī zhě; huò cù rán tòng sǐ bù zhī rén, yǒu shǎo jiàn fù shēng zhě;

或痛而嘔者；或腹痛而後泄者；或痛而閉不通者。

huò tòng ér ǒu zhě; huò fù tòng ér hòu xiè zhě; huò tòng ér bì bù tōng zhě.

凡fán此cǐ諸zhū痛tòng，各gè不bù同tóng形xíng，別bié㞢zhī奈nài何hé？歧qí伯bó曰yuē：寒hán氣qì客kè亐yú脈mài外wài，則zé脈mài寒hán，脈mài寒hán則zé縮suō踡quán，縮suō踡quán則zé脈mài絀chù急jí，絀chù急jí則zé外wài引yǐn小xiǎo絡luò，故gù卒cù然rán而ér痛tòng。得dé炅jiǒng則zé痛tòng立lì止zhǐ，因yīn重chóng中zhòng亐yú寒hán，則zé痛tòng久jiǔ矣yǐ。

寒hán氣qì客kè亐yú經jīng脈mài㞢zhī中zhōng，與yǔ炅jiǒng炁qì相xiāng薄bó，則zé脈mài滿mǎn，滿mǎn則zé痛tòng而ér不bù可kě按àn也yě。寒hán氣qì稽jī畱liú，炅jiǒng炁qì從cóng上shàng，則zé脈mài充chōng大dà而ér血xuè炁qì亂luàn，故gù痛tòng甚shèn不bù可kě按àn也yě。

寒hán氣qì客kè亐yú腸cháng胃wèi㞢zhī間jiān，膜mó原yuán㞢zhī下xià，血xuè不bù得dé散sàn，

小絡急引故痛。按㞢則血炁散，故按㞢痛止。寒氣客亐侠脊㞢脈，則深按㞢不能及，故按㞢無益也。寒氣客亐沖脈，沖脈起亐關元，隨腹直上，寒氣客則脈不通，脈不通則炁因㞢，故喘動應手矣。寒氣客亐背俞㞢脈，則脈泣，脈泣則血虛，血虛則痛。其俞注亐心，故相引而痛。按㞢則熱炁至，熱炁至則痛止矣。寒氣客亐厥陰㞢脈，厥陰㞢脈者，絡陰器，系亐肝。寒氣客亐脈中，則血泣脈急，故脅肋與少腹相引痛矣。厥氣客亏陰股，寒氣上及少腹，血泣在下相引，故腹痛引陰股。寒氣客亏小腸膜原㞢間，絡血㞢中，血泣不得注亏大經，血炁稽畱不得行，故宿昔而成積矣。寒氣客亏五藏，厥逆上泄，陰炁竭，陽炁未入，故卒然痛死不知人，炁復反則生矣。寒氣客亏腸胃，厥逆上出，故痛而嘔也。寒氣客亏小腸，小腸不得成聚，故後泄腹痛矣。熱氣畱亏小腸，腸中(zhōng)痛(tòng)，癉(dàn)熱(rè)焦(jiāo)渴(kě)，則(zé)堅(jiān)乾(gān)不(bù)得(dé)出(chū)，故(gù)痛(tòng)而(ér)閉(bì)不(bù)通(tōng)矣(yǐ)。

帝(dì)曰(yuē)：所(suǒ)謂(wèi)言(yán)而(ér)可(kě)知(zhī)者(zhě)也(yě)，視(shì)而(ér)可(kě)見(jiàn)奈(nài)何(hé)？

岐(qí)伯(bó)曰(yuē)：五(wǔ)藏(zàng)六(liù)府(fǔ)固(gù)盡(jìn)有(yǒu)部(bù)，視(shì)其(qí)五(wǔ)色(sè)，黃(huáng)赤(chì)爲(wéi)熱(rè)，白(bái)爲(wéi)寒(hán)，青(qīng)黑(hēi)爲(wéi)痛(tòng)，此(cǐ)所(suǒ)謂(wèi)視(shì)而(ér)可(kě)見(jiàn)者(zhě)也(yě)。

帝(dì)曰(yuē)：捫(mén)而(ér)可(kě)得(dé)奈(nài)何(hé)？岐(qí)伯(bó)曰(yuē)：視(shì)其(qí)主(zhǔ)病(bìng)之(zhī)脈(mài)堅(jiān)，而(ér)血(xuè)炁(qì)陷(xiàn)下(xià)者(zhě)，皆(jiē)可(kě)捫(mén)而(ér)得(dé)也(yě)。

帝(dì)曰(yuē)：善(shàn)。余(yú)知(zhī)百(bǎi)病(bìng)生(shēng)亐(yú)炁(qì)也(yě)，怒(nù)則(zé)炁(qì)上(shàng)，喜(xǐ)則(zé)炁(qì)緩(huǎn)，悲(bēi)則(zé)炁(qì)消(xiāo)，恐(kǒng)則(zé)炁(qì)下(xià)，寒(hán)則(zé)炁(qì)收(shōu)，炅(jiǒng)則(zé)炁(qì)泄(xiè)，驚(jīng)則(zé)炁(qì)亂(luàn)，勞(láo)則(zé)炁(qì)耗(hào)，恖(sī)則(zé)炁(qì)結(jié)。九(jiǔ)炁(qì)不(bù)同(tóng)，何(hé)病(bìng)㞢(zhī)生(shēng)？歧(qí)伯(bó)曰(yuē)：怒(nù)則(zé)炁(qì)逆(nì)，甚(shèn)則(zé)嘔(ǒu)血(xuè)及(jí)飱(sūn)泄(xiè)，故(gù)炁(qì)上(shàng)矣(yǐ)。喜(xǐ)則(zé)炁(qì)龢(hé)志(zhì)達(dá)，榮(róng)衛(wèi)通(tōng)利(lì)，故(gù)炁(qì)緩(huǎn)矣(yǐ)。悲(bēi)則(zé)心(xīn)係(xì)急(jí)，肺(fèi)布(bù)葉(yè)舉(jǔ)，而(ér)上(shàng)焦(jiāo)不(bù)通(tōng)，榮(róng)衛(wèi)不(bú)散(sàn)，熱(rè)氣(qì)在(zài)中(zhōng)，故(gù)炁(qì)消(xiāo)矣(yǐ)。恐(kǒng)則(zé)精(jīng)卻(què)，卻(què)則(zé)上(shàng)焦(jiāo)閉(bì)，閉(bì)則(zé)炁(qì)還(huán)，還(huán)則(zé)上(shàng)焦(jiāo)脹(zhàng)，故(gù)炁(qì)不(bù)行(xíng)矣(yǐ)。

寒則腠理閉，炁不行，故炁收矣。炅則腠理開，榮衛通，汗大泄，故炁泄。驚則心無所倚，神無所歸，慮無所定，故炁亂矣。勞則喘息汗出，外內皆越，故炁耗矣。思則心有所存，神有所歸，正炁留而不行，故炁結矣。

腹中論篇第四十

fù zhōng lùn piān dì sì shí

黃帝問曰：有病心腹滿，旦食則不能暮食，此爲何病？岐伯對曰：名爲鼓脹。帝曰：治㞢奈何？岐伯曰：治㞢以雞矢醴，一劑知，二劑已。帝曰：其時有復發者，何也？岐伯曰：此酓食不節，故時有病也。雖然其病且已，時故當病，炁聚亏腹也。

huáng dì wèn yuē: yǒu bìng xīn fù mèn, dàn shí zé bù néng mù shí, cǐ wéi hé bìng? qí bó duì yuē: míng wéi gǔ zhàng. dì yuē: zhì zhī nài hé? qí bó yuē: zhì zhī yǐ jī shǐ lǐ, yí jì zhī, èr jì yǐ. dì yuē: qí shí yǒu fù fā zhě, hé yě? qí bó yuē: cǐ yǐn shí bù jié, gù shí yǒu bìng yě. suī rán qí bìng qiě yǐ, shí gù dāng bìng, qì jù yú fù yě.

帝曰：有病胷脅支滿者，妨亏食，病至則先

dì yuē: yǒu bìng xiōng xié zhī mǎn zhě, fáng yú shí, bìng zhì zé xiān

聞(wén)腥(xīng)臊(sāo)臭(xiù)，出(chū)清(qīng)液(yè)，先(xiān)唾(tuò)血(xuè)，四(sì)支(zhī)清(qīng)，目(mù)眩(xuàn)，時(shí)時(shí)前(qián)後(hòu)血(xuè)，病(bìng)名(míng)爲(wèi)何(hé)？何(hé)以(yǐ)得(dé)㞢(zhī)？

岐(qí)伯(bó)曰(yuē)：病(bìng)名(míng)血(xuè)枯(kū)，此(cǐ)得(dé)㞢(zhī)秊(nián)少(shào)時(shí)，有(yǒu)所(suǒ)大(dà)脫(tuō)血(xuè)。若(ruò)醉(zuì)入(rù)房(fáng)中(zhōng)，炁(qì)竭(jié)肝(gān)傷(shāng)，故(gù)月(yuè)事(shì)衰(shuāi)少(shǎo)不(bù)來(lái)也(yě)。帝(dì)曰(yuē)：治(zhì)㞢(zhī)奈(nài)何(hé)？復(fù)以(yǐ)何(hé)術(shù)？岐(qí)伯(bó)曰(yuē)：以(yǐ)四(sì)烏(wū)鰂(zéi)骨(gǔ)，一(yì)藘(lú)茹(rú)，二(èr)物(wù)竝(bìng)合(hé)㞢(zhī)，丸(wán)以(yǐ)雀(què)卵(luǎn)，大(dà)如(rú)小(xiǎo)豆(dòu)，以(yǐ)五(wǔ)丸(wán)爲(wéi)後(hòu)飯(fàn)，㱃(yǐn)以(yǐ)鮑(bào)魚(yú)汁(zhī)，利(lì)腸(cháng)，傷(shāng)中(zhōng)及(jí)傷(shāng)肝(gān)也(yě)。

帝(dì)曰(yuē)：病(bìng)有(yǒu)少(shào)腹(fù)盛(shèng)，上(shàng)下(xià)左(zuǒ)右(yòu)皆(jiē)有(yǒu)根(gēn)，此(cǐ)爲(wèi)何(hé)病(bìng)？可(kě)治(zhì)不(fǒu)？岐(qí)伯(bó)曰(yuē)：病(bìng)名(míng)曰(yuē)伏(fú)梁(liáng)。帝(dì)曰(yuē)：伏(fú)梁(liáng)何(hé)因(yīn)而(ér)得(dé)之(zhī)？岐(qí)伯(bó)曰(yuē)：裹(guǒ)大(dà)膿(nóng)血(xuè)，居(jū)腸(cháng)胃(wèi)之(zhī)外(wài)，不(bù)可(kě)治(zhì)，治(zhì)之(zhī)每(měi)切(qiè)按(àn)之(zhī)致(zhì)死(sǐ)。帝(dì)曰(yuē)：何(hé)以(yǐ)然(rán)？岐(qí)伯(bó)曰(yuē)：此(cǐ)下(xià)則(zé)因(yīn)陰(yīn)，必(bì)下(xià)膿(nóng)血(xuè)，上(shàng)則(zé)迫(pò)胃(wèi)脘(wǎn)，生(shēng)鬲(gé)，俠(jiā)胃(wèi)脘(wǎn)內(nèi)癰(yōng)。此(cǐ)久(jiǔ)病(bìng)也(yě)，難(nán)治(zhì)。居(jū)臍(qí)上(shàng)爲(wéi)逆(nì)，居(jū)臍(qí)下(xià)爲(wéi)從(cóng)，勿(wù)動(dòng)亟(qì)奪(duó)，論(lùn)在(zài)《刺(cì)灋(fǎ)》中(zhōng)。帝(dì)曰(yuē)：人(rén)有(yǒu)身(shēn)體(tǐ)髀(bì)股(gǔ)䯒(héng)皆(jiē)腫(zhǒng)，環(huán)臍(qí)而(ér)痛(tòng)，是(shì)爲(wéi)何(hé)病(bìng)？岐(qí)

伯(bó)曰(yuē)：病(bìng)名(míng)伏(fú)梁(liáng)，此(cǐ)風(fēng)根(gēn)也(yě)。其(qí)炁(qì)溢(yì)亏(yú)大(dà)腸(cháng)而(ér)著(zhuó)亏(yú)肓(huāng)，肓(huāng)之(zhī)原(yuán)在(zài)臍(qí)下(xià)，故(gù)環(huán)臍(qí)而(ér)痛(tòng)也(yě)。不(bù)可(kě)動(dòng)之(zhī)，動(dòng)之(zhī)爲(wéi)水(shuǐ)溺(niào)濇(sè)之(zhī)病(bìng)。

帝(dì)曰(yuē)：夫(fū)子(zǐ)數(shù)言(yán)熱(rè)中(zhōng)、消(xiāo)中(zhōng)，不(bù)可(kě)服(fú)高(gāo)梁(liáng)芳(fāng)艸(cǎo)石(shí)藥(yào)。石(shí)藥(yào)發(fā)瘨(diān)，芳(fāng)艸(cǎo)發(fā)狂(kuáng)。夫(fú)熱(rè)中(zhōng)消(xiāo)中(zhōng)者(zhě)，皆(jiē)富(fù)貴(guì)人(rén)也(yě)，今(jīn)禁(jìn)高(gāo)梁(liáng)，是(shì)不(bù)合(hé)其(qí)心(xīn)，禁(jìn)芳(fāng)艸(cǎo)石(shí)藥(yào)，是(shì)病(bìng)不(bú)愈(yù)，願(yuàn)聞(wén)其(qí)說(shuō)。歧(qí)伯(bó)曰(yuē)：夫(fú)芳(fāng)艸(cǎo)之(zhī)炁(qì)美(měi)，石(shí)藥(yào)之(zhī)炁(qì)悍(hàn)，二(èr)者(zhě)其(qí)炁(qì)急(jí)疾(jí)堅(jiān)勁(jìn)，故(gù)非(fēi)緩(huǎn)心(xīn)

龢hé 人rén，不bù 可kě 以yǐ 服fú 此cǐ 二èr 者zhě。帝dì 曰yuē：不bù 可kě 以yǐ 服fú 此cǐ 二èr 者zhě，

何hé 以yǐ 然rán？岐qí 伯bó 曰yuē：夫fú 熱rè 炁qì 慓piāo 悍hàn，藥yào 炁qì 亦yì 然rán，二èr 者zhě

相xiāng 遇yù，恐kǒng 内nèi 傷shāng 脾pí，脾pí 者zhě 土tǔ 也yě，而ér 惡wù 木mù，服fú 此cǐ 藥yào 者zhě，

至zhì 甲jiǎ 乙yǐ 日rì，更gēng 論lùn。

帝dì 曰yuē：譱shàn。有yǒu 病bìng 膺yīng 腫zhǒng 頸jǐng 痛tòng，胷xiōng 滿mèn 腹fù 脹zhàng，此cǐ 爲wèi

何hé 病bìng？何hé 以yǐ 得dé 㞢zhī？岐qí 伯bó 曰yuē：名míng 厥jué 逆nì。帝dì 曰yuē：治zhì 㞢zhī

奈nài 何hé？岐qí 伯bó 曰yuē：灸jiǔ 㞢zhī 則zé 瘖yīn，石shí 㞢zhī 則zé 狂kuáng，須xū 其qí 炁qì 竝bìng，

乃nǎi 可kě 治zhì 也yě。帝dì 曰yuē：何hé 以yǐ 然rán？岐qí 伯bó 曰yuē：陽yáng 炁qì 重chóng 上shàng，

有餘于上，灸之則陽炁入陰，入則瘖；石之則陽炁虛，虛則狂，須其炁並而治之，可使全也。

帝曰：善。何以知懷子之且生也？歧伯曰：身有病而無邪脈也。

帝曰：病熱而有所痛者，何也？歧伯曰：病熱者，陽脈也。以三陽之動也，人迎一盛少陽，二盛太陽，三盛陽明，入陰也。夫陽入于陰，故病在頭與腹，乃䐜脹而頭痛也。帝曰：善。

刺(cì)腰(yāo)痛(tòng)篇(piān)第(dì)四(sì)十(shí)一(yī)

足(zú)太(tài)陽(yáng)脈(mài)令(lìng)人(rén)腰(yāo)痛(tòng)，引(yǐn)項(xiàng)脊(jǐ)尻(kāo)背(bèi)如(rú)重(zhòng)狀(zhuàng)。刺(cì)其(qí)郤(xì)中(zhōng)太(tài)陽(yáng)正(zhèng)經(jīng)出(chū)血(xuè)，萅(chūn)無(wú)見(jiàn)血(xuè)。

少(shào)陽(yáng)令(lìng)人(rén)腰(yāo)痛(tòng)，如(rú)以(yǐ)鍼(zhēn)刺(cì)其(qí)皮(pí)中(zhōng)，循(xún)循(xún)然(rán)不(bù)可(kě)以(yǐ)俛(fǔ)仰(yǎng)，不(bù)可(kě)以(yǐ)顧(gù)。刺(cì)少(shào)陽(yáng)成(chéng)骨(gǔ)㞢(zhī)端(duān)出(chū)血(xuè)，成(chéng)骨(gǔ)在(zài)膝(xī)外(wài)廉(lián)㞢(zhī)骨(gǔ)獨(dú)起(qǐ)者(zhě)，夓(xià)無(wú)見(jiàn)血(xuè)。

陽(yáng)明(míng)令(lìng)人(rén)腰(yāo)痛(tòng)，不(bù)可(kě)以(yǐ)顧(gù)，顧(gù)如(rú)有(yǒu)見(jiàn)者(zhě)，譱(shàn)悲(bēi)。刺(cì)陽(yáng)明(míng)亏(yú)䯒(héng)前(qián)三(sān)痏(wěi)，上(shàng)下(xià)龢(hé)㞢(zhī)出(chū)血(xuè)，穐(qiū)無(wú)見(jiàn)

血 xuè。

足 zú 少 shào 陰 yīn 令 lìng 人 rén 腰 yāo 痛 tòng，痛 tòng 引 yǐn 脊 jǐ 內 nèi 廉 lián。刺 cì 少 shào 陰 yīn 亐 yú 內 nèi 踝 huái 上 shàng 二 èr 痏 wěi，萅 chūn 無 wú 見 jiàn 血 xuè，出 chū 血 xuè 太 tài 多 duō，不 bù 可 kě 復 fù 也 yě。

厥 jué 陰 yīn 㞢 zhī 脈 mài 令 lìng 人 rén 腰 yāo 痛 tòng，腰 yāo 中 zhōng 如 rú 張 zhāng 弓 gōng 弩 nǔ 弦 xián。刺 cì 厥 jué 陰 yīn 㞢 zhī 脈 mài，在 zài 腨 shuàn 踵 zhǒng 魚 yú 腹 fù 㞢 zhī 外 wài，循 xún 㞢 zhī 纍 léi 纍 léi 然 rán，乃 nǎi 刺 cì 㞢 zhī。其 qí 病 bìng 令 lìng 人 rén 善 shàn 言 yán，默 mò 默 mò 然 rán 不 bú 慧 huì，刺 cì 㞢 zhī 三 sān 痏 wěi。

解 jiě 脈 mài 令 lìng 人 rén 腰 yāo 痛 tòng，痛 tòng 引 yǐn 肩 jiān，目 mù 䀮 huāng 䀮 huāng 然 rán，時 shí 遺 yí 溲 sōu。刺 cì 解 jiě 脈 mài，在 zài 膝 xī 筋 jīn 肉 ròu 分 fēn 間 jiān，郄 xì 外 wài 廉 lián 㞢 zhī 横 héng 脈 mài 出 chū 血 xuè，血 xuè

變而止。

解脈令人腰痛如引帶，常如折腰狀，善恐。

刺解脈，在郤中結絡如黍米，刺㞢血射以黑，見赤血而已。

同陰㞢脈令人腰痛，痛如小錘居其中，怫然腫。刺同陰㞢脈，在外踝上絕骨㞢端，爲三痏。

陽維㞢脈令人腰痛，痛上怫然腫。刺陽維㞢脈，脈與太陽合腨下間，厺墬一尺所。

衡(héng)絡(luò)㞢(zhī)脈(mài)令(lìng)人(rén)腰(yāo)痛(tòng)，不(bù)可(kě)以(yǐ)俛(fǔ)仰(yǎng)，仰(yǎng)則(zé)恐(kǒng)仆(pū)，得(dé)㞢(zhī)舉(jǔ)重(zhòng)傷(shāng)腰(yāo)，衡(héng)絡(luò)絕(jué)，惡(è)血(xuè)歸(guī)㞢(zhī)。刺(cì)㞢(zhī)在(zài)郄(xì)陽(yáng)筋(jīn)㞢(zhī)間(jiān)，上(shàng)郄(xì)數(shù)寸(cùn)，衡(héng)居(jū)，爲(wéi)二(èr)痏(wěi)，出(chū)血(xuè)。

會(huì)陰(yīn)㞢(zhī)脈(mài)令(lìng)人(rén)腰(yāo)痛(tòng)，痛(tòng)上(shàng)濼(luò)濼(luò)然(rán)汗(hàn)出(chū)。汗(hàn)乾(gān)令(lìng)人(rén)欲(yù)飲(yǐn)，飲(yǐn)已(yǐ)欲(yù)走(zǒu)。刺(cì)直(zhí)陽(yáng)㞢(zhī)脈(mài)上(shàng)三(sān)痏(wěi)，在(zài)蹻(qiāo)上(shàng)郄(xì)下(xià)五(wǔ)寸(cùn)橫(héng)居(jū)，視(shì)其(qí)盛(shèng)者(zhě)出(chū)血(xuè)。

飛(fēi)陽(yáng)㞢(zhī)脈(mài)令(lìng)人(rén)腰(yāo)痛(tòng)，痛(tòng)上(shàng)拂(fú)拂(fú)然(rán)，甚(shèn)則(zé)悲(bēi)以(yǐ)恐(kǒng)。刺(cì)飛(fēi)陽(yáng)㞢(zhī)脈(mài)，在(zài)內(nèi)踝(huái)上(shàng)五(wǔ)寸(cùn)，少(shào)陰(yīn)㞢(zhī)前(qián)與(yǔ)陰(yīn)

維㞢會。

昌陽㞢脈令人腰痛，痛引膺，目䀮䀮然，甚則反折，舌卷不能言。刺內筋爲二痏，在內踝上大筋前太陰後，上踝二寸所。

散脈令人腰痛而熱，熱甚生煩，腰下如有橫木居其中，甚則遺溲。刺散脈，在膝前骨肉分間，絡外廉，束脈，爲三痏。

肉裏㞢脈令人腰痛，不可以欬，欬則筋縮急。

刺肉裏㞢脈，爲二痏，在太陽㞢外，少陽絕骨㞢後。
cì ròu lǐ zhī mài, wéi èr wěi, zài tài yáng zhī wài, shào yáng jué gǔ zhī hòu.

腰痛俠脊而痛至頭几几然，目䀮䀮欲僵仆，刺足太陽郤中出血。
yāo tòng jiā jǐ ér tòng zhì tóu shū shū rán, mù huāng huāng yù jiāng pū, cì zú tài yáng xì zhōng chū xuè.

腰痛上寒，刺足太陽陽明；上熱，刺足厥陰；不可以俛仰，刺足少陽；中熱而喘，刺足少陰，刺郤中出血。
yāo tòng shàng hán, cì zú tài yáng yáng míng; shàng rè, cì zú jué yīn; bù kě yǐ fǔ yǎng, cì zú shào yáng; zhōng rè ér chuǎn, cì zú shào yīn, cì xì zhōng chū xuè.

腰痛，上寒不可顧，刺足陽明；上熱，刺足
yāo tòng, shàng hán bù kě gù, cì zú yáng míng; shàng rè, cì zú

太(tài)陰(yīn)；中(zhōng)熱(rè)而(ér)喘(chuǎn)，刺(cì)足(zú)少(shào)陰(yīn)。大(dà)便(biàn)難(nán)，刺(cì)足(zú)少(shào)陰(yīn)；少(shào)腹(fù)滿(mǎn)，刺(cì)足(zú)厥(jué)陰(yīn)。如(rú)折(zhé)不(bù)可(kě)以(yǐ)俛(fǔ)仰(yǎng)，不(bù)可(kě)舉(jǔ)，刺(cì)足(zú)太(tài)陽(yáng)；引(yǐn)脊(jǐ)內(nèi)廉(lián)，刺(cì)足(zú)少(shào)陰(yīn)。

腰(yāo)痛(tòng)引(yǐn)少(shào)腹(fù)控(kòng)胗(miǎo)，不(bù)可(kě)以(yǐ)仰(yǎng)。刺(cì)腰(yāo)尻(kāo)交(jiāo)者(zhě)，兩(liǎng)髁(kē)胂(shèn)上(shàng)。以(yǐ)月(yuè)生(shēng)死(sǐ)爲(wéi)痏(wěi)數(shù)，發(fā)鍼(zhēn)立(lì)已(yǐ)，左(zuǒ)取(qǔ)右(yòu)，右(yòu)取(qǔ)左(zuǒ)。

風(fēng)論(lùn)篇(piān)第(dì)四(sì)十(shí)二(èr)

黃(huáng)帝(dì)問(wèn)曰(yuē)：風(fēng)之(zhī)傷(shāng)人(rén)也(yě)，或(huò)爲(wéi)寒(hán)熱(rè)，或(huò)爲(wéi)熱(rè)中(zhōng)，或(huò)爲(wéi)寒(hán)中(zhōng)，或(huò)爲(wéi)癘(lài)風(fēng)，或(huò)爲(wéi)偏(piān)枯(kū)，或(huò)爲(wéi)弦(xián)暈(yūn)。風(fēng)之(zhī)爲(wéi)也(yě)，其(qí)病(bìng)各(gè)異(yì)，其(qí)名(míng)不(bù)同(tóng)。或(huò)內(nèi)至(zhì)五(wǔ)藏(zàng)六(liù)府(fǔ)，不(bù)知(zhī)其(qí)解(jiě)，願(yuàn)聞(wén)其(qí)說(shuō)。

岐(qí)伯(bó)對(duì)曰(yuē)：風(fēng)气(qì)藏(cáng)亐(yú)皮(pí)膚(fū)之(zhī)間(jiān)，內(nèi)不(bù)得(dé)通(tōng)，外(wài)不(bù)得(dé)泄(xiè)。風(fēng)者(zhě)，善(shàn)行(xíng)而(ér)數(shuò)變(biàn)，腠(còu)理(lǐ)開(kāi)，則(zé)洒(xiǎn)然(rán)寒(hán)，閉(bì)則(zé)熱(rè)而(ér)悶(mèn)。其(qí)寒(hán)也(yě)，則(zé)衰(shuāi)食(shí)飲(yǐn)；其(qí)熱(rè)也(yě)，

則(zé)消(xiāo)肌(jī)肉(ròu)。故(gù)使(shǐ)人(rén)怢(tū)栗(lì)而(ér)不(bù)能(néng)食(shí)，名(míng)曰(yuē)寒(hán)熱(rè)。風(fēng)氣(qì)亐(yú)陽(yáng)眀(míng)入(rù)胃(wèi)，循(xún)脈(mài)而(ér)上(shàng)至(zhì)目(mù)內(nèi)眥(zì)，其(qí)人(rén)肥(féi)，則(zé)風(fēng)氣(qì)不(bù)得(dé)外(wài)泄(xiè)，則(zé)爲(wéi)熱(rè)中(zhōng)而(ér)目(mù)黃(huáng)；人(rén)瘦(shòu)則(zé)外(wài)泄(xiè)而(ér)寒(hán)，則(zé)爲(wéi)寒(hán)中(zhōng)而(ér)泣(qì)出(chū)。風(fēng)氣(qì)亐(yú)太(tài)陽(yáng)俱(jù)入(rù)，行(xíng)諸(zhū)脈(mài)兪(shù)，散(sàn)亐(yú)分(fēn)肉(ròu)㞢(zhī)間(jiān)，與(yǔ)衛(wèi)炁(qì)相(xiāng)干(gān)，其(qí)道(dào)不(bú)利(lì)。故(gù)使(shǐ)肌(jī)肉(ròu)憤(fèn)䐜(chēn)而(ér)有(yǒu)瘍(yáng)，衛(wèi)炁(qì)有(yǒu)所(suǒ)凝(níng)而(ér)不(bù)行(xíng)，故(gù)其(qí)肉(ròu)有(yǒu)不(bù)仁(rén)也(yě)。癘(lài)者(zhě)，有(yǒu)榮(róng)炁(qì)熱(rè)胕(fǔ)，其(qí)炁(qì)不(bù)清(qīng)，故(gù)使(shǐ)其(qí)鼻(bí)柱(zhù)壞(huài)而(ér)色(sè)敗(bài)，皮(pí)膚(fū)瘍(yáng)潰(kuì)。風(fēng)寒(hán)客(kè)亐(yú)脈(mài)而(ér)不(bú)夻(qù)，

名曰癘風，或名曰寒熱。
míng yuē lài fēng, huò míng yuē hán rè.

以春甲乙傷亏風者爲肝風，以夏丙丁傷亏風者爲心風，以季夏戊己傷亏邪者爲脾風，以秋庚辛中亏邪者爲肺風，以冬壬癸中亏邪者爲腎風。
yǐ chūn jiǎ yǐ shāng yú fēng zhě wéi gān fēng, yǐ xià bǐng dīng shāng yú fēng zhě wéi xīn fēng, yǐ jì xià wù jǐ shāng yú xié zhě wéi pí fēng, yǐ qiū gēng xīn zhòng yú xié zhě wéi fèi fēng, yǐ dōng rén guǐ zhòng yú xié zhě wéi shèn fēng.

風中五藏六府㞢俞，亦爲藏府㞢風，各入其門戶所中，則爲偏風。風气循風府而上，則爲腦風。風入系頭，則爲目風眼寒。㱃酒中風，則爲漏風。入房汗出中風，則爲內風。新沐中風，則爲首風。
fēng zhòng wǔ zàng liù fǔ zhī shù, yì wéi zàng fǔ zhī fēng, gè rù qí mén hù suǒ zhòng, zé wéi piān fēng. fēng qì xún fēng fǔ ér shàng, zé wéi nǎo fēng. fēng rù xì tóu, zé wéi mù fēng yǎn hán. yǐn jiǔ zhòng fēng, zé wéi lòu fēng. rù fáng hàn chū zhòng fēng, zé wéi nèi fēng. xīn mù zhòng fēng, zé wéi shǒu fēng.

久 jiǔ 風 fēng 入 rù 中 zhòng，則 zé 爲 wéi 腸 cháng 風 fēng 飧 sūn 泄 xiè。外 wài 在 zài 腠 còu 理 lǐ，則 zé 爲 wéi 泄 xiè 風 fēng。

故 gù 風 fēng 者 zhě，百 bǎi 病 bìng 之 zhī 長 zhǎng 也 yě，至 zhì 其 qí 變 biàn 化 huà，乃 nǎi 爲 wéi 它 tā 病 bìng 也 yě，無 wú 常 cháng 方 fāng，然 rán 致 zhì 有 yǒu 風 fēng 气 qì 也 yě。

帝 dì 曰 yuē：五 wǔ 藏 zàng 風 fēng 之 zhī 形 xíng 狀 zhuàng 不 bù 同 tóng 者 zhě 何 hé？願 yuàn 聞 wén 其 qí 診 zhěn，及 jí 其 qí 病 bìng 能 tài。

岐 qí 伯 bó 曰 yuē：肺 fèi 風 fēng 之 zhī 狀 zhuàng，多 duō 汗 hàn 惡 wù 風 fēng，色 sè 皏 pěng 然 rán 白 bái，時 shí 欬 ké 短 duǎn 气 qì，晝 zhòu 日 rì 則 zé 差 chài，暮 mù 則 zé 甚 shèn，診 zhěn 在 zài 眉 méi 上 shàng，其 qí 色 sè 白 bái。

心(xīn)風(fēng)㞢(zhī)狀(zhuàng)，多(duō)汗(hàn)惡(wù)風(fēng)，焦(jiāo)絕(jué)善(shàn)怒(nù)嚇(xià)，色(sè)赤(chì)，病(bìng)甚(shèn)則(zé)言(yán)不(bù)可(kě)快(kuài)，診(zhěn)在(zài)口(kǒu)，其(qí)色(sè)赤(chì)。肝(gān)風(fēng)㞢(zhī)狀(zhuàng)，多(duō)汗(hàn)惡(wù)風(fēng)，善(shàn)悲(bēi)，色(sè)微(wēi)蒼(cāng)，嗌(yì)乾(gān)善(shàn)怒(nù)，時(shí)憎(zēng)女(nǚ)子(zǐ)，診(zhěn)在(zài)目(mù)下(xià)，其(qí)色(sè)青(qīng)。脾(pí)風(fēng)㞢(zhī)狀(zhuàng)，多(duō)汗(hàn)惡(wù)風(fēng)，身(shēn)體(tǐ)怠(dài)墮(duò)，四(sì)支(zhī)不(bú)欲(yù)動(dòng)，色(sè)薄(bó)微(wēi)黃(huáng)，不(bú)嗜(shì)食(shí)，診(zhěn)在(zài)鼻(bí)上(shàng)，其(qí)色(sè)黃(huáng)。腎(shèn)風(fēng)㞢(zhī)狀(zhuàng)，多(duō)汗(hàn)惡(wù)風(fēng)，面(miàn)痝(máng)然(rán)浮(fú)腫(zhǒng)，脊(jǐ)痛(tòng)不(bù)能(néng)正(zhèng)立(lì)，其(qí)色(sè)炲(tái)，隱(yǐn)曲(qū)不(bú)利(lì)，診(zhěn)在(zài)肌(jī)上(shàng)，其(qí)色(sè)黑(hēi)。

胃(wèi)風(fēng)之(zhī)狀(zhuàng)，頸(jǐng)多(duō)汗(hàn)惡(wù)風(fēng)，食(shí)飲(yǐn)不(bú)下(xià)，鬲(gé)塞(sè)不(bù)通(tōng)，腹(fù)善(shàn)滿(mǎn)，失(shī)衣(yī)則(zé)䐜(chēn)脹(zhàng)，食(shí)寒(hán)則(zé)泄(xiè)，診(zhěn)形(xíng)瘦(shòu)而(ér)腹(fù)大(dà)。首(shǒu)風(fēng)之(zhī)狀(zhuàng)，頭(tóu)面(miàn)多(duō)汗(hàn)惡(wù)風(fēng)，當(dāng)先(xiān)風(fēng)一(yí)日(rì)，則(zé)病(bìng)甚(shèn)，頭(tóu)痛(tòng)不(bù)可(kě)以(yǐ)出(chū)內(nèi)，至(zhì)其(qí)風(fēng)日(rì)，則(zé)病(bìng)少(shǎo)愈(yù)。漏(lòu)風(fēng)之(zhī)狀(zhuàng)，或(huò)多(duō)汗(hàn)，常(cháng)不(bù)可(kě)單(dān)衣(yì)，食(shí)則(zé)汗(hàn)出(chū)，甚(shèn)則(zé)身(shēn)汗(hàn)，喘(chuǎn)息(xī)惡(wù)風(fēng)，衣(yī)常(cháng)濡(rú)，口(kǒu)乾(gān)善(shàn)渴(kě)，不(bú)能(nài)勞(láo)事(shì)。泄(xiè)風(fēng)之(zhī)狀(zhuàng)，多(duō)汗(hàn)，汗(hàn)出(chū)泄(xiè)衣(yī)上(shàng)，口(kǒu)中(zhōng)乾(gān)上(shàng)漬(zì)，其(qí)病(bìng)不(bú)能(nài)勞(láo)事(shì)，身(shēn)體(tǐ)盡(jìn)痛(tòng)則(zé)寒(hán)。帝(dì)曰(yuē)：善(shàn)。

痹論篇第四十三
bì lùn piān dì sì shí sān

黃帝問曰：痹㞢安生？岐伯對曰：風寒溼三气雜至，合而爲痹也。其風气勝者爲行痹，寒气勝者爲痛痹，溼气勝者爲著痹也。

huáng dì wèn yuē: bì zhī ān shēng? qí bó duì yuē: fēng hán shī sān qì zá zhì, hé ér wéi bì yě. qí fēng qì shèng zhě wéi xíng bì, hán qì shèng zhě wéi tòng bì, shī qì shèng zhě wéi zhuó bì yě.

帝曰：其有五者何也？岐伯曰：以冬遇此者爲骨痹；以春遇此者爲筋痹；以夏遇此者爲脈痹；以至陰遇此者爲肌痹；以龝遇此者爲皮痹。

dì yuē: qí yǒu wǔ zhě hé yě? qí bó yuē: yǐ dōng yù cǐ zhě wéi gǔ bì; yǐ chūn yù cǐ zhě wéi jīn bì; yǐ xià yù cǐ zhě wéi mài bì; yǐ zhì yīn yù cǐ zhě wéi jī bì; yǐ qiū yù cǐ zhě wéi pí bì.

帝曰：內舍五藏六府，何炁使然？岐伯曰：

dì yuē: nèi shè wǔ zàng liù fǔ, hé qì shǐ rán? qí bó yuē:

五(wǔ)藏(zàng)皆(jiē)有(yǒu)合(hé)，病(bìng)久(jiǔ)而(ér)不(bú)厺(qù)者(zhě)，內(nèi)舍(shè)亐(yú)其(qí)合(hé)也(yě)。故(gù)骨(gǔ)痹(bì)不(bù)已(yǐ)，復(fù)感(gǎn)亐(yú)邪(xié)，內(nèi)舍(shè)亐(yú)腎(shèn)；筋(jīn)痹(bì)不(bù)已(yǐ)，復(fù)感(gǎn)亐(yú)邪(xié)，內(nèi)舍(shè)亐(yú)肝(gān)；脈(mài)痹(bì)不(bù)已(yǐ)，復(fù)感(gǎn)亐(yú)邪(xié)，內(nèi)舍(shè)亐(yú)心(xīn)；肌(jī)痹(bì)不(bù)已(yǐ)，復(fù)感(gǎn)亐(yú)邪(xié)，內(nèi)舍(shè)亐(yú)脾(pí)；皮(pí)痹(bì)不(bù)已(yǐ)，復(fù)感(gǎn)亐(yú)邪(xié)，內(nèi)舍(shè)亐(yú)肺(fèi)。所(suǒ)謂(wèi)痹(bì)者(zhě)，各(gè)以(yǐ)其(qí)時(shí)，重(chóng)感(gǎn)亐(yú)風(fēng)寒(hán)溼(shī)㞢(zhī)气(qì)也(yě)。

凡(fán)痹(bì)㞢(zhī)客(kè)五(wǔ)藏(zàng)者(zhě)，肺(fèi)痹(bì)者(zhě)，煩(fán)滿(mèn)喘(chuǎn)而(ér)嘔(ǒu)。心(xīn)痹(bì)者(zhě)，脈(mài)不(bù)通(tōng)，煩(fán)則(zé)心(xīn)下(xià)鼓(gǔ)，暴(bào)上(shàng)气(qì)而(ér)喘(chuǎn)，嗌(yì)乾(gān)

善(shàn)噫(ài)，厥(jué)上(shàng)气(qì)則(zé)恐(kǒng)。肝(gān)痹(bì)者(zhě)，夜(yè)臥(wò)則(zé)驚(jīng)，多(duō)飲(yǐn)，數(shuò)小(xiǎo)便(biàn)，爲(wéi)上(shàng)引(yǐn)如(rú)懷(huái)。腎(shèn)痹(bì)者(zhě)，善(shàn)脹(zhàng)，尻(kāo)以(yǐ)代(dài)踵(zhǒng)，脊(jǐ)以(yǐ)代(dài)頭(tóu)。脾(pí)痹(bì)者(zhě)，四(sì)支(zhī)解(xiè)墮(duò)，發(fā)欬(ké)嘔(ǒu)汁(zhī)，上(shàng)爲(wéi)大(dà)塞(sè)。腸(cháng)痹(bì)者(zhě)，數(shuò)飲(yǐn)而(ér)出(chū)不(bù)得(dé)，中(zhōng)炁(qì)喘(chuǎn)爭(zhēng)，時(shí)發(fā)飧(sūn)泄(xiè)。胞(bāo)痹(bì)者(zhě)，少(shào)腹(fù)膀(páng)胱(guāng)按(àn)㞢(zhī)內(nèi)痛(tòng)，若(ruò)沃(wò)以(yǐ)湯(tāng)，濇(sè)亐(yú)小(xiǎo)便(biàn)，上(shàng)爲(wéi)清(qīng)涕(tì)。

陰(yīn)炁(qì)者(zhě)，靜(jìng)則(zé)神(shén)藏(cáng)，躁(zào)則(zé)消(xiāo)亾(wáng)。飲(yǐn)食(shí)自(zì)倍(bèi)，腸(cháng)胃(wèi)乃(nǎi)傷(shāng)。淫(yín)氣(qì)喘(chuǎn)息(xī)，痹(bì)聚(jù)在(zài)肺(fèi)。淫(yín)氣(qì)憂(yōu)恖(sī)，痹(bì)

聚在心。淫氣遺溺，痹聚在腎。淫氣乏竭，痹聚在肝。淫氣肌絕，痹聚在脾。諸痹不已，亦益內也。其風气勝者，其人易已也。

帝曰：痹，其時有死者，或疼久者，或易已者，其何故也？岐伯曰：其入藏者死，其留連筋骨間者疼久，其留皮膚間者易已。

帝曰：其客亏六府者何也？岐伯曰：此亦其食酓居處，爲其病本也。六府亦各有俞，風寒溼气中其俞，而食酓應㞢，循俞而入，各舍其府也。
qì zhòng qí shù ér shí yǐn yìng zhī xún shù ér rù gè shè qí fǔ yě

帝曰：以鍼治㞢奈何？岐伯曰：五藏有俞，
dì yuē yǐ zhēn zhì zhī nài hé qí bó yuē wǔ zàng yǒu shù

六府有合，循脈㞢分，各有所發，各隨其過，則
liù fǔ yǒu hé xún mài zhī fēn gè yǒu suǒ fā gè suí qí guò zé

病瘳也。
bìng chōu yě

帝曰：榮衛㞢炁，亦令人痺乎？岐伯曰：榮
dì yuē róng wèi zhī qì yì lìng rén bì hū qí bó yuē róng

者，水穀㞢精炁也，龢調亐五藏，灑陳亐六府，
zhě shuǐ gǔ zhī jīng qì yě hé tiáo yú wǔ zàng sǎ chén yú liù fǔ

乃能入亐脈也。故循脈上下，貫五藏，絡六府也。
nǎi néng rù yú mài yě gù xún mài shàng xià guàn wǔ zàng luò liù fǔ yě

衛者，水穀㞢悍炁也，其炁慓疾滑利，不能入亐
wèi zhě shuǐ gǔ zhī hàn qì yě qí qì piāo jí huá lì bù néng rù yú

脈mài也yě。故gù循xún皮pí膚fū之zhī中zhōng，分fēn肉ròu之zhī間jiān，熏xūn于yú肓huāng膜mó，散sàn于yú胸xiōng腹fù。逆nì其qí炁qì則zé病bìng，從cóng其qí炁qì則zé愈yù，不bù與yǔ風fēng寒hán溼shī气qì合hé，故gù不bù爲wéi痹bì。

帝dì曰yuē：善shàn。痹bì或huò痛tòng、或huò不bú痛tòng、或huò不bù仁rén、或huò寒hán、或huò熱rè、或huò燥zào、或huò溼shī，其qí故gù何hé也yě？岐qí伯bó曰yuē：痛tòng者zhě，寒hán气qì多duō也yě，有yǒu寒hán故gù痛tòng也yě。其qí不bú痛tòng不bù仁rén者zhě，病bìng久jiǔ入rù深shēn，榮róng衛wèi之zhī行xíng濇sè，經jīng絡luò時shí疎shū，故gù不bù通tōng，皮pí膚fū不bù營yíng，故gù爲wéi不bù仁rén。其qí寒hán者zhě，陽yáng炁qì少shǎo，陰yīn炁qì多duō，與yǔ病bìng相xiāng益yì，

故(gù)寒(hán)也(yě)。其(qí)熱(rè)者(zhě)，陽(yáng)炁(qì)多(duō)，陰(yīn)炁(qì)少(shǎo)，病(bìng)氣(qì)勝(shèng)，陽(yáng)遭(zāo)陰(yīn)，故(gù)爲(wéi)痺(bì)熱(rè)。其(qí)多(duō)汗(hàn)而(ér)濡(rú)者(zhě)，此(cǐ)其(qí)逢(féng)溼(shī)甚(shèn)也(yě)。陽(yáng)炁(qì)少(shǎo)，陰(yīn)炁(qì)盛(shèng)，兩(liǎng)炁(qì)相(xiāng)感(gǎn)，故(gù)汗(hàn)出(chū)而(ér)濡(rú)也(yě)。

帝(dì)曰(yuē)：夫(fú)痺(bì)㞢(zhī)爲(wéi)病(bìng)，不(bú)痛(tòng)何(hé)也(yě)？岐(qí)伯(bó)曰(yuē)：痺(bì)在(zài)亐(yú)骨(gǔ)則(zé)重(zhòng)；在(zài)亐(yú)脈(mài)則(zé)血(xuè)凝(níng)而(ér)不(bù)流(liú)；在(zài)亐(yú)筋(jīn)則(zé)屈(qū)不(bù)伸(shēn)；在(zài)亐(yú)肉(ròu)則(zé)不(bù)仁(rén)；在(zài)亐(yú)皮(pí)則(zé)寒(hán)。故(gù)具(jù)此(cǐ)五(wǔ)者(zhě)，則(zé)不(bú)痛(tòng)也(yě)。凡(fán)痺(bì)㞢(zhī)類(lèi)，逢(féng)寒(hán)則(zé)蟲(tóng)，逢(féng)熱(rè)則(zé)縱(zòng)。帝(dì)曰(yuē)：善(shàn)。

痿(wěi)論(lùn)篇(piān)第(dì)四(sì)十(shí)四(sì)

黃(huáng)帝(dì)問(wèn)曰(yuē)：五(wǔ)藏(zàng)使(shǐ)人(rén)痿(wěi)何(hé)也(yě)？岐(qí)伯(bó)對(duì)曰(yuē)：肺(fèi)主(zhǔ)身(shēn)㞢(zhī)皮(pí)毛(máo)，心(xīn)主(zhǔ)身(shēn)㞢(zhī)血(xuè)脈(mài)，肝(gān)主(zhǔ)身(shēn)㞢(zhī)筋(jīn)膜(mó)，脾(pí)主(zhǔ)身(shēn)㞢(zhī)肌(jī)肉(ròu)，腎(shèn)主(zhǔ)身(shēn)㞢(zhī)骨(gǔ)髓(suǐ)。故(gù)肺(fèi)熱(rè)葉(yè)焦(jiāo)，則(zé)皮(pí)毛(máo)虛(xū)弱(ruò)，急(jí)薄(bó)著(zhuó)，則(zé)生(shēng)痿(wěi)躄(bì)也(yě)。心(xīn)炁(qì)熱(rè)，則(zé)下(xià)脈(mài)厥(jué)而(ér)上(shàng)，上(shàng)則(zé)下(xià)脈(mài)虛(xū)，虛(xū)則(zé)生(shēng)脈(mài)痿(wěi)，樞(shū)折(zhé)挈(qiè)，脛(jìng)縱(zòng)而(ér)不(bú)任(rèn)墜(dì)也(yě)。肝(gān)炁(qì)熱(rè)，則(zé)膽(dǎn)泄(xiè)口(kǒu)苦(kǔ)，筋(jīn)膜(mó)乾(gān)，筋(jīn)膜(mó)乾(gān)則(zé)筋(jīn)急(jí)而(ér)攣(luán)，發(fā)爲(wéi)筋(jīn)痿(wěi)。脾(pí)炁(qì)熱(rè)，則(zé)胃(wèi)乾(gān)

而渴，肌肉不仁，發爲肉痿。腎炁熱，則腰脊不舉，骨枯而髓減，發爲骨痿。

帝曰：何以得之？岐伯曰：肺者，藏之長也，爲心之蓋也，有所失亾，所求不得，則發肺鳴，鳴則肺熱葉焦，故曰：五藏因肺熱葉焦，發爲痿躄。此之謂也。悲哀太甚，則胞絡絶，胞絡絶，則陽炁內動，發則心下崩，數溲血也。故《本病》曰：大經空虛(xū)，發(fā)爲(wéi)肌(jī)痹(bì)，傳(chuán)爲(wéi)脈(mài)痿(wěi)。思(sī)想(xiǎng)無(wú)窮(qióng)，所(suǒ)願(yuàn)不(bù)得(dé)，意(yì)淫(yín)亐(yú)外(wài)，入(rù)房(fáng)太(tài)甚(shèn)，宗(zōng)筋(jīn)弛(chí)縱(zòng)，發(fā)爲(wéi)筋(jīn)痿(wěi)，及(jí)爲(wéi)白(bái)淫(yín)。故(gù)《下(xià)經(jīng)》曰(yuē)：筋(jīn)痿(wěi)者(zhě)，生(shēng)亐(yú)肝(gān)，使(shǐ)內(nèi)也(yě)。有(yǒu)漸(jiàn)亐(yú)溼(shī)，以(yǐ)水(shuǐ)爲(wéi)事(shì)，若(ruò)有(yǒu)所(suǒ)畱(liú)，居(jū)處(chù)相(xiāng)溼(shī)，肌(jī)肉(ròu)濡(rú)漬(zì)，痹(bì)而(ér)不(bù)仁(rén)，發(fā)爲(wéi)肉(ròu)痿(wěi)。故(gù)《下(xià)經(jīng)》曰(yuē)：肉(ròu)痿(wěi)者(zhě)，得(dé)㞢(zhī)溼(shī)墬(dì)也(yě)。有(yǒu)所(suǒ)遠(yuǎn)行(xíng)勞(láo)倦(juàn)，逢(féng)大(dà)熱(rè)而(ér)渴(kě)，渴(kě)則(zé)陽(yáng)炁(qì)內(nèi)伐(fá)，內(nèi)伐(fá)則(zé)熱(rè)舍(shè)亐(yú)腎(shèn)。腎(shèn)者(zhě)，水(shuǐ)藏(zàng)也(yě)，今(jīn)水(shuǐ)不(bú)勝(shèng)火(huǒ)，則(zé)骨(gǔ)枯(kū)而(ér)髓(suǐ)虛(xū)，故(gù)足(zú)不(bú)任(rèn)身(shēn)，

發(fā)爲(wéi)骨(gǔ)痿(wěi)。故(gù)《下(xià)經(jīng)》曰(yuē)：骨(gǔ)痿(wěi)者(zhě)，生(shēng)亐(yú)大(dà)熱(rè)也(yě)。

帝(dì)曰(yuē)：何(hé)以(yǐ)別(bié)㞢(zhī)？岐(qí)伯(bó)曰(yuē)：肺(fèi)熱(rè)者(zhě)，色(sè)白(bái)而(ér)毛(máo)敗(bài)。心(xīn)熱(rè)者(zhě)，色(sè)赤(chì)而(ér)絡(luò)脈(mài)溢(yì)。肝(gān)熱(rè)者(zhě)，色(sè)蒼(cāng)而(ér)爪(zhǎo)枯(kū)。脾(pí)熱(rè)者(zhě)，色(sè)黃(huáng)而(ér)肉(ròu)蠕(rú)動(dòng)。腎(shèn)熱(rè)者(zhě)，色(sè)黑(hēi)而(ér)齒(chǐ)槁(gǎo)。

帝(dì)曰(yuē)：如(rú)夫(fū)子(zǐ)言(yán)可(kě)矣(yǐ)。論(lùn)言(yán)治(zhì)痿(wěi)者(zhě)，獨(dú)取(qǔ)陽(yáng)朙(míng)，何(hé)也(yě)？岐(qí)伯(bó)曰(yuē)：陽(yáng)朙(míng)者(zhě)，五(wǔ)藏(zàng)六(liù)府(fǔ)㞢(zhī)海(hǎi)，主(zhǔ)潤(rùn)宗(zōng)筋(jīn)，宗(zōng)筋(jīn)主(zhǔ)束(shù)骨(gǔ)而(ér)利(lì)機(jī)關(guān)也(yě)。沖(chōng)脈(mài)者(zhě)，經(jīng)脈(mài)

㞢(zhī)海(hǎi)也(yě)，主(zhǔ)滲(shèn)灌(guàn)谿(xī)谷(gǔ)，與(yǔ)陽(yáng)朙(míng)合(hé)亏(yú)宗(zōng)筋(jīn)，陰(yīn)陽(yáng)㞢(zhī)揔(zǒng)，宗(zōng)筋(jīn)㞢(zhī)會(huì)，會(huì)亏(yú)炁(qì)街(jiē)，而(ér)陽(yáng)朙(míng)爲(wéi)㞢(zhī)長(zhǎng)，皆(jiē)屬(zhǔ)亏(yú)帶(dài)脈(mài)，而(ér)絡(luò)亏(yú)督(dū)脈(mài)。故(gù)陽(yáng)朙(míng)虛(xū)，則(zé)宗(zōng)筋(jīn)縱(zòng)，帶(dài)脈(mài)不(bù)引(yǐn)，故(gù)足(zú)痿(wěi)不(bú)用(yòng)也(yě)。

帝(dì)曰(yuē)：治(zhì)㞢(zhī)奈(nài)何(hé)？岐(qí)伯(bó)曰(yuē)：各(gè)補(bǔ)其(qí)滎(yíng)而(ér)通(tōng)其(qí)俞(shù)，調(tiáo)其(qí)虛(xū)實(shí)，龢(hé)其(qí)逆(nì)順(shùn)，筋(jīn)、脈(mài)、骨(gǔ)、肉(ròu)，各(gè)以(yǐ)其(qí)時(shí)受(shòu)月(yuè)，則(zé)病(bìng)已(yǐ)矣(yǐ)。帝(dì)曰(yuē)：譱(shàn)。

厥(jué)論(lùn)篇(piān)第(dì)四(sì)十(shí)五(wǔ)

黃(huáng)帝(dì)問(wèn)曰(yuē)：厥(jué)㞢(zhī)寒(hán)熱(rè)者(zhě)，何(hé)也(yě)？岐(qí)伯(bó)對(duì)曰(yuē)：陽(yáng)炁(qì)衰(shuāi)亐(yú)下(xià)則(zé)爲(wéi)寒(hán)厥(jué)，陰(yīn)炁(qì)衰(shuāi)亐(yú)下(xià)則(zé)爲(wéi)熱(rè)厥(jué)。

帝(dì)曰(yuē)：熱(rè)厥(jué)㞢(zhī)爲(wéi)熱(rè)也(yě)，必(bì)起(qǐ)亐(yú)足(zú)下(xià)者(zhě)，何(hé)也(yě)？岐(qí)伯(bó)曰(yuē)：陽(yáng)炁(qì)起(qǐ)亐(yú)足(zú)五(wǔ)趾(zhǐ)㞢(zhī)表(biǎo)，陰(yīn)脈(mài)者(zhě)，集(jí)亐(yú)足(zú)下(xià)而(ér)聚(jù)亐(yú)足(zú)心(xīn)，故(gù)陽(yáng)炁(qì)勝(shèng)則(zé)足(zú)下(xià)熱(rè)也(yě)。

帝(dì)曰(yuē)：寒(hán)厥(jué)㞢(zhī)爲(wéi)寒(hán)也(yě)，必(bì)從(cóng)五(wǔ)趾(zhǐ)而(ér)上(shàng)亐(yú)膝(xī)者(zhě)，何(hé)也(yě)？岐(qí)伯(bó)曰(yuē)：陰(yīn)炁(qì)起(qǐ)亐(yú)五(wǔ)趾(zhǐ)㞢(zhī)裏(lǐ)，集(jí)亐(yú)膝(xī)下(xià)而(ér)

聚(jù)亐(yú)膝(xī)上(shàng)，故(gù)陰(yīn)炁(qì)勝(shèng)，則(zé)從(cóng)五(wǔ)趾(zhǐ)至(zhì)膝(xī)上(shàng)寒(hán)，其(qí)寒(hán)也(yě)，不(bù)從(cóng)外(wài)，皆(jiē)從(cóng)内(nèi)也(yě)。

帝(dì)曰(yuē)：寒(hán)厥(jué)何(hé)失(shī)而(ér)然(rán)也(yě)？岐(qí)伯(bó)曰(yuē)：前(qián)陰(yīn)者(zhě)，宗(zōng)筋(jīn)㞢(zhī)所(suǒ)聚(jù)，太(tài)陰(yīn)陽(yáng)眀(míng)㞢(zhī)所(suǒ)合(hé)也(yě)。萅(chūn)夓(xià)則(zé)陽(yáng)炁(qì)多(duō)而(ér)陰(yīn)炁(qì)少(shǎo)，穐(qiū)冬(dōng)則(zé)陰(yīn)炁(qì)盛(shèng)而(ér)陽(yáng)炁(qì)衰(shuāi)。此(cǐ)人(rén)者(zhě)質(zhì)壯(zhuàng)，以(yǐ)穐(qiū)冬(dōng)奪(duó)亐(yú)所(suǒ)用(yòng)，下(xià)气(qì)上(shàng)爭(zhēng)，不(bù)能(néng)復(fù)，精(jīng)炁(qì)溢(yì)下(xià)，邪(xié)氣(qì)因(yīn)從(cóng)㞢(zhī)而(ér)上(shàng)也(yě)。炁(qì)因(yīn)亐(yú)中(zhōng)，陽(yáng)炁(qì)衰(shuāi)，不(bù)能(néng)滲(shèn)營(yíng)其(qí)經(jīng)絡(luò)，陽(yáng)炁(qì)日(rì)損(sǔn)，陰(yīn)炁(qì)獨(dú)在(zài)，故(gù)手(shǒu)足(zú)爲(wéi)㞢(zhī)寒(hán)

也。

帝曰：熱厥何如而然也？歧伯曰：酒入亐胃，則絡脈滿而經脈虛，脾主爲胃行其津液者也。陰炁虛則陽炁入，陽炁入則胃不龢，胃不龢，則精炁竭，精炁竭，則不營其四肢也。此人必數醉，若飽以入房，炁聚亐脾中不得散，酒气與穀炁相薄，熱盛亐中，故熱遍亐身，內熱而溺赤也。夫酒气盛而慓悍，腎炁有衰，陽炁獨勝，故手足爲之熱也。

帝曰：厥或令人腹滿，或令人暴不知人，或至半日遠至一日，乃知人者何也？岐伯曰：陰炁盛于上則下虛，下虛則腹脹滿。陽炁盛于上，則下炁重上，而邪氣逆，逆則陽炁亂，陽炁亂，則不知人也。

帝曰：善。願聞六經脈之厥狀病能也。

岐伯曰：巨陽之厥，則腫首頭重，足不能行，發爲眴仆。陽明㞢厥，則癲疾欲走呼，腹滿不得臥，面赤而熱，妄見而妄言。少陽㞢厥，則暴聾頰腫而熱，脅痛，䯒不可以運。太陰㞢厥，則腹滿䐜脹，後不利，不欲食，食則嘔，不得臥。少陰㞢厥，則口乾溺赤，腹滿心痛。厥陰㞢厥，則少腹腫痛，腹脹，涇溲不利，好臥屈膝，陰縮腫，䯒內熱。盛則瀉㞢，虛則補㞢，不盛不虛，以經取㞢。太陰厥逆，䯒急攣，心痛引腹，治主病者。

少(shào)陰(yīn)厥(jué)逆(nì)，虛(xū)滿(mǎn)嘔(ǒu)變(biàn)，下(xià)泄(xiè)清(qīng)，治(zhì)主(zhǔ)病(bìng)者(zhě)。

厥(jué)陰(yīn)厥(jué)逆(nì)，攣(luán)腰(yāo)痛(tòng)，虛(xū)滿(mǎn)前(qián)閉(bì)，譫(zhān)言(yán)，治(zhì)主(zhǔ)病(bìng)者(zhě)。

三(sān)陰(yīn)俱(jù)逆(nì)，不(bù)得(dé)前(qián)後(hòu)，使(shǐ)人(rén)手(shǒu)足(zú)寒(hán)，三(sān)日(rì)死(sǐ)。

太(tài)陽(yáng)厥(jué)逆(nì)，僵(jiāng)仆(pū)，嘔(ǒu)血(xuè)，善(shàn)衄(nǜ)，治(zhì)主(zhǔ)病(bìng)者(zhě)。

少(shào)陽(yáng)厥(jué)逆(nì)，機(jī)關(guān)不(bú)利(lì)，機(jī)關(guān)不(bú)利(lì)者(zhě)，腰(yāo)不(bù)可(kě)以(yǐ)行(xíng)，項(xiàng)不(bù)可(kě)以(yǐ)顧(gù)，發(fā)腸(cháng)癰(yōng)，不(bù)可(kě)治(zhì)，驚(jīng)者(zhě)死(sǐ)。

陽(yáng)明(míng)厥(jué)逆(nì)，喘(chuǎn)欬(ké)身(shēn)熱(rè)，善(shàn)驚(jīng)，衄(nǜ)，嘔(ǒu)血(xuè)。

手(shǒu)太(tài)陰(yīn)厥(jué)逆(nì)，虛(xū)滿(mǎn)而(ér)欬(ké)，善(shàn)嘔(ǒu)沫(mò)，治(zhì)主(zhǔ)病(bìng)者(zhě)。

手心主、少陰厥逆，心痛引喉，身熱，死不可治。手太陽厥逆，耳聾泣出，項不可以顧，腰不可以俛仰，治主病者。手陽明、少陽厥逆，發喉痹、嗌腫痓，治主病者。

病(bìng)能(tài)論(lùn)篇(piān)第(dì)四(sì)十(shí)六(liù)

黃(huáng)帝(dì)問(wèn)曰(yuē)：人(rén)病(bìng)胃(wèi)脘(wǎn)癰(yōng)者(zhě)，診(zhěn)當(dāng)何(hé)如(rú)？

岐(qí)伯(bó)對(duì)曰(yuē)：診(zhěn)此(cǐ)者(zhě)，當(dāng)候(hòu)胃(wèi)脈(mài)，其(qí)脈(mài)當(dāng)沈(chén)細(xì)，沈(chén)細(xì)者(zhě)炁(qì)逆(nì)，逆(nì)者(zhě)，人(rén)迎(yíng)甚(shèn)盛(shèng)，甚(shèn)盛(shèng)則(zé)熱(rè)；人(rén)迎(yíng)者(zhě)，胃(wèi)脈(mài)也(yě)，逆(nì)而(ér)盛(shèng)，則(zé)熱(rè)聚(jù)于(yú)胃(wèi)口(kǒu)而(ér)不(bù)行(xíng)，故(gù)胃(wèi)脘(wǎn)爲(wéi)癰(yōng)也(yě)。

帝(dì)曰(yuē)：善(shàn)。人(rén)有(yǒu)臥(wò)而(ér)有(yǒu)所(suǒ)不(bù)安(ān)者(zhě)，何(hé)也(yě)？岐(qí)伯(bó)曰(yuē)：藏(zàng)有(yǒu)所(suǒ)傷(shāng)，炁(qì)精(jīng)血(xuè)無(wú)所(suǒ)歸(guī)倚(yǐ)，則(zé)臥(wò)不(bù)安(ān)，

故gù人rén不bù能néng懸xuán其qí病bìng也yě。

帝dì曰yuē：人rén㞢zhī不bù得dé偃yǎn臥wò者zhě，何hé也yě？岐qí伯bó曰yuē：肺fèi者zhě藏zàng㞢zhī蓋gài也yě，肺fèi炁qì盛shèng則zé脈mài大dà，脈mài大dà則zé不bù得dé偃yǎn臥wò，論lùn在zài《奇qí恆héng》《陰yīn陽yáng》中zhōng。

帝dì曰yuē：有yǒu病bìng厥jué者zhě，診zhěn右yòu脈mài沈chén而ér緊jǐn，左zuǒ脈mài浮fú而ér遲chí，不bù然rán病bìng主zhǔ安ān在zài？岐qí伯bó曰yuē：冬dōng診zhěn㞢zhī右yòu脈mài，固gù當dāng沈chén緊jǐn，此cǐ應yìng四sì時shí，左zuǒ脈mài浮fú而ér遲chí，此cǐ逆nì四sì時shí，在zài左zuǒ當dāng主zhǔ病bìng在zài腎shèn，頗pō關guān在zài肺fèi，當dāng腰yāo痛tòng也yě。帝dì曰yuē：何hé以yǐ

言㞢？岐伯曰：少陰脈貫腎絡肺，今得肺脈，腎爲㞢病，故腎爲腰痛㞢病也。

yán zhī? qí bó yuē: shào yīn mài guàn shèn luò fèi, jīn dé fèi mài, shèn wéi zhī bìng, gù shèn wéi yāo tòng zhī bìng yě.

帝曰：善。有病頸癰者，或石治㞢，或鍼灸治㞢，而皆已，其眞安在？岐伯曰：此同名異等者也。夫癰炁㞢息者，宜以鍼開除厺㞢。夫炁盛血聚者，宜石而瀉㞢，此所謂同病異治也。

dì yuē: shàn. yǒu bìng jǐng yōng zhě, huò shí zhì zhī, huò zhēn jiǔ zhì zhī, ér jiē yǐ, qí zhēn ān zài? qí bó yuē: cǐ tóng míng yì děng zhě yě. fú yōng qì zhī xī zhě, yí yǐ zhēn kāi chú qù zhī. fú qì shèng xuè jù zhě, yí shí ér xiè zhī, cǐ suǒ wèi tóng bìng yì zhì yě.

帝曰：有病怒狂者，此病安生？岐伯曰：生亏陽也。帝曰：陽何以使人狂？岐伯曰：陽炁者，

dì yuē: yǒu bìng nù kuáng zhě, cǐ bìng ān shēng? qí bó yuē: shēng yú yáng yě. dì yuē: yáng hé yǐ shǐ rén kuáng? qí bó yuē: yáng qì zhě,

因yīn 暴bào 折zhé 而ér 難nán 決jué，故gù 譱shàn 怒nù 也yě，病bìng 名míng 曰yuē 陽yáng 厥jué。帝dì 曰yuē：何hé 以yǐ 知zhī 㞢zhī？岐qí 伯bó 曰yuē：陽yáng 朙míng 者zhě 常cháng 動dòng，巨jù 陽yáng 少shào 陽yáng 不bú 動dòng，不bú 動dòng 而ér 動dòng 大dà 疾jí，此cǐ 其qí 候hòu 也yě。帝dì 曰yuē：治zhì 㞢zhī 奈nài 何hé？岐qí 伯bó 曰yuē：奪duó 其qí 食shí 卽jí 已yǐ。夫fú 食shí 入rù 亐yú 隂yīn，長zhǎng 炁qì 亐yú 陽yáng，故gù 奪duó 其qí 食shí 卽jí 已yǐ。使shǐ 㞢zhī 服fú 以yǐ 生shēng 鐵tiě 洛luò 爲wéi 酓yǐn，夫fú 生shēng 鐵tiě 洛luò 者zhě，下xià 炁qì 疾jí 也yě。

帝dì 曰yuē：譱shàn。有yǒu 病bìng 身shēn 熱rè 解xiè 墮duò，汗hàn 出chū 如rú 浴yù，惡wù 風fēng 少shǎo 炁qì，此cǐ 爲wéi 何hé 病bìng？岐qí 伯bó 曰yuē：病bìng 名míng 曰yuē 酒jiǔ 風fēng。帝dì 曰yuē：

治之奈何？岐伯曰：以澤瀉、朮各十分，麋銜五分，合以三指撮爲後飯。

所謂深之細者，其中手如鍼也。摩之切之，聚者堅也，博者大也。《上經》者，言炁之通天也。《下經》者，言病之變化也。《金匱》者，決死生也。《揆度》者，切度之也。《奇恆》者，言奇病也。所謂奇者，使奇病不得以四時死也。恆者，得以四時死也。所謂揆者，方切求之也，言(yán)切(qiè)求(qiú)其(qí)脈(mài)理(lǐ)也(yě)。度(duó)者(zhě)，得(dé)其(qí)病(bìng)處(chù)，以(yǐ)四(sì)時(shí)度(duó)之(zhī)也(yě)。

奇病論篇第四十七

黃帝問曰：人有重身，九月而瘖，此爲何也？

岐伯對曰：胞㞢絡脈厥也。帝曰：何以言㞢？岐伯曰：胞絡者，系于腎，少陰㞢脈，貫腎、系舌，故不能言。帝曰：治㞢奈何？岐伯曰：無治也，當十月復。《刺灋》曰：無損不足，益有餘，以成其疹，然後調㞢。所謂無損不足者，身羸瘦，無用鑱石也；無益其有餘者，腹中有形而泄㞢，泄(xiè)㞢(zhī)則(zé)精(jīng)出(chū)而(ér)病(bìng)獨(dú)擅(shàn)中(zhōng)，故(gù)曰(yuē)疢(chèn)成(chéng)也(yě)。

帝(dì)曰(yuē)：病(bìng)脅(xié)下(xià)滿(mǎn)炁(qì)逆(nì)，二(èr)三(sān)歲(suì)不(bù)已(yǐ)，是(shì)爲(wéi)何(hé)病(bìng)？岐(qí)伯(bó)曰(yuē)：病(bìng)名(míng)曰(yuē)息(xī)積(jī)，此(cǐ)不(bù)妨(fáng)亐(yú)食(shí)，不(bù)可(kě)灸(jiǔ)刺(cì)，積(jī)爲(wéi)導(dǎo)引(yǐn)服(fú)藥(yào)，藥(yào)不(bù)能(néng)獨(dú)治(zhì)也(yě)。

帝(dì)曰(yuē)：人(rén)有(yǒu)身(shēn)體(tǐ)髀(bì)股(gǔ)䯒(héng)皆(jiē)腫(zhǒng)，環(huán)臍(qí)而(ér)痛(tòng)，是(shì)爲(wéi)何(hé)病(bìng)？岐(qí)伯(bó)曰(yuē)：病(bìng)名(míng)曰(yuē)伏(fú)梁(liáng)，此(cǐ)風(fēng)根(gēn)也(yě)。其(qí)炁(qì)溢(yì)亐(yú)大(dà)腸(cháng)而(ér)著(zhuó)亐(yú)肓(huāng)，肓(huāng)㞢(zhī)原(yuán)在(zài)臍(qí)下(xià)，故(gù)環(huán)臍(qí)而(ér)痛(tòng)也(yě)。不(bù)可(kě)動(dòng)㞢(zhī)，動(dòng)㞢(zhī)爲(wéi)水(shuǐ)溺(niào)濇(sè)㞢(zhī)病(bìng)也(yě)。

帝(dì)曰(yuē)：人(rén)有(yǒu)尺(chǐ)脈(mài)數(shuò)甚(shèn)，筋(jīn)急(jí)而(ér)見(xiàn)，此(cǐ)爲(wéi)何(hé)病(bìng)？

岐(qí)伯(bó)曰(yuē)：此(cǐ)所(suǒ)謂(wèi)疹(chèn)筋(jīn)，是(shì)人(rén)腹(fù)必(bì)急(jí)，白(bái)色(sè)黑(hēi)色(sè)見(xiàn)，則(zé)病(bìng)甚(shèn)。

帝(dì)曰(yuē)：人(rén)有(yǒu)病(bìng)頭(tóu)痛(tòng)，以(yǐ)數(shù)歲(suì)不(bù)已(yǐ)，此(cǐ)安(ān)得(dé)之(zhī)，名(míng)爲(wéi)何(hé)病(bìng)？岐(qí)伯(bó)曰(yuē)：當(dāng)有(yǒu)所(suǒ)犯(fàn)大(dà)寒(hán)，內(nèi)至(zhì)骨(gǔ)髓(suǐ)。髓(suǐ)者(zhě)，以(yǐ)腦(nǎo)爲(wéi)主(zhǔ)，腦(nǎo)逆(nì)，故(gù)令(lìng)頭(tóu)痛(tòng)，齒(chǐ)亦(yì)痛(tòng)，病(bìng)名(míng)厥(jué)逆(nì)。帝(dì)曰(yuē)：善(shàn)。

帝(dì)曰(yuē)：有(yǒu)病(bìng)口(kǒu)甘(gān)者(zhě)，病(bìng)名(míng)爲(wéi)何(hé)？何(hé)以(yǐ)得(dé)之(zhī)？

岐伯曰：此五炁㞢溢也，名曰脾癉。夫五味入口，藏亏胃，脾爲㞢行其精炁，津液在脾，故令人口甘也。此肥美㞢所發也。此人必數食甘美而多肥也。肥者，令人内熱，甘者令人中滿，故其炁上溢，轉爲消渴。治㞢以蘭，除陳炁也。

帝曰：有病口苦，取陽陵泉。口苦者，病名爲何？何以得㞢？岐伯曰：病名曰膽癉。夫肝者，中㞢將也，取決亏膽，嚥爲㞢使，此人者數謀慮不(bù)決(jué)，故(gù)膽(dǎn)虛(xū)，氣(qì)上(shàng)溢(yì)，而(ér)口(kǒu)爲(wéi)之(zhī)苦(kǔ)。治(zhì)之(zhī)以(yǐ)膽(dǎn)募(mù)、俞(shù)，治(zhì)在(zài)《陰(yīn)陽(yáng)十(shí)二(èr)官(guān)相(xiàng)使(shǐ)》中(zhōng)。

帝(dì)曰(yuē)：有(yǒu)癃(lóng)者(zhě)，一(yí)日(rì)數(shù)十(shí)溲(sōu)，此(cǐ)不(bù)足(zú)也(yě)。身(shēn)熱(rè)如(rú)炭(tàn)，頸(jǐng)膺(yīng)如(rú)格(gé)，人(rén)迎(yíng)躁(zào)盛(shèng)，喘(chuǎn)息(xī)氣(qì)逆(nì)，此(cǐ)有(yǒu)餘(yú)也(yě)。太(tài)陰(yīn)脈(mài)微(wēi)細(xì)如(rú)髮(fà)者(zhě)，此(cǐ)不(bù)足(zú)也(yě)。其(qí)病(bìng)安(ān)在(zài)？名(míng)爲(wéi)何(hé)病(bìng)？岐(qí)伯(bó)曰(yuē)：病(bìng)在(zài)太(tài)陰(yīn)，其(qí)盛(shèng)在(zài)胃(wèi)，頗(pō)在(zài)肺(fèi)，病(bìng)名(míng)曰(yuē)厥(jué)，死(sǐ)不(bú)治(zhì)。此(cǐ)所(suǒ)謂(wèi)得(dé)五(wǔ)有(yǒu)餘(yú)二(èr)不(bù)足(zú)也(yě)。帝(dì)曰(yuē)：何(hé)謂(wèi)五(wǔ)有(yǒu)餘(yú)二(èr)不(bù)足(zú)？岐(qí)伯(bó)曰(yuē)：所(suǒ)謂(wèi)五(wǔ)

有餘者，五病㞢炁有餘也；二不足者，亦陰陽㞢炁病不足也。今外得五有餘，內得二不足，此其身不表不裏，亦正死朙矣。

帝曰：人生而有病癲疾者，病名曰何？安所得㞢？歧伯曰：病名爲胎病，此得㞢在母腹中時，其母有所大驚，炁上而不下，精炁竝居，故令子發爲癲疾也。

帝曰：有病痝然有水狀，切其脈大緊，身無

痛者，形不瘦，不能食，食少，名爲何病？岐伯

tòng zhě, xíng bú shòu, bù néng shí, shí shǎo, míng wéi hé bìng? qí bó

曰：病生在腎，名爲腎風，腎風而不能食，善驚，

yuē: bìng shēng zài shèn, míng wéi shèn fēng, shèn fēng ér bù néng shí, shàn jīng,

驚也，心炁痿者死。帝曰：善。

jīng yě, xīn qì wěi zhě sǐ. dì yuē: shàn.

大(dà)奇(qí)論(lùn)篇(piān)第(dì)四(sì)十(shí)八(bā)

肝(gān)滿(mǎn)、腎(shèn)滿(mǎn)、肺(fèi)滿(mǎn)皆(jiē)實(shí)，卽(jí)爲(wéi)腫(zhǒng)。肺(fèi)㞢(zhī)雍(yōng)喘(chuǎn)而(ér)兩(liǎng)胠(qū)滿(mǎn)；肝(gān)雍(yōng)兩(liǎng)胠(qū)滿(mǎn)，臥(wò)則(zé)驚(jīng)，不(bù)得(dé)小(xiǎo)便(biàn)；腎(shèn)雍(yōng)腳(jiǎo)下(xià)至(zhì)少(shào)腹(fù)滿(mǎn)，脛(jìng)有(yǒu)大(dà)小(xiǎo)，髀(bì)骺(héng)大(dà)跛(bǒ)，易(yì)偏(piān)枯(kū)。

心(xīn)脈(mài)滿(mǎn)大(dà)，癇(xián)瘛(chì)筋(jīn)攣(luán)；肝(gān)脈(mài)小(xiǎo)急(jí)，癇(xián)瘛(chì)筋(jīn)攣(luán)；肝(gān)脈(mài)驚(jīng)暴(bào)，有(yǒu)所(suǒ)驚(jīng)駭(hài)，脈(mài)不(bú)至(zhì)若(ruò)瘖(yīn)，不(bú)治(zhì)自(zì)已(yǐ)。

腎(shèn)脈(mài)小(xiǎo)急(jí)，肝(gān)脈(mài)小(xiǎo)急(jí)，心(xīn)脈(mài)小(xiǎo)急(jí)，不(bù)鼓(gǔ)皆(jiē)爲(wéi)瘕(jiǎ)。

腎(shèn)肝(gān)竝(bìng)沈(chén)爲(wéi)石(shí)水(shuǐ)，竝(bìng)浮(fú)爲(wéi)風(fēng)水(shuǐ)，竝(bìng)虛(xū)爲(wéi)死(sǐ)，

並(bìng)小(xiǎo)弦(xián)欲(yù)驚(jīng)○腎(shèn)脈(mài)大(dà)急(jí)沈(chén)，肝(gān)脈(mài)大(dà)急(jí)沈(chén)，皆(jiē)爲(wéi)疝(shàn)○心(xīn)脈(mài)搏(bó)滑(huá)急(jí)爲(wéi)心(xīn)疝(shàn)，肺(fèi)脈(mài)沈(chén)搏(bó)爲(wéi)肺(fèi)疝(shàn)○三(sān)陽(yáng)急(jí)爲(wéi)瘕(jiǎ)，三(sān)陰(yīn)急(jí)爲(wéi)疝(shàn)○二(èr)陰(yīn)急(jí)爲(wéi)癇(xián)厥(jué)，二(èr)陽(yáng)急(jí)爲(wéi)驚(jīng)○

脾(pí)脈(mài)外(wài)鼓(gǔ)沈(chén)爲(wéi)腸(cháng)澼(pì)，久(jiǔ)自(zì)已(yǐ)○肝(gān)脈(mài)小(xiǎo)緩(huǎn)爲(wéi)腸(cháng)澼(pì)，易(yì)治(zhì)○腎(shèn)脈(mài)小(xiǎo)搏(bó)，沈(chén)爲(wéi)腸(cháng)澼(pì)下(xià)血(xuè)，血(xuè)溫(wēn)身(shēn)熱(rè)者(zhě)死(sǐ)○心(xīn)肝(gān)澼(pì)亦(yì)下(xià)血(xuè)，二(èr)藏(zàng)同(tóng)病(bìng)者(zhě)可(kě)治(zhì)○其(qí)脈(mài)小(xiǎo)沈(chén)濇(sè)爲(wéi)腸(cháng)澼(pì)，其(qí)身(shēn)熱(rè)者(zhě)死(sǐ)，熱(rè)見(xiàn)七(qī)日(rì)死(sǐ)○

胃(wèi)脈(mài)沈(chén)鼓(gǔ)濇(sè)，胃(wèi)外(wài)鼓(gǔ)大(dà)，心(xīn)脈(mài)小(xiǎo)堅(jiān)急(jí)，皆(jiē)鬲(gé)

偏(piān)枯(kū)。男(nán)子(zǐ)發(fèi)左(zuǒ)、女(nǚ)子(zǐ)發(fèi)右(yòu)，不(bù)瘖(yīn)舌(shé)轉(zhuǎn)，可(kě)治(zhì)，三(sān)十(shí)日(rì)起(qǐ)。其(qí)從(cóng)瘖(yīn)者(zhě)，三(sān)歲(suì)起(qǐ)。秊(nián)不(bù)滿(mǎn)二(èr)十(shí)者(zhě)，三(sān)歲(suì)死(sǐ)。

脈(mài)至(zhì)而(ér)搏(bó)，血(xuè)衄(nǜ)身(shēn)熱(rè)者(zhě)死(sǐ)，脈(mài)來(lái)懸(xuán)鉤(gōu)，浮(fú)爲(wéi)常(cháng)脈(mài)。

脈(mài)至(zhì)如(rú)喘(chuǎn)，名(míng)曰(yuē)暴(bào)厥(jué)，暴(bào)厥(jué)者(zhě)不(bù)知(zhī)與(yǔ)人(rén)言(yán)。

脈(mài)至(zhì)如(rú)數(shuò)，使(shǐ)人(rén)暴(bào)驚(jīng)，三(sān)四(sì)日(rì)自(zì)已(yǐ)。

脈(mài)至(zhì)浮(fú)合(hé)，浮(fú)合(hé)如(rú)數(shuò)，一(yì)息(xī)十(shí)至(zhì)以(yǐ)上(shàng)，是(shì)經(jīng)炁(qì)予(yǔ)不(bù)足(zú)也(yě)，微(wēi)見(xiàn)九(jiǔ)十(shí)日(rì)死(sǐ)。

脈(mài)至(zhì)如(rú)火(huǒ)薪(xīn)然(rán)，是(shì)

心精㞢予奪也，艸乾而死。脈至如散葉，是肝炁予虛也，木葉落而死。脈至如省客，省客者，脈塞而鼓，是腎炁予不足也，懸厺棗華而死。脈至如丸泥，是胃精予不足也，榆莢落而死。脈至如橫格，是膽炁予不足也，禾熟而死。脈至如弦縷，是胞精予不足也，病善言，下霜而死，不言可治。脈至如交漆，交漆者，左右傍至也，微見三十日死。脈至如湧泉，浮鼓，肌中太陽炁予不足也，少炁qì味wèi，韭jiǔ英yīng而ér死sǐ。脈mài至zhì如rú頹tuí土tǔ㞢zhī狀zhuàng，按àn㞢zhī不bù得dé，

是shì肌jī炁qì予yǔ不bù足zú也yě，五wǔ色sè先xiān見xiàn黑hēi白bái壘lěi發fā，死sǐ。

脈mài至zhì如rú懸xuán雍yōng，懸xuán雍yōng者zhě浮fú，揣chuǎi切qiè㞢zhī益yì大dà，是shì十shí

二èr俞shù㞢zhī予yǔ不bù足zú也yě，水shuǐ凝níng而ér死sǐ。

脈mài至zhì如rú偃yǎn刀dāo，偃yǎn刀dāo者zhě，浮fú㞢zhī小xiǎo急jí，按àn㞢zhī堅jiān大dà

急jí，五wǔ藏zàng菀yù熟shú，寒hán熱rè獨dú竝bìng亐yú腎shèn也yě，如rú此cǐ其qí人rén不bù得dé

坐zuò，立lì萅chūn而ér死sǐ。脈mài至zhì如rú丸wán，滑huá不bù直zhí手shǒu，不bù直zhí手shǒu者zhě，

按àn㞢zhī不bù可kě得dé也yě，是shì大dà腸cháng炁qì予yǔ不bù足zú也yě，棗zǎo葉yè生shēng而ér死sǐ。

脈(mài)至(zhì)如(rú)華(huā)者(zhě)，令(lìng)人(rén)譱(shàn)恐(kǒng)，不(bú)欲(yù)坐(zuò)臥(wò)，行(xíng)立(lì)常(cháng)聽(tīng)，

是(shì)小(xiǎo)腸(cháng)炁(qì)予(yǔ)不(bù)足(zú)也(yě)，季(jì)穐(qiū)而(ér)死(sǐ)。

脈(mài)解(jiě)篇(piān)第(dì)四(sì)十(shí)九(jiǔ)

太(tài)陽(yáng)所(suǒ)謂(wèi)腫(zhǒng)腰(yāo)脽(shuí)痛(tòng)者(zhě)，正(zhēng)月(yuè)太(tài)陽(yáng)寅(yín)，寅(yín)，陽(yáng)出(chū)也(yě)。正(zhēng)月(yuè)陽(yáng)炁(qì)出(chū)在(zài)上(shàng)而(ér)陰(yīn)炁(qì)盛(shèng)，陽(yáng)未(wèi)得(dé)自(zì)次(zì)也(yě)，故(gù)腫(zhǒng)腰(yāo)脽(shuí)痛(tòng)也(yě)。病(bìng)偏(piān)虛(xū)爲(wéi)跛(bǒ)者(zhě)，正(zhēng)月(yuè)陽(yáng)气(qì)凍(dòng)解(jiě)，墜(dì)气(qì)而(ér)出(chū)也(yě)。所(suǒ)謂(wèi)偏(piān)虛(xū)者(zhě)，冬(dōng)寒(hán)頗(pō)有(yǒu)不(bù)足(zú)者(zhě)，故(gù)偏(piān)虛(xū)爲(wéi)跛(bǒ)也(yě)。所(suǒ)謂(wèi)彊(jiàng)上(shàng)引(yǐn)背(bèi)者(zhě)，陽(yáng)炁(qì)大(dà)上(shàng)而(ér)爭(zhēng)，故(gù)彊(jiàng)上(shàng)也(yě)。所(suǒ)謂(wèi)耳(ěr)鳴(míng)者(zhě)，陽(yáng)炁(qì)萬(wàn)物(wù)盛(shèng)上(shàng)而(ér)躍(yuè)，故(gù)耳(ěr)鳴(míng)也(yě)。所(suǒ)謂(wèi)甚(shèn)則(zé)狂(kuáng)巔(diān)疾(jí)者(zhě)，陽(yáng)盡(jìn)在(zài)上(shàng)而(ér)陰(yīn)炁(qì)從(cóng)

下，下虚上實，故狂巔疾也。所謂浮爲聾者，皆在炁也。所謂入中爲喑者，陽盛已衰，故爲喑也。内奪而厥，則爲喑俳，此腎虚也，少陰不至者，厥也。

少陽所謂心脅痛者，言少陽盛也。盛者心㞢所表也。九月陽气盡而陰气盛，故心脅痛也。所謂不可反側者，陰炁藏物也，物藏則不動，故不可反側也。所謂盛則躍者，九月萬物盡衰，艸木畢落而墮，則炁厺陽而㞢陰，炁盛而陽㞢下長，故謂躍。

陽明所謂洒洒振寒者，陽明者午也，五月盛陽㞢陰也，陽盛而陰炁加㞢，故洒洒振寒也。所謂脛腫而股不收者，是五月盛陽㞢陰也。陽者衰亏五月，而一陰气上，與陽始爭，故脛腫而股不收也。所謂上喘而爲水者，陰炁下而復上，上則邪客亏藏府間，故爲水也。所謂胷痛少炁者，水

炁在藏府也；水者陰炁也，陰炁在中，故胷痛少
炁也。所謂甚則厥，惡人與火，聞木音則惕然而
驚者，陽炁與陰炁相薄，水火相惡，故惕然而驚
也。所謂欲獨閉戶牖而處者，陰陽相薄也，陽盡
而陰盛，故欲獨閉戶牖而居。所謂病至則欲乘高
而歌，棄衣而走者，陰陽復爭而外竝亐陽，故使
㞢棄衣而走也。所謂客孫脈，則頭痛鼻鼽腹腫者，
陽朙竝亐上，上者則其孫絡太陰也，故頭痛鼻鼽

腹腫也。

太陰所謂病脹者，太陰子也，十一月萬物气皆藏于中，故曰病脹。所謂上走心爲噫者，陰盛而上走于陽明，陽明絡屬心，故曰上走心爲噫也。所謂食則嘔者，物盛滿而上溢，故嘔也。所謂得後與炁，則快然如衰者，十二月陰气下衰而陽气且出，故曰得後與炁則快然如衰也。

少陰所謂腰痛者，少陰者，腎也，十月萬物

陽(yáng)气(qì)皆(jiē)傷(shāng)，故(gù)腰(yāo)痛(tòng)也(yě)。所(suǒ)謂(wèi)嘔(ǒu)欬(ké)上(shàng)气(qì)喘(chuǎn)者(zhě)，陰(yīn)炁(qì)在(zài)下(xià)，陽(yáng)炁(qì)在(zài)上(shàng)，諸(zhū)陽(yáng)炁(qì)浮(fú)，無(wú)所(suǒ)依(yī)從(cóng)，故(gù)嘔(ǒu)欬(ké)上(shàng)气(qì)喘(chuǎn)也(yě)。所(suǒ)謂(wèi)瑟(sè)瑟(sè)不(bù)能(néng)久(jiǔ)立(lì)，久(jiǔ)坐(zuò)起(qǐ)則(zé)目(mù)䀮(huāng)䀮(huāng)微(wēi)霜(shuāng)始(shǐ)下(xià)，而(ér)方(fāng)殺(shā)萬(wàn)物(wù)，陰(yīn)陽(yáng)內(nèi)奪(duó)，故(gù)目(mù)䀮(huāng)䀮(huāng)無(wú)無(wú)所(suǒ)見(jiàn)者(zhě)，萬(wàn)物(wù)陰(yīn)陽(yáng)不(bú)定(dìng)，未(wèi)有(yǒu)主(zhǔ)也(yě)。穐(qiū)气(qì)始(shǐ)至(zhì)，所(suǒ)見(jiàn)也(yě)。所(suǒ)謂(wèi)少(shǎo)炁(qì)善(shàn)怒(nù)者(zhě)，陽(yáng)炁(qì)不(bú)治(zhì)，陽(yáng)炁(qì)不(bú)治(zhì)，則(zé)陽(yáng)炁(qì)不(bù)得(dé)出(chū)，肝(gān)炁(qì)當(dāng)治(zhì)而(ér)未(wèi)得(dé)，故(gù)善(shàn)怒(nù)，善(shàn)怒(nù)者(zhě)名(míng)曰(yuē)煎(jiān)厥(jué)。所(suǒ)謂(wèi)恐(kǒng)如(rú)人(rén)將(jiāng)捕(bǔ)之(zhī)者(zhě)，穐(qiū)气(qì)萬(wàn)物(wù)未(wèi)

有畢厺，陰炁少，陽炁入，陰陽相薄，故恐也。所謂惡聞食臭者，胃無炁，故惡聞食臭也。所謂面黑如墬色者，穐气內奪，故變亐色也。所謂欬則有血者，陽脈傷也，陽炁未盛亐上而脈滿，滿則欬，故血見亐鼻也。

厥陰所謂㿉疝，婦人少腹腫者，厥陰者辰也，三月陽中㞢陰，邪在中，故曰㿉疝少腹腫也。所謂腰脊痛不可以俛仰者，三月一振，榮華萬物，一俛(fǔ)而(ér)不(bù)仰(yǎng)也(yě)。所(suǒ)謂(wèi)㿗(tuí)癃(lóng)疝(shàn)膚(fū)脹(zhàng)者(zhě)，曰(yuē)陰(yīn)亦(yì)盛(shèng)而(ér)脈(mài)脹(zhàng)不(bù)通(tōng)，故(gù)曰(yuē)㿗(tuí)癃(lóng)疝(shàn)也(yě)。所(suǒ)謂(wèi)甚(shèn)則(zé)嗌(yì)乾(gān)熱(rè)中(zhōng)者(zhě)，陰(yīn)陽(yáng)相(xiāng)薄(bó)而(ér)熱(rè)，故(gù)嗌(yì)乾(gān)也(yě)。

刺要論篇第五十

黃帝問曰：願聞刺要？岐伯對曰：病有浮沈，刺有淺深，各至其理，無過其道，過之則內傷，不及則生外壅，壅則邪從之。淺深不得，反爲大賊，內動五藏，後生大病。故曰：病有在毫毛腠理者，有在皮膚者，有在肌肉者，有在脈者，有在筋者，有在骨者，有在髓者。

是故刺毫毛腠理無傷皮，皮傷則內動肺，肺

動則穐病溫瘧，泝泝然寒栗。

刺皮無傷肉，肉傷則內動脾，脾動則七十二日，四季㞢月，病腹脹煩，不嗜食。

刺肉無傷脈，脈傷則內動心，心動則夏病心痛。

刺脈無傷筋，筋傷則內動肝，肝動則萅病熱而筋弛。

刺筋無傷骨，骨傷則內動腎，腎動則冬病脹

腰yāo痛tòng。

刺cì骨gǔ無wú傷shāng髓suǐ，髓suǐ傷shāng則zé銷xiāo鑠shuò胻héng痠suān，體tǐ解xiè㑊yì然rán不bú

去qù矣yǐ。

刺齊論篇第五十一

黃帝問曰：願聞刺淺深㞢分。岐伯對曰：刺骨者無傷筋，刺筋者無傷肉，刺肉者無傷脈，刺脈者無傷皮，刺皮者無傷肉，刺肉者無傷筋，刺筋者無傷骨。

帝曰：余未知其所謂，願聞其解。岐伯曰：刺骨無傷筋者，鍼至筋而去，不及骨也。刺筋無傷肉者，至肉而去，不及筋也。刺肉無傷脈者，至(zhì)脈(mài)而(ér)厺(jǔ)，不(bù)及(jí)肉(ròu)也(yě)。刺(cì)脈(mài)無(wú)傷(shāng)皮(pí)者(zhě)，至(zhì)皮(pí)而(ér)厺(jǔ)，不(bù)及(jí)脈(mài)也(yě)。所(suǒ)謂(wèi)刺(cì)皮(pí)無(wú)傷(shāng)肉(ròu)者(zhě)，病(bìng)在(zài)皮(pí)中(zhōng)，鍼(zhēn)入(rù)皮(pí)中(zhòng)，無(wú)傷(shāng)肉(ròu)也(yě)。刺(cì)肉(ròu)無(wú)傷(shāng)筋(jīn)者(zhě)，過(guò)肉(ròu)中(zhòng)筋(jīn)也(yě)，刺(cì)筋(jīn)無(wú)傷(shāng)骨(gǔ)者(zhě)，過(guò)筋(jīn)中(zhòng)骨(gǔ)也(yě)。此(cǐ)之(zhī)謂(wèi)反(fǎn)也(yě)。

刺(cì)禁(jìn)論(lùn)篇(piān)第(dì)五(wǔ)十(shí)二(èr)

黃(huáng)帝(dì)問(wèn)曰(yuē)：願(yuàn)聞(wén)禁(jìn)數(shù)。岐(qí)伯(bó)對(duì)曰(yuē)：藏(zàng)有(yǒu)要(yào)害(hài)，不(bù)可(kě)不(bù)察(chá)。肝(gān)生(shēng)于(yú)左(zuǒ)，肺(fèi)藏(cáng)于(yú)右(yòu)，心(xīn)部(bù)于(yú)表(biǎo)，腎(shèn)治(zhì)于(yú)裏(lǐ)，脾(pí)爲(wèi)之(zhī)使(shǐ)，胃(wèi)爲(wèi)之(zhī)市(shì)。鬲(gé)肓(huāng)之(zhī)上(shàng)，中(zhōng)有(yǒu)父(fù)母(mǔ)。七(qī)節(jié)之(zhī)傍(páng)，中(zhōng)有(yǒu)小(xiǎo)心(xīn)。從(cóng)之(zhī)有(yǒu)福(fú)，逆(nì)之(zhī)有(yǒu)咎(jiù)。

刺(cì)中(zhòng)心(xīn)，一(yí)日(rì)死(sǐ)。其(qí)動(dòng)爲(wéi)噫(ài)。

刺(cì)中(zhòng)肝(gān)，五(wǔ)日(rì)死(sǐ)。其(qí)動(dòng)爲(wéi)語(yǔ)。

刺(cì)中(zhòng)腎(shèn)，六(liù)日(rì)死(sǐ)○其(qí)動(dòng)爲(wéi)嚏(tì)○

刺(cì)中(zhòng)肺(fèi)，三(sān)日(rì)死(sǐ)○其(qí)動(dòng)爲(wéi)欬(ké)○

刺(cì)中(zhòng)脾(pí)，十(shí)日(rì)死(sǐ)○其(qí)動(dòng)爲(wéi)呑(tūn)○

刺(cì)中(zhòng)膽(dǎn)，一(yí)日(rì)半(bàn)死(sǐ)○其(qí)動(dòng)爲(wéi)嘔(ǒu)○

刺(cì)跗(fū)上(shàng)中(zhòng)大(dà)脈(mài)，血(xuè)出(chū)不(bù)止(zhǐ)死(sǐ)○

刺(cì)面(miàn)中(zhòng)溜(liú)脈(mài)，不(bú)幸(xìng)爲(wéi)盲(máng)○

刺(cì)頭(tóu)中(zhòng)腦(nǎo)戶(hù)，入(rù)腦(nǎo)立(lì)死(sǐ)○

刺(cì)舌(shé)下(xià)中(zhòng)脈(mài)太(tài)過(guò)，血(xuè)出(chū)不(bù)止(zhǐ)爲(wéi)喑(yīn)○

刺足下布絡中脈，血不出爲腫。

刺郄中大脈，令人仆，脫色。

刺炁街中脈，血不出，爲腫鼠僕。

刺脊間中髓，爲傴。

刺乳上，中乳房，爲腫根蝕。

刺缺盆中，內陷炁泄，令人喘欬逆。

刺手魚腹內陷，爲腫。

無刺大醉，令人炁亂；無刺大怒，令人炁逆；

無(wú)刺(cì)大(dà)勞(láo)人(rén)；無(wú)刺(cì)新(xīn)飽(bǎo)人(rén)；無(wú)刺(cì)大(dà)飢(jī)人(rén)；無(wú)刺(cì)大(dà)渴(kě)人(rén)；無(wú)刺(cì)大(dà)驚(jīng)人(rén)。

刺(cì)陰(yīn)股(gǔ)中(zhōng)大(dà)脈(mài)，血(xuè)出(chū)不(bù)止(zhǐ)，死(sǐ)。

刺(cì)客(kè)主(zhǔ)人(rén)內(nèi)陷(xiàn)中(zhòng)脈(mài)，爲(wéi)內(nèi)漏(lòu)爲(wéi)聾(lóng)。

刺(cì)膝(xī)髕(bìn)出(chū)液(yè)，爲(wéi)跛(bǒ)。

刺(cì)臂(bì)太(tài)陰(yīn)脈(mài)，出(chū)血(xuè)多(duō)，立(lì)死(sǐ)。

刺(cì)足(zú)少(shào)陰(yīn)脈(mài)，重(zhòng)虛(xū)出(chū)血(xuè)，爲(wéi)舌(shé)難(nán)以(yǐ)言(yán)。

刺(cì)膺(yīng)中(zhōng)陷(xiàn)中(zhòng)肺(fèi)，爲(wéi)喘(chuǎn)逆(nì)仰(yǎng)息(xī)。

刺(cì)肘(zhǒu)中(zhōng)内(nèi)陷(xiàn)，炁(qì)歸(guī)㞢(zhī)，爲(wéi)不(bù)屈(qū)伸(shēn)。

刺(cì)陰(yīn)股(gǔ)下(xià)三(sān)寸(cùn)内(nèi)陷(xiàn)，令(lìng)人(rén)遺(yí)溺(niào)。

刺(cì)腋(yè)下(xià)脅(xié)間(jiān)内(nèi)陷(xiàn)，令(lìng)人(rén)欬(ké)。

刺(cì)少(shào)腹(fù)中(zhòng)膀(páng)胱(guāng)，溺(niào)出(chū)，令(lìng)人(rén)少(shào)腹(fù)滿(mǎn)。

刺(cì)腨(shuàn)腸(cháng)内(nèi)陷(xiàn)，爲(wéi)腫(zhǒng)。

刺(cì)匡(kuāng)上(shàng)陷(xiàn)骨(gǔ)中(zhòng)脈(mài)，爲(wéi)漏(lòu)爲(wéi)盲(máng)。

刺(cì)關(guān)節(jié)中(zhōng)液(yè)出(chū)，不(bù)得(dé)屈(qū)伸(shēn)。

刺(cì)志(zhì)論(lùn)篇(piān)第(dì)五(wǔ)十(shí)三(sān)

黃(huáng)帝(dì)問(wèn)曰(yuē)：願(yuàn)聞(wén)虛(xū)實(shí)𡳿(zhī)要(yào)。岐(qí)伯(bó)對(duì)曰(yuē)：炁(qì)實(shí)形(xíng)實(shí)，炁(qì)虛(xū)形(xíng)虛(xū)，此(cǐ)其(qí)常(cháng)也(yě)，反(fǎn)此(cǐ)者(zhě)病(bìng)。穀(gǔ)盛(shèng)炁(qì)盛(shèng)，穀(gǔ)虛(xū)炁(qì)虛(xū)，此(cǐ)其(qí)常(cháng)也(yě)，反(fǎn)此(cǐ)者(zhě)病(bìng)。脈(mài)實(shí)血(xuè)实(shí)，脈(mài)虛(xū)血(xuè)虛(xū)，此(cǐ)其(qí)常(cháng)也(yě)，反(fǎn)此(cǐ)者(zhě)病(bìng)。帝(dì)曰(yuē)：如(rú)何(hé)而(ér)反(fǎn)？岐(qí)伯(bó)曰(yuē)：炁(qì)虛(xū)身(shēn)熱(rè)，此(cǐ)謂(wèi)反(fǎn)也(yě)。穀(gǔ)入(rù)多(duō)而(ér)炁(qì)少(shǎo)，此(cǐ)謂(wèi)反(fǎn)也(yě)。穀(gǔ)不(bú)入(rù)而(ér)炁(qì)多(duō)，此(cǐ)謂(wèi)反(fǎn)也(yě)。脈(mài)盛(shèng)血(xuè)少(shǎo)，此(cǐ)謂(wèi)反(fǎn)也(yě)。脈(mài)小(xiǎo)血(xuè)多(duō)，此(cǐ)謂(wèi)反(fǎn)也(yě)。

炁(qì)盛(shèng)身(shēn)寒(hán)，得(dé)㞢(zhī)傷(shāng)寒(hán)，炁(qì)虛(xū)身(shēn)熱(rè)，得(dé)㞢(zhī)傷(shāng)暑(shǔ)。

穀(gǔ)入(rù)多(duō)而(ér)炁(qì)少(shǎo)者(zhě)，得(dé)㞢(zhī)有(yǒu)所(suǒ)脫(tuō)血(xuè)，溼(shī)居(jū)下(xià)也(yě)。穀(gǔ)入(rù)少(shǎo)而(ér)炁(qì)多(duō)者(zhě)，邪(xié)在(zài)胃(wèi)及(jí)與(yǔ)肺(fèi)也(yě)。脈(mài)小(xiǎo)血(xuè)多(duō)者(zhě)，酓(yǐn)熱(rè)中(zhōng)也(yě)。脈(mài)大(dà)血(xuè)少(shǎo)者(zhě)，脈(mài)有(yǒu)風(fēng)炁(qì)，水(shuǐ)漿(jiāng)不(bú)入(rù)，此(cǐ)㞢(zhī)謂(wèi)也(yě)。

夫(fú)實(shí)者(zhě)，炁(qì)入(rù)也(yě)；虛(xū)者(zhě)，炁(qì)出(chū)也(yě)。炁(qì)實(shí)者(zhě)，熱(rè)也(yě)；炁(qì)虛(xū)者(zhě)，寒(hán)也(yě)。入(rù)實(shí)者(zhě)，左(zuǒ)手(shǒu)開(kāi)鍼(zhēn)空(kǒng)也(yě)；入(rù)虛(xū)者(zhě)，左(zuǒ)手(shǒu)閉(bì)鍼(zhēn)空(kǒng)也(yě)。

鍼(zhēn)解(jiě)篇(piān)第(dì)五(wǔ)十(shí)四(sì)

黃(huáng)帝(dì)問(wèn)曰(yuē)：願(yuàn)聞(wén)《九(jiǔ)鍼(zhēn)》㞢(zhī)解(jiě)，虛(xū)實(shí)㞢(zhī)道(dào)。

岐(qí)伯(bó)對(duì)曰(yuē)：刺(cì)虛(xū)則(zé)實(shí)㞢(zhī)者(zhě)，鍼(zhēn)下(xià)熱(rè)也(yě)，炁(qì)實(shí)乃(nǎi)熱(rè)也(yě)。滿(mǎn)而(ér)泄(xiè)㞢(zhī)者(zhě)，鍼(zhēn)下(xià)寒(hán)也(yě)，炁(qì)虛(xū)乃(nǎi)寒(hán)也(yě)。菀(yù)陳(chén)則(zé)除(chú)㞢(zhī)者(zhě)，出(chū)惡(è)血(xuè)也(yě)。邪(xié)勝(shèng)則(zé)虛(xū)㞢(zhī)者(zhě)，出(chū)鍼(zhēn)勿(wù)按(àn)。徐(xú)而(ér)疾(jí)則(zé)實(shí)者(zhě)，徐(xú)出(chū)鍼(zhēn)而(ér)疾(jí)按(àn)㞢(zhī)；疾(jí)而(ér)徐(xú)則(zé)虛(xū)者(zhě)，疾(jí)出(chū)鍼(zhēn)而(ér)徐(xú)按(àn)㞢(zhī)。言(yán)實(shí)與(yǔ)虛(xū)者(zhě)，寒(hán)溫(wēn)炁(qì)多(duō)少(shǎo)也(yě)。若(ruò)無(wú)若(ruò)有(yǒu)者(zhě)，疾(jí)不(bù)可(kě)知(zhī)也(yě)。察(chá)後(hòu)與(yǔ)先(xiān)者(zhě)，

知(zhī)病(bìng)先(xiān)後(hòu)也(yě)○爲(wéi)虛(xū)與(yǔ)實(shí)者(zhě)，工(gōng)勿(wù)失(shī)其(qí)灋(fǎ)○若(ruò)得(dé)若(ruò)失(shī)者(zhě)，離(lí)其(qí)灋(fǎ)也(yě)○虛(xū)實(shí)㞢(zhī)要(yào)，九(jiǔ)鍼(zhēn)最(zuì)妙(miào)者(zhě)，爲(wéi)其(qí)各(gè)有(yǒu)所(suǒ)宜(yí)也(yě)○補(bǔ)瀉(xiè)㞢(zhī)時(shí)者(zhě)，與(yǔ)炁(qì)開(kāi)闔(hé)相(xiāng)合(hé)也(yě)○九(jiǔ)鍼(zhēn)㞢(zhī)名(míng)，各(gè)不(bù)同(tóng)形(xíng)者(zhě)，鍼(zhēn)窮(qióng)其(qí)所(suǒ)當(dāng)補(bǔ)瀉(xiè)也(yě)○

刺(cì)實(shí)須(xū)其(qí)虛(xū)者(zhě)，畱(liú)鍼(zhēn)陰(yīn)炁(qì)隆(lóng)至(zhì)，乃(nǎi)厺(qù)鍼(zhēn)也(yě)；刺(cì)虛(xū)須(xū)其(qí)實(shí)者(zhě)，陽(yáng)炁(qì)隆(lóng)至(zhì)，鍼(zhēn)下(xià)熱(rè)，乃(nǎi)厺(qù)鍼(zhēn)也(yě)○經(jīng)炁(qì)已(yǐ)至(zhì)，愼(shèn)守(shǒu)勿(wù)失(shī)者(zhě)，勿(wù)變(biàn)更(gēng)也(yě)○深(shēn)淺(qiǎn)在(zài)志(zhì)者(zhě)，知(zhī)病(bìng)㞢(zhī)內(nèi)外(wài)也(yě)○近(jìn)遠(yuǎn)如(rú)一(yī)者(zhě)，深(shēn)淺(qiǎn)其(qí)候(hòu)等(děng)也(yě)○如(rú)

臨深淵者，不敢墮也。手如握虎者，欲其壯也。神無營于衆物者，靜志觀病人，無左右視也。義無邪下者，欲端以正也。必正其神者，欲瞻病人，目制其神，令炁易行也。所謂三里者，下膝三寸也，舉膝分易見也。所謂跗㞢者，巨虛者，蹻足䯒獨陷也。下廉者，陷下者也。

帝曰：余聞九鍼，上應天墬四時陰陽，願聞其方，令可傳于後世，以爲常也。岐伯曰：夫一天、二墬、三人、四時、五音、六律、七星、八風、九埜，身形亦應㞢，鍼各有所宜，故曰九鍼。

人皮應天，人肉應墬，人脈應人，人筋應時，人聲應音，人陰陽合炁應律，人齒面目應星，人出入气應風，人九竅三百六十五絡應埜。

故一鍼皮、二鍼肉、三鍼脈、四鍼筋、五鍼骨、六鍼調陰陽、七鍼益精、八鍼除風、九鍼通九竅、除三百六十五節炁，此㞢謂各有所主也。

人(rén)心(xīn)意(yì)應(yìng)八(bā)風(fēng)；人(rén)炁(qì)應(yìng)天(tiān)；人(rén)髮(fà)齒(chǐ)耳(ěr)目(mù)五(wǔ)聲(shēng)，應(yìng)五(wǔ)音(yīn)六(liù)律(lǜ)；人(rén)陰(yīn)陽(yáng)脈(mài)血(xuè)炁(qì)應(yìng)墬(dì)。人(rén)肝(gān)目(mù)應(yìng)㞢(zhī)九(jiǔ)。

九(jiǔ)竅(qiào)三(sān)百(bǎi)六(liù)十(shí)五(wǔ)。人(rén)一(yī)以(yǐ)觀(guān)動(dòng)靜(jìng)，天(tiān)二(èr)以(yǐ)候(hòu)五(wǔ)色(sè)，七(qī)暈(xīng)應(yìng)㞢(zhī)以(yǐ)候(hòu)髮(fà)毋(wú)澤(zé)，五(wǔ)音(yīn)一(yī)以(yǐ)候(hòu)宮(gōng)商(shāng)角(jué)徵(zhǐ)羽(yǔ)，六(liù)律(lǜ)有(yǒu)餘(yú)不(bù)足(zú)應(yìng)㞢(zhī)，二(èr)墬(dì)一(yī)以(yǐ)候(hòu)高(gāo)下(xià)有(yǒu)餘(yú)，九(jiǔ)埜(yě)一(yī)節(jié)俞(shù)應(yìng)㞢(zhī)以(yǐ)候(hòu)閉(bì)節(jié)，三(sān)人(rén)變(biàn)一(yī)分(fēn)人(rén)候(hòu)齒(chǐ)泄(xiè)多(duō)血(xuè)少(shǎo)。十(shí)分(fēn)角(jué)㞢(zhī)變(biàn)，五(wǔ)分(fēn)以(yǐ)候(hòu)緩(huǎn)急(jí)，六(liù)分(fēn)不(bù)足(zú)，三(sān)分(fēn)寒(hán)關(guān)節(jié)，第(dì)九(jiǔ)分(fēn)四(sì)時(shí)人(rén)寒(hán)溫(wēn)燥(zào)溼(shī)，四(sì)時(shí)一(yī)應(yìng)

㞢(zhī)，以(yǐ)候(hòu)相(xiāng)反(fǎn)一(yī)，四(sì)方(fāng)各(gè)作(zuò)解(jiě)。

長(cháng)刺(cì)節(jié)論(lùn)篇(piān)第(dì)五(wǔ)十(shí)五(wǔ)

刺(cì)家(jiā)不(bù)診(zhěn)，聽(tīng)病(bìng)者(zhě)言(yán)在(zài)頭(tóu)，頭(tóu)疾(jí)痛(tòng)，爲(wéi)鍼(zhēn)之(zhī)，刺(cì)至(zhì)骨(gǔ)病(bìng)已(yǐ)，無(wú)傷(shāng)骨(gǔ)肉(ròu)及(jí)皮(pí)，皮(pí)者(zhě)道(dào)也(yě)。陽(yáng)刺(cì)，入(rù)一(yī)傍(páng)四(sì)處(chù)，治(zhì)寒(hán)熱(rè)。深(shēn)專(zhuān)者(zhě)刺(cì)大(dà)藏(zàng)，迫(pò)藏(zàng)刺(cì)背(bèi)，藏(zàng)之(zhī)俞(shù)也(yě)。刺(cì)之(zhī)迫(pò)藏(zàng)，藏(zàng)會(huì)，腹(fù)中(zhōng)寒(hán)熱(rè)去(qù)而(ér)止(zhǐ)。刺(cì)之(zhī)要(yāo)，發(fā)鍼(zhēn)而(ér)淺(qiǎn)出(chū)血(xuè)。治(zhì)腐(fǔ)腫(zhǒng)者(zhě)，刺(cì)腐(fǔ)上(shàng)，視(shì)癰(yōng)小(xiǎo)大(dà)深(shēn)淺(qiǎn)刺(cì)。刺(cì)大(dà)者(zhě)多(duō)血(xuè)，小(xiǎo)者(zhě)微(wēi)之(zhī)，必(bì)端(duān)內(nà)鍼(zhēn)爲(wéi)故(gù)止(zhǐ)。病(bìng)在(zài)少(shào)腹(fù)有(yǒu)積(jī)，刺(cì)皮(pí)髓(tú)以(yǐ)下(xià)，至(zhì)少(shào)腹(fù)

而止。刺俠脊兩傍四椎間，刺兩髂髎季脅肋間，導腹中炁熱下已。病在少腹，腹痛不得大小便，病名曰疝，得㞢寒。刺少腹兩股間，刺腰髁骨間，刺而多㞢，盡炅病已。

病在筋，筋攣節痛，不可以行，名曰筋痹。刺筋上爲故，刺分肉間，不可中骨也。病厺筋炅，病已止。

病在肌膚，肌膚盡痛，名曰肌痹，傷于寒溼。

刺大分小分，多發鍼而深㞢，以熱爲故，無傷筋骨，傷筋骨則癰發，若變諸分盡熱，病已止。

病在骨，骨重不可舉，骨髓酸痛，寒气至，名曰骨痹。深刺無傷脈肉爲故。其大分、小分入骨，熱病已止。

病在諸陽脈，且寒且熱，諸分且寒且熱，名曰狂。刺㞢虛脈，視分盡熱，病已止。

病初發，歲一發，不治，月一發，不治，月

四(sì)五(wǔ)發(fā)，名(míng)曰(yuē)癲(diān)病(bìng)。刺(cì)諸(zhū)分(fēn)諸(zhū)脈(mài)。其(qí)無(wú)寒(hán)者(zhě)，以(yǐ)鍼(zhēn)調(tiáo)之(zhī)，病(bìng)已(yǐ)止(zhǐ)。

病(bìng)風(fēng)且(qiě)寒(hán)且(qiě)熱(rè)，炅(jiǒng)汗(hàn)出(chū)，一(yí)日(rì)數(shù)過(guò)，先(xiān)刺(cì)諸(zhū)分(fēn)理(lǐ)絡(luò)脈(mài)，汗(hàn)出(chū)且(qiě)寒(hán)且(qiě)熱(rè)，三(sān)日(rì)一(yí)刺(cì)，百(bǎi)日(rì)而(ér)已(yǐ)。

病(bìng)大(dà)風(fēng)，骨(gǔ)節(jié)重(zhòng)，鬚(xū)眉(méi)墮(duò)，名(míng)曰(yuē)大(dà)風(fēng)，刺(cì)肌(jī)肉(ròu)爲(wéi)故(gù)，汗(hàn)出(chū)百(bǎi)日(rì)，刺(cì)骨(gǔ)髓(suǐ)，汗(hàn)出(chū)百(bǎi)日(rì)，凡(fán)二(èr)百(bǎi)日(rì)，鬚(xū)眉(méi)生(shēng)而(ér)止(zhǐ)鍼(zhēn)。

皮(pí)部(bù)論(lùn)篇(piān)第(dì)五(wǔ)十(shí)六(liù)

黃(huáng)帝(dì)問(wèn)曰(yuē)：余(yú)聞(wén)皮(pí)有(yǒu)分(fēn)部(bù)，脈(mài)有(yǒu)經(jīng)紀(jì)，筋(jīn)有(yǒu)結(jié)絡(luò)，骨(gǔ)有(yǒu)度(dù)量(liáng)，其(qí)所(suǒ)生(shēng)病(bìng)各(gè)異(yì)，別(bié)其(qí)分(fēn)部(bù)，左(zuǒ)右(yòu)上(shàng)下(xià)，陰(yīn)陽(yáng)所(suǒ)在(zài)，病(bìng)之(zhī)始(shǐ)終(zhōng)，願(yuàn)聞(wén)其(qí)道(dào)。歧(qí)伯(bó)對(duì)曰(yuē)：欲(yù)知(zhī)皮(pí)部(bù)以(yǐ)經(jīng)脈(mài)爲(wéi)紀(jì)者(zhě)，諸(zhū)經(jīng)皆(jiē)然(rán)。陽(yáng)明(míng)之(zhī)陽(yáng)，名(míng)曰(yuē)害(hé)蜚(fēi)。上(shàng)下(xià)同(tóng)濼(fǎ)，視(shì)其(qí)部(bù)中(zhōng)有(yǒu)浮(fú)絡(luò)者(zhě)，皆(jiē)陽(yáng)明(míng)之(zhī)絡(luò)也(yě)。其(qí)色(sè)多(duō)青(qīng)則(zé)痛(tòng)，多(duō)黑(hēi)則(zé)痹(bì)，黃(huáng)赤(chì)則(zé)熱(rè)，多(duō)白(bái)則(zé)寒(hán)，五(wǔ)色(sè)皆(jiē)見(xiàn)，則(zé)寒(hán)熱(rè)也(yě)。絡(luò)盛(shèng)則(zé)

入客亐經，陽主外，陰主內。

少陽㞢陽，名曰樞持。上下同灋，視其部中有浮絡者，皆少陽㞢絡也。絡盛則入客亐經，故在陽者主內，在陰者主出，以滲亐內，諸經皆然。

太陽㞢陽，名曰關樞。上下同灋，視其部中有浮絡者，皆太陽㞢絡也。絡盛則入客亐經。

少陰㞢陰，名曰樞儒。上下同灋，視其部中有浮絡者，皆少陰㞢絡也。絡盛則入客亐經，其入rù經jīng也yě，從cóng陽yáng部bù注zhù亐yú經jīng，其qí出chū者zhě，從cóng陰yīn內nèi注zhù亐yú骨gǔ。

心xīn主zhǔ㞢zhī陰yīn，名míng曰yuē害hé肩jiān。上shàng下xià同tóng灋fǎ，視shì其qí部bù中zhōng有yǒu浮fú絡luò者zhě，皆jiē心xīn主zhǔ㞢zhī絡luò也yě。絡luò盛shèng則zé入rù客kè亐yú經jīng。

太tài陰yīn㞢zhī陰yīn，名míng曰yuē關guān蟄zhé。上shàng下xià同tóng灋fǎ，視shì其qí部bù中zhōng有yǒu浮fú絡luò者zhě，皆jiē太tài陰yīn㞢zhī絡luò也yě。絡luò盛shèng則zé入rù客kè亐yú經jīng。

凡fán十shí二èr經jīng絡luò脈mài者zhě，皮pí㞢zhī部bù也yě。

是shì故gù百bǎi病bìng㞢zhī始shǐ生shēng也yě，必bì先xiān亐yú皮pí毛máo。邪xié中zhòng㞢zhī，則zé腠còu理lǐ開kāi，開kāi則zé入rù客kè亐yú絡luò脈mài，畱liú而ér不bú厺qù，傳chuán入rù亐yú

經jīng，留liú而ér不bú去qù，傳chuán入rù于yú府fǔ，廩lǐn于yú腸cháng胃wèi。

邪xié之zhī始shǐ入rù于yú皮pí也yě，淅xiǎn然rán起qǐ毫háo毛máo，開kāi腠còu理lǐ，其qí入rù于yú絡luò也yě，則zé絡luò脈mài盛shèng色sè變biàn；其qí入rù客kè于yú經jīng也yě，則zé感gǎn虛xū乃nǎi陷xiàn示shì。其qí留liú于yú筋jīn骨gǔ之zhī間jiān，寒hán多duō則zé筋jīn攣luán骨gǔ痛tòng；熱rè多duō則zé筋jīn弛chí骨gǔ消xiāo，肉ròu爍shuò䐃jùn破pò，毛máo直zhí而ér敗bài。

帝dì曰yuē：夫fū子zǐ言yán皮pí之zhī十shí二èr部bù，其qí生shēng病bìng皆jiē何hé如rú？

岐qí伯bó曰yuē：皮pí者zhě，脈mài之zhī部bù也yě。邪xié客kè于yú皮pí，則zé腠còu理lǐ開kāi，開kāi則zé邪xié入rù客kè于yú絡luò脈mài，絡luò脈mài滿mǎn，則zé注zhù于yú經jīng脈mài，

經脈滿，則入舍于府藏也。故皮者有分部，不與

jīng mài mǎn, zé rù shè yú fǔ zàng yě. gù pí zhě yǒu fēn bù, bù yǔ

而生大病也。

ér shēng dà bìng yě.

帝曰：善。

dì yuē: shàn.

經絡論篇第五十七

黃帝問曰：夫絡脈之見也，其五色各異，青黃赤白黑不同，其故何也？

岐伯對曰：經有常色，而絡無常變也。

帝曰：經之常色何如？

岐伯曰：心赤、肺白、肝青、脾黃、腎黑，皆亦應其經脈之色也。

帝曰：絡之陰陽，亦應其經乎？

岐(qí)伯(bó)曰(yuē)：陰(yīn)絡(luò)之(zhī)色(sè)應(yìng)其(qí)經(jīng)，陽(yáng)絡(luò)之(zhī)色(sè)變(biàn)無(wú)常(cháng)，隨(suí)四(sì)時(shí)而(ér)行(xíng)也(yě)。寒(hán)多(duō)則(zé)凝(níng)泣(sè)，凝(níng)泣(sè)則(zé)青(qīng)黑(hēi)；熱(rè)多(duō)則(zé)淖(nào)澤(zé)，淖(nào)澤(zé)則(zé)黃(huáng)赤(chì)。此(cǐ)皆(jiē)常(cháng)色(sè)，謂(wèi)之(zhī)無(wú)病(bìng)。五(wǔ)色(sè)具(jù)見(xiàn)者(zhě)，謂(wèi)之(zhī)寒(hán)熱(rè)。

帝(dì)曰(yuē)：善(shàn)。

炁(qì)穴(xué)論(lùn)篇(piān)第(dì)五(wǔ)十(shí)八(bā)

黃(huáng)帝(dì)問(wèn)曰(yuē)：余(yú)聞(wén)炁(qì)穴(xué)三(sān)百(bǎi)六(liù)十(shí)五(wǔ)以(yǐ)應(yìng)一(yí)歲(suì)，未(wèi)知(zhī)其(qí)所(suǒ)，願(yuàn)卒(cù)聞(wén)㞢(zhī)。岐(qí)伯(bó)稽(qǐ)首(shǒu)再(zài)拜(bài)對(duì)曰(yuē)：窘(jiǒng)乎(hū)哉(zāi)問(wèn)也(yě)！其(qí)非(fēi)聖(shèng)帝(dì)，孰(shú)能(néng)窮(qióng)其(qí)道(dào)焉(yān)！因(yīn)請(qǐng)溢(yì)意(yì)盡(jìn)言(yán)其(qí)處(chù)。帝(dì)捧(pěng)手(shǒu)逡(qūn)巡(xún)而(ér)卻(què)曰(yuē)：夫(fū)子(zǐ)㞢(zhī)開(kāi)余(yú)道(dào)也(yě)，目(mù)未(wèi)見(jiàn)其(qí)處(chù)，耳(ěr)未(wèi)聞(wén)其(qí)數(shù)，而(ér)目(mù)以(yǐ)朙(míng)，耳(ěr)以(yǐ)聰(cōng)矣(yǐ)。

岐(qí)伯(bó)曰(yuē)：此(cǐ)所(suǒ)謂(wèi)聖(shèng)人(rén)易(yì)語(yù)，良(liáng)馬(mǎ)易(yì)御(yù)也(yě)。帝(dì)曰(yuē)：余(yú)非(fēi)聖(shèng)人(rén)㞢(zhī)易(yì)語(yù)也(yě)，世(shì)言(yán)眞(zhēn)數(shù)開(kāi)人(rén)意(yì)，今(jīn)余(yú)所(suǒ)訪(fǎng)

問者眞數，發蒙解惑，未足以論也。然余願聞夫子溢志盡言其處，令解其意，請藏之金匱，不敢復出。

岐伯再拜而起曰：臣請言之，背與心相控而痛，所治天突與十椎及上紀。上紀者胃脘也，下紀者關元也。背胷邪系陰陽左右，如此其病前後痛澀，胷脅痛而不得息，不得臥，上气短气偏痛，脈滿起，邪出尻脈，絡胷脅，支心貫鬲，上肩加天突，邪下肩交十椎下。

藏俞五十穴，府俞七十二穴，熱俞五十九穴，水俞五十七穴，頭上五行，行五，五五二十五穴，中䏰兩傍各五，凡十穴，大椎上兩傍各一，凡二穴，目瞳子浮白二穴，兩髀厭分中二穴，犢鼻二穴，耳中多所聞二穴，眉本二穴，完骨二穴，項中央一穴，枕骨二穴，上關二穴，大迎二穴，下關二穴，天柱二穴，巨虛上下廉四穴，曲牙二穴，天(tiān)突(tū)一(yì)穴(xué)，天(tiān)府(fǔ)二(èr)穴(xué)，天(tiān)牖(yǒu)二(èr)穴(xué)，扶(fú)突(tū)二(èr)穴(xué)，天(tiān)窗(cōng)二(èr)穴(xué)，肩(jiān)解(jiě)二(èr)穴(xué)，關(guān)元(yuán)一(yì)穴(xué)，委(wěi)陽(yáng)二(èr)穴(xué)，肩(jiān)貞(zhēn)二(èr)穴(xué)，喑(yīn)門(mén)一(yì)穴(xué)，齊(qí)一(yì)穴(xué)，胷(xiōng)俞(shù)十(shí)二(èr)穴(xué)，背(bèi)俞(shù)二(èr)穴(xué)，膺(yīng)俞(shù)十(shí)二(èr)穴(xué)，分(fēn)肉(ròu)二(èr)穴(xué)，踝(huái)上(shàng)橫(héng)二(èr)穴(xué)，陰(yīn)陽(yáng)蹻(qiāo)四(sì)穴(xué)，水(shuǐ)俞(shù)在(zài)諸(zhū)分(fēn)，熱(rè)俞(shù)在(zài)炁(qì)穴(xué)，寒(hán)熱(rè)俞(shù)在(zài)兩(liǎng)骸(hái)厭(yàn)中(zhōng)二(èr)穴(xué)，大(dà)禁(jìn)二(èr)十(shí)五(wǔ)，在(zài)天(tiān)府(fǔ)下(xià)五(wǔ)寸(cùn)，凡(fán)三(sān)百(bǎi)六(liù)十(shí)五(wǔ)穴(xué)，鍼(zhēn)之(zhī)所(suǒ)由(yóu)行(xíng)也(yě)。

帝(dì)曰(yuē)：余(yú)已(yǐ)知(zhī)炁(qì)穴(xué)之(zhī)處(chù)，遊(yóu)鍼(zhēn)之(zhī)居(jū)，願(yuàn)聞(wén)孫(sūn)

絡谿谷，亦有所應乎？岐伯曰：孫絡三百六十五穴會，亦以應一歲，以溢奇邪，以通榮衛，榮衛稽留，衛散榮溢，炁竭血著，外爲發熱，內爲少炁，疾瀉無怠，以通榮衛，見而瀉之，無問所會。

帝曰：善。願聞谿谷之會也。岐伯曰：肉之大會爲谷，肉之小會爲谿。肉分之間，谿谷之會，以行榮衛，以會大炁。邪溢炁壅，脈熱肉敗，榮衛不行，必將爲膿，內銷骨髓，外破大膕。留于節湊，必將爲敗。積寒畱舍，榮衛不居，卷肉縮筋，肋肘不得伸，內爲骨痹，外爲不仁，命曰不足，大寒畱亐谿谷也。谿谷三百六十五穴會，亦應一歲。其小痹淫溢，循脈往來，微鍼所及，與灋相同。

帝乃辟左右而起，再拜曰：今日發蒙解惑，藏㞢金匱，不敢復出。乃藏㞢金蘭㞢室，署曰炁穴所在。

歧(qí)伯(bó)曰(yuē)：孫(sūn)絡(luò)业(zhī)脈(mài)別(bié)經(jīng)者(zhě)，其(qí)血(xuè)盛(shèng)而(ér)當(dāng)瀉(xiè)者(zhě)，亦(yì)三(sān)百(bǎi)六(liù)十(shí)五(wǔ)脈(mài)，竝(bìng)注(zhù)亏(yú)絡(luò)，傳(chuán)注(zhù)十(shí)二(èr)絡(luò)脈(mài)，非(fēi)獨(dú)十(shí)四(sì)絡(luò)脈(mài)也(yě)，內(nèi)解(xiè)瀉(xiè)亏(yú)中(zhōng)者(zhě)十(shí)脈(mài)。

華夏根文化 經典誦讀系列
黃老菁英文化

黃帝內經 素問・下

（第二版）

整理 天壺學人 合一

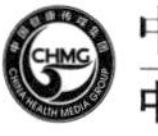
中国健康传媒集团
中国医药科技出版社

圖書在版編目（CIP）數據

黄帝内經 / 天壺學人，合一 整理. — 2版. —北京：
中國醫藥科技出版社，2024.3
（華夏根文化/黄老菁英文化　經典誦讀系列）
ISBN 978-7-5214-4500-8

Ⅰ. ①黄… Ⅱ. ①天… ②合… Ⅲ. ①《内經》 Ⅳ. ①R221

中國國家版本館CIP數據核字（2024）第037069號

整 理 者　天壺學人　合一
美術編輯　陳君杞
版式設計　郭小平

出版　中國醫藥科技出版社
地址　北京市海澱區文慧園北路甲貳拾貳號
郵編　100082
電話　發行：010-62227427　郵購：010-62236938
網址　www. cmstp. com
規格　880×1230mm $^{1}/_{32}$
印張　$45^{1}/_{8}$
字數　275千字
初版　2016年1月第1版
版次　2024年3月第2版
印次　2024年3月第1次印刷
印刷　河北環京美印刷有限公司
經銷　全國各地新華書店
書號　ISBN 978-7-5214-4500-8
定價　155.00元（共4本）

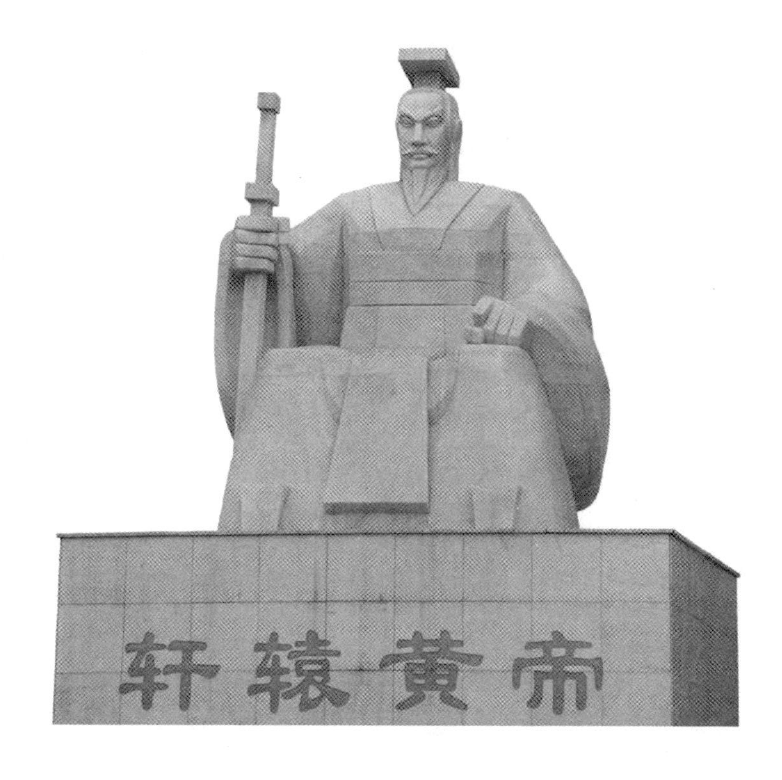

筆者攝于河南新鄭

本書敬獻給不斷探源性命實相與眞象者

序·稽古真微

『天雨大，弗潤無根之生；道法寬，惟成有心之人』。想起首次付梓，不知不覺已過去近十載，此間承讀者們之厚愛而重印十二次，這份情誼使我們深諳書中之一字一句，也許都可能對一個生命存在某種重塑。由於種種原因，第一版確有一些欠妥與紕漏，內心忐忑使我們決定全面校讎修訂而再版。再版以《四部叢刊》影印明趙府居敬堂刊本爲底本，元至元己卯胡氏古林書堂刊本、明成化十年甲午熊氏種德堂刊本爲校本，以晉皇甫謐《鍼灸甲乙經》、晉王叔和《脈經》、隋楊上善《黄帝內經太素》、明張介賓《類經》以及一些師傳善本等爲他校本，以出土如馬王堆《足臂十一脈灸經》《陰陽十一脈灸經》、張家山《脈書》、《天回醫簡》、涪水經絡木漆人、《清華大學藏戰國竹簡（拾叁）·五音圖》以及《扁鵲鏡經》等爲理校。全面對《內經》因經千年傳抄，難免存在之訛、脱、衍、倒、錯脱簡、句讀誤等逐一校讎，對經後人修編過之底本原文理校後選擇性恢復，亦同時對一些非原則性不妥之處作優化，使本書更嚴謹、更專業、更貼近需求，力求不負廣大讀者。

✔家珍管窺

對於初學者，瞭解《內經》藏著多少有趣生活家珍，是學習路上不竭之源動力。此處僅列部分並標示其所在篇章，爲節省篇幅，僅本段中如作『素九』表示在《素問》第九篇、『靈七』表示在《靈樞》第七篇。論左手足不如右強在素五、論東西北南中居民各特徵在素十二、論常人呼吸與脈動關係在素十八、論鍼刺月相之度在素二十六、論棄衣登高而歌在素三十、論宇宙气象與地球萬生萬物互聯在《素問・下》運气七篇（參圖録圖三、四，下同）、論入疫室防疫法在素七十二、論醫者五種過錯及四種失誤分別在素七十七與七十八、論夢境與疾患在素八十、論眼淚鼻涕來由在素八十一、論骨骼尺寸在靈十四、論二十八宿與營炁在靈十五（參本書函套封底圖）、論脈走向與長度在靈十七、論老人夜不眠與年輕人晝不眠及飲酒排尿皆在靈十八、論打嗝噴嚏耳鳴流口水自咬舌唇等在靈二十八、論熱食寒食及面診在靈二十九、論消化道結構與尺寸在靈三十、論各月份人炁所在在靈四十一、論夢境與邪氣在靈四十三、論觀體表以知五藏形態及位置在靈四十七、論學習態度及授書儀式在靈四十八、論面相面診在靈四十九、論長壽及各年齡段特徵在靈五十四、論二十五種人特徵在靈六十四、論人發音原理在靈六十九、論人與天地之應在靈七十一、論八方向之風在靈七十七、論天象對气候及萬生之影響在靈七十九。其實各篇內容不限於此，所舉點滴僅爲引起好奇心，正向好奇心莫不是最好老師之一。

▼字藏天人地

本書之所以鎖定繁體兼古體而輯，皆因漢字，尤其是古體漢字，承載著

太多鮮爲人知全息資訊，各古體字像似一幅幅上古聖祖所作簡筆畫，把祂所傾注之靈光與當時場景逼真地還原，此正是叩啟古籍『衆眇之門』之密鑰。近年筆者發現鐘鼎文『光』是月掩軒轅星官時各星連線所得，參圖一；而較近有兩次『月掩軒轅』天象，一是於北回歸線二〇二二年十一月十七日子時東方，二是在同地於二〇二一年三月廿六日子時西偏南方；月與光合起來便是『胱』，而更巧是『膀』恰暗指月之旁；足太陽膀胱經由首（南）至足（北），源自天且爲腑故屬陽水，貫穿整個人體背陽，人主動與天相合正是《內經》所反復強調，至於『月掩軒轅』天象與足太陽膀胱經之應，有意者不妨自察。天有應，地亦有應，現世上某大河從地圖看竟亦是鐘鼎文『光』之形，其自南向北流而與膀胱經同，河居地故屬陰水，有興趣者可深入研究。天人地三才互應，此不正是《內經》核心主旨嗎?我國紅山文化遺址所出土玉器之玉龍結合甲骨文『首』與『馬』，與人腦泥丸宮及周邊對比，參圖二，相信不言自明，由此亦旁證古人極有可能十分熟悉人體內部各細微結構，而《靈樞》中就載有不少解剖數據，《經水》則見『解剖』二字，可證解剖華夏自古有之。人陽炁與自然界陽气戚戚相關，每年皆呈絕、胎、生、長、旺、相、休、囚、死，比如拙作《帛書周易・鍵》九二繇辭『見現龍在田』，其意指夜空中青龍首宿『角』於北回歸線春分戌時徐徐從正東方地平線升起之天象，而大角星與角宿間恰有天田星官。九四應端午，當晚在同地戌時見斗宿旁『天籥』剛躍出東南地平線，箕宿上『魚』及其下『天淵』仍在地平線下，而帛書繇辭因此竟用專用字，其左從『魚』右從『龠』，可見古人用字之精準性與暗示，『淵』正是指『天淵』；九五應夏至（當晚在同地戌時西南方幾乎現朱雀七宿，應『翡』，赤羽雀，南偏東現青龍七宿，應『龔』，夜空一派龍鳳呈祥，此時人在腦中本該亦與天相應）、尚九應秋分、迥九應冬至、初九應冬至到春分之天象，詳參《素問・上》封底引文。『強』，其本字古體爲『彊』，暗喻人體膻中之中田與靠近神闕之下田，而『強』『强』祇見『虫』不見『田』，實在讓人難以聯想那洪荒之力從何而來！故本書一律作『彊』。同理，用『毉』不用『醫』，《素問・移精變炁論篇》已明示往古之人祝由而已，此方才毉道本源，可同參《靈樞・下》末後記《論『醫』》。『霝』，字構源自鐘鼎文，而馬王堆漢墓出土之帛書《老子》甲本亦作『霝』，這充分說明至少至西漢該字仍見不作『靈』之例，故本書經文部分一律從『霝』；但爲了方便廣大讀者易於快速識別，本套書其中書名暫仍作《靈樞》。故正所謂『天垂象，故外取諸於天；人應器，故內取諸於人』，能深度對各字構『格心治之』相信是修習《內經》捷徑之一。

气論

气、炁、氣、𣱕。气之甲骨文作三，其餘三種尚未見其甲骨文；『𣱕』，楚簡作□，其與『炁』近，區別是『𣱕』強調其先天性及源於虛无，『炁』有一異寫上從既下從火，楚簡作□，其強調先天中之後天性及既濟態，共性是兩者皆先天之火，灬即火。如何更精準地分別運用『气、炁、氣、⿹气火』，是或真或假掌握《內經》之分水嶺之一。故本書姑且以凡屬自然界或從自然界進入人體且不具確定致病性者，統一作『气』，如天气、墬地气、六气、萅春气、寒气、溼濕气等；以凡對人體有明顯致病性或損傷性者，統一作『氣』，如邪氣、病氣、濁氣、瘧氣、淫氣等，而『寒气』有時作『寒氣』，是據上下文意當強調其致病性時作異別，『寒气』則更強調其自然屬性，此情況尚有他例，皆不可過泥於上述量標；以凡已進入人體中運行且不具致病性、或正向或中性者，統一作『炁』，如衛炁、營炁、脈炁、血炁、穀炁、各藏臟府腑之炁等；而『⿹气火』因不少語境下皆可由『炁』代替，則不再單列使用。

溯文擬字

古人用文用字用韻皆講求精準恰當，何以見得？經文中『系』不算少見，其繁體字見繫、係，而『系』是否爲簡體字？『系』甲骨文作[甲骨文字形]，此足證

其非簡體，是甲骨文隸定字，故經文中凡指關聯、連接時皆從『系』；凡指由一群同類或附屬組合成整體系統時，皆從『係』，其甲骨文作[illegible]；『繫』尚未見其甲骨文，估計後起，故不從。『飢』側重指餓，『饑』側重指莊稼欠收成，全書文意皆指前者，故僅從『飢』。『竝』甲骨文作[illegible]，專指齊肩式並聯，行動時是同步移動，『並』爲其異寫；『并』甲骨文作[illegible]，專指一前一後式串聯，行動時是前後尾隨，故筆者據上下文意於素六九七、靈二二〇見『并』（素幾即《素問》第幾頁，靈幾即《靈樞》第幾頁，下同）；『幷、併』後起且不確，皆不從。『風』指動之屬气，可剝萬物，多指中性或負向气動；『凬』指和諧之气動，似天地萬物之風箱般存在，多指正向之气動，靈四九一、四九二見『凬』。『叶』，甲骨文作[illegible]，此足證非簡體，是甲骨文隸定字，音意皆同『協』；『葉』，鐘鼎文作[illegible]，指葉狀物，故《靈樞·九宮八風》應作『叶蟄出宮』，不可作『葉蟄出宮』，『叶蟄』此處指和諧、會同、合并。『度量』，二字皆作動詞，指計算、測量、分析等時讀作奪良，指權衡標準時讀作杜良，指有風度氣量時讀作杜亮，經文中多見第一種之用，而單用『度』時讀作奪亦多見。『金匱』，當『匱』指收藏貴重物之納器時音意皆同『櫃』，如靈五三〇等；當指散盡千金亦難得時讀作愧，如標題『金匱眞真言』，亦有一說此可按『金櫃』解，不從，前說似更合。『舍』甲骨文作[illegible]，故非簡體，讀作去聲時，指居住，入駐；當讀作上聲且指放棄、施予、寬釋時，應作『捨』而不可兩者混用，尚未見其甲骨文，靈四四八、四五一、四五二皆見『捨』。『无』在馬王堆出土帛書中廣泛使用，本是宇宙本源之虛空態專用字，與『橆無』無涉，非其簡體；『橆無』指物質世界之沒有，故後人兩者混用不妥，素四三六、靈四三六見『无』，更多詳解請參拙作《黃老合集·黃帝帛書》卷前。另《古體字與通用繁體字對照表》在每一分冊卷首；溯源漢字演變，目前公開已知就有石刻文、甲骨文等，因目前可識別甲骨文數量僅一千餘，故筆者在選擇本書對應可選古體字時，首選甲骨文隸定字，若無則選鐘鼎文隸定字，若無選小篆隸定字，再若無就衹能選目前通用繁體字；隨著日後考古研究不斷深入，相信將來版次會有更多古體字呈現給讀者們。

術語音辨

業內與坊間對一些術語之讀音與字構持多種意見，筆者嘗試去梳理：『沖』與『衝』，區別是前者與水有關，當然此水既包括了『大一生水』無形之水，又包括有形之水，如何深入理解無形之水，不妨參拙作《竹書三經・大一生水》《竹書三經・亙先》《竹書三經・凨勿流刲型》；後者突出衝擊性、方向性、動態性。故本書作『沖脈』不作『衝脈』，因沖脈與足少陰腎經有相並，且為十二經之海。《素問・繆刺論篇》『繆』字不少人讀作謬，『繆』凡五個讀音，讀作謬時指錯誤、詐偽等，顯然與文意抵牾，其餘讀音之意亦與文意不近，但其與『樛』通，『樛』指絞結、盤纏，此與文意最近，故本書注音從『樛』，讀作糾。『長夓夏』不少人讀作常下，若讀作常，僅示延長之意，而此時段正值萬物快速生長並逐步結果，故本書讀作掌下，內涵更豐富；亦可稱此時段爲『實』。『滎』可讀作盈或行，在『井井滎兪俞經合』中，作者是以水流量之小大予以指喻，而『滎瀯』指波濤迴旋湧起貌，該詞讀作盈盈，可見『滎』當與水流量有關時應讀作盈，作地名時讀作行，另有一說作音意皆同『滎』，可備，待考。『行』凡五個讀音，穴名『行閒間』有讀形兼，有讀航兼，讀作後者認爲『行閒間』乃肝經之滎腧，肝爲將軍之官，軍隊每廿五人稱作『一行』；筆者認爲讀作形，指流動、巡遊、返還、施用等，內涵更豐富，更合滎腧之性，故讀音從形兼。『歧伯』還是『歧伯』？『歧』指聰穎，而『歧歧』指飛行貌，作爲上古神鑿，歧伯聰穎如飛，當之無愧；另古鑿書亦多見『歧伯』；『歧』多作地名，如拙作《帛書周易·登》：『王用亨亐于歧山』，『歧』可通『歧』；故筆者願從『歧伯』。『鬼臾區』，『鬼』若視作姓，現讀作偉或葵，但黃帝時期人是否有姓？或有或無。商甲骨卜辭中及《帛書周易·旣濟》皆見『鬼方』，現今姓鬼者多奉『鬼臾區』爲先祖，該姓古音僅作偉，故姑且以爲姓而讀作偉。

釐次掠影

《內經》經過千年傳承傳抄，難免存在訛、脱、衍、倒、錯脱簡、句讀誤等，如原《靈樞·九鍼論》：『故爲虫之治鍼，令尖如梃，其鋒微員圓』；『梃』指杖、門窗框、殺豬時內捅之鐵棍，顯然與文意無涉，而底本原作『挺』，可能因形近而訛，『挺』指筆直、伸直，與文意合，故本書從底本『挺』。此現象在經文屢見，多按底本恢復。另有古本『令尖如梃』作『令小大如挺』，可備，待考。又如原《靈樞·論疾診尺》：『目赤色者病在心』，《脈經》作『色赤』，當爲是，『目赤色』指目之色皆赤，『目色赤』指目中有色而爲赤，乃倒之誤。又如原《靈樞·陰陽二十五人》：『似丂于上古黄帝。其爲人……』《甲乙經》無此字，顯然此文與所論土形之人無涉，多爲後加衍文，但因其未對段意産生較大歧義，故姑且保留。又如原《素問·平人炁象論篇》：『泄而脱血脈實，病在中脈虚，病在外脈濇濇堅者，皆難治』，何謂『病在中脈虚』？頗費解，『中脈虚』該如何理解？故正確句讀應作『泄而脫血脈實，病在中；脈虛病在外；脈濇濇堅者，皆難治』，全文句讀誤非鮮見，據改。又如原《素問·皮部論篇》：『肉爍破』，顯然脫一『䐃』，補作『肉爍䐃破』。有時後人旁注竄入經文，有時脫字，或有意或無意，人爲性地造成文意玄隱難通，筆者已盡可能地復原。再如原《素問·鍼解篇》篇末一段『九竅……作解』，駁雜無明，可能錯脫簡，姑存待考。綜上，因篇幅有限，僅引例說明，以此類推，其餘從略。

非常讀音

《內經》中古今字、同源字、通假字等相當常見，筆者對上述用字情況皆保留古籍原貌以示對先聖之尊重，以下所列，箭頭上皆是經文原字，箭頭下皆是其音意所通之字。如發↓廢（素九、素一一、素三二六、靈四二八），華↓花（素九），從↓縱（靈二四二、素一八三），齊↓劑（靈九七），與↓舉（靈二〇三、靈二六九），吟↓噤（素一八一），繇

↓摇（靈五八、素六九七、素四八四），都↓豬（素一七、素五八），革↓亟（素一〇二），歸↓饋（素三二、素一五六），離↓儷（靈五六、靈三七六、素一二四、素四〇一），能↓耐（素六六、素二九一），勝↓稱（素一九、素二二九），宛↓鬱（靈三、靈一六、靈三一、靈四一七），成↓盛（素九〇、素一一〇、素二四四），瞑↓眠（靈二〇八、靈五四〇），滿↓懣（素十二、素二一、素五四、素二三四、靈一九四），胕↓腐（素八二、素七四四），環↓還，音意皆同旋（素九六、素九八、素一〇八、素四二六），臭↓嗅（靈四一），生↓性（靈四二一），爲↓僞（素一八二、素七三八），被↓披（素九），郭↓廓（素一八五、靈四三五），内↓納（素一九五），輸或兪俞↓腧（素二八八），空↓孔（素七三、靈二），義↓儀（素一九九），立↓位（素一八六），屬↓注（靈四）等。頁碼與内容僅部分列出，其餘從略。敬請讀者們多加留意多音字在不同語境下不同讀音，鎖定讀音等同於鎖定其義，不可不察。

✓『五階』誦、解、辨、用、立

如何修習《內經》等黄老菁英文化元典，其次第及量標如何？筆者經多年實踐，有感『五階』：誦、解、辨、用、立。『誦』，分有口有心、有口無心；前者最基本是先持不急於立即求解心態，字正腔圓地開口誦讀，借助拼音力求讀對讀準，尤其是初學則更甚，以免一旦習慣於錯誤發音後難以改口；全書四冊皆須誦讀，避免偏重某冊或某篇，由此可悉知全書所涉內容，有全局感，對字數較多之元典則更爲關鍵；不鼓勵功利性刻意背誦，熟透後自然瞭然於胸；更詳盡之誦讀法，可參拙作《黄老合集·黄帝帛書》『三得法』，此不贅述；誦，占所用總心力一成。若基礎打好便可進入『解』，分自解、他解；當『誦』達到前述量標後，便會從心中悠然升起對某字、某詞、某句，甚至某篇之自我內在認知，其過程極像五腧穴，由小變大，自少成多，欲速則不達；當初步有語感後不妨借助本文、工具書或上網，自行對疑點難點嘗試探究，勿怕麻煩，《靈樞·禁服》載雷公須齋宿歃血立誓後方能被授《內經》，昔難得而今已得卻輕慢之，必將『道不遠人人自遠』；他解有二慮，一因初學難以確定其真僞，二易滋生依賴心，自我磨礪錯失，不利於日後深造；解，占所用總心力二成。『辨』，到此已算過了初學階段，進入更廣闊時空，分息（思）辨、智辨；『息』上從囟下從心，聖祖通過造字告知子孫，最優之思非僅在心田中徘徊，而是由囟門湧入不竭靈感，落入心內加工，輸至全腦後以右腦主導，左腦協助執行全息辨析，以古華夏玆（兹）學獨有四方『象、數、理、名』與五定『定性—陰陽、定位—內外、定向—逆順、定態—動靜、定質—虛實』爲方法論，再參《黃老合集·老子簡帛》中玆（兹）卝圖和世界玆（兹）學演生圖，孰是孰非便躍然而出，此時可小心旁及他解，自己內在已有乾坤；智辨因僅用左腦爲是，帶明顯局限性；辨，占所用總心力三成。『用』，分活用、死用；若前三階走到此便戛然而止，則等同於到了『眾眇之門』門檻便回頭，僅停留於紙上談兵而已，平時沒有對一線炮火切身體驗過，上戰場時便是送人頭，故必須把理論落地實踐，在實踐中找自己死穴盲點，無縫執行『用—省—學—

用』閉合循環，如環無端，省，即反省自檢，此乃活用，除此外便是死用；用，占所用總心力四成，此階務必著力最深最多，否則所學必將是鏡花水月。水到渠成時不知不覺進入『立』，此階衹從初衷分公享、私分；公者，抱爲天下人正向提升之心則必无爲達至融通，把曾經所學所用鑄成一體，與己相合而立，後反哺全社會；私者，爲名利爲己一畝三分地而立；故公者將不求而必終領到天地頒發之畢業證！

✔別語

本書全文收錄《黃帝內經》，筆者有意以繁體，尤以古體注音豎排校輯，且將『气』區分作三，古今字區別而用等舉，祈求更貼近古聖絕學原貌，越近原貌，後學者則越少走彎路，使這部仿似『人體出廠說明書』之聖典，光芒永耀！

天人地兹兹學，初易榁昊玄，一人一時，焉能通達！若察紕漏訛誤，懇望來郵告悉，電郵 horizon1998@126.com，定辨之改之，稽首。

天壺學人　合一
癸卯冬至於流谿蒙苑

圖録

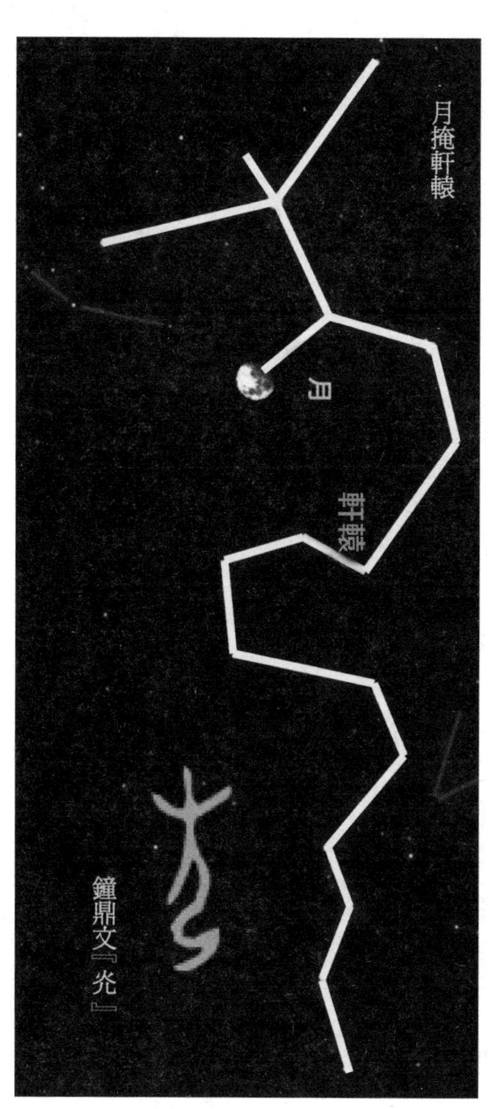

圖一　鐘鼎文『灮』與月掩軒轅

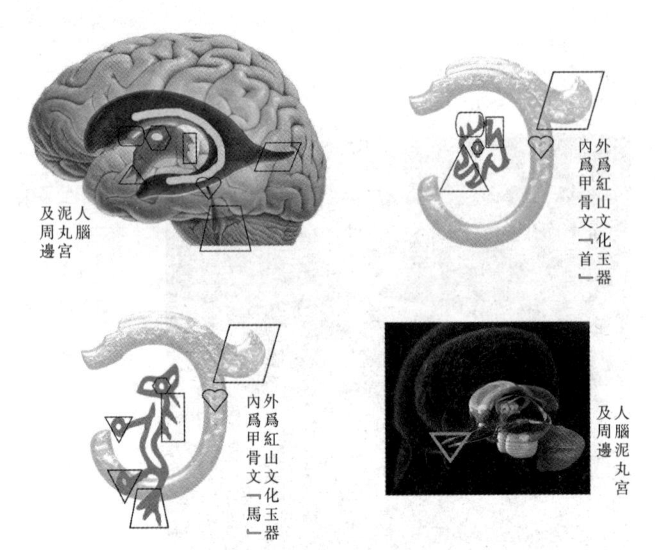

圖二　腦中央與紅山龍，甲骨文“首、馬”

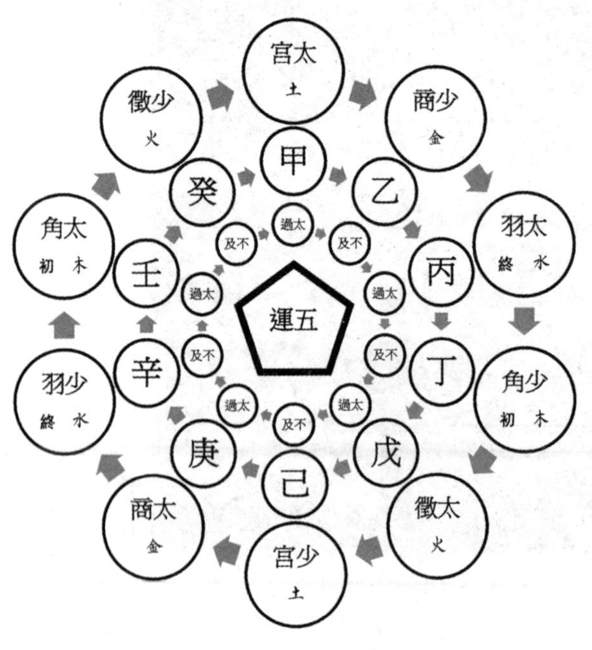

圖三　五運圖

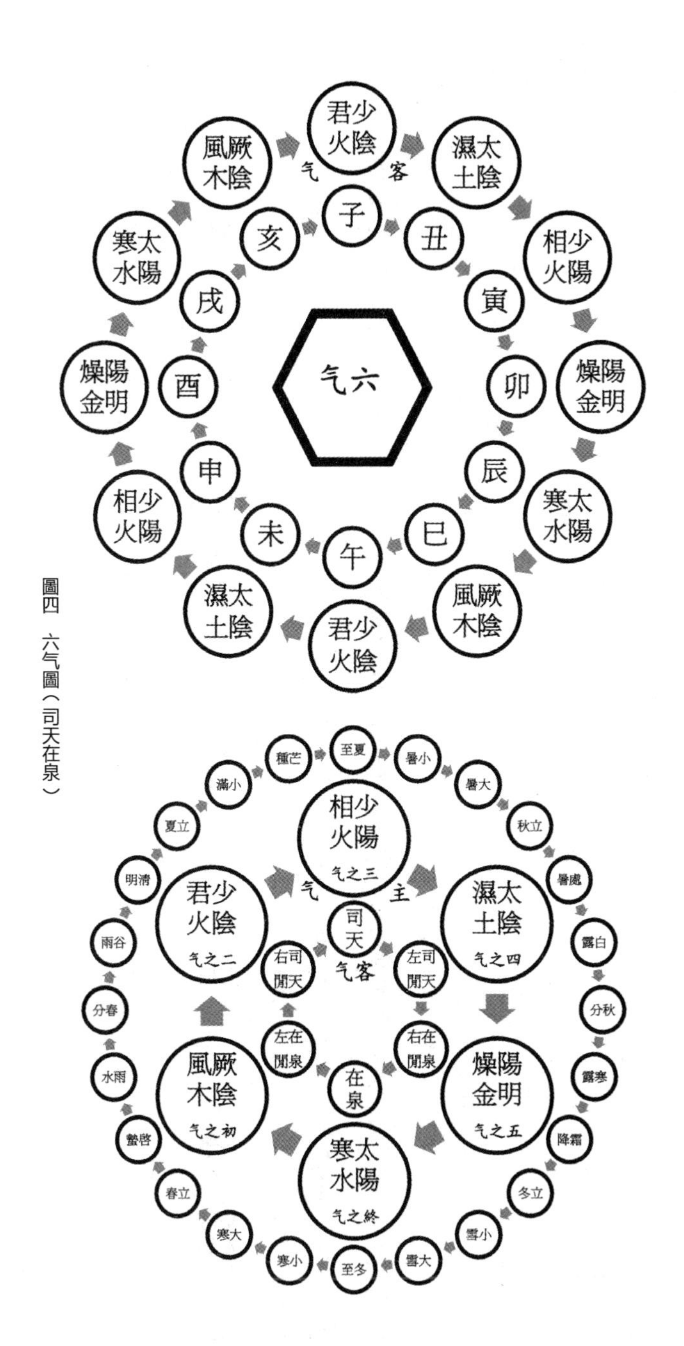

气六
气 客
君少 火陰
濕太 土陰
相少 火陽
燥陽 金明
寒太 水陽
風厥 木陰
子
丑
寅
卯
辰
巳
午
未
申
酉
戌
亥
气 主
相少 火陽 气之三
濕太 土陰 气之四
燥陽 金明 气之五
寒太 水陽 气之終
風厥 木陰 气之初
君少 火陰 气之二
司天
气客
左司閒天
右司閒天
左在閒泉
右在閒泉
在泉
至夏
暑小
暑大
秋立
暑處
露白
分秋
露寒
降霜
冬立
雪小
雪大
至冬
寒小
寒大
春立
蟄啓
水雨
分春
雨谷
明清
夏立
滿小
種芒

圖四　六气圖（司天在泉）

古體字與通用繁體字對照表

古體	甲骨篆文溯源	繁體	古體	甲骨篆文溯源	繁體
彊	甲骨文	强/強	胷	小篆文	胸
龢	甲骨文	和	鼓	甲骨文	鼓
谿	小篆文	溪	卽	甲骨文	即
畱	小篆文	留	厺	甲骨文	去
灮	小篆文	光	譱	鐘鼎文	善
霝	鐘鼎文	靈	艸	甲骨文	草
桒	甲骨文	桑	秊	甲骨文	年
乗	甲骨文	乘	橆	鐘鼎文	無
朙	甲骨文	明	亏	鐘鼎文	于/於
恆	小篆文	恒	恖	小篆文	思
矦	甲骨文	侯	埜	甲骨文	野
宜	甲骨文	宜	溼	小篆文	濕

古體	甲骨篆文溯源	繁體	古體	甲骨篆文溯源	繁體
沈	鐘鼎文	沉	敎	甲骨文	教
墬	小篆文	地	眞	小篆文	真
靁	小篆文	雷	鎭	小篆文	鎮
緜	鐘鼎文	綿	愼	小篆文	慎
仌	鐘鼎文	冰	鼑	甲骨文	貞
㞢	鐘鼎文	之	直	鐘鼎文	直
蕐	小篆文	華/花	酓	鐘鼎文	飲
曐	鐘鼎文	星	脩	小篆文	修
灋	鐘鼎文	法	朢	鐘鼎文	望
靑	鐘鼎文	青	夓	鐘鼎文	夏
徳	鐘鼎文	德	丼	鐘鼎文	井
曑	鐘鼎文	參	竝	甲骨文	並
澑	小篆文	溜	龝	小篆文	秋
亾	甲骨文	亡	愳	小篆文	懼

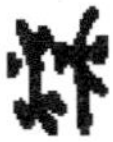

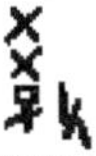

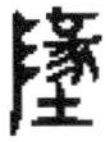

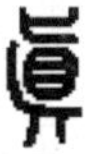

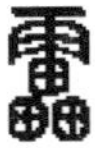

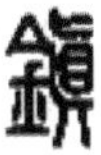

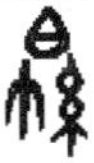

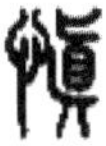

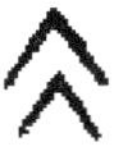

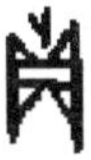

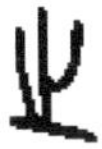

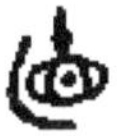

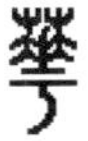

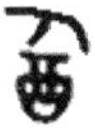

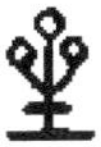

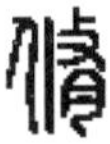

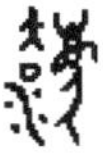

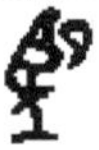

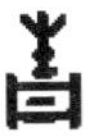

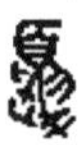

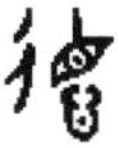

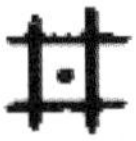

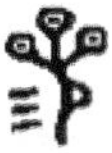

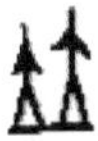

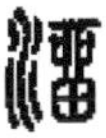

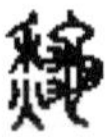

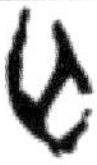

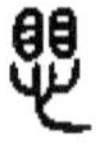

續表

古體	溯篆甲 源文骨	繁體	古體	溯篆甲 源文骨	繁體
萅	文鼎鐘	春	閒	文鼎鐘	間
囘	文骨甲	回	角	文鼎鐘	角
旣	文骨甲	既	桺	文鼎鐘	柳
羣	文鼎鐘	群	黃	文鼎鐘	黄
兪	文篆小	俞	鍼	文篆小	針
乕	文篆小	虎	嵒	文骨甲	巖
欬		咳	嚥		咽
顖		囟	飃		飄
鞕		硬	玅		妙
埶		勢	燄		焰
濇		澀	毄		擊
踈		疎/疏	洩		泄
噉		啖	蛕		蛔

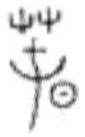

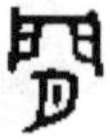

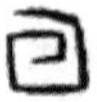

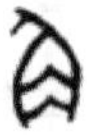

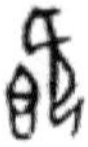

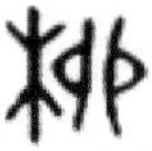

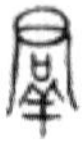

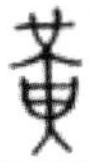

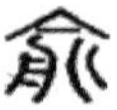

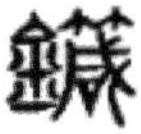

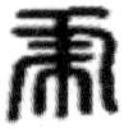

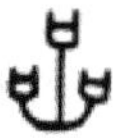

古今字

古體	溯篆甲 源文骨	繁體	古體	溯篆甲 源文骨	繁體
府		腑	藏		臟
支		肢	鬲		膈

【黃帝內經總目録】

【素問・下 目録】

炁府論篇第五十九

足太陽脈炁所發者，七十八穴：兩眉頭各一，入髮至項三寸半，傍五相去三寸。其浮炁在皮中者，凡五行，行五，五五二十五，項中大筋兩傍各一，風府兩傍各一，俠脊以下至尻尾二十一節，十五間各一，五藏㞢俞各五，六府㞢俞各六，委中以下至足小趾傍各六俞。

足少陽脈炁所發者，六十二穴：兩角上各二，直zhí目mù上shàng髮fà際jì內nèi各gè五wǔ，耳ěr前qián角jiǎo上shàng各gè一yī，耳ěr前qián角jiǎo下xià各gè

一yī，銳ruì髮fà下xià各gè一yī，客kè主zhǔ人rén各gè一yī，耳ěr後hòu陷xiàn中zhōng各gè一yī，

下xià關guān各gè一yī，耳ěr下xià牙yá車chē㞢zhī後hòu各gè一yī，缺quē盆pén各gè一yī，掖yè下xià

三sān寸cùn，脅xié下xià至zhì胠qū八bā間jiān各gè一yī，髀bì樞shū中zhōng傍páng各gè一yī，膝xī以yǐ

下xià至zhì足zú小xiǎo趾zhǐ次cì趾zhǐ各gè六liù俞shù。

足zú陽yáng明míng脈mài炁qì所suǒ發fā者zhě，六liù十shí八bā穴xué：額é顱lú髮fà際jì傍páng

各gè三sān，面miàn鼽qiú骨gǔ空kǒng各gè一yī，大dà迎yíng㞢zhī骨gǔ空kǒng各gè一yī，人rén迎yíng各gè

一yī，缺quē盆pén外wài骨gǔ空kǒng各gè一yī，膺yīng中zhōng骨gǔ間jiān各gè一yī，俠jiā鳩jiū尾wěi㞢zhī

外，當乳下三寸，俠胃脘各五，俠臍廣三寸各三，下齊二寸，俠㞢各三，炁街動脈各一，伏菟上各一，三里以下至足中趾各八俞，分㞢所在穴空。

手太陽脈炁所發者，三十六穴：目內眥各一，目外各一，鼽骨下各一，耳郭上各一，耳中各一，巨骨穴各一，曲掖上骨穴各一，柱骨上陷者各一，上天窗四寸各一，肩解各一，肩解下三寸各一，肘以下至手小指本各六俞。

手陽明脈炁所發者，二十二穴：鼻空外廉項
shǒu yáng míng mài qì suǒ fā zhě èr shí èr xué bí kǒng wài lián xiàng

上各二，大迎骨空各一，柱骨㞢會各一，髃骨㞢
shàng gè èr dà yíng gǔ kǒng gè yī zhù gǔ zhī huì gè yī yú gǔ zhī

會各一，肘以下至手大指次指本各六俞。
huì gè yī zhǒu yǐ xià zhì shǒu dà zhǐ cì zhǐ běn gè liù shù

手少陽脈炁所發者三十二穴：鼽骨下各一，
shǒu shào yáng mài qì suǒ fā zhě sān shí èr xué qiú gǔ xià gè yī

眉後各一，角上各一，下完骨後各一，項中足太
méi hòu gè yī jiǎo shàng gè yī xià wán gǔ hòu gè yī xiàng zhōng zú tài

陽㞢前各一，俠扶突各一，肩貞各一，肩貞下三
yáng zhī qián gè yī jiā fú tū gè yī jiān zhēn gè yī jiān zhēn xià sān

寸分間各一，肘以下至手小指次指本各六俞。
cùn fēn jiān gè yī zhǒu yǐ xià zhì shǒu xiǎo zhǐ cì zhǐ běn gè liù shù

督脈炁所發者，二十八穴：項中央二，髮際
dū mài qì suǒ fā zhě èr shí bā xué xiàng zhōng yāng èr fà jì

後(hòu)中(zhōng)八(bā)，面(miàn)中(zhōng)三(sān)，大(dà)椎(zhuī)以(yǐ)下(xià)至(zhì)尻(kāo)尾(wěi)及(jí)傍(páng)十(shí)五(wǔ)穴(xué)，至(zhì)骶(dǐ)下(xià)凡(fán)二(èr)十(shí)一(yī)節(jié)，脊(jǐ)椎(zhuī)灋(fǎ)也(yě)。

任(rèn)脈(mài)㞢(zhī)炁(qì)所(suǒ)發(fā)者(zhě)，二(èr)十(shí)八(bā)穴(xué)：喉(hóu)中(zhōng)央(yāng)二(èr)，膺(yīng)中(zhōng)骨(gǔ)陷(xiàn)中(zhōng)各(gè)一(yī)，鳩(jiū)尾(wěi)下(xià)三(sān)寸(cùn)，胃(wèi)脘(wǎn)五(wǔ)寸(cùn)，胃(wèi)脘(wǎn)以(yǐ)下(xià)至(zhì)橫(héng)骨(gǔ)六(liù)寸(cùn)半(bàn)一(yī)，腹(fù)脈(mài)灋(fǎ)也(yě)，下(xià)陰(yīn)別(bié)一(yī)，目(mù)下(xià)各(gè)一(yī)，下(xià)脣(chún)一(yī)，齗(yín)交(jiāo)一(yī)。

沖(chōng)脈(mài)炁(qì)所(suǒ)發(fā)者(zhě)，二(èr)十(shí)二(èr)穴(xué)：俠(jiā)鳩(jiū)尾(wěi)外(wài)各(gè)半(bàn)寸(cùn)，至(zhì)齊(qí)寸(cùn)一(yī)，俠(jiā)齊(qí)下(xià)傍(páng)各(gè)五(wǔ)分(fēn)，至(zhì)橫(héng)骨(gǔ)寸(cùn)一(yī)，腹(fù)脈(mài)

瀍fǎ也yě。

足zú少shào陰yīn舌shé下xià，厥jué陰yīn毛máo中zhōng急jí脈mài各gè一yī，手shǒu少shào陰yīn各gè一yī，陰yīn陽yáng蹻qiāo各gè一yī，手shǒu足zú諸zhū魚yú際jì脈mài炁qì所suǒ發fā者zhě。

凡fán三sān百bǎi六liù十shí五wǔ穴xué也yě。

骨(gǔ)空(kǒng)論(lùn)篇(piān)第(dì)六(liù)十(shí)

黃(huáng)帝(dì)問(wèn)曰(yuē)：余(yú)聞(wén)風(fēng)者(zhě)，百(bǎi)病(bìng)㞢(zhī)始(shǐ)也(yě)，以(yǐ)鍼(zhēn)治(zhì)㞢(zhī)奈(nài)何(hé)？

岐(qí)伯(bó)對(duì)曰(yuē)：風(fēng)從(cóng)外(wài)入(rù)，令(lìng)人(rén)振(zhèn)寒(hán)，汗(hàn)出(chū)頭(tóu)痛(tòng)，身(shēn)重(zhòng)惡(wù)寒(hán)，治(zhì)在(zài)風(fēng)府(fǔ)，調(tiáo)其(qí)陰(yīn)陽(yáng)，不(bù)足(zú)則(zé)補(bǔ)，有(yǒu)餘(yú)則(zé)瀉(xiè)。

大(dà)風(fēng)頸(jǐng)項(xiàng)痛(tòng)，刺(cì)風(fēng)府(fǔ)，風(fēng)府(fǔ)在(zài)上(shàng)椎(zhuī)。大(dà)風(fēng)汗(hàn)出(chū)，灸(jiǔ)譩(yī)譆(xī)，譩(yī)譆(xī)在(zài)背(bèi)下(xià)俠(jiā)脊(jǐ)傍(páng)三(sān)寸(cùn)所(suǒ)，厭(yā)㞢(zhī)令(lìng)

病bìng 人rén 呼hū 譩yī 譆xī，譩yī 譆xī 應yìng 手shǒu○

從zòng 風fēng 憎zēng 風fēng，刺cì 眉méi 頭tóu○失shī 枕zhěn 在zài 肩jiān 上shàng 橫héng 骨gǔ 間jiān○折zhé 使shǐ 揄yáo 臂bì 齊qí 肘zhǒu 正zhèng，灸jiǔ 脊jǐ 中zhōng○

眇miǎo 絡luò 季jì 脅xié 引yǐn 少shào 腹fù 而ér 痛tòng 脹zhàng，刺cì 譩yī 譆xī○

腰yāo 痛tòng 不bù 可kě 以yǐ 轉zhuǎn 搖yáo，急jí 引yǐn 陰yīn 卵luǎn，刺cì 八bā 髎liáo 與yǔ 痛tòng 上shàng，八bā 髎liáo 在zài 腰yāo 尻kāo 分fēn 間jiān○

鼠shǔ 瘺lòu 寒hán 熱rè，還xuán 刺cì 寒hán 府fǔ○寒hán 府fǔ 在zài 附fù 膝xī 外wài，刺cì 營yíng○取qǔ 膝xī 上shàng 外wài 者zhě，使shǐ 㞢zhī 拜bài；取qǔ 足zú 心xīn 者zhě，使shǐ 㞢zhī 跪guì○

任脈者，起于中極之下，以上毛際，循腹裏，上關元，至咽喉，上頤循面入目。沖脈者，起于炁街，竝少陰之經，俠臍上行，至胸中而散。任脈爲病，男子內結七疝，女子帶下瘕聚。沖脈爲病，逆炁裏急。督脈爲病，脊彊反折。督脈者，起于少腹以下骨中央。女子入系廷孔(kǒng)，其(qí)孔(kǒng)，溺(niào)孔(kǒng)之(zhī)端(duān)也(yě)○其(qí)絡(luò)循(xún)陰(yīn)器(qì)，合(hé)篡(cuàn)間(jiān)，繞(rào)篡(cuàn)後(hòu)，別(bié)繞(rào)臀(tún)，至(zhì)少(shào)陰(yīn)與(yǔ)巨(jù)陽(yáng)中(zhōng)絡(luò)者(zhě)，合(hé)少(shào)陰(yīn)上(shàng)股(gǔ)內(nèi)後(hòu)廉(lián)，貫(guàn)脊(jǐ)屬(zhǔ)腎(shèn)○與(yǔ)太(tài)陽(yáng)起(qǐ)於(yú)目(mù)內(nèi)眥(zì)，上(shàng)額(é)交(jiāo)巔(diān)，上(shàng)入(rù)絡(luò)腦(nǎo)，還(huán)出(chū)別(bié)下(xià)項(xiàng)，循(xún)肩(jiān)髆(bó)內(nèi)○俠(jiā)脊(jǐ)抵(dǐ)腰(yāo)中(zhōng)，入(rù)循(xún)膂(lǚ)絡(luò)腎(shèn)○其(qí)男(nán)子(zǐ)循(xún)莖(jìng)下(xià)至(zhì)篡(cuàn)，與(yǔ)女(nǚ)子(zǐ)等(děng)○其(qí)少(shào)腹(fù)直(zhí)上(shàng)者(zhě)，貫(guàn)臍(qí)中(zhōng)央(yāng)，上(shàng)貫(guàn)心(xīn)，入(rù)喉(hóu)，上(shàng)頤(yí)環(huán)唇(chún)，上(shàng)系(xì)兩(liǎng)目(mù)之(zhī)下(xià)中(zhōng)央(yāng)○此(cǐ)生(shēng)病(bìng)，從(cóng)少(shào)腹(fù)上(shàng)衝(chōng)心(xīn)而(ér)痛(tòng)，不(bù)得(dé)前(qián)後(hòu)，爲(wéi)衝(chōng)疝(shàn)○其(qí)女(nǚ)子(zǐ)不(bú)

孕(yùn)，癃(lóng)，痔(zhì)，遺(yí)溺(niào)，嗌(yì)乾(gān)。督(dū)脈(mài)生(shēng)病(bìng)治(zhì)督(dū)脈(mài)，治(zhì)

在(zài)骨(gǔ)上(shàng)，甚(shèn)者(zhě)在(zài)臍(qí)下(xià)營(yíng)。

其(qí)上(shàng)气(qì)有(yǒu)音(yīn)者(zhě)，治(zhì)其(qí)喉(hóu)中(zhōng)央(yāng)，在(zài)缺(quē)盆(pén)中(zhōng)者(zhě)。

其(qí)病(bìng)上(shàng)衝(chōng)喉(hóu)者(zhě)，治(zhì)其(qí)漸(jiàn)，漸(jiàn)者(zhě)，上(shàng)侠(jiā)頤(yí)也(yě)。

蹇(jiǎn)膝(xī)伸(shēn)不(bù)屈(qū)，治(zhì)其(qí)楗(jiàn)；坐(zuò)而(ér)膝(xī)痛(tòng)，治(zhì)其(qí)機(jī)；

立(lì)而(ér)暑(shǔ)解(jiě)，治(zhì)其(qí)骸(hái)關(guān)；膝(xī)痛(tòng)，痛(tòng)及(jí)拇(mǔ)指(zhǐ)，治(zhì)其(qí)膕(guó)；

坐(zuò)而(ér)膝(xī)痛(tòng)如(rú)物(wù)隱(yǐn)者(zhě)，治(zhì)其(qí)關(guān)；膝(xī)痛(tòng)不(bù)可(kě)屈(qū)伸(shēn)，治(zhì)

其(qí)背(bèi)内(nèi)；連(lián)骺(héng)若(ruò)折(zhé)，治(zhì)陽(yáng)明(míng)中(zhōng)俞(shù)髎(liáo)。若(ruò)別(bié)，治(zhì)巨(jù)

陽少陰滎，淫濼脛痠，不能久立，治少陽之維，在外上五寸。

輔骨上橫骨下爲楗，俠髖爲機，膝解爲骸關，俠膝之骨爲連骸，骸下爲輔，輔上爲膕，膕上爲關，頭橫骨爲枕。

水俞五十七穴，尻上五行，行五，伏菟上兩行，行五，左右各一行，行五，踝上各一行，行六穴。

髓空，在腦後三分，在顱際銳骨㞢下，一在齗基下，一在項後復骨下，一在脊骨上空，在風府上。脊骨下空，在尻骨下空。數髓空在面俠鼻，或骨空在口下當兩肩。兩髆骨空在髆中㞢陽。臂骨空在臂陽，厺踝四寸，兩骨空㞢間。股骨上空在股陽，出上膝四寸。䯒骨空在輔骨㞢上端。股際骨空在毛中動下。尻骨空在髀骨㞢後，相厺四寸。扁骨有滲理湊，橆髓，骨髓橆空。

灸寒熱之灋，先灸項大椎，以年爲壯數；次灸橛骨，以年爲壯數。視背俞陷者灸之，舉臂肩上陷者灸之，兩季脅之間灸之，外踝上絕骨之端灸之，足小趾次趾間灸之，腨下脈陷灸之，外踝後灸之。缺盆上切之堅痛如筋者灸之，膺中陷骨間灸之，掌束骨下灸之，臍下關元三寸灸之，毛際動脈灸之，膝下三寸分間灸之，足陽明跗上動脈灸之，巔上灸之。犬所齧之處，灸之三壯，即以(yǐ)犬(quǎn)傷(shāng)病(bìng)灋(fǎ)灸(jiǔ)㞢(zhī)。凡(fán)當(dāng)灸(jiǔ)二(èr)十(shí)九(jiǔ)處(chù)。傷(shāng)食(shí)灸(jiǔ)㞢(zhī)，不(bù)已(yǐ)者(zhě)，必(bì)視(shì)其(qí)經(jīng)㞢(zhī)過(guò)亏(yú)陽(yáng)者(zhě)，數(shù)刺(cì)其(qí)俞(shù)而(ér)藥(yào)㞢(zhī)。

水熱穴論篇第六十一

黃帝問曰：少陰何以主腎？腎何以主水？岐伯對曰：腎者至陰也。至陰者，盛水也。肺者太陰也。少陰者冬脈也。故其本在腎，其末在肺，皆積水也。

帝曰：腎何以能聚水而生病？岐伯曰：腎者胃㞢關也。關門不利，故聚水而從其類也。上下溢亐皮膚，故爲胕腫。胕腫者，聚水而生病也。

帝(dì)曰(yuē)：諸(zhū)水(shuǐ)皆(jiē)生(shēng)亐(yú)腎(shèn)乎(hū)？岐(qí)伯(bó)曰(yuē)：腎(shèn)者(zhě)牝(pìn)藏(zàng)也(yě)。墬(dì)气(qì)上(shàng)者(zhě)，屬(zhǔ)亐(yú)腎(shèn)，而(ér)生(shēng)水(shuǐ)液(yè)也(yě)，故(gù)曰(yuē)至(zhì)陰(yīn)。勇(yǒng)而(ér)勞(láo)甚(shèn)，則(zé)腎(shèn)汗(hàn)出(chū)，腎(shèn)汗(hàn)出(chū)逢(féng)亐(yú)風(fēng)，内(nèi)不(bù)得(dé)入(rù)亐(yú)藏(zàng)府(fǔ)，外(wài)不(bù)得(dé)越(yuè)亐(yú)皮(pí)膚(fū)，客(kè)亐(yú)玄(xuán)府(fǔ)，行(xíng)亐(yú)皮(pí)裏(lǐ)，傳(chuán)爲(wéi)胕(fú)腫(zhǒng)，本(běn)㞢(zhī)亐(yú)腎(shèn)，名(míng)曰(yuē)風(fēng)水(shuǐ)。所(suǒ)謂(wèi)玄(xuán)府(fǔ)者(zhě)，汗(hàn)空(kǒng)也(yě)。

帝(dì)曰(yuē)：水(shuǐ)俞(shù)五(wǔ)十(shí)七(qī)處(chù)者(zhě)，是(shì)何(hé)主(zhǔ)也(yě)？岐(qí)伯(bó)曰(yuē)：腎(shèn)俞(shù)五(wǔ)十(shí)七(qī)穴(xué)，積(jī)陰(yīn)㞢(zhī)所(suǒ)聚(jù)也(yě)，水(shuǐ)所(suǒ)從(cóng)出(chū)入(rù)也(yě)。

尻上五行，行五者，此腎俞。故水病下爲胕腫，大腹，上爲喘呼不得臥者，標本俱病，故肺爲喘呼，腎爲水腫，肺爲逆不得臥，分爲相輸俱受者，水气㞢所留也。伏菟上各二行，行五者，此腎㞢街也。三陰㞢所交結亐腳也，踝上各一行，行六者，此腎脈㞢下行也，名曰太衝。凡五十七穴者，皆藏㞢陰絡，水㞢所客也。

帝曰：春取絡脈分肉何也？岐伯曰：春者木

始(shǐ)治(zhì)，肝(gān)炁(qì)始(shǐ)生(shēng)，肝(gān)炁(qì)急(jí)，其(qí)風(fēng)疾(jí)，經(jīng)脈(mài)常(cháng)深(shēn)，其(qí)炁(qì)少(shǎo)，不(bù)能(néng)深(shēn)入(rù)，故(gù)取(qǔ)絡(luò)脈(mài)分(fēn)肉(ròu)間(jiān)。

帝(dì)曰(yuē)：夓(xià)取(qǔ)盛(shèng)經(jīng)分(fēn)腠(còu)何(hé)也(yě)？岐(qí)伯(bó)曰(yuē)：夓(xià)者(zhě)火(huǒ)始(shǐ)治(zhì)，心(xīn)炁(qì)始(shǐ)長(zhǎng)，脈(mài)瘦(shòu)炁(qì)弱(ruò)，陽(yáng)炁(qì)畱(liú)溢(yì)，熱(rè)熏(xūn)分(fēn)腠(còu)，內(nèi)至(zhì)亐(yú)經(jīng)，故(gù)取(qǔ)盛(shèng)經(jīng)分(fēn)腠(còu)，絕(jué)膚(fū)而(ér)病(bìng)厺(qù)者(zhě)，邪(xié)居(jū)淺(qiǎn)也(yě)。所(suǒ)謂(wèi)盛(shèng)經(jīng)者(zhě)，陽(yáng)脈(mài)也(yě)。

帝(dì)曰(yuē)：穐(qiū)取(qǔ)經(jīng)俞(shù)何(hé)也(yě)？岐(qí)伯(bó)曰(yuē)：穐(qiū)者(zhě)金(jīn)始(shǐ)治(zhì)，肺(fèi)將(jiāng)收(shōu)殺(shā)，金(jīn)將(jiāng)勝(shèng)火(huǒ)，陽(yáng)炁(qì)在(zài)合(hé)，陰(yīn)炁(qì)初(chū)勝(shèng)，溼(shī)

气qì及jí體tǐ，陰yīn炁qì未wèi盛shèng，未wèi能néng深shēn入rù，故gù取qǔ俞shù以yǐ瀉xiè陰yīn邪xié，取qǔ合hé以yǐ虛xū陽yáng邪xié，陽yáng炁qì始shǐ衰shuāi，故gù取qǔ亏yú合hé。

帝dì曰yuē：冬dōng取qǔ井jǐng滎yíng何hé也yě？岐qí伯bó曰yuē：冬dōng者zhě水shuǐ始shǐ治zhì，腎shèn方fāng閉bì，陽yáng炁qì衰shuāi少shǎo，陰yīn炁qì堅jiān盛shèng，巨jù陽yáng伏fú沈chén，陽yáng脈mài乃nǎi厺qù，故gù取qǔ井jǐng以yǐ下xià陰yīn逆nì，取qǔ滎yíng以yǐ實shí陽yáng炁qì。故gù曰yuē：冬dōng取qǔ井jǐng滎yíng，萅chūn不bù鼽qiú衄nǜ。此cǐ㞢zhī謂wèi也yě。

帝dì曰yuē：夫fū子zǐ言yán治zhì熱rè病bìng五wǔ十shí九jiǔ俞shù，余yú論lùn其qí意yì，未wèi能néng領lǐng別bié其qí處chù，願yuàn聞wén其qí處chù，因yīn聞wén其qí意yì。岐qí伯bó曰yuē：

頭上五行，行五者，以越諸陽㞢熱逆也。大杼、膺俞、缺盆、背俞，此八者，以瀉胸中㞢熱也。炁街、三里、巨虛上下廉，此八者，以瀉胃中㞢熱也。雲門、髃骨、委中、髓空，此八者，以瀉四肢㞢熱也。五藏俞傍五，此十者，以瀉五藏㞢熱也。凡此五十九穴者，皆熱㞢左右也。

帝曰：人傷亐寒，而傳爲熱，何也？岐伯曰：夫寒盛則生熱也。

調(tiáo)經(jīng)論(lùn)篇(piān)第(dì)六(liù)十(shí)二(èr)

黃(huáng)帝(dì)問(wèn)曰(yuē)：余(yú)聞(wén)《刺(cì)灋(fǎ)》言(yán)：有(yǒu)餘(yú)瀉(xiè)㞢(zhī)，不(bù)足(zú)補(bǔ)㞢(zhī)。何(hé)謂(wèi)有(yǒu)餘(yú)？何(hé)謂(wèi)不(bù)足(zú)？岐(qí)伯(bó)對(duì)曰(yuē)：有(yǒu)餘(yú)有(yǒu)五(wǔ)，不(bù)足(zú)亦(yì)有(yǒu)五(wǔ)，帝(dì)欲(yù)何(hé)問(wèn)？帝(dì)曰(yuē)：願(yuàn)盡(jìn)聞(wén)㞢(zhī)。

岐(qí)伯(bó)曰(yuē)：神(shén)有(yǒu)餘(yú)、有(yǒu)不(bù)足(zú)；炁(qì)有(yǒu)餘(yú)、有(yǒu)不(bù)足(zú)；血(xuè)有(yǒu)餘(yú)、有(yǒu)不(bù)足(zú)；形(xíng)有(yǒu)餘(yú)、有(yǒu)不(bù)足(zú)；志(zhì)有(yǒu)餘(yú)、有(yǒu)不(bù)足(zú)。凡(fán)此(cǐ)十(shí)者(zhě)，其(qí)炁(qì)不(bù)等(děng)也(yě)。

帝(dì)曰(yuē)：人(rén)有(yǒu)精(jīng)炁(qì)，津(jīn)液(yè)，四(sì)肢(zhī)，九(jiǔ)竅(qiào)，五(wǔ)藏(zàng)

十六部，三百六十五節，乃生百病，百病㞢生，皆有虛實。今夫子乃言有餘有五，不足亦有五，何以生㞢乎？岐伯曰：皆生亐五藏也。夫心藏神，肺藏炁，肝藏血，脾藏肉，腎藏志，而此成形。志意通，內連骨髓，而成身形五藏。五藏㞢道，皆出亐經隧，以行血炁，血炁不龢，百病乃變化而生，是故守經隧焉。

帝曰：神有餘不足何如？岐伯曰：神有餘則

笑(xiào)不(bù)休(xiū)，神(shén)不(bù)足(zú)則(zé)憂(yōu)。血(xuè)炁(qì)未(wèi)竝(bìng)，五(wǔ)藏(zàng)安(ān)定(dìng)，邪(xié)客(kè)亏(yú)形(xíng)，洫(xù)淅(xiǎn)起(qǐ)亏(yú)毫(háo)毛(máo)，未(wèi)入(rù)亏(yú)經(jīng)絡(luò)也(yě)。故(gù)命(mìng)曰(yuē)神(shén)㞢(zhī)微(wēi)。帝(dì)曰(yuē)：補(bǔ)瀉(xiè)奈(nài)何(hé)？歧(qí)伯(bó)曰(yuē)：神(shén)有(yǒu)餘(yú)則(zé)瀉(xiè)其(qí)小(xiǎo)絡(luò)㞢(zhī)血(xuè)，出(chū)血(xuè)勿(wù)㞢(zhī)深(shēn)斥(chì)，無(wú)中(zhòng)其(qí)大(dà)經(jīng)，神(shén)炁(qì)乃(nǎi)平(píng)。神(shén)不(bù)足(zú)者(zhě)，視(shì)其(qí)虛(xū)絡(luò)，按(àn)而(ér)致(zhì)㞢(zhī)，刺(cì)而(ér)利(lì)㞢(zhī)，無(wú)出(chū)其(qí)血(xuè)，無(wú)泄(xiè)其(qí)炁(qì)，以(yǐ)通(tōng)其(qí)經(jīng)，神(shén)炁(qì)乃(nǎi)平(píng)。帝(dì)曰(yuē)：刺(cì)微(wēi)奈(nài)何(hé)？歧(qí)伯(bó)曰(yuē)：按(àn)摩(mó)勿(wù)釋(shì)，著(zhuó)鍼(zhēn)勿(wù)斥(chì)，移(yí)炁(qì)亏(yú)不(bù)足(zú)，神(shén)炁(qì)乃(nǎi)得(dé)復(fù)。

帝曰：善。炁有餘不足奈何？岐伯曰：炁有餘則喘欬，上炁不足則息少炁。血炁未竝，五藏安定，皮膚微病，命曰白炁微泄。帝曰：補瀉奈何？岐伯曰：炁有餘則瀉其經隧，無傷其經，無出其血，無泄其炁。不足則補其經隧，無出其炁。

帝曰：刺微奈何？岐伯曰：按摩勿釋，出鍼視㞢，曰我將深㞢，適人必革，精炁自伏，邪氣散亂，無所據息，炁泄腠理，眞炁乃相得。

帝(dì)曰(yuē)：善(shàn)。血(xuè)有(yǒu)餘(yú)不(bù)足(zú)奈(nài)何(hé)？岐(qí)伯(bó)曰(yuē)：血(xuè)有(yǒu)餘(yú)則(zé)怒(nù)，不(bù)足(zú)則(zé)恐(kǒng)，血(xuè)炁(qì)未(wèi)竝(bìng)，五(wǔ)藏(zàng)安(ān)定(dìng)，孫(sūn)絡(luò)水(shuǐ)溢(yì)，則(zé)經(jīng)有(yǒu)畱(liú)血(xuè)。

帝(dì)曰(yuē)：補(bǔ)瀉(xiè)奈(nài)何(hé)？岐(qí)伯(bó)曰(yuē)：血(xuè)有(yǒu)餘(yú)則(zé)瀉(xiè)其(qí)盛(shèng)經(jīng)，出(chū)其(qí)血(xuè)；不(bù)足(zú)則(zé)視(shì)其(qí)虛(xū)經(jīng)，內(nà)鍼(zhēn)其(qí)脈(mài)中(zhōng)，久(jiǔ)畱(liú)而(ér)視(shì)，脈(mài)大(dà)疾(jí)出(chū)其(qí)鍼(zhēn)，無(wú)令(lìng)血(xuè)泄(xiè)。

帝(dì)曰(yuē)：刺(cì)畱(liú)血(xuè)奈(nài)何(hé)？岐(qí)伯(bó)曰(yuē)：視(shì)其(qí)血(xuè)絡(luò)，刺(cì)出(chū)其(qí)血(xuè)，無(wú)令(lìng)惡(è)血(xuè)得(dé)入(rù)亐(yú)經(jīng)，以(yǐ)成(chéng)其(qí)疾(jí)。

帝(dì)曰(yuē)：善(shàn)。形(xíng)有(yǒu)餘(yú)不(bù)足(zú)奈(nài)何(hé)？岐(qí)伯(bó)曰(yuē)：形(xíng)有(yǒu)

餘yú 則zé 腹fù 脹zhàng，涇jīng 溲sōu 不bú 利lì。不bù 足zú 則zé 四sì 肢zhī 不bú 用yòng，血xuè 氣qì 未wèi 並bìng，五wǔ 藏zàng 安ān 定dìng，肌jī 肉ròu 蠕rú 動dòng，命mìng 曰yuē 微wēi 風fēng。帝dì 曰yuē：補bǔ 瀉xiè 奈nài 何hé？岐qí 伯bó 曰yuē：形xíng 有yǒu 餘yú 則zé 瀉xiè 其qí 陽yáng 經jīng，不bù 足zú 則zé 補bǔ 其qí 陽yáng 絡luò。帝dì 曰yuē：刺cì 微wēi 奈nài 何hé？岐qí 伯bó 曰yuē：取qǔ 分fēn 肉ròu 間jiān，無wú 中zhòng 其qí 經jīng，無wú 傷shāng 其qí 絡luò，衛wèi 氣qì 得dé 復fù，邪xié 氣qì 乃nǎi 索suǒ。

帝dì 曰yuē：善shàn。志zhì 有yǒu 餘yú 不bù 足zú 奈nài 何hé？岐qí 伯bó 曰yuē：志zhì 有yǒu 餘yú 則zé 腹fù 脹zhàng 飧sūn 泄xiè，不bù 足zú 則zé 厥jué。血xuè 氣qì 未wèi 並bìng，五wǔ 藏zàng 安ān 定dìng，骨gǔ 節jié 有yǒu 動dòng。帝dì 曰yuē：補bǔ 瀉xiè 奈nài 何hé？岐qí 伯bó 曰yuē：志zhì 有yǒu 餘yú 則zé

瀉然谷出血，不足則補其復溜。帝曰：刺未竝奈何？岐伯曰：卽取之，無中其經，邪所乃能立虛。

帝曰：善。余已聞虛實之形，不知其何以生？

岐伯曰：炁血以竝，陰陽相傾，炁亂于衛，血逆于經，血炁離居，一實一虛。血竝于陰，炁竝于陽，故爲驚狂。血竝于陽，炁竝于陰，乃爲炅中。血竝于上，炁竝于下，心煩惋善怒。血竝于下，炁竝于上，亂而喜忘。

帝曰：血竝亏陰，炁竝亏陽，如是血炁離居，何者爲實？何者爲虛？岐伯曰：血炁者，喜溫而惡寒，寒則泣不能流，溫則消而厺㞢，是故炁㞢所竝爲血虛，血㞢所竝爲炁虛。帝曰：人㞢所有者，血與炁耳。今夫子乃言血竝爲虛，炁竝爲虛，是無實乎？岐伯曰：有者爲實，無者爲虛，故炁竝則少血，血竝則少炁。今血與炁相失，故爲虛焉。絡㞢與孫絡俱輸亏經，血與炁竝則爲實焉。

血㞢與炁竝走亐上，則爲大厥，厥則暴死，炁復反則生，不反則死。

帝曰：實者何道從來？虛者何道從厺？虛實㞢要，願聞其故。岐伯曰：夫陰與陽皆有俞會，陽注亐陰，陰滿㞢外，陰陽勻平，以充其形，九候若一，命曰平人。夫邪㞢生也，或生亐陰，或生亐陽。其生亐陽者，得㞢風雨寒暑；其生亐陰者，得㞢酓食居處，陰陽喜怒。

帝(dì)曰(yuē)：風(fēng)雨(yǔ)㞢(zhī)傷(shāng)人(rén)奈(nài)何(hé)？岐(qí)伯(bó)曰(yuē)：風(fēng)雨(yǔ)㞢(zhī)傷(shāng)人(rén)也(yě)，先(xiān)客(kè)亐(yú)皮(pí)膚(fū)，傳(chuán)入(rù)亐(yú)孫(sūn)脈(mài)，孫(sūn)脈(mài)滿(mǎn)則(zé)傳(chuán)入(rù)亐(yú)絡(luò)脈(mài)，絡(luò)脈(mài)滿(mǎn)則(zé)輸(shū)亐(yú)大(dà)經(jīng)脈(mài)。血(xuè)炁(qì)與(yǔ)邪(xié)竝(bìng)，客(kè)亐(yú)分(fēn)腠(còu)㞢(zhī)間(jiān)，其(qí)脈(mài)堅(jiān)大(dà)，故(gù)曰(yuē)實(shí)。實(shí)者(zhě)，外(wài)堅(jiān)充(chōng)滿(mǎn)，不(bù)可(kě)按(àn)㞢(zhī)，按(àn)㞢(zhī)則(zé)痛(tòng)。

帝(dì)曰(yuē)：寒(hán)溼(shī)㞢(zhī)傷(shāng)人(rén)，奈(nài)何(hé)？岐(qí)伯(bó)曰(yuē)：寒(hán)溼(shī)㞢(zhī)中(zhòng)人(rén)也(yě)，皮(pí)膚(fū)不(bù)收(shōu)，肌(jī)肉(ròu)堅(jiān)緊(jǐn)，榮(róng)血(xuè)泣(sè)，衛(wèi)炁(qì)厺(jǔ)，故(gù)曰(yuē)虛(xū)。虛(xū)者(zhě)，聶(zhě)辟(bì)而(ér)炁(qì)不(bù)足(zú)，按(àn)㞢(zhī)則(zé)炁(qì)足(zú)以(yǐ)溫(wēn)㞢(zhī)，故(gù)快(kuài)然(rán)而(ér)不(bú)痛(tòng)。

帝(dì)曰(yuē)：譱(shàn)。陰(yīn)㞢(zhī)生(shēng)實(shí)奈(nài)何(hé)？岐(qí)伯(bó)曰(yuē)：喜(xǐ)怒(nù)不(bù)節(jié)，則(zé)陰(yīn)炁(qì)上(shàng)逆(nì)，上(shàng)逆(nì)則(zé)下(xià)虛(xū)，下(xià)虛(xū)則(zé)陽(yáng)炁(qì)走(zǒu)㞢(zhī)。故(gù)曰(yuē)實(shí)矣(yǐ)。帝(dì)曰(yuē)：陰(yīn)㞢(zhī)生(shēng)虛(xū)奈(nài)何(hé)？岐(qí)伯(bó)曰(yuē)：喜(xǐ)則(zé)炁(qì)下(xià)，悲(bēi)則(zé)炁(qì)消(xiāo)，消(xiāo)則(zé)脈(mài)虛(xū)空(kōng)。因(yīn)寒(hán)㱃(yǐn)食(shí)，寒(hán)炁(qì)熏(xūn)滿(mǎn)，則(zé)血(xuè)泣(sè)炁(qì)厺(jǔ)，故(gù)曰(yuē)虛(xū)矣(yǐ)。

帝(dì)曰(yuē)：經(jīng)言(yán)陽(yáng)虛(xū)則(zé)外(wài)寒(hán)，陰(yīn)虛(xū)則(zé)內(nèi)熱(rè)，陽(yáng)盛(shèng)則(zé)外(wài)熱(rè)，陰(yīn)盛(shèng)則(zé)內(nèi)寒(hán)，余(yú)已(yǐ)聞(wén)㞢(zhī)矣(yǐ)，不(bù)知(zhī)其(qí)所(suǒ)由(yóu)然(rán)也(yě)。岐(qí)伯(bó)曰(yuē)：陽(yáng)受(shòu)炁(qì)亐(yú)上(shàng)焦(jiāo)，以(yǐ)溫(wēn)皮(pí)膚(fū)分(fēn)肉(ròu)㞢(zhī)

間，今寒气在外，則上焦不通，上焦不通，則寒气獨留亐外，故寒栗。帝曰：陰虛生內熱奈何？岐伯曰：有所勞倦，形炁衰少，穀炁不盛，上焦不行，下脘不通，胃炁熱，熱炁熏胷中，故內熱。帝曰：陽盛生外熱奈何？岐伯曰：上焦不通利，則皮膚緻密，腠理閉塞，玄府不通，衛炁不得泄越，故外熱。帝曰：陰盛生內寒奈何？岐伯曰：厥炁上逆，寒炁積亐胷中而不瀉，不瀉則溫炁厺，寒(hán)獨(dú)留(liú)，則(zé)血(xuè)凝(níng)泣(sè)，凝(níng)則(zé)脈(mài)不(bù)通(tōng)，其(qí)脈(mài)盛(shèng)大(dà)以(yǐ)濇(sè)，故(gù)寒(hán)中(zhōng)。

帝(dì)曰(yuē)：陰(yīn)與(yǔ)陽(yáng)竝(bìng)，血(xuè)炁(qì)以(yǐ)竝(bìng)，病(bìng)形(xíng)以(yǐ)成(chéng)，刺(cì)㞢(zhī)奈(nài)何(hé)？歧(qí)伯(bó)曰(yuē)：刺(cì)此(cǐ)者(zhě)取(qǔ)㞢(zhī)經(jīng)隧(suì)，取(qǔ)血(xuè)亐(yú)營(yíng)，取(qǔ)炁(qì)亐(yú)衛(wèi)。用(yòng)形(xíng)哉(zāi)，因(yīn)四(sì)時(shí)多(duō)少(shǎo)高(gāo)下(xià)。帝(dì)曰(yuē)：血(xuè)炁(qì)以(yǐ)竝(bìng)，病(bìng)形(xíng)以(yǐ)成(chéng)，陰(yīn)陽(yáng)相(xiāng)傾(qīng)，補(bǔ)瀉(xiè)奈(nài)何(hé)？歧(qí)伯(bó)曰(yuē)：瀉(xiè)實(shí)者(zhě)，炁(qì)盛(shèng)乃(nǎi)內(nà)鍼(zhēn)，鍼(zhēn)與(yǔ)炁(qì)俱(jù)內(nà)，以(yǐ)開(kāi)其(qí)門(mén)，如(rú)利(lì)其(qí)戶(hù)，鍼(zhēn)與(yǔ)炁(qì)俱(jù)出(chū)，精(jīng)炁(qì)不(bù)傷(shāng)，邪(xié)氣(qì)乃(nǎi)

下(xià)，外(wài)門(mén)不(bú)閉(bì)，以(yǐ)出(chū)其(qí)疾(jí)，搖(yáo)大(dà)其(qí)道(dào)，如(rú)利(lì)其(qí)路(lù)，是(shì)謂(wèi)大(dà)瀉(xiè)，必(bì)切(qiè)而(ér)出(chū)，大(dà)炁(qì)乃(nǎi)屈(qū)。帝(dì)曰(yuē)：補(bǔ)虛(xū)奈(nài)何(hé)？岐(qí)伯(bó)曰(yuē)：持(chí)鍼(zhēn)勿(wù)置(zhì)，以(yǐ)定(dìng)其(qí)意(yì)，候(hòu)呼(hū)內(nà)鍼(zhēn)，炁(qì)出(chū)鍼(zhēn)入(rù)，鍼(zhēn)空(kǒng)四(sì)塞(sè)，精(jīng)無(wú)從(cóng)厺(qù)，方(fāng)實(shí)而(ér)疾(jí)出(chū)鍼(zhēn)，炁(qì)入(rù)鍼(zhēn)出(chū)，熱(rè)不(bù)得(dé)還(huán)，閉(bì)塞(sè)其(qí)門(mén)，邪(xié)氣(qì)布(bù)散(sàn)，精(jīng)炁(qì)乃(nǎi)得(dé)存(cún)，動(dòng)炁(qì)候(hòu)時(shí)，近(jìn)炁(qì)不(bù)失(shī)，遠(yuǎn)炁(qì)乃(nǎi)來(lái)，是(shì)謂(wèi)追(zhuī)㞢(zhī)。

帝(dì)曰(yuē)：夫(fū)子(zǐ)言(yán)虛(xū)實(shí)者(zhě)有(yǒu)十(shí)，生(shēng)亐(yú)五(wǔ)藏(zàng)，五(wǔ)藏(zàng)

五(wǔ)脈(mài)耳(ěr)。夫(fú)十(shí)二(èr)經(jīng)脈(mài)皆(jiē)生(shēng)其(qí)病(bìng)，今(jīn)夫(fū)子(zǐ)獨(dú)言(yán)五(wǔ)藏(zàng)。夫(fú)十(shí)二(èr)經(jīng)脈(mài)者(zhě)，皆(jiē)絡(luò)三(sān)百(bǎi)六(liù)十(shí)五(wǔ)節(jié)，節(jié)有(yǒu)病(bìng)必(bì)被(pī)經(jīng)脈(mài)，經(jīng)脈(mài)㞢(zhī)病(bìng)，皆(jiē)有(yǒu)虛(xū)實(shí)，何(hé)以(yǐ)合(hé)㞢(zhī)？岐(qí)伯(bó)曰(yuē)：五(wǔ)藏(zàng)者(zhě)，故(gù)得(dé)六(liù)府(fǔ)與(yǔ)爲(wéi)表(biǎo)裏(lǐ)，經(jīng)絡(luò)支(zhī)節(jié)，各(gè)生(shēng)虛(xū)實(shí)，其(qí)病(bìng)所(suǒ)居(jū)，隨(suí)而(ér)調(tiáo)㞢(zhī)。病(bìng)在(zài)脈(mài)，調(tiáo)㞢(zhī)血(xuè)；病(bìng)在(zài)血(xuè)，調(tiáo)㞢(zhī)絡(luò)；病(bìng)在(zài)炁(qì)，調(tiáo)㞢(zhī)衛(wèi)；病(bìng)在(zài)肉(ròu)，調(tiáo)㞢(zhī)分(fēn)肉(ròu)；病(bìng)在(zài)筋(jīn)，調(tiáo)㞢(zhī)肌(jī)；病(bìng)在(zài)骨(gǔ)，調(tiáo)㞢(zhī)腎(shèn)。燔(fán)鍼(zhēn)劫(jié)刺(cì)其(qí)下(xià)及(jí)與(yǔ)急(jí)者(zhě)；病(bìng)在(zài)骨(gǔ)，焠(cuì)鍼(zhēn)藥(yào)熨(yùn)；病(bìng)不(bù)知(zhī)

所(suǒ)痛(tòng)，兩(liǎng)蹻(qiāo)爲(wéi)上(shàng)，身(shēn)形(xíng)有(yǒu)痛(tòng)，九(jiǔ)候(hòu)莫(mò)病(bìng)，則(zé)繆(jiū)刺(cì)㞢(zhī)；痛(tòng)在(zài)亐(yú)左(zuǒ)而(ér)右(yòu)脈(mài)病(bìng)者(zhě)，巨(jù)刺(cì)㞢(zhī)。必(bì)謹(jǐn)察(chá)其(qí)九(jiǔ)候(hòu)，鍼(zhēn)道(dào)備(bèi)矣(yǐ)。

繆刺論篇第六十三

黃帝問曰：余聞繆刺，未得其意，何謂繆刺？

岐伯對曰：夫邪㞢客亐形也，必先舍亐皮毛；畱而不厺，入舍亐孫絡；畱而不厺，入舍亐絡脈；畱而不厺，入舍亐經脈；內連五藏，散亐腸胃，陰陽俱感，五藏乃傷。此邪㞢從皮毛而入，極亐五藏㞢次也。如此則治其經焉。今邪客亐皮毛，入舍亐孫絡，畱而不厺，閉塞不通，不得入亐經，流liú溢yì亐yú大dà絡luò，而ér生shēng奇qí病bìng也yě。夫fú邪xié客kè大dà絡luò者zhě，左zuǒ注zhù右yòu，右yòu注zhù左zuǒ，上shàng下xià左zuǒ右yòu與yǔ經jīng相xiāng干gān，而ér布bù亐yú四sì末mò，其qí炁qì無wú常cháng處chù，不bú入rù亐yú經jīng俞shù，命mìng曰yuē繆jiū刺cì。

帝dì曰yuē：願yuàn聞wén繆jiū刺cì，以yǐ左zuǒ取qǔ右yòu，以yǐ右yòu取qǔ左zuǒ，奈nài何hé？其qí與yǔ巨jù刺cì何hé以yǐ別bié㞢zhī？歧qí伯bó曰yuē：邪xié客kè亐yú經jīng，左zuǒ盛shèng則zé右yòu病bìng，右yòu盛shèng則zé左zuǒ病bìng，亦yì有yǒu移yí易yì者zhě，左zuǒ痛tòng未wèi已yǐ，而ér右yòu脈mài先xiān病bìng，如rú此cǐ者zhě，必bì巨jù刺cì㞢zhī，必bì中zhòng其qí經jīng，非fēi絡luò脈mài也yě。故gù絡luò病bìng者zhě，其qí痛tòng亐yú經jīng脈mài繆jiū處chù，故gù命mìng曰yuē繆jiū

刺(cì)。

帝(dì)曰(yuē)：願(yuàn)聞(wén)繆(jiū)刺(cì)奈(nài)何(hé)？取(qǔ)之(zhī)何(hé)如(rú)？岐(qí)伯(bó)曰(yuē)：邪(xié)客(kè)亏(yú)足(zú)少(shào)陰(yīn)之(zhī)絡(luò)，令(lìng)人(rén)卒(cù)心(xīn)痛(tòng)，暴(bào)脹(zhàng)，胷(xiōng)脅(xié)支(zhī)滿(mèn)，無(wú)積(jī)者(zhě)，刺(cì)然(rán)骨(gǔ)之(zhī)前(qián)出(chū)血(xuè)，如(rú)食(shí)頃(qǐng)而(ér)已(yǐ)。不(bù)已(yǐ)，左(zuǒ)取(qǔ)右(yòu)，右(yòu)取(qǔ)左(zuǒ)。病(bìng)新(xīn)發(fā)者(zhě)，取(qǔ)五(wǔ)日(rì)已(yǐ)。

邪(xié)客(kè)亏(yú)手(shǒu)少(shào)陽(yáng)之(zhī)絡(luò)，令(lìng)人(rén)喉(hóu)痹(bì)，舌(shé)卷(juǎn)口(kǒu)乾(gān)心(xīn)煩(fán)，臂(bì)外(wài)廉(lián)痛(tòng)，手(shǒu)不(bù)及(jí)頭(tóu)。刺(cì)手(shǒu)中(zhōng)指(zhǐ)、次(cì)指(zhǐ)爪(zhǎo)甲(jiǎ)上(shàng)，厺(qù)端(duān)如(rú)韭(jiǔ)葉(yè)，各(gè)一(yì)痏(wěi)，壯(zhuàng)者(zhě)立(lì)已(yǐ)，老(lǎo)者(zhě)有(yǒu)頃(qǐng)

已，左取右，右取左，此新病，數日已。
yǐ zuǒ qǔ yòu yòu qǔ zuǒ cǐ xīn bìng shù rì yǐ

邪客于足厥陰之絡，令人卒疝暴痛。刺足大
xié kè yú zú jué yīn zhī luò lìng rén cù shàn bào tòng cì zú dà

趾爪甲上與肉交者，各一痏，男子立已，女子有
zhǐ zhǎo jiǎ shàng yǔ ròu jiāo zhě gè yì wěi nán zǐ lì yǐ nǚ zǐ yǒu

頃已，左取右，右取左。
qǐng yǐ zuǒ qǔ yòu yòu qǔ zuǒ

邪客于足太陽之絡，令人頭項肩痛。刺足小
xié kè yú zú tài yáng zhī luò lìng rén tóu xiàng jiān tòng cì zú xiǎo

趾爪甲上與肉交者，各一痏，立已。不已，刺外
zhǐ zhǎo jiǎ shàng yǔ ròu jiāo zhě gè yì wěi lì yǐ bù yǐ cì wài

踝下三痏，左取右，右取左，如食頃已。
huái xià sān wěi zuǒ qǔ yòu yòu qǔ zuǒ rú shí qǐng yǐ

邪客于手陽明之絡，令人炁滿，胷中喘息而
xié kè yú shǒu yáng míng zhī luò lìng rén qì mǎn xiōng zhōng chuǎn xī ér

支(zhī)胠(qū)，胷(xiōng)中(zhōng)熱(rè)。刺(cì)手(shǒu)大(dà)指(zhǐ)、次(cì)指(zhǐ)爪(zhǎo)甲(jiǎ)上(shàng)，去(qù)端(duān)如(rú)韭(jiǔ)葉(yè)，各(gè)一(yì)痏(wěi)，左(zuǒ)取(qǔ)右(yòu)，右(yòu)取(qǔ)左(zuǒ)，如(rú)食(shí)頃(qǐng)已(yǐ)。

邪(xié)客(kè)于(yú)臂(bì)掌(zhǎng)之(zhī)間(jiān)，不(bù)可(kě)得(dé)屈(qū)。刺(cì)其(qí)踝(huái)後(hòu)，先(xiān)以(yǐ)指(zhǐ)按(àn)之(zhī)痛(tòng)，乃(nǎi)刺(cì)之(zhī)。以(yǐ)月(yuè)死(sǐ)生(shēng)爲(wéi)數(shù)，月(yuè)生(shēng)一(yí)日(rì)一(yì)痏(wěi)，二(èr)日(rì)二(èr)痏(wěi)，十(shí)五(wǔ)日(rì)十(shí)五(wǔ)痏(wěi)，十(shí)六(liù)日(rì)十(shí)四(sì)痏(wěi)。

邪(xié)客(kè)于(yú)足(zú)陽(yáng)蹻(qiāo)之(zhī)脈(mài)，令(lìng)人(rén)目(mù)痛(tòng)，從(cóng)内(nèi)眥(zì)始(shǐ)。刺(cì)外(wài)踝(huái)之(zhī)下(xià)半(bàn)寸(cùn)所(suǒ)各(gè)二(èr)痏(wěi)，左(zuǒ)刺(cì)右(yòu)，右(yòu)刺(cì)左(zuǒ)，如(rú)行(xíng)十(shí)里(lǐ)頃(qǐng)而(ér)已(yǐ)。

人(rén)有(yǒu)所(suǒ)墮(duò)墜(zhuì)，惡(è)血(xuè)畱(liú)內(nèi)，腹(fù)中(zhōng)滿(mǎn)脹(zhàng)，不(bù)得(dé)前(qián)後(hòu)。先(xiān)飲(yǐn)利(lì)藥(yào)，此(cǐ)上(shàng)傷(shāng)厥(jué)陰(yīn)之(zhī)脈(mài)，下(xià)傷(shāng)少(shào)陰(yīn)之(zhī)絡(luò)。刺(cì)足(zú)內(nèi)踝(huái)之(zhī)下(xià)，然(rán)骨(gǔ)之(zhī)前(qián)，血(xuè)脈(mài)出(chū)血(xuè)，刺(cì)足(zú)跗(fū)上(shàng)動(dòng)脈(mài)出(chū)血(xuè)。不(bù)已(yǐ)，刺(cì)三(sān)毛(máo)上(shàng)各(gè)一(yì)痏(wěi)，見(xiàn)血(xuè)立(lì)已(yǐ)，左(zuǒ)刺(cì)右(yòu)，右(yòu)刺(cì)左(zuǒ)，善(shàn)悲(bēi)驚(jīng)不(bú)樂(lè)，刺(cì)如(rú)右(yòu)方(fāng)。

邪(xié)客(kè)于(yú)手(shǒu)陽(yáng)明(míng)之(zhī)絡(luò)，令(lìng)人(rén)耳(ěr)聾(lóng)，時(shí)不(bù)聞(wén)音(yīn)。刺(cì)手(shǒu)大(dà)指(zhǐ)、次(cì)指(zhǐ)爪(zhǎo)甲(jiǎ)上(shàng)去(qù)端(duān)如(rú)韭(jiǔ)葉(yè)各(gè)一(yì)痏(wěi)，立(lì)聞(wén)。不(bù)已(yǐ)，刺(cì)中(zhōng)指(zhǐ)爪(zhǎo)甲(jiǎ)上(shàng)與(yǔ)肉(ròu)交(jiāo)者(zhě)，立(lì)聞(wén)。其(qí)不(bù)時(shí)聞(wén)

者zhě，不bù可kě刺cì也yě。耳ěr中zhōng生shēng風fēng者zhě，亦yì刺cì㞢zhī如rú此cǐ數shù，左zuǒ刺cì右yòu，右yòu刺cì左zuǒ。

凡fán痹bì往wǎng來lái，行xíng炁qì常cháng處chù者zhě，在zài分fēn肉ròu間jiān痛tòng而ér刺cì㞢zhī，以yǐ月yuè死sǐ生shēng爲wéi數shù，用yòng鍼zhēn者zhě，隨suí炁qì盛shèng衰shuāi，以yǐ爲wéi痏wěi數shù，鍼zhēn過guò其qí日rì數shù則zé脫tuō炁qì，不bù及jí日rì數shù則zé炁qì不bú瀉xiè，左zuǒ刺cì右yòu，右yòu刺cì左zuǒ，病bìng已yǐ止zhǐ。不bù已yǐ，復fù刺cì㞢zhī如rú灋fǎ，月yuè生shēng一yí日rì一yì痏wěi，二èr日rì二èr痏wěi，漸jiàn多duō㞢zhī，十shí五wǔ日rì十shí五wǔ痏wěi，十shí六liù日rì十shí四sì痏wěi，漸jiàn少shǎo㞢zhī。

邪客亐足陽朙㞢絡，令人鼽衄，上齒寒。刺足中趾、次趾爪甲上與肉交者，各一痏，左刺右，右刺左。

邪客亐足少陽㞢絡，令人脅痛不得息，欬而汗出。刺足小趾、次趾爪甲上與肉交者，各一痏，不得息立已，汗出立止，欬者溫衣酓食，一日已。左刺右，右刺左，病立已。不已，復刺如灋。

邪客亐足少陰㞢絡，令人嗌痛，不可内食，

無(wú)故(gù)善(shàn)怒(nù)，气(qì)上(shàng)走(zǒu)賁(bēn)上(shàng)。刺(cì)足(zú)下(xià)中(zhōng)央(yāng)㞢(zhī)脈(mài)，各(gè)三(sān)痏(wěi)，凡(fán)立(lì)刺(cì)立(lì)已(yǐ)。左(zuǒ)刺(cì)右(yòu)，右(yòu)刺(cì)左(zuǒ)。嗌(yì)中(zhōng)腫(zhǒng)，不(bù)能(néng)內(nà)唾(tuò)，時(shí)不(bù)能(néng)出(chū)唾(tuò)者(zhě)，刺(cì)然(rán)骨(gǔ)㞢(zhī)前(qián)出(chū)血(xuè)，立(lì)已(yǐ)，左(zuǒ)刺(cì)右(yòu)，右(yòu)刺(cì)左(zuǒ)。

邪(xié)客(kè)亐(yú)足(zú)太(tài)陰(yīn)㞢(zhī)絡(luò)，令(lìng)人(rén)腰(yāo)痛(tòng)，引(yǐn)少(shào)腹(fù)控(kòng)眇(miǎo)，不(bù)可(kě)以(yǐ)仰(yǎng)息(xī)，刺(cì)腰(yāo)尻(kāo)㞢(zhī)解(xiè)，兩(liǎng)胂(shēn)㞢(zhī)上(shàng)，是(shì)腰(yāo)俞(shù)，以(yǐ)月(yuè)死(sǐ)生(shēng)爲(wéi)痏(wěi)數(shù)，發(fā)鍼(zhēn)立(lì)已(yǐ)。左(zuǒ)刺(cì)右(yòu)，右(yòu)刺(cì)左(zuǒ)。

邪(xié)客(kè)亐(yú)足(zú)太(tài)陽(yáng)㞢(zhī)絡(luò)，令(lìng)人(rén)拘(jū)攣(luán)、背(bèi)急(jí)、引(yǐn)脅(xié)

而(ér)痛(tòng)。刺(cì)之(zhī)從(cóng)項(xiàng)始(shǐ)，數(shǔ)脊(jǐ)椎(zhuī)俠(jiā)脊(jǐ)，疾(jí)按(àn)之(zhī)應(yìng)手(shǒu)如(rú)痛(tòng)，刺(cì)之(zhī)傍(páng)三(sān)痏(wěi)，立(lì)已(yǐ)。

邪(xié)客(kè)于(yú)足(zú)少(shào)陽(yáng)之(zhī)絡(luò)，令(lìng)人(rén)留(liú)于(yú)樞(shū)中(zhōng)痛(tòng)，髀(bì)不(bù)可(kě)舉(jǔ)。刺(cì)樞(shū)中(zhōng)以(yǐ)毫(háo)鍼(zhēn)，寒(hán)則(zé)久(jiǔ)留(liú)鍼(zhēn)，以(yǐ)月(yuè)死(sǐ)生(shēng)爲(wéi)數(shù)，立(lì)已(yǐ)。

治(zhì)諸(zhū)經(jīng)刺(cì)之(zhī)所(suǒ)過(guò)者(zhě)，不(bú)病(bìng)則(zé)繆(jiū)刺(cì)之(zhī)。

耳(ěr)聾(lóng)，刺(cì)手(shǒu)陽(yáng)朙(míng)，不(bù)已(yǐ)，刺(cì)其(qí)通(tōng)脈(mài)出(chū)耳(ěr)前(qián)者(zhě)。

齒(chǐ)齲(qǔ)，刺(cì)手(shǒu)陽(yáng)朙(míng)。不(bù)已(yǐ)，刺(cì)其(qí)脈(mài)入(rù)齒(chǐ)中(zhōng)，立(lì)已(yǐ)。

邪客亏五藏㞢間，其病也脈引而痛，時來時
xié kè yú wǔ zàng zhī jiān qí bìng yě mài yǐn ér tòng shí lái shí

止。視其病，繆刺㞢亏手足爪甲上，視其脈，出
zhǐ shì qí bìng jiū cì zhī yú shǒu zú zhǎo jiǎ shàng shì qí mài chū

其血，間日一刺，一刺不已，五刺已。
qí xuè jiàn rì yí cì yí cì bù yǐ wǔ cì yǐ

繆傳引上齒，齒唇寒痛，視其手背脈血者厺
jiū chuán yǐn shàng chǐ chǐ chún hán tòng shì qí shǒu bèi mài xuè zhě qù

㞢，足陽眀中跐爪甲上一痏，手大指次指爪甲上
zhī zú yáng míng zhōng zhǐ zhǎo jiǎ shàng yì wěi shǒu dà zhǐ cì zhǐ zhǎo jiǎ shàng

各一痏，立已，左取右，右取左。
gè yì wěi lì yǐ zuǒ qǔ yòu yòu qǔ zuǒ

邪客亏手足少陰太陰足陽眀㞢絡，此五絡皆
xié kè yú shǒu zú shào yīn tài yīn zú yáng míng zhī luò cǐ wǔ luò jiē

會亏耳中，上絡左角，五絡俱竭，令人身脈皆動，
huì yú ěr zhōng shàng luò zuǒ jiǎo wǔ luò jù jié lìng rén shēn mài jiē dòng

而(ér)形(xíng)無(wú)知(zhī)也(yě)，其(qí)狀(zhuàng)若(ruò)屍(shī)，或(huò)曰(yuē)屍(shī)厥(jué)。刺(cì)其(qí)足(zú)大(dà)趾(zhǐ)內(nèi)側(cè)爪(zhǎo)甲(jiǎ)上(shàng)，厺(qù)端(duān)如(rú)韭(jiǔ)葉(yè)，後(hòu)刺(cì)足(zú)心(xīn)，後(hòu)刺(cì)足(zú)中(zhōng)趾(zhǐ)爪(zhǎo)甲(jiǎ)上(shàng)各(gè)一(yì)痏(wěi)，後(hòu)刺(cì)手(shǒu)大(dà)指(zhǐ)內(nèi)側(cè)，厺(qù)端(duān)如(rú)韭(jiǔ)葉(yè)，後(hòu)刺(cì)手(shǒu)心(xīn)主(zhǔ)、少(shào)陰(yīn)銳(ruì)骨(gǔ)㞢(zhī)端(duān)，各(gè)一(yì)痏(wěi)，立(lì)已(yǐ)。不(bù)已(yǐ)，以(yǐ)竹(zhú)管(guǎn)吹(chuī)其(qí)兩(liǎng)耳(ěr)，鬄(tì)其(qí)左(zuǒ)角(jiǎo)㞢(zhī)髮(fà)方(fāng)一(yí)寸(cùn)，燔(fán)治(zhì)，飲(yǐn)以(yǐ)美(měi)酒(jiǔ)一(yì)杯(bēi)，不(bù)能(néng)飲(yǐn)者(zhě)灌(guàn)㞢(zhī)，立(lì)已(yǐ)。

凡(fán)刺(cì)㞢(zhī)數(shù)，先(xiān)視(shì)其(qí)經(jīng)脈(mài)，切(qiè)而(ér)從(cóng)㞢(zhī)，審(shěn)其(qí)虛(xū)實(shí)而(ér)調(tiáo)㞢(zhī)。不(bù)調(tiáo)者(zhě)，經(jīng)刺(cì)㞢(zhī)；有(yǒu)痛(tòng)而(ér)經(jīng)不(bú)病(bìng)者(zhě)，

繆jiū刺cì之zhī。因yīn視shì其qí皮pí部bù有yǒu血xuè絡luò者zhě，盡jìn取qǔ之zhī，此cǐ繆jiū刺cì之zhī數shù也yě。

四(sì)時(shí)刺(cì)逆(nì)從(cóng)論(lùn)篇(piān)第(dì)六(liù)十(shí)四(sì)

厥(jué)陰(yīn)有(yǒu)餘(yú)，病(bìng)陰(yīn)痺(bì)；不(bù)足(zú)，病(bìng)生(shēng)熱(rè)痺(bì)；滑(huá)則(zé)病(bìng)狐(hú)疝(shàn)風(fēng)；濇(sè)則(zé)病(bìng)少(shào)腹(fù)積(jī)气(qì)。少(shào)陰(yīn)有(yǒu)餘(yú)，病(bìng)皮(pí)痺(bì)隱(yǐn)軫(zhěn)；不(bù)足(zú)，病(bìng)肺(fèi)痺(bì)；滑(huá)則(zé)病(bìng)肺(fèi)風(fēng)疝(shàn)；濇(sè)則(zé)病(bìng)積(jī)溲(sōu)血(xuè)。太(tài)陰(yīn)有(yǒu)餘(yú)，病(bìng)肉(ròu)痺(bì)寒(hán)中(zhōng)；不(bù)足(zú)，病(bìng)脾(pí)痺(bì)；滑(huá)則(zé)病(bìng)脾(pí)風(fēng)疝(shàn)；濇(sè)則(zé)病(bìng)積(jī)心(xīn)腹(fù)時(shí)滿(mǎn)。陽(yáng)明(míng)有(yǒu)餘(yú)，病(bìng)脈(mài)痺(bì)，身(shēn)時(shí)熱(rè)；不(bù)足(zú)，病(bìng)心(xīn)痺(bì)；滑(huá)則(zé)病(bìng)心(xīn)風(fēng)疝(shàn)；濇(sè)則(zé)病(bìng)積(jī)時(shí)善(shàn)驚(jīng)。太(tài)陽(yáng)有(yǒu)餘(yú)，病(bìng)骨(gǔ)痺(bì)身(shēn)重(zhòng)；不(bù)足(zú)，

病腎痹；滑則病腎風疝；濇則病積譱時巔疾。少陽有餘，病筋痹脅滿；不足，病肝痹；滑則病肝風疝；濇則病積時筋急目痛。

是故萅气在經脈，夓气在孫絡，長夓气在肌肉，穐气在皮膚，冬气在骨髓中。

帝曰：余願聞其故。岐伯曰：萅者，天气始開，墬气始泄，凍解仌釋，水行經通，故人炁在脈。夓者，經滿炁溢，入孫絡受血，皮膚充實。

長夏者，經絡皆盛，內溢肌中。秋者，天气始收，腠理閉塞，皮膚引急。冬者，蓋藏，血炁在中，內著骨髓，通于五藏。是故邪氣者，常隨四時㞢炁血而入客也。至其變化，不可爲度，然必從其經炁，辟除其邪，除其邪則亂氣不生。

帝曰：逆四時而生亂氣奈何？岐伯曰：萫刺絡脈，血炁外溢，令人少炁；萫刺肌肉，血炁環逆，令人上炁；萫刺筋骨，血炁內著，令人腹脹。

瘕(xià)刺(cì)經(jīng)脈(mài)，血(xuè)炁(qì)乃(nǎi)竭(jié)，令(lìng)人(rén)解(xiè)㑊(yì)；瘕(xià)刺(cì)肌(jī)肉(ròu)，血(xuè)炁(qì)內(nèi)卻(què)，令(lìng)人(rén)善(shàn)恐(kǒng)；瘕(xià)刺(cì)筋(jīn)骨(gǔ)，血(xuè)炁(qì)上(shàng)逆(nì)，令(lìng)人(rén)善(shàn)怒(nù)。穐(qiū)刺(cì)經(jīng)脈(mài)，血(xuè)炁(qì)上(shàng)逆(nì)，令(lìng)人(rén)善(shàn)忘(wàng)；穐(qiū)刺(cì)絡(luò)脈(mài)，炁(qì)不(bú)外(wài)行(xíng)，令(lìng)人(rén)臥(wò)，不(bú)欲(yù)動(dòng)；穐(qiū)刺(cì)筋(jīn)骨(gǔ)，血(xuè)炁(qì)內(nèi)散(sàn)，令(lìng)人(rén)寒(hán)栗(lì)。冬(dōng)刺(cì)經(jīng)脈(mài)，血(xuè)炁(qì)皆(jiē)脫(tuō)，令(lìng)人(rén)目(mù)不(bù)朙(míng)；冬(dōng)刺(cì)絡(luò)脈(mài)，內(nèi)炁(qì)外(wài)泄(xiè)，畱(liú)爲(wéi)大(dà)痹(bì)；冬(dōng)刺(cì)肌(jī)肉(ròu)，陽(yáng)炁(qì)竭(jié)絕(jué)，令(lìng)人(rén)善(shàn)忘(wàng)。凡(fán)此(cǐ)四(sì)時(shí)刺(cì)者(zhě)，大(dà)逆(nì)㞢(zhī)病(bìng)，不(bù)可(kě)從(cóng)也(yě)，反(fǎn)㞢(zhī)則(zé)生(shēng)亂(luàn)氣(qì)，相(xiāng)淫(yín)病(bìng)焉(yān)。

故刺不知四時，經病㞢所生，以從爲逆，正氣內亂，與精相薄，必審九候，正氣不亂，精氣不轉。

帝曰：善。刺五藏，中心一日死，其動爲噫。中肝五日死，其動爲語。中肺三日死，其動爲欬。中腎六日死，其動爲嚏欠。中脾十日死，其動爲吞。刺傷人五藏必死，其動則依其藏㞢所變候，知其死也。

標本病傳論篇第六十五

biāo běn bìng chuán lùn piān dì liù shí wǔ

黃帝問曰：病有標本，刺有逆從奈何？

huáng dì wèn yuē bìng yǒu biāo běn cì yǒu nì cóng nài hé

岐伯對曰：凡刺㞢方，必別陰陽，前後相應，

qí bó duì yuē fán cì zhī fāng bì bié yīn yáng qián hòu xiāng yìng

逆從得施，標本相移。故曰：有其在標而求㞢亐標，

nì cóng dé shī biāo běn xiāng yí gù yuē yǒu qí zài biāo ér qiú zhī yú biāo

有其在本而求㞢亐本，有其在本而求㞢亐標，

yǒu qí zài běn ér qiú zhī yú běn yǒu qí zài běn ér qiú zhī yú biāo

有其在標而求㞢亐本。故治有取標而得者，有取

yǒu qí zài biāo ér qiú zhī yú běn gù zhì yǒu qǔ biāo ér dé zhě yǒu qǔ

本而得者，有逆取而得者，有從取而得者。故知

běn ér dé zhě yǒu nì qǔ ér dé zhě yǒu cóng qǔ ér dé zhě gù zhī

逆與從，正行橆閒；知標本者，萬舉萬當；不知

nì yǔ cóng zhèng xíng wú jiàn zhī biāo běn zhě wàn jǔ wàn dàng bù zhī

標本，是謂妄行。夫陰陽逆從，標本之爲道也，
小而大，言一而知百病之害，少而多，淺而博，
可以言一而知百也。以淺而知深，察近而知遠，
言標與本，易而勿及。治反爲逆，治得爲從。
先病而後逆者，治其本；先逆而後病者，治
其本。先寒而後生病者，治其本；先病而後生寒
者，治其本。先熱而後生病者，治其本；先熱而
後生中滿者，治其標。先病而後泄者，治其本；

先xiān泄xiè而ér後hòu生shēng它tā病bìng者zhě，治zhì其qí本běn。必bì且qiě調tiáo㞢zhī，乃nǎi治zhì其qí
它tā病bìng。先xiān病bìng而ér後hòu生shēng中zhōng滿mǎn者zhě，治zhì其qí標biāo；先xiān中zhōng滿mǎn而ér後hòu
煩fán心xīn者zhě，治zhì其qí本běn。人rén有yǒu客kè气qì，有yǒu同tóng气qì。小xiǎo大dà不bú利lì，
治zhì其qí標biāo；小xiǎo大dà利lì，治zhì其qí本běn。病bìng發fā而ér有yǒu餘yú，本běn而ér標biāo
㞢zhī，先xiān治zhì其qí本běn，後hòu治zhì其qí標biāo。病bìng發fā而ér不bù足zú，標biāo而ér本běn
㞢zhī，先xiān治zhì其qí標biāo，後hòu治zhì其qí本běn。謹jǐn察chá間jiàn甚shèn，以yǐ意yì調tiáo㞢zhī；
間jiàn者zhě竝bìng行xíng，甚shèn者zhě獨dú行xíng。先xiān小xiǎo大dà不bú利lì而ér後hòu生shēng病bìng者zhě，
治zhì其qí本běn。

夫(fú)病(bìng)傳(chuán)者(zhě)，心(xīn)病(bìng)先(xiān)心(xīn)痛(tòng)，一(yí)日(rì)而(ér)欬(ké)，三(sān)日(rì)脅(xié)

支(zhī)痛(tòng)，五(wǔ)日(rì)閉(bì)塞(sè)不(bù)通(tōng)，身(shēn)痛(tòng)體(tǐ)重(zhòng)，三(sān)日(rì)不(bù)已(yǐ)，死(sǐ)。

冬(dōng)夜(yè)半(bàn)，夏(xià)日(rì)中(zhōng)。肺(fèi)病(bìng)喘(chuǎn)欬(ké)，三(sān)日(rì)而(ér)脅(xié)支(zhī)滿(mǎn)痛(tòng)，

一(yí)日(rì)身(shēn)重(zhòng)體(tǐ)痛(tòng)，五(wǔ)日(rì)而(ér)脹(zhàng)，十(shí)日(rì)不(bù)已(yǐ)，死(sǐ)。冬(dōng)日(rì)

入(rù)，夏(xià)日(rì)出(chū)。肝(gān)病(bìng)頭(tóu)目(mù)眩(xuàn)，脅(xié)支(zhī)滿(mǎn)，三(sān)日(rì)體(tǐ)重(zhòng)身(shēn)

痛(tòng)，五(wǔ)日(rì)而(ér)脹(zhàng)，三(sān)日(rì)腰(yāo)脊(jǐ)少(shào)腹(fù)痛(tòng)脛(jìng)痠(suān)，三(sān)日(rì)不(bù)已(yǐ)，

死(sǐ)。冬(dōng)日(rì)入(rù)，夏(xià)早(zǎo)食(shí)。脾(pí)病(bìng)身(shēn)痛(tòng)體(tǐ)重(zhòng)，一(yí)日(rì)而(ér)脹(zhàng)，

二(èr)日(rì)少(shào)腹(fù)腰(yāo)脊(jǐ)痛(tòng)，脛(jìng)痠(suān)，三(sān)日(rì)背(bèi)膂(lǚ)筋(jīn)痛(tòng)，小(xiǎo)便(biàn)閉(bì)，

十shí日rì不bù已yǐ，死sǐ。冬dōng人rén定dìng，夓xià晏yàn食shí。腎shèn病bìng少shào腹fù腰yāo脊jǐ痛tòng，䯒héng痠suān，三sān日rì背bèi膂lǚ筋jīn痛tòng，小xiǎo便biàn閉bì，三sān日rì腹fù脹zhàng，三sān日rì兩liǎng脅xié支zhī痛tòng，三sān日rì不bù已yǐ，死sǐ。冬dōng大dà晨chén，夓xià晏yàn晡bū。胃wèi病bìng脹zhàng滿mǎn，五wǔ日rì少shào腹fù腰yāo脊jǐ痛tòng，䯒héng痠suān，三sān日rì背bèi膂lǚ筋jīn痛tòng，小xiǎo便biàn閉bì，五wǔ日rì身shēn體tǐ重zhòng，六liù日rì不bù已yǐ，死sǐ。冬dōng夜yè半bàn後hòu，夓xià日rì昳dié。膀páng胱guāng病bìng，小xiǎo便biàn閉bì，五wǔ日rì少shào腹fù脹zhàng，腰yāo脊jǐ痛tòng，䯒héng痠suān，一yí日rì腹fù脹zhàng，一yí日rì身shēn體tǐ痛tòng，二èr日rì不bù已yǐ，死sǐ。冬dōng雞jī鳴míng，夓xià下xià晡bū。

諸(zhū)病(bìng)以(yǐ)是(shì)次(cì)相(xiāng)傳(chuán)，如(rú)是(shì)者(zhě)，皆(jiē)有(yǒu)死(sǐ)期(qī)。不(bù)可(kě)刺(cì)間(jiàn)一(yí)藏(zàng)，及(jí)至(zhì)三(sān)四(sì)藏(zàng)者(zhě)，乃(nǎi)可(kě)刺(cì)也(yě)。

天(tiān)元(yuán)紀(jì)大(dà)論(lùn)篇(piān)第(dì)六(liù)十(shí)六(liù)

黃(huáng)帝(dì)問(wèn)曰(yuē)：天(tiān)有(yǒu)五(wǔ)行(xíng)御(yù)五(wǔ)位(wèi)，以(yǐ)生(shēng)寒(hán)暑(shǔ)燥(zào)溼(shī)風(fēng)。人(rén)有(yǒu)五(wǔ)藏(zàng)化(huà)五(wǔ)炁(qì)，以(yǐ)生(shēng)喜(xǐ)怒(nù)恖(sī)憂(yōu)恐(kǒng)。論(lùn)言(yán)五(wǔ)運(yùn)相(xiāng)襲(xí)，而(ér)皆(jiē)治(zhì)㞢(zhī)，終(zhōng)期(jī)㞢(zhī)日(rì)，周(zhōu)而(ér)復(fù)始(shǐ)，余(yú)已(yǐ)知(zhī)㞢(zhī)矣(yǐ)。願(yuàn)聞(wén)其(qí)與(yǔ)三(sān)陰(yīn)三(sān)陽(yáng)㞢(zhī)候(hòu)奈(nài)何(hé)合(hé)㞢(zhī)？

鬼(wěi)臾(yú)區(qū)稽(qǐ)首(shǒu)再(zài)拜(bài)對(duì)曰(yuē)：昭(zhāo)乎(hū)哉(zāi)問(wèn)也(yě)！夫(fú)五(wǔ)運(yùn)陰(yīn)陽(yáng)者(zhě)，天(tiān)墬(dì)㞢(zhī)道(dào)也(yě)，萬(wàn)物(wù)㞢(zhī)綱(gāng)紀(jì)，變(biàn)化(huà)㞢(zhī)父(fù)母(mǔ)，生(shēng)殺(shā)㞢(zhī)本(běn)始(shǐ)，神(shén)朙(míng)㞢(zhī)府(fǔ)也(yě)。可(kě)不(bù)通(tōng)乎(hū)！故(gù)物(wù)生(shēng)謂(wèi)㞢(zhī)化(huà)，

物(wù)極(jí)謂(wèi)㞢(zhī)變(biàn)；陰(yīn)陽(yáng)不(bú)測(cè)謂(wèi)㞢(zhī)神(shén)；神(shén)用(yòng)无(wú)方(fāng)謂(wèi)㞢(zhī)聖(shèng)。

夫(fú)變(biàn)化(huà)㞢(zhī)爲(wéi)用(yòng)也(yě)，在(zài)天(tiān)爲(wéi)玄(xuán)，在(zài)人(rén)爲(wéi)道(dào)，在(zài)墬(dì)爲(wéi)化(huà)，化(huà)生(shēng)五(wǔ)味(wèi)，道(dào)生(shēng)智(zhì)，玄(xuán)生(shēng)神(shén)。神(shén)在(zài)天(tiān)爲(wéi)風(fēng)，在(zài)墬(dì)爲(wéi)木(mù)；在(zài)天(tiān)爲(wéi)熱(rè)，在(zài)墬(dì)爲(wéi)火(huǒ)；在(zài)天(tiān)爲(wéi)溼(shī)，在(zài)墬(dì)爲(wéi)土(tǔ)；在(zài)天(tiān)爲(wéi)燥(zào)，在(zài)墬(dì)爲(wéi)金(jīn)；在(zài)天(tiān)爲(wéi)寒(hán)，在(zài)墬(dì)爲(wéi)水(shuǐ)。故(gù)在(zài)天(tiān)爲(wéi)气(qì)，在(zài)墬(dì)成(chéng)形(xíng)，形(xíng)气(qì)相(xiāng)感(gǎn)，而(ér)化(huà)生(shēng)萬(wàn)物(wù)矣(yǐ)。然(rán)天(tiān)墬(dì)者(zhě)，萬(wàn)物(wù)㞢(zhī)上(shàng)下(xià)也(yě)。左(zuǒ)右(yòu)者(zhě)，陰(yīn)陽(yáng)㞢(zhī)道(dào)路(lù)也(yě)。水(shuǐ)火(huǒ)者(zhě)，陰(yīn)陽(yáng)㞢(zhī)徵(zhēng)兆(zhào)也(yě)。金(jīn)木(mù)者(zhě)，

生shēng 成chéng 㞢zhī 終zhōng 始shǐ 也yě。气qì 有yǒu 多duō 少shǎo，形xíng 有yǒu 盛shèng 衰shuāi，上shàng 下xià 相xiāng 召zhào，而ér 損sǔn 益yì 彰zhāng 矣yǐ。

帝dì 曰yuē：願yuàn 聞wén 五wǔ 運yùn 㞢zhī 主zhǔ 時shí 也yě 何hé 如rú？鬼wěi 臾yú 區qū 曰yuē：五wǔ 气qì 運yùn 行xíng，各gè 終zhōng 期qī 日rì，非fēi 獨dú 主zhǔ 時shí 也yě。帝dì 曰yuē：請qǐng 聞wén 其qí 所suǒ 謂wèi 也yě。鬼wěi 臾yú 區qū 曰yuē：臣chén 稽jī 考kǎo《太tài 始shǐ 天tiān 元yuán 冊cè》文wén 曰yuē：太tài 虛xū 寥liáo 廓kuò，肇zhào 基jī 化huà 元yuán，萬wàn 物wù 資zī 始shǐ，五wǔ 運yùn 終zhōng 天tiān，布bù 气qì 眞zhēn 靈líng，揔zǒng 統tǒng 坤kūn 元yuán，九jiǔ 星xīng 懸xuán 朗lǎng，七qī 曜yào 周zhōu 旋xuán，曰yuē 陰yīn 曰yuē 陽yáng，曰yuē 柔róu 曰yuē 剛gāng，幽yōu 顯xiǎn 既jì 位wèi，寒hán 暑shǔ 弛chí 張zhāng，生shēng 生shēng

化(huà)化(huà)，品(pǐn)物(wù)咸(xián)章(zhāng)。臣(chén)斯(sī)十(shí)世(shì)，此(cǐ)㞢(zhī)謂(wèi)也(yě)。

帝(dì)曰(yuē)：善(shàn)。何(hé)謂(wèi)气(qì)有(yǒu)多(duō)少(shǎo)，形(xíng)有(yǒu)盛(shèng)衰(shuāi)？鬼(wěi)臾(yú)區(qū)曰(yuē)：陰(yīn)陽(yáng)㞢(zhī)气(qì)，各(gè)有(yǒu)多(duō)少(shǎo)，故(gù)曰(yuē)三(sān)陰(yīn)三(sān)陽(yáng)也(yě)。形(xíng)有(yǒu)盛(shèng)衰(shuāi)，謂(wèi)五(wǔ)行(xíng)㞢(zhī)治(zhì)，各(gè)有(yǒu)太(tài)過(guò)不(bù)及(jí)也(yě)。故(gù)其(qí)始(shǐ)也(yě)，有(yǒu)餘(yú)而(ér)往(wǎng)，不(bù)足(zú)隨(suí)㞢(zhī)，不(bù)足(zú)而(ér)往(wǎng)，有(yǒu)餘(yú)從(cóng)㞢(zhī)，知(zhī)迎(yíng)知(zhī)隨(suí)，气(qì)可(kě)與(yù)期(qī)。應(yìng)天(tiān)爲(wéi)天(tiān)符(fú)，承(chéng)歲(suì)爲(wéi)歲(suì)直(zhí)，三(sān)合(hé)爲(wéi)治(zhì)。

帝(dì)曰(yuē)：上(shàng)下(xià)相(xiāng)召(zhào)奈(nài)何(hé)？鬼(wěi)臾(yú)區(qū)曰(yuē)：寒(hán)暑(shǔ)燥(zào)溼(shī)

風火，天㞢陰陽也，三陰三陽上奉㞢；木火土金水火，墬㞢陰陽也，生長化收藏下應㞢。天以陽生陰長，墬以陽殺陰藏。天有陰陽，木火土金水；墬㞢陰陽，生長化收藏。故陽中有陰，陰中有陽。所以欲知天墬㞢陰陽者，應天㞢气，動而不息，故五歲而右遷；應墬㞢气，靜而守位，故六期而環會。動靜相召，上下相臨，陰陽相錯，而變由生也。

帝曰：上下周紀，其有數乎？鬼臾區曰：天以六爲節，墜以五爲制。周天气者，六期爲一備；終墜紀者，五歲爲一周。君火以明，相火以位。五六相合，而七百二十气爲一紀，凡三十歲；千四百四十气，凡六十歲，而爲一周，不及太過，斯皆見矣。

帝曰：夫子㞢言，上終天气，下畢墜紀，可謂悉矣。余願聞而藏㞢，上以治民，下以治身，使(shǐ)百(bǎi)姓(xìng)昭(zhāo)著(zhù)，上(shàng)下(xià)龢(hé)親(qīn)，德(dé)澤(zé)下(xià)流(liú)，子(zǐ)孫(sūn)無(wú)憂(yōu)，傳(chuán)㞢(zhī)後(hòu)世(shì)，無(wú)有(yǒu)終(zhōng)時(shí)，可(kě)得(dé)聞(wén)乎(hū)？鬼(wěi)臾(yú)區(qū)曰(yuē)：至(zhì)數(shù)㞢(zhī)機(jī)，迫(pò)迮(zé)以(yǐ)微(wēi)，其(qí)來(lái)可(kě)見(jiàn)，其(qí)往(wǎng)可(kě)追(zhuī)，敬(jìng)㞢(zhī)者(zhě)昌(chāng)，慢(màn)㞢(zhī)者(zhě)亾(wáng)，無(wú)道(dào)行(xíng)私(sī)，必(bì)得(dé)天(tiān)殃(yāng)。謹(jǐn)奉(fèng)天(tiān)道(dào)，請(qǐng)言(yán)眞(zhēn)要(yào)。

帝(dì)曰(yuē)：譱(shàn)言(yán)始(shǐ)者(zhě)，必(bì)會(huì)亐(yú)終(zhōng)，譱(shàn)言(yán)近(jìn)者(zhě)，必(bì)知(zhī)其(qí)遠(yuǎn)，是(shì)則(zé)至(zhì)數(shù)極(jí)而(ér)道(dào)不(bú)惑(huò)，所(suǒ)謂(wèi)朙(míng)矣(yǐ)。願(yuàn)夫(fū)子(zǐ)推(tuī)而(ér)次(cì)㞢(zhī)，令(lìng)有(yǒu)條(tiáo)理(lǐ)，簡(jiǎn)而(ér)不(bú)匱(kuì)，久(jiǔ)而(ér)不(bù)絕(jué)，

易用難忘，爲㞢綱紀。至數㞢要，願盡聞㞢。鬼臾區曰：昭乎哉問！眀乎哉道！如鼓㞢應桴，響㞢應聲也。臣聞㞢，甲己㞢歲，土運統㞢；乙庚㞢歲，金運統㞢；丙辛㞢歲，水運統㞢；丁壬㞢歲，木運統㞢；戊癸㞢歲，火運統㞢。

帝曰：其亐三陰三陽合㞢奈何？鬼臾區曰：子午㞢歲，上見少陰；丑未㞢歲，上見太陰；寅申㞢歲，上見少陽；卯酉㞢歲，上見陽眀；辰戌之(zhī)歲(suì)，上(shàng)見(jiàn)太(tài)陽(yáng)；巳(sì)亥(hài)之(zhī)歲(suì)，上(shàng)見(jiàn)厥(jué)陰(yīn)。少(shào)陰(yīn)所(suǒ)謂(wèi)標(biāo)也(yě)，厥(jué)陰(yīn)所(suǒ)謂(wèi)終(zhōng)也(yě)。厥(jué)陰(yīn)之(zhī)上(shàng)，風(fēng)气(qì)主(zhǔ)之(zhī)；少(shào)陰(yīn)之(zhī)上(shàng)，熱(rè)气(qì)主(zhǔ)之(zhī)；太(tài)陰(yīn)之(zhī)上(shàng)，溼(shī)气(qì)主(zhǔ)之(zhī)；少(shào)陽(yáng)之(zhī)上(shàng)，相(xiàng)火(huǒ)主(zhǔ)之(zhī)；陽(yáng)明(míng)之(zhī)上(shàng)，燥(zào)气(qì)主(zhǔ)之(zhī)；太(tài)陽(yáng)之(zhī)上(shàng)，寒(hán)气(qì)主(zhǔ)之(zhī)。所(suǒ)謂(wèi)本(běn)也(yě)，是(shì)謂(wèi)六(liù)元(yuán)。帝(dì)曰(yuē)：光(guāng)乎(hū)哉(zāi)道(dào)！明(míng)乎(hū)哉(zāi)論(lùn)！請(qǐng)著(zhù)之(zhī)玉(yù)版(bǎn)，藏(cáng)之(zhī)金(jīn)匱(guì)，署(shǔ)曰(yuē)《天(tiān)元(yuán)紀(jì)》。

五(wǔ)運(yùn)行(xíng)大(dà)論(lùn)篇(piān)第(dì)六(liù)十(shí)七(qī)

黃(huáng)帝(dì)坐(zuò)朙(míng)堂(táng)，始(shǐ)正(zhèng)天(tiān)綱(gāng)，臨(lín)觀(guān)八(bā)極(jí)，考(kǎo)建(jiàn)五(wǔ)常(cháng)。請(qǐng)天(tiān)師(shī)而(ér)問(wèn)㞢(zhī)曰(yuē)：論(lùn)言(yán)天(tiān)墬(dì)㞢(zhī)動(dòng)靜(jìng)，神(shén)朙(míng)爲(wéi)㞢(zhī)紀(jì)；陰(yīn)陽(yáng)㞢(zhī)升(shēng)降(jiàng)，寒(hán)暑(shǔ)彰(zhāng)其(qí)兆(zhào)。余(yú)聞(wén)五(wǔ)運(yùn)㞢(zhī)數(shù)亐(yú)夫(fū)子(zǐ)，夫(fū)子(zǐ)㞢(zhī)所(suǒ)言(yán)，正(zhèng)五(wǔ)气(qì)㞢(zhī)各(gè)主(zhǔ)歲(suì)爾(ěr)，首(shǒu)甲(jiǎ)定(dìng)運(yùn)，余(yú)因(yīn)論(lùn)㞢(zhī)。鬼(wěi)臾(yú)區(qū)曰(yuē)：土(tǔ)主(zhǔ)甲(jiǎ)己(jǐ)，金(jīn)主(zhǔ)乙(yǐ)庚(gēng)，水(shuǐ)主(zhǔ)丙(bǐng)辛(xīn)，木(mù)主(zhǔ)丁(dīng)壬(rén)，火(huǒ)主(zhǔ)戊(wù)癸(guǐ)。子(zǐ)午(wǔ)㞢(zhī)上(shàng)，少(shào)陰(yīn)主(zhǔ)㞢(zhī)；丑(chǒu)未(wèi)㞢(zhī)上(shàng)，太(tài)陰(yīn)主(zhǔ)㞢(zhī)；寅(yín)申(shēn)㞢(zhī)上(shàng)，少(shào)

陽主㞢；卯酉㞢上，陽朙主㞢；辰戌㞢上，太陽主㞢；巳亥㞢上，厥陰主㞢。不合陰陽，其故何也？歧伯曰：是朙道也，此天墬㞢陰陽也。夫數㞢可數者，人中㞢陰陽也。然所合數㞢可得者也。夫陰陽者，數㞢可十，推㞢可百，數㞢可千，推㞢可萬。天墬陰陽者，不以數推，以象㞢謂也。

帝曰：願聞其所始也。歧伯曰：昭乎哉問也！臣覽《太始天元冊》文，丹天㞢气，經亐牛女戊分；黅天㞢气，經亏心尾己分；蒼天㞢气，經亏危室柳鬼；素天㞢气，經亏亢氐昴畢；玄天㞢气，經亏張翼婁胃。所謂戊己分者，奎壁角軫，則天墬㞢門戶也。夫候㞢所始，道㞢所生，不可不通也。

帝曰：善。論言天墬者，萬物㞢上下；左右者，陰陽㞢道路，未知其所謂也？岐伯曰：所謂上下者，歲上下見陰陽㞢所在也。左右者，諸上見xiàn 厥jué 陰yīn，左zuǒ 少shào 陰yīn，右yòu 太tài 陽yáng；見xiàn 少shào 陰yīn，左zuǒ 太tài 陰yīn，右yòu 厥jué 陰yīn；見xiàn 太tài 陰yīn，左zuǒ 少shào 陽yáng，右yòu 少shào 陰yīn；見xiàn 少shào 陽yáng，左zuǒ 陽yáng 明míng，右yòu 太tài 陰yīn；見xiàn 陽yáng 明míng，左zuǒ 太tài 陽yáng，右yòu 少shào 陽yáng；見xiàn 太tài 陽yáng，左zuǒ 厥jué 陰yīn，右yòu 陽yáng 明míng；所suǒ 謂wèi 面miàn 北běi 而ér 命mìng 其qí 位wèi，言yán 其qí 見xiàn 也yě。

帝dì 曰yuē：何hé 謂wèi 下xià？

岐qí 伯bó 曰yuē：厥jué 陰yīn 在zài 上shàng，則zé 少shào 陽yáng 在zài 下xià，左zuǒ 陽yáng 明míng，右yòu 太tài 陰yīn；少shào 陰yīn 在zài 上shàng，則zé 陽yáng 明míng 在zài 下xià，左zuǒ 太tài 陽yáng，右yòu 少shào 陽yáng；太tài 陰yīn 在zài 上shàng，則zé 太tài 陽yáng 在zài 下xià，左zuǒ 厥jué 陰yīn，右yòu 陽yáng 明míng；

少陽在上，則厥陰在下，左少陰，右太陽；陽明在上，則少陰在下，左太陰，右厥陰；太陽在上，則太陰在下，左少陽，右少陰；所謂面南而命其位，言其見也。上下相遘，寒暑相臨，气相得則龢，不相得則病。帝曰：气相得而病者，何也？岐伯曰：以下臨上，不當位也。帝曰：動靜何如？岐伯曰：上者右行，下者左行，左右周天，餘而復會也。帝曰：余聞鬼臾區曰：應墬者靜。今夫子(zǐ)乃(nǎi)言(yán)下(xià)者(zhě)左(zuǒ)行(xíng)，不(bù)知(zhī)其(qí)所(suǒ)謂(wèi)也(yě)？願(yuàn)聞(wén)何(hé)以(yǐ)生(shēng)㞢(zhī)乎(hū)？岐(qí)伯(bó)曰(yuē)：天(tiān)墬(dì)動(dòng)靜(jìng)，五(wǔ)行(xíng)遷(qiān)復(fù)，雖(suī)鬼(wěi)臾(yú)區(qū)其(qí)上(shàng)候(hòu)而(ér)已(yǐ)，猶(yóu)不(bù)能(néng)徧(biàn)朙(míng)。夫(fú)變(biàn)化(huà)㞢(zhī)用(yòng)，天(tiān)垂(chuí)象(xiàng)，墬(dì)成(chéng)形(xíng)，七(qī)曜(yào)緯(wěi)虛(xū)，五(wǔ)行(xíng)麗(lì)墬(dì)。墬(dì)者(zhě)，所(suǒ)以(yǐ)載(zài)生(shēng)成(chéng)㞢(zhī)形(xíng)類(lèi)也(yě)。虛(xū)者(zhě)，所(suǒ)以(yǐ)列(liè)應(yìng)天(tiān)㞢(zhī)精(jīng)气(qì)也(yě)。形(xíng)精(jīng)㞢(zhī)動(dòng)，猶(yóu)根(gēn)本(běn)㞢(zhī)與(yǔ)枝(zhī)葉(yè)也(yě)，仰(yǎng)觀(guān)其(qí)象(xiàng)，雖(suī)遠(yuǎn)可(kě)知(zhī)也(yě)。

帝(dì)曰(yuē)：墬(dì)㞢(zhī)爲(wéi)下(xià)否(pǐ)乎(hū)？岐(qí)伯(bó)曰(yuē)：墬(dì)爲(wéi)人(rén)㞢(zhī)下(xià)，

太虚㞢中者也。帝曰：馮乎？岐伯曰：大气舉㞢也。燥以乾㞢，暑以蒸㞢，風以動㞢，溼以潤㞢，寒以堅㞢，火以溫㞢。故風寒在下，燥熱在上，溼气在中，火遊行其間，寒暑六入，故令虚而生化也。故燥勝則墬乾，暑勝則墬熱，風勝則墬動，溼勝則墬泥，寒勝則墬裂，火勝則墬固矣。

帝曰：天墬㞢气，何以候㞢？岐伯曰：天墬㞢气，勝復㞢作，不形亐診也。《脈灋》曰：天墜之變，無以脈診，此之謂也。帝曰：間气何如？

歧伯曰：隨气所在，期于左右。帝曰：期之奈何？

歧伯曰：從其气則龢，違其气則病。不當其位者

病，迭移其位者病，失守其位者危，尺寸反者死，

陰陽交者死。先立其季，以知其气，左右應見，

然後乃可以言死生之逆順。

帝曰：寒暑燥溼風火，在人合之奈何？其于

萬物何以化生？歧伯曰：東方生風，風生木，木

生酸，酸生肝，肝生筋，筋生心。其在天爲玄，在人爲道，在墬爲化。化生五味，道生智，玄生神，化生气。神在天爲風，在墬爲木，在體爲筋，在炁爲柔，在藏爲肝。其性爲暄，其德爲龢，其用爲動，其色爲蒼，其化爲榮，其蟲毛，其政爲散，其令宣發，其變摧拉，其眚爲隕，其味爲酸，其志爲怒。怒傷肝，悲勝怒；風傷肝，燥勝風；酸傷筋，辛勝酸。

南(nán)方(fāng)生(shēng)熱(rè)，熱(rè)生(shēng)火(huǒ)，火(huǒ)生(shēng)苦(kǔ)，苦(kǔ)生(shēng)心(xīn)，心(xīn)生(shēng)血(xuè)，血(xuè)生(shēng)脾(pí)。其(qí)在(zài)天(tiān)爲(wéi)熱(rè)，在(zài)墬(dì)爲(wéi)火(huǒ)，在(zài)體(tǐ)爲(wéi)脈(mài)，在(zài)炁(qì)爲(wéi)息(xī)，在(zài)藏(zàng)爲(wéi)心(xīn)。其(qí)性(xìng)爲(wéi)暑(shǔ)，其(qí)德(dé)爲(wéi)顯(xiǎn)，其(qí)用(yòng)爲(wéi)躁(zào)，其(qí)色(sè)爲(wéi)赤(chì)，其(qí)化(huà)爲(wéi)茂(mào)，其(qí)蟲(chóng)羽(yǔ)，其(qí)政(zhèng)爲(wéi)明(míng)，其(qí)令(lìng)鬱(yù)蒸(zhēng)，其(qí)變(biàn)炎(yán)爍(shuò)，其(qí)眚(shěng)燔(fán)焫(ruò)，其(qí)味(wèi)爲(wéi)苦(kǔ)，其(qí)志(zhì)爲(wéi)喜(xǐ)。喜(xǐ)傷(shāng)心(xīn)，恐(kǒng)勝(shèng)喜(xǐ)；熱(rè)傷(shāng)炁(qì)，寒(hán)勝(shèng)熱(rè)；苦(kǔ)傷(shāng)炁(qì)，鹹(xián)勝(shèng)苦(kǔ)。

中(zhōng)央(yāng)生(shēng)溼(shī)，溼(shī)生(shēng)土(tǔ)，土(tǔ)生(shēng)甘(gān)，甘(gān)生(shēng)脾(pí)，脾(pí)生(shēng)

肉 ròu，肉 ròu 生 shēng 肺 fèi。其 qí 在 zài 天 tiān 爲 wéi 溼 shī，在 zài 地 dì 爲 wéi 土 tǔ，在 zài 體 tǐ 爲 wéi 肉 ròu，在 zài 炁 qì 爲 wéi 充 chōng，在 zài 藏 zàng 爲 wéi 脾 pí。其 qí 性 xìng 靜 jìng 兼 jiān，其 qí 德 dé 爲 wéi 濡 rú，其 qí 用 yòng 爲 wéi 化 huà，其 qí 色 sè 爲 wéi 黃 huáng，其 qí 化 huà 爲 wéi 盈 yíng，其 qí 蟲 chóng 倮 luǒ，其 qí 政 zhèng 爲 wéi 謐 mì，其 qí 令 lìng 雲 yún 雨 yǔ，其 qí 變 biàn 動 dòng 注 zhù，其 qí 眚 shěng 淫 yín 潰 kuì，其 qí 味 wèi 爲 wéi 甘 gān，其 qí 志 zhì 爲 wéi 思 sī。思 sī 傷 shāng 脾 pí，怒 nù 勝 shèng 思 sī；溼 shī 傷 shāng 肉 ròu，風 fēng 勝 shèng 溼 shī；甘 gān 傷 shāng 脾 pí，酸 suān 勝 shèng 甘 gān。

西 xī 方 fāng 生 shēng 燥 zào，燥 zào 生 shēng 金 jīn，金 jīn 生 shēng 辛 xīn，辛 xīn 生 shēng 肺 fèi，肺 fèi 生 shēng 皮 pí 毛 máo，皮 pí 毛 máo 生 shēng 腎 shèn。其 qí 在 zài 天 tiān 爲 wéi 燥 zào，在 zài 地 dì 爲 wéi 金 jīn，在 zài 體 tǐ

爲(wéi)皮(pí)毛(máo)，在(zài)炁(qì)爲(wéi)成(chéng)，在(zài)藏(zàng)爲(wéi)肺(fèi)。其(qí)性(xìng)爲(wéi)涼(liáng)，其(qí)德(dé)爲(wéi)清(qīng)，其(qí)用(yòng)爲(wéi)固(gù)，其(qí)色(sè)爲(wéi)白(bái)，其(qí)化(huà)爲(wéi)斂(liǎn)，其(qí)蟲(chóng)介(jiè)，其(qí)政(zhèng)爲(wéi)勁(jìn)，其(qí)令(lìng)霧(wù)露(lù)，其(qí)變(biàn)肅(sù)殺(shā)，其(qí)眚(shěng)蒼(cāng)落(luò)，其(qí)味(wèi)爲(wéi)辛(xīn)，其(qí)志(zhì)爲(wéi)憂(yōu)。憂(yōu)傷(shāng)肺(fèi)，喜(xǐ)勝(shèng)憂(yōu)；熱(rè)傷(shāng)皮(pí)毛(máo)，寒(hán)勝(shèng)熱(rè)；辛(xīn)傷(shāng)皮(pí)毛(máo)，苦(kǔ)勝(shèng)辛(xīn)。

北(běi)方(fāng)生(shēng)寒(hán)，寒(hán)生(shēng)水(shuǐ)，水(shuǐ)生(shēng)鹹(xián)，鹹(xián)生(shēng)腎(shèn)，腎(shèn)生(shēng)骨(gǔ)髓(suǐ)，髓(suǐ)生(shēng)肝(gān)。其(qí)在(zài)天(tiān)爲(wéi)寒(hán)，在(zài)墬(dì)爲(wéi)水(shuǐ)，在(zài)體(tǐ)爲(wéi)骨(gǔ)，在(zài)炁(qì)爲(wéi)堅(jiān)，在(zài)藏(zàng)爲(wéi)腎(shèn)。其(qí)性(xìng)爲(wéi)凜(lǐn)，其(qí)德(dé)爲(wéi)寒(hán)，

其用爲藏，其色爲黑，其化爲肅，其蟲鱗，其政

爲靜，其令霰雪，其變凝冽，其眚仌雹，其味爲

鹹，其志爲恐。恐傷腎，思勝恐；寒傷血，燥勝

寒；鹹傷血，甘勝鹹。五气更立，各有所先，非

其位則邪，當其位則正。

帝曰：病生㞢變何如？岐伯曰：气相得則微，

不相得則甚。帝曰：主歲何如？岐伯曰：气有餘，

則制己所勝，而侮所不勝；其不及，則己所不勝，

侮而乘之，己所勝，輕而侮之。侮反受邪，侮而受邪，寡于畏也。帝曰：善。

六微旨大論篇第六十八

黃帝問曰：嗚呼遠哉！天㞢道也，如迎浮雲，若視深淵，視深淵尚可測，迎浮雲莫知其極。夫子數言謹奉天道，余聞而藏㞢，心私異㞢，不知其所謂也？願夫子溢志盡言其事，令終不滅，久而不絕，天㞢道可得聞乎？岐伯稽首再拜對曰：朙乎哉問，天㞢道也！此因天㞢序，盛衰㞢時也。

帝曰：願聞天道六六㞢節，盛衰何也？岐伯

曰(yuē)：上(shàng)下(xià)有(yǒu)位(wèi)，左(zuǒ)右(yòu)有(yǒu)紀(jì)。故(gù)少(shào)陽(yáng)㞢(zhī)右(yòu)，陽(yáng)明(míng)治(zhì)㞢(zhī)；陽(yáng)明(míng)㞢(zhī)右(yòu)，太(tài)陽(yáng)治(zhì)㞢(zhī)；太(tài)陽(yáng)㞢(zhī)右(yòu)，厥(jué)陰(yīn)治(zhì)㞢(zhī)；厥(jué)陰(yīn)㞢(zhī)右(yòu)，少(shào)陰(yīn)治(zhì)㞢(zhī)；少(shào)陰(yīn)㞢(zhī)右(yòu)，太(tài)陰(yīn)治(zhì)㞢(zhī)；太(tài)陰(yīn)㞢(zhī)右(yòu)，少(shào)陽(yáng)治(zhì)㞢(zhī)。此(cǐ)所(suǒ)謂(wèi)气(qì)㞢(zhī)標(biāo)，蓋(gài)南(nán)面(miàn)而(ér)待(dài)也(yě)。故(gù)曰(yuē)：因(yīn)天(tiān)㞢(zhī)序(xù)，盛(shèng)衰(shuāi)㞢(zhī)時(shí)，移(yí)灮(guāng)定(dìng)位(wèi)，正(zhèng)立(lì)而(ér)待(dài)㞢(zhī)。此(cǐ)㞢(zhī)謂(wèi)也(yě)。

少(shào)陽(yáng)㞢(zhī)上(shàng)，火(huǒ)气(qì)治(zhì)㞢(zhī)，中(zhōng)見(xiàn)厥(jué)陰(yīn)。

陽(yáng)明(míng)㞢(zhī)上(shàng)，燥(zào)气(qì)治(zhì)㞢(zhī)，中(zhōng)見(xiàn)太(tài)陰(yīn)。

太(tài)陽(yáng)㞢(zhī)上(shàng)，寒(hán)气(qì)治(zhì)㞢(zhī)，中(zhōng)見(xiàn)少(shào)陰(yīn)。

厥(jué)陰(yīn)㞢(zhī)上(shàng)，風(fēng)气(qì)治(zhì)㞢(zhī)，中(zhōng)見(xiàn)少(shào)陽(yáng)。

少(shào)陰(yīn)㞢(zhī)上(shàng)，熱(rè)气(qì)治(zhì)㞢(zhī)，中(zhōng)見(xiàn)太(tài)陽(yáng)。

太(tài)陰(yīn)㞢(zhī)上(shàng)，溼(shī)气(qì)治(zhì)㞢(zhī)，中(zhōng)見(xiàn)陽(yáng)朙(míng)。

所(suǒ)謂(wèi)本(běn)也(yě)，本(běn)㞢(zhī)下(xià)，中(zhōng)㞢(zhī)見(xiàn)也(yě)，見(xiàn)㞢(zhī)下(xià)，气(qì)㞢(zhī)標(biāo)也(yě)，本(běn)標(biāo)不(bù)同(tóng)，气(qì)應(yìng)異(yì)象(xiàng)。

帝(dì)曰(yuē)：其(qí)有(yǒu)至(zhì)而(ér)至(zhì)，有(yǒu)至(zhì)而(ér)不(bú)至(zhì)，有(yǒu)至(zhì)而(ér)太(tài)過(guò)，何(hé)也(yě)？岐(qí)伯(bó)曰(yuē)：至(zhì)而(ér)至(zhì)者(zhě)龢(hé)；至(zhì)而(ér)不(bú)至(zhì)，來(lái)

气不及也；未至而至，來气有餘也。帝曰：至而不至，未至而至，如何？岐伯曰：應則順，否則逆，逆則變生，變則病。帝曰：善。請言其應。

岐伯曰：物生，其應也，炁脈，其應也。

帝曰：善。願聞墬理㞢應六節气位，何如？

岐伯曰：顯朙㞢右，君火㞢位也。君火㞢右，退行一步，相火治㞢。復行一步，土气治㞢。復行一步，金气治㞢。復行一步，水气治㞢。復行一步，木气治㞢。復行一步，君火治㞢。相火㞢下，水气承㞢；水位㞢下，土气承㞢；土位㞢下，風气承㞢；風位㞢下，金气承㞢；金位㞢下，火气承㞢；君火㞢下，陰精承㞢。帝曰：何也？岐伯曰：亢則害，承乃制。制則生化，外列盛衰；害則敗亂，生化大病。

帝曰：盛衰何如？岐伯曰：非其位則邪，當其位則正，邪則變甚，正則變微。帝曰：何謂當位(wèi)？岐(qí)伯(bó)曰(yuē)：木(mù)運(yùn)臨(lín)卯(mǎo)，火(huǒ)運(yùn)臨(lín)午(wǔ)，土(tǔ)運(yùn)臨(lín)四(sì)季(jì)，
金(jīn)運(yùn)臨(lín)酉(yǒu)，水(shuǐ)運(yùn)臨(lín)子(zǐ)，所(suǒ)謂(wèi)歲(suì)會(huì)，气(qì)㞢(zhī)平(píng)也(yě)。帝(dì)
曰(yuē)：非(fēi)位(wèi)何(hé)如(rú)？岐(qí)伯(bó)曰(yuē)：歲(suì)不(bù)與(yǔ)會(huì)也(yě)。帝(dì)曰(yuē)：土(tǔ)
運(yùn)㞢(zhī)歲(suì)，上(shàng)見(xiàn)太(tài)陰(yīn)；火(huǒ)運(yùn)㞢(zhī)歲(suì)，上(shàng)見(xiàn)少(shào)陽(yáng)、少(shào)陰(yīn)；
金(jīn)運(yùn)㞢(zhī)歲(suì)，上(shàng)見(xiàn)陽(yáng)朙(míng)；木(mù)運(yùn)㞢(zhī)歲(suì)，上(shàng)見(xiàn)厥(jué)陰(yīn)；水(shuǐ)
運(yùn)㞢(zhī)歲(suì)，上(shàng)見(xiàn)太(tài)陽(yáng)，奈(nài)何(hé)？岐(qí)伯(bó)曰(yuē)：天(tiān)㞢(zhī)與(yǔ)會(huì)也(yě)，
故(gù)《天(tiān)元(yuán)冊(cè)》曰(yuē)天(tiān)符(fú)。帝(dì)曰(yuē)：天(tiān)符(fú)歲(suì)會(huì)何(hé)如(rú)？岐(qí)
伯(bó)曰(yuē)：太(tài)一(yī)天(tiān)符(fú)㞢(zhī)會(huì)也(yě)。帝(dì)曰(yuē)：其(qí)貴(guì)賤(jiàn)何(hé)如(rú)？岐(qí)

伯bó曰yuē：天tiān符fú爲wéi執zhí灋fǎ，歲suì位wèi爲wéi行xíng令lìng，太tài一yī天tiān符fú爲wéi貴guì人rén。帝dì曰yuē：邪xié㞢zhī中zhòng也yě奈nài何hé？岐qí伯bó曰yuē：中zhòng執zhí灋fǎ者zhě，其qí病bìng速sù而ér危wēi；中zhòng行xíng令lìng者zhě，其qí病bìng徐xú而ér持chí；中zhòng貴guì人rén者zhě，其qí病bìng暴bào而ér死sǐ。帝dì曰yuē：位wèi㞢zhī易yì也yě何hé如rú？岐qí伯bó曰yuē：君jūn位wèi臣chén則zé順shùn，臣chén位wèi君jūn則zé逆nì。逆nì則zé其qí病bìng近jìn，其qí害hài速sù；順shùn則zé其qí病bìng遠yuǎn，其qí害hài微wēi。所suǒ謂wèi二èr火huǒ也yě。

帝dì曰yuē：善shàn。願yuàn聞wén其qí步bù何hé如rú？岐qí伯bó曰yuē：所suǒ謂wèi步bù者zhě，六liù十shí度dù而ér有yǒu奇jī，故gù二èr十shí四sì步bù積jī盈yíng百bǎi刻kè而ér成chéng日rì

也(yě)。

帝(dì)曰(yuē)：六(liù)气(qì)應(yìng)五(wǔ)行(xíng)㞢(zhī)變(biàn)何(hé)如(rú)？岐(qí)伯(bó)曰(yuē)：位(wèi)有(yǒu)終(zhōng)始(shǐ)，气(qì)有(yǒu)初(chū)中(zhōng)，上(shàng)下(xià)不(bù)同(tóng)，求(qiú)㞢(zhī)亦(yì)異(yì)也(yě)。

帝(dì)曰(yuē)：求(qiú)㞢(zhī)奈(nài)何(hé)？

岐(qí)伯(bó)曰(yuē)：天(tiān)气(qì)始(shǐ)亐(yú)甲(jiǎ)，墬(dì)气(qì)始(shǐ)亐(yú)子(zǐ)，子(zǐ)甲(jiǎ)相(xiāng)合(hé)，命(mìng)曰(yuē)歲(suì)立(lì)，謹(jǐn)候(hòu)其(qí)時(shí)，气(qì)可(kě)與(yù)期(qī)。

帝(dì)曰(yuē)：願(yuàn)聞(wén)其(qí)歲(suì)，六(liù)气(qì)始(shǐ)終(zhōng)，早(zǎo)晏(yàn)何(hé)如(rú)？

岐(qí)伯(bó)曰(yuē)：朙(míng)乎(hū)哉(zāi)問(wèn)也(yě)！甲(jiǎ)子(zǐ)㞢(zhī)歲(suì)，初(chū)㞢(zhī)气(qì)，天(tiān)數(shù)始(shǐ)亐(yú)水(shuǐ)下(xià)一(yī)刻(kè)，終(zhōng)亐(yú)八(bā)十(shí)七(qī)刻(kè)半(bàn)。二(èr)㞢(zhī)气(qì)，始(shǐ)亐(yú)八(bā)

十七刻六分，終于七十五刻。三之气，始于七十六刻，終于六十二刻半。四之气，始于六十二刻六分，終于五十刻。五之气，始于五十一刻，終于三十七刻半。六之气，始于三十七刻六分，終于二十五刻。所謂初六，天之數也。

乙丑歲，初之气，天數始于二十六刻，終于一十二刻半。二之气，始于一十二刻六分，終于水下百刻。三之气，始于一刻，終于八十七刻半。

四sì㞢zhī气qì，始shǐ亐yú八bā十shí七qī刻kè六liù分fēn，終zhōng亐yú七qī十shí五wǔ刻kè。五wǔ㞢zhī气qì，始shǐ亐yú七qī十shí六liù刻kè，終zhōng亐yú六liù十shí二èr刻kè半bàn。六liù㞢zhī气qì，始shǐ亐yú六liù十shí二èr刻kè六liù分fēn，終zhōng亐yú五wǔ十shí刻kè。所suǒ謂wèi六liù二èr，天tiān㞢zhī數shù也yě。

丙bǐng寅yín歲suì，初chū㞢zhī气qì，天tiān數shù始shǐ亐yú五wǔ十shí一yī刻kè，終zhōng亐yú三sān十shí七qī刻kè半bàn。二èr㞢zhī气qì，始shǐ亐yú三sān十shí七qī刻kè六liù分fēn，終zhōng亐yú二èr十shí五wǔ刻kè。三sān㞢zhī气qì，始shǐ亐yú二èr十shí六liù刻kè，終zhōng亐yú一yī十shí二èr刻kè半bàn。四sì㞢zhī气qì，始shǐ亐yú一yī十shí二èr刻kè六liù分fēn，終zhōng亐yú水shuǐ下xià百bǎi

刻kè。五wǔ㞢zhī气qì，始shǐ亐yú一yī刻kè，終zhōng亐yú八bā十shí七qī刻kè半bàn。六liù㞢zhī气qì，始shǐ亐yú八bā十shí七qī刻kè六liù分fēn，終zhōng亐yú七qī十shí五wǔ刻kè。所suǒ謂wèi六liù三sān，天tiān㞢zhī數shù也yě。

丁dīng卯mǎo歲suì，初chū㞢zhī气qì，天tiān數shù始shǐ亐yú七qī十shí六liù刻kè，終zhōng亐yú六liù十shí二èr刻kè半bàn。二èr㞢zhī气qì，始shǐ亐yú六liù十shí二èr刻kè六liù分fēn，終zhōng亐yú五wǔ十shí刻kè。三sān㞢zhī气qì，始shǐ亐yú五wǔ十shí一yī刻kè，終zhōng亐yú三sān十shí七qī刻kè半bàn。四sì㞢zhī气qì，始shǐ亐yú三sān十shí七qī刻kè六liù分fēn，終zhōng亐yú二èr十shí五wǔ刻kè。五wǔ㞢zhī气qì，始shǐ亐yú二èr十shí六liù刻kè，終zhōng亐yú一yī十shí二èr刻kè半bàn。六liù㞢zhī

气(qì)，始(shǐ)亐(yú)一(yī)十(shí)二(èr)刻(kè)六(liù)分(fēn)，終(zhōng)亐(yú)水(shuǐ)下(xià)百(bǎi)刻(kè)。所(suǒ)謂(wèi)六(liù)四(sì)，天(tiān)㞢(zhī)數(shù)也(yě)。次(cì)戊(wù)辰(chén)歲(suì)，初(chū)㞢(zhī)气(qì)，復(fù)始(shǐ)亐(yú)一(yī)刻(kè)，常(cháng)如(rú)是(shì)無(wú)已(yǐ)，周(zhōu)而(ér)復(fù)始(shǐ)。

帝(dì)曰(yuē)：願(yuàn)聞(wén)其(qí)歲(suì)候(hòu)何(hé)如(rú)？岐(qí)伯(bó)曰(yuē)：悉(xī)乎(hū)哉(zāi)問(wèn)也(yě)！日(rì)行(xíng)一(yì)周(zhōu)天(tiān)，气(qì)始(shǐ)亐(yú)一(yī)刻(kè)。日(rì)行(xíng)再(zài)周(zhōu)天(tiān)，气(qì)始(shǐ)亐(yú)二(èr)十(shí)六(liù)刻(kè)。日(rì)行(xíng)三(sān)周(zhōu)天(tiān)，气(qì)始(shǐ)亐(yú)五(wǔ)十(shí)一(yī)刻(kè)。日(rì)行(xíng)四(sì)周(zhōu)天(tiān)，气(qì)始(shǐ)亐(yú)七(qī)十(shí)六(liù)刻(kè)。日(rì)行(xíng)五(wǔ)周(zhōu)天(tiān)，气(qì)復(fù)始(shǐ)亐(yú)一(yī)刻(kè)，所(suǒ)謂(wèi)一(yí)紀(jì)也(yě)。是(shì)故(gù)寅(yín)午(wǔ)戌(xū)歲(suì)气(qì)會(huì)同(tóng)，

卯未亥歲气會同，辰申子歲气會同，巳酉丑歲气會同，終而復始。

帝曰：願聞其用也。岐伯曰：言天者求㞢本，言墬者求㞢位，言人者求㞢气交。帝曰：何謂气交？岐伯曰：上下㞢位，气交㞢中，人㞢居也。故曰：天樞㞢上，天气主㞢；天樞㞢下，墬气主㞢；气交㞢分，人炁從㞢，萬物由㞢。此㞢謂也。

帝曰：何謂初中？岐伯曰：初凡三十度而有

奇(jī)，中(zhōng)气(qì)同(tóng)灋(fǎ)。帝(dì)曰(yuē)：初(chū)中(zhōng)何(hé)也(yě)？岐(qí)伯(bó)曰(yuē)：所(suǒ)以(yǐ)分(fēn)天(tiān)墬(dì)也(yě)。帝(dì)曰(yuē)：願(yuàn)卒(cù)聞(wén)㞢(zhī)。岐(qí)伯(bó)曰(yuē)：初(chū)者(zhě)墬(dì)气(qì)也(yě)，中(zhōng)者(zhě)天(tiān)气(qì)也(yě)。帝(dì)曰(yuē)：其(qí)升(shēng)降(jiàng)何(hé)如(rú)？岐(qí)伯(bó)曰(yuē)：气(qì)㞢(zhī)升(shēng)降(jiàng)，天(tiān)墬(dì)㞢(zhī)更(gēng)用(yòng)也(yě)。帝(dì)曰(yuē)：願(yuàn)聞(wén)其(qí)用(yòng)何(hé)如(rú)？

岐(qí)伯(bó)曰(yuē)：升(shēng)已(yǐ)而(ér)降(jiàng)，降(jiàng)者(zhě)謂(wèi)天(tiān)降(jiàng)已(yǐ)而(ér)升(shēng)，升(shēng)者(zhě)謂(wèi)墬(dì)。天(tiān)气(qì)下(xià)降(jiàng)，气(qì)流(liú)亏(yú)墬(dì)；墬(dì)气(qì)上(shàng)升(shēng)，气(qì)騰(téng)亏(yú)天(tiān)。故(gù)高(gāo)下(xià)相(xiāng)召(zhào)，升(shēng)降(jiàng)相(xiāng)因(yīn)，而(ér)變(biàn)作(zuò)矣(yǐ)。

帝(dì)曰(yuē)：善(shàn)。寒(hán)溼(shī)相(xiāng)遘(gòu)，燥(zào)熱(rè)相(xiāng)臨(lín)，風(fēng)火(huǒ)相(xiāng)值(zhí)，

其有聞乎？岐伯曰：气有勝復，勝復㞢作，有德有化，有用有變，變則邪氣居㞢。帝曰：何謂邪乎？岐伯曰：夫物㞢生，從亐化，物㞢極，由乎變，變化㞢相薄，成敗㞢所由也。故气有往復，用有遲速，四者㞢有，而化而變，風㞢來也。帝曰：遲速往復，風所由生，而化而變，故因盛衰㞢變耳。成敗倚伏遊乎中，何也？岐伯曰：成敗倚伏，生乎動，動而不已，則變作矣。帝曰：有期(qī)乎(hū)？岐(qí)伯(bó)曰(yuē)：不(bù)生(shēng)不(bú)化(huà)，靜(jìng)㞢(zhī)期(qī)也(yě)。帝(dì)曰(yuē)：不(bù)生(shēng)化(huà)乎(hū)？岐(qí)伯(bó)曰(yuē)：出(chū)入(rù)廢(fèi)，則(zé)神(shén)機(jī)化(huà)滅(miè)；升(shēng)降(jiàng)息(xī)，則(zé)气(qì)立(lì)孤(gū)危(wēi)。故(gù)非(fēi)出(chū)入(rù)，則(zé)無(wú)以(yǐ)生(shēng)、長(zhǎng)、壯(zhuàng)、老(lǎo)、已(yǐ)；非(fēi)升(shēng)降(jiàng)，則(zé)無(wú)以(yǐ)生(shēng)、長(zhǎng)、化(huà)、收(shōu)、藏(cáng)。是(shì)以(yǐ)升(shēng)降(jiàng)出(chū)入(rù)，無(wú)器(qì)不(bù)有(yǒu)。故(gù)器(qì)者(zhě)，生(shēng)化(huà)㞢(zhī)宇(yǔ)器(qì)散(sàn)，則(zé)分(fēn)㞢(zhī)生(shēng)化(huà)息(xī)矣(yǐ)。故(gù)無(wú)不(bù)出(chū)入(rù)，無(wú)不(bù)升(shēng)降(jiàng)。化(huà)有(yǒu)小(xiǎo)大(dà)，期(qī)有(yǒu)近(jìn)遠(yuǎn)。四(sì)者(zhě)㞢(zhī)有(yǒu)而(ér)貴(guì)常(cháng)守(shǒu)，反(fǎn)常(cháng)則(zé)災(zāi)害(hài)至(zhì)矣(yǐ)。故(gù)曰(yuē)：無(wú)形(xíng)無(wú)患(huàn)，此(cǐ)㞢(zhī)謂(wèi)也(yě)。

帝曰：善。有不生不化乎？岐伯曰：悉乎哉

問也！與道合同，惟眞人也。帝曰：善

气交變大論篇第六十九

黃帝問曰：五運更治，上應天期，陰陽往復，寒暑迎隨，眞邪相薄，內外分離，六經波蕩，五气傾移，太過不及，專勝兼竝，願言其始，而有常名，可得聞乎？

岐伯稽首再拜對曰：昭乎哉問也！是朙道也。此上帝所貴，先師傳㞢，臣雖不敏，往聞其旨。

帝曰：余聞得其人不教，是謂失道，傳非其

人(rén)，慢(màn)泄(xiè)天(tiān)寶(bǎo)。余(yú)誠(chéng)菲(fěi)德(dé)，未(wèi)足(zú)以(yǐ)受(shòu)至(zhì)道(dào)；然(rán)而(ér)眾(zhòng)子(zǐ)哀(āi)其(qí)不(bù)終(zhōng)，願(yuàn)夫(fū)子(zǐ)保(bǎo)亐(yú)無(wú)窮(qióng)，流(liú)亐(yú)無(wú)極(jí)，余(yú)司(sī)其(qí)事(shì)，則(zé)而(ér)行(xíng)㞢(zhī)，奈(nài)何(hé)？岐(qí)伯(bó)曰(yuē)：請(qǐng)遂(suì)言(yán)㞢(zhī)也(yě)。

《上(shàng)經(jīng)》曰(yuē)：夫(fú)道(dào)者(zhě)，上(shàng)知(zhī)天(tiān)文(wén)，下(xià)知(zhī)墬(dì)理(lǐ)，中(zhōng)知(zhī)人(rén)事(shì)，可(kě)以(yǐ)長(cháng)久(jiǔ)。此(cǐ)㞢(zhī)謂(wèi)也(yě)。帝(dì)曰(yuē)：何(hé)謂(wèi)也(yě)？

岐(qí)伯(bó)曰(yuē)：本(běn)气(qì)位(wèi)也(yě)。位(wèi)天(tiān)者(zhě)，天(tiān)文(wén)也(yě)。位(wèi)墬(dì)者(zhě)，墬(dì)理(lǐ)也(yě)。通(tōng)亐(yú)人(rén)炁(qì)㞢(zhī)變(biàn)化(huà)者(zhě)，人(rén)事(shì)也(yě)。故(gù)太(tài)過(guò)者(zhě)先(xiān)天(tiān)，不(bù)及(jí)者(zhě)後(hòu)天(tiān)，所(suǒ)謂(wèi)治(zhì)化(huà)而(ér)人(rén)應(yìng)㞢(zhī)也(yě)。

帝曰：五運㞢化，太過何如？岐伯曰：歲木太過，風气流行，脾土受邪。民病飧泄，食減，體重，煩冤，腸鳴，腹支滿，上應歲曐。甚則忽忽譱怒，眩冒巔疾，化气不政，生气獨治，雲物飛動，艸木不寧，甚而搖落，反脅痛而吐甚，沖陽絕者，死不治。上應太白曐。

歲火太過，炎暑流行，肺金受邪。民病瘧，少炁、欬喘血溢、血泄注下、嗌燥耳聾、中熱肩背熱(rè)，上(shàng)應(yìng)熒(yíng)惑(huò)星(xīng)。甚(shèn)則(zé)胷(xiōng)中(zhōng)痛(tòng)，脅(xié)支(zhī)滿(mèn)，脅(xié)痛(tòng)，膺(yīng)背(bèi)肩(jiān)胛(jiǎ)間(jiān)痛(tòng)，兩(liǎng)臂(bì)內(nèi)痛(tòng)，身(shēn)熱(rè)骨(gǔ)痛(tòng)而(ér)爲(wéi)浸(qīn)淫(yín)。收(shōu)气(qì)不(bù)行(xíng)，長(zhǎng)气(qì)獨(dú)明(míng)，雨(yǔ)水(shuǐ)霜(shuāng)寒(hán)，上(shàng)應(yìng)辰(chén)星(xīng)。上(shàng)臨(lín)少(shào)陰(yīn)少(shào)陽(yáng)，火(huǒ)燔(fán)焫(ruò)，水(shuǐ)泉(quán)涸(hé)，物(wù)焦(jiāo)槁(gǎo)，病(bìng)反(fǎn)譫(zhān)妄(wàng)狂(kuáng)越(yuè)，欬(ké)喘(chuǎn)息(xī)，鳴(míng)下(xià)甚(shèn)，血(xuè)溢(yì)泄(xiè)不(bù)已(yǐ)，太(tài)淵(yuān)絕(jué)者(zhě)，死(sǐ)不(bú)治(zhì)。上(shàng)應(yìng)熒(yíng)惑(huò)星(xīng)。

歲(suì)土(tǔ)太(tài)過(guò)，雨(yǔ)溼(shī)流(liú)行(xíng)，腎(shèn)水(shuǐ)受(shòu)邪(xié)。民(mín)病(bìng)腹(fù)痛(tòng)，清(qīng)厥(jué)，意(yì)不(bú)樂(lè)，體(tǐ)重(zhòng)煩(fán)冤(yù)，上(shàng)應(yìng)鎮(zhèn)星(xīng)。甚(shèn)則(zé)肌(jī)肉(ròu)

痿，足痿不收，行善瘛，腳下痛，飲發中滿食減，四肢不舉。變生得位，藏气伏，化气獨治㞢，泉湧河衍，涸澤生魚，風雨大至，土崩潰，鱗見于陸，病腹滿，溏泄腸鳴，反下，甚而太谿絕者，死不治。上應歲星。

歲金太過，燥气流行，肝木受邪。民病兩脅下少腹痛，目赤痛，眥瘍，耳無所聞。肅殺而甚，則體重煩冤，胷痛引背，兩脅滿且痛引少腹，上應(yìng)太(tài)白(bái)暈(xīng)。甚(shèn)則(zé)喘(chuǎn)欬(ké)，逆(nì)炁(qì)肩(jiān)背(bèi)痛(tòng)，尻(kāo)陰(yīn)股(gǔ)膝(xī)髀(bì)腨(shuàn)骱(héng)足(zú)皆(jiē)病(bìng)，上(shàng)應(yìng)熒(yíng)惑(huò)暈(xīng)。收(shōu)气(qì)峻(jùn)，生(shēng)气(qì)下(xià)，艸(cǎo)木(mù)斂(liǎn)，蒼(cāng)乾(gān)雕(diāo)隕(yǔn)，病(bìng)反(fǎn)暴(bào)痛(tòng)，胠(qū)脅(xié)不(bù)可(kě)反(fǎn)側(cè)，欬(ké)逆(nì)甚(shèn)而(ér)血(xuè)溢(yì)，太(tài)衝(chōng)絕(jué)者(zhě)，死(sǐ)不(bú)治(zhì)。上(shàng)應(yìng)太(tài)白(bái)暈(xīng)。

歲(suì)水(shuǐ)太(tài)過(guò)，寒(hán)气(qì)流(liú)行(xíng)，邪(xié)害(hài)心(xīn)火(huǒ)。民(mín)病(bìng)身(shēn)熱(rè)煩(fán)心(xīn)，躁(zào)悸(jì)，陰(yīn)厥(jué)，上(shàng)下(xià)中(zhōng)寒(hán)，譫(zhān)妄(wàng)心(xīn)痛(tòng)，寒(hán)气(qì)早(zǎo)至(zhì)，上(shàng)應(yìng)辰(chén)暈(xīng)。甚(shèn)則(zé)腹(fù)大(dà)，脛(jìng)腫(zhǒng)，喘(chuǎn)欬(ké)，寢(qǐn)汗(hàn)出(chū)憎(zēng)風(fēng)，大(dà)雨(yǔ)至(zhì)，埃(āi)霧(wù)朦(méng)鬱(yù)，上(shàng)應(yìng)鎮(zhèn)暈(xīng)。上(shàng)臨(lín)太(tài)

陽，則雨仌雪霜不時降，溼气變物，病反腹滿腸鳴，溏泄食不化，渴而妄冒，神門絕者，死不治。上應熒惑、辰曐。

帝曰：善。其不及何如？岐伯曰：悉乎哉問也！歲木不及，燥乃大行，生气失應，艸木晚榮，肅殺而甚，則剛木辟著，柔萎蒼乾，上應太白曐。民病中清，胠脅痛，少腹痛，腸鳴溏泄。涼雨時至，上應太白、歲曐，其穀蒼。上臨陽朙，生气失政，艸木再榮，化气乃急，上應太白、鎮星，其主蒼早。復則炎暑，流火溼性，燥柔脆，艸木焦槁，下體再生，華實齊化，病寒熱、瘡瘍、疿胗、癰痤，上應熒惑、太白，其穀白堅。白露早降，收殺气行，寒雨害物，蟲食甘黄，脾土受邪，赤气後化，心炁晚治，上勝肺金，白气乃屈，其穀不成，欬而鼽，上應熒惑、太白星。

歲火不及，寒乃大行，長政不用，物榮而下

凝(níng)，慘(cǎn)而(ér)甚(shèn)，則(zé)陽(yáng)气(qì)不(bú)化(huà)，乃(nǎi)折(zhé)榮(róng)美(měi)，上(shàng)應(yìng)辰(chén)星(xīng)。民(mín)病(bìng)胷(xiōng)中(zhōng)痛(tòng)，脅(xié)支(zhī)滿(mèn)，兩(liǎng)脅(xié)痛(tòng)，膺(yīng)背(bèi)肩(jiān)胛(jiǎ)間(jiān)及(jí)兩(liǎng)臂(bì)內(nèi)痛(tòng)，鬱(yù)冒(mào)蒙(méng)昧(mèi)，心(xīn)痛(tòng)暴(bào)瘖(yīn)，胷(xiōng)腹(fù)大(dà)，脅(xié)下(xià)與(yǔ)腰(yāo)背(bèi)相(xiāng)引(yǐn)而(ér)痛(tòng)，甚(shèn)則(zé)屈(qū)不(bù)能(néng)伸(shēn)，髖(kuān)髀(bì)如(rú)別(bié)，上(shàng)應(yìng)熒(yíng)惑(huò)、辰(chén)星(xīng)，其(qí)穀(gǔ)丹(dān)。復(fù)則(zé)埃(āi)鬱(yù)，大(dà)雨(yǔ)且(qiě)至(zhì)，黑(hēi)气(qì)乃(nǎi)辱(rǔ)，病(bìng)騖(wù)溏(táng)腹(fù)滿(mǎn)，食(shí)飲(yǐn)不(bú)下(xià)，寒(hán)中(zhōng)腸(cháng)鳴(míng)，泄(xiè)注(zhù)腹(fù)痛(tòng)，暴(bào)攣(luán)痿(wěi)痹(bì)，足(zú)不(bú)任(rèn)身(shēn)，上(shàng)應(yìng)鎮(zhèn)星(xīng)、辰(chén)星(xīng)，玄(xuán)穀(gǔ)不(bù)成(chéng)。

歲土不及，風乃大行，化气不令，艸木茂榮，飄揚而甚，秀而不實，上應歲星。民病飧泄霍亂，體重腹痛，筋骨繇復，肌肉瞤酸，善怒，藏气舉事，蟄蟲早附，咸病寒中，上應歲星、鎮星，其穀黅。復則收政嚴峻，名木蒼雕，胷脅暴痛，下引少腹，善太息，蟲食甘黃，气客于脾，黅穀乃減，民食少失味，蒼穀乃損，上應太白、歲星。上臨厥陰，流水不仌，蟄蟲來見，藏气不用，白乃不復，上應歲星，民乃康。
nǎi bú fù， shàng yìng suì xīng， mín nǎi kāng。

歲金不及，炎火乃行，生气乃用，長气專勝，庶物以茂，燥爍以行，上應熒惑星。民病肩背，瞀重鼽嚏，血便注下，收气乃後，上應太白星，其穀堅芒。復則寒雨暴至，乃零仌雹，霜雪殺物，陰厥且格，陽反上行，頭腦戶痛，延及顖頂發熱，上應辰星，丹穀不成，民病口瘡，甚則心痛。
suì jīn bù jí， yán huǒ nǎi xíng， shēng qì nǎi yòng， zhǎng qì zhuān shèng， shù wù yǐ mào， zào shuò yǐ xíng， shàng yìng yíng huò xīng。 mín bìng jiān bèi， mào zhòng qiú tì， xuè biàn zhù xià， shōu qì nǎi hòu， shàng yìng tài bái xīng， qí gǔ jiān máng。 fù zé hán yǔ bào zhì， nǎi líng bīng báo， shuāng xuě shā wù， yīn jué qiě gé， yáng fǎn shàng xíng， tóu nǎo hù tòng， yán jí xìn dǐng fā rè， shàng yìng chén xīng， dān gǔ bù chéng， mín bìng kǒu chuāng， shèn zé xīn tòng。

歲水不及，溼乃大行，長气反用，其化乃速，
suì shuǐ bù jí， shī nǎi dà xíng， zhǎng qì fǎn yòng， qí huà nǎi sù，

暑(shǔ)雨(yǔ)數(shuò)至(zhì)，上(shàng)應(yìng)鎮(zhèn)星(xīng)。民(mín)病(bìng)腹(fù)滿(mǎn)身(shēn)重(zhòng)，濡(rú)泄(xiè)，寒(hán)瘍(yáng)流(liú)水(shuǐ)，腰(yāo)股(gǔ)痛(tòng)發(fā)，膕(guó)腨(shuàn)股(gǔ)膝(xī)不(bú)便(biàn)，煩(fán)冤(yù)，足(zú)痿(wěi)清(qīng)厥(jué)，腳(jiǎo)下(xià)痛(tòng)，甚(shèn)則(zé)跗(fū)腫(zhǒng)，藏(cáng)气(qì)不(bú)政(zhèng)，腎(shèn)炁(qì)不(bù)衡(héng)，上(shàng)應(yìng)辰(chén)星(xīng)，其(qí)穀(gǔ)秬(jù)。上(shàng)臨(lín)太(tài)陰(yīn)，則(zé)大(dà)寒(hán)數(shuò)舉(jǔ)，蟄(zhé)蟲(chóng)早(zǎo)藏(cáng)，墬(dì)積(jī)堅(jiān)仌(bīng)，陽(yáng)光(guāng)不(bú)治(zhì)，民(mín)病(bìng)寒(hán)疾(jí)亐(yú)下(xià)，甚(shèn)則(zé)腹(fù)滿(mǎn)浮(fú)腫(zhǒng)，上(shàng)應(yìng)鎮(zhèn)星(xīng)，其(qí)主(zhǔ)黅(jīn)穀(gǔ)。復(fù)則(zé)大(dà)風(fēng)暴(bào)發(fā)，艸(cǎo)偃(yǎn)木(mù)零(líng)，生(shēng)長(zhǎng)不(bù)鮮(xiān)，面(miàn)色(sè)時(shí)變(biàn)，筋(jīn)骨(gǔ)竝(bìng)辟(bì)，肉(ròu)瞤(rún)瘛(chì)瘲(zòng)，目(mù)視(shì)䀮(huāng)䀮(huāng)，物(wù)疏(shū)璺(wèn)，肌(jī)肉(ròu)胗(zhēn)發(fā)，

炁(qì)並(bìng)膈(gé)中(zhōng)，痛(tòng)亐(yú)心(xīn)腹(fù)，黃(huáng)气(qì)乃(nǎi)損(sǔn)，其(qí)穀(gǔ)不(bù)登(dēng)，上(shàng)應(yìng)歲(suì)星(xīng)。

帝(dì)曰(yuē)：善(shàn)。願(yuàn)聞(wén)其(qí)時(shí)也(yě)。歧(qí)伯(bó)曰(yuē)：悉(xī)乎(hū)哉(zāi)問(wèn)也(yě)！木(mù)不(bù)及(jí)，萅(chūn)有(yǒu)鳴(míng)條(tiáo)律(lǜ)暢(chàng)㞢(zhī)化(huà)，則(zé)穐(qiū)有(yǒu)霧(wù)露(lù)清(qīng)涼(liáng)㞢(zhī)政(zhèng)。萅(chūn)有(yǒu)慘(cǎn)淒(qī)殘(cán)賊(zéi)㞢(zhī)勝(shèng)，則(zé)夓(xià)有(yǒu)炎(yán)暑(shǔ)燔(fán)爍(shuò)㞢(zhī)復(fù)。其(qí)眚(shěng)東(dōng)，其(qí)藏(zàng)肝(gān)，其(qí)病(bìng)內(nèi)舍(shè)胠(qū)脅(xié)，外(wài)在(zài)關(guān)節(jié)。

火(huǒ)不(bù)及(jí)，夓(xià)有(yǒu)炳(bǐng)朙(míng)光(guāng)顯(xiǎn)㞢(zhī)化(huà)，則(zé)冬(dōng)有(yǒu)嚴(yán)肅(sù)霜(shuāng)寒(hán)㞢(zhī)政(zhèng)。夓(xià)有(yǒu)慘(cǎn)淒(qī)凝(níng)冽(liè)㞢(zhī)勝(shèng)，則(zé)不(bù)時(shí)有(yǒu)埃(āi)昏(hūn)大(dà)雨(yǔ)

㞢zhī復fù○其qí眚shěng南nán，其qí藏zàng心xīn，其qí病bìng內nèi舍shè膺yīng脅xié，外wài在zài經jīng絡luò○

土tǔ不bù及jí，四sì維wéi有yǒu埃āi雲yún潤rùn澤zé㞢zhī化huà，則zé萅chūn有yǒu鳴míng條tiáo鼓gǔ拆chāi㞢zhī政zhèng○四sì維wéi發fā振zhèn拉lā飄piāo騰téng㞢zhī變biàn，則zé龝qiū有yǒu肅sù殺shā霖lín霪yín㞢zhī復fù○其qí眚shěng四sì維wéi，其qí藏zàng脾pí，其qí病bìng內nèi舍shè心xīn腹fù，外wài在zài肌jī肉ròu四sì肢zhī○

金jīn不bù及jí，夓xià有yǒu灮guāng顯xiǎn鬱yù蒸zhēng㞢zhī令lìng，則zé冬dōng有yǒu嚴yán凝níng整zhěng肅sù㞢zhī應yìng，夓xià有yǒu炎yán爍shuò燔fán燎liáo㞢zhī變biàn，則zé龝qiū有yǒu仌bīng雹báo霜shuāng雪xuě㞢zhī

復。其眚西，其藏肺，其病內舍膺脅肩背，外在皮毛。

水不及，四維有湍潤埃雲㞢化，則不時有龢風生發㞢應。四維發埃昏驟注㞢變，則不時有飄蕩振拉㞢復。其眚北，其藏腎，其病內舍腰脊骨髓，外在谿谷腨膝。

夫五運㞢政，猶權衡也，高者抑㞢，下者舉㞢，化者應㞢，變者復㞢，此生長化成收藏㞢理，气㞢常也，失常則天墬四塞矣。故曰：天墬㞢動靜，神眀爲㞢紀，陰陽㞢往復，寒暑彰其兆。此㞢謂也。

帝曰：夫子㞢言五气㞢變，四時㞢應，可謂悉矣。夫气㞢動亂，觸遇而作，發無常會，卒然災合，何以期㞢？岐伯曰：夫气㞢動變，固不常在，而德化政令，災變不同其候也。帝曰：何謂也？岐伯曰：東方生風，風生木，其德敷龢，其化生榮，其政舒啟，其令風，其變振發，其災散落。南方生熱，熱生火，其德彰顯，其化蕃茂，其政明曜，其令熱，其變燔焫，其災銷爍。中央生溼，溼生土，其德溽蒸，其化豐備，其政安靜，其令溼，其變驟注，其災霖潰。西方生燥，燥生金，其德清潔，其化緊斂，其政勁切，其令燥，其變肅殺，其災蒼隕。北方生寒，寒生水，其德淒滄，其化清謐，其政凝肅，其令寒，其變凓冽，其(qí)災(zāi)仌(bīng)雪(xuě)霜(shuāng)雹(báo)。是(shì)以(yǐ)察(chá)其(qí)動(dòng)也(yě)，有(yǒu)德(dé)有(yǒu)化(huà)，有(yǒu)政(zhèng)有(yǒu)令(lìng)，有(yǒu)變(biàn)有(yǒu)災(zāi)，而(ér)物(wù)由(yóu)㞢(zhī)，而(ér)人(rén)應(yìng)㞢(zhī)也(yě)。

帝(dì)曰(yuē)：夫(fū)子(zǐ)㞢(zhī)言(yán)歲(suì)候(hòu)，不(bù)及(jí)其(qí)太(tài)過(guò)，而(ér)上(shàng)應(yìng)五(wǔ)曐(xīng)，今(jīn)夫(fú)德(dé)化(huà)政(zhèng)令(lìng)，災(zāi)眚(shěng)變(biàn)易(yì)，非(fēi)常(cháng)而(ér)有(yǒu)也(yě)，卒(cù)然(rán)而(ér)動(dòng)，其(qí)亦(yì)爲(wéi)㞢(zhī)變(biàn)乎(hū)？岐(qí)伯(bó)曰(yuē)：承(chéng)天(tiān)而(ér)行(xíng)㞢(zhī)，故(gù)無(wú)妄(wàng)動(dòng)，無(wú)不(bú)應(yìng)也(yě)。卒(cù)然(rán)而(ér)動(dòng)者(zhě)，气(qì)㞢(zhī)交(jiāo)變(biàn)也(yě)，其(qí)不(bú)應(yìng)焉(yān)。故(gù)曰(yuē)應(yìng)常(cháng)不(bú)應(yìng)卒(cù)，此(cǐ)㞢(zhī)謂(wèi)也(yě)。帝(dì)曰(yuē)：其(qí)應(yìng)奈(nài)何(hé)？岐(qí)伯(bó)曰(yuē)：各(gè)從(cóng)其(qí)气(qì)化(huà)也(yě)。

帝(dì)曰(yuē)：其(qí)行(xíng)㞢(zhī)徐(xú)疾(jí)逆(nì)順(shùn)何(hé)如(rú)？歧(qí)伯(bó)曰(yuē)：以(yǐ)道(dào)畱(liú)久(jiǔ)，逆(nì)守(shǒu)而(ér)小(xiǎo)，是(shì)謂(wèi)省(xǐng)下(xià)。以(yǐ)道(dào)而(ér)厺(qù)，厺(qù)而(ér)速(sù)來(lái)，曲(qū)而(ér)過(guò)㞢(zhī)，是(shì)謂(wèi)省(xǐng)遺(yí)過(guò)也(yě)。久(jiǔ)畱(liú)而(ér)環(huán)，或(huò)離(lí)或(huò)附(fù)，是(shì)謂(wèi)議(yì)災(zāi)與(yǔ)其(qí)德(dé)也(yě)。應(yìng)近(jìn)則(zé)小(xiǎo)，應(yìng)遠(yuǎn)則(zé)大(dà)。芒(máng)而(ér)大(dà)，倍(bèi)常(cháng)㞢(zhī)一(yī)，其(qí)化(huà)甚(shèn)，大(dà)常(cháng)㞢(zhī)二(èr)，其(qí)眚(shěng)卽(jí)發(fā)也(yě)；小(xiǎo)常(cháng)㞢(zhī)一(yī)，其(qí)化(huà)減(jiǎn)；小(xiǎo)常(cháng)㞢(zhī)二(èr)，是(shì)謂(wèi)臨(lín)視(shì)，省(xǐng)下(xià)㞢(zhī)過(guò)與(yǔ)其(qí)德(dé)也(yě)，德(dé)者(zhě)福(fú)㞢(zhī)，過(guò)者(zhě)伐(fá)㞢(zhī)。是(shì)以(yǐ)象(xiàng)㞢(zhī)見(xiàn)也(yě)，高(gāo)而(ér)遠(yuǎn)則(zé)小(xiǎo)，下(xià)而(ér)近(jìn)則(zé)大(dà)，故(gù)大(dà)則(zé)喜(xǐ)

怒邇，小則禍福遠。歲運太過，則運星北越。運气相得，則各行以道。故歲運太過，畏星失色而兼其母；不及則色兼其所不勝。肖者瞿瞿，莫知其妙，閔閔㞢當，孰者爲良，妄行無徵，示畏矦王。

帝曰：其災應何如？岐伯曰：亦各從其化也，故時至有盛衰，淩犯有逆順，畱守有多少，形見有譱惡，宿屬有勝負，徵應有吉凶矣。帝曰：其譱(shàn)惡(è)何(hé)謂(wèi)也(yě)？岐(qí)伯(bó)曰(yuē)：有(yǒu)喜(xǐ)有(yǒu)怒(nù)，有(yǒu)憂(yōu)有(yǒu)喪(sàng)，有(yǒu)澤(zé)有(yǒu)燥(zào)，此(cǐ)象(xiàng)㞢(zhī)常(cháng)也(yě)，必(bì)謹(jǐn)察(chá)㞢(zhī)。帝(dì)曰(yuē)：六(liù)者(zhě)高(gāo)下(xià)異(yì)乎(hū)？岐(qí)伯(bó)曰(yuē)：象(xiàng)見(xiàn)高(gāo)下(xià)，其(qí)應(yìng)一(yī)也(yě)，故(gù)人(rén)亦(yì)應(yìng)㞢(zhī)。

帝(dì)曰(yuē)：譱(shàn)。其(qí)德(dé)化(huà)政(zhèng)令(lìng)㞢(zhī)動(dòng)靜(jìng)損(sǔn)益(yì)皆(jiē)何(hé)如(rú)？岐(qí)伯(bó)曰(yuē)：夫(fú)德(dé)化(huà)政(zhèng)令(lìng)，災(zāi)變(biàn)不(bù)能(néng)相(xiāng)加(jiā)也(yě)；勝(shèng)復(fù)盛(shèng)衰(shuāi)，不(bù)能(néng)相(xiāng)多(duō)也(yě)；往(wǎng)來(lái)小(xiǎo)大(dà)，不(bù)能(néng)相(xiāng)過(guò)也(yě)；用(yòng)㞢(zhī)升(shēng)降(jiàng)，不(bù)能(néng)相(xiāng)無(wú)也(yě)；各(gè)從(cóng)其(qí)動(dòng)而(ér)復(fù)㞢(zhī)耳(ěr)。帝(dì)曰(yuē)：

其(qí)病(bìng)生(shēng)何(hé)如(rú)？岐(qí)伯(bó)曰(yuē)：德(dé)化(huà)者(zhě)，气(qì)㞢(zhī)祥(xiáng)；政(zhèng)令(lìng)者(zhě)，气(qì)㞢(zhī)章(zhāng)；變(biàn)易(yì)者(zhě)，復(fù)㞢(zhī)紀(jì)；災(zāi)眚(shěng)者(zhě)，傷(shāng)㞢(zhī)始(shǐ)；气(qì)相(xiāng)勝(shèng)者(zhě)龢(hé)，不(bù)相(xiāng)勝(shèng)者(zhě)病(bìng)；重(chóng)感(gǎn)亐(yú)邪(xié)則(zé)甚(shèn)也(yě)。

帝(dì)曰(yuē)：譱(shàn)。所(suǒ)謂(wèi)精(jīng)炗(guāng)㞢(zhī)論(lùn)，大(dà)聖(shèng)㞢(zhī)業(yè)，宣(xuān)朙(míng)大(dà)道(dào)，通(tōng)亐(yú)无(wú)窮(qióng)，究(jiū)亐(yú)无(wú)極(jí)也(yě)。余(yú)聞(wén)㞢(zhī)譱(shàn)言(yán)天(tiān)者(zhě)，必(bì)應(yìng)亐(yú)人(rén)，譱(shàn)言(yán)古(gǔ)者(zhě)，必(bì)驗(yàn)亐(yú)今(jīn)，譱(shàn)言(yán)气(qì)者(zhě)，必(bì)彰(zhāng)亐(yú)物(wù)，譱(shàn)言(yán)應(yìng)者(zhě)，同(tóng)天(tiān)墬(dì)㞢(zhī)化(huà)，譱(shàn)言(yán)化(huà)言(yán)變(biàn)者(zhě)，通(tōng)神(shén)朙(míng)㞢(zhī)理(lǐ)，非(fēi)夫(fū)子(zǐ)孰(shú)能(néng)言(yán)至(zhì)道(dào)歟(yú)！乃(nǎi)擇(zé)良(liáng)兆(zhào)而(ér) cáng zhī líng shì， měi dàn dú zhī， mìng yuē 《qì jiāo biàn》， fēi zhāi jiè

藏㞢霝室，每旦讀㞢，命曰《气交變》，非齋戒

bù gǎn fā， shèn chuán yě。

不敢發，愼傳也。

五常政大論篇第七十

黃帝問曰：太虛寥廓，五運回薄，衰盛不同，損益相從，願聞平气何如？而名何如而紀也？歧伯對曰：昭乎哉問也！木曰敷龢，火曰升明，土曰備化，金曰審平，水曰靜順。帝曰：其不及奈何？歧伯曰：木曰委龢，火曰伏明，土曰卑監，金曰從革，水曰涸流。帝曰：太過何謂？歧伯曰：木曰發生，火曰赫曦，土曰敦阜，金曰堅成，水曰(yuē)流(liú)衍(yǎn)。

帝(dì)曰(yuē)：三(sān)气(qì)㞢(zhī)紀(jì)，願(yuàn)聞(wén)其(qí)候(hòu)。岐(qí)伯(bó)曰(yuē)：悉(xī)乎(hū)哉(zāi)問(wèn)也(yě)！敷(fū)龢(hé)㞢(zhī)紀(jì)，木(mù)德(dé)周(zhōu)行(xíng)，陽(yáng)舒(shū)陰(yīn)布(bù)，五(wǔ)化(huà)宣(xuān)平(píng)。其(qí)气(qì)端(duān)，其(qí)性(xìng)隨(suí)，其(qí)用(yòng)曲(qū)直(zhí)，其(qí)化(huà)生(shēng)榮(róng)，其(qí)類(lèi)艸(cǎo)木(mù)，其(qí)政(zhèng)發(fā)散(sàn)，其(qí)候(hòu)溫(wēn)龢(hé)，其(qí)令(lìng)風(fēng)，其(qí)藏(zàng)肝(gān)，肝(gān)其(qí)畏(wèi)清(qīng)，其(qí)主(zhǔ)目(mù)，其(qí)穀(gǔ)麻(má)，其(qí)果(guǒ)李(lǐ)，其(qí)實(shí)核(hé)，其(qí)應(yìng)萅(chūn)，其(qí)蟲(chóng)毛(máo)，其(qí)畜(chù)犬(quǎn)，其(qí)色(sè)蒼(cāng)，其(qí)養(yǎng)筋(jīn)，其(qí)病(bìng)裏(lǐ)急(jí)支(zhī)滿(mèn)，其(qí)味(wèi)酸(suān)，其(qí)音(yīn)角(jué)，其(qí)物(wù)中(zhōng)堅(jiān)，其(qí)

數八。
shù bā

升朙㞢紀，正陽而治，德施周普，五化均衡。
shēng míng zhī jì, zhèng yáng ér zhì, dé shī zhōu pǔ, wǔ huà jūn héng.

其气高，其性速，其用燔灼，其化蕃茂，其類火，
qí qì gāo, qí xìng sù, qí yòng fán zhuó, qí huà fán mào, qí lèi huǒ,

其政朙曜，其候炎暑，其令熱，其藏心，心其畏
qí zhèng míng yào, qí hòu yán shǔ, qí lìng rè, qí zàng xīn, xīn qí wèi

寒，其主舌，其穀麥，其果杏，其實絡，其應夏，
hán, qí zhǔ shé, qí gǔ mài, qí guǒ xìng, qí shí luò, qí yìng xià,

其蟲羽，其畜馬，其色赤，其養血，其病瞤瘛，
qí chóng yǔ, qí chù mǎ, qí sè chì, qí yǎng xuè, qí bìng rún chì,

其味苦，其音徵，其物脈，其數七。
qí wèi kǔ, qí yīn zhǐ, qí wù mài, qí shù qī.

備化㞢紀，气協天休，德流四政，五化齊脩。
bèi huà zhī jì, qì xié tiān xiū, dé liú sì zhèng, wǔ huà qí xiū.

其(qí)气(qì)平(píng)，其(qí)性(xìng)順(shùn)，其(qí)用(yòng)高(gāo)下(xià)，其(qí)化(huà)豐(fēng)滿(mǎn)，其(qí)類(lèi)土(tǔ)，

其(qí)政(zhèng)安(ān)靜(jìng)，其(qí)候(hòu)溽(rù)蒸(zhēng)，其(qí)令(lìng)溼(shī)，其(qí)藏(zàng)脾(pí)，脾(pí)其(qí)畏(wèi)

風(fēng)，其(qí)主(zhǔ)口(kǒu)，其(qí)穀(gǔ)稷(jì)，其(qí)果(guǒ)棗(zǎo)，其(qí)實(shí)肉(ròu)，其(qí)應(yìng)長(zhǎng)

夓(xià)，其(qí)蟲(chóng)倮(luǒ)，其(qí)畜(chù)牛(niú)，其(qí)色(sè)黃(huáng)，其(qí)養(yǎng)肉(ròu)，其(qí)病(bìng)否(pǐ)，

其(qí)味(wèi)甘(gān)，其(qí)音(yīn)宮(gōng)，其(qí)物(wù)膚(fū)，其(qí)數(shù)五(wǔ)。

審(shěn)平(píng)㞢(zhī)紀(jì)，收(shōu)而(ér)不(bù)爭(zhēng)，殺(shā)而(ér)無(wú)犯(fàn)，五(wǔ)化(huà)宣(xuān)朙(míng)。

其(qí)气(qì)潔(jié)，其(qí)性(xìng)剛(gāng)，其(qí)用(yòng)散(sàn)落(luò)，其(qí)化(huà)堅(jiān)斂(liǎn)，其(qí)類(lèi)金(jīn)，

其(qí)政(zhèng)勁(jìn)肅(sù)，其(qí)候(hòu)清(qīng)切(qiè)，其(qí)令(lìng)燥(zào)，其(qí)藏(zàng)肺(fèi)，肺(fèi)其(qí)畏(wèi)

熱，其主鼻，其穀稻，其果桃，其實殼，其應秋，其蟲介，其畜雞，其色白，其養皮毛，其病欬，其味辛，其音商，其物外堅，其數九。

靜順㞢紀，藏而勿害，治而善下，五化咸整。其氣朙，其性下，其用沃衍，其化凝堅，其類水，其政流演，其候凝肅，其令寒，其藏腎，腎其畏溼，其主二陰，其穀豆，其果栗，其實濡，其應冬，其蟲鱗，其畜彘，其色黑，其養骨髓，其病厥，其味鹹，其音羽，其物濡，其數六。

故生而勿殺，長而勿罰，化而勿制，收而勿害，藏而勿抑，是謂平气。

委龢㞢紀，是謂勝生，生气不政，化气乃揚，長气自平，收令乃早，涼雨時降，風雲竝興，艸木晚榮，蒼乾雕落，物秀而實，膚肉內充。其气斂，其用聚，其動緛戾拘緩，其發驚駭，其藏肝，其果棗李，其實核殼，其穀稷稻，其味酸辛，其色白蒼，其畜犬雞，其蟲毛介，其主霧露淒滄，其聲角商，其病搖動注恐，從金化也。少角與判商同，上角與正角同，上商與正商同。其病支廢癰疽瘡瘍，其甘蟲，邪傷肝也。上宮與正宮同。蕭飋肅殺，則炎赫沸騰，眚于三，所謂覆也，其主飛蠹蛆雉，乃爲雷霆。

伏明㞢紀，是謂勝長，長气不宣，藏气反布，收气自政，化令乃衡，寒清數舉，暑令乃薄，承化物生，生而不長，成實而稚，遇化已老，陽气屈伏，蟄蟲早藏。其气鬱，其用暴，其動彰伏變易，其發痛，其藏心，其果栗桃，其實絡濡，其穀豆稻，其味苦鹹，其色玄丹，其畜馬彘，其蟲羽鱗，其主仌雪霜寒，其聲徵羽，其病昏惑悲忘，從水化也。少徵與少羽同，上商與正商同。邪傷心也。凝慘凓冽，則暴雨霖霪，眚于九，其主驟注，靁霆震驚，沈黅淫雨。

卑(bēi)監(jiān)㞢(zhī)紀(jì)，是(shì)謂(wèi)減(jiǎn)化(huà)，化(huà)气(qì)不(bú)令(lìng)，生(shēng)政(zhèng)獨(dú)彰(zhāng)，長(zhǎng)气(qì)整(zhěng)，雨(yǔ)乃(nǎi)愆(qiān)，收(shōu)气(qì)平(píng)，風(fēng)寒(hán)竝(bìng)興(xīng)，艸(cǎo)木(mù)榮(róng)美(měi)，秀(xiù)而(ér)不(bù)實(shí)，成(chéng)而(ér)粃(bǐ)也(yě)。其(qí)气(qì)散(sàn)，其(qí)用(yòng)靜(jìng)定(dìng)，其(qí)動(dòng)瘍(yáng)湧(yǒng)，分(fēn)潰(kuì)癰(yōng)腫(zhǒng)，其(qí)發(fā)濡(rú)滯(zhì)，其(qí)藏(zàng)脾(pí)，其(qí)果(guǒ)李(lǐ)栗(lì)，其(qí)實(shí)濡(rú)核(hé)，其(qí)穀(gǔ)豆(dòu)麻(má)，其(qí)味(wèi)酸(suān)甘(gān)，其(qí)色(sè)蒼(cāng)黃(huáng)，其(qí)畜(chù)牛(niú)犬(quǎn)，其(qí)蟲(chóng)倮(luǒ)毛(máo)，其(qí)主(zhǔ)飄(piāo)怒(nù)振(zhèn)發(fā)，其(qí)聲(shēng)宮(gōng)角(jué)，其(qí)病(bìng)留(liú)滿(mǎn)否(pǐ)塞(sè)，從(cóng)木(mù)化(huà)也(yě)。少(shào)宮(gōng)與(yǔ)少(shào)角(jué)同(tóng)，上(shàng)宮(gōng)與(yǔ)正(zhèng)宮(gōng)同(tóng)，上(shàng)角(jué)與(yǔ)正(zhèng)角(jué)同(tóng)。其(qí)病(bìng)飧(sūn)泄(xiè)，邪(xié)傷(shāng)脾(pí)也(yě)。

振拉飄揚，則蒼乾散落，其眚四維，其主敗折虎狼，清气乃用，生政乃辱。

從革之紀，是謂折收，收气乃後，生气乃揚，長化合德，火政乃宣，庶類以蕃。其气揚，其用躁切，其動鏗禁瞀厥，其發欬喘，其藏肺，其果李杏，其實殼絡，其穀麻麥，其味苦辛，其色白丹，其畜雞羊，其蟲介羽，其主朙曜炎爍，其聲商徵，其病嚏欬鼽衄，從火化也。少商與少徵同，上(shàng)商(shāng)與(yǔ)正(zhèng)商(shāng)同(tóng)，上(shàng)角(jué)與(yǔ)正(zhèng)角(jué)同(tóng)。邪(xié)傷(shāng)肺(fèi)也(yě)。炎(yán)光(guāng)赫(hè)烈(liè)，則(zé)仌(bīng)雪(xuě)霜(shuāng)雹(báo)，眚(shěng)于(yú)七(qī)，其(qí)主(zhǔ)鱗(lín)伏(fú)彘(zhì)鼠(shǔ)，歲(suì)气(qì)早(zǎo)至(zhì)，乃(nǎi)生(shēng)大(dà)寒(hán)。

涸(hé)流(liú)㞢(zhī)紀(jì)，是(shì)謂(wèi)反(fǎn)陽(yáng)，藏(cáng)令(lìng)不(bù)舉(jǔ)，化(huà)气(qì)乃(nǎi)昌(chāng)，長(zhǎng)气(qì)宣(xuān)布(bù)，蟄(zhé)蟲(chóng)不(bù)藏(cáng)，土(tǔ)潤(rùn)水(shuǐ)泉(quán)減(jiǎn)，艸(cǎo)木(mù)條(tiáo)茂(mào)，榮(róng)秀(xiù)滿(mǎn)盛(shèng)。其(qí)气(qì)滯(zhì)，其(qí)用(yòng)滲(shèn)泄(xiè)，其(qí)動(dòng)堅(jiān)止(zhǐ)，其(qí)發(fā)燥(zào)槁(gǎo)，其(qí)藏(zàng)腎(shèn)，其(qí)果(guǒ)棗(zǎo)杏(xìng)，其(qí)實(shí)濡(rú)肉(ròu)，其(qí)穀(gǔ)黍(shǔ)稷(jì)，其(qí)味(wèi)甘(gān)鹹(xián)，其(qí)色(sè)黅(jīn)玄(xuán)，其(qí)畜(chù)彘(zhì)牛(niú)，其(qí)蟲(chóng)鱗(lín)倮(luǒ)，其(qí)

主埃鬱昏翳，其聲羽宮，其病痿厥堅下，從土化也。少羽與少宮同，上宮與正宮同。其病癃閟，邪傷腎也。埃昏驟雨，則振拉摧拔，眚于一，其主毛顯狐貉，變化不藏。

故乘危而行，不速而至，暴瘧無徳，災反及之，微者復微，甚者復甚，气之常也。

發生之紀，是謂啟敕，土踈泄，蒼气達，陽龢布化，陰气乃隨，生气淳化，萬物以榮。其化生shēng，其qí气qì美měi，其qí政zhèng散sàn，其qí令lìng條tiáo舒shū，其qí動dòng掉diào眩xuàn巔diān疾jí，其qí德dé鳴míng靡mǐ啟qǐ坼chè，其qí變biàn振zhèn拉lā摧cuī拔bá，其qí穀gǔ麻má稻dào，其qí畜chù雞jī犬quǎn，其qí果guǒ李lǐ桃táo，其qí色sè青qīng黃huáng白bái，其qí味wèi酸suān甘gān辛xīn，其qí象xiàng萅chūn，其qí經jīng足zú厥jué陰yīn少shào陽yáng，其qí藏zàng肝gān脾pí，其qí蟲chóng毛máo介jiè，其qí物wù中zhōng堅jiān外wài堅jiān，其qí病bìng怒nù。太tài角jué與yǔ上shàng商shāng同tóng。上shàng徵zhǐ則zé其qí气qì逆nì，其qí病bìng吐tù利lì。不bú務wù其qí德dé，則zé收shōu气qì復fù，龝qiū气qì勁jìn切qiè，甚shèn則zé肅sù殺shā，清qīng气qì大dà至zhì，艸cǎo木mù雕diāo零líng，邪xié乃nǎi傷shāng肝gān。

赫(hè)曦(xī)之(zhī)紀(jì)，是(shì)謂(wèi)蕃(fán)茂(mào)，陰(yīn)气(qì)內(nèi)化(huà)，陽(yáng)气(qì)外(wài)榮(róng)，炎(yán)暑(shǔ)施(shī)化(huà)，物(wù)得(dé)以(yǐ)昌(chāng)。其(qí)化(huà)長(zhǎng)，其(qí)气(qì)高(gāo)，其(qí)政(zhèng)動(dòng)，其(qí)令(lìng)鳴(míng)顯(xiǎn)，其(qí)動(dòng)炎(yán)灼(zhuó)妄(wàng)擾(rǎo)，其(qí)德(dé)暄(xuān)暑(shǔ)鬱(yù)蒸(zhēng)，其(qí)變(biàn)炎(yán)烈(liè)沸(fèi)騰(téng)，其(qí)穀(gǔ)麥(mài)豆(dòu)，其(qí)畜(chù)羊(yáng)彘(zhì)，其(qí)果(guǒ)杏(xìng)栗(lì)，其(qí)色(sè)赤(chì)白(bái)玄(xuán)，其(qí)味(wèi)苦(kǔ)辛(xīn)鹹(xián)，其(qí)象(xiàng)夏(xià)，其(qí)經(jīng)手(shǒu)少(shào)陰(yīn)太(tài)陽(yáng)，手(shǒu)厥(jué)陰(yīn)少(shào)陽(yáng)，其(qí)藏(zàng)心(xīn)肺(fèi)，其(qí)蟲(chóng)羽(yǔ)鱗(lín)，其(qí)物(wù)脈(mài)濡(rú)，其(qí)病(bìng)笑(xiào)、瘧(nüè)瘡(chuāng)瘍(yáng)血(xuè)流(liú)、狂(kuáng)妄(wàng)目(mù)赤(chì)。上(shàng)羽(yǔ)與(yǔ)正(zhèng)徵(zhǐ)同(tóng)。其(qí)收(shōu)齊(qí)，其(qí)病(bìng)痓(zhì)，上(shàng)徵(zhǐ)而(ér)收(shōu)气(qì)後(hòu)也(yě)。暴(bào)烈(liè)

其(qí)政(zhèng)，藏(cáng)气(qì)乃(nǎi)復(fù)，時(shí)見(xiàn)凝(níng)慘(cǎn)，甚(shèn)則(zé)雨(yǔ)水(shuǐ)霜(shuāng)雹(báo)切(qiè)寒(hán)，邪(xié)傷(shāng)心(xīn)也(yě)。

敦(dūn)阜(fù)㞢(zhī)紀(jì)，是(shì)謂(wèi)廣(guǎng)化(huà)。厚(hòu)德(dé)清(qīng)靜(jìng)，順(shùn)長(zhǎng)以(yǐ)盈(yíng)，至(zhì)陰(yīn)內(nèi)實(shí)，物(wù)化(huà)充(chōng)成(chéng)，煙(yān)埃(āi)朦(méng)鬱(yù)，見(xiàn)亐(yú)厚(hòu)土(tǔ)，大(dà)雨(yǔ)時(shí)行(xíng)，溼(shī)气(qì)乃(nǎi)用(yòng)，燥(zào)政(zhèng)乃(nǎi)辟(bì)。其(qí)化(huà)圓(yuán)，其(qí)气(qì)豐(fēng)，其(qí)政(zhèng)靜(jìng)，其(qí)令(lìng)周(zhōu)備(bèi)，其(qí)動(dòng)濡(rú)積(jī)竝(bìng)稸(xù)，其(qí)德(dé)柔(róu)潤(rùn)重(zhòng)淖(nào)，其(qí)變(biàn)震(zhèn)驚(jīng)飄(piāo)驟(zhòu)崩(bēng)潰(kuì)，其(qí)穀(gǔ)稷(jì)麻(má)，其(qí)畜(chù)牛(niú)犬(quǎn)，其(qí)果(guǒ)棗(zǎo)李(lǐ)，其(qí)色(sè)黅(jīn)玄(xuán)蒼(cāng)，其(qí)味(wèi)甘(gān)鹹(xián)酸(suān)，其(qí)象(xiàng)長(zhǎng)夏(xià)，

其(qí)經(jīng)足(zú)太(tài)陰(yīn)陽(yáng)明(míng)，其(qí)藏(zàng)脾(pí)腎(shèn)，其(qí)蟲(chóng)倮(luǒ)毛(máo)，其(qí)物(wù)肌(jī)核(hé)，其(qí)病(bìng)腹(fù)滿(mǎn)，四(sì)支(zhī)不(bù)舉(jǔ)，大(dà)風(fēng)迅(xùn)至(zhì)，邪(xié)傷(shāng)脾(pí)也(yě)。

堅(jiān)成(chéng)㞢(zhī)紀(jì)，是(shì)謂(wèi)收(shōu)引(yǐn)，天(tiān)气(qì)潔(jié)，墜(dì)气(qì)明(míng)，陽(yáng)气(qì)隨(suí)，陰(yīn)治(zhì)化(huà)，燥(zào)行(xíng)其(qí)政(zhèng)，物(wù)以(yǐ)司(sī)成(chéng)，收(shōu)气(qì)繁(fán)布(bù)，化(huà)洽(qià)不(bù)終(zhōng)。其(qí)化(huà)成(chéng)，其(qí)气(qì)削(xiāo)，其(qí)政(zhèng)肅(sù)，其(qí)令(lìng)銳(ruì)切(qiè)，其(qí)動(dòng)暴(bào)折(zhé)瘍(yáng)疰(zhù)，其(qí)德(dé)霧(wù)露(lù)蕭(xiāo)飋(sè)，其(qí)變(biàn)肅(sù)殺(shā)雕(diāo)零(líng)，其(qí)穀(gǔ)稻(dào)黍(shǔ)，其(qí)畜(chù)雞(jī)馬(mǎ)，其(qí)果(guǒ)桃(táo)杏(xìng)，其(qí)色(sè)白(bái)青(qīng)丹(dān)，其(qí)味(wèi)辛(xīn)酸(suān)苦(kǔ)，其(qí)象(xiàng)穐(qiū)，其(qí)經(jīng)手(shǒu)太(tài)陰(yīn)陽(yáng)明(míng)，其(qí)藏(zàng)肺(fèi)

肝，其蟲介羽，其物殼絡，其病喘喝胷憑仰息。上徵與正商同。其生齊，其病欬，政暴變則名木不榮，柔脆焦首，長气斯救，大火流，炎爍且至，蔓將槁，邪傷肺也。

流衍㞢紀，是謂封藏，寒司物化，天墬嚴凝，藏政以布，長令不揚。其化凜，其气堅，其政謐，其令流注，其動漂泄沃湧，其德凝慘寒雰，其變仌雪霜雹，其穀豆稷，其畜彘牛，其果栗棗，其色黑丹黅，其味鹹苦甘，其象冬，其經足少陰太陽，其藏腎心，其蟲鱗倮，其物濡滿，其病脹。上羽而長气不化也。政過則化气大舉，而埃昏气交，大雨時降，邪傷腎也。故曰：不恆其德，則所勝來復；政恆其理，則所勝同化，此㞢謂也。

帝曰：天不足西北，左寒而右涼；墬不滿東南，右熱而左溫，其故何也？岐伯曰：陰陽㞢气，高下㞢理，太少㞢異也。東南方，陽也，陽者，其精降亏下，故右熱而左溫。西北方，陰也，陰者，其精奉亏上，故左寒而右涼。是以墬有高下，气有溫涼。高者气寒，下者气熱，故適寒涼者脹㞢，溫熱者瘡，下㞢則脹已，汗㞢則瘡已，此腠理開閉㞢常，太少㞢異耳。

帝曰：其亏壽夭何如？岐伯曰：陰精所奉其人壽，陽精所降其人夭。帝曰：譱。其病也，治之zhī奈nài何hé？岐qí伯bó曰yuē：西xī北běi之zhī气qì，散sàn而ér寒hán之zhī，東dōng南nán之zhī气qì，收shōu而ér溫wēn之zhī，所suǒ謂wèi同tóng病bìng異yì治zhì也yě。故gù曰yuē气qì寒hán气qì涼liáng，治zhì以yǐ寒hán涼liáng，行xíng水shuǐ漬zì之zhī；气qì溫wēn气qì熱rè，治zhì以yǐ溫wēn熱rè，彊qiáng其qí內nèi守shǒu，必bì同tóng其qí气qì，可kě使shǐ平píng也yě，假jiǎ者zhě反fǎn之zhī。

帝dì曰yuē：善shàn。一yì州zhōu之zhī气qì，生shēng化huà壽shòu夭yāo不bù同tóng，其qí故gù何hé也yě？岐qí伯bó曰yuē：高gāo下xià之zhī理lǐ，墬dì埶shì使shǐ然rán也yě。崇chóng高gāo則zé陰yīn气qì治zhì之zhī，汙wū下xià則zé陽yáng气qì治zhì之zhī，陽yáng勝shèng者zhě先xiān天tiān，陰yīn勝shèng者zhě後hòu天tiān，此cǐ墬dì理lǐ之zhī常cháng，生shēng化huà之zhī道dào也yě。帝dì曰yuē：其qí有yǒu

壽(shòu)夭(yāo)乎(hū)？岐(qí)伯(bó)曰(yuē)：高(gāo)者(zhě)其(qí)气(qì)壽(shòu)，下(xià)者(zhě)其(qí)气(qì)夭(yāo)。墜(dì)㞢(zhī)小(xiǎo)大(dà)異(yì)也(yě)。小(xiǎo)者(zhě)小(xiǎo)異(yì)，大(dà)者(zhě)大(dà)異(yì)。故(gù)治(zhì)病(bìng)者(zhě)，必(bì)眀(míng)天(tiān)道(dào)墜(dì)理(lǐ)，陰(yīn)陽(yáng)更(gēng)勝(shèng)，气(qì)㞢(zhī)先(xiān)後(hòu)，人(rén)㞢(zhī)壽(shòu)夭(yāo)，生(shēng)化(huà)㞢(zhī)期(qī)，乃(nǎi)可(kě)以(yǐ)知(zhī)人(rén)㞢(zhī)形(xíng)炁(qì)矣(yǐ)。

帝(dì)曰(yuē)：善(shàn)。其(qí)歲(suì)有(yǒu)不(bú)病(bìng)，而(ér)藏(zàng)炁(qì)不(bú)應(yìng)不(bú)用(yòng)者(zhě)，何(hé)也(yě)？岐(qí)伯(bó)曰(yuē)：天(tiān)气(qì)制(zhì)㞢(zhī)，气(qì)有(yǒu)所(suǒ)從(cóng)也(yě)。帝(dì)曰(yuē)：願(yuàn)卒(cù)聞(wén)㞢(zhī)。岐(qí)伯(bó)曰(yuē)：少(shào)陽(yáng)司(sī)天(tiān)，火(huǒ)气(qì)下(xià)臨(lín)，肺(fèi)炁(qì)上(shàng)從(cóng)，白(bái)起(qǐ)金(jīn)用(yòng)，艸(cǎo)木(mù)眚(shěng)，火(huǒ)見(xiàn)燔(fán)焫(ruò)，革(gé)金(jīn)且(qiě)耗(hào)，

大暑以行，欬嚏、鼽衄、鼻窒，曰瘍寒熱胕腫。風行亏墜，塵沙飛揚，心痛胃脘痛，厥逆鬲不通，其主暴速。

陽明司天，燥气下臨，肝炁上從，蒼起木用而立，土乃眚，淒滄數至，木伐艸萎，脅痛目赤，掉振鼓栗，筋痿不能久立。暴熱至，土乃暑，陽气鬱發，小便變，寒熱如瘧，甚則心痛，火行亏槁，流水不冰，蟄蟲乃見。

太陽司天，寒气下臨，心炁上從，而火用朙
tài yáng sī tiān，hán qì xià lín，xīn qì shàng cóng，ér huǒ yòng míng

丹起，金乃眚，寒清時舉，勝則水仌，火气高朙，
dān qǐ，jīn nǎi shěng，hán qīng shí jǔ，shèng zé shuǐ bīng，huǒ qì gāo míng，

心熱煩，嗌乾善渴，鼽嚏，喜悲數欠，熱气妄行，
xīn rè fán，yì gān shàn kě，qiú tì，xǐ bēi shuò qiàn，rè qì wàng xíng，

寒乃復，霜不時降，善忘，甚則心痛。土乃潤，
hán nǎi fù，shuāng bù shí jiàng，shàn wàng，shèn zé xīn tòng。tǔ nǎi rùn，

水豐衍，寒客至，沈陰化溼，溼气變物，水畲內
shuǐ fēng yǎn，hán kè zhì，chén yīn huà shī，shī qì biàn wù，shuǐ yǐn nèi

稸，中滿不食，皮痹肉苛，筋脈不利，甚則胕腫，
xù，zhōng mǎn bù shí，pí qún ròu kē，jīn mài bú lì，shèn zé fú zhǒng，

身後彊癰。
shēn hòu jiàng yōng。

厥陰司天，風气下臨，脾炁上從，而土且隆
jué yīn sī tiān，fēng qì xià lín，pí qì shàng cóng，ér tǔ qiě lóng

黃起，水乃眚，土用革，體重，肌肉痿，食減口爽，風行太虛，雲物搖動，目轉耳鳴。火縱其暴，墜乃暑，大熱消爍，赤沃下，蟄蟲數見，流水不仌，其發機速。

少陰司天，熱气下臨，肺炁上從，白起金用，艸木眚。喘嘔，寒熱，嚏鼽衄，鼻窒，大暑流行，甚則瘡瘍燔灼，金爍石流。墜乃燥清，淒滄數至，脅痛，善太息，肅殺行，艸木變。

太(tài)陰(yīn)司(sī)天(tiān)，溼(shī)气(qì)下(xià)臨(lín)，腎(shèn)炁(qì)上(shàng)從(cóng)，黑(hēi)起(qǐ)水(shuǐ)變(biàn)，埃(āi)冒(mào)雲(yún)雨(yǔ)，胷(xiōng)中(zhōng)不(bú)利(lì)，陰(yīn)痿(wěi)炁(qì)大(dà)衰(shuāi)，而(ér)不(bù)起(qǐ)不(bú)用(yòng)。當(dāng)其(qí)時(shí)，反(fǎn)腰(yāo)脽(shuí)痛(tòng)，動(dòng)轉(zhuǎn)不(bú)便(biàn)也(yě)，厥(jué)逆(nì)。墜(dì)乃(nǎi)藏(cáng)陰(yīn)，大(dà)寒(hán)且(qiě)至(zhì)，蟄(zhé)蟲(chóng)早(zǎo)附(fù)，心(xīn)下(xià)否(pǐ)痛(tòng)，墜(dì)裂(liè)仌(bīng)堅(jiān)，少(shào)腹(fù)痛(tòng)，時(shí)害(hài)亏(yú)食(shí)，乘(chéng)金(jīn)則(zé)止(zhǐ)水(shuǐ)增(zēng)，味(wèi)乃(nǎi)鹹(xián)，行(xíng)水(shuǐ)減(jiǎn)也(yě)。

帝(dì)曰(yuē)：歲(suì)有(yǒu)胎(tāi)孕(yùn)不(bú)育(yù)，治(zhì)坐(zhī)不(bù)全(quán)，何(hé)气(qì)使(shǐ)然(rán)？

歧(qí)伯(bó)曰(yuē)：六(liù)气(qì)五(wǔ)類(lèi)，有(yǒu)相(xiāng)勝(shèng)制(zhì)也(yě)，同(tóng)者(zhě)盛(shèng)坐(zhī)，異(yì)

者衰㞢，此天墬㞢道，生化㞢常也。故厥陰司天，毛蟲靜，羽蟲育，介蟲不成；在泉，毛蟲育，倮蟲耗，羽蟲不育。少陰司天，羽蟲靜，介蟲育，毛蟲不成；在泉，羽蟲育，介蟲耗不育。太陰司天，倮蟲靜，鱗蟲育，羽蟲不成；在泉，倮蟲育，鱗蟲不成。少陽司天，羽蟲靜，毛蟲育，倮蟲不成；在泉，羽蟲育，介蟲耗，毛蟲不育。陽朙司天，介蟲靜，羽蟲育，介蟲不成；在泉，介蟲育，毛蟲耗，羽蟲不成。太陽司天，鱗蟲靜，倮蟲育，羽蟲不成；在泉，鱗蟲育，羽蟲耗，倮蟲不育。諸乘所不成㞢運，則甚也。故气主有所制，歲立有所生，墬气制己勝，天气制勝己，天制色，墬制形，五類衰盛，各隨其气㞢所宜也。故有胎孕不育，治㞢不全，此气㞢常也。所謂中根也，根亐外者亦五，故生化㞢別，有五气、五味、五色、五類、五宜也。帝曰：何謂也？歧伯曰：根亐中者(zhě)，命(mìng)曰(yuē)神(shén)機(jī)，神(shén)厺(qù)則(zé)機(jī)息(xī)。根(gēn)亐(yú)外(wài)者(zhě)，命(mìng)曰(yuē)气(qì)立(lì)，气(qì)止(zhǐ)則(zé)化(huà)絕(jué)。故(gù)各(gè)有(yǒu)制(zhì)，各(gè)有(yǒu)勝(shèng)，各(gè)有(yǒu)生(shēng)，各(gè)有(yǒu)成(chéng)。故(gù)曰(yuē)：不(bù)知(zhī)秊(nián)㞢(zhī)所(suǒ)加(jiā)，气(qì)㞢(zhī)同(tóng)異(yì)，不(bù)足(zú)以(yǐ)言(yán)生(shēng)化(huà)。此(cǐ)㞢(zhī)謂(wèi)也(yě)。

帝(dì)曰(yuē)：气(qì)始(shǐ)而(ér)生(shēng)化(huà)，气(qì)散(sàn)而(ér)有(yǒu)形(xíng)，气(qì)布(bù)而(ér)蕃(fán)育(yù)，气(qì)終(zhōng)而(ér)象(xiàng)變(biàn)，其(qí)致(zhì)一(yī)也(yě)。然(rán)而(ér)五(wǔ)味(wèi)所(suǒ)資(zī)，生(shēng)化(huà)有(yǒu)薄(bó)厚(hòu)，成(chéng)熟(shú)有(yǒu)少(shǎo)多(duō)，終(zhōng)始(shǐ)不(bù)同(tóng)，其(qí)故(gù)何(hé)也(yě)？岐(qí)伯(bó)曰(yuē)：墬(dì)气(qì)制(zhì)㞢(zhī)也(yě)，非(fēi)天(tiān)不(bù)生(shēng)，墬(dì)不(bù)長(zhǎng)也(yě)。帝(dì)

曰：願聞其道。岐伯曰：寒熱燥溼，不同其化也，故少陽在泉，寒毒不生，其味辛，其治苦酸，其穀蒼丹。陽明在泉，溼毒不生，其味酸，其气溼，其治辛苦甘，其穀丹素。太陽在泉，熱毒不生，其味苦，其治淡鹹，其穀黅秬。厥陰在泉，清毒不生，其味甘，其治酸苦，其穀蒼赤，其气專，其味正。少陰在泉，寒毒不生，其味辛，其治辛苦甘，其穀白丹。太陰在泉，燥毒不生，其味鹹，其气熱，其治甘鹹，其穀黅秬。化淳則鹹守，气專則辛化而俱治。故曰：補上下者從㞢，治上下者逆㞢，以所在寒熱盛衰而調㞢。故曰：上取下取，內取外取，以求其過；能毒者以厚藥，不勝毒者以薄藥。此㞢謂也。炁反者，病在上，取㞢下；病在下，取㞢上；病在中，傍取㞢。治熱以寒，溫而行㞢；治寒以熱，涼而行㞢；治溫以清，冷而行㞢；治清以溫，熱而行㞢。故消㞢削㞢，

qí qì rè, qí zhì gān xián, qí gǔ jīn jù. huà chún zé xián shǒu, qì zhuān zé xīn huà ér jù zhì. gù yuē: bǔ shàng xià zhě cóng zhī, zhì shàng xià zhě nì zhī, yǐ suǒ zài hán rè shèng shuāi ér tiáo zhī. gù yuē: shàng qǔ xià qǔ, nèi qǔ wài qǔ, yǐ qiú qí guò; nài dú zhě yǐ hòu yào, bú shèng dú zhě yǐ bó yào. cǐ zhī wèi yě. qì fǎn zhě, bìng zài shàng, qǔ zhī xià; bìng zài xià, qǔ zhī shàng; bìng zài zhōng, páng qǔ zhī. zhì rè yǐ hán, wēn ér xíng zhī; zhì hán yǐ rè, liáng ér xíng zhī; zhì wēn yǐ qīng, lěng ér xíng zhī; zhì qīng yǐ wēn, rè ér xíng zhī. gù xiāo zhī xiāo zhī,

吐㞢下㞢，補㞢瀉㞢，久新同灋。

帝曰：病在中而不實不堅，且聚且散，奈何？

岐伯曰：悉乎哉問也！橆積者求其藏，虛則補㞢，藥以祛㞢，食以隨㞢，行水漬㞢，龢其中外，可使畢已。

帝曰：有毒橆毒，服有約乎？岐伯曰：病有久新，方有大小，有毒橆毒，固宜常制矣。大毒治病，十厺其六；常毒治病，十厺其七；小毒治病bìng，十shí厺qù其qí八bā；無wú毒dú治zhì病bìng，十shí厺qù其qí九jiǔ。穀gǔ肉ròu果guǒ菜cài，食shí養yǎng盡jìn㞢zhī，無wú使shǐ過guò㞢zhī，傷shāng其qí正zhèng也yě。不bù盡jìn，行xíng復fù如rú灋fǎ，必bì先xiān歲suì气qì，無wú伐fá天tiān龢hé，無wú盛shèng盛shèng，無wú虛xū虛xū，而ér遺yí人rén天tiān殃yāng，無wú致zhì邪xié，無wú失shī正zhèng，絕jué人rén長cháng命mìng。

帝dì曰yuē：其qí久jiǔ病bìng者zhě，有yǒu炁qì從cóng不bù康kāng，病bìng厺qù而ér瘠jí，奈nài何hé？

岐qí伯bó曰yuē：昭zhāo乎hū哉zāi，聖shèng人rén㞢zhī問wèn也yě！化huà不bù可kě代dài，時shí不bù可kě違wéi。夫fú經jīng絡luò以yǐ通tōng，血xuè炁qì以yǐ從cóng，復fù其qí不bù足zú，與yǔ眾zhòng齊qí同tóng，養yǎng㞢zhī龢hé㞢zhī，靜jìng以yǐ待dài時shí，謹jǐn守shǒu其qí炁qì，無wú

使(shǐ)傾(qīng)移(yí)，其(qí)形(xíng)乃(nǎi)彰(zhāng)，生(shēng)炁(qì)以(yǐ)長(zhǎng)，命(mìng)曰(yuē)聖(shèng)王(wáng)。故(gù)《大(dà)要(yào)》曰(yuē)：無(wú)代(dài)化(huà)，無(wú)違(wéi)時(shí)，必(bì)養(yǎng)必(bì)龢(hé)，待(dài)其(qí)來(lái)復(fù)，此(cǐ)㞢(zhī)謂(wèi)也(yě)。帝(dì)曰(yuē)：善(shàn)。

六元正紀大論篇第七十一

黃帝問曰：六化六變，勝復淫治，甘苦辛鹹酸淡先後，余知㞢矣。夫五運㞢化，或從五气，或逆天气，或從天气而逆墬气，或從墬气而逆天气，或相得，或不相得，余未能眀其事。欲通天㞢紀，從墬㞢理，龢其運，調其化，使上下合德，無相奪倫，天墬升降，不失其宜，五運宣行，勿乖其政，調㞢正味，從逆奈何？岐伯稽首再拜對曰：昭乎哉問也！此天墬㞢綱紀，變化㞢淵源，非聖帝孰能窮其至理歟！臣雖不敏，請陳其道，令終不滅，久而不易。帝曰：願夫子推而次㞢，從其類序，分其部主，別其宗司，昭其气數，朙其正化，可得聞乎？歧伯曰：先立其秊，以朙其气，金木水火土，運行㞢數；寒暑燥溼風火，臨御㞢化，則天道可見，民炁可調，陰陽卷舒，近而橆惑，數㞢可數者，請遂言㞢。

帝曰：太陽㞢政奈何？岐伯曰：辰戌㞢紀也。

太陽、太角、太陰、壬辰、壬戌。其運風，其化鳴紊啟拆，其變振拉摧拔，其病眩掉目瞑。

太角初正、少徵、太宮、少商、太羽終。

太陽、太徵、太陰、戊辰、戊戌同正徵。其運熱，其化暄暑鬱燠，其變炎烈沸騰，其病熱鬱。

太徵、少宮、太商、少羽、少角初。

太陽、太宮、太陰、甲辰歲會同天符、甲戌

歲會同天符。其運陰埃，其化柔潤重澤，其變震驚飄驟，其病溼下重。

太宮、少商、太羽終、太角初、少徵。

太陽、太商、太陰、庚辰、庚戌。其運涼，其化霧露蕭飋，其變肅殺雕零，其病燥背瞀胸滿。

太商、少羽終、少角初、太徵、少宮。

太陽、太羽、太陰、丙辰天符、丙戌天符。

其運寒，其化凝慘凓冽，其變仌雪霜雹，其病大寒(hán)畱(liú)亏(yú)谿(xī)谷(gǔ)。

太(tài)羽(yǔ)終(zhōng)、太(tài)角(jué)初(chū)、少(shào)徵(zhǐ)、太(tài)宮(gōng)、少(shào)商(shāng)。

凡(fán)此(cǐ)太(tài)陽(yáng)司(sī)天(tiān)㞢(zhī)政(zhèng)，气(qì)化(huà)運(yùn)行(xíng)先(xiān)天(tiān)，天(tiān)气(qì)肅(sù)，墬(dì)气(qì)靜(jìng)，寒(hán)臨(lín)太(tài)虛(xū)，陽(yáng)气(qì)不(bú)令(lìng)，水(shuǐ)土(tǔ)合(hé)德(dé)，上(shàng)應(yìng)辰(chén)星(xīng)鎮(zhèn)星(xīng)。其(qí)穀(gǔ)玄(xuán)黅(jīn)，其(qí)政(zhèng)肅(sù)，其(qí)令(lìng)徐(xú)。寒(hán)政(zhèng)大(dà)舉(jǔ)，澤(zé)無(wú)陽(yáng)燄(yàn)，則(zé)火(huǒ)發(fā)待(dài)時(shí)。少(shào)陽(yáng)中(zhōng)治(zhì)，時(shí)雨(yǔ)乃(nǎi)涯(yá)，止(zhǐ)極(jí)雨(yǔ)散(sàn)，還(huán)亏(yú)太(tài)陰(yīn)，雲(yún)朝(cháo)北(běi)極(jí)，溼(shī)化(huà)乃(nǎi)布(bù)，澤(zé)流(liú)萬(wàn)物(wù)，寒(hán)敷(fū)亏(yú)上(shàng)，靁(léi)動(dòng)亏(yú)下(xià)，寒(hán)溼(shī)㞢(zhī)气(qì)，持(chí)

亐(yú)气(qì)交(jiāo)。民(mín)病(bìng)寒(hán)溼(shī)，發(fā)肌(jī)肉(ròu)萎(wěi)，足(zú)痿(wěi)不(bù)收(shōu)，濡(rú)瀉(xiè)血(xuè)溢(yì)。

初(chū)㞢(zhī)气(qì)，墬(dì)气(qì)遷(qiān)，气(qì)乃(nǎi)大(dà)溫(wēn)，艸(cǎo)乃(nǎi)早(zǎo)榮(róng)，民(mín)乃(nǎi)厲(lì)，溫(wēn)病(bìng)乃(nǎi)作(zuò)，身(shēn)熱(rè)頭(tóu)痛(tòng)，嘔(ǒu)吐(tù)，肌(jī)腠(còu)瘡(chuāng)瘍(yáng)。

二(èr)㞢(zhī)气(qì)，大(dà)涼(liáng)反(fǎn)至(zhì)，民(mín)乃(nǎi)慘(cǎn)，艸(cǎo)乃(nǎi)遇(yù)寒(hán)，火(huǒ)气(qì)遂(suì)抑(yì)。民(mín)病(bìng)氣(qì)鬱(yù)中(zhōng)滿(mǎn)，寒(hán)乃(nǎi)始(shǐ)。

三(sān)㞢(zhī)气(qì)，天(tiān)政(zhèng)布(bù)，寒(hán)气(qì)行(xíng)，雨(yǔ)乃(nǎi)降(jiàng)。民(mín)病(bìng)寒(hán)，反(fǎn)熱(rè)中(zhōng)，癰(yōng)疽(jū)注(zhù)下(xià)，心(xīn)熱(rè)瞀(mào)悶(mèn)，不(bú)治(zhì)者(zhě)死(sǐ)。

四(sì)㞢(zhī)气(qì)，風(fēng)溼(shī)交(jiāo)爭(zhēng)，風(fēng)化(huà)

爲(wéi)雨(yǔ)，乃(nǎi)長(zhǎng)，乃(nǎi)化(huà)，乃(nǎi)成(chéng)。民(mín)病(bìng)大(dà)熱(rè)少(shǎo)炁(qì)，肌(jī)肉(ròu)萎(wěi)，足(zú)痿(wěi)，注(zhù)下(xià)赤(chì)白(bái)。五(wǔ)㞢(zhī)气(qì)，陽(yáng)復(fù)化(huà)，艸(cǎo)乃(nǎi)長(zhǎng)，乃(nǎi)化(huà)，乃(nǎi)成(chéng)。民(mín)乃(nǎi)舒(shū)。終(zhōng)㞢(zhī)气(qì)，墬(dì)气(qì)正(zhèng)，溼(shī)令(lìng)行(xíng)，陰(yīn)凝(níng)太(tài)虛(xū)，埃(āi)昏(hūn)郊(jiāo)埜(yě)。民(mín)乃(nǎi)慘(cǎn)淒(qī)，寒(hán)風(fēng)以(yǐ)至(zhì)，反(fǎn)者(zhě)孕(yùn)乃(nǎi)死(sǐ)。

故(gù)歲(suì)宜(yí)苦(kǔ)以(yǐ)燥(zào)㞢(zhī)溫(wēn)㞢(zhī)，必(bì)折(zhé)其(qí)鬱(yù)炁(qì)，先(xiān)資(zī)其(qí)化(huà)源(yuán)，抑(yì)其(qí)運(yùn)气(qì)，扶(fú)其(qí)不(bú)勝(shèng)，橆(wú)使(shǐ)暴(bào)過(guò)而(ér)生(shēng)其(qí)疾(jí)，食(shí)歲(suì)穀(gǔ)以(yǐ)全(quán)其(qí)眞(zhēn)，避(bì)虛(xū)邪(xié)以(yǐ)安(ān)其(qí)正(zhèng)。適(shì)气(qì)同(tóng)異(yì)多(duō)

少shǎo制zhì之zhī，同tóng寒hán溼shī者zhě燥zào熱rè化huà，異yì寒hán溼shī者zhě燥zào溼shī化huà，故gù同tóng者zhě多duō之zhī，異yì者zhě少shǎo之zhī，用yòng寒hán遠yuǎn寒hán，用yòng涼liáng遠yuǎn涼liáng，用yòng溫wēn遠yuǎn溫wēn，用yòng熱rè遠yuǎn熱rè，食shí宜yí同tóng灋fǎ。有yǒu假jiǎ者zhě反fǎn常cháng，反fǎn是shì者zhě病bìng，所suǒ謂wèi時shí也yě。

帝dì曰yuē：善shàn。陽yáng明míng之zhī政zhèng奈nài何hé？岐qí伯bó曰yuē：卯mǎo酉yǒu之zhī紀jì也yě。

陽yáng明míng、少shào角jué、少shào陰yīn，清qīng熱rè勝shèng復fù同tóng，同tóng正zhèng商shāng。

丁dīng卯mǎo歲suì會huì、丁dīng酉yǒu，其qí運yùn風fēng清qīng熱rè。

少角初正、太徵、少宮、太商、少羽終。

陽明、少徵、少陰、寒雨勝復同，同正商。癸卯同歲會、癸酉同歲會，其運熱，寒雨。

少徵、太宮、少商、太羽終、太角初。

陽明、少宮、少陰，風涼勝復同。己卯、己酉，其運雨風涼。

少宮、太商、少羽終、少角初、太徵。

陽明、少商、少陰，熱寒勝復同，同正商。

乙卯天符、乙酉歲會、太一天符，其運涼熱寒。
少商、太羽終、太角初、少徵、太宮。

陽明、少羽、少陰、雨風勝復同，辛卯少宮同。辛卯、辛酉，其運寒雨風。
少羽終、少角初、太徵、太宮、太商。

凡此陽明司天之政，气化運行後天，天气急，地气明，陽專其令，炎暑大行，物燥以堅，淳風乃治，風燥横運，流亐气交，多陽少陰，雲趨雨府，溼化乃敷。燥極而澤，其穀白丹，間穀命太者，其耗白甲品羽，金火合德，上應太白熒惑。其政切，其令暴，蟄蟲乃見，流水不仌。民病欬嗌塞，寒熱發暴，振溧癃閟，清先而勁，毛蟲乃死，熱後而暴，介蟲乃殃，其發躁，勝復㞢作，擾而大亂，清熱㞢气，持亐气交。

初㞢气，墜气遷，陰始凝，气始肅，水乃仌，寒雨化。其病中熱脹，面目浮腫，善眠，鼽衄，嚏tì欠qiàn，嘔ǒu，小xiǎo便biàn黃huáng赤chì，甚shèn則zé淋lín。二èr㞢zhī气qì，陽yáng乃nǎi布bù，民mín乃nǎi舒shū，物wù乃nǎi生shēng榮róng，厲lì大dà至zhì，民mín譱shàn暴bào死sǐ。三sān㞢zhī气qì，天tiān政zhèng布bù，涼liáng乃nǎi行xíng，燥zào熱rè交jiāo合hé，燥zào極jí而ér澤zé，民mín病bìng寒hán熱rè。四sì㞢zhī气qì，寒hán雨yǔ降jiàng，病bìng暴bào仆pū，振zhèn栗lì譫zhān妄wàng，少shǎo炁qì，嗌yì乾gān引yǐn酓yǐn，及jí爲wéi心xīn痛tòng，癰yōng腫zhǒng瘡chuāng瘍yáng，瘧nüè寒hán㞢zhī疾jí，骨gǔ痿wěi血xuè便biàn。五wǔ㞢zhī气qì，萅chūn令lìng反fǎn行xíng，艸cǎo乃nǎi生shēng榮róng，民mín炁qì龢hé。終zhōng㞢zhī气qì，陽yáng气qì布bù，候hòu反fǎn溫wēn，蟄zhé蟲chóng來lái見xiàn，流liú水shuǐ不bù仌bīng，民mín乃nǎi康kāng平píng，其qí病bìng溫wēn。

故(gù)食(shí)歲(suì)穀(gǔ)以(yǐ)安(ān)其(qí)炁(qì)，食(shí)間(jiān)穀(gǔ)以(yǐ)厺(qù)其(qí)邪(xié)，歲(suì)宜(yí)以(yǐ)鹹(xián)，以(yǐ)苦(kǔ)，以(yǐ)辛(xīn)，汗(hàn)㞢(zhī)清(qīng)㞢(zhī)散(sàn)㞢(zhī)，安(ān)其(qí)運(yùn)气(qì)，無(wú)使(shǐ)受(shòu)邪(xié)，折(zhé)其(qí)鬱(yù)炁(qì)，資(zī)其(qí)化(huà)源(yuán)。以(yǐ)寒(hán)熱(rè)輕(qīng)重(zhòng)少(shǎo)多(duō)其(qí)制(zhì)，同(tóng)熱(rè)者(zhě)多(duō)天(tiān)化(huà)，同(tóng)清(qīng)者(zhě)多(duō)墬(dì)化(huà)，用(yòng)涼(liáng)遠(yuǎn)涼(liáng)，用(yòng)熱(rè)遠(yuǎn)熱(rè)，用(yòng)寒(hán)遠(yuǎn)寒(hán)，用(yòng)溫(wēn)遠(yuǎn)溫(wēn)，食(shí)宜(yí)同(tóng)灋(fǎ)。有(yǒu)假(jiǎ)者(zhě)反(fǎn)㞢(zhī)，此(cǐ)其(qí)道(dào)也(yě)。反(fǎn)是(shì)者(zhě)，亂(luàn)天(tiān)墬(dì)㞢(zhī)經(jīng)，擾(rǎo)陰(yīn)陽(yáng)㞢(zhī)紀(jì)也(yě)。

帝(dì)曰(yuē)：善(shàn)。少(shào)陽(yáng)㞢(zhī)政(zhèng)奈(nài)何(hé)？岐(qí)伯(bó)曰(yuē)：寅(yín)申(shēn)㞢(zhī)

紀(jì)也(yě)。

少(shào)陽(yáng)、太(tài)角(jué)、厥(jué)陰(yīn)、壬(rén)寅(yín)同(tóng)天(tiān)符(fú)、壬(rén)申(shēn)同(tóng)天(tiān)符(fú)，其(qí)運(yùn)風(fēng)鼓(gǔ)，其(qí)化(huà)鳴(míng)紊(wěn)啟(qǐ)坼(chè)，其(qí)變(biàn)振(zhèn)拉(lā)摧(cuī)拔(bá)，其(qí)病(bìng)掉(diào)眩(xuàn)，支(zhī)脅(xié)，驚(jīng)駭(hài)。

太(tài)角(jué)初(chū)正(zhèng)、少(shào)徵(zhǐ)、太(tài)宮(gōng)、少(shào)商(shāng)、太(tài)羽(yǔ)終(zhōng)。

少(shào)陽(yáng)、太(tài)徵(zhǐ)、厥(jué)陰(yīn)、戊(wù)寅(yín)天(tiān)符(fú)、戊(wù)申(shēn)天(tiān)符(fú)。

其(qí)運(yùn)暑(shǔ)，其(qí)化(huà)暄(xuān)囂(xiāo)鬱(yù)燠(yù)，其(qí)變(biàn)炎(yán)烈(liè)沸(fèi)騰(téng)，其(qí)病(bìng)上(shàng)熱(rè)鬱(yù)，血(xuè)溢(yì)血(xuè)泄(xiè)，心(xīn)痛(tòng)。

太(tài)徵(zhǐ)、少(shào)宮(gōng)、太(tài)商(shāng)、少(shào)羽(yǔ)終(zhōng)、少(shào)角(jué)初(chū)。

少(shào)陽(yáng)、太(tài)宮(gōng)、厥(jué)陰(yīn)、甲(jiǎ)寅(yín)、甲(jiǎ)申(shēn)。其(qí)運(yùn)陰(yīn)雨(yǔ)，其(qí)化(huà)柔(róu)潤(rùn)重(zhòng)澤(zé)，其(qí)變(biàn)震(zhèn)驚(jīng)飄(piāo)驟(zhòu)，其(qí)病(bìng)體(tǐ)重(zhòng)、胕(fú)腫(zhǒng)、痞(pǐ)飲(yǐn)。

太(tài)宮(gōng)、少(shào)商(shāng)、太(tài)羽(yǔ)終(zhōng)、太(tài)角(jué)初(chū)、少(shào)徵(zhǐ)。

少(shào)陽(yáng)、太(tài)商(shāng)、厥(jué)陰(yīn)、庚(gēng)寅(yín)、庚(gēng)申(shēn)，同(tóng)正(zhèng)商(shāng)。其(qí)運(yùn)涼(liáng)，其(qí)化(huà)霧(wù)露(lù)清(qīng)切(qiè)，其(qí)變(biàn)肅(sù)殺(shā)雕(diāo)零(líng)，其(qí)病(bìng)肩(jiān)背(bèi)胷(xiōng)中(zhōng)。

太商、少羽終、少角初、太徵、少宮。

少陽、太羽、厥陰、丙寅、丙申。其運寒肅，其化凝慘凓冽，其變仌雪霜雹，其病寒浮腫。

太羽終、太角初、少徵、太宮、少商。

凡此少陽司天㞢政，气化運行先天，天气正，墬气擾，風乃暴舉，木偃沙飛，炎火乃流，陰行陽化，雨乃時應，火木同德，上應熒惑歲星。其穀丹蒼，其政嚴，其令擾。故風熱參布，雲物沸騰，太陰橫流，寒乃時至，涼雨竝起。民病寒中，外發瘡瘍，內爲泄滿，故聖人遇㞢，龢而不爭。往復㞢作，民病寒熱，瘧泄，聾瞑，嘔吐，上怫腫色變。

初㞢气，墬气遷，風勝乃搖，寒乃厺，候乃大溫，艸木早榮。寒來不殺，溫病乃起，其病氣怫亏上，血溢目赤，欬逆頭痛，血崩脅滿，膚腠中瘡。二㞢气，火反鬱，白埃四起，雲趨雨府，風不勝溼，雨乃零，民乃康。其病熱鬱于上，欬逆嘔吐，瘡發于中，胷嗌不利，頭痛身熱，昏憒膿瘡。三㞢气，天政布，炎暑至，少陽臨上，雨乃涯。民病熱中，聾瞑血溢，膿瘡欬嘔，鼽衄煩渴，嚏欠喉痹，目赤不譱，暴死。四㞢气，涼乃至，炎暑間化，白露降。民炁龢平，其病滿身重。五㞢气，陽乃厺，寒乃來，雨乃降，气門乃閉，剛木早雕。民避寒邪，君子周密。終㞢气，墬气正(zhèng)，風(fēng)乃(nǎi)至(zhì)，萬(wàn)物(wù)反(fǎn)生(shēng)，霿(méng)霧(wù)以(yǐ)行(xíng)。其(qí)病(bìng)開(kāi)閉(bì)不(bú)禁(jìn)，心(xīn)痛(tòng)，陽(yáng)炁(qì)不(bù)藏(cáng)而(ér)欬(ké)。

抑(yì)其(qí)運(yùn)气(qì)，贊(zàn)所(suǒ)不(bú)勝(shèng)，必(bì)折(zhé)其(qí)鬱(yù)气(qì)，先(xiān)取(qǔ)化(huà)源(yuán)，暴(bào)過(guò)不(bù)生(shēng)，苛(kē)疾(jí)不(bù)起(qǐ)，故(gù)歲(suì)宜(yí)鹹(xián)宜(yí)辛(xīn)宜(yí)酸(suān)，滲(shèn)㞢(zhī)泄(xiè)㞢(zhī)，漬(zì)㞢(zhī)發(fā)㞢(zhī)，觀(guān)气(qì)寒(hán)溫(wēn)以(yǐ)調(tiáo)其(qí)過(guò)，同(tóng)風(fēng)熱(rè)者(zhě)多(duō)寒(hán)化(huà)，異(yì)風(fēng)熱(rè)者(zhě)少(shǎo)寒(hán)化(huà)，用(yòng)熱(rè)遠(yuǎn)熱(rè)，用(yòng)溫(wēn)遠(yuǎn)溫(wēn)，用(yòng)寒(hán)遠(yuǎn)寒(hán)，用(yòng)涼(liáng)遠(yuǎn)涼(liáng)，食(shí)宜(yí)同(tóng)灋(fǎ)，此(cǐ)其(qí)道(dào)也(yě)。有(yǒu)假(jiǎ)者(zhě)反(fǎn)㞢(zhī)，反(fǎn)是(shì)者(zhě)，病(bìng)㞢(zhī)階(jiē)也(yě)。

帝(dì)曰(yuē)：善(shàn)。太(tài)陰(yīn)之(zhī)政(zhèng)奈(nài)何(hé)？岐(qí)伯(bó)曰(yuē)：丑(chǒu)未(wèi)之(zhī)紀(jì)也(yě)。

太(tài)陰(yīn)、少(shào)角(jué)、太(tài)陽(yáng)，清(qīng)熱(rè)勝(shèng)復(fù)同(tóng)，太(tài)同(tóng)正(zhèng)宮(gōng)。

丁(dīng)丑(chǒu)、丁(dīng)未(wèi)，其(qí)運(yùn)風(fēng)清(qīng)熱(rè)。

少(shào)角(jué)初(chū)正(zhèng)、太(tài)徵(zhǐ)、少(shào)宮(gōng)、太(tài)商(shāng)、少(shào)羽(yǔ)終(zhōng)。

太(tài)陰(yīn)、少(shào)徵(zhǐ)、太(tài)陽(yáng)、寒(hán)雨(yǔ)勝(shèng)復(fù)同(tóng)。

癸(guǐ)丑(chǒu)、癸(guǐ)未(wèi)，其(qí)運(yùn)熱(rè)寒(hán)雨(yǔ)。

少(shào)徵(zhǐ)、太(tài)宮(gōng)、少(shào)商(shāng)、太(tài)羽(yǔ)終(zhōng)、太(tài)角(jué)初(chū)。

太陰、少宮、太陽、風清勝復同，上同正宮。

己丑太一天符、己未太一天符，其運雨風清。

少宮、太商、少羽終、少角初、太徵。

太陰、少商、太陽、熱寒勝復同。

乙丑、乙未，其運涼熱寒。

少商、太羽終、太角初、少徵、太宮。

太陰、少羽、太陽、雨風勝復同，上同正宮。

辛丑同歲會、辛未同歲會，其運寒雨風。

少shào羽yǔ終zhōng、少shào角jué初chū、太tài徵zhǐ、少shào宮gōng、太tài商shāng。

凡fán此cǐ太tài陰yīn司sī天tiān㞢zhī政zhèng，气qì化huà運yùn行xíng後hòu天tiān，陰yīn專zhuān其qí政zhèng，陽yáng气qì退tuì避bì，大dà風fēng時shí起qǐ，天tiān气qì下xià降jiàng，墬dì气qì上shàng騰téng，原yuán埜yě昏hūn霿méng、白bái埃āi四sì起qǐ，雲yún奔bēn南nán極jí，寒hán雨yǔ數shuò至zhì，物wù成chéng亐yú差cī夓xià。民mín病bìng寒hán溼shī，腹fù滿mǎn，身shēn䐜chēn憤fèn，胕fú腫zhǒng，痞pǐ逆nì、寒hán厥jué、拘jū急jí。溼shī寒hán合hé德dé，黃huáng黑hēi埃āi昏hūn，流liú行xíng气qì交jiāo，上shàng應yìng鎭zhèn曐xīng辰chén曐xīng。其qí政zhèng肅sù，其qí令lìng寂jì，其qí穀gǔ黅jīn玄xuán。故gù陰yīn凝níng亐yú上shàng，寒hán積jī亐yú下xià，寒hán水shuǐ勝shèng火huǒ，則zé爲wéi仌bīng雹báo，

陽(yáng)炎(guāng)不(bú)治(zhì)，殺(shā)气(qì)乃(nǎi)行(xíng)。故(gù)有(yǒu)餘(yú)宜(yí)高(gāo)，不(bù)及(jí)宜(yí)下(xià)，有(yǒu)餘(yú)宜(yí)晚(wǎn)，不(bù)及(jí)宜(yí)早(zǎo)。土(tǔ)㞢(zhī)利(lì)，气(qì)㞢(zhī)化(huà)也(yě)，民(mín)炁(qì)亦(yì)從(cóng)㞢(zhī)，間(jiān)穀(gǔ)命(mìng)其(qí)太(tài)也(yě)。

初(chū)㞢(zhī)气(qì)，墜(dì)气(qì)遷(qiān)，寒(hán)乃(nǎi)厺(qù)，萅(chūn)气(qì)正(zhèng)，風(fēng)乃(nǎi)來(lái)，生(shēng)布(bù)萬(wàn)物(wù)以(yǐ)榮(róng)，民(mín)炁(qì)條(tiáo)舒(shū)，風(fēng)溼(shī)相(xiāng)薄(bó)，雨(yǔ)乃(nǎi)後(hòu)。民(mín)病(bìng)血(xuè)溢(yì)，筋(jīn)絡(luò)拘(jū)彊(jiàng)，關(guān)節(jié)不(bú)利(lì)，身(shēn)重(zhòng)筋(jīn)痿(wěi)。二(èr)㞢(zhī)气(qì)，大(dà)火(huǒ)正(zhèng)，物(wù)承(chéng)化(huà)，民(mín)乃(nǎi)龢(hé)。其(qí)病(bìng)溫(wēn)厲(lì)大(dà)行(xíng)，遠(yuǎn)近(jìn)咸(xián)若(ruò)，溼(shī)蒸(zhēng)相(xiāng)薄(bó)，雨(yǔ)乃(nǎi)時(shí)降(jiàng)。三(sān)㞢(zhī)气(qì)，天(tiān)政(zhèng)

布，溼气降，墬气騰，雨乃時降，寒乃隨㞢。感
于寒溼，則民病身重胕腫，胷腹滿。四㞢气，畏
火臨，溽蒸化，墬气騰，天气否隔，寒風曉暮，
蒸熱相薄，艸木凝煙，溼化不流，則白露陰布，
以成穐令。民病腠理熱，血暴溢瘧，心腹滿熱，
臚脹，甚則胕腫。五㞢气，慘令已行，寒露下，
霜乃早降，艸木黃落，寒气及體，君子周密，民
病皮腠。終㞢气，寒大舉，溼大化，霜乃積，陰

乃(nǎi)凝(níng)，水(shuǐ)堅(jiān)仌(bīng)，陽(yáng)炗(guāng)不(bú)治(zhì)。感(gǎn)亐(yú)寒(hán)，則(zé)病(bìng)人(rén)關(guān)節(jié)禁(jìn)固(gù)，腰(yāo)脽(shuí)痛(tòng)，寒(hán)溼(shī)持(chí)亐(yú)气(qì)交(jiāo)而(ér)爲(wéi)疾(jí)也(yě)。

必(bì)折(zhé)其(qí)鬱(yù)气(qì)，而(ér)取(qǔ)化(huà)源(yuán)，益(yì)其(qí)歲(suì)气(qì)，無(wú)使(shǐ)邪(xié)勝(shèng)。食(shí)歲(suì)穀(gǔ)以(yǐ)全(quán)其(qí)眞(zhēn)，食(shí)間(jiān)穀(gǔ)以(yǐ)保(bǎo)其(qí)精(jīng)。故(gù)歲(suì)宜(yí)以(yǐ)苦(kǔ)燥(zào)㞢(zhī)溫(wēn)㞢(zhī)，甚(shèn)者(zhě)發(fā)㞢(zhī)泄(xiè)㞢(zhī)，不(bù)發(fā)不(bú)泄(xiè)，則(zé)溼(shī)气(qì)外(wài)溢(yì)，肉(ròu)潰(kuì)皮(pí)坼(chè)，而(ér)水(shuǐ)血(xuè)交(jiāo)流(liú)。必(bì)贊(zàn)其(qí)陽(yáng)火(huǒ)，令(lìng)御(yù)甚(shèn)寒(hán)，從(cóng)气(qì)異(yì)同(tóng)少(shǎo)多(duō)，其(qí)判(pàn)也(yě)。同(tóng)寒(hán)者(zhě)以(yǐ)熱(rè)化(huà)，同(tóng)溼(shī)者(zhě)以(yǐ)燥(zào)化(huà)，異(yì)者(zhě)少(shǎo)㞢(zhī)，同(tóng)者(zhě)多(duō)㞢(zhī)，用(yòng)涼(liáng)

遠涼，用寒遠寒，用溫遠溫，用熱遠熱，食宜同灋。假者反之，此其道也，反是者病也。

帝曰：善。少陰之政奈何？歧伯曰：子午之紀也。

少陰、太角、陽明、壬子、壬午，其運風鼓，其化鳴紊啟拆，其變振拉摧拔，其病支滿。

太角初正，少徵、太宮、少商、太羽終。

少陰、太徵、陽明、戊子天符、戊午太一天

符(fú)，其(qí)運(yùn)炎(yán)暑(shǔ)，其(qí)化(huà)暄(xuān)曜(yào)鬱(yù)燠(yù)，其(qí)變(biàn)炎(yán)烈(liè)沸(fèi)騰(téng)，其(qí)病(bìng)上(shàng)熱(rè)血(xuè)溢(yì)。

太(tài)徵(zhǐ)、少(shào)宮(gōng)、太(tài)商(shāng)、少(shào)羽(yǔ)終(zhōng)、少(shào)角(jué)初(chū)。

少(shào)陰(yīn)、太(tài)宮(gōng)、陽(yáng)明(míng)、甲(jiǎ)子(zǐ)、甲(jiǎ)午(wǔ)，其(qí)運(yùn)陰(yīn)雨(yǔ)，其(qí)化(huà)柔(róu)潤(rùn)時(shí)雨(yǔ)，其(qí)變(biàn)震(zhèn)驚(jīng)飄(piāo)驟(zhòu)，其(qí)病(bìng)中(zhōng)滿(mǎn)身(shēn)重(zhòng)。

太(tài)宮(gōng)、少(shào)商(shāng)、太(tài)羽(yǔ)終(zhōng)、太(tài)角(jué)初(chū)、少(shào)徵(zhǐ)。

少(shào)陰(yīn)、太(tài)商(shāng)、陽(yáng)明(míng)、庚(gēng)子(zǐ)同(tóng)天(tiān)符(fú)、庚(gēng)午(wǔ)同(tóng)天(tiān)符(fú)，上(shàng)同(tóng)正(zhèng)商(shāng)。其(qí)運(yùn)涼(liáng)勁(jìn)，其(qí)化(huà)霧(wù)露(lù)蕭(xiāo)颼(sè)，其(qí)變(biàn)

肅殺雕零，其病下清。

太商、少羽終、少角初、太徵、少宮。

少陰、太羽、陽朙、丙子歲、丙午，其運寒，其化凝慘凓冽，其變仌雪霜雹，其病寒下。

太羽終、太角初、少徵、太宮、少商。

凡此少陰司天㞢政，气化運行先天，墬气肅，天气朙，寒交暑，熱加燥，雲馳雨府，溼化乃行，時雨乃降，金火合德，上應熒惑太白。其政朙，其qí令lìng切qiè，其qí穀gǔ丹dān白bái。水shuǐ火huǒ寒hán熱rè持chí亐yú气qì交jiāo，而ér爲wéi病bìng始shǐ也yě。熱rè病bìng生shēng亐yú上shàng，清qīng病bìng生shēng亐yú下xià，寒hán熱rè淩líng犯fàn而ér爭zhēng亐yú中zhōng，民mín病bìng欬ké喘chuǎn，血xuè溢yì血xuè泄xiè，鼽qiú嚏tì，目mù赤chì眥zì瘍yáng，寒hán厥jué入rù胃wèi，心xīn痛tòng腰yāo痛tòng腹fù大dà，嗌yì乾gān腫zhǒng上shàng。

初chū㞢zhī气qì，墬dì气qì遷qiān，燥zào將jiāng厺qù，寒hán乃nǎi始shǐ，蟄zhé復fù藏cáng，水shuǐ乃nǎi仌bīng，霜shuāng復fù降jiàng，風fēng乃nǎi至zhì，陽yáng气qì鬱yù。民mín反fǎn周zhōu密mì，關guān節jié禁jìn固gù，腰yāo脽shuí痛tòng，炎yán暑shǔ將jiāng起qǐ，中zhōng外wài瘡chuāng瘍yáng。二èr㞢zhī气qì，陽yáng气qì布bù，風fēng乃nǎi行xíng，萅chūn气qì以yǐ正zhèng，萬wàn物wù應yīng榮róng，寒hán

气(qì)時(shí)至(zhì)。民(mín)乃(nǎi)龢(hé)，其(qí)病(bìng)淋(lín)，目(mù)瞑(míng)目(mù)赤(chì)，炁(qì)鬱(yù)亏(yú)上(shàng)而(ér)熱(rè)。三(sān)㞢(zhī)气(qì)，天(tiān)政(zhèng)布(bù)，大(dà)火(huǒ)行(xíng)，庶(shù)類(lèi)蕃(fán)鮮(xiān)，寒(hán)气(qì)時(shí)至(zhì)。民(mín)病(bìng)炁(qì)厥(jué)心(xīn)痛(tòng)，寒(hán)熱(rè)更(gēng)作(zuò)，欬(ké)喘(chuǎn)目(mù)赤(chì)。四(sì)㞢(zhī)气(qì)，溽(rù)暑(shǔ)至(zhì)，大(dà)雨(yǔ)時(shí)行(xíng)，寒(hán)熱(rè)互(hù)至(zhì)。民(mín)病(bìng)寒(hán)熱(rè)，嗌(yì)乾(gān)黃(huáng)癉(dān)，鼽(qiú)衄(nǜ)飲(yǐn)發(fā)。五(wǔ)㞢(zhī)气(qì)，畏(wèi)火(huǒ)臨(lín)，暑(shǔ)反(fǎn)至(zhì)，陽(yáng)乃(nǎi)化(huà)，萬(wàn)物(wù)乃(nǎi)生(shēng)，乃(nǎi)長(zhǎng)榮(róng)，民(mín)乃(nǎi)康(kāng)。其(qí)病(bìng)溫(wēn)。終(zhōng)㞢(zhī)气(qì)，燥(zào)令(lìng)行(xíng)，餘(yú)火(huǒ)内(nèi)格(gé)，腫(zhǒng)亏(yú)上(shàng)，欬(ké)喘(chuǎn)，甚(shèn)則(zé)血(xuè)溢(yì)。寒(hán)气(qì)數(shuò)舉(jǔ)，則(zé)霿(méng)霧(wù)翳(yì)，病(bìng)生(shēng)皮(pí)腠(còu)，

內舍亐脅，下連少腹而作寒中，墜將易也。

必抑其運气，資其歲勝，折其鬱發，先取化

源，無使暴過而生其病也。食歲穀以全眞炁，食

閒穀以避虛邪，歲宜鹹以耎㞢，而調其上，甚則

以苦發㞢，以酸收㞢，而安其下，甚則以苦泄㞢。

適气同異而多少㞢，同天气者以寒清化；同墜气

者以溫熱化。用熱遠熱，用涼遠涼，用溫遠溫，

用寒遠寒，食宜同灋。有假則反，此其道也，反

是者病作矣。

帝曰：善。厥陰㞢政奈何？岐伯曰：巳亥㞢紀也。

厥陰、少角、少陽，清熱勝復同，上同正角。丁巳天符、丁亥天符，其運風清熱。

少角初正、太徵、少宮、太商、少羽終。

厥陰、少徵、少陽、寒雨勝復同，癸巳同歲會、癸亥同歲會，其運熱寒雨。

少(shào)徵(zhǐ)、太(tài)宮(gōng)、少(shào)商(shāng)、太(tài)羽(yǔ)終(zhōng)、太(tài)角(jué)初(chū)。

厥(jué)陰(yīn)、少(shào)宮(gōng)、少(shào)陽(yáng)、風(fēng)清(qīng)勝(shèng)復(fù)同(tóng)，上(shàng)同(tóng)正(zhèng)角(jué)。

己(jǐ)巳(sì)，己(jǐ)亥(hài)，其(qí)運(yùn)雨(yǔ)風(fēng)清(qīng)。

少(shào)宮(gōng)、太(tài)商(shāng)、少(shào)羽(yǔ)終(zhōng)、少(shào)角(jué)初(chū)、太(tài)徵(zhǐ)。

厥(jué)陰(yīn)、少(shào)商(shāng)、少(shào)陽(yáng)、熱(rè)寒(hán)勝(shèng)復(fù)同(tóng)，上(shàng)同(tóng)正(zhèng)角(jué)。

乙(yǐ)巳(sì)、乙(yǐ)亥(hài)，其(qí)運(yùn)涼(liáng)熱(rè)寒(hán)。

少(shào)商(shāng)、太(tài)羽(yǔ)終(zhōng)、太(tài)角(jué)初(chū)、少(shào)徵(zhǐ)、太(tài)宮(gōng)。

厥(jué)陰(yīn)、少(shào)羽(yǔ)終(zhōng)、少(shào)陽(yáng)、雨(yǔ)風(fēng)勝(shèng)復(fù)同(tóng)。

辛(xīn)巳(sì)、

辛亥，其運寒雨風。

少羽終、少角初、太徵、少宮、太商。

凡此厥陰司天之政，气化運行後天，諸同正

歲，气化運行同天，天气擾，墜气正，風生高遠，

炎熱從㞢，雲趨雨府，溼化乃行，風火同德，上

應歲星熒惑。其政撓，其令速，其穀蒼丹，間穀

言太過者，其耗文角品羽。風燥火熱，勝復更作，

蟄蟲來見，流水不仌，熱病行亐下，風病行亐上，

風(fēng)燥(zào)勝(shèng)復(fù)形(xíng)亐(yú)中(zhōng)。

初(chū)㞢(zhī)气(qì)，寒(hán)始(shǐ)肅(sù)，殺(shā)气(qì)方(fāng)至(zhì)，民(mín)病(bìng)寒(hán)亐(yú)右(yòu)㞢(zhī)下(xià)。二(èr)㞢(zhī)气(qì)，寒(hán)不(bú)厺(qù)，華(huā)雪(xuě)水(shuǐ)仌(bīng)，殺(shā)气(qì)施(shī)化(huà)，霜(shuāng)乃(nǎi)降(jiàng)，名(míng)艸(cǎo)上(shàng)焦(jiāo)，寒(hán)雨(yǔ)數(shuò)至(zhì)，陽(yáng)復(fù)化(huà)。民(mín)病(bìng)熱(rè)亐(yú)中(zhōng)。三(sān)㞢(zhī)气(qì)，天(tiān)政(zhèng)布(bù)，風(fēng)乃(nǎi)時(shí)舉(jǔ)。民(mín)病(bìng)泣(qì)出(chū)，耳(ěr)鳴(míng)掉(diào)眩(xuàn)。四(sì)㞢(zhī)气(qì)，溽(rù)暑(shǔ)溼(shī)熱(rè)相(xiāng)薄(bó)，爭(zhēng)亐(yú)左(zuǒ)㞢(zhī)上(shàng)。民(mín)病(bìng)黃(huáng)癉(dān)而(ér)爲(wéi)胕(fú)腫(zhǒng)。五(wǔ)㞢(zhī)气(qì)，燥(zào)溼(shī)更(gēng)勝(shèng)，沈(chén)陰(yīn)乃(nǎi)布(bù)，寒(hán)气(qì)及(jí)體(tǐ)，風(fēng)雨(yǔ)乃(nǎi)行(xíng)。終(zhōng)㞢(zhī)气(qì)，畏(wèi)火(huǒ)司(sī)令(lìng)，

陽乃大化，蟄蟲出見，流水不仌，墜气大發，艸乃生，人乃舒。其病溫厲。

必折其鬱气，資其化源，贊其運气，無使邪勝。歲宜以辛調上，以鹹調下，畏火㞢气，無妄犯㞢。用溫遠溫，用熱遠熱，用涼遠涼，用寒遠寒，食宜同灋。有假反常，此㞢道也，反是者病。

帝曰：譱。夫子㞢言可謂悉矣，然何以朙其應乎？岐伯曰：昭乎哉問也！夫六气者，行有次，止有位，故常以正月朔日平旦視㞢，睹其位而知其所在矣。運有餘，其至先，運不及，其至後，此天㞢道，气㞢常也。運非有餘，非不足，是謂正歲，其至當其時也。帝曰：勝復㞢气，其常在也，災眚時至，候也奈何？岐伯曰：非气化者，是謂災也。

帝曰：天墬㞢數，終始奈何？岐伯曰：悉乎哉問也！是朙道也。數㞢始，起亐上，而終亐下，歲suì半bàn之zhī前qián，天tiān气qì主zhǔ之zhī，歲suì半bàn之zhī後hòu，墬dì气qì主zhǔ之zhī，上shàng下xià交jiāo互hù，气qì交jiāo至zhì之zhī，歲suì紀jì畢bì矣yǐ。故gù曰yuē：位wèi朙míng，气qì、月yuè可kě知zhī乎hū？所suǒ謂wèi气qì也yě。帝dì曰yuē：余yú司sī其qí事shì，則zé而ér行xíng之zhī，不bù合hé其qí數shù何hé也yě？歧qí伯bó曰yuē：气qì用yòng有yǒu多duō少shǎo，化huà洽qià有yǒu盛shèng衰shuāi，衰shuāi盛shèng多duō少shǎo，同tóng其qí化huà也yě。帝dì曰yuē：願yuàn聞wén同tóng化huà何hé如rú？歧qí伯bó曰yuē：風fēng、溫wēn、萅chūn化huà同tóng，熱rè曛xūn、昬hūn火huǒ、夓xià化huà同tóng，勝shèng與yǔ復fù同tóng，燥zào清qīng、煙yān露lù、龝qiū化huà同tóng，雲yún雨yǔ昬hūn、暝míng埃āi、長zhǎng夓xià化huà同tóng，寒hán气qì、霜shuāng雪xuě、仌bīng、冬dōng化huà同tóng，

此天墬五運六气㞢化，更用盛衰㞢常也。

帝曰：五運行同天化者，命曰天符，余知㞢矣。願聞同墬化者何謂也？歧伯曰：太過而同天化者三，不及而同天化者亦三；太過而同墬化者三，不及而同墬化者亦三。此凡二十四歲也。帝曰：願聞其所謂也？歧伯曰：甲辰甲戌太宮下加太陰，壬寅壬申太角下加厥陰，庚子庚午太商下加陽明，如是者三。癸巳癸亥少徵下加少陽，辛丑辛未少羽下加太陽，癸卯癸酉少徵下加少陰，如是者三。戊子戊午太徵上臨少陰，戊寅戊申太徵上臨少陽，丙辰丙戌太羽上臨太陽，如是者三。丁巳丁亥少角上臨厥陰，乙卯乙酉少商上臨陽明，己丑己未少宮上臨太陰。如是者三，除此二十四歲，則不加不臨也。帝曰：加者何謂？岐伯曰：太過而加同天符，不及而加同歲會也。帝曰：臨者何謂？岐伯曰：太過不及，皆曰天符，而變行有多少，病形有微甚，生死有早晏耳！

帝曰：夫子言用寒遠寒，用熱遠熱，余未知其然也，願聞何謂遠？岐伯曰：熱無犯熱，寒無犯寒，從者龢，逆者病，不可不敬畏而遠㞢，所謂時興六位也。帝曰：溫涼何如？岐伯曰：司气以熱，用熱無犯，司气以寒，用寒無犯，司气以涼，用涼無犯，司气以溫，用溫無犯。間气同其主無犯，異其主則小犯㞢，是謂四畏，必謹察㞢。

帝曰：善。其犯者何如？岐伯曰：天气反時，則可依時，及勝其主則可犯，以平爲期，而不可過，是謂邪氣反勝者。故曰：無失天信，無逆气宜，無翼其勝，無贊其復，是謂至治。

帝曰：善。五運气行主歲㞢紀，其有常數乎？

岐伯曰：臣請次㞢。

甲子、甲午歲

上少陰火、中太宮土運、下陽明金，熱化二，雨yǔ化huà五wǔ，燥zào化huà四sì，所suǒ謂wèi正zhèng化huà日rì也yě。其qí化huà上shàng鹹xián寒hán，中zhōng苦kǔ熱rè，下xià酸suān熱rè，所suǒ謂wèi藥yào食shí宜yí也yě。

乙yǐ丑chǒu、乙yǐ未wèi歲suì

上shàng太tài陰yīn土tǔ、中zhōng少shào商shāng金jīn運yùn、下xià太tài陽yáng水shuǐ，熱rè化huà寒hán化huà勝shèng復fù同tóng，所suǒ謂wèi邪xié氣qì化huà日rì也yě。災zāi七qī宮gōng。溼shī化huà五wǔ，清qīng化huà四sì，寒hán化huà六liù，所suǒ謂wèi正zhèng化huà日rì也yě。其qí化huà上shàng苦kǔ熱rè，中zhōng酸suān龢hé，下xià甘gān熱rè，所suǒ謂wèi藥yào食shí宜yí也yě。

丙bǐng寅yín、丙bǐng申shēn歲suì

上少陽相火、中太羽水運、下厥陰木，火化
shàng shào yáng xiàng huǒ、zhōng tài yǔ shuǐ yùn、xià jué yīn mù，huǒ huà

二，寒化六，風化三，所謂正化日也。其化上鹹
èr，hán huà liù，fēng huà sān，suǒ wèi zhèng huà rì yě。qí huà shàng xián

寒，中鹹溫，下辛溫，所謂藥食宜也。
hán，zhōng xián wēn，xià xīn wēn，suǒ wèi yào shí yí yě。

丁卯歲會、丁酉歲
dīng mǎo suì huì、dīng yǒu suì

上陽明金、中少角木運、下少陰火，清化熱
shàng yáng míng jīn、zhōng shào jué mù yùn、xià shào yīn huǒ，qīng huà rè

化勝復同，所謂邪氣化日也。災三宮。燥化九，
huà shèng fù tóng，suǒ wèi xié qì huà rì yě。zāi sān gōng。zào huà jiǔ，

風化三，熱化七，所謂正化日也。其化上苦小溫，
fēng huà sān，rè huà qī，suǒ wèi zhèng huà rì yě。qí huà shàng kǔ xiǎo wēn，

中辛鹹，下鹹寒，所謂藥食宜也。
zhōng xīn hé，xià xián hán，suǒ wèi yào shí yí yě。

戊wù辰chén、戊wù戌xū歲suì

上shàng太tài陽yáng水shuǐ、中zhōng太tài徵zhǐ火huǒ運yùn、下xià太tài陰yīn土tǔ，寒hán化huà六liù，

熱rè化huà七qī，溼shī化huà五wǔ，所suǒ謂wèi正zhèng化huà日rì也yě。其qí化huà上shàng苦kǔ溫wēn，

中zhōng甘gān龢hé，下xià甘gān溫wēn，所suǒ謂wèi藥yào食shí宜yí也yě。

己jǐ巳sì、己jǐ亥hài歲suì

上shàng厥jué陰yīn木mù、中zhōng少shào宮gōng土tǔ運yùn、下xià少shào陽yáng相xiàng火huǒ，風fēng化huà

清qīng化huà勝shèng復fù同tóng，所suǒ謂wèi邪xié氣qì化huà日rì也yě。災zāi五wǔ宮gōng。風fēng化huà三sān，

溼shī化huà五wǔ，火huǒ化huà七qī，所suǒ謂wèi正zhèng化huà日rì也yě。其qí化huà上shàng辛xīn涼liáng，

中(zhōng)甘(gān)龢(hé)，下(xià)鹹(xián)寒(hán)，所(suǒ)謂(wèi)藥(yào)食(shí)宜(yí)也(yě)。

庚(gēng)午(wǔ)同(tóng)天(tiān)符(fú)、庚(gēng)子(zǐ)歲(suì)同(tóng)天(tiān)符(fú)

上(shàng)少(shào)陰(yīn)火(huǒ)、中(zhōng)太(tài)商(shāng)金(jīn)運(yùn)、下(xià)陽(yáng)明(míng)金(jīn)，熱(rè)化(huà)七(qī)，

清(qīng)化(huà)九(jiǔ)，燥(zào)化(huà)九(jiǔ)，所(suǒ)謂(wèi)正(zhèng)化(huà)日(rì)也(yě)。其(qí)化(huà)上(shàng)鹹(xián)寒(hán)，

中(zhōng)辛(xīn)溫(wēn)，下(xià)酸(suān)溫(wēn)，所(suǒ)謂(wèi)藥(yào)食(shí)宜(yí)也(yě)。

辛(xīn)未(wèi)同(tóng)歲(suì)會(huì)、辛(xīn)丑(chǒu)歲(suì)同(tóng)歲(suì)會(huì)

上(shàng)太(tài)陰(yīn)土(tǔ)、中(zhōng)少(shào)羽(yǔ)水(shuǐ)運(yùn)、下(xià)太(tài)陽(yáng)水(shuǐ)，雨(yǔ)化(huà)風(fēng)

化(huà)勝(shèng)復(fù)同(tóng)，所(suǒ)謂(wèi)邪(xié)氣(qì)化(huà)日(rì)也(yě)。災(zāi)一(yī)宮(gōng)。雨(yǔ)化(huà)五(wǔ)，

寒化一，所謂正化日也。其化上苦熱，中苦龢，下苦熱，所謂藥食宜也。

壬申同天符、壬寅歲同天符

上少陽相火、中太角木運、下厥陰木，火化二，風化八，所謂正化日也。其化上鹹寒，中酸龢，下辛涼，所謂藥食宜也。

癸酉同歲會、癸卯歲同歲會

上陽明金、中少徵火運、下少陰火，寒化雨

化勝復同，所謂邪氣化日也。災九宮。燥化九，熱化二，所謂正化日也。其化上苦小溫，中鹹溫，下鹹寒，所謂藥食宜也。

甲戌歲會、同天符、甲辰歲歲會、同天符

上太陽水、中太宮土運、下太陰土，寒化六，溼化五，正化日也。其化上苦熱，中苦溫，下苦溫，藥食宜也。

乙亥、乙巳歲

上厥陰木、中少商金運、下少陽相火，熱化寒化勝復同，邪氣化日也。災七宮。風化八，清化四，火化二，正化度也。其化上辛涼，中酸穌，下鹹寒，藥食宜也。

丙子歲會、丙午歲

上少陰火、中太羽水運、下陽明金，熱化二，寒化六，清化四，正化度也。其化上鹹寒，中鹹熱，下酸溫，藥食宜也。

丁丑、丁未歲

上太陰土、中少角木運、下太陽水，清化熱化勝復同，邪氣化度也。災三宮。雨化五，風化三，寒化一，正化度也。其化上苦溫，中辛溫，下甘熱，藥食宜也。

戊寅、戊申歲天符

上少陽相火、中太徵火運、下厥陰木，火化七，風化三，正化度也。其化上鹹寒，中甘龢，下辛涼，藥食宜也。

己卯、己酉歲

上陽明金、中少宮土運、下少陰火，風化清化勝復同，邪氣化度也。災五宮。清化九，雨化五，熱化七，正化度也。其化上苦小溫，中甘和，下鹹寒，藥食宜也。

庚辰、庚戌歲

上太陽水、中太商金運、下太陰土，寒化一，清化九，雨化五，正化度也。其化上苦熱，中辛溫，下甘熱，藥食宜也。

辛巳、辛亥歲

上厥陰木、中少羽水運、下少陽相火，雨化風化勝復同，邪氣化度也。災一宮。風化三，寒化一，火化七，正化度也。其化上辛涼，中苦龢，下鹹寒，藥食宜也。

壬午、壬子歲

上shàng 少shào 陰yīn 火huǒ、中zhōng 太tài 角jué 木mù 運yùn、下xià 陽yáng 明míng 金jīn，熱rè 化huà 二èr，風fēng 化huà 八bā，清qīng 化huà 四sì，正zhèng 化huà 度dù 也yě。其qí 化huà 上shàng 鹹xián 寒hán，中zhōng 酸suān 涼liáng，下xià 酸suān 溫wēn，藥yào 食shí 宜yí 也yě。

癸guǐ 未wèi、癸guǐ 丑chǒu 歲suì

上shàng 太tài 陰yīn 土tǔ、中zhōng 少shào 徵zhǐ 火huǒ 運yùn、下xià 太tài 陽yáng 水shuǐ，寒hán 化huà 雨yǔ 化huà 勝shèng 復fù 同tóng，邪xié 氣qì 化huà 度dù 也yě。災zāi 九jiǔ 宮gōng。雨yǔ 化huà 五wǔ，火huǒ 化huà 二èr，寒hán 化huà 一yī，正zhèng 化huà 度dù 也yě。其qí 化huà 上shàng 苦kǔ 溫wēn，中zhōng 鹹xián 溫wēn，下xià 甘gān 熱rè，藥yào 食shí 宜yí 也yě。

甲申、甲寅歲

上少陽相火、中太宮土運、下厥陰木，火化二，雨化五，風化八，正化度也。其化上鹹寒，中鹹龢，下辛涼，藥食宜也。

乙酉太一天符、乙卯歲天符

上陽明金、中少商金運、下少陰火，熱化寒化勝復同，邪氣化度也。災七宮。燥化四，清化四，熱化二，正化度也。其化上苦小溫，中苦龢，下鹹寒，藥食宜也。

丙戌天符、丙辰歲天符

上太陽水、中太羽水運、下太陰土，寒化六，雨化五，正化度也。其化上苦熱，中鹹溫，下甘熱，藥食宜也。

丁亥天符、丁巳歲天符

上厥陰木、中少角木運、下少陽相火，清化熱化勝復同，邪氣化度也。災三宮。風化三，火化(huà)七(qī)，正(zhèng)化(huà)度(dù)也(yě)。其(qí)化(huà)上(shàng)辛(xīn)涼(liáng)，中(zhōng)辛(xīn)龢(hé)，下(xià)鹹(xián)寒(hán)，藥(yào)食(shí)宜(yí)也(yě)。

戊(wù)子(zǐ)天(tiān)符(fú)、戊(wù)午(wǔ)歲(suì)太(tài)一(yī)天(tiān)符(fú)

上(shàng)少(shào)陰(yīn)火(huǒ)、中(zhōng)太(tài)徵(zhǐ)火(huǒ)運(yùn)、下(xià)陽(yáng)明(míng)金(jīn)，熱(rè)化(huà)七(qī)，清(qīng)化(huà)九(jiǔ)，正(zhèng)化(huà)度(dù)也(yě)。其(qí)化(huà)上(shàng)鹹(xián)寒(hán)，中(zhōng)甘(gān)寒(hán)，下(xià)酸(suān)溫(wēn)，藥(yào)食(shí)宜(yí)也(yě)。

己(jǐ)丑(chǒu)太(tài)一(yī)天(tiān)符(fú)、己(jǐ)未(wèi)歲(suì)太(tài)一(yī)天(tiān)符(fú)

上(shàng)太(tài)陰(yīn)土(tǔ)、中(zhōng)少(shào)宮(gōng)土(tǔ)運(yùn)、下(xià)太(tài)陽(yáng)水(shuǐ)，風(fēng)化(huà)清(qīng)

化 huà 勝 shèng 復 fù 同 tóng，邪 xié 氣 qì 化 huà 度 dù 也 yě。災 zāi 五 wǔ 宮 gōng。雨 yǔ 化 huà 五 wǔ，寒 hán 化 huà 一 yī，正 zhèng 化 huà 度 dù 也 yě。其 qí 化 huà 上 shàng 苦 kǔ 熱 rè，中 zhōng 甘 gān 和 hé，下 xià 甘 gān 熱 rè，藥 yào 食 shí 宜 yí 也 yě。

庚 gēng 寅 yín、庚 gēng 申 shēn 歲 suì

上 shàng 少 shào 陽 yáng 相 xiàng 火 huǒ、中 zhōng 太 tài 商 shāng 金 jīn 運 yùn、下 xià 厥 jué 陰 yīn 木 mù，火 huǒ 化 huà 七 qī，清 qīng 化 huà 九 jiǔ，風 fēng 化 huà 三 sān，正 zhèng 化 huà 度 dù 也 yě。其 qí 化 huà 上 shàng 鹹 xián 寒 hán，中 zhōng 辛 xīn 溫 wēn，下 xià 辛 xīn 涼 liáng，藥 yào 食 shí 宜 yí 也 yě。

辛 xīn 卯 mǎo、辛 xīn 酉 yǒu 歲 suì

上陽明金、中少羽水運、下少陰火，雨化風化勝復同，邪氣化度也。災一宮。清化九，寒化一，熱化七，正化度也。其化上苦小溫，中苦龢，下鹹寒，藥食宜也。

壬辰、壬戌歲

上太陽水、中太角木運、下太陰土，寒化六，風化八，雨化五，正化度也。其化上苦溫，中酸龢，下甘溫，藥食宜也。

癸巳同歲會、癸亥歲同歲會

上厥陰木、中少徵火運、下少陽相火，寒化雨化勝復同，邪氣化度也。災九宮。風化八，火化二，正化度也。其化上辛涼，中鹹龢，下鹹寒，藥食宜也。

凡此定期㞢紀，勝復正化，皆有常數，不可不察。故知其要者，一言而終，不知其要，流散橆窮，此㞢謂也。

帝(dì)曰(yuē)：善(shàn)。五(wǔ)運(yùn)之(zhī)气(qì)，亦(yì)復(fù)歲(suì)乎(hū)？岐(qí)伯(bó)曰(yuē)：鬱(yù)極(jí)乃(nǎi)發(fā)，待(dài)時(shí)而(ér)作(zuò)也(yě)。帝(dì)曰(yuē)：請(qǐng)問(wèn)其(qí)所(suǒ)謂(wèi)也(yě)？岐(qí)伯(bó)曰(yuē)：五(wǔ)常(cháng)之(zhī)气(qì)，太(tài)過(guò)不(bù)及(jí)，其(qí)發(fā)異(yì)也(yě)。帝(dì)曰(yuē)：願(yuàn)卒(cù)聞(wén)之(zhī)。岐(qí)伯(bó)曰(yuē)：太(tài)過(guò)者(zhě)暴(bào)，不(bù)及(jí)者(zhě)徐(xú)，暴(bào)者(zhě)爲(wéi)病(bìng)甚(shèn)，徐(xú)者(zhě)爲(wéi)病(bìng)持(chí)。帝(dì)曰(yuē)：太(tài)過(guò)不(bù)及(jí)，其(qí)數(shù)何(hé)如(rú)？岐(qí)伯(bó)曰(yuē)：太(tài)過(guò)者(zhě)其(qí)數(shù)成(chéng)，不(bù)及(jí)者(zhě)其(qí)數(shù)生(shēng)，土(tǔ)常(cháng)以(yǐ)生(shēng)也(yě)。

帝(dì)曰(yuē)：其(qí)發(fā)也(yě)何(hé)如(rú)？岐(qí)伯(bó)曰(yuē)：土(tǔ)鬱(yù)之(zhī)發(fā)，嵒(yán)

谷震驚，雷殷气交，埃昏黃黑，化爲白气，飄驟

高深，毄石飛空，洪水乃從，川流漫衍，田牧土

駒。化气乃敷，善爲時雨，始生始長，始化始成。

故民病心腹脹，腸鳴而爲數後，甚則心痛脅䐜，

嘔吐霍亂，飲發注下，胕腫身重。雲奔雨府，霞

擁朝陽，山澤埃昏，其乃發也，以其四气。雲橫

天山，浮遊生滅，怫㞢先兆。

金鬱㞢發，天潔墬明，風清气切，大涼乃舉，

屮樹浮煙，燥气以行，霿霧數起，殺气來至，屮木蒼乾，金乃有聲。故民病欬逆，心脅滿，引少腹善暴痛，不可反側，嗌乾面塵色惡。山澤焦枯，土凝霜鹵，怫乃發也，其气五。夜零白露，林莽聲淒，怫㞢兆也。

水鬱㞢發，陽气乃辟，陰气暴舉，大寒乃至，川澤嚴凝，寒雰結爲霜雪，甚則黃黑昏翳流行，气交乃爲霜殺，水乃見祥。故民病寒客心痛，腰脽(shuí)痛(tòng)，大(dà)關(guān)節(jié)不(bú)利(lì)，屈(qū)伸(shēn)不(bú)便(biàn)，善(shàn)厥(jué)逆(nì)，痞(pǐ)堅(jiān)腹(fù)滿(mǎn)。陽(yáng)灮(guāng)不(bú)治(zhì)，空(kōng)積(jī)沈(chén)陰(yīn)，白(bái)埃(āi)昏(hūn)暝(míng)，而(ér)乃(nǎi)發(fā)也(yě)。其(qí)气(qì)二(èr)火(huǒ)前(qián)後(hòu)。太(tài)虛(xū)深(shēn)玄(xuán)，气(qì)猶(yóu)麻(má)散(sàn)，微(wēi)見(xiàn)而(ér)隱(yǐn)，色(sè)黑(hēi)微(wēi)黃(huáng)，怫(fú)屮(zhī)先(xiān)兆(zhào)也(yě)。

木(mù)鬱(yù)屮(zhī)發(fèi)，太(tài)虛(xū)埃(āi)昏(hūn)，雲(yún)物(wù)以(yǐ)擾(rǎo)，大(dà)風(fēng)乃(nǎi)至(zhì)，屋(wū)發(fèi)折(zhé)木(mù)，木(mù)有(yǒu)變(biàn)。故(gù)民(mín)病(bìng)胃(wèi)脘(wǎn)，當(dāng)心(xīn)而(ér)痛(tòng)，上(shàng)支(zhī)兩(liǎng)脅(xié)，鬲(gé)嚥(yān)不(bù)通(tōng)，食(shí)酓(yǐn)不(bú)下(xià)，甚(shèn)則(zé)耳(ěr)鳴(míng)眩(xuàn)轉(zhuàn)，目(mù)不(bù)識(shí)人(rén)，善(shàn)暴(bào)僵(jiāng)仆(pū)。太(tài)虛(xū)蒼(cāng)埃(āi)，天(tiān)山(shān)一(yí)色(sè)，或(huò)

气濁色黃黑，黑鬱若橫雲，雲不起雨，而乃發也。其气無常。長川艸偃，柔葉呈陰，松吟高山，虎嘯嵒岫，怫㞢先兆也。

火鬱㞢發，太虛曛翳，大眀不彰，炎火行，大暑至，山澤燔燎，材木流津，廣廈騰煙，土浮霜鹵，止水乃減，蔓艸焦黃，風行惑言，溼化乃後。故民病少炁，瘡瘍癰腫，脅腹胷背，面首四支，䐜憤臚脹，瘍疿嘔逆，瘛瘲骨痛，節乃有動，

注(zhù)下(xià)溫(wēn)瘧(nüè)，腹(fù)中(zhōng)暴(bào)痛(tòng)，血(xuè)溢(yì)流(liú)注(zhù)，精(jīng)液(yè)乃(nǎi)少(shǎo)，目(mù)赤(chì)心(xīn)熱(rè)，甚(shèn)則(zé)瞀(mào)悶(mèn)懊(ào)憹(nǎo)，善(shàn)暴(bào)死(sǐ)。刻(kè)終(zhōng)大(dà)溫(wēn)，汗(hàn)濡(rú)玄(xuán)府(fǔ)，其(qí)乃(nǎi)發(fā)也(yě)。其(qí)气(qì)四(sì)。動(dòng)復(fù)則(zé)靜(jìng)，陽(yáng)極(jí)反(fǎn)陰(yīn)，溼(shī)令(lìng)乃(nǎi)化(huà)，乃(nǎi)成(chéng)華(huā)發(fā)水(shuǐ)凝(níng)，山(shān)川(chuān)仌(bīng)雪(xuě)，燄(yàn)陽(yáng)午(wǔ)澤(zé)，怫(fú)㞢(zhī)先(xiān)兆(zhào)也(yě)。

有(yǒu)怫(fú)㞢(zhī)應(yìng)而(ér)後(hòu)報(bào)也(yě)，皆(jiē)觀(guān)其(qí)極(jí)而(ér)乃(nǎi)發(fā)也(yě)。木(mù)發(fā)無(wú)時(shí)，水(shuǐ)隨(suí)火(huǒ)也(yě)。謹(jǐn)候(hòu)其(qí)時(shí)，病(bìng)可(kě)與(yù)期(qī)，失(shī)時(shí)反(fǎn)歲(suì)，五(wǔ)气(qì)不(bù)行(xíng)，生(shēng)化(huà)收(shōu)藏(cáng)，政(zhèng)無(wú)恆(héng)也(yě)。

帝曰：水發而雹雪，土發而飄驟，木發而毀折，金發而清明，火發而曛昧，何气使然？歧伯曰：气有多少，發有微甚。微者當其气，甚者兼其下，徵其下气，而見可知也。帝曰：善。五气㞢發，不當位者何也？歧伯曰：命其差。帝曰：差有數乎？歧伯曰：後皆三十度而有奇也。

帝曰：气至而先後者何？歧伯曰：運太過則其至先，運不及則其至後，此候㞢常也。帝曰：

當(dāng)時(shí)而(ér)至(zhì)者(zhě)何(hé)也(yě)？岐(qí)伯(bó)曰(yuē)：非(fēi)太(tài)過(guò)非(fēi)不(bù)及(jí)，則(zé)至(zhì)當(dāng)時(shí)，非(fēi)是(shì)者(zhě)眚(shěng)也(yě)。

帝(dì)曰(yuē)：譱(shàn)。气(qì)有(yǒu)非(fēi)時(shí)而(ér)化(huà)者(zhě)何(hé)也(yě)？岐(qí)伯(bó)曰(yuē)：太(tài)過(guò)者(zhě)當(dāng)其(qí)時(shí)，不(bù)及(jí)者(zhě)歸(guī)其(qí)己(jǐ)勝(shèng)也(yě)。

帝(dì)曰(yuē)：四(sì)時(shí)㞢(zhī)气(qì)，至(zhì)有(yǒu)早(zǎo)晏(yàn)高(gāo)下(xià)左(zuǒ)右(yòu)，其(qí)候(hòu)何(hé)如(rú)？岐(qí)伯(bó)曰(yuē)：行(xíng)有(yǒu)逆(nì)順(shùn)，至(zhì)有(yǒu)遲(chí)速(sù)，故(gù)太(tài)過(guò)者(zhě)化(huà)先(xiān)天(tiān)，不(bù)及(jí)者(zhě)化(huà)後(hòu)天(tiān)。

帝(dì)曰(yuē)：願(yuàn)聞(wén)其(qí)行(xíng)何(hé)謂(wèi)也(yě)？岐(qí)伯(bó)曰(yuē)：萅(chūn)气(qì)西(xī)行(xíng)，夓(xià)气(qì)北(běi)行(xíng)，龝(qiū)气(qì)東(dōng)行(xíng)，冬(dōng)气(qì)南(nán)行(xíng)。故(gù)萅(chūn)气(qì)

始亏下，龝气始亏上，夓气始亏中，冬气始亏標。萅气始亏左，龝气始亏右，冬气始亏後，夓气始亏前。此四時正化㞢常。故至高㞢墬，冬气常在，至下㞢墬，萅气常在。必謹察㞢。帝曰：善。

黄帝問曰：五運六气㞢運，見六化㞢正，六變㞢紀何如？歧伯對曰：夫六气正紀，有化有變，有勝有復，有用有病，不同其候，帝欲何乎？帝曰：願盡聞㞢。歧伯曰：請遂言㞢。夫气㞢所至也，厥陰所至爲龢平，少陰所至爲暄，太陰所至爲埃溽，少陽所至爲炎暑，陽明所至爲清勁，太陽所至爲寒雰。時化㞢常也。

厥陰所至爲風府，爲璺啟；少陰所至爲火府，爲舒榮；太陰所至爲雨府，爲員盈；少陽所至爲熱府，爲行出；陽明所至爲司殺府，爲庚蒼；太陽所至爲寒府，爲歸藏。司化㞢常也。

厥陰所至，爲生爲風摇；少陰所至，爲榮爲

形見；太陰所至，爲化爲雲雨；少陽所至，爲長爲蕃鮮；陽明所至，爲收爲霧露；太陽所至，爲藏爲周密。气化㞢常也。

厥陰所至，爲風生，終爲肅；少陰所至，爲熱生，中爲寒；太陰所至，爲溼生，終爲注雨；少陽所至，爲火生，終爲蒸溽；陽明所至，爲燥生，終爲涼；太陽所至，爲寒生，中爲溫。德化㞢常也。

厥陰所至爲毛化，少陰所至爲翮化，太陰所至爲倮化，少陽所至爲羽化，陽朙所至爲介化，太陽所至爲鱗化。德化㞢常也。

厥陰所至爲生化，少陰所至爲榮化，太陰所至爲濡化，少陽所至爲茂化，陽朙所至爲堅化，太陽所至爲藏化。布政㞢常也。

厥陰所至爲飄怒、太涼，少陰所至爲大暄、寒，太陰所至爲雷霆、驟注烈風，少陽所至爲飄風、燔燎霜凝，陽明所至爲散落、溫，太陽所至爲寒雪、仌雹白埃。气變㞢常也。

厥陰所至爲撓動，爲迎隨；少陰所至爲高明燄，爲曛；太陰所至爲沈陰，爲白埃，爲晦暝；少陽所至爲光顯，爲彤雲，爲曛；陽明所至爲煙埃，爲霜，爲勁切，爲淒鳴；太陽所至爲剛固，爲堅芒，爲立。令行㞢常也。

厥陰所至爲裏急，少陰所至爲瘍胗身熱，太

陰所至爲積飲否隔，少陽所至爲嚏嘔、爲瘡瘍，陽明所至爲浮虛，太陽所至爲屈伸不利。病之常也。

厥陰所至爲支痛；少陰所至爲驚惑惡寒，戰慄；譫妄；太陰所至爲稸滿；少陽所至爲驚躁，瞀昧暴病；陽明所至爲鼽、尻陰股膝、髀腨胻足病；太陽所至爲腰痛。病之常也。

厥陰所至爲緛戾，少陰所至爲悲妄衄衊，太

陰yīn 所suǒ 至zhì 爲wéi 中zhōng 滿mǎn 、霍huò 亂luàn 吐tù 下xià ，少shào 陽yáng 所suǒ 至zhì 爲wéi 喉hóu 痹bì 、耳ěr 鳴míng 嘔ǒu 湧yǒng ，陽yáng 明míng 所suǒ 至zhì 爲wéi 皴cūn 揭jiē ，太tài 陽yáng 所suǒ 至zhì 爲wéi 寢qǐn 汗hàn 痙jìng 。病bìng 之zhī 常cháng 也yě 。

厥jué 陰yīn 所suǒ 至zhì 爲wéi 脅xié 痛tòng 嘔ǒu 泄xiè ，少shào 陰yīn 所suǒ 至zhì 爲wéi 語yǔ 笑xiào ，太tài 陰yīn 所suǒ 至zhì 爲wéi 重zhòng 胕fú 腫zhǒng ，少shào 陽yáng 所suǒ 至zhì 爲wéi 暴bào 注zhù ，瞤rún 瘛chì 暴bào 死sǐ ，陽yáng 明míng 所suǒ 至zhì 爲wéi 鼽qiú 嚏tì ，太tài 陽yáng 所suǒ 至zhì 爲wéi 流liú 泄xiè 禁jìn 止zhǐ 。病bìng 之zhī 常cháng 也yě 。

凡fán 此cǐ 十shí 二èr 變biàn 者zhě ，報bào 德dé 以yǐ 德dé ，報bào 化huà 以yǐ 化huà ，報bào 政zhèng

以政，報令以令，气高則高，气下則下，气後則後，气前則前，气中則中，气外則外，位㞢常也。故風勝則動，熱勝則腫，燥勝則乾，寒勝則浮，溼勝則濡，泄甚則水閉胕腫，隨气所在，以言其變耳。

帝曰：願聞其用也。

岐伯曰：夫六气㞢用，各歸不勝而爲化，故太陰雨化，施亐太陽；太陽寒化，施亐少陰；少陰熱化，施亐陽朙；陽朙燥化huà，施shī亏yú厥jué陰yīn；厥jué陰yīn風fēng化huà，施shī亏yú太tài陰yīn。各gè命mìng其qí所suǒ在zài，以yǐ徵zhēng㞢zhī也yě。帝dì曰yuē：自zì得dé其qí位wèi何hé如rú？岐qí伯bó曰yuē：自zì得dé其qí位wèi，常cháng化huà也yě。帝dì曰yuē：願yuàn聞wén所suǒ在zài也yě。岐qí伯bó曰yuē：命mìng其qí位wèi而ér方fāng，月yuè可kě知zhī也yě。帝dì曰yuē：六liù位wèi㞢zhī气qì盈yíng虛xū何hé如rú？岐qí伯bó曰yuē：太tài少shào異yì也yě。太tài者zhě㞢zhī至zhì徐xú而ér常cháng，少shào者zhě暴bào而ér亾wáng。帝dì曰yuē：天tiān墬dì㞢zhī气qì盈yíng虛xū何hé如rú？岐qí伯bó曰yuē：天tiān气qì不bù足zú，墬dì气qì隨suí㞢zhī，墬dì气qì不bù足zú，天tiān气qì從cóng㞢zhī，運yùn居jū其qí中zhōng而ér常cháng先xiān也yě。惡wù所suǒ不bú勝shèng，歸guī所suǒ同tóng龢hé，隨suí運yùn歸guī從cóng，

而(ér)生(shēng)其(qí)病(bìng)也(yě)。故(gù)上(shàng)勝(shèng)則(zé)天(tiān)气(qì)降(jiàng)而(ér)下(xià)，下(xià)勝(shèng)則(zé)墜(dì)气(qì)遷(qiān)而(ér)上(shàng)。多(duō)少(shǎo)而(ér)差(cī)其(qí)分(fēn)，微(wēi)者(zhě)小(xiǎo)差(cī)，甚(shèn)者(zhě)大(dà)差(cī)，甚(shèn)則(zé)位(wèi)易(yì)气(qì)交(jiāo)，易(yì)則(zé)大(dà)變(biàn)生(shēng)而(ér)病(bìng)作(zuò)矣(yǐ)。《大(dà)要(yào)》曰(yuē)：甚(shèn)紀(jì)五(wǔ)分(fēn)，微(wēi)紀(jì)七(qī)分(fēn)，其(qí)差(cī)可(kě)見(jiàn)。此(cǐ)㞢(zhī)謂(wèi)也(yě)。

帝(dì)曰(yuē)：善(shàn)。論(lùn)言(yán)熱(rè)無(wú)犯(fàn)熱(rè)，寒(hán)無(wú)犯(fàn)寒(hán)，余(yú)欲(yù)不(bù)遠(yuǎn)寒(hán)，不(bù)遠(yuǎn)熱(rè)奈(nài)何(hé)？岐(qí)伯(bó)曰(yuē)：悉(xī)乎(hū)哉(zāi)問(wèn)也(yě)！發(fā)表(biǎo)不(bù)遠(yuǎn)熱(rè)，攻(gōng)裏(lǐ)不(bù)遠(yuǎn)寒(hán)。帝(dì)曰(yuē)：不(bù)發(fā)不(bù)攻(gōng)，而(ér)犯(fàn)寒(hán)犯(fàn)熱(rè)何(hé)如(rú)？岐(qí)伯(bó)曰(yuē)：寒(hán)熱(rè)內(nèi)賊(zéi)，其(qí)病(bìng)益(yì)甚(shèn)。帝(dì)

曰(yuē)：願(yuàn)聞(wén)無(wú)病(bìng)者(zhě)何(hé)如(rú)？岐(qí)伯(bó)曰(yuē)：無(wú)者(zhě)生(shēng)之(zhī)，有(yǒu)者(zhě)甚(shèn)之(zhī)。帝(dì)曰(yuē)：生(shēng)者(zhě)何(hé)如(rú)？岐(qí)伯(bó)曰(yuē)：不(bù)遠(yuǎn)熱(rè)則(zé)熱(rè)至(zhì)，不(bù)遠(yuǎn)寒(hán)則(zé)寒(hán)至(zhì)。寒(hán)至(zhì)則(zé)堅(jiān)否(pǐ)腹(fù)滿(mǎn)，痛(tòng)急(jí)下(xià)利(lì)之(zhī)病(bìng)生(shēng)矣(yǐ)。熱(rè)至(zhì)則(zé)身(shēn)熱(rè)，吐(tù)下(xià)霍(huò)亂(luàn)，癰(yōng)疽(jū)瘡(chuāng)瘍(yáng)，瞀(mào)鬱(yù)注(zhù)下(xià)，瞤(rún)瘛(chì)腫(zhǒng)脹(zhàng)，嘔(ǒu)，鼽(qiú)衄(nǜ)頭(tóu)痛(tòng)，骨(gǔ)節(jié)變(biàn)，肉(ròu)痛(tòng)，血(xuè)溢(yì)血(xuè)泄(xiè)，淋(lín)閟(bì)之(zhī)病(bìng)生(shēng)矣(yǐ)。帝(dì)曰(yuē)：治(zhì)之(zhī)奈(nài)何(hé)？岐(qí)伯(bó)曰(yuē)：時(shí)必(bì)順(shùn)之(zhī)，犯(fàn)者(zhě)治(zhì)以(yǐ)勝(shèng)也(yě)。

黃(huáng)帝(dì)問(wèn)曰(yuē)：婦(fù)人(rén)重(chóng)身(shēn)，毒(dú)之(zhī)何(hé)如(rú)？岐(qí)伯(bó)曰(yuē)：

有故無殞，亦無殞也。帝曰：願聞其故何謂也？
岐伯曰：大積大聚，其可犯也，衰其大半而止，
過者死。
帝曰：善。鬱㞢甚者，治㞢奈何？岐伯曰：
木鬱達㞢，火鬱發㞢，土鬱奪㞢，金鬱泄㞢，水
鬱折㞢，然調其炁，過者折㞢，以其畏也，所謂
瀉㞢。帝曰：假者何如？岐伯曰：有假其气，則
無禁也。所謂主气不足，客气勝也。帝曰：至哉！

聖shèng人rén㞢zhī道dào！天tiān墬dì大dà化huà，運yùn行xíng㞢zhī節jié，臨lín御yù㞢zhī紀jì，陰yīn陽yáng㞢zhī政zhèng，寒hán暑shǔ㞢zhī令lìng，非fēi夫fū子zǐ孰shú能néng通tōng㞢zhī！請qǐng藏cáng㞢zhī霝líng蘭lán㞢zhī室shì，署shǔ曰yuē《六liù元yuán正zhèng紀jì》，非fēi齋zhāi戒jiè不bù敢gǎn示shì，慎shèn傳chuán也yě。

刺灋論篇第七十二

黃帝問曰：升降不前，气交有變，即成暴鬱，余已知㞢。如何預救生靈，可得卻乎？歧伯稽首再拜對曰：昭乎哉問！臣聞夫子言，既眀天元，須窮刺灋，可以折鬱扶運，補弱全眞，瀉盛蠲餘，令除斯苦。帝曰：願卒聞㞢。歧伯曰：升㞢不前，即有甚凶也。木欲升而天柱窒抑㞢，木欲發鬱亦須待時，當刺足厥陰㞢井。火欲升而天蓬窒抑㞢，火(huǒ)欲(yù)發(fā)鬱(yù)，亦(yì)須(xū)待(dài)時(shí)，君(jūn)火(huǒ)相(xiàng)火(huǒ)同(tóng)刺(cì)包(bāo)絡(luò)㞢(zhī)滎(yíng)。土(tǔ)

欲(yù)升(shēng)而(ér)天(tiān)衝(chōng)窒(zhì)抑(yì)㞢(zhī)，土(tǔ)欲(yù)發(fā)鬱(yù)，亦(yì)須(xū)待(dài)時(shí)，當(dāng)刺(cì)足(zú)

太(tài)陰(yīn)㞢(zhī)俞(shù)。金(jīn)欲(yù)升(shēng)而(ér)天(tiān)英(yīng)窒(zhì)抑(yì)㞢(zhī)，金(jīn)欲(yù)發(fā)鬱(yù)，亦(yì)須(xū)

待(dài)時(shí)，當(dāng)刺(cì)手(shǒu)太(tài)陰(yīn)㞢(zhī)經(jīng)。水(shuǐ)欲(yù)升(shēng)而(ér)天(tiān)芮(ruì)窒(zhì)抑(yì)㞢(zhī)，

水(shuǐ)欲(yù)發(fā)鬱(yù)，亦(yì)須(xū)待(dài)時(shí)，當(dāng)刺(cì)足(zú)少(shào)陰(yīn)㞢(zhī)合(hé)。

帝(dì)曰(yuē)：升(shēng)㞢(zhī)不(bù)前(qián)，可(kě)以(yǐ)預(yù)備(bèi)，願(yuàn)聞(wén)其(qí)降(jiàng)，可(kě)

以(yǐ)先(xiān)防(fáng)。岐(qí)伯(bó)曰(yuē)。既(jì)明(míng)其(qí)升(shēng)，必(bì)達(dá)其(qí)降(jiàng)也(yě)。升(shēng)降(jiàng)

㞢(zhī)道(dào)，皆(jiē)可(kě)先(xiān)治(zhì)也(yě)。木(mù)欲(yù)降(jiàng)而(ér)地(dì)皛(xiǎo)窒(zhì)抑(yì)㞢(zhī)，降(jiàng)而(ér)

不入，抑㞢鬱發，散而可得位，降而鬱發，暴如天間㞢待時也，降而不下，鬱可速矣，降可折其所勝也。當刺手太陰㞢所出，刺手陽明㞢所入。火欲降而墜玄窒抑㞢，降而不入，抑㞢鬱發，散而可矣，當折其所勝，可散其鬱。當刺足少陰㞢所出，刺足太陽㞢所入。土欲降而墜蒼窒抑㞢，降而不下，抑㞢鬱發，散而可入，當折其勝，可散其鬱。當刺足厥陰㞢所出，刺足少陽㞢所入。

金欲降而墬彤窒抑㞢，降而不下，抑㞢鬱發，散而可入，當折其勝，可散其鬱。當刺心包絡所出，刺手少陽所入也。水欲降而墬阜窒抑㞢，降而不下，抑㞢鬱發，散而可入，當折其勝，可散其鬱。當刺足太陰㞢所出，刺足陽朙㞢所入。

帝曰：五運㞢至，有前後與升降往來，有所承抑㞢，可得聞乎刺灋？岐伯曰：當取其化源也。是故太過取㞢，不及資㞢。太過取㞢，次抑其鬱。

取(qǔ)其(qí)運(yùn)㞢(zhī)化(huà)源(yuán)，令(lìng)折(zhé)鬱(yù)气(qì)，不(bù)及(jí)扶(fú)資(zī)，以(yǐ)扶(fú)運(yùn)气(qì)，以(yǐ)避(bì)虛(xū)邪(xié)也(yě)。資(zī)取(qǔ)㞢(zhī)灋(fǎ)，令(lìng)出(chū)《密(mì)語(yǔ)》。

黃(huáng)帝(dì)問(wèn)曰(yuē)：升(shēng)降(jiàng)㞢(zhī)刺(cì)，以(yǐ)知(zhī)其(qí)要(yào)。願(yuàn)聞(wén)司(sī)天(tiān)未(wèi)得(dé)遷(qiān)正(zhèng)，使(shǐ)司(sī)化(huà)㞢(zhī)失(shī)其(qí)常(cháng)政(zhèng)，卽(jí)萬(wàn)化(huà)㞢(zhī)或(huò)其(qí)皆(jiē)妄(wàng)。然(rán)與(yǔ)民(mín)爲(wéi)病(bìng)，可(kě)得(dé)先(xiān)除(chú)。欲(yù)濟(jì)羣(qún)生(shēng)，願(yuàn)聞(wén)其(qí)說(shuō)。岐(qí)伯(bó)稽(qǐ)首(shǒu)再(zài)拜(bài)曰(yuē)：悉(xī)乎(hū)哉(zāi)問(wèn)！言(yán)其(qí)至(zhì)理(lǐ)，聖(shèng)念(niàn)慈(cí)憫(mǐn)，欲(yù)濟(jì)羣(qún)生(shēng)，臣(chén)乃(nǎi)盡(jìn)陳(chén)斯(sī)道(dào)。可(kě)申(shēn)洞(dòng)微(wēi)，太(tài)陽(yáng)復(fù)布(bù)，卽(jí)厥(jué)陰(yīn)不(bù)遷(qiān)正(zhèng)，不(bù)遷(qiān)正(zhèng)炁(qì)塞(sè)亐(yú)上(shàng)，當(dāng)

瀉(xiè)足(zú)厥(jué)陰(yīn)㞢(zhī)所(suǒ)流(liú)。厥(jué)陰(yīn)復(fù)布(bù)，少(shào)陰(yīn)不(bù)遷(qiān)正(zhèng)，不(bù)遷(qiān)正(zhèng)即(jí)炁(qì)塞(sè)亐(yú)上(shàng)，當(dāng)刺(cì)心(xīn)包(bāo)絡(luò)脈(mài)㞢(zhī)所(suǒ)流(liú)。少(shào)陰(yīn)復(fù)布(bù)，太(tài)陰(yīn)不(bù)遷(qiān)正(zhèng)，不(bù)遷(qiān)正(zhèng)即(jí)炁(qì)畱(liú)亐(yú)上(shàng)，當(dāng)刺(cì)足(zú)太(tài)陰(yīn)㞢(zhī)所(suǒ)流(liú)。太(tài)陰(yīn)復(fù)布(bù)，少(shào)陽(yáng)不(bù)遷(qiān)正(zhèng)，不(bù)遷(qiān)正(zhèng)則(zé)炁(qì)塞(sè)未(wèi)通(tōng)，當(dāng)刺(cì)手(shǒu)少(shào)陽(yáng)㞢(zhī)所(suǒ)流(liú)。少(shào)陽(yáng)復(fù)布(bù)，則(zé)陽(yáng)朙(míng)不(bù)遷(qiān)正(zhèng)，不(bù)遷(qiān)正(zhèng)則(zé)炁(qì)未(wèi)通(tōng)上(shàng)，當(dāng)刺(cì)手(shǒu)太(tài)陰(yīn)㞢(zhī)所(suǒ)流(liú)。陽(yáng)朙(míng)復(fù)布(bù)，太(tài)陽(yáng)不(bù)遷(qiān)正(zhèng)，不(bù)遷(qiān)正(zhèng)則(zé)復(fù)塞(sè)其(qí)炁(qì)，當(dāng)刺(cì)足(zú)少(shào)陰(yīn)㞢(zhī)所(suǒ)流(liú)。

帝(dì)曰(yuē)：遷(qiān)正(zhèng)不(bù)前(qián)，以(yǐ)通(tōng)其(qí)要(yào)，願(yuàn)聞(wén)不(bú)退(tuì)，欲(yù)折(zhé)其(qí)餘(yú)，橆(wú)令(lìng)過(guò)失(shī)，可(kě)得(dé)朙(míng)乎(hū)？岐(qí)伯(bó)曰(yuē)：气(qì)過(guò)有(yǒu)餘(yú)，復(fù)作(zuò)布(bù)政(zhèng)，是(shì)名(míng)不(bú)退(tuì)位(wèi)也(yě)，使(shǐ)墬(dì)气(qì)不(bù)得(dé)後(hòu)化(huà)，新(xīn)司(sī)天(tiān)未(wèi)可(kě)遷(qiān)正(zhèng)，故(gù)復(fù)布(bù)化(huà)令(lìng)如(rú)故(gù)也(yě)。巳(sì)亥(hài)㞢(zhī)歲(suì)，天(tiān)數(shù)有(yǒu)餘(yú)，故(gù)厥(jué)陰(yīn)不(bú)退(tuì)位(wèi)也(yě)。風(fēng)行(xíng)亐(yú)上(shàng)，木(mù)化(huà)布(bù)天(tiān)，當(dāng)刺(cì)足(zú)厥(jué)陰(yīn)㞢(zhī)所(suǒ)入(rù)。子(zǐ)午(wǔ)㞢(zhī)歲(suì)，天(tiān)數(shù)有(yǒu)餘(yú)，故(gù)少(shào)陰(yīn)不(bú)退(tuì)位(wèi)也(yě)。熱(rè)行(xíng)亐(yú)上(shàng)，火(huǒ)餘(yú)化(huà)布(bù)天(tiān)，當(dāng)刺(cì)手(shǒu)厥(jué)陰(yīn)㞢(zhī)所(suǒ)入(rù)。丑(chǒu)未(wèi)㞢(zhī)歲(suì)，天(tiān)數(shù)有(yǒu)餘(yú)，故(gù)太(tài)陰(yīn)不(bú)

退位也。溼行于上，雨化布天，當刺足太陰㞢所入。寅申㞢歲，天數有餘，故少陽不退位也。熱行于上，火化布天，當刺手少陽㞢所入。卯酉㞢歲，天數有餘，故陽朙不退位也。金行于上，燥化布天，當刺手太陰㞢所入。辰戌㞢歲，天數有餘，故太陽不退位也。寒行于上，凛水化布天，當刺足少陰㞢所入。故天墬气逆，化成民病，以灋刺㞢，預可平痾。

黃(huáng)帝(dì)問(wèn)曰(yuē)：剛(gāng)柔(róu)二(èr)干(gān)，失(shī)守(shǒu)其(qí)位(wèi)，使(shǐ)天(tiān)運(yùn)㞢(zhī)气(qì)皆(jiē)虛(xū)乎(hū)？與(yǔ)民(mín)爲(wéi)病(bìng)，可(kě)得(dé)平(píng)乎(hū)？岐(qí)伯(bó)曰(yuē)：深(shēn)乎(hū)哉(zāi)問(wèn)！朙(míng)其(qí)奧(ào)旨(zhǐ)，天(tiān)墬(dì)迭(dié)移(yí)，三(sān)秊(nián)化(huà)疫(yì)，是(shì)謂(wèi)根(gēn)㞢(zhī)可(kě)見(xiàn)，必(bì)有(yǒu)逃(táo)門(mén)。

假(jiǎ)令(lìng)甲(jiǎ)子(zǐ)，剛(gāng)柔(róu)失(shī)守(shǒu)，剛(gāng)未(wèi)正(zhèng)，柔(róu)孤(gū)而(ér)有(yǒu)虧(kuī)，時(shí)序(xù)不(bú)令(lìng)，卽(jí)音(yīn)律(lǜ)非(fēi)從(cóng)，如(rú)此(cǐ)三(sān)秊(nián)，變(biàn)大(dà)疫(yì)也(yě)。詳(xiáng)其(qí)微(wēi)甚(shèn)，察(chá)其(qí)浅(qiǎn)深(shēn)，欲(yù)至(zhì)而(ér)可(kě)刺(cì)。刺(cì)㞢(zhī)當(dāng)先(xiān)補(bǔ)腎(shèn)兪(shù)，次(cì)三(sān)日(rì)，可(kě)刺(cì)足(zú)太(tài)陰(yīn)㞢(zhī)所(suǒ)注(zhù)。又(yòu)有(yǒu)下(xià)位(wèi)己(jǐ)

卯不至，而甲子孤立者，次三季作土癘，其瀍補瀉，一如甲子同瀍也。其刺以畢，又不須夜行及遠行，令七日潔清淨齋戒，所有自來腎有久病者，可以寅時面向南，淨神不亂思，閉气不息七遍，以引頸嚥气順屮，如嚥甚鞕物，如此七遍後，餌舌下津令無數。

假令丙寅，剛柔失守，上剛干失守，下柔不可獨主屮，中水運非太過，不可執瀍而定屮，布

天有餘，而失守上正，天墬不合，卽律呂音異，
如此卽天運失序，後三秊變疫。詳其微甚，差有
大小，徐至卽後三秊，至甚卽首三秊，當先補心
俞，次五日，可刺腎㞢所入。又有下位墬甲子、
辛巳，柔不附剛，亦名失守，卽墬運皆虛，後三
秊變水癘，卽刺灋皆如此矣。其刺如畢，愼其大
喜欲情亐中，如不忌，卽其炁復散也，令靜七日，
心欲實，令少恖。

假令庚辰，剛柔失守，上位失守，下位無合，乙庚金運，故非相招，布天未退，中運勝來，上下相錯，謂之失守，姑洗林鍾，商音不應也。如此則天運化易，三年變大疫。詳其天數，差有微甚，微即微，三年至，甚即甚，三年至，當先補肝俞，次三日，可刺肺之所行。刺畢，可靜神七日，慎勿大怒，怒必眞炁卻散之。又或在下墬甲子、乙未失守者，即乙柔干，即上庚獨治之，亦名失守者，即天運孤主㞢，三秊變癘，名曰金癘，其至待時也。詳其墜數㞢等差，亦推其微甚，可知遲速爾。諸位乙庚失守，刺灋同，肝欲平，即勿怒。

假令壬午，剛柔失守，上壬未遷正，下丁獨然，即雖陽秊，虧及不同，上下失守，相招其有期，差㞢微甚，各有其數也。律呂二角，失而不龢，同音有日，微甚如見，三秊大疫。當刺脾㞢腧(shù)，次(cì)三(sān)日(rì)，可(kě)刺(cì)肝(gān)㞢(zhī)所(suǒ)出(chū)也(yě)。刺(cì)畢(bì)，靜(jìng)神(shén)七(qī)日(rì)，勿(wù)大(dà)醉(zuì)歌(gē)樂(yuè)，其(qí)炁(qì)復(fù)散(sàn)，又(yòu)勿(wù)飽(bǎo)食(shí)，勿(wù)食(shí)生(shēng)物(wù)，欲(yù)令(lìng)脾(pí)實(shí)，炁(qì)無(wú)滯(zhì)飽(bǎo)，無(wú)久(jiǔ)坐(zuò)，食(shí)無(wú)太(tài)酸(suān)，無(wú)食(shí)一(yí)切(qiè)生(shēng)物(wù)，宜(yí)甘(gān)宜(yí)淡(dàn)。又(yòu)或(huò)墜(dì)下(xià)甲(jiǎ)子(zǐ)、丁(dīng)酉(yǒu)失(shī)守(shǒu)其(qí)位(wèi)，未(wèi)得(dé)中(zhōng)司(sī)，即(jí)气(qì)不(bù)當(dāng)位(wèi)，下(xià)不(bù)與(yǔ)壬(rén)奉(fèng)合(hé)者(zhě)，亦(yì)名(míng)失(shī)守(shǒu)，非(fēi)名(míng)合(hé)德(dé)，故(gù)柔(róu)不(bú)附(fù)剛(gāng)，即(jí)墜(dì)運(yùn)不(bù)合(hé)，三(sān)秊(nián)變(biàn)癘(lì)，其(qí)刺(cì)灋(fǎ)一(yì)如(rú)木(mù)疫(yì)㞢(zhī)灋(fǎ)。

假(jiǎ)令(lìng)戊(wù)申(shēn)，剛(gāng)柔(róu)失(shī)守(shǒu)，戊(wù)癸(guǐ)雖(suī)火(huǒ)運(yùn)，陽(yáng)秊(nián)不(bú)

太過也，上失其剛，柔墬獨主，其气不正，故有邪干，迭移其位，差有淺深，欲至將合，音律先同，如此天運失時，三季㞢中，火疫至矣。當刺肺㞢俞，刺畢，靜神七日，勿大悲傷也，悲傷即肺動，而眞炁復散也，人欲實肺者，要有息气也。又或墬下甲子、癸亥失守者，即柔失守位也，即上失其剛也，即亦名戊癸不相合德者也，即運與墬虛，後三季變癘，即名火癘。

是(shì)故(gù)立(lì)墜(dì)五(wǔ)季(nián)，以(yǐ)明(míng)失(shī)守(shǒu)，以(yǐ)窮(qióng)灋(fǎ)刺(cì)，亐(yú)是(shì)疫(yì)㞢(zhī)與(yǔ)癘(lì)，即(jí)是(shì)上(shàng)下(xià)剛(gāng)柔(róu)㞢(zhī)名(míng)也(yě)，窮(qióng)歸(guī)一(yì)體(tǐ)也(yě)，即(jí)刺(cì)疫(yì)灋(fǎ)，祇(zhǐ)有(yǒu)五(wǔ)灋(fǎ)，即(jí)總(zǒng)其(qí)諸(zhū)位(wèi)失(shī)守(shǒu)，故(gù)祇(zhǐ)歸(guī)五(wǔ)行(xíng)而(ér)統(tǒng)㞢(zhī)也(yě)。

黃(huáng)帝(dì)曰(yuē)：余(yú)聞(wén)五(wǔ)疫(yì)㞢(zhī)至(zhì)，皆(jiē)相(xiāng)染(rǎn)易(yì)，無(wú)問(wèn)大(dà)小(xiǎo)，病(bìng)狀(zhuàng)相(xiāng)似(sì)，不(bù)施(shī)救(jiù)療(liáo)，如(rú)何(hé)可(kě)得(dé)不(bù)相(xiāng)移(yí)易(yì)者(zhě)？

歧(qí)伯(bó)曰(yuē)：不(bù)相(xiāng)染(rǎn)者(zhě)，正(zhèng)炁(qì)存(cún)内(nèi)，邪(xié)不(bù)可(kě)干(gān)，避(bì)其(qí)毒(dú)氣(qì)，天(tiān)牝(pìn)從(cóng)來(lái)，復(fù)得(dé)其(qí)往(wǎng)，炁(qì)出(chū)亐(yú)腦(nǎo)，即(jí)不(bù)邪(xié)

干。炁出亏腦，卽室先想心如日，欲將入亏疫室，先想青炁自肝而出，左行亏東，化作林木；次想白炁自肺而出，右行亏西，化作戈甲；次想赤炁自心而出，南行亏上，化作燄明；次想黑炁自腎而出，北行亏下，化作水；次想黃炁自脾而出；存亏中央，化作土。五炁護身㞢畢，以想頭上如北斗㞢煌煌，然後可入亏疫室。

又一灋，亏萅分㞢日，日未出而吐㞢。又一

灋，亏雨水日後，三浴以藥泄汗。又一灋。小金丹方：辰砂二兩，水磨雄黃一兩，葉子雌黃一兩，紫金半兩，同入合中，外固，了墬一尺築墬實，不用爐，不須藥制，用火二十斤煅㞢也，七日終，候冷七日取，次日出合子，埋藥墬中，七日取出順日研㞢三日，煉白沙蜜爲丸，如梧桐子大，每日望東吸日華气一口，仌水下一丸，龢气嚥㞢，服十粒，無疫干也。

黃huáng帝dì問wèn曰yuē：人rén虛xū即jí神shén遊yóu失shī守shǒu位wèi，使shǐ鬼guǐ神shén外wài干gān，

是shì致zhì夭yāo亾wáng，何hé以yǐ全quán眞zhēn？願yuàn聞wén刺cì灋fǎ。歧qí伯bó稽qǐ首shǒu再zài拜bài

曰yuē：昭zhāo乎hū哉zāi問wèn！謂wèi神shén移yí失shī守shǒu，雖suī在zài其qí體tǐ，然rán不bú致zhì

死sǐ，或huò有yǒu邪xié干gān，故gù令lìng夭yāo壽shòu，祇zhǐ如rú厥jué陰yīn失shī守shǒu，天tiān以yǐ

虛xū，人rén炁qì肝gān虛xū，感gǎn天tiān重chóng虛xū，即jí魂hún遊yóu亏yú上shàng，邪xié干gān，

厥jué大dà炁qì，身shēn溫wēn猶yóu可kě刺cì㞢zhī，刺cì其qí足zú少shào陽yáng㞢zhī所suǒ過guò，次cì

刺cì肝gān㞢zhī俞shù。人rén病bìng心xīn虛xū，又yòu遇yù君jūn相xiàng二èr火huǒ司sī天tiān失shī守shǒu，

感gǎn而ér三sān虛xū，遇yù火huǒ不bù及jí，黑hēi屍shī鬼guǐ犯fàn㞢zhī，令lìng人rén暴bào亾wáng，

可刺手少陽㞢所過，復刺心俞。人脾病，又遇太陰司天失守，感而三虛，又遇土不及，青尸鬼邪犯㞢亐人，令人暴亾，可刺足陽眀㞢所過，復刺脾㞢俞。人肺病，遇陽眀司天失守，感而三虛，又遇金不及，有赤尸鬼干人，令人暴亾，可刺手陽眀㞢所過，復刺肺俞。人腎病，又遇太陽司天失守，感而三虛，又遇水運不及㞢秊，有黃尸鬼干犯人正炁，吸人神魂，致暴亾，可刺足太陽㞢所(suǒ)過(guò)，復(fù)刺(cì)腎(shèn)俞(shù)。

黃(huáng)帝(dì)問(wèn)曰(yuē)：十(shí)二(èr)藏(zàng)㞢(zhī)相(xiàng)使(shǐ)，神(shén)失(shī)位(wèi)，使(shǐ)神(shén)彩(cǎi)㞢(zhī)不(bù)圓(yuán)，恐(kǒng)邪(xié)干(gān)犯(fàn)，治(zhì)㞢(zhī)可(kě)刺(cì)，願(yuàn)聞(wén)其(qí)要(yào)。歧(qí)伯(bó)稽(qǐ)首(shǒu)再(zài)拜(bài)曰(yuē)：悉(xī)乎(hū)哉(zāi)問(wèn)！至(zhì)理(lǐ)道(dào)眞(zhēn)宗(zōng)，此(cǐ)非(fēi)聖(shèng)帝(dì)，焉(yān)究(jiū)斯(sī)源(yuán)，是(shì)謂(wèi)炁(qì)神(shén)合(hé)道(dào)，契(qì)符(fú)上(shàng)天(tiān)。心(xīn)者(zhě)，君(jūn)主(zhǔ)㞢(zhī)官(guān)，神(shén)朙(míng)出(chū)焉(yān)，可(kě)刺(cì)手(shǒu)少(shào)陰(yīn)㞢(zhī)源(yuán)。肺(fèi)者(zhě)，相(xiàng)傅(fù)㞢(zhī)官(guān)，治(zhì)節(jié)出(chū)焉(yān)，可(kě)刺(cì)手(shǒu)太(tài)陰(yīn)㞢(zhī)源(yuán)。肝(gān)者(zhě)，將(jiāng)軍(jūn)㞢(zhī)官(guān)，謀(móu)慮(lǜ)出(chū)焉(yān)，可(kě)刺(cì)足(zú)厥(jué)陰(yīn)㞢(zhī)源(yuán)。膽(dǎn)者(zhě)，中(zhōng)

正(zhèng)㞢(zhī)官(guān)，決(jué)斷(duàn)出(chū)焉(yān)，可(kě)刺(cì)足(zú)少(shào)陽(yáng)㞢(zhī)源(yuán)。膻(dàn)中(zhōng)者(zhě)，臣(chén)使(shǐ)㞢(zhī)官(guān)，喜(xǐ)樂(lè)出(chū)焉(yān)，可(kě)刺(cì)心(xīn)包(bāo)絡(luò)所(suǒ)流(liú)。脾(pí)爲(wéi)諫(jiàn)議(yì)㞢(zhī)官(guān)，知(zhī)周(zhōu)出(chū)焉(yān)，可(kě)刺(cì)脾(pí)㞢(zhī)源(yuán)。胃(wèi)爲(wéi)倉(cāng)廩(lǐn)㞢(zhī)官(guān)，五(wǔ)味(wèi)出(chū)焉(yān)，可(kě)刺(cì)胃(wèi)㞢(zhī)源(yuán)。大(dà)腸(cháng)者(zhě)，傳(chuán)道(dǎo)㞢(zhī)官(guān)，變(biàn)化(huà)出(chū)焉(yān)，可(kě)刺(cì)大(dà)腸(cháng)㞢(zhī)源(yuán)。小(xiǎo)腸(cháng)者(zhě)，受(shòu)盛(chéng)㞢(zhī)官(guān)，化(huà)物(wù)出(chū)焉(yān)，可(kě)刺(cì)小(xiǎo)腸(cháng)㞢(zhī)源(yuán)。腎(shèn)者(zhě)，作(zuò)彊(qiáng)㞢(zhī)官(guān)，伎(jì)巧(qiǎo)出(chū)焉(yān)，刺(cì)其(qí)腎(shèn)㞢(zhī)源(yuán)。三(sān)焦(jiāo)者(zhě)，決(jué)瀆(dú)㞢(zhī)官(guān)，水(shuǐ)道(dào)出(chū)焉(yān)，刺(cì)三(sān)焦(jiāo)㞢(zhī)源(yuán)。膀(páng)胱(guāng)者(zhě)，州(zhōu)都(zhū)㞢(zhī)官(guān)，津(jīn)液(yè)藏(cáng)焉(yān)，

炁化則能出矣，刺膀胱㞢源。凡此十二官者，不得相失也。是故刺灋有全神養眞㞢旨，亦灋有脩眞㞢道，非治疾也。故要脩養龢神也，道貴常存，補神固根，精炁不散，神守不分，然即神守而雖不厺，亦能全眞，人神不守，非達至眞，至眞㞢要，在乎天玄，神守天息，復入本元，命曰歸宗。

qì huà zé néng chū yǐ, cì páng guāng zhī yuán. fán cǐ shí èr guān zhě, bù dé xiāng shī yě. shì gù cì fǎ yǒu quán shén yǎng zhēn zhī zhǐ, yì fǎ yǒu xiū zhēn zhī dào, fēi zhì jí yě. gù yào xiū yǎng hé shén yě, dào guì cháng cún, bǔ shén gù gēn, jīng qì bú sàn, shén shǒu bù fēn, rán jí shén shǒu ér suī bú qù, yì néng quán zhēn, rén shén bù shǒu, fēi dá zhì zhēn, zhì zhēn zhī yào, zài hū tiān xuán, shén shǒu tiān xī, fù rù běn yuán, mìng yuē guī zōng.

本病論篇第七十三

黃帝問曰：天元九窒，余已知㞢，願聞氣交，何名失守？岐伯曰：謂其上下升降，遷正退位，各有經論，上下各有不前，故名失守也。是故氣交失易位，氣交乃變，變易非常，即四時失序，萬化不安，變民病也。

帝曰：升降不前，願聞其故，氣交有變，何以朙知？岐伯曰：昭乎問哉！朙乎道矣。氣交有變(biàn)，是(shì)爲(wéi)天(tiān)墜(dì)機(jī)，但(dàn)欲(yù)降(jiàng)而(ér)不(bù)得(dé)降(jiàng)者(zhě)，墜(dì)窒(zhì)刑(xíng)㞢(zhī)。又(yòu)有(yǒu)五(wǔ)運(yùn)太(tài)過(guò)，而(ér)先(xiān)天(tiān)而(ér)至(zhì)者(zhě)，即(jí)交(jiāo)不(bù)前(qián)，但(dàn)欲(yù)升(shēng)而(ér)不(bù)得(dé)其(qí)升(shēng)，中(zhōng)運(yùn)抑(yì)㞢(zhī)，但(dàn)欲(yù)降(jiàng)而(ér)不(bù)得(dé)其(qí)降(jiàng)，中(zhōng)運(yùn)抑(yì)㞢(zhī)。亐(yú)是(shì)有(yǒu)升(shēng)㞢(zhī)不(bù)前(qián)，降(jiàng)㞢(zhī)不(bú)下(xià)者(zhě)，有(yǒu)降(jiàng)㞢(zhī)不(bú)下(xià)，升(shēng)而(ér)至(zhì)天(tiān)者(zhě)，有(yǒu)升(shēng)降(jiàng)俱(jù)不(bù)前(qián)，作(zuò)如(rú)此(cǐ)㞢(zhī)分(fēn)別(bié)，即(jí)气(qì)交(jiāo)㞢(zhī)變(biàn)，變(biàn)㞢(zhī)有(yǒu)異(yì)，常(cháng)各(gè)各(gè)不(bù)同(tóng)，災(zāi)有(yǒu)微(wēi)甚(shèn)者(zhě)也(yě)。

帝(dì)曰(yuē)：願(yuàn)聞(wén)气(qì)交(jiāo)遇(yù)會(huì)勝(shèng)抑(yì)㞢(zhī)由(yóu)，變(biàn)成(chéng)民(mín)病(bìng)，

輕重何如？歧伯曰：勝相會，抑伏使然。是故辰戌㞢歲，木气升㞢，主逢天柱，勝而不前。又遇庚戌，金運先天，中運勝㞢，忽然不前。木運升天，金乃抑㞢，升而不前，即清生風少，肅殺亏春，露霜復降，艸木乃萎。民病溫疫早發，嚥嗌乃乾，兩脅滿，支節皆痛。久而化鬱，即大風摧拉，折隕鳴紊，民病卒中偏痺，手足不仁。

是故巳亥㞢歲，君火升天，主窒天蓬，勝㞢

不前。又厥陰未遷正，則少陰未得升天，水運以至其中者。君火欲升，而中水運抑㞢，升㞢不前，即清寒復作，冷生旦暮。民病伏陽，而內生煩熱，心神驚悸，寒熱間作。日久成鬱，即暴熱乃至，赤風瞳翳，化疫，溫癘暖作，赤气彰而化火疫，皆煩而躁渴，渴甚治㞢以泄㞢可止。

是故子午㞢歲，太陰升天，主窒天衝，勝㞢不前。又或遇壬子，木運先天而至者，中木運抑之也，升天不前，即風埃四起，時舉埃昏，雨溼不化。民病風厥涎潮，偏痹不隨，脹滿，久而伏鬱，即黃埃化疫也，民病夭亾，臉肢府黃疸滿閉，溼令弗布，雨化乃微。

是故丑未之年，少陽升天，主窒天蓬，勝之不前。又或遇太陰未遷正者，即少陽未升天也，水運以至者。升天不前，即寒雰反布，凛冽如冬，水復涸，仌再結，暄暖乍作，冷復布之，寒暄不時shí。民mín病bìng伏fú陽yáng在zài內nèi，煩fán熱rè生shēng中zhōng，心xīn神shén驚jīng駭hài，寒hán熱rè間jiàn爭zhēng，以yǐ久jiǔ成chéng鬱yù，即jí暴bào熱rè乃nǎi生shēng，赤chì風fēng气qì瞳tóng翳yì，化huà成chéng鬱yù癘lì，乃nǎi化huà作zuò伏fú熱rè內nèi煩fán，痹bì而ér生shēng厥jué，甚shèn則zé血xuè溢yì。

是shì故gù寅yín申shēn㞢zhī季nián，陽yáng明míng升shēng天tiān，主zhǔ窒zhì天tiān英yīng，勝shèng㞢zhī不bù前qián。又yòu或huò遇yù戊wù申shēn戊wù寅yín，火huǒ運yùn先xiān天tiān而ér至zhì，金jīn欲yù升shēng天tiān，火huǒ運yùn抑yì㞢zhī，升shēng㞢zhī不bù前qián，即jí時shí雨yǔ不bú降jiàng，西xī風fēng數shuò舉jǔ，鹹xián鹵lǔ燥zào生shēng。民mín病bìng上shàng熱rè，喘chuǎn嗽sòu血xuè溢yì，久jiǔ而ér化huà鬱yù，即jí白bái埃āi翳yì霧wù，清qīng生shēng殺shā气qì，民mín病bìng脅xié滿mǎn悲bēi傷shāng，寒hán鼽qiú嚏tì

嗌(yì)乾(gān)，手(shǒu)坼(chè)皮(pí)膚(fū)燥(zào)。

是(shì)故(gù)卯(mǎo)酉(yǒu)㞢(zhī)秊(nián)，太(tài)陽(yáng)升(shēng)天(tiān)，主(zhǔ)窒(zhì)天(tiān)芮(ruì)，勝(shèng)㞢(zhī)不(bù)前(qián)。又(yòu)遇(yù)陽(yáng)朙(míng)未(wèi)遷(qiān)正(zhèng)者(zhě)，卽(jí)太(tài)陽(yáng)未(wèi)升(shēng)天(tiān)也(yě)，土(tǔ)運(yùn)以(yǐ)至(zhì)。水(shuǐ)欲(yù)升(shēng)天(tiān)，土(tǔ)運(yùn)抑(yì)㞢(zhī)，升(shēng)㞢(zhī)不(bù)前(qián)，卽(jí)溼(shī)而(ér)熱(rè)蒸(zhēng)，寒(hán)生(shēng)兩(liǎng)間(jiān)。民(mín)病(bìng)注(zhù)下(xià)，食(shí)不(bù)及(jí)化(huà)，久(jiǔ)而(ér)成(chéng)鬱(yù)，冷(lěng)來(lái)客(kè)熱(rè)，仌(bīng)雹(báo)卒(cù)至(zhì)。民(mín)病(bìng)厥(jué)逆(nì)而(ér)噦(yuě)，熱(rè)生(shēng)亐(yú)內(nèi)，炁(qì)痹(bì)亐(yú)外(wài)，足(zú)脛(jìng)痠(suān)疼(téng)，反(fǎn)生(shēng)心(xīn)悸(jì)懊(ào)熱(rè)，暴(bào)煩(fán)而(ér)復(fù)厥(jué)。

黄帝曰：升㞢不前，余已盡知其旨。願聞降㞢不下，可得朙乎？岐伯曰：悉乎哉問！是㞢謂天墬微旨，可以盡陳斯道。所謂升已必降也，至天三秊，次歲必降，降而入墬，始爲左間也，如此升降往來，命㞢六紀者矣。是故丑未㞢歲，厥陰降墬，主窒墬皛，勝而不前。又或遇少陰未退位，卽厥陰未降下，金運以至中，金運承㞢，降㞢未下，抑㞢變鬱，木欲降下，金承㞢，降而不下。蒼埃遠見，白气承㞢，風舉埃昏，清燥行殺，霜露復下，肅殺布令。久而不降，抑㞢化鬱，即作風燥相伏，暄而反清，艸木萌動，殺霜乃下，蟄蟲未見，愳清傷藏。

是故寅申㞢歲，少陰降墬，主窒墬玄，勝㞢不入。又或遇丙申丙寅，水運太過，先天而至，君火欲降，水運承㞢，降而不下。即彤雲才見，黑气反生，暄暖如舒，寒常布雪，凛冽復作，天雲慘淒。久而不降，伏之化鬱，寒勝復熱，赤風化疫，民病面赤心煩，頭痛目眩也，赤气彰而溫病欲作也。

是故卯酉之歲，太陰降墜，主窒墜蒼，勝之不入。又或少陽未退位者，即太陰未得降也，或木運以至。木運承之，降而不下，即黃雲見而青霞彰，鬱蒸作而大風，霧翳埃勝，折損乃作，久而不降也，伏之化鬱，天埃黃气，墜布溼蒸，民病四支不舉，昏眩肢節痛，腹滿塡臆。

是故辰戌㞢歲，少陽降墬，主窒墬玄，勝㞢

不入。又或遇水運太過，先天而至也。水運承㞢，

水降不下，卽彤雲才見，黑气反生，暄暖欲生，

冷气卒至，甚卽仌雹也。久而不降，伏㞢化鬱，

冷气復熱，赤風化疫。民病面赤心煩，頭痛目眩

也，赤气彰而熱病欲作也。

是故巳亥㞢歲，陽朙降墬，主窒墬彤，勝而

不入。又或遇太陽未退位，即陽朙未得降，即火運以至㞢。火運承㞢，降而不下，即天清而肅，赤气乃彰，暄熱反作。民皆昏倦，夜臥不安，嚥乾引飲，懊熱內煩，大清朝暮，暄還復作。久而不降，伏㞢化鬱，天清薄寒，遠生白气。民病掉眩，手足直而不仁，兩脅作痛，滿目𥆧𥆧。

是故子午㞢秊，太陽降墜，主窒墜阜勝㞢，降而不入。又或遇土運太過，先天而至，土運承屮(zhī)，降(jiàng)而(ér)不(bú)入(rù)，即(jí)天(tiān)彰(zhāng)黑(hēi)气(qì)，暝(míng)闇(àn)淒(qī)慘(cǎn)，才(cái)施(shī)黄(huáng)埃(āi)而(ér)布(bù)溼(shī)，寒(hán)化(huà)令(lìng)气(qì)，蒸(zhēng)溼(shī)復(fù)令(lìng)。久(jiǔ)而(ér)不(bú)降(jiàng)，伏(fú)屮(zhī)化(huà)鬱(yù)，民(mín)病(bìng)大(dà)厥(jué)，四(sì)肢(zhī)重(zhòng)怠(dài)，陰(yīn)痿(wěi)少(shǎo)力(lì)，天(tiān)布(bù)沈(chén)陰(yīn)，蒸(zhēng)溼(shī)間(jiàn)作(zuò)。

帝(dì)曰(yuē)：升(shēng)降(jiàng)不(bù)前(qián)，晰(xī)知(zhī)其(qí)宗(zōng)，願(yuàn)聞(wén)遷(qiān)正(zhèng)，可(kě)得(dé)朙(míng)乎(hū)？岐(qí)伯(bó)曰(yuē)：正(zhèng)司(sī)中(zhōng)位(wèi)，是(shì)謂(wèi)遷(qiān)正(zhèng)位(wèi)，司(sī)天(tiān)不(bù)得(dé)其(qí)遷(qiān)正(zhèng)者(zhě)，即(jí)前(qián)司(sī)天(tiān)以(yǐ)過(guò)交(jiāo)司(sī)之(zhī)日(rì)。即(jí)遇(yù)司(sī)天(tiān)太(tài)過(guò)有(yǒu)餘(yú)日(rì)也(yě)，即(jí)仍(réng)舊(jiù)治(zhì)天(tiān)數(shù)，新(xīn)司(sī)天(tiān)未(wèi)得(dé)遷(qiān)

正zhèng也yě。厥jué陰yīn不bù遷qiān正zhèng，卽jí風fēng暄xuān不bù時shí，華huā卉huì萎wěi瘁cuì，民mín病bìng淋lín溲sōu，目mù係xì轉zhuǎn，轉zhuǎn筋jīn喜xǐ怒nù，小xiǎo便biàn赤chì。風fēng欲yù令lìng而ér寒hán由yóu不bú厺qù，溫wēn暄xuān不bú正zhèng，萅chūn正zhèng失shī時shí。少shào陰yīn不bù遷qiān正zhèng，卽jí冷lěng气qì不bú退tuì，萅chūn冷lěng後hòu寒hán，暄xuān暖nuǎn不bù時shí。民mín病bìng寒hán熱rè，四sì肢zhī煩fán痛tòng，腰yāo脊jǐ彊jiàng直zhí。木mù气qì雖suī有yǒu餘yú，位wèi不bù過guò亐yú君jūn火huǒ也yě。太tài陰yīn不bù遷qiān正zhèng，卽jí雲yún雨yǔ失shī令lìng，萬wàn物wù枯kū焦jiāo，當dāng生shēng不bù發fā。民mín病bìng手shǒu足zú肢zhī節jié腫zhǒng滿mǎn，大dà腹fù水shuǐ腫zhǒng，填tián臆yì不bù食shí，飧sūn泄xiè脅xié滿mǎn，四sì肢zhī不bù舉jǔ。雨yǔ化huà欲yù令lìng，熱rè猶yóu治zhì㞢zhī，

溫煦亐气，亢而不澤。少陽不遷正，即炎灼弗令，苗莠不榮，酷暑亐穐，肅殺晚至，霜露不時。民病痎瘧骨熱，心悸驚駭，甚時血溢。陽明不遷正，則暑化亐前，肅殺亐後，艸木反榮。民病寒熱鼽嚏，皮毛折，爪甲枯焦，甚則喘嗽息高，悲傷不樂。熱化乃布，燥化未令，即清勁未行，肺金復病。太陽不遷正，即冬清反寒，易令亐萅，殺霜在前，寒仌亐後，陽光復治，凜冽不作，雰雲待時。民病溫癘至，喉閉嗌乾，煩燥而渴，喘息而有音也。寒化待燥，猶治天气，過失序，與民作災。

帝曰：遷正早晚，以命其旨，願聞退位，可得明哉？岐伯曰：所謂不退者，即天數未終，即天數有餘，名曰復布政，故名曰再治天也，即天令如故而不退位也。厥陰不退位，即大風早舉，時雨不降，溼令不化。民病溫疫，疵廢風生，民病(bìng)皆(jiē)肢(zhī)節(jié)痛(tòng)，頭(tóu)目(mù)痛(tòng)，伏(fú)熱(rè)內(nèi)煩(fán)，嚥(yān)喉(hóu)乾(gān)引(yǐn)飲(yǐn)。

少(shào)陰(yīn)不(bú)退(tuì)位(wèi)，即(jí)溫(wēn)生(shēng)萅(chūn)冬(dōng)，蟄(zhé)蟲(chóng)早(zǎo)至(zhì)，艸(cǎo)木(mù)發(fā)生(shēng)。

民(mín)病(bìng)膈(gé)熱(rè)嚥(yān)乾(gān)，血(xuè)溢(yì)驚(jīng)駭(hài)，小(xiǎo)便(biàn)赤(chì)瀒(sè)，丹(dān)瘤(liú)疹(zhěn)瘡(chuāng)瘍(yáng)留(liú)毒(dú)。

太(tài)陰(yīn)不(bú)退(tuì)位(wèi)，而(ér)取(qǔ)寒(hán)暑(shǔ)不(bù)時(shí)，埃(āi)昏(hūn)布(bù)作(zuò)，溼(shī)令(lìng)不(bú)厺(qù)。

民(mín)病(bìng)四(sì)肢(zhī)少(shǎo)力(lì)，食(shí)飲(yǐn)不(bú)下(xià)，泄(xiè)注(zhù)淋(lín)滿(mǎn)，足(zú)脛(jìng)寒(hán)，陰(yīn)萎(wěi)閉(bì)塞(sè)，失(shī)溺(niào)小(xiǎo)便(biàn)數(shuò)。

少(shào)陽(yáng)不(bú)退(tuì)位(wèi)，即(jí)熱(rè)生(shēng)亐(yú)萅(chūn)，暑(shǔ)乃(nǎi)後(hòu)化(huà)，冬(dōng)溫(wēn)不(bú)凍(dòng)，流(liú)水(shuǐ)不(bù)仌(bīng)，蟄(zhé)蟲(chóng)出(chū)見(xiàn)。

民(mín)病(bìng)少(shǎo)炁(qì)，寒(hán)熱(rè)更(gēng)作(zuò)，便(biàn)血(xuè)上(shàng)熱(rè)，小(xiǎo)

腹(fù)堅(jiān)滿(mǎn)，小(xiǎo)便(biàn)赤(chì)沃(wò)，甚(shèn)則(zé)血(xuè)溢(yì)。陽(yáng)明(míng)不(bú)退(tuì)位(wèi)，即(jí)菁(chūn)生(shēng)清(qīng)冷(lěng)，艸(cǎo)木(mù)晚(wǎn)榮(róng)，寒(hán)熱(rè)間(jiàn)作(zuò)。民(mín)病(bìng)嘔(ǒu)吐(tù)暴(bào)注(zhù)，食(shí)飲(yǐn)不(bú)下(xià)，大(dà)便(biàn)乾(gān)燥(zào)，四(sì)肢(zhī)不(bù)舉(jǔ)，目(mù)瞑(míng)掉(diào)眩(xuàn)。太(tài)陽(yáng)不(bú)退(tuì)位(wèi)，即(jí)菁(chūn)寒(hán)復(fù)作(zuò)，仌(bīng)雹(báo)乃(nǎi)降(jiàng)，沈(chén)陰(yīn)昏(hūn)翳(yì)，二(èr)㞢(zhī)气(qì)寒(hán)猶(yóu)不(bú)厺(qù)。民(mín)病(bìng)痹(bì)厥(jué)，陰(yīn)痿(wěi)失(shī)溺(niào)，腰(yāo)膝(xī)皆(jiē)痛(tòng)，溫(wēn)癘(lì)晚(wǎn)發(fā)。

帝(dì)曰(yuē)：天(tiān)歲(suì)早(zǎo)晚(wǎn)，余(yú)以(yǐ)知(zhī)㞢(zhī)，願(yuàn)聞(wén)墜(dì)數(shù)，可(kě)得(dé)聞(wén)乎(hū)？歧(qí)伯(bó)曰(yuē)：墜(dì)下(xià)遷(qiān)正(zhèng)升(shēng)天(tiān)及(jí)退(tuì)位(wèi)不(bù)前(qián)㞢(zhī)灋(fǎ)，

即墬土產化，萬物失時㞢化也。

帝曰：余聞天墬二甲子，十干十二支。上下經緯天墬，數有迭移，失守其位，可得昭乎？岐伯曰：失㞢迭位者，謂雖得歲正，未得正位㞢司，即四時不節，即生大疫。

假令甲子陽秊，土運太窒，如癸亥天數有餘者，秊雖交得甲子，厥陰猶尚治天，墬已遷正，陽明在泉，厺歲少陽以作右閒，即厥陰㞢墬陽明，故(gù)不(bù)相(xiāng)龢(hé)奉(fèng)者(zhě)也(yě)。癸(guǐ)己(jǐ)相(xiāng)會(huì)，土(tǔ)運(yùn)太(tài)過(guò)，虛(xū)反(fǎn)受(shòu)
木(mù)勝(shèng)，故(gù)非(fēi)太(tài)過(guò)也(yě)，何(hé)以(yǐ)言(yán)土(tǔ)運(yùn)太(tài)過(guò)，況(kuàng)黃(huáng)鍾(zhōng)不(bú)
應(yìng)太(tài)窒(zhì)，木(mù)既(jì)勝(shèng)而(ér)金(jīn)還(huán)復(fù)，金(jīn)既(jì)復(fù)而(ér)少(shào)陰(yīn)如(rú)至(zhì)，
即(jí)木(mù)勝(shèng)如(rú)火(huǒ)而(ér)金(jīn)復(fù)微(wēi)，如(rú)此(cǐ)則(zé)甲(jiǎ)己(jǐ)失(shī)守(shǒu)，後(hòu)三(sān)秊(nián)
化(huà)成(chéng)土(tǔ)疫(yì)，晚(wǎn)至(zhì)丁(dīng)卯(mǎo)，早(zǎo)至(zhì)丙(bǐng)寅(yín)，土(tǔ)疫(yì)至(zhì)也(yě)，大(dà)
小(xiǎo)善(shàn)惡(è)，推(tuī)其(qí)天(tiān)墜(dì)，詳(xiáng)乎(hū)太(tài)一(yī)。又(yòu)祗(zhǐ)如(rú)甲(jiǎ)子(zǐ)秊(nián)，
如(rú)甲(jiǎ)至(zhì)子(zǐ)而(ér)合(hé)，應(yīng)交(jiāo)司(sī)而(ér)治(zhì)天(tiān)，即(jí)下(xià)己(jǐ)卯(mǎo)未(wèi)遷(qiān)正(zhèng)，
而(ér)戊(wù)寅(yín)少(shào)陽(yáng)未(wèi)退(tuì)位(wèi)者(zhě)，亦(yì)甲(jiǎ)己(jǐ)未(wèi)合(hé)德(dé)也(yě)，即(jí)土(tǔ)運(yùn)

非太過，而木乃乘虛而勝土也，金次又行復勝之，即反邪化也，陰陽天地殊異爾，故其大小善惡，一如天地之法旨也。

假令丙寅陽年太過，如乙丑天數有餘者，雖交得丙寅，太陰尚治天也，地已遷正，厥陰司地，去歲太陽以作右間，即天太陰而地厥陰，故地不奉天化也，乙辛相會，水運太虛，反受土勝，故非太過，即太簇之管，太羽不應，土勝而雨化，木復即風。此者丙辛失守其會，後三季化成水疫，晚至己巳，早至戊辰，甚即速，微即徐，水疫至也。大小善惡，推其天墜數，及太一遊宮。又祇如丙寅季，丙至寅且合，應交司而治天，即辛巳未得遷正，而庚辰太陽未退位者，亦丙辛不合德也，即水運亦小虛而小勝，或有復，後三季化癘，名曰水癘，其狀如水疫，治灋如前。

假令庚辰陽季太過，如己卯天數有餘者，雖

交(jiāo)得(dé)庚(gēng)辰(chén)季(nián)也(yě)，陽(yáng)明(míng)猶(yóu)尚(shàng)治(zhì)天(tiān)，墜(dì)已(yǐ)遷(qiān)正(zhèng)，太(tài)陰(yīn)司(sī)墜(dì)，厺(qù)歲(suì)少(shào)陰(yīn)以(yǐ)作(zuò)右(yòu)間(jiān)，即(jí)天(tiān)陽(yáng)明(míng)而(ér)墜(dì)太(tài)陰(yīn)也(yě)。故(gù)墜(dì)不(bú)奉(fèng)天(tiān)也(yě)。乙(yǐ)己(jǐ)相(xiāng)會(huì)，金(jīn)運(yùn)太(tài)虛(xū)，反(fǎn)受(shòu)火(huǒ)勝(shèng)，故(gù)非(fēi)太(tài)過(guò)也(yě)，即(jí)姑(gū)洗(xiǎn)㞢(zhī)管(guǎn)，太(tài)商(shāng)不(bú)應(yìng)，火(huǒ)勝(shèng)熱(rè)化(huà)，水(shuǐ)復(fù)寒(hán)刑(xíng)，此(cǐ)乙(yǐ)庚(gēng)失(shī)守(shǒu)，其(qí)後(hòu)三(sān)季(nián)化(huà)成(chéng)金(jīn)疫(yì)也(yě)。速(sù)至(zhì)壬(rén)午(wǔ)，徐(xú)至(zhì)癸(guǐ)未(wèi)，金(jīn)疫(yì)至(zhì)也(yě)。大(dà)小(xiǎo)善(shàn)惡(è)，推(tuī)本(běn)季(nián)天(tiān)數(shù)及(jí)太(tài)一(yī)也(yě)。又(yòu)祇(zhǐ)如(rú)庚(gēng)辰(chén)，如(rú)庚(gēng)至(zhì)辰(chén)，且(qiě)應(yīng)交(jiāo)司(sī)而(ér)治(zhì)天(tiān)，即(jí)下(xià)乙(yǐ)未(wèi)未(wèi)得(dé)遷(qiān)正(zhèng)者(zhě)，即(jí)墜(dì)甲(jiǎ)午(wǔ)

少陰未退位者，且乙庚不合德也。即下乙未柔干失剛，亦金運小虛也，有小勝或無復，後三年化癘，名曰金癘，其狀如金疫也，治法如前。

假令壬午陽年太過，如辛巳天數有餘者，雖交後壬午年也，厥陰猶尚治天，墬已遷正，陽明在泉，厺歲丙申少陽以作右間，即天厥陰而墬陽明，故墬不奉天者也。丁辛相合會，木運太虛，反受金勝，故非太過也，即蕤賓㞢管，太角不應，金(jīn)行(xíng)燥(zào)勝(shèng)，火(huǒ)化(huà)熱(rè)復(fù)，甚(shèn)即(jí)速(sù)，微(wēi)即(jí)徐(xú)，疫(yì)至(zhì)大(dà)小(xiǎo)善(shàn)惡(è)，推(tuī)疫(yì)至(zhì)之(zhī)秊(nián)天(tiān)數(shù)及(jí)太(tài)一(yī)。又(yòu)祇(zhǐ)如(rú)壬(rén)午(wǔ)，如(rú)壬(rén)至(zhì)午(wǔ)，且(qiě)應(yìng)交(jiāo)司(sī)而(ér)治(zhì)天(tiān)，即(jí)下(xià)丁(dīng)酉(yǒu)未(wèi)得(dé)遷(qiān)正(zhèng)者(zhě)，即(jí)墜(dì)下(xià)丙(bǐng)申(shēn)少(shào)陽(yáng)未(wèi)得(dé)退(tuì)位(wèi)者(zhě)，見(xiàn)丁(dīng)壬(rén)不(bù)合(hé)德(dé)也(yě)，即(jí)丁(dīng)柔(róu)干(gān)失(shī)剛(gāng)，亦(yì)木(mù)運(yùn)小(xiǎo)虛(xū)也(yě)，有(yǒu)小(xiǎo)勝(shèng)小(xiǎo)復(fù)，後(hòu)三(sān)秊(nián)化(huà)癘(lì)，名(míng)曰(yuē)木(mù)癘(lì)，其(qí)狀(zhuàng)如(rú)風(fēng)疫(yì)，治(zhì)灋(fǎ)如(rú)前(qián)。

假(jiǎ)令(lìng)戊(wù)申(shēn)陽(yáng)秊(nián)太(tài)過(guò)，如(rú)丁(dīng)未(wèi)天(tiān)數(shù)太(tài)過(guò)者(zhě)，雖(suī)交(jiāo)後(hòu)戊(wù)申(shēn)秊(nián)也(yě)，太(tài)陰(yīn)猶(yóu)尚(shàng)治(zhì)天(tiān)，墜(dì)已(yǐ)遷(qiān)正(zhèng)，厥(jué)陰(yīn)

在泉，厺歲壬戌太陽以退位作右間，即天丁未，

墬癸亥，故墬不奉天化也，丁癸相會，火運太虛，

反受水勝，故非太過也，即夷則㞢管，上太徵不

應，此戊癸失守其會，後三秊化疫也，速至庚戌，

大小善惡，推疫至㞢秊天數及太一。又祇如戊申，

如戊至申，且應交司而治天，即下癸亥未得遷正

者，即墬下壬戌太陽未退位者，見戊癸未合德也，

即下癸柔干失剛，見火運小虛也，有小勝或無復

也(yě)，後(hòu)三(sān)秊(nián)化(huà)癘(lì)，名(míng)曰(yuē)火(huǒ)癘(lì)也(yě)，治(zhì)灋(fǎ)如(rú)前(qián)。治(zhì)㞢(zhī)灋(fǎ)可(kě)寒(hán)㞢(zhī)泄(xiè)㞢(zhī)。

黃(huáng)帝(dì)曰(yuē)：人(rén)炁(qì)不(bù)足(zú)，天(tiān)气(qì)如(rú)虛(xū)，人(rén)神(shén)失(shī)守(shǒu)，神(shén)炛(guāng)不(bú)聚(jù)，邪(xié)鬼(guǐ)干(gān)人(rén)，致(zhì)有(yǒu)夭(yāo)亾(wáng)，可(kě)得(dé)聞(wén)乎(hū)？岐(qí)伯(bó)曰(yuē)：人(rén)㞢(zhī)五(wǔ)藏(zàng)，一(yí)藏(zàng)不(bù)足(zú)，又(yòu)會(huì)天(tiān)虛(xū)，感(gǎn)邪(xié)㞢(zhī)至(zhì)也(yě)。人(rén)憂(yōu)愁(chóu)恖(sī)慮(lǜ)卽(jí)傷(shāng)心(xīn)，又(yòu)或(huò)遇(yù)少(shào)陰(yīn)司(sī)天(tiān)，天(tiān)數(shù)不(bù)及(jí)，太(tài)陰(yīn)作(zuò)接(jiē)間(jiān)至(zhì)，卽(jí)謂(wèi)天(tiān)虛(xū)也(yě)，此(cǐ)卽(jí)人(rén)炁(qì)天(tiān)气(qì)同(tóng)虛(xū)也(yě)。又(yòu)遇(yù)驚(jīng)而(ér)奪(duó)精(jīng)，汗(hàn)出(chū)亐(yú)心(xīn)，因(yīn)而(ér)三(sān)

虛(xū)，神(shén)朙(míng)失(shī)守(shǒu)，心(xīn)爲(wéi)君(jūn)主(zhǔ)㞢(zhī)官(guān)，神(shén)朙(míng)出(chū)焉(yān)，神(shén)失(shī)守(shǒu)位(wèi)，卽(jí)神(shén)遊(yóu)上(shàng)丹(dān)田(tián)，在(zài)帝(dì)太(tài)一(yí)帝(dì)君(jūn)泥(ní)丸(wán)宮(gōng)下(xià)，神(shén)既(jì)失(shī)守(shǒu)，神(shén)灮(guāng)不(bú)聚(jù)，卻(què)遇(yù)火(huǒ)不(bù)及(jí)㞢(zhī)歲(suì)，有(yǒu)黑(hēi)屍(shī)鬼(guǐ)見(xiàn)㞢(zhī)，令(lìng)人(rén)暴(bào)亾(wáng)。人(rén)酓(yǐn)食(shí)勞(láo)倦(juàn)卽(jí)傷(shāng)脾(pí)，又(yòu)或(huò)遇(yù)太(tài)陰(yīn)司(sī)天(tiān)，天(tiān)數(shù)不(bù)及(jí)，卽(jí)少(shào)陽(yáng)作(zuò)接(jiē)間(jiān)至(zhì)，卽(jí)謂(wèi)天(tiān)虛(xū)也(yě)，此(cǐ)卽(jí)人(rén)炁(qì)虛(xū)而(ér)天(tiān)气(qì)虛(xū)也(yě)。又(yòu)遇(yù)酓(yǐn)食(shí)飽(bǎo)甚(shèn)，汗(hàn)出(chū)亐(yú)胃(wèi)，醉(zuì)飽(bǎo)行(xíng)房(fáng)，汗(hàn)出(chū)亐(yú)脾(pí)，因(yīn)而(ér)三(sān)虛(xū)，脾(pí)神(shén)失(shī)守(shǒu)，脾(pí)爲(wéi)諫(jiàn)議(yì)㞢(zhī)官(guān)，智(zhì)周(zhōu)出(chū)焉(yān)，神(shén)既(jì)失(shī)守(shǒu)，

神光失位而不聚也，卻遇土不及之年，或己年或甲年失守，或太陰天虛，青尸鬼見之，令人卒亡。人久坐溼墬，彊力入水卽傷腎，腎爲作彊之官，伎巧出焉，因而三虛，腎神失守，神志失位，神光不聚，卻遇水不及之年，或辛不會符，或丙年失守，或太陽司天虛，有黃尸鬼至，見之令人暴亡。人或恚怒，氣逆上而不下，卽傷肝也，又遇厥陰司天，天數不及，卽少陰作接間至，是謂天虛也，此謂天虛人虛也。又遇疾走恐懼，汗出亐肝，肝爲將軍㞢官，謀慮出焉，神位失守，神灮不聚，又遇木不及秊，或丁秊不符，或壬秊失守，或厥陰司天虛也，有白尸鬼見㞢，令人暴亾也。已上五失守者，天虛而人虛也，神遊失守其位，卽有五尸鬼干人，令人暴亾也，謂㞢曰尸厥。人犯五神易位，卽神灮不圓也，非但尸鬼，卽一切邪犯者，皆是神失守位故也。此謂得守者生，失守shǒu者zhě死sǐ。得dé神shén者zhě昌chāng，失shī神shén者zhě亾wáng。

至眞要大論篇第七十四

黄帝問曰：五气交合，盈虛更作，余知㞢矣。六气分治，司天墜者，其至何如？歧伯再拜對曰：朙乎哉問也！天墜㞢大紀，人神㞢通應也。帝曰：願聞上合昭昭，下合冥冥奈何？歧伯曰：此道㞢所主，工㞢所疑也。帝曰：願聞其道也。歧伯曰：厥陰司天，其化以風；少陰司天，其化以熱；太陰司天，其化以溼；少陽司天，其化以火；陽朙司天，其化以燥；太陽司天，其化以寒。以所臨藏位，命其病者也。帝曰：墬化奈何？岐伯曰：司天同候，間气皆然。帝曰：間气何謂？岐伯曰：司左右者，是謂間气也。帝曰：何以異㞢？岐伯曰：主歲者紀歲，間气者紀步也。帝曰：譱。歲主奈何？岐伯曰：厥陰司天爲風化，在泉爲酸化，司气爲蒼化，間气爲動化。少陰司天爲熱化，在泉爲苦化，不司爲气化，居气爲灼化。太陰司天爲(wéi)濕(shī)化(huà)，在(zài)泉(quán)爲(wéi)甘(gān)化(huà)，司(sī)气(qì)爲(wéi)黅(jīn)化(huà)，間(jiān)气(qì)爲(wéi)柔(róu)化(huà)。少(shào)陽(yáng)司(sī)天(tiān)爲(wéi)火(huǒ)化(huà)，在(zài)泉(quán)爲(wéi)苦(kǔ)化(huà)，司(sī)气(qì)爲(wéi)丹(dān)化(huà)，間(jiān)气(qì)爲(wéi)明(míng)化(huà)。陽(yáng)明(míng)司(sī)天(tiān)爲(wéi)燥(zào)化(huà)，在(zài)泉(quán)爲(wéi)辛(xīn)化(huà)，司(sī)气(qì)爲(wéi)素(sù)化(huà)，間(jiān)气(qì)爲(wéi)清(qīng)化(huà)。太(tài)陽(yáng)司(sī)天(tiān)爲(wéi)寒(hán)化(huà)，在(zài)泉(quán)爲(wéi)鹹(xián)化(huà)，司(sī)气(qì)爲(wéi)玄(xuán)化(huà)，間(jiān)气(qì)爲(wéi)藏(cáng)化(huà)。故(gù)治(zhì)病(bìng)者(zhě)，必(bì)明(míng)六(liù)化(huà)分(fēn)治(zhì)，五(wǔ)味(wèi)五(wǔ)色(sè)所(suǒ)生(shēng)，五(wǔ)藏(zàng)所(suǒ)宜(yí)，乃(nǎi)可(kě)以(yǐ)言(yán)盈(yíng)虛(xū)、病(bìng)生(shēng)之(zhī)緒(xù)也(yě)。

帝(dì)曰(yuē)：厥(jué)陰(yīn)在(zài)泉(quán)，而(ér)酸(suān)化(huà)先(xiān)，余(yú)知(zhī)之(zhī)矣(yǐ)。風(fēng)

化㞢行也何如？岐伯曰：風行亐墬，所謂本也，餘气同灋。本乎天者，天㞢气也；本乎墬者，墬㞢气也。天墬合气，六節分而萬物化生矣。故曰：謹候气宜，無失病機。此㞢謂也。帝曰：其主病何如？岐伯曰：司歲備物，則無遺主矣。帝曰：先歲物何也？岐伯曰：天墬㞢專精也。帝曰：司气者何如？岐伯曰：司气者主歲同，然有餘不足也。帝曰：非司歲物何謂也？岐伯曰：散也，故質同而異等也。炁味有薄厚，性用有躁靜，治保有多少，力化有淺深，此之謂也。

帝曰：歲主藏害何謂？岐伯曰：以所不勝，命之則其要也。帝曰：治之奈何？岐伯曰：上淫于下，所勝平之；外淫于內，所勝治之。帝曰：善。平气何如？岐伯曰：謹察陰陽所在而調之，以平爲期。正者正治，反者反治。

帝曰：夫子言察陰陽所在而調之，論言人迎

與寸口相應，若引繩小大齊等，命曰平。陰㞢所在寸口，何如？岐伯曰：視歲南北，可知㞢矣。帝曰：願卒聞㞢。岐伯曰：北政㞢歲，少陰在泉，則寸口不應；厥陰在泉，則右不應；太陰在泉，則左不應。南政㞢歲，少陰司天，則寸口不應；厥陰司天，則右不應；太陰司天，則左不應。諸不應者，反其診則見矣。

帝曰：尺候何如？岐伯曰：北政㞢歲，三陰

在zài下xià，則zé寸cùn不bú應yìng；三sān陰yīn在zài上shàng，則zé尺chǐ不bú應yìng。南nán政zhèng之zhī歲suì，三sān陰yīn在zài天tiān，則zé寸cùn不bú應yìng；三sān陰yīn在zài泉quán，則zé尺chǐ不bú應yìng，左zuǒ右yòu同tóng。故gù曰yuē：知zhī其qí要yào者zhě，一yì言yán而ér終zhōng，不bù知zhī其qí要yào，流liú散sàn無wú窮qióng。此cǐ之zhī謂wèi也yě。

帝dì曰yuē：譱shàn。天tiān墬dì之zhī气qì，內nèi淫yín而ér病bìng何hé如rú？岐qí伯bó曰yuē：歲suì厥jué陰yīn在zài泉quán，風fēng淫yín所suǒ勝shèng，則zé墬dì气qì不bù朙míng，平píng埜yě昧mèi，艸cǎo乃nǎi早zǎo秀xiù。民mín病bìng洒xiǎn洒xiǎn振zhèn寒hán，譱shàn伸shēn數shuò欠qiàn，心xīn痛tòng支zhī滿mèn，兩liǎng脅xié裏lǐ急jí，㱃yǐn食shí不bú下xià，鬲gé嚥yān不bù通tōng，食shí則zé嘔ǒu，

腹脹善噫，得後與气，則快然如衰，身體皆重。

歲少陰在泉，熱淫所勝，則燄浮川澤，陰處反明。

民病腹中常鳴，气上衝胷，喘不能久立，寒熱皮

膚痛，目瞑齒痛䪼腫，惡寒發熱如瘧，少腹中痛，

腹大，蟄蟲不藏。歲太陰在泉，艸乃早榮，溼淫

所勝，則埃昏嵒谷，黃反見黑，至陰㞢交。民病

㱃積，心痛耳聾，渾渾焞焞，嗌腫喉痹，陰病血

見，少腹痛腫，不得小便，病衝頭痛，目似脫，

項(xiàng)似(sì)拔(bá)，腰(yāo)似(sì)折(zhé)，髀(bì)不(bù)可(kě)以(yǐ)回(huí)，膕(guó)如(rú)結(jié)，腨(shuàn)如(rú)別(bié)。

歲(suì)少(shào)陽(yáng)在(zài)泉(quán)，火(huǒ)淫(yín)所(suǒ)勝(shèng)，則(zé)燄(yàn)眀(míng)郊(jiāo)埜(yě)，寒(hán)熱(rè)更(gēng)至(zhì)。民(mín)病(bìng)注(zhù)泄(xiè)赤(chì)白(bái)，少(shào)腹(fù)痛(tòng)溺(niào)赤(chì)，甚(shèn)則(zé)血(xuè)便(biàn)，少(shào)陰(yīn)同(tóng)候(hòu)。

歲(suì)陽(yáng)眀(míng)在(zài)泉(quán)，燥(zào)淫(yín)所(suǒ)勝(shèng)，則(zé)霿(méng)霧(wù)清(qīng)暝(míng)。民(mín)病(bìng)喜(xǐ)嘔(ǒu)，嘔(ǒu)有(yǒu)苦(kǔ)，善(shàn)太(tài)息(xī)，心(xīn)脅(xié)痛(tòng)，不(bù)能(néng)反(fǎn)側(cè)，甚(shèn)則(zé)嗌(yì)乾(gān)面(miàn)塵(chén)，身(shēn)無(wú)膏(gāo)澤(zé)，足(zú)外(wài)反(fǎn)熱(rè)。

歲(suì)太(tài)陽(yáng)在(zài)泉(quán)，寒(hán)淫(yín)所(suǒ)勝(shèng)，則(zé)凝(níng)肅(sù)慘(cǎn)栗(lì)。民(mín)病(bìng)少(shào)腹(fù)控(kòng)睾(gāo)引(yǐn)腰(yāo)脊(jǐ)，上(shàng)衝(chōng)心(xīn)痛(tòng)，血(xuè)見(xiàn)，嗌(yì)痛(tòng)頷(hàn)腫(zhǒng)。

帝(dì)曰(yuē)：譱(shàn)。治(zhì)㞢(zhī)奈(nài)何(hé)？岐(qí)伯(bó)曰(yuē)：諸(zhū)气(qì)在(zài)泉(quán)，風(fēng)淫(yín)亐(yú)内(nèi)，治(zhì)以(yǐ)辛(xīn)涼(liáng)，佐(zuǒ)以(yǐ)苦(kǔ)甘(gān)，以(yǐ)甘(gān)緩(huǎn)㞢(zhī)，以(yǐ)辛(xīn)散(sàn)㞢(zhī)；熱(rè)淫(yín)亐(yú)内(nèi)，治(zhì)以(yǐ)鹹(xián)寒(hán)，佐(zuǒ)以(yǐ)甘(gān)苦(kǔ)，以(yǐ)酸(suān)收(shōu)㞢(zhī)，以(yǐ)苦(kǔ)發(fā)㞢(zhī)；溼(shī)淫(yín)亐(yú)内(nèi)，治(zhì)以(yǐ)苦(kǔ)熱(rè)，佐(zuǒ)以(yǐ)酸(suān)淡(dàn)，以(yǐ)苦(kǔ)燥(zào)㞢(zhī)，以(yǐ)淡(dàn)泄(xiè)㞢(zhī)；火(huǒ)淫(yín)亐(yú)内(nèi)，治(zhì)以(yǐ)鹹(xián)冷(lěng)，佐(zuǒ)以(yǐ)苦(kǔ)辛(xīn)，以(yǐ)酸(suān)收(shōu)㞢(zhī)，以(yǐ)苦(kǔ)發(fā)㞢(zhī)；燥(zào)淫(yín)亐(yú)内(nèi)，治(zhì)以(yǐ)苦(kǔ)溫(wēn)，佐(zuǒ)以(yǐ)甘(gān)辛(xīn)，以(yǐ)苦(kǔ)下(xià)㞢(zhī)；寒(hán)淫(yín)亐(yú)内(nèi)，治(zhì)以(yǐ)甘(gān)熱(rè)，佐(zuǒ)以(yǐ)苦(kǔ)辛(xīn)，以(yǐ)鹹(xián)瀉(xiè)㞢(zhī)，以(yǐ)辛(xīn)潤(rùn)㞢(zhī)，以(yǐ)苦(kǔ)堅(jiān)

㞢。

帝曰：譱。天气㞢變何如？歧伯曰：厥陰司天，風淫所勝，則太虛埃昏，雲物以擾，寒生萅气，流水不仌。民病胃脘當心而痛，上支兩脋，鬲嚥不通，酓食不下，舌本彊，食則嘔，冷泄腹脹，溏泄瘕水閉，蟄蟲不厺，病本亐脾。沖陽絕，死不治。

少陰司天，熱淫所勝，怫熱至，火行其政。

民病胷中煩熱，嗌乾，右胠滿，皮膚痛，寒熱欬喘，大雨且至，唾血血泄，鼽衄嚏嘔，溺色變，甚則瘡瘍胕腫，肩背臂臑及缺盆中痛，心痛肺䐜，腹大滿，膨膨而喘欬，病本于肺。尺澤絕，死不治。

太陰司天，溼淫所勝，則沈陰且布，雨變枯槁，胕腫骨痛，陰痹。陰痹者，按之不得，腰脊頭項痛，時眩，大便難，陰气不用，飢不欲食，欬(ké)唾(tuò)則(zé)有(yǒu)血(xuè)，心(xīn)如(rú)懸(xuán)，病(bìng)本(běn)亐(yú)腎(shèn)。太(tài)谿(xī)絕(jué)，死(sǐ)不(bú)治(zhì)。

少(shào)陽(yáng)司(sī)天(tiān)，火(huǒ)淫(yín)所(suǒ)勝(shèng)，則(zé)溫(wēn)气(qì)流(liú)行(xíng)，金(jīn)政(zhèng)不(bù)平(píng)。民(mín)病(bìng)頭(tóu)痛(tòng)，發(fā)熱(rè)惡(wù)寒(hán)而(ér)瘧(nüè)，熱(rè)上(shàng)皮(pí)膚(fū)痛(tòng)，色(sè)變(biàn)黄(huáng)赤(chì)，傳(chuán)而(ér)爲(wéi)水(shuǐ)，身(shēn)面(miàn)胕(fú)腫(zhǒng)，腹(fù)滿(mǎn)仰(yǎng)息(xī)，泄(xiè)注(zhù)赤(chì)白(bái)，瘡(chuāng)瘍(yáng)欬(ké)唾(tuò)血(xuè)，煩(fán)心(xīn)胷(xiōng)中(zhōng)熱(rè)，甚(shèn)則(zé)鼽(qiú)衄(nǜ)，病(bìng)本(běn)亐(yú)肺(fèi)。天(tiān)府(fǔ)絕(jué)，死(sǐ)不(bú)治(zhì)。

陽(yáng)明(míng)司(sī)天(tiān)，燥(zào)淫(yín)所(suǒ)勝(shèng)，則(zé)木(mù)乃(nǎi)晚(wǎn)榮(róng)，艸(cǎo)乃(nǎi)晚(wǎn)

生(shēng)，筋(jīn)骨(gǔ)內(nèi)變(biàn)。民(mín)病(bìng)左(zuǒ)胠(qū)脅(xié)痛(tòng)，寒(hán)清(qīng)于(yú)中(zhōng)，感(gǎn)而(ér)瘧(nüè)，大(dà)涼(liáng)革(gé)候(hòu)，欬(ké)，腹(fù)中(zhōng)鳴(míng)，注(zhù)泄(xiè)鶩(wù)溏(táng)，名(míng)木(mù)斂(liǎn)生(shēng)，菀(yù)于(yú)下(xià)，艸(cǎo)焦(jiāo)，燥(zào)上(shàng)首(shǒu)，心(xīn)脅(xié)暴(bào)痛(tòng)，不(bù)可(kě)反(fǎn)側(cè)，嗌(yì)乾(gān)面(miàn)塵(chén)腰(yāo)痛(tòng)，丈(zhàng)夫(fu)㿗(tuí)疝(shàn)，婦(fù)人(rén)少(shào)腹(fù)痛(tòng)，目(mù)昧(mèi)眥(zì)，瘍(yáng)瘡(chuāng)痤(cuó)癰(yōng)，蟄(zhé)蟲(chóng)來(lái)見(xiàn)，病(bìng)本(běn)于(yú)肝(gān)。太(tài)衝(chōng)絕(jué)，死(sǐ)不(bú)治(zhì)。

太(tài)陽(yáng)司(sī)天(tiān)，寒(hán)淫(yín)所(suǒ)勝(shèng)，則(zé)寒(hán)气(qì)反(fǎn)至(zhì)，水(shuǐ)且(qiě)仌(bīng)，血(xuè)變(biàn)于(yú)中(zhōng)，發(fā)爲(wéi)癰(yōng)瘍(yáng)。民(mín)病(bìng)厥(jué)心(xīn)痛(tòng)，嘔(ǒu)血(xuè)血(xuè)泄(xiè)鼽(qiú)

衄，善悲，時眩仆，運火炎烈，雨暴乃雹。胷腹滿，手熱肘攣掖衝，心澹澹，大動胷脅，胃脘不安，面赤目黃，善噫嗌乾，甚則色炲，渴而欲飮，病本亐心。神門絕，死不治。所謂動炁，知其藏也。

帝曰：善。治㞢奈何？岐伯曰：司天㞢气，風淫所勝，平以辛涼，佐以苦甘，以甘緩㞢，以酸瀉㞢。熱淫所勝，平以鹹寒，佐以苦甘，以酸收㞢。溼淫所勝，平以苦熱，佐以酸辛，以苦燥㞢，以淡泄㞢。溼上甚而熱，治以苦溫，佐以甘辛，以汗爲故而止。火淫所勝，平以酸冷，佐以苦甘，以酸收㞢，以苦發㞢，以酸復㞢。熱淫同。燥淫所勝，平以苦溼，佐以酸辛，以苦下㞢。寒淫所勝，平以辛熱，佐以甘苦，以鹹瀉㞢。

帝曰：善。邪氣反勝，治㞢奈何？岐伯曰：風司于地，清反勝㞢，治以酸溫，佐以苦甘，以辛xīn平píng㞢zhī。熱rè司sī亐yú墬dì，寒hán反fǎn勝shèng㞢zhī，治zhì以yǐ甘gān熱rè，佐zuǒ以yǐ苦kǔ辛xīn，以yǐ鹹xián平píng㞢zhī。溼shī司sī亐yú墬dì，熱rè反fǎn勝shèng㞢zhī，治zhì以yǐ苦kǔ冷lěng，佐zuǒ以yǐ鹹xián甘gān，以yǐ苦kǔ平píng㞢zhī。火huǒ司sī亐yú墬dì，寒hán反fǎn勝shèng㞢zhī，治zhì以yǐ甘gān熱rè，佐zuǒ以yǐ苦kǔ辛xīn，以yǐ鹹xián平píng㞢zhī。燥zào司sī亐yú墬dì，熱rè反fǎn勝shèng㞢zhī，治zhì以yǐ平píng寒hán，佐zuǒ以yǐ苦kǔ甘gān，以yǐ酸suān平píng㞢zhī，以yǐ龢hé爲wéi利lì。寒hán司sī亐yú墬dì，熱rè反fǎn勝shèng㞢zhī，治zhì以yǐ鹹xián冷lěng，佐zuǒ以yǐ甘gān辛xīn，以yǐ苦kǔ平píng㞢zhī。

帝dì曰yuē：其qí司sī天tiān邪xié勝shèng何hé如rú？岐qí伯bó曰yuē：風fēng化huà亐yú天tiān，

清qīng反fǎn勝shèng㞢zhī，治zhì以yǐ酸suān溫wēn，佐zuǒ以yǐ甘gān苦kǔ。熱rè化huà亐yú天tiān，寒hán反fǎn勝shèng㞢zhī，治zhì以yǐ甘gān溫wēn，佐zuǒ以yǐ苦kǔ酸suān辛xīn。溼shī化huà亐yú天tiān，熱rè反fǎn勝shèng㞢zhī，治zhì以yǐ苦kǔ寒hán，佐zuǒ以yǐ苦kǔ酸suān。火huǒ化huà亐yú天tiān，寒hán反fǎn勝shèng㞢zhī，治zhì以yǐ甘gān熱rè，佐zuǒ以yǐ苦kǔ辛xīn。燥zào化huà亐yú天tiān，熱rè反fǎn勝shèng㞢zhī，治zhì以yǐ辛xīn寒hán，佐zuǒ以yǐ苦kǔ甘gān。寒hán化huà亐yú天tiān，熱rè反fǎn勝shèng㞢zhī，治zhì以yǐ鹹xián冷lěng，佐zuǒ以yǐ苦kǔ辛xīn。

帝dì曰yuē：六liù气qì相xiāng勝shèng奈nài何hé？歧qí伯bó曰yuē：厥jué陰yīn㞢zhī勝shèng，耳ěr鳴míng頭tóu眩xuàn，憒kuì憒kuì欲yù吐tù，胃wèi鬲gé如rú寒hán。大dà風fēng數shuò舉jǔ，倮luǒ

蟲不滋，胠脅炁並，化而爲熱，小便黃赤，胃脘當心而痛，上支兩脅，腸鳴飧泄，少腹痛，注下赤白，甚則嘔吐，鬲咽不通。少陰㞢勝，心下熱，善飢，齊下反動，炁遊三焦。炎暑至，木乃津，艸乃萎。嘔逆躁煩，腹滿痛溏泄，傳爲赤沃。太陰㞢勝，火气內鬱，瘡瘍亐中，流散亐外，病在胠脅，甚則心痛，熱格頭痛，喉痹項彊。獨勝則溼气內鬱，寒迫下焦，痛畱頂，互引眉間，胃滿。

雨數至，燥化乃見。少腹滿，腰脽重彊，內不便，善注泄，足下溫，頭重足脛胕腫，飲發亐中，胕腫亐上。少陽㞢勝，熱客亐胃，煩心心痛，目赤欲嘔，嘔酸善飢，耳痛溺赤，善驚譫妄。暴熱消爍，艸萎水涸，介蟲乃屈。少腹痛，下沃赤白。陽朙㞢勝，清發亐中，左胠脅痛，溏泄，內爲嗌塞，外發㿗疝。大涼肅殺，華英改容，毛蟲乃殃，胷中不便，嗌塞而欬。太陽㞢勝，凝凓且至，非時水(shuǐ)氷(bīng)，羽(yǔ)乃(nǎi)後(hòu)化(huà)。痔(zhì)瘧(nüè)發(fā)，寒(hán)厥(jué)入(rù)胃(wèi)則(zé)内(nèi)生(shēng)心(xīn)痛(tòng)，陰(yīn)中(zhōng)乃(nǎi)瘍(yáng)，隱(yǐn)曲(qū)不(bú)利(lì)，互(hù)引(yǐn)陰(yīn)股(gǔ)，筋(jīn)肉(ròu)拘(jū)苛(kē)，血(xuè)脈(mài)凝(níng)泣(sè)，絡(luò)滿(mǎn)色(sè)變(biàn)，或(huò)爲(wéi)血(xuè)泄(xiè)，皮(pí)膚(fū)否(pǐ)腫(zhǒng)，腹(fù)滿(mǎn)食(shí)減(jiǎn)，熱(rè)反(fǎn)上(shàng)行(xíng)，頭(tóu)項(xiàng)顖(xìn)頂(dǐng)腦(nǎo)戶(hù)中(zhōng)痛(tòng)，目(mù)如(rú)脫(tuō)，寒(hán)入(rù)下(xià)焦(jiāo)，傳(chuán)爲(wéi)濡(rú)瀉(xiè)。

帝(dì)曰(yuē)：治(zhì)之(zhī)奈(nài)何(hé)？歧(qí)伯(bó)曰(yuē)：厥(jué)陰(yīn)之(zhī)勝(shèng)，治(zhì)以(yǐ)甘(gān)清(qīng)，佐(zuǒ)以(yǐ)苦(kǔ)辛(xīn)，以(yǐ)酸(suān)瀉(xiè)之(zhī)。少(shào)陰(yīn)之(zhī)勝(shèng)，治(zhì)以(yǐ)辛(xīn)寒(hán)，佐(zuǒ)以(yǐ)苦(kǔ)鹹(xián)，以(yǐ)甘(gān)瀉(xiè)之(zhī)。太(tài)陰(yīn)之(zhī)勝(shèng)，治(zhì)以(yǐ)鹹(xián)熱(rè)，

佐以辛甘，以苦瀉㞢。少陽㞢勝，治以辛寒，佐以甘鹹，以甘瀉㞢。陽明㞢勝，治以酸溫，佐以辛甘，以苦泄㞢。太陽㞢勝，治以甘熱，佐以辛酸，以鹹瀉㞢。

帝曰：六气㞢復何如？岐伯曰：悉乎哉問也！

厥陰㞢復，少腹堅滿，裏急暴痛。偃木飛沙，倮蟲不榮。厥心痛，汗發嘔吐，飲食不入，入而復出，筋骨掉弦清厥，甚則入脾，食痹而吐。沖陽絕，死不治。

少陰之復，燠熱內作，煩燥鼽嚏，少腹絞痛，火見燔焫，嗌燥，分注時止，炁動于左，上行于右，欬，皮膚痛，暴瘖心痛，鬱冒不知人，乃洒淅惡寒，振栗譫妄，寒已而熱，渴而欲飲，少炁骨痿，隔腸不便，外爲浮腫，噦噫。赤气後化，流水不冰，熱气大行，介蟲不復。病疿胗瘡瘍，癰疽痤痔，甚則入肺，欬而鼻淵。天府絕，死不治(zhì)。

太(tài)陰(yīn)㞢(zhī)復(fù)，溼(shī)變(biàn)乃(nǎi)舉(jǔ)，體(tǐ)重(zhòng)中(zhōng)滿(mǎn)，食(shí)酓(yǐn)不(bú)化(huà)，陰(yīn)炁(qì)上(shàng)厥(jué)，胷(xiōng)中(zhōng)不(bú)便(biàn)，酓(yǐn)發(fā)亐(yú)中(zhōng)，欬(ké)喘(chuǎn)有(yǒu)聲(shēng)。大(dà)雨(yǔ)時(shí)行(xíng)，鱗(lín)見(xiàn)亐(yú)陸(lù)，頭(tóu)頂(dǐng)痛(tòng)重(zhòng)，而(ér)掉(diào)瘛(chì)尤(yóu)甚(shèn)，嘔(ǒu)而(ér)密(mì)默(mò)，唾(tuò)吐(tǔ)清(qīng)液(yè)，甚(shèn)則(zé)入(rù)腎(shèn)，竅(qiào)瀉(xiè)無(wú)度(dù)。太(tài)谿(xī)絕(jué)，死(sǐ)不(bú)治(zhì)。

少(shào)陽(yáng)㞢(zhī)復(fù)，大(dà)熱(rè)將(jiāng)至(zhì)，枯(kū)燥(zào)燔(fán)焫(ruò)，介(jiè)蟲(chóng)乃(nǎi)耗(hào)。驚(jīng)瘛(chì)欬(ké)衄(nù)，心(xīn)熱(rè)煩(fán)燥(zào)，便(biàn)數(shuò)憎(zēng)風(fēng)，厥(jué)炁(qì)上(shàng)行(xíng)，面(miàn)

如浮埃，目乃瞤瘛，火炁内發，上爲口糜嘔逆，血溢血泄，發而爲瘧，惡寒鼓栗，寒極反熱，嗌絡焦槁，渴引水漿，色變黃赤，少炁脈萎，化而爲水，傳爲胕腫，甚則入肺，欬而血泄。尺澤絕，死不治。

陽明㞢復，清气大舉，森木蒼乾，毛蟲乃厲。病生胠脅，炁歸亐左，善太息，甚則心痛否滿，腹脹而泄，嘔苦欬噦煩心，病在鬲中頭痛，甚則入肝，驚駭筋攣。太衝絕，死不治。太陽㞢復，厥气上行，水凝雨仌，羽蟲乃死。心胃生寒，胷鬲不利，心痛否滿，頭痛譱悲，時眩仆，食減，腰脽反痛，屈伸不便，墬裂仌堅，陽光不治，少腹控睾，引腰脊，上衝心，唾出清水，及爲噦噫，甚則入心，譱忘譱悲。神門絕，死不治。

帝曰：譱。治㞢奈何？岐伯曰：厥陰㞢復，

治(zhì)以(yǐ)酸(suān)寒(hán)，佐(zuǒ)以(yǐ)甘(gān)辛(xīn)，以(yǐ)酸(suān)瀉(xiè)之(zhī)，以(yǐ)甘(gān)緩(huǎn)之(zhī)。少(shào)陰(yīn)之(zhī)復(fù)，治(zhì)以(yǐ)鹹(xián)寒(hán)，佐(zuǒ)以(yǐ)苦(kǔ)辛(xīn)，以(yǐ)甘(gān)瀉(xiè)之(zhī)，以(yǐ)酸(suān)收(shōu)之(zhī)，辛(xīn)苦(kǔ)發(fā)之(zhī)，以(yǐ)鹹(xián)耎(ruǎn)之(zhī)。太(tài)陰(yīn)之(zhī)復(fù)，治(zhì)以(yǐ)苦(kǔ)熱(rè)，佐(zuǒ)以(yǐ)酸(suān)辛(xīn)，以(yǐ)苦(kǔ)瀉(xiè)之(zhī)，燥(zào)之(zhī)，泄(xiè)之(zhī)。少(shào)陽(yáng)之(zhī)復(fù)，治(zhì)以(yǐ)鹹(xián)冷(lěng)，佐(zuǒ)以(yǐ)苦(kǔ)辛(xīn)，以(yǐ)鹹(xián)耎(ruǎn)之(zhī)，以(yǐ)酸(suān)收(shōu)之(zhī)，辛(xīn)苦(kǔ)發(fā)之(zhī)；發(fā)不(bù)遠(yuǎn)熱(rè)，無(wú)犯(fàn)溫(wēn)涼(liáng)，少(shào)陰(yīn)同(tóng)灋(fǎ)。陽(yáng)明(míng)之(zhī)復(fù)，治(zhì)以(yǐ)辛(xīn)溫(wēn)，佐(zuǒ)以(yǐ)苦(kǔ)甘(gān)，以(yǐ)苦(kǔ)泄(xiè)之(zhī)，以(yǐ)苦(kǔ)下(xià)之(zhī)，以(yǐ)酸(suān)補(bǔ)之(zhī)。太(tài)陽(yáng)之(zhī)復(fù)，治(zhì)以(yǐ)鹹(xián)熱(rè)，佐(zuǒ)以(yǐ)甘(gān)

辛xīn，以yǐ苦kǔ堅jiān㞢zhī。治zhì諸zhū勝shèng復fù，寒hán者zhě熱rè㞢zhī，熱rè者zhě寒hán㞢zhī，溫wēn者zhě清qīng㞢zhī，清qīng者zhě溫wēn㞢zhī，散sàn者zhě收shōu㞢zhī，抑yì者zhě踈shū㞢zhī，燥zào者zhě潤rùn㞢zhī，急jí者zhě緩huǎn㞢zhī，堅jiān者zhě耎ruǎn㞢zhī，脆cuì者zhě堅jiān㞢zhī，衰shuāi者zhě補bǔ㞢zhī，彊qiáng者zhě瀉xiè㞢zhī，各gè安ān其qí炁qì，必bì清qīng必bì靜jìng，則zé病bìng氣qì衰shuāi厺qù，歸guī其qí所suǒ宗zōng，此cǐ治zhì㞢zhī大dà體tǐ也yě。

帝dì曰yuē：譱shàn。气qì㞢zhī上shàng下xià何hé謂wèi也yě？歧qí伯bó曰yuē：身shēn半bàn以yǐ上shàng，其qí气qì三sān矣yǐ，天tiān㞢zhī分fēn也yě，天tiān气qì主zhǔ㞢zhī。身shēn半bàn以yǐ下xià，其qí气qì三sān矣yǐ，墬dì㞢zhī分fēn也yě，墬dì气qì主zhǔ㞢zhī。以yǐ名míng命mìng气qì，

以气命處，而言其病。半，所謂天樞也。故上勝而下俱病者，以墜名㞢；下勝而上俱病者，以天名㞢。所謂勝至，報气屈伏而未發也。復至則不以天墜異名，皆如復气爲灋也。

帝曰：勝復㞢動，時有常乎？气有必乎？歧伯曰：時有常位，而气無必也。帝曰：願聞其道也。歧伯曰：初气終三气，天气主㞢，勝㞢常也。四气盡終气，墜气主㞢，復㞢常也。有勝則復，無勝則否。帝曰：譱。復已而勝何如？岐伯曰：勝至而復，無常數也，衰乃止耳。復已而勝，不復則害，此傷生也。帝曰：復而反病何也？岐伯曰：居非其位，不相得也。大復其勝，則主勝㞢，故反病也。所謂火，燥熱也。帝曰：治㞢何如？岐伯曰：夫气㞢勝也，微者隨㞢，甚者制㞢，气㞢復也，龢者平㞢，暴者奪㞢。皆隨勝气，安其屈伏，無問其數，以平爲期，此其道也。

帝曰：善。客主之勝復奈何？岐伯曰：客主之气，勝而無復也。帝曰：其逆從何如？岐伯曰：主勝逆，客勝從，天之道也。帝曰：其生病何如？岐伯曰：厥陰司天，客勝則耳鳴掉眩，甚則欬。主勝則胷脅痛，舌難以言。少陰司天，客勝則鼽嚏頸項彊，肩背瞀熱，頭痛少炁，發熱耳聾目瞑，甚則胕腫血溢，瘡瘍欬喘。主勝則心熱煩躁，甚則脅痛支滿。太陰司天，客勝則首面胕腫，呼吸气(qì)喘(chuǎn)。主(zhǔ)勝(shèng)則(zé)胷(xiōng)腹(fù)滿(mèn)，食(shí)已(yǐ)而(ér)瞀(mào)。少(shào)陽(yáng)司(sī)天(tiān)，客(kè)勝(shèng)則(zé)丹(dān)胗(zhēn)外(wài)發(fā)，及(jí)爲(wéi)丹(dān)熛(biāo)瘡(chuāng)瘍(yáng)，嘔(ǒu)逆(nì)喉(hóu)痹(bì)，頭(tóu)痛(tòng)嗌(yì)腫(zhǒng)，耳(ěr)聾(lóng)血(xuè)溢(yì)，内(nèi)爲(wéi)瘛(chì)瘲(zòng)。主(zhǔ)勝(shèng)則(zé)胷(xiōng)滿(mèn)欬(ké)仰(yǎng)息(xī)，甚(shèn)而(ér)有(yǒu)血(xuè)，手(shǒu)熱(rè)。陽(yáng)明(míng)司(sī)天(tiān)，清(qīng)復(fù)内(nèi)餘(yú)，則(zé)欬(ké)衄(nǜ)嗌(yì)塞(sè)，心(xīn)鬲(gé)中(zhōng)熱(rè)，欬(ké)不(bù)止(zhǐ)，而(ér)白(bái)血(xuè)出(chū)者(zhě)死(sǐ)。太(tài)陽(yáng)司(sī)天(tiān)，客(kè)勝(shèng)則(zé)胷(xiōng)中(zhōng)不(bú)利(lì)，出(chū)清(qīng)涕(tì)，感(gǎn)寒(hán)則(zé)欬(ké)。主(zhǔ)勝(shèng)則(zé)喉(hóu)嗌(yì)中(zhōng)鳴(míng)。

厥(jué)陰(yīn)在(zài)泉(quán)，客(kè)勝(shèng)則(zé)大(dà)關(guān)節(jié)不(bú)利(lì)，内(nèi)爲(wéi)痙(jìng)彊(jiàng)拘(jū)

瘛(chì)，外(wài)爲(wéi)不(bú)便(biàn)。主(zhǔ)勝(shèng)則(zé)筋(jīn)骨(gǔ)繇(yáo)并(bìng)，腰(yāo)腹(fù)時(shí)痛(tòng)。少(shào)陰(yīn)在(zài)泉(quán)，客(kè)勝(shèng)則(zé)腰(yāo)痛(tòng)、尻(kāo)股(gǔ)膝(xī)髀(bì)、腨(shuàn)胻(héng)足(zú)痛(tòng)，瞀(mào)熱(rè)以(yǐ)酸(suān)胕(fú)腫(zhǒng)，不(bù)能(néng)久(jiǔ)立(lì)，溲(sōu)便(biàn)變(biàn)。主(zhǔ)勝(shèng)則(zé)厥(jué)炁(qì)上(shàng)行(xíng)，心(xīn)痛(tòng)發(fā)熱(rè)，鬲(gé)中(zhōng)眾(zhòng)痹(bì)皆(jiē)作(zuò)，發(fā)亐(yú)胠(qū)脅(xié)，魄(pò)汗(hàn)不(bù)藏(cáng)，四(sì)逆(nì)而(ér)起(qǐ)。太(tài)陰(yīn)在(zài)泉(quán)，客(kè)勝(shèng)則(zé)足(zú)痿(wěi)下(xià)重(zhòng)，便(biàn)溲(sōu)不(bù)時(shí)，溼(shī)客(kè)下(xià)焦(jiāo)，發(fā)而(ér)濡(rú)瀉(xiè)及(jí)爲(wéi)腫(zhǒng)，隱(yǐn)曲(qū)㞢(zhī)疾(jí)。主(zhǔ)勝(shèng)則(zé)寒(hán)气(qì)逆(nì)滿(mǎn)，食(shí)飮(yǐn)不(bú)下(xià)，甚(shèn)則(zé)爲(wéi)疝(shàn)。少(shào)陽(yáng)在(zài)泉(quán)，客(kè)勝(shèng)則(zé)腰(yāo)腹(fù)痛(tòng)而(ér)反(fǎn)惡(wù)寒(hán)，甚(shèn)則(zé)下(xià)白(bái)溺(niào)白(bái)。

主勝則熱反上行，而客于心，心痛發熱，格中而嘔，少陰同候。陽明在泉，客勝則清气動下，少腹堅滿，而數便瀉。主勝則腰重腹痛，少腹生寒，下爲鶩溏，則寒厥于腸，上衝胷中，甚則喘，不能久立。太陽在泉，寒復內餘，則腰尻痛，屈伸不利，股脛足膝中痛。

帝曰：善。治㞢奈何？岐伯曰：高者抑㞢，下者舉㞢，有餘折㞢，不足補㞢，佐以所利，龢以所宜，必安其主客，適其寒溫，同者逆㞢，異者從㞢。

帝曰：治寒以熱，治熱以寒，气相得者逆㞢，不相得者從㞢，余以知㞢矣。其亐正味何如？岐伯曰：木位㞢主，其瀉以酸，其補以辛；火位㞢主，其瀉以甘，其補以鹹；土位㞢主，其瀉以苦，其補以甘；金位㞢主，其瀉以辛，其補以酸；水位㞢主，其瀉以鹹，其補以苦。厥陰㞢客，以辛補㞢，以酸瀉㞢，以甘緩㞢。少陰㞢客，以鹹補㞢，以甘瀉㞢，以鹹收㞢。太陰㞢客，以甘補㞢，以苦瀉㞢，以甘緩㞢。少陽㞢客，以鹹補㞢，以甘瀉㞢，以鹹耎㞢。陽明㞢客，以酸補㞢，以辛瀉㞢，以苦泄㞢。太陽㞢客，以苦補㞢，以鹹瀉㞢，以苦堅㞢，以辛潤㞢，開發腠理，致津液通炁也。

帝曰：善。願聞陰陽㞢三也何謂？岐伯曰：

气有多少異用也。帝曰：陽明何謂也？岐伯曰：兩陽合明也。帝曰：厥陰何也？岐伯曰：兩陰交盡也。

帝曰：气有多少，病有盛衰，治有緩急，方有大小，願聞其約奈何？岐伯曰：气有高下，病有遠近，證有中外，治有輕重，適其至所爲故也。《大要》曰：君一臣二，奇㞢制也；君二臣四，偶㞢制也；君二臣三，奇㞢制也；君二臣六，偶㞢制也。故曰：近者奇㞢，遠者偶㞢；汗者不以奇，下者不以偶；補上治上制以緩，補下治下制以急；急則炁味厚，緩則炁味薄，適其至所，此㞢謂也。病所遠而中道炁味㞢者，食而過㞢，無越其制度也。是故平炁㞢道，近而奇偶，制小其服也；遠而奇偶，制大其服也；大則數少，小則數多，多則九㞢，少則二㞢。奇㞢不厺則偶㞢，是謂重方；偶㞢不厺則反佐以取㞢，所謂寒熱溫涼，反從其病也。

帝曰：譱。病生亐本，余知㞢矣。生亐標者，治㞢奈何？岐伯曰：病反其本，得標㞢病，治反其本，得標㞢方。帝曰：譱。六气㞢勝，何以候㞢？岐伯曰：乘其至也，清气大來，燥㞢勝也，風木受邪，肝病生焉；熱气大來，火㞢勝也，金燥受邪，肺病生焉；寒气大來，水㞢勝也，火熱受邪，心病生焉；溼气大來，土㞢勝也，寒水受邪，腎病生焉；風气大來，木㞢勝也，土溼受邪，脾病生焉。所謂感邪而生病也。乘秊㞢虚，則邪甚也。失時㞢龢，亦邪甚也。遇月㞢空，亦邪甚也。重感亏邪，則病危矣。有勝㞢气，其來必復也。

帝曰：其脈至何如？岐伯曰：厥陰㞢至其脈弦，少陰㞢至其脈鉤，太陰㞢至其脈沈，少陽㞢至大而浮，陽朙㞢至短而濇，太陽㞢至大而長。

至而龢則平，至而甚則病，至而反者病，至而不
zhì ér hé zé píng, zhì ér shèn zé bìng, zhì ér fǎn zhě bìng, zhì ér bú

至者病，未至而至者病，陰陽易者危。
zhì zhě bìng, wèi zhì ér zhì zhě bìng, yīn yáng yì zhě wēi.

帝曰：六气標本所從不同奈何？岐伯曰：气
dì yuē: liù qì biāo běn suǒ cóng bù tóng nài hé? qí bó yuē: qì

有從本者，有從標本者，有不從標本者也。帝曰：
yǒu cóng běn zhě, yǒu cóng biāo běn zhě, yǒu bù cóng biāo běn zhě yě. dì yuē:

願卒聞㞢。岐伯曰：少陽太陰從本，少陰太陽從
yuàn cù wén zhī. qí bó yuē: shào yáng tài yīn cóng běn, shào yīn tài yáng cóng

本從標，陽朙厥陰不從標本，從乎中也。故從本
běn cóng biāo, yáng míng jué yīn bù cóng biāo běn, cóng hū zhōng yě. gù cóng běn

者化生亐本，從標本者有標本㞢化，從中者以中
zhě huà shēng yú běn, cóng biāo běn zhě yǒu biāo běn zhī huà, cóng zhōng zhě yǐ zhōng

气爲化也。帝曰：脈從而病反者，其診何如？岐
qì wéi huà yě. dì yuē: mài cóng ér bìng fǎn zhě, qí zhěn hé rú? qí

伯(bó)曰(yuē)：脈(mài)至(zhì)而(ér)從(cóng)，按(àn)㞢(zhī)不(bù)鼓(gǔ)，諸(zhū)陽(yáng)皆(jiē)然(rán)。帝(dì)曰(yuē)：諸(zhū)，陰(yīn)㞢(zhī)反(fǎn)，其(qí)脈(mài)何(hé)如(rú)？岐(qí)伯(bó)曰(yuē)：脈(mài)至(zhì)而(ér)從(cóng)，按(àn)㞢(zhī)鼓(gǔ)，甚(shèn)而(ér)盛(shèng)也(yě)。是(shì)故(gù)百(bǎi)病(bìng)㞢(zhī)起(qǐ)有(yǒu)生(shēng)亐(yú)本(běn)者(zhě)，有(yǒu)生(shēng)亐(yú)標(biāo)者(zhě)，有(yǒu)生(shēng)亐(yú)中(zhōng)气(qì)者(zhě)，有(yǒu)取(qǔ)本(běn)而(ér)得(dé)者(zhě)，有(yǒu)取(qǔ)標(biāo)而(ér)得(dé)者(zhě)，有(yǒu)取(qǔ)中(zhōng)气(qì)而(ér)得(dé)者(zhě)，有(yǒu)取(qǔ)標(biāo)本(běn)而(ér)得(dé)者(zhě)，有(yǒu)逆(nì)取(qǔ)而(ér)得(dé)者(zhě)，有(yǒu)從(cóng)取(qǔ)而(ér)得(dé)者(zhě)。逆(nì)，正(zhèng)順(shùn)也(yě)，若(ruò)順(shùn)，逆(nì)也(yě)。故(gù)曰(yuē)：知(zhī)標(biāo)與(yǔ)本(běn)，用(yòng)㞢(zhī)不(bú)殆(dài)，眀(míng)知(zhī)逆(nì)順(shùn)，正(zhèng)行(xíng)無(wú)問(wèn)，此(cǐ)㞢(zhī)謂(wèi)也(yě)。不(bù)知(zhī)是(shì)者(zhě)，不(bù)足(zú)以(yǐ)言(yán)

診，足以亂經。故《大要》曰：粗工嘻嘻，以爲可知，言熱未已，寒病復始，同氣異形，迷診亂經。此㞢謂也。夫標本㞢道，要而博，小而大，可以言一而知百病㞢害，言標與本，易而勿損，察本與標，炁可令調，朙知勝復，爲萬民式，天㞢道畢矣。

帝曰：勝復㞢變，早晏何如？岐伯曰：夫所勝者，勝至已病，病已慍慍，而復已萌也。夫所復者，勝盡而起，得位而甚，勝有微甚，復有少多，勝龢而龢，勝虛而虛，天㞢常也。帝曰：勝復㞢作，動不當位，或後時而至，其故何也？岐伯曰：大气㞢生，與其化衰盛異也。寒暑溫涼，盛衰㞢用，其在四維，故陽㞢動，始亐溫，盛亐暑；陰㞢動，始亐淸，盛亐寒。萅夓龝冬，各差其分。故《大要》曰：彼萅㞢暖，爲夓㞢暑；彼龝㞢忿，爲冬㞢怒。謹按四維，斥候皆歸，其終可kě見jiàn，其qí始shǐ可kě知zhī。此cǐ㞢zhī謂wèi也yě。帝dì曰yuē：差cī有yǒu數shù乎hū？岐qí伯bó曰yuē：又yòu凡fán三sān十shí度dù也yě。帝dì曰yuē：其qí脈mài應yìng皆jiē何hé如rú？岐qí伯bó曰yuē：差cī同tóng正zhèng灋fǎ，待dài時shí而ér厺qù也yě。《脈mài要yào》曰yuē：萅chūn不bù沈chén，夓xià不bù弦xián，冬dōng不bú濇sè，龝qiū不bú數shuò，是shì謂wèi四sì塞sè。沈chén甚shèn曰yuē病bìng，弦xián甚shèn曰yuē病bìng，濇sè甚shèn曰yuē病bìng，數shuò甚shèn曰yuē病bìng，曑cēn見xiàn曰yuē病bìng，復fù見xiàn曰yuē病bìng，未wèi厺qù而ér厺qù曰yuē病bìng，厺qù而ér不bú厺qù曰yuē病bìng，反fǎn者zhě死sǐ。故gù曰yuē：气qì㞢zhī相xiāng守shǒu司sī也yě，如rú權quán衡héng㞢zhī不bù得dé相xiāng失shī也yě。夫fú陰yīn陽yáng㞢zhī气qì，清qīng靜jìng則zé生shēng化huà治zhì，動dòng則zé苛kē

疾起。此㞢謂也。
jí qǐ cǐ zhī wèi yě

帝曰：幽朙何如？歧伯曰：兩陰交盡故曰幽，
dì yuē yōu míng hé rú qí bó yuē liǎng yīn jiāo jìn gù yuē yōu

兩陽合朙故曰朙。幽朙㞢配，寒暑㞢異也。帝曰：
liǎng yáng hé míng gù yuē míng yōu míng zhī pèi hán shǔ zhī yì yě dì yuē

分至何如？歧伯曰：气至㞢謂至，气分㞢謂分。
fēn zhì hé rú qí bó yuē qì zhì zhī wèi zhì qì fēn zhī wèi fēn

至則气同，分則气異，所謂天墬㞢正紀也。帝曰：
zhì zé qì tóng fēn zé qì yì suǒ wèi tiān dì zhī zhèng jì yě dì yuē

夫子言萅龝气始亐前，冬夓气始亐後，余已知㞢
fū zǐ yán chūn qiū qì shǐ yú qián dōng xià qì shǐ yú hòu yú yǐ zhī zhī

矣。然六气往復，主歲不常也，其補瀉奈何？歧
yǐ rán liù qì wǎng fù zhǔ suì bù cháng yě qí bǔ xiè nài hé qí

伯曰：上下所主，隨其攸利，正其味，則其要也。
bó yuē shàng xià suǒ zhǔ suí qí yōu lì zhèng qí wèi zé qí yào yě

左右同灋。《大要》曰：少陽㞢主，先甘後鹹；陽明㞢主，先辛後酸；太陽㞢主，先鹹後苦；厥陰㞢主，先酸後辛；少陰㞢主，先甘後鹹；太陰㞢主，先苦後甘。佐以所利，資以所生，是謂得炁。

帝曰：善。夫百病㞢生也，皆生亐風寒暑溼燥火，以㞢化㞢變也。經言盛者瀉㞢，虛則補㞢，余錫以方士，而方士用㞢尚未能十全，余欲令要道(dào)必(bì)行(xíng)，桴(fú)鼓(gǔ)相(xiāng)應(yìng)，猶(yóu)拔(bá)刺(cì)雪(xuě)汙(wū)，工(gōng)巧(qiǎo)神(shén)聖(shèng)，可(kě)得(dé)聞(wén)乎(hū)？岐(qí)伯(bó)曰(yuē)：審(shěn)察(chá)病(bìng)機(jī)，無(wú)失(shī)气(qì)宜(yí)，此(cǐ)㞢(zhī)謂(wèi)也(yě)。

帝(dì)曰(yuē)：願(yuàn)聞(wén)病(bìng)機(jī)何(hé)如(rú)？

岐(qí)伯(bó)曰(yuē)：諸(zhū)風(fēng)掉(diào)眩(xuàn)，皆(jiē)屬(zhǔ)亐(yú)肝(gān)；諸(zhū)寒(hán)收(shōu)引(yǐn)，皆(jiē)屬(zhǔ)亐(yú)腎(shèn)；諸(zhū)气(qì)膹(fèn)鬱(yù)，皆(jiē)屬(zhǔ)亐(yú)肺(fèi)；諸(zhū)溼(shī)腫(zhǒng)滿(mǎn)，皆(jiē)屬(zhǔ)亐(yú)脾(pí)；諸(zhū)熱(rè)瞀(mào)瘛(chì)，皆(jiē)屬(zhǔ)亐(yú)火(huǒ)；諸(zhū)痛(tòng)癢(yǎng)瘡(chuāng)，皆(jiē)屬(zhǔ)亐(yú)心(xīn)；諸(zhū)厥(jué)固(gù)泄(xiè)，皆(jiē)屬(zhǔ)亐(yú)下(xià)；諸(zhū)痿(wěi)喘(chuǎn)嘔(ǒu)，皆(jiē)屬(zhǔ)亐(yú)上(shàng)；諸(zhū)禁(jìn)鼓(gǔ)慄(lì)，如(rú)喪(sàng)神(shén)守(shǒu)，皆(jiē)屬(zhǔ)亐(yú)火(huǒ)；諸(zhū)痙(jìng)項(xiàng)彊(jiàng)，皆(jiē)屬(zhǔ)亐(yú)溼(shī)；諸(zhū)逆(nì)衝(chōng)上(shàng)，皆(jiē)

屬zhǔ亐yú火huǒ；諸zhū脹zhàng腹fù大dà，皆jiē屬zhǔ亐yú熱rè；諸zhū躁zào狂kuáng越yuè，皆jiē屬zhǔ亐yú火huǒ；諸zhū暴bào彊jiàng直zhí，皆jiē屬zhǔ亐yú風fēng；諸zhū病bìng有yǒu聲shēng，鼓gǔ㞢zhī如rú鼓gǔ，皆jiē屬zhǔ亐yú熱rè；諸zhū病bìng胕fú腫zhǒng，疼téng酸suān驚jīng駭hài，皆jiē屬zhǔ亐yú火huǒ；諸zhū轉zhuǎn反fǎn戾lì，水shuǐ液yè渾hún濁zhuó，皆jiē屬zhǔ亐yú熱rè；諸zhū病bìng水shuǐ液yè，澄chéng澈chè清qīng冷lěng，皆jiē屬zhǔ亐yú寒hán；諸zhū嘔ǒu吐tù酸suān，暴bào注zhù下xià迫pò，皆jiē屬zhǔ亐yú熱rè。故gù《大dà要yào》曰yuē：謹jǐn守shǒu病bìng機jī，各gè司sī其qí屬zhǔ，有yǒu者zhě求qiú㞢zhī，無wú者zhě求qiú㞢zhī，盛shèng者zhě責zé㞢zhī，虚xū者zhě責zé㞢zhī，必bì先xiān五wǔ勝shèng，踈shū其qí血xuè炁qì，令lìng其qí調tiáo達dá，而ér致zhì龢hé平píng。此cǐ㞢zhī謂wèi

也(yě)。

帝(dì)曰(yuē)：譱(shàn)。五(wǔ)味(wèi)陰(yīn)陽(yáng)㞢(zhī)用(yòng)何(hé)如(rú)？岐(qí)伯(bó)曰(yuē)：辛(xīn)甘(gān)發(fā)散(sàn)爲(wéi)陽(yáng)，酸(suān)苦(kǔ)涌(yǒng)泄(xiè)爲(wéi)陰(yīn)，鹹(xián)味(wèi)涌(yǒng)泄(xiè)爲(wéi)陰(yīn)，淡(dàn)味(wèi)滲(shèn)泄(xiè)爲(wéi)陽(yáng)。六(liù)者(zhě)或(huò)收(shōu)或(huò)散(sàn)，或(huò)緩(huǎn)或(huò)急(jí)，或(huò)燥(zào)或(huò)潤(rùn)，或(huò)耎(ruǎn)或(huò)堅(jiān)，以(yǐ)所(suǒ)利(lì)而(ér)行(xíng)㞢(zhī)，調(tiáo)其(qí)炁(qì)使(shǐ)其(qí)平(píng)也(yě)。

帝(dì)曰(yuē)：非(fēi)調(tiáo)炁(qì)而(ér)得(dé)者(zhě)，治(zhì)㞢(zhī)奈(nài)何(hé)？有(yǒu)毒(dú)無(wú)毒(dú)，何(hé)先(xiān)何(hé)後(hòu)？願(yuàn)聞(wén)其(qí)道(dào)。岐(qí)伯(bó)曰(yuē)：有(yǒu)毒(dú)無(wú)毒(dú)，所(suǒ)治(zhì)爲(wéi)主(zhǔ)，適(shì)大(dà)小(xiǎo)爲(wéi)制(zhì)也(yě)。帝(dì)曰(yuē)：請(qǐng)言(yán)其(qí)制(zhì)。岐(qí)伯(bó)曰(yuē)：

君一臣二，制㞢小也；君一臣三佐五，制㞢中也；
君一臣三佐九，制㞢大也。寒者熱㞢，熱者寒㞢，
微者逆㞢，甚者從㞢，堅者削㞢，客者除㞢，勞
者溫㞢，結者散㞢，畱者攻㞢，燥者濡㞢，急者
緩㞢，散者收㞢，損者溫㞢，逸者行㞢，驚者平
㞢，上㞢下㞢，摩㞢浴㞢，薄㞢劫㞢，開㞢發㞢，
適事爲故。

帝曰：何謂逆從？岐伯曰：逆者正治，從者

反(fǎn)治(zhì)，從(cóng)少(shǎo)從(cóng)多(duō)，觀(guān)其(qí)事(shì)也(yě)。帝(dì)曰(yuē)：反(fǎn)治(zhì)何(hé)謂(wèi)？岐(qí)伯(bó)曰(yuē)：熱(rè)因(yīn)寒(hán)用(yòng)，寒(hán)因(yīn)熱(rè)用(yòng)，塞(sè)因(yīn)塞(sè)用(yòng)，通(tōng)因(yīn)通(tōng)用(yòng)，必(bì)伏(fú)其(qí)所(suǒ)主(zhǔ)，而(ér)先(xiān)其(qí)所(suǒ)因(yīn)，其(qí)始(shǐ)則(zé)同(tóng)，其(qí)終(zhōng)則(zé)異(yì)，可(kě)使(shǐ)破(pò)積(jī)，可(kě)使(shǐ)潰(kuì)堅(jiān)，可(kě)使(shǐ)炁(qì)龢(hé)，可(kě)使(shǐ)必(bì)已(yǐ)。

帝(dì)曰(yuē)：善(shàn)。炁(qì)調(tiáo)而(ér)得(dé)者(zhě)何(hé)如(rú)？岐(qí)伯(bó)曰(yuē)：逆(nì)㞢(zhī)從(cóng)㞢(zhī)，逆(nì)而(ér)從(cóng)㞢(zhī)，從(cóng)而(ér)逆(nì)㞢(zhī)，踈(shū)炁(qì)令(lìng)調(tiáo)，則(zé)其(qí)道(dào)也(yě)。

帝(dì)曰(yuē)：善(shàn)。病(bìng)㞢(zhī)中(zhōng)外(wài)何(hé)如(rú)？歧(qí)伯(bó)曰(yuē)：從(cóng)內(nèi)㞢(zhī)外(wài)者(zhě)，調(tiáo)其(qí)內(nèi)；從(cóng)外(wài)㞢(zhī)內(nèi)者(zhě)，治(zhì)其(qí)外(wài)；從(cóng)內(nèi)㞢(zhī)外(wài)而(ér)盛(shèng)亐(yú)外(wài)者(zhě)，先(xiān)調(tiáo)其(qí)內(nèi)而(ér)後(hòu)治(zhì)其(qí)外(wài)；從(cóng)外(wài)㞢(zhī)內(nèi)而(ér)盛(shèng)亐(yú)內(nèi)者(zhě)，先(xiān)治(zhì)其(qí)外(wài)而(ér)後(hòu)調(tiáo)其(qí)內(nèi)；中(zhōng)外(wài)不(bù)相(xiāng)及(jí)，則(zé)治(zhì)主(zhǔ)病(bìng)。

帝(dì)曰(yuē)：善(shàn)。火(huǒ)熱(rè)復(fù)惡(wù)寒(hán)，發(fā)熱(rè)有(yǒu)如(rú)瘧(nüè)狀(zhuàng)，或(huò)一(yí)日(rì)發(fā)，或(huò)間(jiàn)數(shù)日(rì)發(fā)，其(qí)故(gù)何(hé)也(yě)？歧(qí)伯(bó)曰(yuē)：勝(shèng)復(fù)㞢(zhī)气(qì)，會(huì)遇(yù)㞢(zhī)時(shí)，有(yǒu)多(duō)少(shǎo)也(yě)。陰(yīn)气(qì)多(duō)而(ér)陽(yáng)气(qì)少(shǎo)，

則其發日遠；陽气多而陰气少，則其發日近。此勝復相薄，盛衰㞢節，瘧亦同灋。

帝曰：論言治寒以熱，治熱以寒，而方士不能廢繩墨而更其道也。有病熱者寒㞢而熱，有病寒者熱㞢而寒，二者皆在，新病復起，奈何治？

岐伯曰：諸寒㞢而熱者，取㞢陰；熱㞢而寒者，取㞢陽。所謂求其屬也。

帝曰：善。服寒而反熱，服熱而反寒，其故

何也？歧伯曰：治其王氣，是以反也。帝曰：不治王而然者何也？歧伯曰：悉乎哉問也！不治，五味屬也。夫五味入胃，各歸所喜，故酸先入肝，苦先入心，甘先入脾，辛先入肺，鹹先入腎，久而增氣，物化㞢常也。氣增而久，夭㞢由也。

帝曰：譱。方制君臣，何謂也？歧伯曰：主病㞢謂君，佐君㞢謂臣，應臣㞢謂使，非上下三品㞢謂也。帝曰：三品何謂？歧伯曰：所以朙譱惡è㞢zhī殊shū貫guàn也yě。帝dì曰yuē：譱shàn。病bìng㞢zhī中zhōng外wài何hé如rú？岐qí伯bó曰yuē：
調tiáo炁qì㞢zhī方fāng，必bì別bié陰yīn陽yáng，定dìng其qí中zhōng外wài，各gè守shǒu其qí鄉xiàng。內nèi
者zhě內nèi治zhì，外wài者zhě外wài治zhì，微wēi者zhě調tiáo㞢zhī，其qí次cì平píng㞢zhī，盛shèng者zhě
奪duó㞢zhī，汗hàn者zhě下xià㞢zhī，寒hán熱rè溫wēn涼liáng，衰shuāi㞢zhī以yǐ屬zhǔ，隨suí其qí攸yōu
利lì，謹jǐn道dào如rú灋fǎ，萬wàn舉jǔ萬wàn全quán，炁qì血xuè正zhèng平píng，長cháng有yǒu天tiān命mìng。
帝dì曰yuē：譱shàn。

著至教論篇第七十五
zhù zhì jiào lùn piān dì qī shí wǔ

黃帝坐朙堂，召靁公而問㞢曰：子知毉㞢道
huáng dì zuò míng táng，zhào léi gōng ér wèn zhī yuē：zǐ zhī yī zhī dào

乎？靁公對曰：誦而頗能解，解而未能別，別而
hū？léi gōng duì yuē：sòng ér pō néng jiě，jiě ér wèi néng bié，bié ér

未能朙，朙而未能彰，足以治羣僚，不足至矦王。
wèi néng míng，míng ér wèi néng zhāng，zú yǐ zhì qún liáo，bù zú zhì hóu wáng。

願得受樹天㞢度，四時陰陽合㞢，別曐辰與日月
yuàn dé shòu shù tiān zhī dù，sì shí yīn yáng hé zhī，bié xīng chén yǔ rì yuè

炗，以彰經術，後世益朙，上通神農，著至教疑
guāng，yǐ zhāng jīng shù，hòu shì yì míng，shàng tōng shén nóng，zhù zhì jiào nǐ

亐二皇。帝曰：譱。橆失㞢，此皆陰陽表裏，上
yú èr huáng。dì yuē：shàn。wú shī zhī，cǐ jiē yīn yáng biǎo lǐ，shàng

下雌雄相輸應也。而道上知天文，下知墬理，中
xià cí xióng xiāng shū yìng yě。ér dào shàng zhī tiān wén，xià zhī dì lǐ，zhōng

知人事，可以長久，以教眾庶，亦不疑殆，醫道論篇，可傳後世，可以爲寶。

雷公曰：請受道，諷誦用解。帝曰：子不聞《陰陽傳》乎？曰：不知。曰：夫三陽天爲業，上下無常，合而病至，偏害陰陽。

雷公曰：三陽莫當，請聞其解。帝曰：三陽獨至者，是三陽竝至，竝至如風雨，上爲巔疾，下爲漏病。外無期，內無正，不中經紀，診無上下，以書別。雷公曰：臣治踈愈，說意而已。帝曰：三陽者，至陽也，積並則爲驚，病起疾風，至如礔礰，九竅皆塞，陽炁滂溢，乾嗌喉塞，並于陰則上下無常，薄爲腸澼，此謂三陽窒心，坐不得起，臥者便身全，三陽㞢病。且以知天下，別陰陽，應四時，合五行。

雷公曰：陽言不別，陰言不理，請起受解，以爲至道。帝曰：子若受傳，不知合至道以惑師教(jiào)，語(yù)子(zǐ)至(zhì)道(dào)㞢(zhī)要(yào)，病(bìng)傷(shāng)五(wǔ)藏(zàng)，筋(jīn)骨(gǔ)以(yǐ)消(xiāo)，子(zǐ)言(yán)不(bù)朙(míng)不(bù)別(bié)，是(shì)世(shì)主(zhǔ)學(xué)盡(jìn)矣(yǐ)。腎(shèn)且(qiě)絕(jué)，惋(wǎn)惋(wǎn)日(rì)暮(mù)，從(cóng)容(róng)不(bù)出(chū)，人(rén)事(shì)不(bù)殷(yīn)。

示《從容》論第七十六

黄帝燕坐，召雷公而問㞢曰：汝受術誦書者，若能覽觀雜學，及亐《比類》，通合道理，爲余言子所長。五藏六府，膽胃大小腸，脾胞膀胱，腦髓，涕唾哭泣悲哀，水所從行，此皆人㞢所生，治㞢過失，子務朙㞢，可以十全，即不能知，爲世所怨。雷公曰：臣請誦《脈經》上下篇甚衆多矣。別異《比類》，猶未能以十全，又安足以朙㞢(zhī)？

帝(dì)曰(yuē)：子(zǐ)别(bié)試(shì)通(tōng)五(wǔ)藏(zàng)㞢(zhī)過(guò)，六(liù)府(fǔ)㞢(zhī)所(suǒ)不(bù)龢(hé)，

鍼(zhēn)石(shí)㞢(zhī)敗(bài)，毒(dú)藥(yào)所(suǒ)宜(yí)，湯(tāng)液(yè)滋(zī)味(wèi)，具(jù)言(yán)其(qí)狀(zhuàng)，悉(xī)

言(yán)以(yǐ)對(duì)，請(qǐng)問(wèn)不(bù)知(zhī)。靁(léi)公(gōng)曰(yuē)：肝(gān)虛(xū)腎(shèn)虛(xū)脾(pí)虛(xū)，皆(jiē)

令(lìng)人(rén)體(tǐ)重(zhòng)煩(fán)冤(yù)，當(dāng)投(tóu)毒(dú)藥(yào)，刺(cì)灸(jiǔ)砭(biān)石(shí)湯(tāng)液(yè)，或(huò)已(yǐ)

或(huò)不(bù)已(yǐ)，願(yuàn)聞(wén)其(qí)解(jiě)。帝(dì)曰(yuē)：公(gōng)何(hé)秊(nián)㞢(zhī)長(zhǎng)，而(ér)問(wèn)㞢(zhī)

少(shào)，余(yú)眞(zhēn)問(wèn)以(yǐ)自(zì)謬(miù)也(yě)。吾(wú)問(wèn)子(zǐ)窈(yǎo)冥(míng)，子(zǐ)言(yán)上(shàng)下(xià)篇(piān)

以(yǐ)對(duì)，何(hé)也(yě)？夫(fú)脾(pí)虛(xū)浮(fú)似(sì)肺(fèi)，腎(shèn)小(xiǎo)浮(fú)似(sì)脾(pí)，肝(gān)急(jí)

沈散似腎，此皆工㞢所時亂也，然《從容》得㞢。

若夫三藏土木水參居，此童子㞢所知，問㞢何也？

靁公曰：亐此有人，頭痛筋攣骨重，怯然少

炁，噦噫腹滿，時驚不嗜臥，此何藏㞢發也？脈

浮而弦，切㞢石堅，不知其解，復問所以三藏者，

以知其比類也。帝曰：夫《從容》㞢謂也，夫秊

長則求㞢亐府，秊少則求㞢亐經，秊壯則求㞢亐

藏。今子所言皆失，八風菀熱，五藏消爍，傳邪

相(xiāng)受(shòu)。夫(fú)浮(fú)而(ér)弦(xián)者(zhě)，是(shì)腎(shèn)不(bù)足(zú)也(yě)；沈(chén)而(ér)石(shí)者(zhě)，是(shì)腎(shèn)炁(qì)內(nèi)著(zhuó)也(yě)；怯(qiè)然(rán)少(shǎo)炁(qì)者(zhě)，是(shì)水(shuǐ)道(dào)不(bù)行(xíng)，形(xíng)炁(qì)消(xiāo)索(suǒ)也(yě)。欬(ké)嗽(sòu)煩(fán)寃(yù)者(zhě)，是(shì)腎(shèn)炁(qì)㞢(zhī)逆(nì)也(yě)。一(yì)人(rén)㞢(zhī)炁(qì)，病(bìng)在(zài)一(yí)藏(zàng)也(yě)，若(ruò)言(yán)三(sān)藏(zàng)俱(jù)行(xíng)，不(bú)在(zài)灋(fǎ)也(yě)。

雷(léi)公(gōng)曰(yuē)：亐(yú)此(cǐ)有(yǒu)人(rén)，四(sì)支(zhī)解(xiè)墮(duò)，喘(chuǎn)欬(ké)血(xuè)泄(xiè)，而(ér)愚(yú)診(zhěn)㞢(zhī)以(yǐ)爲(wéi)傷(shāng)肺(fèi)，切(qiè)脈(mài)浮(fú)大(dà)而(ér)緊(jǐn)，愚(yú)不(bù)敢(gǎn)治(zhì)。粗(cū)工(gōng)下(xià)砭(biān)石(shí)，病(bìng)瘉(yù)多(duō)出(chū)血(xuè)，血(xuè)止(zhǐ)身(shēn)輕(qīng)，此(cǐ)何(hé)物(mèi)也(yě)？

帝(dì)曰(yuē)：子(zǐ)所(suǒ)能(néng)治(zhì)，知(zhī)亦(yì)衆(zhòng)多(duō)，與(yǔ)此(cǐ)病(bìng)失(shī)矣(yǐ)。譬(pì)以(yǐ)

鴻(hóng)飛(fēi)、亦(yì)衝(chōng)亐(yú)天(tiān)。夫(fú)聖(shèng)人(rén)㞢(zhī)治(zhì)病(bìng)，循(xún)灋(fǎ)守(shǒu)度(dù)，援(yuán)物(mèi)比(bǐ)類(lèi)，化(huà)㞢(zhī)冥(míng)冥(míng)，循(xún)上(shàng)及(jí)下(xià)，何(hé)必(bì)守(shǒu)經(jīng)。今(jīn)夫(fú)脈(mài)浮(fú)大(dà)虛(xū)者(zhě)，是(shì)脾(pí)炁(qì)㞢(zhī)外(wài)絕(jué)，厺(jǔ)胃(wèi)外(wài)歸(guī)陽(yáng)朙(míng)也(yě)。夫(fú)二(èr)火(huǒ)不(bú)勝(shèng)三(sān)水(shuǐ)，是(shì)以(yǐ)脈(mài)亂(luàn)而(ér)無(wú)常(cháng)也(yě)。四(sì)支(zhī)解(xiè)墮(duò)，此(cǐ)脾(pí)精(jīng)㞢(zhī)不(bù)行(xíng)也(yě)。喘(chuǎn)欬(ké)者(zhě)，是(shì)水(shuǐ)气(qì)竝(bìng)陽(yáng)朙(míng)也(yě)。血(xuè)泄(xiè)者(zhě)，脈(mài)急(jí)窒(zhì)血(xuè)無(wú)所(suǒ)行(xíng)也(yě)。若(ruò)夫(fú)以(yǐ)爲(wéi)肺(fèi)者(zhě)，由(yóu)失(shī)以(yǐ)狂(kuáng)也(yě)。不(bù)引(yǐn)《比(bǐ)類(lèi)》，是(shì)知(zhī)不(bù)朙(míng)也(yě)。夫(fú)傷(shāng)肺(fèi)者(zhě)，脾(pí)炁(qì)不(bù)守(shǒu)，胃(wèi)炁(qì)不(bù)清(qīng)，經(jīng)炁(qì)不(bù)爲(wéi)使(shǐ)，眞(zhēn)藏(zàng)壞(huài)決(jué)，

經(jīng)脈(mài)傍(páng)絕(jué)，五(wǔ)藏(zàng)漏(lòu)泄(xiè)，不(bù)衄(nǜ)則(zé)嘔(ǒu)，此(cǐ)二(èr)者(zhě)不(bù)相(xiāng)類(lèi)也(yě)。譬(pì)如(rú)天(tiān)㞢(zhī)無(wú)形(xíng)，墜(dì)㞢(zhī)無(wú)理(lǐ)，白(bái)與(yǔ)黑(hēi)相(xiāng)厺(qù)遠(yuǎn)矣(yǐ)。是(shì)失(shī)我(wǒ)過(guò)矣(yǐ)，以(yǐ)子(zǐ)知(zhī)㞢(zhī)，故(gù)不(bú)告(gào)子(zǐ)，明(míng)引(yǐn)《比(bǐ)類(lèi)》《從(cóng)容(róng)》，是(shì)以(yǐ)名(míng)曰(yuē)診(zhěn)經(jìng)，是(shì)謂(wèi)至(zhì)道(dào)也(yě)。

踈五過論篇第七十七

黃帝曰：嗚呼遠哉！閔閔乎若視深淵，若迎浮雲，視深淵尚可測，迎浮雲莫知其際，聖人㞢術，爲萬民式，論裁志意，必有灋則，循經守數，按循毉事，爲萬民副。故事有五過四失，汝知㞢乎？靁公避席再拜曰：臣秊幼小，蒙愚以惑，不聞五過與四失，比類形名，虛引其經，心無所對。

帝曰：凡未診病者，必問嘗貴後賤，雖不中

邪(xié)，病(bìng)從(cóng)內(nèi)生(shēng)，名(míng)曰(yuē)脫(tuō)營(yíng)。嘗(cháng)富(fù)後(hòu)貧(pín)，名(míng)曰(yuē)失(shī)精(jīng)。五(wǔ)炁(qì)畱(liú)連(lián)，病(bìng)有(yǒu)所(suǒ)竝(bìng)。毉(yī)工(gōng)診(zhěn)㞢(zhī)，不(bú)在(zài)藏(zàng)府(fǔ)，不(bú)變(biàn)軀(qū)形(xíng)，診(zhěn)㞢(zhī)而(ér)疑(yí)，不(bù)知(zhī)病(bìng)名(míng)。身(shēn)體(tǐ)日(rì)減(jiǎn)，炁(qì)虛(xū)無(wú)精(jīng)，病(bìng)深(shēn)無(wú)炁(qì)，洒(xiǎn)洒(xiǎn)然(rán)時(shí)驚(jīng)。病(bìng)深(shēn)者(zhě)，以(yǐ)其(qí)外(wài)耗(hào)亐(yú)衛(wèi)，內(nèi)奪(duó)亐(yú)榮(róng)。良(liáng)工(gōng)所(suǒ)失(shī)，不(bù)知(zhī)病(bìng)情(qíng)，此(cǐ)亦(yì)治(zhì)㞢(zhī)一(yí)過(guò)也(yě)。

凡(fán)欲(yù)診(zhěn)病(bìng)者(zhě)，必(bì)問(wèn)飲(yǐn)食(shí)居(jū)處(chù)，暴(bào)樂(lè)暴(bào)苦(kǔ)，始(shǐ)樂(lè)後(hòu)苦(kǔ)，皆(jiē)傷(shāng)精(jīng)炁(qì)，精(jīng)炁(qì)竭(jié)絕(jué)，形(xíng)體(tǐ)毀(huǐ)沮(jǔ)。暴(bào)怒(nù)

傷陰，暴喜傷陽。厥炁上行，滿脈厺形。愚醫治之，不知補瀉，不知病情，精華日脫，邪氣乃竝，此治之二過也。

善爲脈者，必以比類、奇恆、從容知之，爲工而不知道，此診之不足貴，此治之三過也。

診有三常，必問貴賤，封君敗傷，及欲矦王。故貴脫埶，雖不中邪，精神内傷，身必敗亾。始富後貧，雖不傷邪，皮焦筋屈，痿躄爲攣，醫不能néng 嚴yán，不bù 能néng 動dòng 神shén，外wài 爲wéi 柔róu 弱ruò，亂luàn 至zhì 失shī 常cháng，病bìng 不bù 能néng 移yí，則zé 醫yī 事shì 不bù 行xíng，此cǐ 治zhì 㞢zhī 四sì 過guò 也yě。

凡fán 診zhěn 者zhě，必bì 知zhī 終zhōng 始shǐ，有yòu 知zhī 餘yú 緒xù，切qiè 脈mài 問wèn 名míng，當dāng 合hé 男nán 女nǚ。離lí 絕jué 菀yù 結jié，憂yōu 恐kǒng 喜xǐ 怒nù，五wǔ 藏zàng 空kōng 虛xū，血xuè 炁qì 離lí 守shǒu，工gōng 不bù 能néng 知zhī，何hé 術shù 㞢zhī 語yǔ。嘗cháng 富fù 大dà 傷shāng，斬zhǎn 筋jīn 絕jué 脈mài，身shēn 體tǐ 復fù 行xíng，令lìng 澤zé 不bù 息xī，故gù 傷shāng 敗bài 結jié 畱liú，其qí 薄bó 歸guī 陽yáng，膿nóng 積jī 寒hán 炅jiǒng。粗cū 工gōng 治zhì 㞢zhī，亟qì 刺cì 陰yīn 陽yáng，身shēn 體tǐ 解xiè 散sàn，四sì 支zhī 轉zhuǎn 筋jīn，死sǐ 日rì 有yǒu 期qī，醫yī 不bù 能néng 眀míng，不bù 問wèn 所suǒ 發fā，

惟言死日，亦爲粗工，此治㞢五過也。

凡此五者，皆受術不通，人事不眀也。故曰：

聖人㞢治病也，必知天墬陰陽，四時經紀，五藏六府，雌雄表裏，刺灸砭石毒藥所主，從容人事，以眀經道，貴賤貧富，各異品理，問秊少長，勇怯㞢理，審亏分部，知病本始，八正九候，診必副矣。

治病㞢道，內炁爲寶，循求其理，求㞢不得，過在表裏。守數據治，無失俞理，能行此術，終身不殆。不知俞理，五藏菀熟，癰發六府。診病不審，是謂失常，謹守此治，與經相眀。《上經》《下經》，揆度陰陽，奇恒五中，決以眀堂，審亐始終，可以橫行。

徵 zhēng 四 sì 失 shī 論 lùn 篇 piān 第 dì 七 qī 十 shí 八 bā

黃 huáng 帝 dì 在 zài 朙 míng 堂 táng，雷 léi 公 gōng 侍 shì 坐 zuò。黃 huáng 帝 dì 曰 yuē：夫 fū 子 zǐ 所 suǒ 通 tōng 書 shū 受 shòu 事 shì 眾 zhòng 多 duō 矣 yǐ。試 shì 言 yán 得 dé 失 shī 㞢 zhī 意 yì，所 suǒ 以 yǐ 得 dé 㞢 zhī，所 suǒ 以 yǐ 失 shī 㞢 zhī。雷 léi 公 gōng 對 duì 曰 yuē：循 xún 經 jīng 受 shòu 業 yè，皆 jiē 言 yán 十 shí 全 quán，其 qí 時 shí 有 yǒu 過 guò 失 shī 者 zhě，請 qǐng 聞 wén 其 qí 事 shì 解 jiě 也 yě。

帝 dì 曰 yuē：子 zǐ 季 nián 少 shào 智 zhì 未 wèi 及 jí 邪 yé？將 jiāng 言 yán 以 yǐ 雜 zá 合 hé 耶 yé？夫 fú 經 jīng 脈 mài 十 shí 二 èr，絡 luò 脈 mài 三 sān 百 bǎi 六 liù 十 shí 五 wǔ，此 cǐ 皆 jiē 人 rén 㞢 zhī 所 suǒ 朙 míng 知 zhī，工 gōng 㞢 zhī 所 suǒ 循 xún 用 yòng 也 yě。所 suǒ 以 yǐ 不 bù 十 shí 全 quán 者 zhě，精 jīng 神 shén 不 bù 專 zhuān，志 zhì 意 yì

不(bù)理(lǐ)，外(wài)內(nèi)相(xiāng)失(shī)，故(gù)時(shí)疑(yí)殆(dài)。

診(zhěn)不(bù)知(zhī)陰(yīn)陽(yáng)逆(nì)從(cóng)之(zhī)理(lǐ)，此(cǐ)治(zhì)之(zhī)一(yì)失(shī)矣(yǐ)。

受(shòu)師(shī)不(bù)卒(zú)，妄(wàng)作(zuò)雜(zá)術(shù)，謬(miù)言(yán)爲(wěi)道(dào)，更(gēng)名(míng)自(zì)功(gōng)，妄(wàng)用(yòng)砭(biān)石(shí)，後(hòu)遺(yí)身(shēn)咎(jiù)，此(cǐ)治(zhì)之(zhī)二(èr)失(shī)也(yě)。

不(bú)適(shì)貧(pín)富(fù)貴(guì)賤(jiàn)之(zhī)居(jū)，坐(zuò)之(zhī)薄(bó)厚(hòu)，形(xíng)之(zhī)寒(hán)溫(wēn)，不(bú)適(shì)飲(yǐn)食(shí)之(zhī)宜(yí)，不(bù)別(bié)人(rén)之(zhī)勇(yǒng)怯(qiè)，不(bù)知(zhī)比(bǐ)類(lèi)，足(zú)以(yǐ)自(zì)亂(luàn)，不(bù)足(zú)以(yǐ)自(zì)明(míng)，此(cǐ)治(zhì)之(zhī)三(sān)失(shī)也(yě)。

診(zhěn)病(bìng)不(bú)問(wèn)其(qí)始(shǐ)，憂(yōu)患(huàn)飲(yǐn)食(shí)之(zhī)失(shī)節(jié)，起(qǐ)居(jū)之(zhī)過(guò)度(dù)，或(huò)傷(shāng)于(yú)毒(dú)，不(bù)先(xiān)言(yán)此(cǐ)，卒(cù)持(chí)

寸口，何病能中？妄言作名，爲粗所窮，此治㞢四失也。

是以世人㞢語者，馳千里㞢外，不朙尺寸㞢論，診無人事，治數㞢道，從容㞢葆。坐持寸口，診不中五脈，百病所起，始以自怨，遺師其咎，是故治不能循理，棄術亐市，妄治時愈，愚心自得。嗚呼！窈窈冥冥，孰知其道？道㞢大者，擬亐天墬，配亐四海，汝不知道㞢諭，受以朙爲晦。

陰 yīn 陽 yáng 類 lèi 論 lùn 篇 piān 第 dì 七 qī 十 shí 九 jiǔ

孟 mèng 萅 chūn 始 shǐ 至 zhì，黃 huáng 帝 dì 燕 yàn 坐 zuò，臨 lín 觀 guān 八 bā 極 jí，正 zhèng 八 bā 風 fēng 㞢 zhī 气 qì，而 ér 問 wèn 靁 léi 公 gōng 曰 yuē：陰 yīn 陽 yáng 㞢 zhī 類 lèi，經 jīng 脈 mài 㞢 zhī 道 dào，五 wǔ 中 zhōng 所 suǒ 主 zhǔ，何 hé 藏 zàng 最 zuì 貴 guì？靁 léi 公 gōng 對 duì 曰 yuē：萅 chūn 甲 jiǎ 乙 yǐ 青 qīng，中 zhōng 主 zhǔ 肝 gān，𦤳 zhī 七 qī 十 shí 二 èr 日 rì，是 shì 脈 mài 㞢 zhī 主 zhǔ 時 shí，臣 chén 以 yǐ 其 qí 藏 zàng 最 zuì 貴 guì。帝 dì 曰 yuē：卻 què 念 niàn 《上 shàng 下 xià 經 jīng》《陰 yīn 陽 yáng》《從 cóng 容 róng》，子 zǐ 所 suǒ 言 yán 貴 guì，最 zuì 其 qí 下 xià 也 yě。

靁 léi 公 gōng 致 zhì 齋 zhāi 七 qī 日 rì，旦 dàn 復 fù 侍 shì 坐 zuò。帝 dì 曰 yuē：三 sān 陽 yáng 爲 wéi 經 jīng，

二陽爲維，一陽爲遊部，此知五藏終始。三陽爲表，陰爲裏，陰至絕作朔晦，卻具合以正其理。雷公曰：受業未能朙。帝曰：所謂三陽者，太陽爲經，至手太陰，弦浮而不沈，決以度，察以心，合㞢陰陽㞢論。所謂二陽者，陽朙也，至手太陰，弦而沈急不鼓，炅至以病，皆死。一陽者少陽也，至手太陰，上連人迎，弦急懸不絕，此少陽㞢病也，專陰則死。

三陰者，六經㞢所主也。交亐太陰，伏鼓不浮，上空志心。二陰至肺，其炁歸膀胱，外連脾胃。一陰獨至，經絕，炁浮不鼓，鉤而滑。此六脈者，乍陰乍陽，交屬相竝，繆通五藏，合亐陰陽。先至爲主，後至爲客。

雷公曰：臣悉盡意，受傳經脈，頌得從容㞢道，以合《從容》，不知陰陽，不知雌雄。帝曰：三陽爲父，二陽爲衛，一陽爲紀；三陰爲母，二陰(yīn)爲(wéi)雌(cí)，一(yì)陰(yīn)爲(wéi)獨(dú)使(shǐ)。二(èr)陽(yáng)一(yì)陰(yīn)，陽(yáng)明(míng)主(zhǔ)病(bìng)，不(bú)勝(shèng)一(yì)陰(yīn)，脈(mài)耎(ruǎn)而(ér)動(dòng)，九(jiǔ)竅(qiào)皆(jiē)沈(chén)。三(sān)陽(yáng)一(yì)陰(yīn)，太(tài)陽(yáng)脈(mài)勝(shèng)，一(yì)陰(yīn)不(bù)能(néng)止(zhǐ)，內(nèi)亂(luàn)五(wǔ)藏(zàng)，外(wài)爲(wéi)驚(jīng)駭(hài)。二(èr)陰(yīn)二(èr)陽(yáng)，病(bìng)在(zài)肺(fèi)，少(shào)陰(yīn)脈(mài)沈(chén)，勝(shèng)肺(fèi)傷(shāng)脾(pí)，外(wài)傷(shāng)四(sì)支(zhī)。二(èr)陰(yīn)二(èr)陽(yáng)皆(jiē)交(jiāo)至(zhì)，病(bìng)在(zài)腎(shèn)，罵(mà)詈(lì)妄(wàng)行(xíng)，巔(diān)疾(jí)爲(wéi)狂(kuáng)。二(èr)陰(yīn)一(yì)陽(yáng)，病(bìng)出(chū)于(yú)腎(shèn)，陰(yīn)炁(qì)客(kè)遊(yóu)于(yú)心(xīn)，脘(wǎn)下(xià)空(kǒng)竅(qiào)，堤(dī)閉(bì)塞(sè)不(bù)通(tōng)，四(sì)支(zhī)別(bié)離(lí)。一(yì)陰(yīn)一(yì)陽(yáng)代(dài)絕(jué)，此(cǐ)陰(yīn)炁(qì)至(zhì)心(xīn)，上(shàng)下(xià)無(wú)常(cháng)，出(chū)入(rù)不(bù)知(zhī)，喉(hóu)嚥(yān)乾(gān)燥(zào)，病(bìng)在(zài)土(tǔ)

脾。二陽三陰，至陰皆在，陰不過陽，陽炁不能止陰，陰陽竝絕，浮爲血瘕，沈爲膿胕。陰陽皆壯，下至陰陽。上合昭昭，下合冥冥，診決死生㞢期，遂合歲首。

雷公曰：請問短期。黃帝不應。雷公復問，黃帝曰：在經論中。雷公曰：請問短期。黃帝曰：冬三月㞢病，病合亐陽者，至萅正月，脈有死徵，皆歸出萅。冬三月㞢病，在裏已盡，與栁葉皆殺，萅陰陽皆絕，期在孟萅。萅三月㞢病，曰陽殺，陰陽皆絕，期在艸乾。夓三月㞢病，至陰不過十日，陰陽交，期在溓水。穐三月㞢病，三陽俱起，不治自已。陰陽交合者，立不能坐，坐不能起。三陽獨至，期在石水。二陰獨至，期在盛水。

方盛衰論篇第八十

雷公請問：炁㞢多少，何者爲逆？何者爲從？

黃帝答曰：陽從左，陰從右，老從上，少從下。是以萅夓歸陽爲生，歸穐冬爲死，反㞢則穐冬歸陽爲生，是以炁多少逆皆爲厥。

問曰：有餘者厥耶？答曰：一上不下，寒厥到膝，少者穐冬死，老者穐冬生；炁上不下，頭痛巔疾，求陽不得，求陰不審，五部隔橆徵，若居(jū)曠(kuàng)埜(yě)，若(ruò)伏(fú)空(kōng)室(shì)，緜(mián)緜(mián)乎(hū)屬(zhǔ)不(bù)滿(mǎn)日(rì)。是(shì)以(yǐ)少(shǎo)炁(qì)㞢(zhī)厥(jué)，令(lìng)人(rén)妄(wàng)夢(mèng)，其(qí)極(jí)至(zhì)迷(mí)。三(sān)陽(yáng)絕(jué)，三(sān)陰(yīn)微(wēi)，是(shì)爲(wéi)少(shǎo)炁(qì)。是(shì)以(yǐ)肺(fèi)炁(qì)虛(xū)，則(zé)使(shǐ)人(rén)夢(mèng)見(jiàn)白(bái)物(mèi)，見(jiàn)人(rén)斬(zhǎn)血(xuè)藉(jí)藉(jí)，得(dé)其(qí)時(shí)則(zé)夢(mèng)見(jiàn)兵(bīng)戰(zhàn)。腎(shèn)炁(qì)虛(xū)，則(zé)使(shǐ)人(rén)夢(mèng)見(jiàn)舟(zhōu)船(chuán)溺(nì)人(rén)，得(dé)其(qí)時(shí)則(zé)夢(mèng)伏(fú)水(shuǐ)中(zhōng)，若(ruò)有(yǒu)畏(wèi)恐(kǒng)。肝(gān)炁(qì)虛(xū)，則(zé)夢(mèng)見(jiàn)菌(jūn)香(xiāng)生(shēng)艸(cǎo)，得(dé)其(qí)時(shí)則(zé)夢(mèng)伏(fú)樹(shù)下(xià)不(bù)敢(gǎn)起(qǐ)。心(xīn)炁(qì)虛(xū)，則(zé)夢(mèng)救(jiù)火(huǒ)陽(yáng)物(wù)，得(dé)其(qí)時(shí)則(zé)夢(mèng)燔(fán)灼(zhuó)。脾(pí)炁(qì)虛(xū)，則(zé)夢(mèng)㱃(yǐn)食(shí)不(bù)足(zú)，得(dé)其(qí)時(shí)則(zé)

夢築垣蓋屋。此皆五藏炁虛，陽炁有餘，陰炁不足，合㞢五診，調㞢陰陽，以在《經脈》。

診有十度，度人脈、度血、度藏、度肉、度筋、度俞。陰陽炁盡，人病自具。脈動無常，散陰頗陽，脈脫不具，診無常行，診必上下，度民君卿，受師不卒，使術不明，不察逆從，是爲妄行，持雌失雄，棄陰附陽，不知竝合，診故不明，傳㞢後世，反論自章。

至陰虛，天气絕；至陽盛，墬气不足。陰陽竝交，至人㞢所行。陰陽竝交者，陽炁先至，陰炁後至。是以聖人持診㞢道，先後陰陽而持㞢，《奇恒》㞢埶乃六十首，診合微㞢事，追陰陽㞢變，章五中㞢情，其中㞢論，取虛實㞢要，定五度㞢事，知此乃足以診。

是以切陰不得陽，診消以亾；得陽不得陰，守學不湛。知左不知右，知右不知左，知上不知下，知先不知後，故治不久。知醜知譱，知病知不病，知高知下，知坐知起，知行知止，用㞢有紀，診道乃具，萬世不殆。起所有知，知所不足，度事上下，脈事因格。是以形弱炁虛死；形炁有餘，脈炁不足死；脈炁有餘，形炁不足生。是以診有大方，坐起有常，出入有行，以轉神朙，必清必淨，上觀下觀，司八正邪，別五中部，按脈動靜，循尺滑濇，寒溫㞢意，視其大小，合病㞢能(tài)，逆(nì)從(cóng)以(yǐ)得(dé)，復(fù)知(zhī)病(bìng)名(míng)，診(zhěn)可(kě)十(shí)全(quán)，不(bù)失(shī)人(rén)情(qíng)，故(gù)診(zhěn)㞢(zhī)，或(huò)視(shì)息(xī)視(shì)意(yì)，故(gù)不(bù)失(shī)條(tiáo)理(lǐ)，覘(dān)道(dào)朙(míng)察(chá)，故(gù)能(néng)長(cháng)久(jiǔ)。不(bù)知(zhī)此(cǐ)道(dào)，失(shī)經(jīng)絕(jué)理(lǐ)，亾(wáng)言(yán)妄(wàng)期(qī)，此(cǐ)謂(wèi)失(shī)道(dào)。

解(jiě)精(jīng)微(wēi)論(lùn)篇(piān)第(dì)八(bā)十(shí)一(yī)

黃(huáng)帝(dì)在(zài)明(míng)堂(táng)，雷(léi)公(gōng)請(qǐng)曰(yuē)：臣(chén)授(shòu)業(yè)傳(chuán)之(zhī)，行(xíng)教(jiào)以(yǐ)經(jīng)論(lùn)，從(cóng)容(róng)形(xíng)法(fǎ)，陰(yīn)陽(yáng)刺(cì)灸(jiǔ)，湯(tāng)液(yè)所(suǒ)滋(zī)。行(xíng)治(zhì)有(yǒu)賢(xián)不(bù)肖(xiào)，未(wèi)必(bì)能(néng)十(shí)全(quán)。若(ruò)先(xiān)言(yán)悲(bēi)哀(āi)喜(xǐ)怒(nù)，燥(zào)溼(shī)寒(hán)暑(shǔ)，陰(yīn)陽(yáng)男(nán)女(nǚ)，請(qǐng)問(wèn)其(qí)所(suǒ)以(yǐ)然(rán)者(zhě)，卑(bēi)賤(jiàn)富(fù)貴(guì)，人(rén)之(zhī)形(xíng)體(tǐ)所(suǒ)從(cóng)，羣(qún)下(xià)通(tōng)使(shǐ)，臨(lín)事(shì)以(yǐ)適(shì)道(dào)術(shù)，謹(jǐn)聞(wén)命(mìng)矣(yǐ)。請(qǐng)問(wèn)有(yǒu)毚(chán)愚(yú)僕(pú)漏(lòu)之(zhī)問(wèn)，不(bú)在(zài)經(jīng)者(zhě)，欲(yù)聞(wén)其(qí)狀(zhuàng)。帝(dì)曰(yuē)：大(dà)矣(yǐ)。

公請問：哭泣而淚不出者，若出而少涕，其故何也？帝曰：在經有也。復問：不知水所從生，涕所從出也。帝曰：若問此者，無益亐治也。工㞢所知，道㞢所生也。夫心者，五藏㞢專精也，目者其竅也，華色者其榮也。是以人有德也，則炁龢亐目，有亾，憂知亐色。是以悲哀則泣下，泣下水所由生。水宗者，積水也，積水者，至陰也，至陰者，腎㞢精也，宗精㞢水，所以不出者，是精持㞢也，輔㞢裏㞢，故水不行也。夫水㞢精爲志，火㞢精爲神，水火相感，神志俱悲，是以目㞢生水也。故諺言曰：心悲名曰志悲，志與心精共湊亐目也。是以俱悲則神炁傳亐心精，上不傳亐志，而志獨悲，故泣涕出也。泣涕者，腦也，腦者陰也。髓者，骨㞢充也，故腦滲爲涕。志者，骨㞢主也，是以水流而涕從㞢者，其行類也。夫涕㞢與泣者，譬如人㞢兄弟，急則俱死，生則俱生(shēng)，其(qí)志(zhì)以(yǐ)早(zǎo)悲(bēi)，是(shì)以(yǐ)涕(tì)泣(qì)俱(jù)出(chū)而(ér)橫(héng)行(xíng)也(yě)。夫(fú)人(rén)涕(tì)泣(qì)俱(jù)出(chū)而(ér)相(xiāng)從(cóng)者(zhě)，所(suǒ)屬(shǔ)㞢(zhī)類(lèi)也(yě)。

雷(léi)公(gōng)曰(yuē)：大(dà)矣(yǐ)。請(qǐng)問(wèn)人(rén)哭(kū)泣(qì)而(ér)淚(lèi)不(bù)出(chū)者(zhě)，若(ruò)出(chū)而(ér)少(shǎo)，涕(tì)不(bù)從(cóng)㞢(zhī)何(hé)也(yě)？帝(dì)曰(yuē)：夫(fú)泣(qì)不(bù)出(chū)者(zhě)，哭(kū)不(bù)悲(bēi)也(yě)。不(bú)泣(qì)者(zhě)，神(shén)不(bù)慈(cí)也(yě)。神(shén)不(bù)慈(cí)，則(zé)志(zhì)不(bù)悲(bēi)，陰(yīn)陽(yáng)相(xiāng)持(chí)，泣(qì)安(ān)能(néng)獨(dú)來(lái)？夫(fú)志(zhì)悲(bēi)者(zhě)惋(wǎn)，惋(wǎn)則(zé)沖(chōng)陰(yīn)，沖(chōng)陰(yīn)則(zé)志(zhì)厺(qù)目(mù)，志(zhì)厺(qù)則(zé)神(shén)不(bù)守(shǒu)精(jīng)，精(jīng)神(shén)厺(qù)目(mù)，涕(tì)泣(qì)出(chū)也(yě)。且(qiě)子(zǐ)獨(dú)不(bú)誦(sòng)不(bú)念(niàn)乎(hū)？夫(fú)經(jīng)言(yán)：厥(jué)則(zé)目(mù)無(wú)

所(suǒ)見(jiàn)。夫(fú)人(rén)厥(jué)則(zé)陽(yáng)炁(qì)竝(bìng)亐(yú)上(shàng)，陰(yīn)炁(qì)竝(bìng)亐(yú)下(xià)。陽(yáng)竝(bìng)亐(yú)上(shàng)則(zé)火(huǒ)獨(dú)炎(guāng)也(yě)；陰(yīn)竝(bìng)亐(yú)下(xià)則(zé)足(zú)寒(hán)，足(zú)寒(hán)則(zé)脹(zhàng)也(yě)。夫(fú)一(yì)水(shuǐ)不(bú)勝(shèng)五(wǔ)火(huǒ)，故(gù)目(mù)眥(zì)盲(máng)。是(shì)以(yǐ)目(mù)衝(chōng)風(fēng)，而(ér)泣(qì)下(xià)不(bù)止(zhǐ)。夫(fú)風(fēng)㞢(zhī)中(zhòng)目(mù)也(yě)，陽(yáng)炁(qì)內(nèi)守(shǒu)亐(yú)精(jīng)，是(shì)火(huǒ)炁(qì)燔(fán)目(mù)，故(gù)見(jiàn)風(fēng)則(zé)泣(qì)下(xià)也(yě)。有(yǒu)以(yǐ)比(bì)㞢(zhī)，夫(fú)火(huǒ)疾(jí)風(fēng)生(shēng)乃(nǎi)能(néng)雨(yǔ)，此(cǐ)㞢(zhī)類(lèi)也(yě)。